全国中医药行业高等教育“十三五”规划教材
全国高等中医药院校规划教材（第十版）

诊 断 学

（新世纪第四版）

（供中医学、针灸推拿学、中西医临床医学、康复治疗学、护理学等专业用）

主 审
戴万亨（成都中医药大学）

主 编
詹华奎（成都中医药大学）

副主编（以姓氏笔画为序）
王肖龙（上海中医药大学） 闫平慧（陕西中医药大学）
杨继兵（南京中医药大学） 蒋 茹（天津中医药大学）

编 委（以姓氏笔画为序）
王 虹（承德医学院） 古 联（广西中医药大学）
毕 榕（成都中医药大学） 刘维琴（贵阳中医学院）
孙士玲（河南中医药大学） 李 潇（云南中医学院）
张凡雄（湖北中医药大学） 张晋岳（山西中医学院）
陈 鹏（广州中医药大学） 周艳丽（黑龙江中医药大学佳木斯学院）
赵 文（江西中医药大学） 洪燕英（首都医科大学）
徐 毅（浙江中医药大学） 高燕鲁（山东中医药大学）
黄 涛（长春中医药大学） 梁文杰（河北中医学院）
隋博文（黑龙江中医药大学）

秘 书
张 嬿（成都中医药大学）

中国中医药出版社
·北 京·

图书在版编目（CIP）数据

诊断学 / 詹华奎主编 . —4 版 . —北京：中国中医药出版社，2016.8（2019.12重印）

全国中医药行业高等教育“十三五”规划教材

ISBN 978 – 7 – 5132 – 3478 – 8

Ⅰ . ①诊… Ⅱ . ①詹… Ⅲ . ①诊断学 – 中医药院校 – 教材
Ⅳ . ① R44

中国版本图书馆 CIP 数据核字（2016）第 139133 号

请到“医开讲 & 医教在线”（网址：www.e-lesson.cn）注册登录后，刮开封底“序列号”激活本教材数字化内容。

中国中医药出版社出版
北京经济技术开发区科创十三街 31 号院二区 8 号楼
邮政编码 100176
传真 010 64405750
赵县文教彩印厂印刷
各地新华书店经销

开本 850 × 1168 1/16 印张 39 字数 957 千字
2016 年 8 月第 4 版 2019 年 12 月第 4 次印刷
书号 ISBN 978 – 7 – 5132 – 3478 – 8

定价 135.00 元
网址 www.cptcm.com

如有印装质量问题请与本社出版部调换（010 64405510）

社长热线 010 64405720
购书热线 010 64065415 010 64065413
微信服务号 zgzyycbs

书店网址 csln.net/qksd/
官方微博 http：//e.weibo.com/cptcm

淘宝天猫网址 http：//zgzyycbs.tmall.com

全国中医药行业高等教育“十三五”规划教材

全国高等中医药院校规划教材（第十版）

专家指导委员会

编审专家组

前言

为落实《国家中长期教育改革和发展规划纲要（2010–2020年）》《关于医教协同深化临床医学人才培养改革的意见》，适应新形势下我国中医药行业高等教育教学改革和中医药人才培养的需要，国家中医药管理局教材建设工作委员会办公室（以下简称“教材办”）、中国中医药出版社在国家中医药管理局领导下，在全国中医药行业高等教育规划教材专家指导委员会指导下，总结全国中医药行业历版教材特别是新世纪以来全国高等中医药院校规划教材建设的经验，制定了“‘十三五’中医药教材改革工作方案”和“‘十三五’中医药行业本科规划教材建设工作总体方案”，全面组织和规划了全国中医药行业高等教育“十三五”规划教材。鉴于由全国中医药行业主管部门主持编写的全国高等中医药院校规划教材目前已出版九版，为体现其系统性和传承性，本套教材在中国中医药教育史上称为第十版。

本套教材规划过程中，教材办认真听取了教育部中医学、中药学等专业教学指导委员会相关专家的意见，结合中医药教育教学一线教师的反馈意见，加强顶层设计和组织管理，在新世纪以来三版优秀教材的基础上，进一步明确了“正本清源，突出中医药特色，弘扬中医药优势，优化知识结构，做好基础课程和专业核心课程衔接”的建设目标，旨在适应新时期中医药教育事业发展和教学手段变革的需要，彰显现代中医药教育理念，在继承中创新，在发展中提高，打造符合中医药教育教学规律的经典教材。

本套教材建设过程中，教材办还聘请中医学、中药学、针灸推拿学三个专业德高望重的专家组成编审专家组，请他们参与主编确定，列席编写会议和定稿会议，对编写过程中遇到的问题提出指导性意见，参加教材间内容统筹、审读稿件等。

本套教材具有以下特点：

1. 加强顶层设计，强化中医经典地位

针对中医药人才成长的规律，正本清源，突出中医思维方式，体现中医药学科的人文特色和“读经典，做临床”的实践特点，突出中医理论在中医药教育教学和实践工作中的核心地位，与执业中医（药）师资格考试、中医住院医师规范化培训等工作对接，更具有针对性和实践性。

2. 精选编写队伍，汇集权威专家智慧

主编遴选严格按照程序进行，经过院校推荐、国家中医药管理局教材建设专家指导委员会专家评审、编审专家组认可后确定，确保公开、公平、公正。编委优先吸纳教学名师、学科带头人和一线优秀教师，集中了全国范围内各高等中医药院校的权威专家，确保了编写队伍的水平，体现了中医药行业规划教材的整体优势。

3. 突出精品意识，完善学科知识体系

结合教学实践环节的反馈意见，精心组织编写队伍进行编写大纲和样稿的讨论，要求每门教材立足专业需求，在保持内容稳定性、先进性、适用性的基础上，根据其在整个中医知识体系中的地位、学生知识结构和课程开设时间，突出本学科的教学重点，努力处理好继承与创新、理论与实践、基础与临床的关系。

4. 尝试形式创新，注重实践技能培养

为提升对学生实践技能的培养，配合高等中医药院校数字化教学的发展，更好地服务于中医药教学改革，本套教材在传承历版教材基本知识、基本理论、基本技能主体框架的基础上，将数字化作为重点建设目标，在中医药行业教育云平台的总体构架下，借助网络信息技术，为广大师生提供了丰富的教学资源和广阔的互动空间。

本套教材的建设，得到国家中医药管理局领导的指导与大力支持，凝聚了全国中医药行业高等教育工作者的集体智慧，体现了全国中医药行业齐心协力、求真务实的工作作风，代表了全国中医药行业为“十三五”期间中医药事业发展和人才培养所做的共同努力，谨向有关单位和个人致以衷心的感谢！希望本套教材的出版，能够对全国中医药行业高等教育教学的发展和中医药人才的培养产生积极的推动作用。

需要说明的是，尽管所有组织者与编写者竭尽心智，精益求精，本套教材仍有一定的提升空间，敬请各高等中医药院校广大师生提出宝贵意见和建议，以便今后修订和提高。

国家中医药管理局教材建设工作委员会办公室

中国中医药出版社

2016 年 6 月

编写说明

全国中医药行业高等教育“十三五”规划教材《诊断学》是根据国务院《中医药健康服务发展规划（2015—2020年）》《教育部等六部门关于医教协同深化临床医学人才培养改革的意见》（教研〔2014〕2号）的精神，在国家中医药管理局教材建设工作委员会宏观指导下，以全面提高中医药人才的培养质量，积极与医疗卫生实践接轨，为临床服务为目标，依据中医药行业人才培养规律和实际需求，由国家中医药管理局教材建设工作委员会办公室组织编写的，旨在正本清源，突出中医思维方式，体现中医药学科的人文特色和“读经典，做临床”的实践特点。

《诊断学》的编写围绕着培养中医临床专业高素质创新型人才来进行，编写过程中，编委会除按照教材建设工作委员会的统一要求外，还采纳了许多师生的建议，认真制定编写大纲、教学大纲。在上版《诊断学》的基础上，以学生为中心，突出学生必须掌握的基础理论、基本知识和基本技能，精简不必要的重复和已经陈旧的内容，注重更新内容，及时反映新理论、新知识、新技术，力求体现科学性、先进性、启发性、简明性和实用性，为学生知识、能力、素质的协调发展创造条件。

《诊断学》是高等医药院校所有临床专业本科生的主干课、必修课，是基础医学过渡到临床医学的“桥梁”和“纽带”，是把基础学科的基本理论、基本知识和基本技能具体应用到临床实践的课程。本教材包括症状诊断、检体诊断、实验诊断、器械检查、病历书写与诊断方法五个部分。

1. **症状诊断** 包括常见症状和问诊两部分。主要介绍各系统症状的病因、发病机制、临床表现、问诊要点和检查要点，部分症状附有诊断流程图。问诊主要介绍问诊的重要性、方法、注意事项和技巧，特别强调医患交流的重要性和问诊技巧。

2. **检体诊断** 包括体格检查基本方法、一般检查、头部检查、颈部检查、胸部检查、腹部检查、肛门直肠和外生殖器检查、脊柱与四肢检查、神经系统检查和全身体格检查。强调体格检查的方法与技巧、正常表现与异常表现的区别，尤其是各种异常表现的临床意义。

3. **实验诊断** 包括临床血液学检查，排泄物、分泌物及体液检查，肝脏病常用的实验室检查，肾功能检查，临床常用生化检查，内分泌激素检测，临床常用免疫学检查，临床常用病原体检查八部分。选择临床常用的项目进行编写，强调实验项目的选择原则、临床意义，尤其强调对检验结果的临床分析。

4. **器械检查** 包括心电图、肺功能、内镜、脑电图和脑地形图检查。介绍检查的适应证，正常与异常表现的临床意义，以及内镜检查的术前准备和术后处理。介绍心电图正常表现，尤其强调异常心电图（如心律失常、心肌缺血梗死、电解质紊乱）的表现及临床意义。

5. **病历书写与诊断方法** 介绍病历书写的基本要求，病历的种类、格式和内容，完整诊断的内容、诊断步骤、注意事项和临床思维方法。

书后附有临床常用诊断技术、临床心电图常用表、参考文献，以利于查阅。

按编写内容前后顺序，本版教材编写的具体分工如下：绪论、肝脏病常用的实验室检查、肾功能检查由詹华奎编写；常见症状第 1、7、10、12、15 节由毕榕编写；常见症状第 2 ～ 6 节、问诊由杨继兵编写；常见症状第 8、9、11、13、14 节由周艳丽编写；常见症状第 16 ～ 19 节、脑电图及脑电地形图由张晋岳编写；基本检查法、胸肺部检查由蒋茹编写；一般检查由张嫦编写；头颈部检查由黄涛编写；心脏检查由刘维琴编写；腹部检查、肛门直肠和外生殖器检查、内镜检查由徐毅编写；脊柱与四肢检查、全身体格检查由李潇编写；神经系统检查由古联编写；血液学检查由张凡雄编写；血栓与止血检查由陈鹏编写；排泄物、分泌物及体液检查，内分泌激素检查由洪燕英编写；临床常用生化检查、常用免疫检查由闫平慧编写；临床常见病原体检查由梁文杰编写；心电图诊断第 1 ～ 5 节由高燕鲁编写；心电图诊断第 6 节由王虹编写；心电图诊断第 7 ～ 9 节由王肖龙编写；肺功能检查由隋博文编写；病历书写与诊断方法由孙士玲编写；临床常用诊断技术由赵文编写。

本教材数字化工作是在国家中医药管理局中医药教育教学改革研究项目的支持下，由中国中医药出版社资助展开的。该项目（编号 GJYJS16036）由詹华奎负责，全体编委参与。

《诊断学》编委会

2016 年 5 月

目 录

绪　论

诊断学（diagnostics）是研究诊断疾病的基本理论、基本技能和临床思维方法的课程。诊断（diagnosis）是医生根据对就医者的病情了解和各种医学检验结果，进而判断就医者的健康状况或所患疾病的原因、部位、性质和功能损害程度所做出的结论。正确诊断疾病是临床医学的最基本任务之一，是预防和治疗疾病的前提。诊断学课程的基本任务是研究症状、体征、实验室及其他检查异常的发生发展规律、机制及建立诊断的思维程序，从而以科学的态度在各种情况下去认识疾病、正确地诊断疾病。

通过诊断学的学习，学会如何接触患者，更好地进行医患沟通；掌握病史采集、体格检查、实验室及其他检查合理选择等，掌握获取各种临床征象的基本功；熟练而正确地收集各种临床资料，分析、评价、归纳、整理各种临床资料；利用医学知识、临床经验和循证医学（evidence based medicine，EBM）的理念，分析、综合临床资料，得出符合患者客观实际的临床诊断。诊断学是专门为学完正常人体解剖学、组织学与胚胎学、生理学、生物化学、微生物与寄生虫学、病理学、药理学等医学基础课程的学生，过渡到学习临床医学各门课程而设立的一门必修课。因而诊断学是基础医学与临床医学的桥梁，是打开临床医学大门的一把钥匙，也必然是临床各科的基础。

中医和现代医学在诊断疾病时因理论体系不同而各有特点，但都面对的是同一对象——患者。在科学日益发达的21世纪，单纯只看中医或只看西医的患者将越来越少，让我们感到必须掌握足够的现代医学诊断和治疗手段，才能更好地为病员服务。中医和现代医学的相互学习、相互促进、相互配合、取长补短，为中医、现代医学以及中西医结合的共同发展，提供了有利条件。

一、诊断学的内容

（一）症状诊断

1. 问诊（inquiry） 问诊是医师通过与患者或有关人员交谈，借以了解疾病的发生发展、诊疗过程以及患者既往健康情况，从而提出临床判断的一种诊断方法。症状诊断主要是通过问诊来实现的。其基本内容有问诊的内容、方法和技巧。问诊是诊断疾病的第一步，很多疾病可从问诊得出初步诊断（primary diagnosis）或为进一步诊断提供重要的线索。

2. 常见症状 患病时机体功能发生异常，患者主观感觉到的异常和不适，称为症状（symptom）。症状常能较早提示疾病存在。临床上，患者出现异常感受时，有时尚不能检查出病理形态改变，实验室检查也可能没有异常，此时，症状可能成为疾病的唯一表现。研究症状发生的病因和机制、同一症状在不同疾病时的特点，可以帮助我们对疾病进行分析和判断，对形成初步诊断或印象起着主导作用。

NOTE

（二）检体诊断

医师运用自己的感官或借助于简单的检查工具对患者进行检查，称为体格检查（physical examination）。通过体格检查来收集资料、认识疾病的诊断方法，称为检体诊断（physical diagnosis）。体格检查时的异常发现，称为体征（sign）。检体诊断的基本方法包括视诊、触诊、叩诊、听诊和嗅诊。体格检查的操作具有很强的技艺性，必须经过严格训练，才能达到动作轻柔、和谐、准确、娴熟。体格检查的结果正确与否，直接关系到诊断的正确与否，因而是建立正确诊断的关键。检体诊断是临床最基本的诊断方法，是每个临床医师都必须熟练掌握的基本功。

（三）实验诊断

实验诊断（laboratory diagnosis）是指在认真询问患者病史、体格检查的基础上，从患者的实际出发，针对性的选用检验项目；临床实验室运用生物学、免疫学、化学、血液学、细胞学、病理学或其他技术，对患者的血液、体液、分泌物、排泄物或组织细胞等进行检验，以获得病原体、病理变化及脏器功能状态等资料；医生通过对临床实验室分析所得到的信息与临床医学的理论和实践相结合，进行综合分析，从而协助临床进行诊断、观察病情、制定防治措施和判断预后的方法。

随着科学技术的飞速发展，各种现代化仪器设备相继问世、检查结果日益准确、检查范围不断扩大，实验诊断已成为临床诊断不可缺少的重要组成部分。但是，由于疾病的阶段性，标本的采集、转送和保存，检验方法的敏感性和特异性，仪器的精确程度，试剂的稳定性，技术人员操作水平等环节的不同，可能导致数据差异。因此，当实验室检查结果与其他临床表现不符时，必须结合临床资料全面分析或进行必要的复查。实验室检查的偶尔阳性或数次阴性结果，不一定能肯定或否定临床诊断，因为实验结果可有假阳性，而某些检查项目需要多次检查才能有阳性结果。

（四）器械检查

1. 心电图诊断（electrocardiogram diagnosis） 心脏激动时，将测量电极放置在心脏或人体表面的一定部位，用心电图机记录出来的心脏电变化的连续曲线，称为心电图。心电图主要用于诊断各种心律失常、心脏病变尤其是急性冠脉综合征及危重患者的监护，电解质紊乱尤其是血钾和血钙异常的判断。与心电图有关的动态心电图、运动负荷试验拓展了心电图的应用范围。

2. 肺功能检查（lung function examination） 可对受检者呼吸功能的基本状况做出评价，明确肺功能障碍的类型和程度（尤其是对慢性阻塞性肺疾病），对明确诊断、指导治疗、判断疗效、评估胸腹大手术的耐受性等，都有重要意义。

3. 内镜检查（endoscopy） 内镜是从人体天然的开口部位（口腔、肛门、鼻腔）或切口部位（腹腔、胆道）插入，用以窥视人体内部的一种仪器。主要包括支气管内镜、上消化道内镜、下消化道内镜、腹腔镜、膀胱镜等。内镜不仅能观察内部情况，还能取活检或摄像，必要时配合各种治疗附件还可进行治疗。电子内镜改变了原有纤维内镜由光学纤维导光与窥视的性质，可清晰摄录腔内图像，通过电缆传递到图像处理中心，最后显示在电视荧光屏上，图像清晰逼真，可供多人同时观看。

4. 脑电图和脑电地形图 脑电图（electroencephalogram，EEG）检查是通过记录脑的自发性生物电活动而了解脑功能的一种无创性生物物理检查方法。此方法既可了解脑生理功能，又能反映脑病理变化，并可帮助筛选颅内病变，了解脑部疾病和其他疾病引起的脑功能改变。

脑电地形图（brain electrical activity mapping，BEAM），亦称脑生物电地形图，是将脑电信号通过频谱分析，得出瞬间的平面数据，然后将分析的结果显示在头颅模式图上。脑电地形图灵敏度高于常规脑电图，直观醒目，定位准确，重复性好，能够把脑损伤的程度、面积以数字的等级量显示在模式图上。

（五）病历书写与诊断方法

病历（medical record，clinical record）是医务人员在医疗活动过程中形成的文字、符号、图表、影像、切片等医疗资料总和，包括门（急）诊病历和住院病历。病历书写是指医务人员通过问诊、查体、辅助检查、诊断、治疗、护理等医疗活动获得有关资料，并进行归纳、分析、整理形成医疗活动记录的行为。病历是医院管理、医疗质量和业务水平的反映。病历书写是临床医师的一项基本功，在书写病历的过程中医师的业务水平可得到不断提高。

诊断的过程就是认识疾病的过程，也是透过现象看本质的过程。要做出正确诊断，不仅需要足够的医学专业知识和技能，还必须有正确的诊断步骤和思维方法。诊断步骤包括调查研究、搜集资料，综合分析、提出诊断，反复实践、验证诊断三个步骤。临床思维方法是医师认识疾病和判断疾病过程中的推理和逻辑思维方法，也就是临床医师将疾病的一般规律运用到判断特定个体所患疾病的思维过程。临床思维方法的训练需要长期的临床实践，经过多年实践逐渐领悟其真谛，方能在临床实践中得心应手。

每个医生因临床经历不同，与患者交流所得到的病史资料、体格检查所获得的体征可能不同，对同一个辅助检查报告的分析判断也可能不同，因而得出的进一步的检查项目可能不同，即不同医生对同一个病人所掌握的临床资料的深度、广度，分析问题的角度，都可能不同。某些情况下他人的意见完全可能是自己所没有考虑到的，这就是所谓“当事者迷，旁观者清”。因此，集思广益，虚心听取上级、同级甚至下级医生和意见，请他科或院外会诊等，对正确诊断都是很有帮助的。特别是当今信息爆炸时代，专业分工越来越细，专科医生的知识更新，更需要各科医生和各级医生之间的相互交流和渗透，取长补短，共同提高。

二、学习诊断学的重要性

正确诊断疾病是临床医学的最基本任务，是预防、治疗疾病并判断预后的前提。临床诊断的确定，无论对患者还是对医师都是十分重要而严肃的。确切的早期诊断能使患者及时得到正确治疗，从而达到中断自然病程、早日康复的目的；相反，诊断不清或不及时诊断甚至诊断错误，势必使病情由轻到重、由简单到复杂，进而危及患者生命。因此，学习诊断学课程对每个医务工作者都是十分重要的。

在医学教学过程中，学习过医学基础课程后，必须经过诊断学课程的学习才能过渡到临床课程的学习，因此，诊断学被认为是学习各种临床课程的“纽带”或“桥梁”，是把基础学科的基本理论和知识具体应用到临床实践的课程。医学生经过基础理论课程学习、诊断学学习、临床课程学习后，还要经过临床实习及多方面的临床实践，才能逐步成为一名合格的临床医师。

人体是一个完整的有机体，任何部分和系统的疾病都与整体和其他部分或系统相互影响，因此，无论哪一临床专业学科都不能完全脱离临床医学的整体而独立。在实际工作中，临床医学的基本理论在所有医学专业学科中都是一致的，因此，有关《诊断学》的基本理论和方法，不仅适用于内科，也适用于其他临床专业学科。《诊断学》的内容，包括搜集临床资料的步骤和方法，对症状、体征和各种实验室及其他检查的临床应用、结果评价、分析和推理等，都是任何临床工作者必须学习和掌握的，因而也必然成为各临床学科的基础，是所有临床专业的主干课、必修课。

三、学习诊断学的方法

合格的临床医生，必须首先具备为患者解除疾苦、搜寻致病原因的意识和愿望，必须具备深厚的基础医学与临床医学知识，必须具备良好的临床技能与丰富的临床经验。

1. 善于同患者交往 要学好诊断学，除必须掌握诊断的基本理论、基本知识、检查方法和临床思维程序外，还必须善于同患者交往。随着对生物 - 心理 - 社会医学模式的深入了解，我们已经认识到环境因素、社会变化无时无刻不在通过人们的心理活动影响机体的健康，甚至导致各种疾病。临床医师在接触患者时，不仅要重视疾病的发生发展、转归过程，也要重视社会、心理因素和精神状态对患者的影响，重视患者的期望与要求，重视家庭和社会对患者及疾病的态度等，才能对患者的疾病做出全面诊断，制订出合理的治疗方案，并最终取得理想的疗效。

《诊断学》的教学方式与基础课有很大不同，除课堂教学、实验课外，大量的教学活动应在医院内病床旁进行。在教学活动中，必须要求学生耐心倾听患者的叙述，细心观察患者的病情变化；在体格检查、诊疗操作等过程中，必须关心体贴患者，切勿增加患者的痛苦和经济负担。获得患者的信任是取得患者与医师配合的先决条件。

在与患者交谈时，应耐心倾听患者的叙述，细心观察患者的病情变化。在体格检查、操作等过程中，必须注意患者的表情，询问患者的感受，遮盖好未被暴露的部位，尽量让患者舒适；各种辅助检查的必要性和重要操作的注意事项都应事先向患者交代清楚并取得患者的理解和同意，把对患者的关心落实到临床实践工作中去。

2. 温故而知新 《诊断学》的内容是建立在基础理论课程之上的，为加深理解，课后应对有关内容进行复习，使医学基础理论与《诊断学》联系，加深对诊断学内容的理解记忆、融会贯通，以达到基本理论与临床实践相结合的目的。

例如，二尖瓣狭窄患者最重要的体征是心尖部出现的隆隆样舒张中晚期杂音。如果你不知道为什么杂音出现在舒张中晚期，通过复习生理学中关于心室舒张的过程，就不难理解。因为心室舒张分为四期，即等容舒张期、快速充盈期、缓慢充盈期和房缩期，等容舒张期时主动脉瓣已经关闭而二尖瓣尚未开放，故没有血流通过狭窄的二尖瓣口，当然也就没有杂音，即舒张早期没有杂音。

又如，为什么糖尿病时尿比重增高，尿崩症时比重很低？复习病理生理学就有助于理解。糖尿病时，葡萄糖随水一起经尿排出，尿内含糖较多，属于葡萄糖引起的溶质性利尿，尿量增多，尿比重增高。垂体性尿崩症是由于下丘脑 - 垂体受损，抗利尿激素分泌减少或缺乏；肾性尿崩症由于肾小管上皮细胞对抗利尿激素的敏感性降低，以致远端肾小管和集合管对水的重吸收能力大为降低并影响尿液浓缩，导致尿量特别多，比重很低。

3. 重视临床实践，提高动手能力 诊断学的另一特点是必须熟练掌握临床上常用的各种

NOTE

检查方法，尤其是体格检查方法，而这些检查方法绝不是轻而易举就可以掌握的，它不仅是技术性的，而且也是艺术性的。为达到熟练掌握各种体格检查方法，必须在自己身上或同学之间反复练习，再到临床工作中反复实践、不断训练，逐步达到熟能生巧、学有所成。只有熟悉人体正常生理状态下的各种表现，才能更好地认识病态变化，正常与异常比较，会使知识巩固，理解透彻，体会深刻。

体格检查要按一定的顺序进行；注意规范的体格检查，注重细节；清楚、明白检查的内容、项目，做到心中有数，避免遗漏；手脑并用，体格检查不仅是动手的能力，也是动眼、动耳，更是动脑的能力；体格检查实训过程中，避免粗糙，要扩展、深化和细化教学内容；改变只看不练、多看少练的不良情况。

临床上的众多体征如皮疹、紫癜、啰音、蜘蛛痣、第二心音分裂、心脏杂音、肝脾肿大、锥体束征、脑膜刺激征、逆蠕动波、髌阵挛、心包摩擦音等，可从录音、录像、多媒体等多种医学模拟方式中得到印象、初步感受，但更应从患者身上真切地认识到和体会到，因而必须在反复的临床实践中，反复领会，逐步掌握。

4. 反复实践，精益求精，逐步提高 《诊断学》的基本理论、基本知识和基本技能将贯穿临床工作的始终。学习诊断学只是迈入临床实践的第一步。即使诊断学考试合格也只是学好诊断学的良好开端，后面的路还很漫长，需要在临床实践中不断学习，吸取自己和他人的经验和教训，不断总结、思考，理解其中的真谛。还需要经过反复实践、连续培训的过程，才能逐步学会病史采集、体格检查、实验室及其他检查的选择和结果解释、病历书写和临床思维方法，逐步提高诊断水平，使《诊断学》真正成为临床各科的基础。

5. 逐步建立、完善正确的临床思维 加强临床思维训练是培养医学生临床思维能力的关键，也是实现医学知识向临床实践能力转化必不可少的过程。诊断的正确与否，关键还在于是否拥有正确的临床思维。如何掌握正确的诊断思维，并将其运用于临床诊断中，是每位医学生在学习诊断学时必须注意和开始训练的问题。应当具备流行病学、循证医学、系统评价(systematic review)、随机对照试验 (randomized controlled trials)、荟萃分析 (meta-analysis) 等的理念与意识。临床会诊、咨询、讨论等，有利于互相启发，诱导良好的临床思维。除解剖学、功能学和影像学诊断外，在条件允许的情况下要尽可能做出病理学、细胞学和病原学的诊断，使临床诊断更完善、更准确、更可靠。

熟练把握实事求是、“一元论”、优先考虑常见病多发病、优先考虑器质性疾病、优先考虑可治性疾病、简化思维程序等临床思维一般原则。在诊断学理论学习和临床实践中，重视逻辑性思维、比较性思维、批判式思维、发散性思维、归类性思维、分析综合性思维等训练。避免或纠正错误的临床思维方法，如片面思维、狭窄思维、表面思维、静态思维等。

在日常临床医疗实践工作中，医生不断总结经验和吸取教训，不断纠正错误的临床思维，并促进正确临床思维的形成和发展。只有把在临床实践中的感性认识上升为理性认识，然后再指导临床实践，这样反复循环、周而复始，才能把诊断的失误减少到最小的限度，才能建立正确的诊断思维，并不断完善。

四、学习诊断学的要求

1. 学会与患者接触与交流。关心体贴患者，一切从患者的利益出发，取得患者的信任与配合。

2. 能独立进行系统问诊，掌握常见症状的病因、问诊要点、检查要点和临床意义。

3. 能以规范的手法系统、全面、有序地进行体格检查，掌握常见体征及其临床意义。

4. 掌握血、尿、粪常规检查及其他临床常用检验的目的、参考值和临床意义。

5. 掌握心电图检查的适应证及操作，熟悉正常心电图及常见异常心电图的特点及临床意义。掌握肺功能检查、内镜检查、脑电图和脑电地形图检查的适应证。

6. 能书写出符合患者客观实际的规范的完整住院病历，并能做清楚、流畅的口头报告。

7. 能根据病史、体格检查、必要的实验室及其他检查的资料，进行分析、综合、推理、归纳，提出初步诊断。

第一篇　症状诊断

第一章　常见症状

【学习要求】

掌握症状的概念、病因及问诊要点。熟悉症状发生机制，临床表现及检查要点。

【学习方法】

1. 先预习本章内容，结合本教材前期基础课程的知识，在通读预习内容后要安排时间进行分析理解，以便为理论课学习服务。如理解该症状的概念时，要区分症状广义及狭义的定义。在对症状的病因、产生机制等理解有歧义时应带着问题来听课，听老师如何讲解。

2. 学习症状的病因时，要区分不同病因的发生机制，尽可能结合临床病例理解，这样才能更好地掌握不同病因的症状特点。

3. 学习症状的问诊要点时，要围绕症状的特点、伴随症状和体征进行询问，结合症状的病因，进一步明确疾病的诊断。

4. 结合老师在课堂上给出的疾病实例进行分析。

5. 课后复习，可以进行小组讨论，围绕如何运用该症状的问诊要点进行分析，逐步训练培养自己收集患者疾病信息的能力，必要时可以在老师带领下进入病房采集病史。

第一节　发　热

发热（fever）指机体在致热原（pyrogen）的作用下，体温调节中枢的调定点上移而引起产热增加和（或）散热减少，出现调节性体温升高（超过正常范围 0.5℃）。另一类病理性体温升高，并非致热原导致体温调定点上移，而是由于其他原因导致体温调节中枢功能障碍而出现的被动性体温升高，体温升高的程度可超过调定点水平，如颅脑损伤所致的体温调节中枢直接受损，甲状腺功能亢进症引起的产热增多，先天性汗腺缺乏、环境高温及严重脱水引起的散热减少等，称为过热（hyperthermia）。

正常人在体温调节中枢调控下，通过神经、体液因素使产热和散热过程处于动态平衡，体温相对恒定，核心温度正常范围为 36.5℃～37.5℃，口腔温度正常范围为 36.3℃～37.2℃，腋窝温度比口腔低 0.2℃～0.4℃，直肠温度比口腔高 0.2℃～0.4℃（具体见第二篇第四章第一节）。体温昼夜间有周期性波动，通常在清晨 6 点最低，下午 4～6 点最高，波动范围一般不超过 1℃。不同个体的正常体温略有差异。儿童因基础代谢率较高，体温较成人稍高；老年人因基础代谢率偏低，体温较青壮年人稍低。

正常人在某些生理情况下也能出现体温升高，如剧烈运动、精神紧张或进食后，女性在月经前和妊娠期体温升高，称为生理性体温升高。

临床上通常把体温超过正常范围 0.5℃者，称为发热。

【病因】

引起发热的病因很多，按有无病原体侵入人体分为感染性发热和非感染性发热两大类。临床上感染性发热最常见。

1. 感染性发热（infective fever） 各种微生物病原体侵入人体可致感染性发热。常见的病原体有细菌、病毒、立克次体、支原体、螺旋体、真菌、寄生虫等。不论是急性、亚急性或慢性，局部性或全身性，均可引起感染性发热。

2. 非感染性发热（non-infective fever） 由病原体以外的其他病因引起的发热，称为非感染性发热（noninfective fever）。常见原因包括：

（1）无菌性坏死物质的吸收：组织坏死、组织蛋白分解和坏死组织吸收引起的发热，称为吸收热（absorption fever）。见于：①机械性、物理性或化学性损害：如大手术后、内脏出血、大面积创伤、烧伤等。②因血管栓塞或血栓形成而引起的脏器梗死或肢体坏死：如急性心肌梗死、肺梗死等。③组织坏死与细胞破坏：如癌、白血病、淋巴瘤、溶血反应等。

（2）抗原 - 抗体反应：如风湿热、血清病、药物热、结缔组织病等。

（3）体温调节中枢功能障碍：体温调节中枢直接受损，发生功能障碍而引起发热，称为中枢性发热。高热而无汗是这类发热的特点。损害因素包括：①物理性：如中暑。②化学性：如安眠药中毒。③机械性：脑出血、脑外伤、颅内占位性病变等。

（4）引起产热过多的疾病：如甲状腺功能亢进症、癫痫持续状态等。

（5）引起散热减少的疾病：如广泛性皮炎、先天性汗腺缺乏、慢性心力衰竭等。

（6）自主神经功能紊乱：由于自主神经紊乱，影响正常的体温调节过程，使产热量大于散热量，体温升高，属功能性发热，临床上常表现为低热，常伴有自主神经功能紊乱的其他表现。如夏季低热、神经性低热等。

（7）生理性发热：如生理性体温升高。

【发生机制】

1. 致热原性发热 致热原种类很多，包括：①外致热原（exogenous pyrogen），主要是微生物病原体及其产物，如细菌、病毒、真菌及细菌毒素等。②炎性渗出物、无菌性坏死组织。③抗原 - 抗体复合物。④某些类固醇物质，如肾上腺皮质激素的代谢产物本胆烷醇酮（etiocholanolone）等。

致热原通过激活单核 - 吞噬细胞系统、中性粒细胞、嗜酸性粒细胞，使之产生和释放致热原细胞因子（pyrogenic cytokines）而引起发热。致热原细胞因子以前被称为内致热原（endogenous pyrogen，EP）或白细胞致热原（leukocytic pyrogen），主要包括白细胞介素 -1（interleukin-1，IL-1）、白细胞介素 -6（interleukin-6，IL-6）、肿瘤坏死因子（tumor necrosis factor，TNF）、干扰素（interferon，IFN）等。

致热原细胞因子作用于下丘脑内皮细胞，使之产生前列腺素 E_2（PGE_2），PGE_2 可增加脑组织中环磷腺苷（cAMP），cAMP 作为一种神经传递介质导致体温中枢调定点上移，引起体温

NOTE

调节中枢对体温重新调节。一方面通过垂体内分泌机制使代谢率增加，或通过运动神经使骨骼肌紧张度增高或寒战（rigor），引起产热增加；另一方面通过交感神经系统引起皮肤血管及竖毛肌收缩，使排汗停止，散热减少，产热量大于散热量，最终致使体温升高而引起发热（图 1–1）。

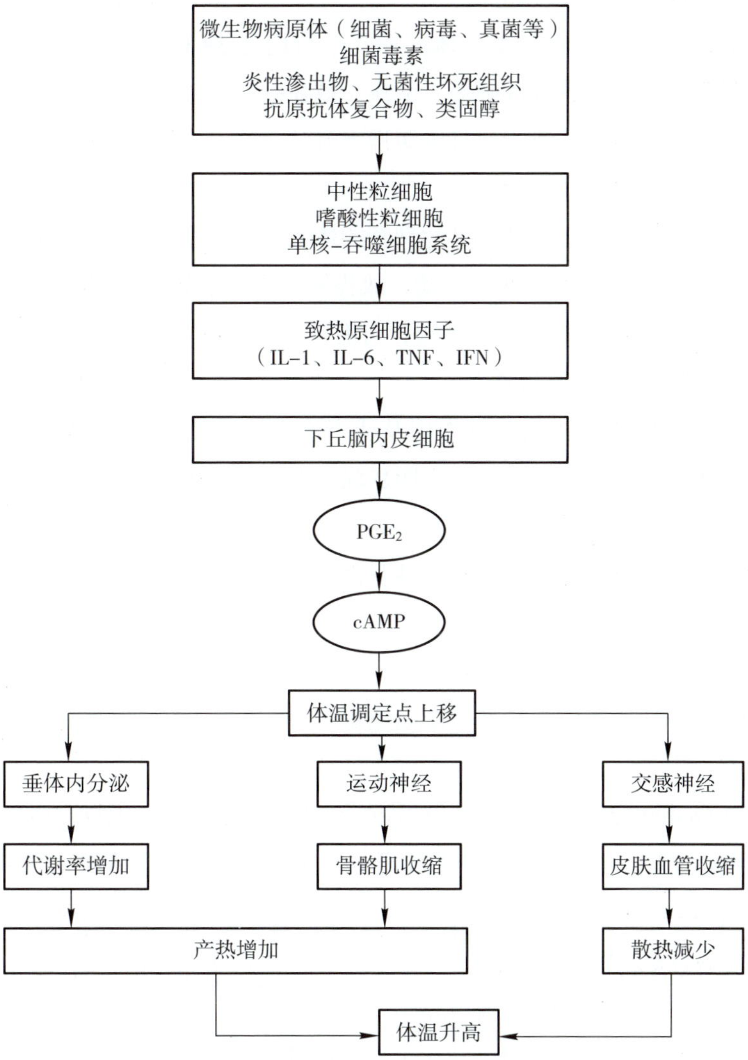

图 1–1　致热原性发热机制示意图

2. 非致热原性发热

（1）体温调节中枢直接受损：如颅脑损伤、中暑、安眠药中毒等。

（2）产热过多：如甲状腺功能亢进症、癫痫持续状态等。

（3）散热减少：如广泛性皮炎、先天性汗腺缺乏、慢性心力衰竭等。

【临床表现】

1. 发热的临床分度　口腔温度在 37.3℃以上，可认为有发热。以口测法为准，按发热的高低可分为：①低热：37.3℃～38.0℃；②中等度热：38.1℃～39.0℃；③高热：39.1℃～41.0℃；④超高热：41.0℃以上。

2. 发热的临床过程　发热一般可分为 3 个阶段。

（1）体温上升期：此期体温调定点上移，产热增加，散热减少，体温上升。临床表现为疲

NOTE

乏无力、肌肉酸痛、畏寒或寒战、皮肤苍白及干燥无汗等。由于体温调定点上移，原来的正常体温变成了“冷刺激”，中枢对“冷”信息起反应，发出指令经交感神经到达散热中枢，引起皮肤血管收缩和血流减少，皮肤温度降低，散热减少，而出现皮肤苍白、畏寒。同时，指令到达产热器官，使产热增多，神经传出的冲动引起骨骼肌不随意地节律性收缩，发生寒战。另外，因竖毛肌收缩，皮肤可出现“鸡皮疹”。

体温上升有两种方式：①骤升型：体温在几小时内达 39℃～40℃或以上，常伴有寒战，小儿易伴有惊厥。见于肺炎链球菌性肺炎、疟疾、败血症、流感、急性肾盂肾炎、输液反应或某些药物反应等。②缓升型：体温于数日内缓慢上升达高峰，多不伴寒战。见于伤寒、结核病等。伤寒初期体温以阶梯状上升为特征。

（2）高热持续期：体温处于高峰，已达到新的体温调定点水平，产热与散热在较高水平上保持平衡。体温调节中枢不再发出寒战冲动，故畏寒、寒战消失；皮肤血管由收缩转为舒张，皮肤发红而灼热；呼吸加快加深，心率增快，可有出汗。此期可持续数小时（如疟疾）、数日（如肺炎、流感）或数周（如伤寒极期）。

（3）体温下降期：由于机体的防御作用及适当治疗，产热减少，散热增多，体温开始下降，恢复到与正常调定点相适应的水平。此期表现为出汗多、皮肤潮湿。

降温的方式有两种：①骤降：体温于数小时内迅速下降至正常，有时甚至可低于正常，伴有大汗。见于疟疾、肺炎链球菌性肺炎、急性肾盂肾炎及输液反应等。②缓降：体温于数日内逐渐降至正常，见于伤寒缓解期、风湿热等。

3. 热型 不同时间测得的体温数值分别记录在体温单上，将各体温数值点连接起来形成曲线，该体温曲线的不同形态称为热型（fever type）。许多发热性疾病都具有比较典型的热型，临床常见的热型有：

（1）稽留热（continued fever）：体温持续在 39℃～40℃以上，达数日或数周，24 小时内体温波动范围不超过 1℃。见于肺炎链球菌肺炎、伤寒和斑疹伤寒高热期（图 1–2）。

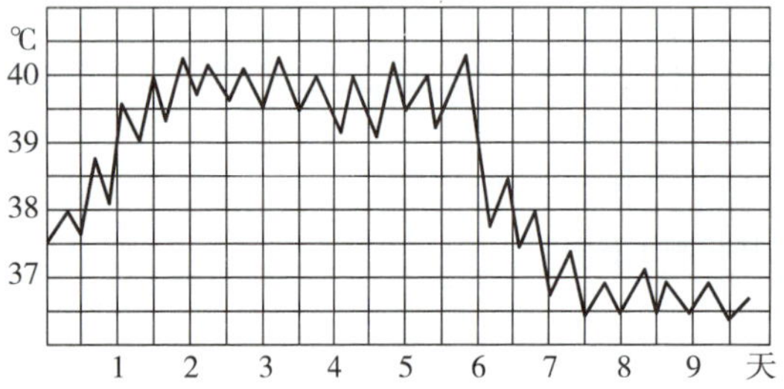

图 1–2 稽留热

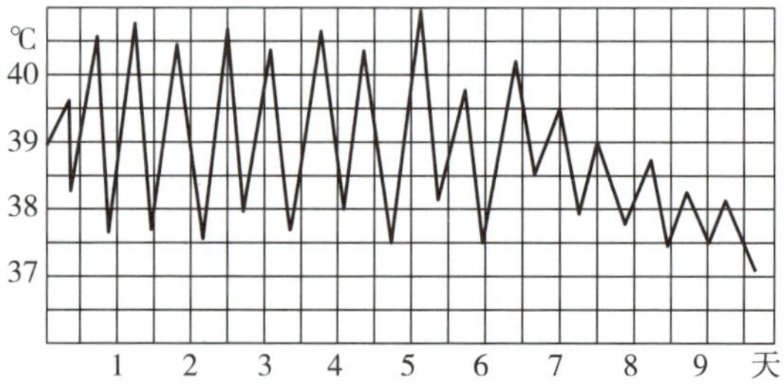

图 1–3 弛张热

（2）弛张热（remittent fever）：体温在 39℃以上，但波动幅度大，24 小时内体温波动在 2℃以上，最低时仍高于正常水平。常见于败血症、风湿热、重症肺结核、化脓性炎症等（图 1–3）。

（3）间歇热（intermittent fever）：高热期与无热期（间歇期）交替出现，即体温骤升达高峰后持续数小时，又迅速降至正常水平，无热期可持续 1 日至数日，如此反复发作。见于疟疾、急性肾盂肾炎等（图 1–4）。

（4）回归热（relapsing fever）：体温骤然升至 39℃以上，持续数日后又骤然下降至正常水平，高热期与无热期各持续若干日后即有规律地交替一次。见于回归热、霍奇金病等（图 1–5）。

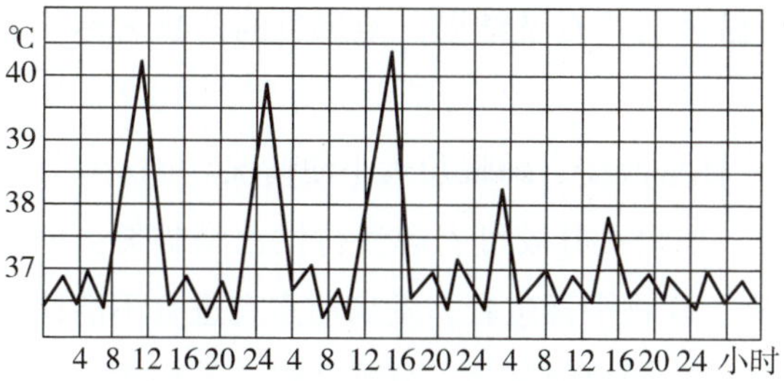

图 1–4 间歇热

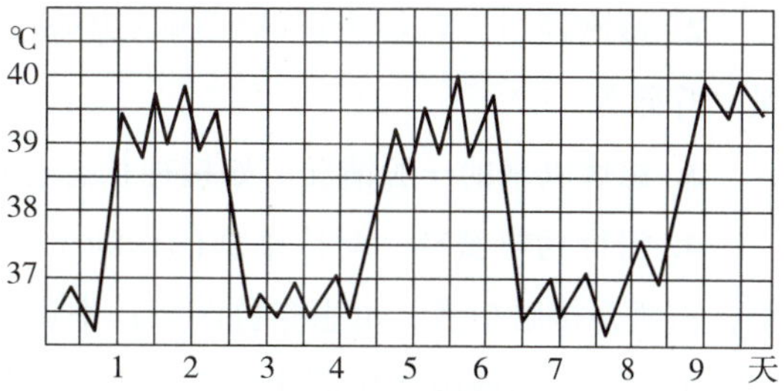

图 1–5 回归热

（5）波状热（undulant fever）：体温逐渐升高达 39℃或以上，数天后逐渐下降至正常水平，数天后再逐渐升高，如此反复多次。见于布鲁菌病（图 1–6）。

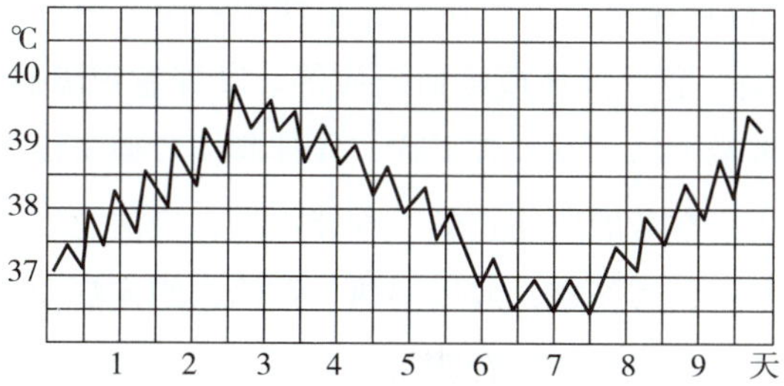

图 1–6 波状热

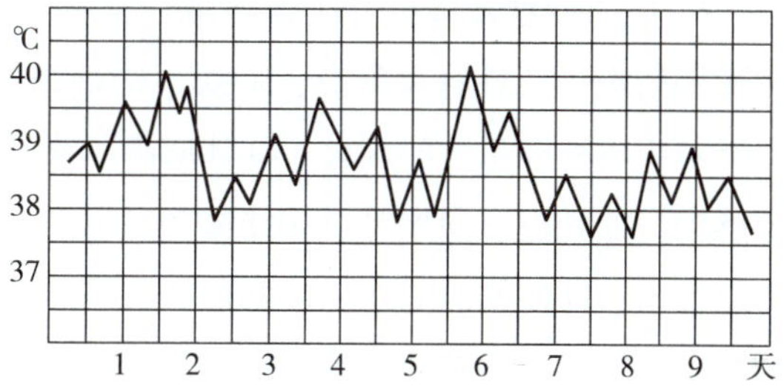

图 1–7 不规则热

（6）不规则热（irregular fever）：发热无一定规律。见于结核病、风湿热、支气管肺炎、渗出性胸膜炎、感染性心内膜炎等（图 1–7）。

不同的热型有助于发热病因的诊断与鉴别诊断，但必须注意，由于抗生素、非甾体抗炎药与糖皮质激素的广泛应用，可使疾病的热型变得不典型。此外，热型也与个体反应性有关，如老年人休克型肺炎时可仅有低热或无发热，年龄、营养状态均可影响热型。

4. 热程

（1）急性发热：临床上一般将热程在 2 周以内的发热，称为急性发热（acute fever）。急性发热临床常见，且常为高热，其中急性感染占首位，包括各种病原体引起的传染病、全身或局灶性感染。而各种病原体中又以细菌最为常见，其次为病毒。

（2）长期不明原因发热（fever of unexplained origin，FUO）：是指发热持续 3 周以上，体温≥38.5℃，经完整的病史询问、体格检查及常规实验室检查后，仍不能明确诊断者。FUO 的热型多样，以弛张热和不规则热多见。热程长短对 FUO 诊断具有较大的参考价值。一般来说，热程短，有乏力、寒战等中毒症状者，有利于感染性疾病的诊断；热程中等，但呈进行性消耗、衰竭者，以肿瘤多见；热程长，无毒血症症状，但发作与缓解交替出现者，则有利于结缔组织病的诊断。

（3）慢性低热：凡口腔温度在 37.3℃～38.0℃、除外生理性原因（如孕妇或女性排卵期）并持续 1 个月以上者，称为慢性低热（chronic lower fever）。慢性低热一般可分为器质性和功能性两大类。器质性者常见，病因又以慢性感染为多，也可见于结缔组织病、内分泌疾病、恶性肿瘤等；功能性者可见于自主神经功能紊乱。

【问诊要点】

1. 发热特点 如有无明显诱因、起病的缓急、患病的时间与季节、发热的病程、程度（热度高低）、频度（间歇性或持续性）、体温变化的规律及热型等。

2. 诊治经过 曾经患过的疾病，患病以来所做过的检查及结果，使用过的药物名称、剂量、疗效等。

3. 患病以来的一般情况 如精神状态、食欲、体重改变、睡眠及大小便情况。

4. 流行病学资料 对传染病的诊断十分重要，如蚊虫叮咬可引起流行性乙型脑炎、疟疾等；有牲畜接触史者，可患布鲁菌病；中毒性菌痢、食物中毒患者，发病前多有进食不洁饮食史；疟疾、乙型或丙型病毒性肝炎、艾滋病等可通过应用血液制品、分娩及性交等传播；钩端螺旋体病、血吸虫病都有疫水接触史。

5. 其他 服药史、预防接种史、过敏史、外伤手术史、流产或分娩史、居住地及职业特点等，都可为相关疾病的诊断提供重要线索。

6. 伴随症状及体征 ①伴寒战：常见于肺炎链球菌肺炎、败血症、急性胆囊炎、急性化脓性胆管炎、急性肾盂肾炎、疟疾、钩端螺旋体病、急性溶血或输血反应等。②伴意识障碍：常提示中枢神经系统的疾患。③伴咳嗽、咯痰：多考虑肺、支气管炎症。④伴腹泻：要考虑肠道感染，如肠炎、痢疾等。⑤伴尿频、尿急、尿痛：常考虑尿路感染。⑥伴皮疹：应注意是否为急性出疹性传染病如水痘、麻疹、猩红热、伤寒、斑疹伤寒，或风湿热、结缔组织疾病及药物热等。⑦伴口唇单纯疱疹：常见于肺炎链球菌肺炎、流行性脑脊髓膜炎、间日疟、流行性感冒等。⑧伴眼结膜充血：多见于麻疹、流行性出血热、斑疹伤寒、钩端螺旋体病等。⑨伴淋巴结肿大：常见于传染性单核细胞增多症、风疹、淋巴结结核、淋巴瘤、转移癌等。⑩伴肝脾肿大：常见于传染性单核细胞增多症、病毒性肝炎、肝及胆道感染、结缔组织病、白血病等。

【检查要点】

1. 体格检查 对发热患者要进行全面而细致的体格检查。重点检查生命体征、面容、意识状态、皮肤黏膜、淋巴结、心、肺、肝、脾和神经系统。注意有无意识障碍、皮疹、出血点、局部或全身浅表淋巴结肿大及肝脾肿大等。

2. 实验室及其他检查

（1）血常规检查：白细胞计数与分类有助于感染性疾病的鉴别诊断。如白细胞增多，多考虑细菌性感染、白血病等。严重化脓性感染可出现中性粒细胞显著增多；传染性单核细胞增多症表现为淋巴细胞显著增多，异形淋巴细胞增多达10%～20%甚至更多；寄生虫病可有嗜酸性粒细胞增多等。白细胞减少，多考虑病毒感染、伤寒、系统性红斑狼疮、再生障碍性贫血、恶性肿瘤及各种慢性炎症等。

（2）尿常规检查：血尿、白细胞尿可提示尿路感染，必要时做清洁中段尿细菌培养。

（3）粪便常规检查：可提示有无消化道感染。

（4）病原体检查：可作为感染性疾病确诊的最重要的手段。尽量采集血、尿、粪便、痰液、脓液、穿刺液等标本进行培养，阳性结果还需做药敏试验以选择敏感抗生素治疗。长期高热患者，应常规进行血液细菌培养，对伤寒、败血症、感染性心内膜炎的诊断有重要意义。

（5）免疫学检查：感染免疫检查有助于诊断细菌、病毒、寄生虫感染。自身抗体检查有助于诊断类风湿关节炎、系统性红斑狼疮等风湿性疾病。肿瘤标志物检查有助于诊断肿瘤。

（6）影像学检查：胸部X线检查和CT有助于诊断肺炎、肺结核、肺肿瘤等。超声波检查有助于诊断肝、胆、胰、肾等脏器病变。超声心动图检查可发现感染性心内膜炎的细菌赘生物及瓣周并发症而有助于确诊。静脉肾盂造影检查有助于诊断泌尿系统疾病。

第二节 疼 痛

疼痛（pain）与实际发生的和潜在的组织损害有关，是人脑对急性或慢性组织损伤所引起的伤害性传入（nociceptive afferent）进行抽象和概括所形成的一种不愉快的感觉及情绪体验。疼痛既是感觉，又是情感，是一种生理与心理的综合现象，也是个体防御机能遭破坏时机体避开或除去损伤的一种信号，是一种保护性防御反应，是促使病人就医的主要原因。各种损害均可导致机体产生痛觉，强烈或持久的疼痛又会造成生理功能紊乱甚至休克，因此必须了解病因，明确诊断，及时处理。

【病因】

疼痛或痛觉过敏常由导致组织损伤的损害性刺激引起，包括：①机械性刺激：如刀割、棒击等；②理化刺激：如电流、高温和强酸、强碱等；③生物活性物质刺激：如组织细胞发炎或损伤时释入细胞外液中的钾离子、氢离子、5-羟色胺、乙酰胆碱、缓激肽、组胺等。

在不同部位引起疼痛的刺激方式有所不同。引起皮肤痛的方式是戳刺、切割、挤压、烧伤等；胃肠对机械性牵拉、缺血、痉挛和炎症比较敏感，因而在黏膜发炎、平滑肌扩张或痉挛、肠系膜根部牵拉等常引起内脏痛；骨骼肌疼痛是由于缺血、坏死、出血、结缔组织撕裂及长时间收缩等所引起的；心绞痛与急性心肌梗死的疼痛是由于心肌缺血、缺氧，乳酸堆积刺激神经末梢所致；关节可因滑膜在高渗盐水或炎症作用下产生疼痛；动脉在针刺、强烈搏动（如偏头痛）或其他疾病（如蛛网膜下腔出血与颞动脉炎）时产生疼痛。

【产生机制】

疼痛产生的外周机制主要表现为：伤害性刺激促使受损部位释放致痛物质，作用于痛觉感受器，经传入纤维（主要有脊髓丘脑束、脊髓网状束、脊髓中脑束 3 条主要上行传通路），冲动传入脊髓、丘脑，最后到达大脑皮层，产生痛感。疼痛中枢包括脊髓、脑干、丘脑、边缘系统和基底神经节、大脑皮质。来自外界的疼痛信号经初级感觉传入神经进入中枢神经系统以后，从脊髓到大脑各个水平都会受到各级中枢的调节，在中枢神经系统中不仅有痛觉的传导系统，在不同水平上还存在着调制痛觉的神经结构，即在痛觉调制通路上的神经网络系统中，各级中枢也行使对痛觉信息选择性抑制，一旦疼痛信号传导与疼痛调控系统之间的平衡被打破则产生疼痛。目前认为脊髓后角存在一个门控机制，它调节着神经冲动由外周向脊髓投射神经元的传入。粗纤维的活动能够抑制神经冲动上传而关闭闸门，细纤维则使闸门开放，神经冲动上传。任何使细纤维活动增强和（或）粗纤维活动减弱的因素均可招致疼痛，这就是著名的有关疼痛的“闸门控制理论”。神经系统对疼痛的整合和调制分为五个层次：①脊髓后角是疼痛信息传递和调制的第一站；②从脊髓到脑高级中枢传递伤害性信息有三条主要上行通路；③脑干下行抑制与易化系统对疼痛起调节作用；④丘脑是最重要的疼痛整合中枢；⑤大脑皮质处理疼痛信息。

【分类】

1. 按疼痛的程度分类

（1）*微弱疼痛*：似痛非痛，常与其他感觉复合出现，如酸、麻、沉重、不适感等。

NOTE

（2）轻度疼痛：疼痛局限，程度很轻或仅有隐痛。

（3）中度疼痛：较为剧烈，但尚能忍受。

（4）剧烈疼痛：难以忍受，有自伤、自杀行为。

2. 按部位深浅

（1）皮肤痛（skin pain）：位于体表皮肤或黏膜，来自体表，定位明确，其刺激可分为机械性、化学性和温度性。皮肤损伤可发生两种不同性质的疼痛，首先出现的是一种尖锐的刺痛（快痛），继而在 1～2 秒后出现一种烧灼样痛（慢痛），称为“双重痛感”。如以止血带扎束肢体使神经组织缺血，然后戳刺皮肤，则刺痛消失，只感觉烧灼样痛。

（2）内脏痛（visceralgia）：位于内脏、肌腱、关节、韧带、筋膜、骨膜等部位，是内脏疾病的临床症状之一。内脏感觉纤维的数目较少，且多为细纤维，痛阈较高，一般强度的刺激不引起主观感觉。例如，在外科手术挤压、切割或烧灼内脏时，患者并不感觉疼痛。但在脏器活动较强烈时，则可产生内脏痛觉，如胃的饥饿收缩、直肠和膀胱的充盈等均可引起痛觉。因此，引起内脏痛的刺激主要是：内脏器官过度膨胀受到牵拉；平滑肌痉挛或强烈收缩，特别是当伴有局部缺血时；化学刺激和机械性刺激等。此外发炎的脏器或组织对引起疼痛的刺激尤为敏感。内脏痛的痛觉感受器位于身体的深部，痛觉发生较慢而较持续，缺乏“双重痛感”，定位较不明确，痛区的边缘也难以确定。

3. 按疼痛的表现形式分类

（1）局部痛：指病变部位的局限性疼痛，多为感受器或神经末梢受到刺激而引起。

（2）放射痛：指神经干、神经丛、神经根或中枢神经受到病变的刺激，疼痛不仅发生于局部，并可沿受累的神经向末梢方向传导，使其分布区内也出现疼痛。

（3）扩散痛：指一个神经分支受到刺激时，疼痛除向该分支分布区放射外，尚可扩散到另一个神经分支，甚至邻近脊髓节段的其他神经所支配的区域也出现疼痛。

（4）牵涉痛（referred pain）：指深部疼痛（尤其是内脏痛）扩散到远离脏器的体表，为一特殊的扩散痛。其发生机制可能是内脏和体表的传入神经纤维由同一后根进入脊髓，在感觉传入的第二级神经元发生会聚，提高了邻近体表感觉神经元的兴奋性，由内脏病变引起的疼痛传入冲动直接激发脊髓体表感觉神经元，引起相应体表区域的疼痛过敏，被高级中枢误感觉为体表疼痛（皮节法则）。常见内脏疼痛牵涉到部位见表 1–1。

表 1–1 常见内脏疾病牵涉痛的部位

患病器官	心	胃、胰	肝、胆	肾脏	阑尾
体表疼痛部位	心前区、左臂尺侧	左上腹、肩胛间	右肩胛	腹股沟区	上腹部或脐部

一、头痛

头痛（headache）是指局限于头颅上半部的疼痛（包括眉弓、耳轮上缘和枕外隆突连线以上），主要有额、顶、颞及枕部的疼痛，是临床常见的症状之一。根据发病的缓急可分为急性头痛、亚急性头痛和慢性头痛。根据病因头痛也可分为：①原发性头痛：多为功能障碍而无结构性损害，如偏头痛（migraine）、丛集性头痛（cluster headache）、紧张性头痛（tension headache）；②继发性头痛：多为局部器质性损害或全身性疾病的一种症状，如因外伤、感染、肿瘤等所致的头痛。

反复发作或持续的头痛可能是疾病严重的信号，如高血压、动脉硬化患者头痛突然加剧，尤其是伴呕吐时，须警惕为脑出血的先兆。某些疾病在病程中如头痛呈进行性加剧，常提示病情加重或恶化，应认真检查，以便及时诊治。

【病因】

1. 颅内疾病　①感染：如脑膜炎、脑膜脑炎、脑炎、脑脓肿等。②血管病变：如脑出血、脑血栓形成、脑栓塞、蛛网膜下腔出血、高血压脑病、脑供血不足、脑血管畸形等。③占位性病变：如脑肿瘤、颅内转移癌、脑包虫病等。④颅脑外伤：如脑震荡、脑挫伤、硬膜下血肿、颅内血肿、脑外伤后遗症等。⑤其他：如偏头痛、丛集性头痛、腰椎穿刺后头痛等。

2. 颅外疾病　①颈椎病及其他颈部疾病等。②神经痛，如三叉神经痛等。③眼、耳、鼻及牙齿疾病所致的头痛等。

3. 全身性疾病　①急性感染：如流感、伤寒、肺炎等发热性疾病。②心血管疾病：如高血压病、慢性心功能不全等。③中毒：外源性中毒，如铅、酒精、一氧化碳、有机磷农药、药物等中毒；内源性中毒，如尿毒症等。④其他：中暑、低血糖、贫血、肺性脑病、系统性红斑狼疮、月经期及绝经期头痛等。

4. 神经症　如神经衰弱及癔症性头痛等。

【产生机制】

原发性头痛的发生机制，有下列两种学说：血管学理论认为脑血管在头痛的产生过程中起着重要的作用。如偏头痛发作前颅内动脉收缩，随之颈外动脉系统扩张。神经学理论认为系大脑本身功能障碍所致。痛阈降低、疼痛感受区域扩大等，出现痛觉过敏（hyperalgesia）、痛觉超敏（allodynia）而引起头痛。

头痛主要由于头部疼痛敏感组织神经纤维的过度放电，或这些结构放电正常但心理反应异常。对疼痛敏感的头颅结构有：①颅内痛敏结构：三叉神经（Ⅴ）、面神经、舌咽神经（Ⅸ）、迷走神经（Ⅹ）、静脉窦、脑膜前动脉、中动脉、颅底硬脑膜、颈内动脉近端部分及邻近Willis环分支、脑干、中脑导水管周围灰质、丘脑感觉核等。②颅外痛敏结构：颅骨骨膜、帽状腱膜、头皮、皮下组织、头颈部肌肉、颅外动脉、眼、耳、牙齿、鼻旁窦，口咽部、鼻腔黏膜以及第1、2、3颈神经。其余颅内组织对疼痛不敏感。

下列因素常导致头痛：①颅内外动脉扩张、收缩、移位；②脑膜受刺激或牵张；③头颈部肌肉持续收缩；④第Ⅴ、Ⅶ、Ⅸ、Ⅹ对脑神经或第1、2、3对颈神经受压、损伤、化学刺激等；⑤五官和颈椎病变；⑥生化因素及内分泌紊乱；⑦精神疾患，如神经衰弱、抑郁症、高度焦虑等常出现头痛。

【问诊要点】

1. 头痛的特点

（1）头痛的起病方式

1）急性头痛：急性起病的头痛，病程在2周内。常提示颅内血管性疾病（如蛛网膜下腔出血、颅内动脉瘤或脑血管畸形出血）；若伴有发热则常见于感染性疾病（如脑膜炎）；急剧头痛集中于一侧并伴一只眼睛疼痛，提示急性青光眼。

2）亚急性头痛：病程超过2周，在3个月内。也可能是严重疾病的表现，特别是当头痛进行性加重时，必须询问近期有无颅脑外伤（如硬膜外血肿），有无发热或颈项强直（如亚急性脑膜炎），有无精神症状、呕吐、缓脉等（如原发或转移性脑瘤），有无动脉硬化等病史。

3）慢性头痛：病程长于3个月。紧张性头痛是临床最常见的慢性头痛。青壮年长期的反复发作性头痛或搏动性头痛，多为血管性头痛（如偏头痛）或神经症。临床上大多数慢性头痛为良性的。

（2）头痛的部位：颅内或全身急性感染性疾病所致头痛，多为全头痛，呈弥散性，较少放射。蛛网膜下腔出血头痛常牵涉至颈部。反复发作的一侧眶后或额颞部搏动性头痛见于偏头痛、丛集性头痛。紧张性头痛位于双侧颈部或全头部。三叉神经痛的部位与其分支分布的范围有关。颅内疾病如脑炎、脑膜炎、脑肿瘤等引起的头痛常较弥散与深在，其部位不一定与病变部位相符合，但疼痛多向病灶同侧放射。颅外病变（眼、鼻、牙源性）多为浅表性头痛，位于刺激点或受累神经分布的区域内。高血压病引起的头痛，多在额部或整个头部。神经官能症性头痛部位不定，常呈弥漫性全头痛。

（3）头痛的性质：高血压性及血管性头痛多为胀痛、搏动性痛。蛛网膜下腔出血多表现为在剧烈活动中或活动后出现爆裂样局限性或全头部剧痛。颅脑损伤导致的头痛多为钝痛。紧张性头痛多为重压感、紧箍感。偏头痛多为一侧搏动性头痛或钻痛。三叉神经痛多呈电击样痛或刺痛。

（4）头痛的程度：一般分微、轻、中、重，但与病情的轻重并无平行关系而与患者对痛觉的敏感性有关。一般以三叉神经痛、偏头痛、脑膜刺激征所致的头痛最为剧烈。高血压性头痛在血压极度升高时可发生严重头痛，常是高血压脑病或高血压性脑出血的先兆。鼻源性、牙源性的头痛多为中度。脑肿瘤疼痛在一个较长时间内多为轻度或中度。

（5）头痛发生的时间与规律：某些头痛可发生在特定时间，如颅内占位性病变往往清晨加剧，是睡眠后颅内压相对增高所致。高血压性头痛也常于晨间加剧，以后逐渐减轻。鼻旁窦炎可出现有规律的清晨头痛，与睡眠中鼻旁窦内脓液积蓄有关。丛集性头痛常在夜间发生。眼源性头痛在长时间阅读后发生。女性偏头痛常在月经期发作频繁。脑肿瘤所致头痛通常为慢性进行性，可有长短不等的缓解期。神经症性头痛病程较长，有明显的波动性与易变性。

（6）头痛加重或缓解的因素：摇头、咳嗽、打喷嚏、用力排便等可使颅内压增高的动作，常使脑膜炎、脑肿瘤与血管性的头痛加剧。神经性头痛因精神紧张、焦虑、失眠等诱发或加重。腰椎穿刺后的头痛则因直立位而加重。低颅压性头痛立位时出现或加重，卧位时减轻或消失。颈肌急性炎症时的头痛可因颈部运动而加剧；慢性或职业性颈肌痉挛所致头痛，可因活动或按摩颈肌而逐渐缓解。麦角胺可使偏头痛缓解。

2. 伴随症状及体征

（1）伴发热：体温升高与头痛同时出现者，常为急性感染、中暑等；急性头痛后出现体温升高，可见于脑出血、某些急性中毒、颅脑外伤等。

（2）伴剧烈呕吐：提示颅内压增高，如脑膜炎、脑炎、脑肿瘤等；头痛在呕吐后减轻者，可见于偏头痛。

（3）伴剧烈眩晕：见于小脑肿瘤、椎－基底动脉供血不足、基底型偏头痛等。

（4）伴脑膜刺激征：见于脑膜炎、蛛网膜下腔出血。

NOTE

（5）伴意识障碍：急性头痛伴意识障碍可见于颅内急性感染、蛛网膜下腔出血、一氧化碳中毒等；慢性头痛出现神志逐渐模糊，提示有发生脑疝的危险。

（6）伴癫痫发作：可见于脑血管畸形、脑寄生虫病或脑肿瘤等。

（7）伴视力障碍：多见于眼源性（如青光眼）和某些脑肿瘤；短暂的视力减退可见于椎-基底动脉供血不足发作。偏头痛发作时可伴有畏光、畏声等症状。

此外，详细询问患者的情绪、睡眠和职业状况，以及服药史、中毒史和家族史等，亦有重要意义。

【检查要点】

1. 体格检查

（1）测体温、脉搏、呼吸、血压及观察面容：发热见于急性感染、中暑、某些急性中毒、脑出血后等；体温过低见于垂体前叶功能减退症、急性乙醇中毒等；呼吸急促常见于心功能不全或急性高热；血压升高见于高血压病；急性面容见于脑出血、中暑、急性乙醇中毒、急性颠茄类中毒等；急性一氧化碳中毒者口唇呈樱桃红色。

（2）头面五官、颈椎等检查：对头痛病因未明者，应做头面检查，口腔、眼（包括眼底）、耳鼻咽喉检查，颈椎检查等。

（3）神经系统检查：重点检查神经系统，注意有无偏瘫、脑膜刺激征。伴偏瘫者为一侧性脑血管病；伴脑膜刺激征为脑膜炎、脑膜脑炎与蛛网膜下腔出血。

2. 实验室及其他检查

（1）血常规检查、血生化检查、血气分析、血培养检查以及脑脊液（CSF）检查有助于病因诊断。

（2）影像学检查，如头颈部X线摄片、电子计算机体层扫描（CT）、磁共振成像（MRI）检查、脑血管造影、数字减影血管造影（DSA）、放射性核素脑扫描、脑超声波检查等，对颅脑外伤、颅内血肿、感染、肿瘤、颈椎病、鼻窦炎等可提供诊断依据。

（3）脑电图检查，有助于癫痫、颅内占位性病变的诊断。

（4）必要时进行精神或心理检查。

二、胸痛

胸痛（chest pain）主要是指颈部与上腹之间的不适或疼痛，主要由胸部疾病引起。有时腹腔疾病也可引起胸痛。胸痛是一个常见症状，由于痛阈个体差异性大，故胸痛的剧烈程度与病情的轻重并不完全一致。

【病因】

引起胸痛的病因主要为胸部疾病，其中以心脏疾病为多见。

1. 胸壁疾病　①皮肤及皮下组织病变，如蜂窝组织炎、乳腺炎等。②肌肉病变，如外伤、劳损、肌炎等。③肋骨病变，如肋软骨炎、肋骨骨折、肋骨挫伤等。④肋间神经病变，如肋间神经痛、带状疱疹等。⑤颈椎病压迫颈脊神经后根等。

2. 心血管疾病　①冠心病，如心绞痛、心肌梗死。②心包、心肌病变，如心包炎、肥厚型心肌病等。③血管病变，如胸主动脉瘤、主动脉夹层、肺梗死等。④心脏神经症。

3. 呼吸系统疾病　①支气管及肺部病变，如支气管肺癌、肺炎、肺结核累及胸膜。②胸膜病变，如胸膜炎、自发性气胸、胸膜肿瘤等。

NOTE

4. 其他原因 ①食管疾病，如食管炎、食管癌等。②纵隔疾病，如纵隔气肿、纵隔肿瘤。③腹部疾病，如肝脓肿、胆囊炎、胆石症、膈下脓肿等。④过度通气综合征。

胸痛常见病因的鉴别见表 1–2。

表 1–2 胸痛常见病因的鉴别

特点	胸壁疾病	胸膜病变	肺部疾病	心绞痛、心肌梗死	食管、纵隔疾病
部位	固定于病变处。带状疱疹沿神经走向，不越过正中线	患侧腋中线肺底部位	患侧胸部	胸骨后或心前区，可牵涉至左肩、左臂内侧	胸骨后
性质	隐痛或剧痛。带状疱疹呈刀割样痛或灼痛	干性胸膜炎为尖锐刺痛	肺炎、肺脓肿时剧痛，肺癌时闷痛或锥痛	压榨样伴窒息感，心肌梗死时更剧烈	食管炎为烧灼痛，纵隔肿瘤为闷痛
持续时间	不定。带状疱疹可持续数周	粘连性胸膜炎为长期钝痛	持续存在，肺炎或肺脓肿炎症吸收后可缓解	心绞痛短暂（<15 分钟），心肌梗死时较长（数小时或数日）	纵隔肿瘤呈持续性且逐渐加重
影响因素	压迫局部或胸廓活动时加剧	咳嗽、深呼吸时加剧	咳嗽、深呼吸时加剧	心绞痛诱因明显，含硝酸甘油迅速缓解；心肌梗死诱因不明显，含硝酸甘油不缓解	吞咽食物时出现或加剧

【产生机制】

胸部感觉神经纤维有肋间神经感觉纤维、支配主动脉的交感神经纤维、支配气管与支气管的迷走神经纤维和膈神经的感觉纤维。各种刺激因子如缺氧、炎症、肌张力改变、肿瘤浸润、组织坏死以及物理、化学因子都可刺激胸部的感觉神经纤维产生痛觉冲动，并传至大脑皮质的痛觉中枢引起胸痛。其中肋间神经感觉纤维传导胸壁与壁层胸膜的痛觉，交感神经纤维传导心脏大血管的痛觉，迷走神经纤维传导气管、食管的痛觉等，膈神经的感觉纤维传导膈中央部与心包壁层的痛觉。

胸痛的部位与病变部位大体一致，但内脏疾病引起胸痛也可表现为除胸痛外其他部位同时疼痛，即前述的牵涉痛，如心绞痛时除出现心前区、胸骨后疼痛外也可表现为牵涉至左肩、左臂内侧或左颈、左侧面颊部等部分的疼痛。

【问诊要点】

1. 发病年龄 青壮年胸痛，应注意结核性胸膜炎、自发性气胸、心肌炎、心肌病，40 岁以上者应多考虑心绞痛、心肌梗死与肺癌等。小儿与青少年胸痛如发生于夏秋季，须考虑流行性胸痛。

2. 胸痛的特点

（1）胸痛的部位：胸壁疾病所致的胸痛常固定于病变部位，局部常有压痛；胸壁皮肤炎症局部可伴有红、肿、热、痛等改变。带状疱疹引起的胸痛，表现为成簇的水疱沿一侧肋间神经分布伴剧痛，疱疹不超过体表正中线。流行性胸痛时可出现胸、腹部肌肉剧烈疼痛，并可向肩、颈部放射。非化脓性肋软骨炎多侵犯第 1、2 肋软骨，患部隆起，但局部皮肤正常，有压痛。心绞痛与急性心肌梗死的疼痛常位于胸骨后或心前区，疼痛常牵涉至左肩背、左臂内侧达无名指及小指。食管、膈和纵隔肿瘤的疼痛也位于胸骨后，常伴进食或吞咽时加重。自发性气胸、急性胸膜炎和肺梗死的胸痛，多位于患侧的腋前线及腋中线附近。肺尖部肺癌（肺上沟癌、Pancoast 癌）以肩部、腋下痛为主，向上肢内侧放射。

（2）胸痛的性质：带状疱疹呈阵发性的灼痛或刺痛。肌痛常呈酸痛。骨痛呈刺痛。食管炎常呈灼痛或灼热感。心绞痛常呈压榨样痛，可伴有窒息感。急性心肌梗死疼痛更为剧烈，并有恐惧、濒死感。主动脉夹层动脉瘤常呈突发性胸背部撕裂样痛。干性胸膜炎常呈尖锐刺痛或撕裂痛，呼吸时加重，屏气时消失。肺梗死为突然剧烈刺痛或绞痛，常伴有呼吸困难与发绀。原发性肺癌、纵隔肿瘤可有胸部闷痛。

（3）胸痛持续时间：平滑肌痉挛或血管狭窄缺血所致疼痛为阵发性，如心绞痛发作时间短暂，心肌梗死疼痛持续时间长且不易缓解。炎症、肿瘤、栓塞或梗死所致疼痛呈持续性。

（4）胸痛的诱因与缓解因素：心绞痛常因劳累、体力活动或精神紧张而诱发，含服硝酸甘油可迅速缓解，而对心肌梗死的胸痛则无效。心脏神经症的胸痛在体力活动后反而减轻。胸膜炎、自发性气胸的胸痛则可因深呼吸与咳嗽而加剧。胸壁疾病所致的胸痛常于局部压迫或因胸廓活动时加剧。食管疾病的胸骨后疼痛常于吞咽食物时出现或加剧。反流性食管炎的胸骨后烧灼痛，在服用抗酸剂后减轻或消失。

3. 伴随症状及体征　①伴咳嗽、咳痰，见于气管、支气管、肺或胸膜疾病。②伴咯血，见于肺结核、肺炎、肺脓肿、肺梗死或支气管肺癌。③伴呼吸困难，提示肺部较大面积病变，如肺炎链球菌性肺炎、自发性气胸、渗出性胸膜炎、过度换气综合征或其他重症心、肺疾病。④伴吞咽困难，提示食管疾病。⑤伴面色苍白、大汗、血压下降或休克，多考虑急性心肌梗死、主动脉夹层动脉瘤破裂、主动脉窦瘤破裂或大块肺栓塞等严重病变。⑥纵隔疾病所致胸痛常伴上腔静脉阻塞综合征。

4. 既往史　注意既往有无心脏病、高血压病、动脉硬化病史，有无肺及胸膜疾病史和胸部手术史，有无大量吸烟史等。

【检查要点】

1. 体格检查　检查体温、脉搏、呼吸、血压等生命体征，注意胸腹部有无阳性体征。如急性白血病与慢性白血病急性变可有自发性胸骨痛与胸骨压痛；肋间神经痛沿肋间神经有明显触痛；胸膜炎时可检查到胸膜摩擦音（感）或有胸腔积液体征；自发性气胸患侧叩诊呈鼓音，听诊呼吸音减弱或消失；心包炎有心包摩擦音（感）等心脏体征。

2. 实验室及其他检查

（1）血常规及血沉检查对鉴别感染与非感染、器质性与功能性疼痛有帮助。

（2）肌酸激酶（CK）及其同工酶、乳酸脱氢酶（LDH）及其同工酶、肌红蛋白、肌钙蛋白 I 和 T 的测定，有助于急性心肌梗死的诊断。

（3）胸腔穿刺或心包穿刺能发现胸腔或心包腔有无积液，并可做有关的实验室检查，血性积液常由恶性肿瘤引起，可发现肿瘤细胞。

（4）X 线胸片检查可发现与胸痛有关的肋骨、脊椎、胸骨、纵隔、主动脉、心、肺与胸膜的病变；钡餐检查有助于发现上消化道疾病。胸部 CT 及 MRI 检查，有助于主动脉夹层动脉瘤的诊断。选择性心血管造影，有助于心脏、血管方面疾病的确诊。

（5）超声检查可发现胆道结石及胆囊形态的改变，超声心动图有助于对心肌病、心包炎的诊断。

（6）心电图检查对诊断心绞痛与心肌梗死有重要价值。

（7）放射性核素检查有助于冠心病及肺梗死的诊断。

3. 治疗性诊断 如胸壁局部病变做局部普鲁卡因封闭，胸痛可暂时消失提示与心脏无关。含服硝酸甘油后，心绞痛迅速缓解，而对急性心肌梗死则无效。气胸患者可行诊断性胸腔穿刺，既可解除患者呼吸困难又可确诊。

三、腹痛

腹痛（abdominal pain）多数由腹部器官的疾病引起，但腹腔外及全身性疾病也可引起。病变的性质有器质性和功能性之分。临床上一般分为急性腹痛与慢性腹痛。急性腹痛发病急，病情重，变化快，内科、外科、妇产科与儿科疾病均可引起急性腹痛，其中属外科范围者，临床上习惯称之为“急腹症（acute abdomen，surgical abdomen）”。急腹症是一类以急性腹痛为突出表现，需要早期诊断和紧急处理的腹部疾病，其特点为发病急，进展快，变化多，病情重，如延误诊断或治疗不当，将会给病人带来生命危险。慢性腹痛起病缓慢而病程较长，或由急性起病后转变为迁延性。由于发病原因比较复杂，对腹痛病人必须进行认真全面体格检查和必要的辅助检查，最终做出正确的诊断。

【病因】

1. 腹部疾病

（1）腹膜炎：由胃、肠穿孔引起者最常见。腹痛的特点为：疼痛一般位于炎症所在部位，腹痛常因加压、改变体位而加剧，呈持续性锐痛，病变部位有压痛、反跳痛与腹肌紧张，肠蠕动音减弱或消失。

（2）腹腔器官炎症：如急性或慢性胃炎、肠炎、胰腺炎、阑尾炎和盆腔炎等。一般腹痛部位与病变器官的体表投影相符。

（3）空腔脏器梗阻或扩张：如肠梗阻、胆石症、胆道蛔虫病、泌尿道结石梗阻等。腹痛常为阵发性剧烈绞痛。

（4）脏器扭转或破裂：脏器扭转如肠扭转、肠系膜或大网膜扭转、卵巢囊肿扭转，急性内脏破裂如肝脾破裂、异位妊娠破裂等。急性扭转及内脏破裂时可引起剧烈的绞痛或持续性疼痛。

（5）腹腔或脏器包膜牵张：如手术后或炎症后腹膜粘连；实质性脏器因病变肿胀，导致包膜张力增加而发生腹痛，如肝炎、肝淤血、肝癌等。

（6）化学性刺激：消化性溃疡，可因胃酸作用而发生刺痛或灼痛。

（7）肿瘤压迫与浸润：多见于演进中的腹腔恶性肿瘤压迫或浸润感觉神经而引起。

2. 胸腔疾病的牵涉痛 如肺炎、心绞痛、急性心肌梗死、急性心包炎、肺梗死、胸膜炎、食管裂孔疝等，疼痛可牵涉腹部，类似急腹症。

3. 全身性疾病 如尿毒症时毒素刺激腹腔浆膜引起腹痛。少数糖尿病酮症酸中毒可引起腹痛，酷似急腹症。铅中毒时则引起肠绞痛。

4. 其他原因 如荨麻疹时胃肠黏膜水肿，腹型过敏性紫癜时的肠管浆膜下出血等。

【产生机制】

1. 内脏性腹痛 主要由交感神经传入脊髓引起，其特点为：①疼痛部位不确切，接近腹中线；②疼痛感觉模糊，多为痉挛、不适、钝痛、灼痛；③常伴恶心、呕吐、出汗等其他自主神经兴奋症状。

NOTE

2. 躯体痛（somatic pain） 经体神经传至脊神经根，反映到相应脊髓节段所支配的皮肤。其疼痛特点为：①定位准确，可在腹部一侧；②程度剧烈；③可有局部腹肌强直；④腹痛可因咳嗽、体位变化而加重。

3. 牵涉痛 指内脏性疼痛牵涉身体体表部位，即内脏痛觉信号传至相应脊髓节段，引起该节段支配的体表部位疼痛。特点是：①定位明确，疼痛程度剧烈持续；②有压痛、肌紧张及感觉过敏等。

如急性阑尾炎的腹痛就有多种机制参与。阑尾的炎症早期，腹痛的特点是缓慢、持续，不能辨明疼痛的确切部位，常伴恶心、呕吐，为内脏性疼痛。但由于这种内脏痛觉是经交感神经干腹腔丛传入脊髓第 10、11 胸髓节段，然后与躯体神经通路一起传到大脑，所以被大脑辨别为相应第 10、11 脊神经所分布的体表皮区的痛感，出现牵涉痛，最常见的是上腹或脐周痛，也可能是腰部、会阴等部位的痛感。当炎症波及壁层腹膜，由于壁层腹膜是由躯体感觉神经传入大脑，定位准确，则出现躯体性疼痛，表现为疼痛转移至右下腹麦氏（Mc Burney）点，程度剧烈，出现压痛、反跳痛及肌紧张。

【问诊要点】

1. 起病情况 急性起病者要注意各种急腹症的鉴别，寻找线索。缓慢起病者涉及功能性与器质性、良性与恶性疾病的鉴别。

2. 发病年龄 儿童要多考虑肠道蛔虫症及肠套叠。青壮年则以消化性溃疡、阑尾炎多见。中老年人则应警惕恶性肿瘤的可能。

3. 腹痛特点

（1）腹痛部位：一般来说腹痛的部位常与投影于该部位的腹腔脏器病变一致。如胃及十二指肠疾病、急性胰腺炎疼痛多在中上腹部；肝、胆疾患疼痛位于右上腹；急性阑尾炎早期疼痛在脐周或上腹部，数小时后转移至右下腹；小肠绞痛位于脐周；结肠疾病疼痛多位于下腹或左下腹；膀胱炎、盆腔炎症及异位妊娠破裂，疼痛在下腹部；空腔脏器穿孔后引起弥漫性腹膜炎则为全腹痛。下叶肺炎、下壁心肌梗死等可因病变刺激相应脊髓节段的传入神经纤维出现牵涉性腹痛。也有腹痛呈弥漫性与不定位性，如结核性腹膜炎、腹膜转移癌、腹膜粘连、结缔组织病等。

（2）腹痛的性质与程度：消化性溃疡常呈慢性、周期性、节律性中上腹隐痛或灼痛，如突然呈剧烈的刀割样、烧灼样持续性疼痛，可能并发急性穿孔；并发幽门梗阻者为胀痛，于呕吐后减轻或缓解。胆石症、泌尿道结石及肠梗阻的绞痛相当剧烈，患者常呻吟不已，辗转不安。剑突下钻顶样痛是胆道蛔虫梗阻的特征。肝癌疼痛多呈进行性锐痛；慢性肝炎与淤血性肝肿大（如右心衰竭、缩窄性心包炎）多为持续性胀痛。肠寄生虫病多呈发作性隐痛或绞痛；结肠病变常呈阵发性痉挛性痛，排便后常缓解；直肠病变的疼痛常伴里急后重。肝脾破裂、异位妊娠破裂可出现腹部剧烈绞痛或持续性疼痛。持续性、广泛性剧烈腹痛伴腹肌紧张或板状腹，提示为急性弥漫性腹膜炎。对于腹痛程度的分级，还可通过直观模拟定量划分腹痛等级，如以一直尺显示 0cm 为不痛、10cm 为极重疼痛，让患者指出腹痛相当的刻度，可供分级。

（3）诱发、加重或缓解腹痛的因素：胆囊炎或胆石症发作前常有进油腻食物史。急性胰腺炎发作前则常有暴饮暴食、酗酒史。急性出血性坏死性肠炎多与饮食不洁有关。服碱性药缓解者，见于十二指肠溃疡。部分机械性肠梗阻与腹部手术史有关。腹部受外部暴力的作用后出现

NOTE

腹部剧痛并有休克者，可能是肝、脾破裂所致。急性腹膜炎腹痛在静卧时减轻，腹部加压或改变体位时加重。胃黏膜脱垂患者左侧卧位时疼痛减轻，右侧卧位时疼痛加剧。胃下垂、肾下垂时，患者站立过久或运动后出现腹痛或腹痛加剧，在仰卧位或同时垫高髋部时疼痛缓解。胰头癌患者仰卧时出现疼痛或加剧，而在前倾坐位或俯卧位时缓解。反流性食管炎患者在躯体前屈时剑突下的烧灼痛明显，而直立时可减轻。肠炎引起的腹痛常于排便后减轻，而肠梗阻腹痛于呕吐或排气后缓解。

4. 伴随症状及体征 ①伴寒战、高热，提示急性炎症，可见于急性化脓性胆管炎、肝脓肿、腹腔脏器脓肿等。②伴黄疸，提示肝、胆、胰腺疾病，急性溶血等。③伴血尿，多见于尿路结石。④伴休克，常见于急性腹腔内出血、急性胃肠穿孔、急性心肌梗死、中毒性菌痢等。⑤伴呕吐、腹胀、停止排便排气，提示胃肠梗阻。⑥伴腹泻，提示为肠道炎症、吸收不良，亦见于慢性胰腺及肝脏疾病。⑦伴血便，急性者见于急性菌痢、肠套叠、绞窄性肠梗阻、急性出血性坏死性肠炎、过敏性紫癜等；慢性者可见于慢性菌痢、肠结核、结肠癌等。柏油样便提示上消化道病变；鲜血便提示下消化道病变。⑧伴反酸、嗳气，提示为慢性胃炎或消化性溃疡。

5. 既往史 既往史对腹痛的病因诊断十分重要。如反复发作的节律性上腹痛病史有助于消化性溃疡的诊断；胆石症、泌尿道结石史，有助于胆绞痛、肾绞痛的诊断；既往的急性阑尾炎、急性胰腺炎、急性胆囊炎、急性盆腔炎等病史，有利于各种炎性腹痛的诊断；结核性腹膜炎史与腹部手术史有利于腹膜粘连性腹痛的诊断；肠道寄生虫病史有助于肠道寄生虫病性腹痛的诊断。

【检查要点】

1. 体格检查

（1）体温、脉搏、呼吸、血压及一般情况检查。

（2）急性腹痛病人有时不应忽视急性心肌梗死、下叶肺炎、带状疱疹等病变的可能，故应注意心、肺、皮肤检查。

（3）腹部检查：是重点内容，以触诊为主。应注意腹部压痛部位及有无反跳痛。触及腹部肿块时应鉴别所属脏器或组织，是炎症性还是非炎症性，是囊性还是实质性，是良性还是恶性，是在腹壁上还是在腹腔内。局灶性压痛、反跳痛及腹肌紧张提示腹膜炎症。腹痛、腹胀伴肠蠕动波及肠鸣音亢进要考虑机械性肠梗阻。腹胀而肠鸣音消失则是麻痹性肠梗阻的特征。有腹膜炎体征伴肝浊音界缩小或消失提示胃肠穿孔。腹痛、腹胀并有移动性浊音提示腹腔内脏器出血或积液。

（4）直肠检查：对诊断直肠与盆腔内炎性包块、血肿、脓肿、肿瘤、结肠套叠等有重要帮助。异位妊娠破裂时，在直肠子宫凹陷处诊断性穿刺，可抽出血性液体而确定诊断。

2. 实验室及其他检查

（1）血常规检查可区别急性腹痛为炎症性或非炎症性；血沉增快的慢性腹痛须注意腹腔结核、局灶性结肠炎、淋巴瘤、癌瘤、结缔组织病的可能。

（2）尿常规检查异常，提示腹痛与泌尿系统疾病有关；尿糖与尿酮体阳性，有助于糖尿病酮症酸中毒的诊断；肾绞痛伴血尿常提示泌尿系结石；尿妊娠试验阳性有助于异位妊娠破裂的诊断。

（3）血清或尿淀粉酶明显增高，对诊断急性胰腺炎有确诊意义。

（4）大便常规检查发现蛔虫卵有助于蛔虫性肠梗阻、胆道蛔虫病的诊断；发现溶组织阿米巴有助于阿米巴肠病的诊断。血便提示结肠癌、痔疮等，粪便隐血试验阳性提示活动性消化性溃疡、肠结核、胃癌、结肠癌等的可能。细菌性痢疾粪便培养可检出痢疾杆菌。

（5）超声波检查能发现肝脾肿大、肝内占位性病变、胰腺炎症与肿瘤、胆道炎症与结石、腹内包块及其性质、部分尿路结石，以及确定异位妊娠，并可通过超声波定位进行诊断性腹腔穿刺。

（6）腹部 X 线平片检查可发现胆道、胰管与尿路结石，肠梗阻的肠内气液平面、肠胀气，胃肠穿孔的膈下游离气体；胃肠钡餐及钡剂灌肠能协助消化道疾病的诊断；肾盂、输尿管与膀胱造影可协助诊断泌尿系统疾病。必要时可进行 CT 检查。

（7）胃镜、结肠镜下直视及活体组织病理学检查，对胃肠道疾病所致腹痛有重要诊断价值。

3. 剖腹探查　对疑为胃肠穿孔、脏器破裂及并发内脏出血、脏器扭转、脓肿、肿瘤及其他需手术治疗的疾病均可考虑。

第三节　咳嗽与咳痰

咳嗽（cough）是一种保护性生理反射，通过该反射能有效清除呼吸道内的分泌物和从外界进入的有害因子。但长期、频繁咳嗽干扰正常的工作与休息，甚至加重心肺负担并引起诸多并发症。将近 50% 女性患者因慢性咳嗽诱发尿失禁。从流行病学角度看，频繁咳嗽也可使含有致病原的分泌物播散，失去保护作用。咳痰（expectoration）是将呼吸道内病理性分泌物，借助咳嗽反射而排出口腔外的动作，属病态现象。

咳嗽是由于延髓咳嗽中枢受刺激引起。刺激可来自呼吸系统以外的器官，但大部分来自呼吸道黏膜，经迷走神经、舌咽神经和三叉神经的感觉纤维传入。传出神经纤维来自喉下神经、膈神经及脊神经，分别将冲动传到咽肌、声门、膈肌及其他呼吸肌，引起咳嗽动作。咳嗽首先是快速短促吸气，膈下降，声门关闭，随即呼吸肌、膈与腹肌快速收缩，使肺内压迅速升高，然后声门突然开放，肺内高压气流喷射而出，冲击声门裂隙而发生咳嗽动作与特别音响，呼吸道分泌物或异物随之排出。

临床上根据咳嗽病程可分为三大类：急性咳嗽，发病少于 3 周；亚急性咳嗽，发病在 3～8 周；慢性咳嗽，持续时间 8 周以上。

【病因与产生机制】

1. 咳嗽　几乎所有呼吸系统疾病都有不同程度的咳嗽症状，但呼吸系统以外的一些疾病也会伴有咳嗽症状，甚至是唯一的症状。

（1）呼吸道疾病：从鼻咽部至小支气管整个呼吸道黏膜受到刺激时，均可引起咳嗽。刺激效应以喉部勺状间腔和气管分叉部黏膜最敏感。呼吸道各部位，如咽、喉、气管、支气管黏膜受到刺激性气体（冷热空气、氯气、氨气及吸烟等）、各种炎症、粉尘、出血、肿瘤、异物等因素刺激，均可引起咳嗽。但是肺泡内分泌物在排入小支气管时才能引起咳嗽。

急性咳嗽最常见于感染，如普通感冒、急性支气管炎和肺炎。亚急性咳嗽最常见于感冒后，当呼吸道感染本身急性期症状消失后，咳嗽仍然迁延不愈，临床上也称之为感染后咳嗽。

NOTE

慢性咳嗽可同时由几种疾病或诱发因素引起，吸烟或被动吸烟人群常见的慢性咳嗽有慢性支气管炎、慢性阻塞性肺疾病等，而非吸烟人群的慢性咳嗽无论是干咳还是多痰性咳嗽。其他还有支气管扩张症、肺癌等。另外临床上把以咳嗽为主要症状或唯一症状、时间超过 8 周、胸部 X 线检查无明显异常者称为不明原因慢性咳嗽，简称慢性咳嗽。最常见的原因为上气道咳嗽综合征（upper airway cough syndrome）、咳嗽变异型哮喘、胃－食管反流性咳嗽、嗜酸性粒细胞性支气管炎等。

（2）胸膜疾病：胸膜炎或胸膜受刺激（如自发性气胸、胸腔穿刺）时，可引起咳嗽。

（3）心血管疾病：如二尖瓣狭窄或其他原因所致的肺淤血与肺水肿，肺泡及支气管内有浆液性或血性浆液性漏出物，可引起咳嗽；右心或体循环静脉栓子脱落引起肺栓塞时，也可引起咳嗽。

（4）中枢性因素：随意性咳嗽起源于大脑皮质，皮质冲动传至延髓咳嗽中枢，引起咳嗽动作。大脑皮质也能在一定程度上抑制咳嗽反射。

（5）药物：部分患者服用血管紧张素转换酶抑制剂，由于血管紧张素转换酶受抑制，使激肽类物质在体内蓄积或血栓素 A_2 增加等，均可导致患者出现咳嗽症状。

（6）胃－食管反流病（gastroesophageal reflux disease，GERD）：由于抗反流机制减弱，反流物的刺激和损伤，少数病人以咳嗽和哮喘为首发或主要症状。

2. 咳痰 正常支气管黏膜腺体和杯状细胞只分泌少量黏液，使呼吸道黏膜保持湿润。当呼吸道受某种因素（微生物性、物理性、化学性、过敏性）刺激时，使黏膜充血、水肿，毛细血管通透性增高和腺体分泌增多，渗出物（含红细胞、白细胞、巨噬细胞、纤维蛋白等）与黏液、浆液、吸入的尘埃等，一起混合成痰。在呼吸道感染时，痰中可检出病毒、细菌、肺炎支原体、立克次体、阿米巴原虫和某些寄生虫虫卵等。此外，在肺淤血和肺水肿时，因毛细血管通透性增高，肺泡和小支气管内有不同程度的浆液漏出，也会引起咳痰，肺水肿时咳痰常呈粉红色泡沫状。

【问诊要点】

1. 发病年龄与性别 婴幼儿呛咳要考虑是否有异物吸入。青壮年长期咳嗽须考虑肺结核或支气管扩张；对 40 岁以上长期吸烟的男性患者，则须考虑慢性支气管炎、慢性阻塞性肺疾病或肺癌；对青年女性患者则须注意支气管内膜结核等。

2. 咳嗽的性质

（1）干性咳嗽：指咳嗽无痰或痰量甚少。常见于急性咽喉炎、急性支气管炎初期、嗜酸性粒细胞性支气管炎、咳嗽变异型哮喘、变应性咳嗽、胃－食管反流性咳嗽、气管或支气管分叉部受压迫刺激（如淋巴结结核、肿瘤或升主动脉瘤）、支气管异物、服用血管紧张素转换酶抑制剂后、肺癌、胸膜疾病、二尖瓣狭窄等。

（2）湿性咳嗽：指有痰液的咳嗽。多见于感染性疾病，如慢性支气管炎、支气管扩张症、肺炎、肺脓肿、空洞型肺结核、脓胸伴支气管胸膜瘘、弥漫性泛细支气管炎、肺寄生虫病等。

3. 咳嗽出现的时间与节律 ①突然发生的咳嗽，常见于吸入刺激性气体所致急性咽喉炎、气管与支气管异物；②阵发性咳嗽，常见于支气管异物、支气管哮喘、支气管肺癌、百日咳等；③长期慢性咳嗽，常见于慢性支气管炎、支气管扩张、慢性肺脓肿、空洞型肺结核等；④晨咳或夜间平卧时（即改变体位时）加剧并伴咳痰，常见于慢性支气管炎、支气管扩张和肺脓肿等病；⑤左心衰竭、肺结核夜间咳嗽明显，可能与夜间肺淤血加重及迷走神经兴奋性增高有关。

4. 咳嗽的音色　对提示诊断有一定意义。①声音嘶哑的咳嗽多见于声带炎、喉炎、喉癌，以及肺癌、扩张的左心房或主动脉瘤压迫喉返神经；②犬吠样咳嗽多见于喉头炎症水肿或气管受压；③无声（或无力）咳嗽可见于极度衰弱或声带麻痹的患者；④带有鸡鸣样吼声常见于百日咳；⑤金属调的咳嗽可由于纵隔肿瘤或支气管肺癌等直接压迫气管所致。

5. 痰的性质与量　痰的性质可分为黏液性、浆液性、脓性、黏液脓性、浆液血性、血性等。①急性呼吸道炎症时痰量较少。②慢性阻塞性肺疾病的痰液多为黏液泡沫样，当痰量多且转为脓性，提示急性加重。③支气管扩张、空洞型肺结核、肺脓肿等痰量常较多。支气管扩张与肺脓肿患者痰量多时，痰可出现分层现象：上层为泡沫，中层为浆液或浆液脓性，下层为坏死性物质。④痰有恶臭气味者，提示有厌氧菌感染。⑤黄绿色痰提示铜绿假单孢菌感染。⑥痰白黏稠、牵拉成丝状难以咳出，提示有白色念珠菌感染。⑦大量稀薄浆液性痰中含粉皮样物，提示棘球蚴病（包虫病）。⑧粉红色泡沫痰是肺水肿的特征。⑨反复剧咳，咳出淡红色或乳白色有弹性、质韧的树枝状物（类似支气管管型），提示为纤维素性支气管炎。⑩每天咳出数百至上千毫升浆液泡沫样痰，应考虑弥漫性肺泡癌。⑪砖红色胶冻样痰提示克雷伯杆菌感染。⑫痰中有硫黄颗粒提示肺放线菌病感染。⑬棕色痰提示肺含铁血黄素沉着症。⑭痰中结石提示支气管结石症。

6. 伴随症状及体征　①伴发热：多见于呼吸道感染、胸膜炎等；②伴胸痛：常见于累及胸膜的疾病，如肺炎、胸膜炎、支气管肺癌、自发性气胸等；③伴哮鸣音：可见于支气管哮喘、慢性阻塞性肺疾病、心源性哮喘、气管与支气管异物等，也可见于支气管肺癌引起的气管与大支气管不完全阻塞时；④伴呼吸困难：见于喉头水肿、喉肿瘤、慢性阻塞性肺疾病、重症肺炎以及重症肺结核、大量胸腔积液、气胸、肺淤血、肺水肿等；⑤伴体重减轻：需考虑肺结核、支气管肺癌；⑥伴咯血：常见于肺结核、支气管扩张、肺脓肿、支气管肺癌及风湿性二尖瓣狭窄等；⑦伴杵状指（趾）：见于支气管扩张、慢性肺脓肿、支气管肺癌等，也可见于部分先天性心脏病患者；⑧鼻塞，经常有鼻后滴漏或需经常清喉，提示可能为上气道咳嗽综合征；⑨上腹部烧灼感，反酸，餐后咳嗽明显，提示为胃-食管反流性咳嗽。

7. 其他　注意有否特殊职业史，有粉尘、化学物质、鸟粪及动物接触史，可考虑为硅沉着病、铍中毒、石棉沉着病或农民肺等。注意有否吸烟史，慢性吸烟性咳嗽患者戒烟后出现1个月以上的咳嗽应考虑肺癌的可能；吸烟者咳嗽伴体重下降，可考虑肺结核、肺癌或人免疫缺陷病毒感染。家居环境中的尘螨、油烟、动物毛屑、真菌等可诱发哮喘性咳嗽。另外，注意有否血管紧张素转换酶抑制剂服药史，如服用可引起咳嗽。另外注意有否开胸手术、剖腹手术（上腹部）、甲状腺切除术、五官科手术等手术史，若有，可致手术后咳嗽等。

【检查要点】

1. 体格检查　重点检查肺与心脏。肺部触诊语颤增强，叩诊呈局限性浊音，听诊有管状呼吸音，提示肺实变；听诊两下肺散在湿啰音，常见于急性或慢性支气管炎；双肺满布大、中、小水泡音，可见于急性肺水肿；成人肺尖部（尤其一侧性者）局限性水泡音，常提示为肺结核；局限性持久性肺下部湿啰音，见于支气管扩张症。心尖区隆隆样舒张中晚期杂音，提示二尖瓣狭窄。

另外也要注意局部淋巴结检查和咽喉、颈部等的检查。如有锁骨上窝淋巴结肿大要考虑支气管肺癌。气管向患侧移位多见于肺不张、慢性胸膜炎、慢性肺结核，气管向健侧移位见于大量胸腔积液、气胸等。

2. 实验室及其他检查

（1）血常规及血清学检查：白细胞计数增加和（或）中性粒细胞比例增高，提示细菌感染性病变；嗜酸性粒细胞增多，血清总 IgE 或特异性 IgE 增高，可协助过敏性疾病如变应性咳嗽、咳嗽变异型哮喘、支气管哮喘的诊断。血清结核抗体、支原体抗体检测，耶氏肺孢子菌肺炎血清特异性免疫学检查，对肺结核、支原体肺炎及耶氏肺孢子菌肺炎的诊断有重要辅助诊断价值。怀疑急性风湿热、风湿性肺炎，应做抗菌素链球菌溶血素“O”测定等。

（2）痰细菌学检查（涂片、培养），对肺炎、肺结核等的诊断有重要帮助。肺吸虫病时痰涂片可发现肺吸虫卵；痰中发现癌细胞，能明确支气管肺癌的诊断。

（3）胸部 X 线透视及摄片检查，能确定肺部病变的部位与范围，有时还可以确定病变的性质。

（4）有指征时还须做胸部 CT、纤维支气管内镜、肺功能检查等。

慢性咳嗽诊断流程如图 1–8 示。

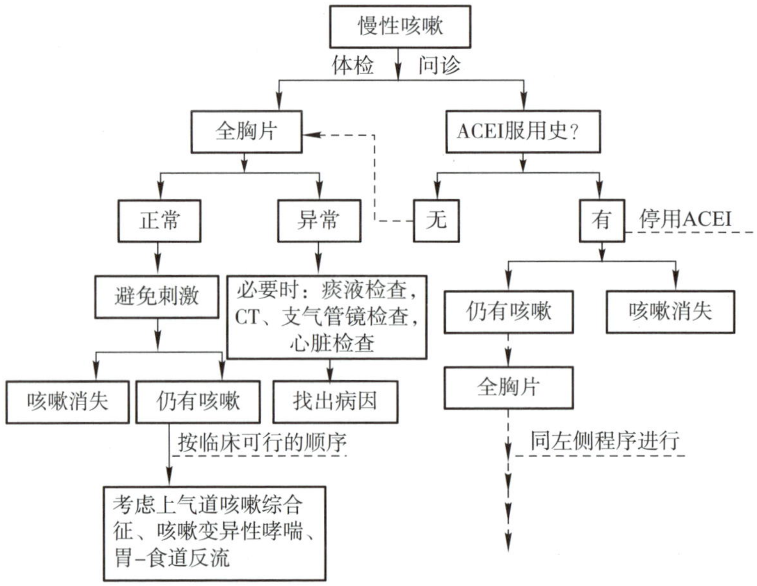

图 1–8　慢性咳嗽诊断流程

第四节　咯　血

咯血（hemoptysis）是指喉部以下的呼吸器官出血，经咳嗽动作从口腔排出。咯血前常有喉部作痒，血液随咳嗽而咯出。咯血量的多少随病因、病变性质及损伤血管的情况不同而异，少者可痰中带血，多则大口涌血，一次数百毫升。每日咯血量在 100mL 以内者，属小量咯血；咯血量在 100～500mL 者，属中等量咯血；咯血量超过 500mL 或一次咯血超过 100mL 者，属大量咯血。大量咯血是危及患者生命的急症，若血块阻塞呼吸道引起患者窒息则立即危及生命。窒息时，患者有濒死感觉，表情恐惧，喉头作响，随即呼吸浅速甚或骤停，一侧或双侧呼吸音消失，全身皮肤发绀，大汗淋漓，神志不清，大小便失禁。咯血还需与呕血（上消化道出血）相鉴别（表 1–3）。

表 1–3　咯血与呕血的鉴别

	咯血	呕血
病史	肺结核、支气管扩张、肺癌、心脏病等	消化性溃疡、肝硬化等
出血前症状	喉部痒感、胸闷、咳嗽等	上腹部不适、恶心、呕吐等
出血方式	咯出	呕出，可为喷射状
出血颜色	鲜红	棕黑色或暗红色，有时鲜红色
血内混有物	泡沫和（或）痰	食物残渣、胃液
黑便	无（如咽下血液时可有）	有，可在呕血停止后仍持续数日
酸碱反应	碱性	酸性

【病因与产生机制】

引起咯血的原因很多，但以呼吸系统和循环系统疾病为主。

1. 支气管疾病　常见的有支气管扩张、支气管肺癌、支气管内膜结核和慢性阻塞性肺疾病等。出血机制主要因炎症或肿瘤损害支气管黏膜或病灶毛细血管，使其通透性增高或破裂所致。

2. 肺部疾病　常见的有肺结核、肺炎链球菌性肺炎、肺脓肿等；较少见的有肺梗死、恶性肿瘤转移、肺吸虫病等。肺结核为我国最常见的咯血原因。其出血机制为结核病使毛细血管渗透性增高，血液渗出，表现痰中带血丝、血点或小血块；如病变侵蚀小血管，使其破溃，则引起中等量咯血；如空洞壁肺动脉分支形成的小动脉瘤破裂或继发结核性支气管扩张形成的小动静脉瘘破裂，则引起大量咯血，可危及生命。

3. 心血管疾病　较常见的是风湿性心脏病二尖瓣狭窄所致的咯血。某些先天性心脏病如房间隔缺损、动脉导管未闭引起肺动脉高压时，也可发生咯血。急性肺水肿时可咯粉红色泡沫样痰。

4. 其他　血液系统疾病，如血小板减少性紫癜、白血病、血友病等；急性传染病，如肺出血型钩端螺旋体病、流行性出血热；全身性自身免疫性疾病肺部损害，如韦格（Wegener）肉芽肿、系统性红斑狼疮、慢性肾衰竭、肺出血肾炎综合征等；外伤、吸入有毒气体、子宫内膜异位症、青霉胺应用、一些医源性原因如抗凝治疗过量等均可引起肺出血。

【问诊要点】

1. 确定是否为咯血　出血是来自呼吸道、消化道，还是鼻、口咽部，有无明显病因及前驱症状，出血的颜色及血中有无混合物等。

2. 咯血的量及其性状　大量咯血常见于空洞型肺结核、支气管扩张和肺脓肿；中等量以上咯血可见于二尖瓣狭窄；其他原因所致的咯血量较少，或仅为痰中带血。咯血量较大而骤然停止可见于支气管扩张，因出血来自支气管动脉系统，压力高，出血量常较多，但动脉壁弹性好，收缩力强，可较快止血。血中混有黏液或脓性痰者，多系支气管或肺部炎症引起。咯粉红色泡沫样痰为急性左心衰竭肺水肿的表现。血与痰相混，常为肺和深部支气管的小血管破裂或炎症渗出，多见于肺炎。痰中带血多见于浸润型肺结核。多次反复少量咯血，要警惕支气管肺癌的可能。

3. 伴随症状及体征 ①伴发热：可见于肺结核、肺炎链球菌性肺炎、肺脓肿、肺出血型钩端螺旋体病、流行性出血热、支气管肺癌等。②伴胸痛：可见于肺炎链球菌性肺炎、肺梗死、肺结核、支气管肺癌等。③伴呛咳：可见于支气管肺癌、肺炎支原体肺炎等。④伴脓痰：可见于支气管扩张、肺脓肿、空洞型肺结核并发感染、化脓性肺炎等。⑤伴皮肤黏膜出血：应考虑钩端螺旋体病、流行性出血热、血液病等。⑥伴黄疸：应考虑钩端螺旋体病、肺梗死及转移性肿瘤等。⑦伴进行性消瘦：多见于活动性肺结核与支气管肺癌。支气管扩张、肺囊肿与肺吸虫病人虽有反复咯血但全身情况尚佳。

4. 其他 了解患者年龄，居住地，有无心、肺、血液系统疾病，有无结核病接触史等有助于诊断。要注意咯血诱因，既往咯血史，全身情况，有无吸烟史等。大咯血应与呕血相鉴别。青壮年咯血多见于肺结核、支气管扩张、风湿性心脏病二尖瓣狭窄等；中年以上，咯血痰或小量咯血，特别是有多年吸烟史的男性病人，除考虑慢性支气管炎外，尚须警惕支气管肺癌的可能性。并殖吸虫病（肺吸虫病）、流行性出血热、钩端螺旋体病等有严格的地区性，且并殖吸虫病患者有生食溪蟹、蝲蛄史。

【检查要点】

1. 排除口腔、咽、鼻部位出血 口腔与咽部出血易观察到局部出血灶。鼻腔出血多从前鼻孔流出，常在鼻中隔前下方发现出血灶，较易诊断。有时鼻腔后部出血量较多，可被误诊为咯血，如用鼻咽镜检查，血液从后鼻孔沿咽壁下流，即可确诊。此外，还需注意有无鼻咽癌、喉癌、口腔溃疡、牙龈出血及咽喉炎的可能性。

2. 体格检查 注意观察有无黄疸、贫血、全身皮肤黏膜血、杵状指（趾），心、肺有无异常体征，肝、脾与淋巴结有无肿大，有无体重减轻等。咯血开始时某侧呼吸音减弱或出现啰音，如止血后恢复正常，常表示该侧出血。

3. 实验室及其他检查

（1）痰液检查可发现结核菌、真菌、原虫、肺吸虫卵、癌细胞等。

（2）有指征时可做钩端螺旋体血清免疫反应、肺吸虫抗原皮内试验。

（3）血液常规检查，出凝血功能检查，必要时做骨髓检查，可明确出血性疾病的诊断。

（4）常规做胸部 X 线平片检查，必要时做 CT 检查，对胸肺疾病或心脏病的诊断有重要意义。胸部 CT，特别是高分辨率 CT 可确诊支气管扩张。

（5）疑为先天性心脏病，需做超声心动图或右心导管检查。

（6）纤维支气管镜检查对原因未明的咯血提供诊断依据，并可在直视下进行活组织检查做病理学诊断。放射性核素扫描对肺栓塞、肺肿瘤的诊断常有帮助。对部分考虑呼吸系统疾病所致的咯血但 X 线胸片与胸部 CT 检查又呈阴性结果，特别是咯血量较大者，可考虑行支气管动脉造影检查，部分患者可明确出血部位和出血原因。其他活检技术如经纤维支气管镜肺活检（TBLB）、经胸壁肺活检等，有时可帮助明确咯血的病因诊断。

咯血诊断流程如图 1–9 所示。

NOTE

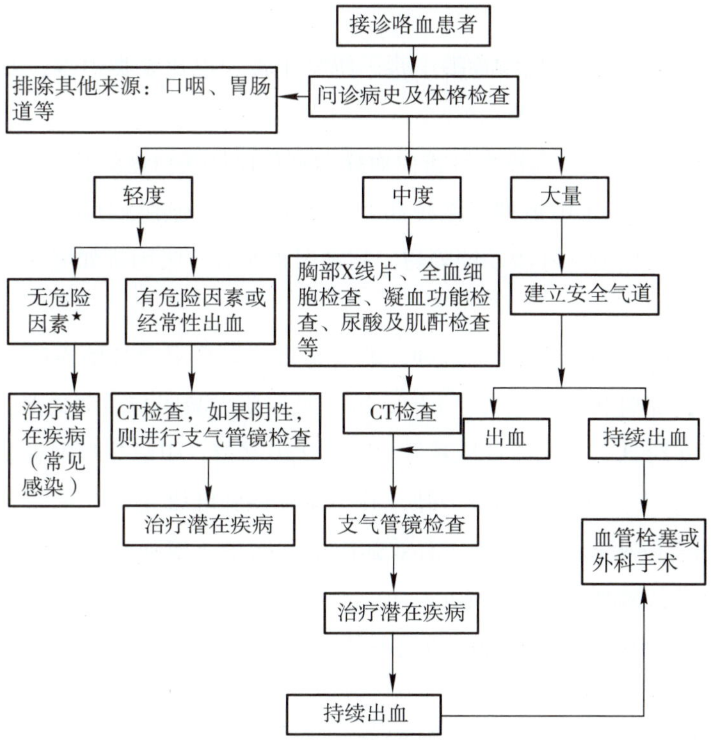

★危险因素：主要指吸烟史，年龄大于 40 岁

图 1–9　咯血诊断流程

第五节　呼吸困难

呼吸困难（dyspnea）是指患者主观上感到空气不足，呼吸费力；客观上表现为呼吸频率、节律与深度的异常，严重时出现鼻翼扇动（nasal alae flap）、发绀（cyanosis）、端坐呼吸（orthopnea）及辅助呼吸肌参与呼吸活动。呼吸困难是呼吸功能不全及心功能不全的重要症状，由于通气不足、通气 / 血流比例失调、气体交换障碍以及肺淤血等所引起。

【病因】

引起呼吸困难的原因主要是呼吸系统和循环系统疾病。

1. 呼吸系统疾病

（1）肺部疾病：如肺炎链球菌性肺炎、肺淤血、肺水肿、肺不张、肺栓塞、细支气管肺泡癌、弥漫性肺间质纤维化、严重急性呼吸综合征（severe acute respiratory syndrome，SARS）、卡氏肺囊虫肺炎（pneumocystis carinii，PC）等。

（2）呼吸道梗阻：如喉部炎症、水肿、肿瘤或异物所致的上呼吸道狭窄或梗阻；支气管哮喘、慢性阻塞性肺疾病所致下呼吸道痉挛或狭窄。

（3）胸廓活动障碍：如严重胸廓脊柱畸形、气胸、大量胸腔积液、胸膜增厚和胸廓外伤等。

（4）神经肌肉疾病：如脊髓灰质炎病变累及颈髓、急性多发性神经根炎和重症肌无力累及呼吸肌、药物（如氨基糖苷类）导致呼吸肌麻痹等。

（5）膈肌运动受限：如膈麻痹、高度鼓肠、大量腹水、腹腔巨大肿瘤、胃扩张和妊娠末期。

2. 心血 – 管系统　各种原因所致的重度心力衰竭。特别是左心衰竭、心包填塞、原发性肺动脉高压等。

3. 中毒　如尿毒症、糖尿病酮症酸中毒、吗啡中毒、巴比妥类中毒、亚硝酸盐中毒、有机磷杀虫剂中毒和一氧化碳中毒等。

4. 血液病　如重度贫血、高铁血红蛋白血症和硫化血红蛋白血症等。

5. 神经精神因素　见于中枢神经系统病变，如脑出血、脑肿瘤压迫、脑外伤、脑炎、脑膜脑炎以及二氧化碳潴留所致呼吸功能障碍。精神因素所致呼吸困难如癔症等。

【产生机制】

1. 通气障碍　呼吸道阻塞（喉头水肿、喉头异物、慢性阻塞性肺疾病、支气管哮喘等）、胸廓膈肌运动障碍（肋骨骨折、气胸等）时，因呼吸肌肌力减弱与活动受限，出现通气功能障碍，导致肺泡通气量降低，肺泡氧分压减低，二氧化碳潴留，引起呼吸困难。

2. 弥散障碍　肺炎、重症肺结核、肺气肿、弥漫性肺纤维化、肺水肿、急性呼吸窘迫综合征等，可引起参与呼吸的肺泡减少，有效弥散面积减少，或肺泡膜厚度增加，出现弥散障碍，导致动脉血氧分压降低，引起缺氧。

3. 通气 / 血流比例失调　部分肺泡通气不足或分布肺泡血流不足等，引起通气 / 血流比例失调，导致缺氧，引起呼吸困难。

4. 肺内动静脉分流增加　肺实变、肺淤血、肺不张和肺内动静脉瘘时，肺毛细血管混合静脉血流经无通气肺泡，不能获得气体交换而流入肺静脉，发生低氧血症，引起呼吸困难。

【临床表现】

1. 肺源性呼吸困难

（1）吸气性呼吸困难：吸气显著困难，气道高度狭窄时呼吸肌极度紧张，胸骨上窝、锁骨上窝、肋间隙在吸气时明显凹陷，称为三凹征（three depressions sign），常伴有频繁干咳及高调的吸气性喘鸣音。见于各种原因引起的喉、气管、大支气管的狭窄与梗阻。①喉部疾患，如急性喉炎、喉水肿、喉痉挛、白喉、喉癌等；②气管疾病，如气管异物、气管恶性肿瘤或气管受压（甲状腺肿大、淋巴结肿大或主动脉瘤压迫）等。

（2）呼气性呼气困难：呼气显著费力，呼气时间延长而缓慢，伴有广泛哮鸣音。是由于肺组织弹性减弱及小支气管痉挛、狭窄，呼气时气流在肺泡和细支气管的阻力增大。常见于支气管哮喘、慢性阻塞性肺疾病等。

（3）混合性呼吸困难：吸气与呼气均感费力，呼吸频率浅而快，常伴有呼吸音异常（减弱或消失），可有病理性呼吸音。是由于肺部病变广泛，呼吸面积减少，影响换气功能所致。见于重症肺炎、重症肺结核、肺不张、弥漫性肺间质纤维化、严重急性呼吸综合征、卡氏肺囊虫肺炎、大量胸腔积液、气胸和胸膜增厚等。

2. 心源性呼吸困难　主要由左心衰竭引起。左心衰竭发生呼吸困难的主要原因是肺淤血、肺泡弹性及肺顺应性降低。其机制为：①肺淤血使气体弥散功能降低；②肺泡张力增高，刺激牵张感受器，通过迷走神经反射兴奋呼吸中枢；③肺泡弹性减弱，扩张与收缩能力降低，肺活量减少；④肺循环压力升高对呼吸中枢的反射性刺激。左心衰竭引起的呼吸困难，临床上主要有 3 种表现形式：

（1）劳力性呼吸困难：在体力活动时呼吸困难出现或加重，休息时减轻或缓解，称之为劳力性呼吸困难（exertional dyspnea）。其发生机制：①体力活动时回心血量增多，加重肺淤血，造成肺毛细血管压力升高，肺顺应性降低，气道阻力增大；②体力活动时，心率加快，耗氧量增加，舒张期缩短，左心室充盈减少，加重肺淤血；③体力活动时，需氧量增加，因缺氧、二氧化碳潴留刺激呼吸中枢，发生呼吸困难。

（2）端坐呼吸：常表现为平卧时加重，端坐位时减轻，故被迫采取端坐位或半卧位以减轻呼吸困难的程度，称为端坐呼吸（orthopnea）。其发生机制主要是体位对心输出量和肺活量的影响：①平卧时，机体下半身的血液回流到右心增多，加重肺淤血、肺水肿，而坐位时血液由于重力作用，部分（可达 15%）移至腹腔和下肢，使回心血量减少，减轻肺淤血。②坐位时膈肌下移，胸腔容积变大，肺活量增加，减轻呼吸困难。③坐位时因下垂性水肿，组织液回流减少，减轻肺淤血。

（3）夜间阵发性呼吸困难：左心衰竭时，因急性肺淤血常出现阵发性呼吸困难，多在夜间入睡后感到气闷而被憋醒，称为夜间阵发性呼吸困难（paroxysmal nocturnal dyspnea）。发作时，患者被迫坐起喘气和咳嗽，轻者数十分钟后症状消失，重者表现为面色青紫，大汗，呼吸有哮鸣声，咳浆液性粉红色泡沫样痰，查体两肺底有湿啰音，心率增快，可出现奔马律。此种呼吸又称为心源性哮喘（cardiac asthma）。常见于高血压性心脏病、冠状动脉粥样硬化性心脏病、风湿性心瓣膜病、心肌炎等。其发生机制是：①患者平卧位时静脉血回流增多，且在白天因重力关系积聚在下垂部位组织间隙的水肿液吸收入血增多，使肺淤血、肺水肿加重；②卧位时膈肌上移，肺活量减少，发生呼吸困难；③入睡后迷走神经兴奋性相对升高，冠状动脉痉挛，支气管收缩，气道阻力增大；④入睡后中枢神经系统处于抑制状态，神经反射的敏感性降低，只有肺淤血比较严重、动脉血氧分压降到一定水平时，才足以刺激呼吸中枢，使患者突感呼吸困难而憋醒。

左心衰竭合并右心衰竭时，呼吸困难可减轻（肺淤血减轻），而发绀则可出现或加深。

右心衰竭发生呼吸困难的主要机制为：①右心房与上腔静脉压升高，刺激压力感受器反射性兴奋呼吸中枢；②血氧含量减少，乳酸、丙酮酸等酸性代谢产物增多，刺激呼吸中枢；③淤血性肝肿大、腹水和胸水，使呼吸运动受限，肺受压而使气体交换面积减少。

3. 中毒性呼吸困难

（1）代谢性酸中毒：血中酸性代谢产物增多，强烈刺激呼吸中枢，出现深大而规则的呼吸，可伴有鼾声，称库斯莫尔（Kussmaul）呼吸，亦称酸中毒大呼吸。

（2）呼吸抑制药物：如吗啡、巴比妥类、有机磷杀虫剂中毒等引起呼吸中枢抑制、呼吸道痉挛及分泌物增加等，致呼吸减慢，也可呈潮式呼吸。

（3）急性感染：急性传染病如败血症、急性中毒性痢疾及各种原因引起的高热，由于机体代谢增加、体温增高及毒性代谢产物刺激呼吸中枢使呼吸加快。

（4）某些毒物：一氧化碳中毒时，一氧化碳与血红蛋白结合成碳氧血红蛋白，亚硝酸盐中毒时，亚硝酸盐使血红蛋白转变为高铁血红蛋白，而失去携氧能力导致组织缺氧。氰化物中毒时，氰离子抑制细胞色素氧化酶的活性，影响细胞的呼吸作用，导致组织缺氧，引起呼吸加快。

4. 中枢性呼吸困难 重症颅脑疾病（如脑出血、颅内压增高、颅脑外伤），呼吸中枢因受增高的颅内压和供血减少的刺激，使呼吸变慢而深，并常伴有呼吸节律的异常，如呼吸遏止（呼吸突然停止）、双吸气（抽泣样呼吸）等。

5. 精神或心理呼吸困难 癔症、抑郁症患者，由于精神或心理因素的影响可有呼吸困难发作，其特点是呼吸非常频速（可达 60～100 次 / 分）和表浅，并常因换气过度而发生呼吸性碱中毒，出现口周、肢体麻木和手足搐搦，经用暗示疗法，分散其注意力，或在睡眠中，可使呼吸困难减轻或消失。此外，还有一种呼吸，病人主观感到空气不足，偶尔出现一次深大呼吸，伴有叹气样呼气，在叹气之后自觉轻快，也属于神经症表现。

6. 血源性呼吸困难 如重度贫血，由于红细胞减少，红细胞携氧量降低，导致呼吸困难；在急性大出血或休克时，也可因缺血与血压下降刺激呼吸中枢而致呼吸困难。

【问诊要点】

1. 发病情况 注意询问是吸气困难、呼气困难还是呼气、吸气均感困难，是突发性还是渐进性。一般突然发病者见于急性中毒、肺部急性感染、气胸、气管异物、支气管哮喘、急性左心衰竭等；缓慢发病者见于慢性呼吸道疾病，如肺结核、慢性阻塞性肺病、支气管扩张等。还应询问有无药物、毒物摄入及外伤史。

2. 发病诱因 劳累后出现呼吸困难，常是心功能不全的早期症状，亦可见于慢性阻塞性肺疾病、尘肺和先天性心脏病。体位改变后呼吸困难加重，见于心功能不全（于卧位时加重）、一侧胸腔积液（向健侧卧位时加重）及左房黏液瘤患者（在直立位置时加重，在仰卧位置时缓解）。

3. 伴随症状及体征 ①伴发热：见于肺炎、肺脓肿、肺结核、胸膜炎、急性心包炎、神经系统疾病（炎症、出血）等；②伴咳嗽、咳痰：见于慢性支气管炎、阻塞性肺气肿并发感染、化脓性肺炎、肺脓肿等；③伴咯粉红色泡沫样痰：见于急性肺水肿；④伴大量咯血：常见于肺结核、支气管扩张；⑤伴心悸、下肢水肿：要考虑心脏疾患；⑥伴窒息感：可见于支气管哮喘、心源性哮喘、气管内异物及癔症等；⑦伴胸痛：见于肺炎链球菌性肺炎、渗出性胸膜炎、肺梗死、自发性气胸、支气管肺癌、急性心包炎、急性心肌梗死、纵隔肿瘤等；⑧伴昏迷：见于脑出血、脑膜炎、休克型肺炎、尿毒症、糖尿病酮症酸中毒、肺性脑病、急性中毒等。

【检查要点】

1. 体格检查 注意检查体温、脉搏、呼吸、血压等生命体征，重点观察呼吸频率、节律和深度的变化。呼吸频率加快见于呼吸系统疾病、心血管疾病、贫血、高热、癔症等；呼吸频率减慢是呼吸中枢受抑制的表现，见于麻醉药、安眠药中毒及颅内压增高。呼吸节律不规则是呼吸中枢衰竭的表现，表示病情严重。呼吸加深见于代谢性酸中毒；呼吸变浅见于肺气肿、脑外伤、呼吸肌麻痹等。

2. 重点检查胸肺和心脏 如有无桶状胸、语颤增强与减弱、病理性呼吸音、干湿性啰音等肺部体征；有无心律失常、心界扩大、心前区震颤、心脏杂音、奔马律等心脏体征。此外，也应注意有无肝脾肿大、腹部包块、腹水、水肿、杵状指（趾）等，对查出引起呼吸困难的原发疾病有帮助。

3. 实验室及其他检查

（1）血、尿、痰等常规检查：如血红蛋白、红细胞计数可诊断贫血，白细胞计数对感染性疾病有诊断价值，血糖、血尿素氮及肌酐测定对糖尿病酮症酸中毒、尿毒症有诊断价值，血脑利钠肽等的测定对诊断有否急性心功能不全有帮助。痰直接涂片或培养可找到致病菌，中毒患者的呕吐物或排泄物毒理学分析等可确定中毒原因。

（2）可做血气分析以了解患者酸碱平衡状态及缺氧程度。当动脉血氧饱和度低于 85% 时可出现发绀。二氧化碳潴留时患者表现为呼吸浅表、头痛、多汗、周围血管扩张、皮肤潮湿红润等，严重时出现肌肉抽搐、扑翼样震颤、嗜睡、昏迷等。

（3）X 线胸片或 CT 检查，可观察气管、大支气管腔有无变窄或阻塞等。

（4）肺功能检查助于了解呼吸困难的类型及程度。

（5）有指征时做纤维支气管内镜、超声心动图、心电图检查。

（6）肺血管造影、放射性核素肺扫描对肺栓塞、肺肿瘤的诊断有一定帮助。

（7）胸腔穿刺抽出积液或积气具有诊断与治疗的双重意义。

呼吸困难诊断流程如图 1–10 所示。

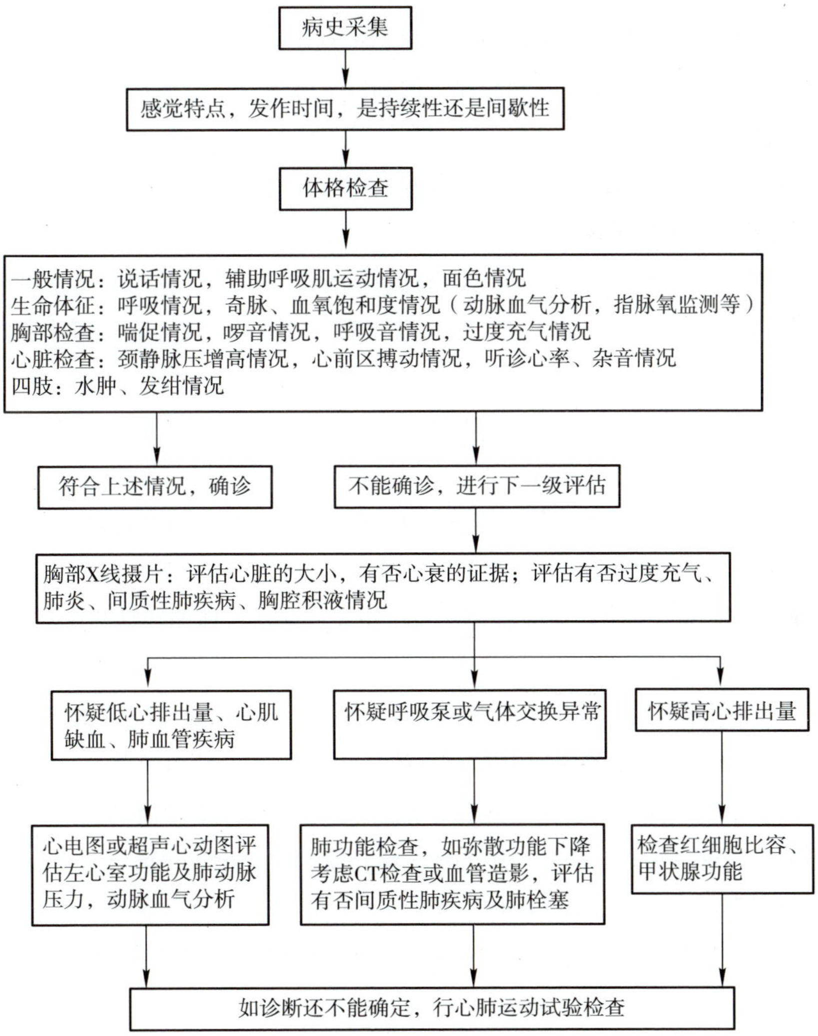

图 1–10　呼吸困难诊断流程

第六节　发　绀

发绀（cyanosis）是血液中脱氧血红蛋白增多，致使皮肤与黏膜呈青紫色改变的一种表现，部分发绀是由于血液中存在异常血红蛋白衍化物导致。发绀在皮肤较薄、色素较少、毛细血管丰富的部位（如口唇、鼻尖、颊部、耳垂）及距心脏较远的部位（手、足末梢）等处较易观察到。

【产生机制】

引起发绀的基本原因是血液中脱氧血红蛋白绝对含量增多。脱氧血红蛋白浓度可用血氧的未饱和度表示。正常动脉血氧未饱和度为5%，静脉内血氧未饱和度为30%，毛细血管中血氧未饱和度约为前二者的平均数。每1g血红蛋白约与1.34mL氧气结合。当毛细血管血液的脱氧血红蛋白量超过50g/L时，皮肤黏膜即可出现发绀。近年来，通过观察和分析发绀与动脉血氧饱和度（SaO_2）的关系，发现在轻度发绀者中，血红蛋白浓度正常，如SaO_2低于85%时，口腔黏膜和舌面的发绀已明确可辨，但在真性红细胞增多症时，SaO_2虽高于85%，亦会有发绀出现；相反，重度贫血（血红蛋白低于60g/L）患者，即使SaO_2有明显降低，亦难发现发绀，因为血红蛋白量少，即使大部分被还原，也达不到使皮肤与黏膜呈现青紫色的临界值。临床所见发绀有相当部分不能确切反映动脉血氧饱和度下降情况，应注意鉴别。

【病因与临床表现】

根据引起发绀的病因不同，可将发绀分为两大类。

1. 血液中脱氧血红蛋白增多

（1）中心性发绀（central cyanosis）：发绀的特点是全身性的，除四肢与面颊外，亦见于黏膜（包括舌及口腔黏膜）与躯干的皮肤，但皮肤温暖。它是由于心、肺疾病导致SaO_2降低引起。可分为：

1）肺性发绀：由于呼吸功能衰竭，通气或换气（通气/血流比例、弥散）功能障碍，肺氧合作用不足，致体循环血液中脱氧血红蛋白含量增多而出现发绀。常见于各种严重呼吸系统疾病，如呼吸道（喉、气管、支气管）阻塞、肺部疾病（肺炎、阻塞性肺气肿、肺间质纤维化、肺淤血、肺水肿）和胸膜疾病（大量胸腔积液、自发性气胸）等。

2）心性混血性发绀：由于心与大血管之间存在异常通道，体循环动脉血与静脉血相混合，部分静脉血未通过肺进行氧合作用，即经异常通道分流混入体循环动脉血中，如分流量超过心输出量的1/3，即可引起发绀。见于发绀型先天性心脏病，如法洛四联症、艾生曼格综合征等。

（2）周围性发绀（peripheral cyanosis）：发绀是由于周围循环血流障碍所致。发绀特点是常见于肢体末梢与下垂部位，如肢端、耳垂与鼻尖，这些部位的皮肤冰冷，若加温或按摩使其温暖，发绀可消退。这一特点有助于与中心性发绀相鉴别。此型发绀又可分为：

1）淤血性周围性发绀：如右心衰竭、缩窄性心包炎、局部静脉病变（血栓性静脉炎、上腔静脉综合征、下肢静脉曲张）等，发生机制是因体循环淤血，周围血流缓慢，氧在组织中消耗过多所致。

2）缺血性周围性发绀：常见于重症休克，由于周围血管痉挛收缩，循环血容量不足，血流缓慢，周围组织缺氧，致皮肤黏膜呈青紫色。此外，局部血循环障碍，如血栓闭塞性脉管炎、雷诺病、肢端发绀症、严重受寒等，由于肢体动脉阻塞或末梢小动脉强烈痉挛、收缩，可引起局部冰冷与发绀。真性红细胞增多症所致发绀亦属周围性，除肢端外口唇亦可发绀，因红细胞过多，血液黏稠，致血流缓慢，周围组织摄氧过多，脱氧血红蛋白含量增高所致。

（3）混合性发绀（mixed cyanosis）：中心性发绀与周围性发绀并存。可见于心力衰竭，因肺淤血或支气管–肺病变，致肺内氧合不足，以及周围血流缓慢，血液中的氧气在周围毛细血

NOTE

管内被组织摄取过多所致。急性低张力性缺氧，如快速登上4000米以上的高原时，可在1～4天内发生肺水肿，患者除了呼吸困难、咳血性泡沫样痰外，尚有皮肤黏膜发绀等表现。

血液中脱氧血红蛋白增多导致的发绀特点具体见表1–4。

表1–4 血液中脱氧血红蛋白增多导致的发绀机制与特点

临床特点		分类	常见病因
中心性发绀	全身性，除四肢与面颊外，亦见于黏膜（包括舌及口腔黏膜）与躯干的皮肤，但皮肤温暖	肺性发绀	由呼吸功能衰竭导致，常见于各种严重呼吸系统疾病，如呼吸道（喉、气管、支气管）阻塞、肺部疾病（肺炎、阻塞性肺气肿、肺间质纤维化、肺淤血、肺水肿）和胸膜疾病（大量胸腔积液、自发性气胸）等
		心性混血性发绀	发绀型先天性心脏病（如法洛四联症、艾生曼格综合征等）
周围性发绀	常见于肢体末梢与下垂部位（如肢端、耳垂与鼻尖）且皮温低，若加温或按摩使其温暖，发绀可消退	淤血性周围性发绀	如右心衰竭、缩窄性心包炎、局部静脉病变（血栓性静脉炎、上腔静脉综合征、下肢静脉曲张）等
		缺血性周围性发绀	常见于重症休克、血栓闭塞性脉管炎、雷诺病等
混合性发绀	兼有中心性发绀和周围性发绀的特点		常见于心力衰竭

2. 血液中存在异常血红蛋白衍化物

（1）高铁血红蛋白血症：当血中高铁血红蛋白（methemoglobin）含量达30g/L时，即可出现发绀。此种情况可由于亚硝酸盐、氯酸钾、次硝酸铋等氧化剂中毒引起。发绀特点是急骤出现，为暂时性，病情严重，经过氧疗青紫不减，静脉注射亚甲蓝溶液、硫代硫酸钠或大剂量维生素C均可使青紫消退。较常见于食用含有大量硝酸盐的变质蔬菜或腌菜后，经肠道细菌将硝酸盐还原为亚硝酸盐，导致高铁血红蛋白血症，称为肠源性发绀（enterogenous cyanosis），临床上表现为患者皮肤和黏膜呈咖啡色，类似于发绀的颜色。

自幼即有发绀，有家族史，而无心肺疾病及引起异常血红蛋白的其他原因，但分光镜检查发现高铁血红蛋白的患者，属先天性高铁血红蛋白血症。

（2）硫化血红蛋白血症（sulfhemoglobinemia）：凡能引起高铁血红蛋白血症的药物或化学物质也能引起硫化血红蛋白血症，但先决条件是患者须同时有便秘或服用含硫的氨基酸药物，在肠内形成大量硫化氢，作用于血红蛋白，而生成硫化血红蛋白，当血中含量达5g/L时，即可出现发绀。发绀的特点是持续时间长，可达几个月或更长。患者血液呈蓝褐色，分光镜检查可确定硫化血红蛋白的存在。

【问诊要点】

1. 发病年龄与起病时间 新生儿发绀最常见的原因是心肺部病变，主要见于肺不张或先天性心血管病（如法洛四联症）。青少年时期发绀提示先天性心血管病、严重风心病。成人和老年人的发绀多因肺部疾病引起。

2. 发绀部位及特点 如为全身性发绀，则当询问有无心悸、气急、胸痛、咳嗽、昏厥、尿少等心肺疾病症状。周围性发绀则当注意上半身抑或某个肢体或肢端有无局部肿胀、疼痛、肢凉、受寒情况，如肢端发绀常见于末梢动脉痉挛、血管闭塞性脉管炎、雷诺病等。

3. 有关药物或化学物质摄入史 如无心肺疾病表现，发病又较急，则应询问有无摄取相关药物、化学物品、变质蔬菜和在持久便秘情况下过多食蛋类与硫化物病史。

4. 伴随症状及体征 ①伴呼吸困难：突然发作的高度呼吸困难，常见于急性呼吸道梗阻、气胸等；活动时呼吸困难，常见于各种原因所致的心功能不全及肺部疾患。②伴杵状指（趾）：说明发绀严重，病程较长，主要见于发绀型先天性心脏病及某些慢性阻塞性肺部疾病。③伴呼吸、心力衰竭表现和意识障碍：常见于某些药物或化学物质急性中毒、休克、急性肺部感染或急性心功能不全等。

【检查要点】

1. 体格检查 注意体温、脉搏、呼吸、血压生命体征情况，重点检查皮肤、黏膜，注意发绀的程度与出现的部位，有无杵状指（趾）及呼吸困难，有无心、肺、血管疾病的体征及肝脾肿大，有无意识障碍等，以确定发绀的类型。

2. 实验室及其他检查

（1）血气分析可了解动脉血氧饱和度（SaO_2）和动脉血氧分压（PaO_2）。

（2）血中高铁血红蛋白、硫化血红蛋白可用分光镜检测。

（3）发绀型先天性心脏病患者需做超声心动图、选择性心血管造影等检查。

第七节 心 悸

心悸（palpitation）是一种自觉心跳或心慌的不适感，常被描述为心脏“停跳”“漏跳”或胸中“重击样”“颤动样”的感觉，可间断或持续、规律或不规律发作。这种感觉在安静休息、无其他刺激分散注意力时更为明显。心悸常见于心脏病患者，但心悸不一定有心脏病；反之，心脏病患者也可不出现心悸。

【病因】

引起心悸的因素很多。健康人在剧烈运动或精神过度紧张时儿茶酚胺分泌增加，心肌收缩力增强，心率加快，心搏出量增加，可出现心悸。其他因素如下：

1. 器质性心脏病 高血压性心脏病、先天性心脏病（动脉导管未闭、室间隔缺损等）、心瓣膜病（主动脉瓣关闭不全、二尖瓣关闭不全等）、冠心病等引起代偿性心室肥大，心脏收缩力增强，心搏量增加，可引起心悸。器质性心脏病晚期出现心力衰竭，心排血量减少，交感神经兴奋性增加，去甲肾上腺素分泌增多，肾素-血管紧张素-醛固酮系统被激活，心率增快，或并发各种心律失常，均可引起心悸。

2. 心律失常

（1）心动过速：各种原因引起的窦性心动过速、阵发性室上性或室性心动过速等，均可出现心悸。

（2）心动过缓：高度房室传导阻滞（二度、三度房室传导阻滞）、窦性心动过缓或病态窦房结综合征，由于心率缓慢，舒张期延长，心室充盈度增加，心搏强而有力，可引起心悸，尤其在心率突然变慢时感觉更明显。

（3）其他心律失常：过早搏动、心房颤动等，由于心脏跳动不规则或有一段间歇，可使病人感到心悸甚至有停跳感觉。

3. 其他疾病　①高热或甲状腺功能亢进：基础代谢与交感神经兴奋性增高，机体耗氧量增加，导致心率加快，心搏量增加，引起心悸。②贫血：血液携氧量减少，器官及组织缺氧，机体为保证氧的供应，通过加快心率、增加搏出量来代偿，故引起心悸，急性失血性贫血时更为明显。③低血糖症、嗜铬细胞瘤：肾上腺素分泌增多，心率加快，心搏量增加，也可发生心悸。

4. 饮食及药物影响　饮酒，喝浓茶和咖啡，大量吸烟，或应用某些药物如肾上腺素、麻黄碱、氨茶碱、咖啡因、阿托品、甲状腺素片等，可引起心悸，但历时短暂，心悸程度与饮食和药物摄入量及个体敏感性有关。

5. 心脏神经官能症　心脏本身并无器质性病变，是由自主神经功能紊乱所引起，多见于青年女性。临床表现除心悸外常有多种神经症状，如叹气样呼吸、心前区或心尖部隐痛、头晕、头痛、失眠等表现。

6. β 受体功能亢进综合征　指机体内源性儿茶酚胺分泌正常而 β 受体对其刺激过度敏感致使心率增快、心收缩力增强和心搏量增多等心功能亢进的状态。病因未完全明确，在过劳、高度紧张、精神创伤等应激情况下易诱发。除心悸、胸闷、头晕外，尚可有心电图的一些改变，如窦性心动过速、轻度 S–T 段下移及 T 波平坦或倒置，易与器质性心脏病相混淆。两者可通过普萘洛尔（心得安）试验鉴别。在应用普萘洛尔后，β 受体功能亢进综合征的心电图可恢复正常，提示其改变为功能性。

7. 围绝经期综合征　又称更年期综合征。女性在绝经期前后，由于雌激素水平波动或下降，出现以自主神经功能紊乱为主的一系列症状和体征。除心悸外，常有月经紊乱、潮热出汗、焦虑抑郁、烦躁易怒等表现。

【发生机制】

心悸发生机制尚未完全清楚，一般认为心脏活动过度或失常是心悸发生的基础，常与心率、心律、心肌收缩力及心搏出量改变以及患者精神紧张、神经敏感有关。器质性心脏病可出现心室代偿性肥大，心肌收缩力增强，心搏量增加而出现心悸。心力衰竭时，激活交感神经－肾上腺素系统和肾素－血管紧张素－醛固酮系统，心率增快，或并发各种心律失常，均可引起心悸。心律失常引起的心悸与心律失常的种类、心室率快慢及持续时间有关。心动过速时，舒张期缩短，心室充盈不足，当心室收缩时，心室内压上升速率增快，使心室肌与心瓣膜的紧张度突然增加，可引起心搏增强而感心悸。心动过缓时，舒张期延长，心室充盈量（容量负荷）增加，可引起心肌收缩增强而感心悸。过早搏动时，在一个较长的代偿间歇之后的心室收缩，往往强而有力，会出现心悸。突然发生的阵发性心动过速，心悸往往较明显，而慢性心律失常，如持续性心房颤动，可因逐渐适应而无明显心悸。精神紧张、焦虑及注意力过度集中时易出现心悸，部分患者心悸的发生与自主神经功能紊乱、儿茶酚胺分泌过多或 β 受体过度敏感有关。

【问诊要点】

1. 病史　有无器质性心脏病、内分泌疾病、贫血、低血糖症、嗜铬细胞瘤等疾病史。

2. 诱因　有无饮浓茶、咖啡及烟酒等嗜好，有无精神刺激因素，有无使用肾上腺素、麻黄碱、氨茶碱、咖啡因、阿托品、甲状腺素片等药物。

NOTE

3. 伴随症状及体征 ①伴心前区疼痛：见于冠心病（如心绞痛、心肌梗死）、心肌炎、心包炎，亦可见于心脏神经官能症等。②伴晕厥或抽搐：见于高度房室传导阻滞、心室颤动、阵发性室性心动过速、病态窦房结综合征等。③伴发热：见于急性传染病、风湿热、心肌炎、心包炎、感染性心内膜炎等。④伴面色、唇甲苍白：可见于贫血。⑤伴呼吸困难：见于急性心肌梗死、心包炎、心肌炎、心力衰竭、重度贫血等。⑥伴消瘦、多汗、突眼、甲状腺肿大：见于甲状腺功能亢进症。⑦伴焦虑抑郁、失眠多梦：可见于心脏神经官能症、围绝经期综合征等。

【检查要点】

1. 体格检查 以心脏检查为重点，注意心界是否扩大，心率快慢，心律是否规则，心音强弱，各瓣膜听诊区有无杂音。还应注意体温、脉搏、呼吸、血压，甲状腺有无肿大及血管杂音等。

2. 实验室及其他检查

（1）血常规、血沉检查，可发现贫血，判定有无活动性炎症等。

（2）怀疑风湿性心肌炎时做抗链球菌溶血素“O”（anti-streptolysin“O”，ASO）测定。

（3）血清心肌酶、心肌坏死标志物测定有助于心肌炎、心肌病、心肌梗死的诊断。

（4）血清三碘甲状腺原氨酸（T_3）、甲状腺素（T_4）、促甲状腺激素（TSH）测定有助于甲状腺功能亢进症的诊断。

（5）心电图检查有助于发现心动过速、心动过缓、过早搏动和心房颤动等心律失常。X线胸片、超声心动图检查等有助于判断心脏形态、大小、收缩和舒张功能、瓣膜状态、血流速度等。普萘洛尔试验有助于β受体功能亢进综合征的诊断。

第八节 水 肿

人体组织间隙有过量的液体积聚，使组织肿胀，称为水肿（edema）。水肿按波及的范围可分为全身性水肿（aeneralized edema）和局部性水肿（loclized edema）。液体在体内组织间隙呈弥漫性分布为全身性水肿，如充血性心力衰竭、肾病综合征、肝硬化等严重疾病；液体积聚在局部组织间隙时为局部性水肿，可由局部病变引起，也可由全身疾病所致。如液体积聚于体腔内则称为积液，如胸腔积液、腹腔积液、心包积液。另外，按压水肿部位明显下陷，不易平复，称为凹陷性水肿；反之，水肿部位受压后无明显凹陷，称为非凹陷性水肿。

【发生机制】

正常情况下，人体组织间隙无过多液体积聚。当体内外液体交换和（或）血管内外液体交换异常时，则产生水肿。

1. 体内外液体交换异常——水、钠潴留 某些疾病使肾小球滤过率下降和（或）肾小管对水、钠重吸收增多，即球－管平衡失调，导致水、钠潴留，产生水肿。

（1）肾小球滤过率下降：①肾小球滤过面积减少：如各种肾炎。②有效滤过压下降：如充血性心力衰竭、肾病综合征等疾病使全身有效循环血容量减少，从而使肾血流量进一步减少，导致滤过压下降，引起水、钠潴留。此外尿路梗阻也可致有效滤过压下降。

（2）肾小管重吸收水、钠增多：①心钠素（atrial natriuretic factor，ANF）分泌减少：如充血性心力衰竭、肾病综合征等有效循环血量减少时，有排钠利尿的作用的心钠素分泌量减少，近曲小管对钠、水的重吸收作用增加。②肾小球滤过分数增加：肾小球滤过分数 = 肾小球滤过率 / 肾血浆流量。当全身有效循环血容量减少时，肾小球滤过率相对增高，导致肾小球滤过分数增加，近曲小管重吸收水、钠增多。③醛固酮、抗利尿激素增多：全身有效循环血量下降或其他原因导致的肾血流量减少可使醛固酮分泌增加，肝脏功能障碍可使醛固酮灭活减少，以上两者均可使醛固酮增多，血浆渗透压增高，刺激抗利尿激素分泌增加，引起水、钠潴留。

2. 血管内外液体交换异常——组织液增多　当维持血管内外体液平衡的因素发生障碍，出现组织间液生成多于回流，则发生水肿。常见以下原因：①毛细血管内滤过压升高，如右心衰竭；②毛细血管通透性增高，如各种炎症；③血浆胶体渗透压降低，如血清白蛋白减少；④淋巴回流受阻，如丝虫病等。

【病因】

1. 全身性水肿（aeneralized edema）

（1）心源性水肿（cardiac edema）：常见于右心衰竭、缩窄性心包炎。水肿的主要机制为：①有效循环血容量减少；②肾血流量减少；③继发性醛固酮增多、抗利尿激素分泌增多及房钠肽分泌减少，引起的水、钠潴留；④体循环回心血流受阻，静脉淤血，毛细血管滤过压升高，组织液生成增多。水肿的特点是下垂性、对称性、凹陷性。首先出现在身体下垂部位，最早出现于踝内侧，经常卧床者腰骶部较明显。水肿的程度可因心力衰竭的程度而有所不同，严重者可出现胸水、腹水、心包积液、颜面水肿等。心源性水肿常伴有右心衰竭的其他表现，如肝肿大、颈静脉怒张、肝 - 颈静脉回流征阳性等。

（2）肾源性水肿（renal edema）：常见于各种肾炎和肾病综合征。水肿的主要机制为：①肾小球滤过率下降，肾小管重吸收水、钠增加，即球 - 管失衡，导致水、钠潴留；②肾实质缺血，激活肾素 - 血管紧张素 - 醛固酮系统，醛固酮活性增加，导致水钠潴留；③大量蛋白尿导致低蛋白血症，血浆胶体渗透压下降，使水分外渗；④肾内前列腺素（PGI_2、PGE_2）生成减少，致使肾排钠减少。水肿的特点是早期晨起时眼睑及颜面水肿，以后逐渐发展为全身水肿，肾病综合征时常出现中度或重度水肿及胸、腹水，凹陷性明显。肾源性水肿常伴有高血压、蛋白尿、血尿、管型尿等肾功能损害的表现。

（3）肝源性水肿（hepatic edema）：常见于各种原因引起的肝硬化失代偿期，主要表现为腹水。腹水产生的机制为：①门静脉高压症；②低白蛋白血症；③肝淋巴液回流障碍；④继发性醛固酮增多；⑤有效循环血容量减少，肾小球滤过率下降。失代偿期肝硬化除主要表现为腹水外，也可出现踝部水肿，而后逐渐向上蔓延，一般头面部及上肢不发生水肿。肝源性水肿常伴有肝功能减退及门静脉高压等其他表现。

（4）营养不良性水肿（nutritional edema）：见于慢性消耗性疾病、长期营养物质摄入减少、蛋白质丢失性胃肠病、重度烧伤或冻伤、慢性酒精中毒等，导致低蛋白血症或维生素 B_1 缺乏。其特点是水肿常从足部开始，逐渐蔓延至全身，常伴有消瘦、体重减轻、皮下脂肪减少、组织松弛等表现，组织压降低可加重水肿。当及时补充足量的蛋白质和维生素 B_1 后，水肿迅速缓解。

（5）内分泌性水肿（edema of endocrinopathy）：常见于甲状腺功能减退症、垂体前叶功能减退症、原发性醛固酮增多症、经前期紧张综合征等。黏液性水肿，见于甲状腺功能减退症，

NOTE

水肿以颜面及下肢较为明显，为非凹陷性水肿，其水肿的机制与皮肤角化，细胞间液中积聚多量透明质酸、黏多糖、硫酸软骨素和水分有关。垂体前叶功能减退症是垂体前叶各种激素分泌不足引起的综合征，如垂体前叶功能减退伴有促甲状腺激素（TSH）分泌不足时，可出现继发性甲状腺功能减退症，导致黏液性水肿的发生。原发性醛固酮增多症因肾上腺皮质腺瘤或增生，肾上腺皮质分泌醛固酮及去氧皮质酮过多，引起高血压、低血钾、高血钠、血浆容量增加等，部分患者因水、钠潴留而水肿。经前期紧张综合征，行经前孕酮减少，拮抗的醛固酮激素增高并达峰值，致水、钠潴留而水肿。

（6）*其他因素性水肿*：如药物性水肿、妊娠高血压综合征、某些结缔组织病、血清病、间脑综合征、硬皮病等。

2. 局部性水肿

（1）*局部组织炎症*：多由疖、痈、丹毒、外伤等病变引起，伴有局部潮红、灼热、压痛等。

（2）*局部静脉回流受阻*：如血栓性静脉炎、下肢静脉曲张、上腔静脉阻塞综合征等。静脉血栓形成如未能建立有效的侧支循环，则可引起局部淤血、水肿、出血，甚至坏死。

（3）*淋巴回流受阻*：如丝虫病、淋巴管炎、肿瘤压迫等，因淋巴回流受阻引起该处淋巴系统引流区域的局限性水肿，表现为象皮肿（elephantiasis）。象皮肿是晚期丝虫病特征性表现之一，患部皮肤粗糙、增厚，并起皱褶，皮下组织也增厚。以下肢最常见，其次为阴囊、阴唇、上肢等。

（4）*血管神经性水肿*（angioneurotic edema）：属变态反应性疾病范畴，患者往往有对某些药物、食物或周围环境等过敏史。水肿特点是发生突然、无痛、硬而有弹性，水肿处皮肤呈苍白色或蜡样光泽，水肿的中央部微凹陷，多见于面部、舌、唇等处，声门水肿可危及生命。

【问诊要点】

1. 水肿特点 水肿发生的时间、急缓、开始的部位及发展顺序，水肿为全身性还是局部性，是否对称性，有无胸、腹水，与体位变化及活动的关系。女性患者还应询问水肿与月经、体位的关系及昼夜的变化等。

2. 既往病史 有无心脏、肝脏、肾脏、内分泌、结缔组织病史，有无药物过敏史，有无应用肾上腺皮质激素、睾酮、雌激素等药物史。

3. 伴随症状及体征

（1）伴呼吸困难、发绀，多见于心脏病、上腔静脉阻塞综合征等。

（2）伴蛋白尿、高血压、血尿，常提示肾脏疾病，轻度蛋白尿也可见于心源性水肿。

（3）伴肝脏肿大，可见于肝源性、心源性、营养不良性，同时伴颈静脉怒张者见于心源性水肿。

（4）伴肝掌、蜘蛛痣、脾大、腹壁静脉曲张，见于慢性肝病、肝硬化。

（5）伴消瘦、体重减轻，见于营养不良。

（6）伴乏力，颜面水肿，眉毛、头发稀疏，舌色淡、肥大，反应迟钝，神志淡漠，见于黏液性水肿。

【检查要点】

1. 水肿情况 区分水肿为全身性还是局部性、凹陷性还是非凹陷性、对称性还是非对称性、组织软硬度、水肿扩散及分布情况。

2. 体格检查　在全身体格检查的基础上重点检查以下各项：①皮肤：注意皮肤色泽、湿润度及毛发的改变；②心血管系统：注意心脏大小、颈静脉及肝－颈静脉回流情况；③腹部：注意肝脾大小、腹壁静脉、肾区叩击痛等情况；④局部水肿，注意有无红、肿、热、痛等情况。

3. 实验室及其他检查　血常规、尿常规检查，肝、肾功能检查，血浆 B 型利钠肽、N- 末端心房利钠肽检测。必要时还应进行内分泌功能及自身抗体检查。可针对性地选择心血管的 X 线检查。疑有心脏、肝脏、肾脏、血管等疾病时，可选择超声波检查。

水肿诊断流程如图 1-11 所示。

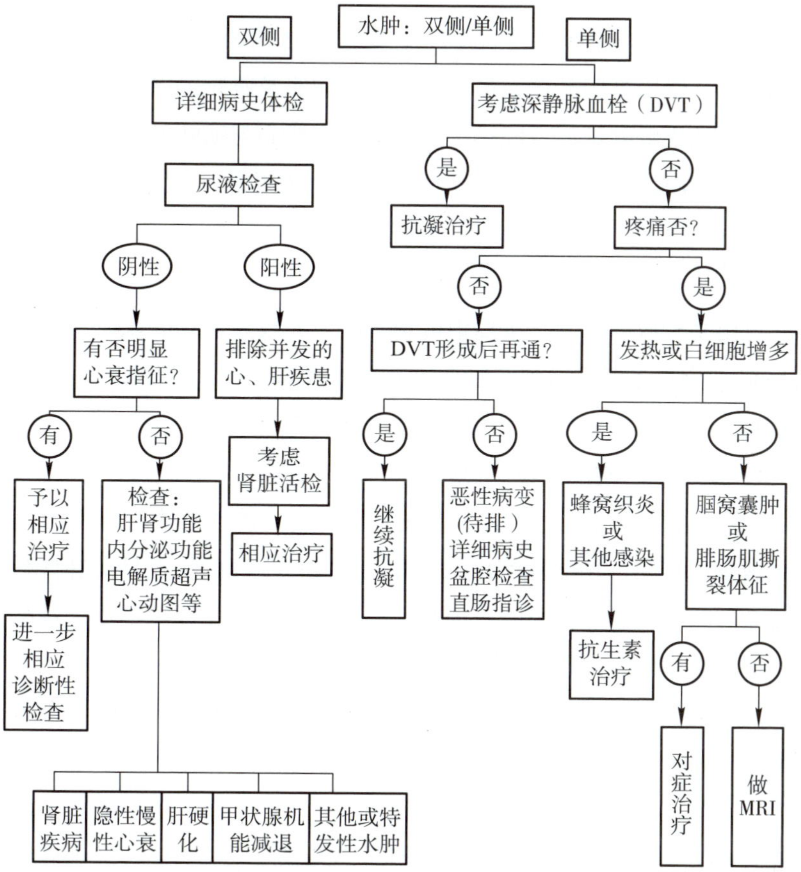

图 1-11　水肿诊断流程

第九节　恶心与呕吐

恶心（nausea）与呕吐（vomiting）是临床常见症状。恶心为上腹部不适，紧迫欲呕的感觉，常伴有头晕、皮肤苍白、多汗、流涎、心动过缓、血压下降等迷走神经兴奋症状。呕吐是指胃或部分小肠内容物逆流，经食管从口腔排出体外的一种现象。恶心与呕吐均为复杂的反射动作，恶心常为呕吐的前奏，但也可单独出现，亦可仅有呕吐而无恶心。

呕吐可将食入胃内的有害物质吐出，从而起到保护性作用，但频繁而剧烈的呕吐可引起失水、电解质紊乱、酸碱平衡失调及营养障碍，有时还会引起食管－贲门撕裂（Mallory-Weiss syndrome）。神志不清者，呕吐物易被误吸造成吸入性肺炎，甚至窒息而危及生命，应予高度

NOTE

重视。

【发生机制】

呕吐由延髓的两个位置相邻而功能不同的中枢控制。一是神经反射中枢，即呕吐中枢（vomiting center），位于延髓外侧网状结构的背部，接受来自消化道和身体其他部位、大脑皮质、前庭器官以及化学感受器触发带的传入冲动，产生呕吐反射；二是化学感受器触发带（chemoreceptor trigger zone），位于延髓第四脑室的底面，其本身不能直接引起呕吐反射动作，但可接受各种外来的化学物质或药物（吗啡、洋地黄、依米丁、氮芥、硫酸铜）及内生代谢产物（如雌激素、酮体、氮质血症）的刺激，引发神经冲动，并将冲动传至呕吐中枢，引起呕吐。

呕吐过程为内脏与躯体的协调反射运动，先是幽门区关闭、胃窦部持续收缩，胃逆蠕动，胃体与胃底张力减低，继而贲门开放，最后膈肌、肋间肌及腹肌突然收缩，腹压骤增，迫使胃内容物急速而猛烈地从胃经食管、口腔排出体外。若无恶心与呕吐的协调运动，胃内容物经食道、口腔溢出体外，称反食；反食而再行咀嚼下咽者为反刍。这些都与呕吐不同，应予以鉴别。

【病因】

恶心与呕吐可由多种原因引起，按发生机制不同，大致分为以下 4 类：

1. 反射性呕吐　全身多个脏器和部位受到不良刺激都可能导致恶心、呕吐。

（1）消化系统疾病：是反射性呕吐最常见的一类病因。

1）咽部刺激：如吸烟、剧烈咳嗽、鼻咽部炎症或溢脓等。

2）胃、肠病变：①胃源性呕吐：如急性或慢性胃炎、急性食物中毒、消化性溃疡、胃肿瘤、急性胃扩张或幽门梗阻、功能性消化不良等。胃源性呕吐的特点是与进食有关，多有恶心先兆，呕吐后感觉轻松。②肠源性呕吐：如急性或慢性肠炎、急性阑尾炎、各型肠梗阻、腹型过敏性紫癜等。肠梗阻常伴腹痛、肛门停止排气排便。

3）肝、胆、胰腺与腹膜病变：如急性或慢性肝炎、肝硬化、肝淤血、急性或慢性胆囊炎、胆石症、胆道蛔虫、急性胰腺炎、急性腹膜炎等。其共同特点是有恶心先兆，呕吐后不感觉轻松。

（2）呼吸系统疾病：如百日咳、急性或慢性支气管炎、支气管扩张、肺炎、急性胸膜炎、肺梗死等刺激支气管或胸膜引起呕吐。

（3）心脏、血管系统疾病：如急性心肌梗死、充血性心力衰竭、急性心包炎、主动脉夹层分离等。

（4）泌尿生殖系统疾病：如急性肾炎、急性肾盂肾炎、泌尿系统结石、急性盆腔炎、急性输卵管炎、尿毒症等。

（5）其他：如青光眼、屈光不正、急性鼻窦炎、急性中毒、令人嫌恶的景象与气味等。

2. 中枢性呕吐　中枢神经系统的许多病变，如炎症、缺血、出血、颅内高压等均可刺激呕吐中枢，引起呕吐；而药物、化学物、病原微生物毒素、内分泌及代谢障碍的代谢产物则是通过刺激化学感受器触发带，引起呕吐。

（1）中枢神经系统疾病：①颅内感染：如各种脑炎、脑膜炎、脑脓肿、脑寄生虫等；②脑血管疾病：如脑出血、脑栓塞、脑血栓形成、高血压脑病、后循环缺血、偏头痛等；③颅脑损伤：如脑挫裂伤、颅内血肿或蛛网膜下腔出血等；④癫痫：尤其是癫痫持续状态。

NOTE

各种病因引起的颅内高压呕吐的特点是：常无恶心先兆，呕吐呈喷射状，吐后不感轻松，常伴剧烈头痛、血压升高、脉搏减慢、视神经乳头水肿等。

（2）全身性疾病：如各种感染、内分泌与代谢障碍性疾病（早孕反应、甲状腺危象、糖尿病酮症酸中毒、尿毒症、水电解质及酸碱平衡失调等）及其他疾病（中暑、缺氧、急性溶血、休克）。

（3）药物反应与中毒：药物反应常见于洋地黄、吗啡、雌激素、雄激素、某些抗生素及抗癌药物。中毒常见于有机磷杀虫剂中毒、毒蕈碱中毒、一氧化碳中毒、乙醇及重金属中毒等。

3. 前庭障碍性呕吐　常见疾病有梅尼埃病、晕动病、迷路炎等，可伴听力障碍、眩晕等症状。

4. 神经性呕吐　见于胃神经症、癔症等，常伴头痛、失眠、焦虑、抑郁等症状。

【问诊要点】

1. 呕吐时情况　有无明显的诱因（体位、精神因素、咽部刺激等），既往有无呕吐病史等。如晨间呕吐发生在育龄妇女，要考虑妊娠反应；尿毒症、慢性酒精中毒、鼻窦炎、慢性咽炎也可引起晨间恶心、干呕；服药后引起恶心、呕吐见于药物反应；乘车、船、飞机时发生呕吐见于晕动症。

2. 呕吐与进食的关系　进食过程中或进食后呕吐为胃源性呕吐，多见于胃炎、幽门管溃疡、幽门痉挛或精神性因素；进餐6小时以后呕吐，且呕吐物中有隔夜宿食者，多见于幽门梗阻；餐后短时间内呕吐，且集体发病的，多见于急性食物中毒。

3. 呕吐特点　有恶心先兆，呕吐后感觉轻松者，多见于胃源性呕吐；无恶心或很轻，呕吐后又可进食，且全身状态较好者，多见于神经性呕吐；喷射性呕吐多见于颅内高压。

4. 呕吐物的性质　呕吐物呈咖啡色，见于上消化道出血；呕吐隔日食物，并带腐败气味者，提示幽门梗阻；呕吐物带粪臭味，提示低位小肠梗阻；呕吐物中含大量胆汁，说明梗阻平面位于十二指肠乳头以下；含大量酸性液体，多见于胃泌素瘤或十二指肠溃疡；呕吐物中含蛔虫，见于胆道蛔虫或肠道蛔虫。

5. 伴随症状及体征

（1）伴发热：见于全身或神经系统炎症、急性细菌性食物中毒。

（2）伴剧烈头痛：见于颅内高压、青光眼、偏头痛。

（3）伴眩晕、眼球震颤：见于前庭器官疾病。

（4）伴腹痛、腹泻：多见于急性胃肠炎、急性细菌性食物中毒及各种中毒、霍乱等。

（5）伴高热、寒战及黄疸：见于急性溶血、胆囊炎或胆石症。

（6）伴贫血、水肿、蛋白尿：见于肾功能不全。

【检查要点】

1. 体格检查　应以腹部为重点，检查时注意有无胃型与肠型及胃肠蠕动波，有无肝脾肿大、压痛、反跳痛、肌紧张、肠鸣音异常及振水音等。神经系统检查应注意意识状态、瞳孔大小、脑膜刺激征及病理反射等。另外，还应注意有无发热、呼出气味异常、黄疸。如伴有畏光、流泪、复视或鼻塞、流涕、前额部疼痛、嗅觉减退、咽部异物感等症状时，应进行五官科检查。

2. 实验室及其他检查　需做呕吐物检查及血、尿、便的常规检查。出现下列情况可做相应的检查：如肝脏病变，可做肝功能检查；肾功能衰竭，应做肾功能检查；内分泌代谢疾病，需做血液生化及内分泌功能检查；消化道疾病可选择X线钡餐、内镜、超声波检查；颅内占位性病变，可做头颅CT检查；前庭器官病变，可做前庭功能检查。

第十节　呕血与黑便

呕血（hematemesis）是上消化道出血时，血液经口腔呕出。黑便（melena）是血液经过肠道，血红蛋白中的铁与肠内硫化物结合成硫化铁而使粪便表现为黑色。二者均是上消化道出血的主要症状，呕血均伴有黑便，但黑便不一定伴有呕血。少量出血未引起粪便颜色改变，需经大便隐血试验才能确定者，称为隐血（occult blood）。

便血（hematochezia）是消化道出血时血液由肛门排出，大便呈鲜红或暗红色。便血多提示下消化道出血，但上消化道若出血量大、速度快，也可表现为便血。下消化道出血如位置高（如高位小肠出血），停留时间长，也可出现黑便。

上消化道指屈氏韧带以上的消化道，包括食管、胃、十二指肠。

【病因及发生机制】

1. 消化系统疾病

（1）食管疾病：如食管与胃底静脉曲张破裂、食管炎、食管癌、食管贲门黏膜撕裂、食管异物、食管裂孔疝。大出血者常见于食管与胃底静脉曲张破裂及食管异物刺穿主动脉。

（2）胃及十二指肠疾病：最常见的病因是消化性溃疡。非甾体类抗炎药、酗酒、应激所致的急性胃黏膜病变以及胃癌也较常见。其他疾病还有胃泌素瘤、胃黏膜脱垂、急性胃扩张、平滑肌瘤、平滑肌肉瘤、淋巴瘤、息肉、胃扭转、憩室炎、结核、克罗恩病等。

（3）肝、胆、胰的疾病：肝硬化、门静脉高压引起的食管与胃底静脉曲张破裂是引起上消化道出血的常见病因。胆道感染、胆石症、胆道肿瘤可引起胆道出血。胰腺癌、急性重症胰腺炎也可引起上消化道出血，但均少见。

2. 血液系统疾病　凡能引起凝血与止血功能障碍的疾病都可能引起上消化道出血。如白血病、再生障碍性贫血、血小板减少性紫癜、过敏性紫癜、弥散性血管内凝血（DIC）等。

3. 感染性疾病　败血症、肾综合征出血热、登革热、钩端螺旋体病、急性重型肝炎等。

4. 结缔组织病　系统性红斑狼疮、结节性多动脉炎等。

5. 其他　尿毒症、慢性肺源性心脏病、呼吸衰竭等。

上消化道出血的病因很多，目前发病率排在前四位的疾病依次是消化性溃疡、食管与胃底静脉曲张破裂、急性胃黏膜病变及胃癌。

【临床表现】

上消化道出血的临床表现取决于出血的部位、出血的量及速度。

呕血与黑便是上消化道出血的主要表现，一般说来，呕血者均伴有黑便，而黑便者不一定伴有呕血。幽门以上的出血常表现为呕血，出血量大，在胃内停留时间短，出血在食管，则呕吐物呈鲜红色或暗红色，常混有血凝块；出血量少，在胃内停留时间长，血红蛋白经胃酸作用后变成酸化正铁血红蛋白，呕吐物呈咖啡色或棕褐色；呕血的同时有部分血液进入肠道形成黑便。如出血量少，也可无呕血，而只表现为黑便。幽门以下的出血常无呕血，而只表现为黑便。由于粪便附有黏液而发亮，呈柏油样，故又称柏油样便（tarry stool）；但当出血量大且速度快时，可反流入胃，表现为呕血。

上消化道出血量大时，可出现头昏、乏力、心悸、口渴、出冷汗、心率加快、血压下降等失血性周围循环障碍表现；可出现血尿素氮浓度增高，即氮质血症；多数病人在 24 小时内常出现低热，持续数日至 1 周，原因可能是血容量减少、贫血、周围循环衰竭、血分解蛋白的吸收等因素导致体温调节中枢的功能障碍。

尤其值得注意的是少数急性上消化道大出血的病人，早期无呕血及黑便，而表现为急性周围循环衰竭，应及时做相关检查，早期做出诊断。

【问诊要点】

1. 确定是否是上消化道出血 呕血应与咯血及口、鼻、咽喉部位出血鉴别。黑便应与进食动物血、铁剂、铋剂等造成的黑便鉴别。

2. 估计出血量 因部分血液可较长时间滞留在胃肠道，评估出血量应参考呕血及便血量、血压及脉搏情况、贫血程度等。出血量达 5mL 以上大便隐血试验阳性；达 50mL 以上可出现黑便；胃内蓄积血量 250～300mL 可出现呕血；一次出血量不超过 400mL 时，一般无全身症状；出血量达 500～800mL 可出现急性失血性贫血的症状，如头昏、口渴、乏力、皮肤苍白、心悸、出冷汗；出血量达 800～1000mL 以上可出现周围循环衰竭。其中血压和心率是判断大出血的关键指标：如果患者由平卧位改为坐位时出现血压下降（下降幅度大于 15～20mmHg）、心率加快（上升幅度超过 10 次 / 分），已提示血容量明显不足；如果收缩压低于 90mmHg、心率超过 120 次 / 分，伴有面色苍白、四肢湿冷、脉搏细弱、烦躁不安或神志不清，说明已进入休克状态，属严重大量出血。

3. 病史 注意患者的年龄、发病时间、呕血诱因（饮食、药物等）、呕血方式、失血量与血色、过去呕血史及治疗经过。重点询问有无消化性溃疡、肝炎、肝硬化以及长期服药史等既往病史。

4. 伴随症状及体征 ①伴慢性、周期性、节律性、季节性上腹痛，见于消化性溃疡。②伴蜘蛛痣、肝掌、黄疸、腹壁静脉曲张、腹水、脾肿大，见于肝硬化门静脉高压。③伴皮肤黏膜出血，见于血液病及急性传染病。④伴右上腹痛、黄疸、寒战高热，见于急性梗阻性化脓性胆管炎。

【检查要点】

1. 体格检查 进行系统全面的体格检查。首先注意体温、呼吸、脉搏、血压等生命体征，重点检查有无肝病面容、黄疸、皮肤黏膜出血、蜘蛛痣、肝掌，腹部有无腹壁静脉曲张、上腹部压痛、肝脾肿大及腹水等。

2. 实验室及其他检查

（1）粪便检查：外观呈柏油样便、隐血试验阳性均可提示上消化道出血。

（2）血常规检查：红细胞计数、血红蛋白及血细胞比容测定有助于估计出血量。

（3）肝功能检查：异常应考虑肝硬化、急性重型肝炎等疾病。

（4）止血、凝血功能检查：有助诊断血液系统疾病、感染性疾病、尿毒症等。

（5）上消化道内镜检查：是当前诊断上消化道出血的首选方法，可明确出血部位和病因，并可在直视下止血和活检。

（6）腹部超声波、CT检查：有助于肝、胆、胰等疾病的诊断和鉴别诊断。

（7）X线钡餐检查：目前多为上消化道内镜所取代。主要适用于有内镜检查禁忌证或不愿进行内镜检查者。活动性出血时禁止做X线钡餐检查。对经内镜检查出血原因未明，疑病变在十二指肠降段以下小肠段，仍有特殊诊断价值。

（8）选择性动脉造影：经内镜检查诊断仍不明确时选用。对诊断隐源性急性上消化道出血（如血管发育异常、血管扩张）有较高价值，能直接显示出血病灶，对活动性出血可进行局部填塞或滴入药物进行止血。

急性上消化道出血诊治流程如图1–12所示。

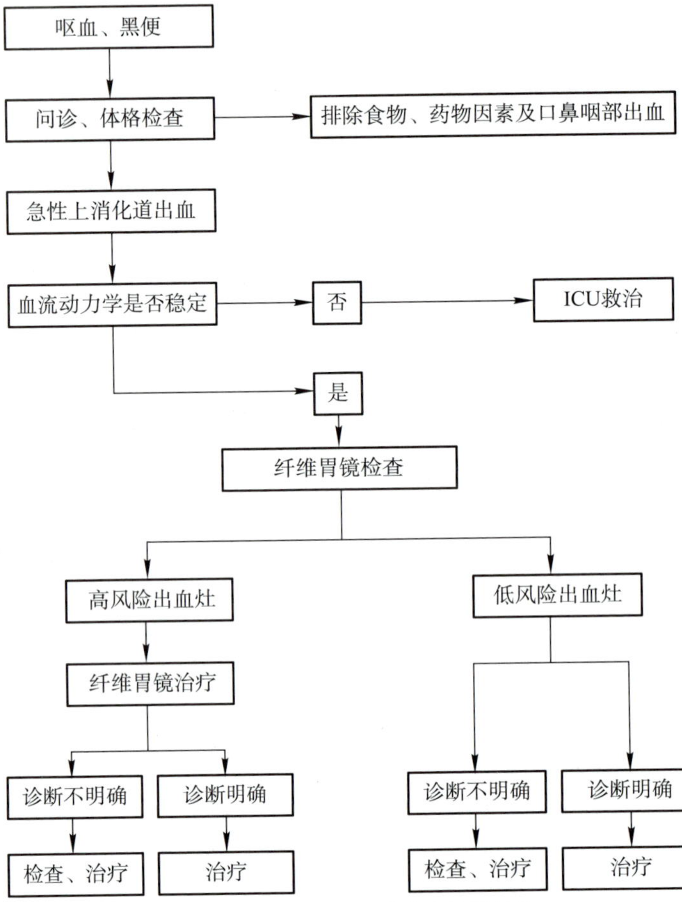

图1–12 急性上消化道出血诊治流程

第十一节 腹 泻

腹泻（diarrhea）是指排便次数增多，粪质稀薄或带黏液、脓血及未消化食物。通常每日排便3次以上或粪便总量超过200g，其中含水量超过80%，即可称为腹泻。临床上分急性腹泻和慢性腹泻两大类。急性腹泻病程少于2周，起病急骤，每天排便达10次以上，粪便量多而稀薄，排便时常伴腹鸣、肠绞痛或里急后重；慢性腹泻是指病程在2个月以上的腹泻或间歇期在2～4周内的复发性腹泻。

NOTE

【发生机制】

腹泻的发生与肠蠕动过快、胃肠黏液分泌过多、肠黏膜炎性渗出及吸收不良有关，从病理生理角度归纳为以下几个方面：

1. 分泌性腹泻（secretory diarrhea） 胃肠道分泌大量黏液，超过肠黏膜吸收能力而致的腹泻。如霍乱弧菌肠毒素引起的大量水样腹泻，因霍乱弧菌肠毒素激活肠黏膜细胞内的腺苷酸环化酶，促使环磷酸腺苷（cAMP）含量增加，使分泌到肠腔的水、电解质增多，从而导致腹泻。某些胃肠道内分泌性肿瘤，如胃泌素瘤、血管活性肠肽瘤所致的腹泻也属分泌性腹泻。

2. 渗透性腹泻（osmotic diarrhea） 由肠内容物渗透压增高，影响肠腔内水与电解质的吸收所致。如口服盐类泻药或甘露醇引起的腹泻。乳糖酶缺乏症，因乳糖不能水解而形成肠内高渗引起的腹泻也属此类。

3. 渗出性腹泻（exudative diarrhea） 指肠道感染性或非感染性炎症引起的血浆、黏液、脓血等炎性渗出物增多，而致的腹泻。如细菌性痢疾、溃疡性结肠炎、克罗恩（Crohn）病、肠结核、放射性肠炎以及结肠癌溃烂等。

4. 动力性腹泻（motility diarrhea） 因肠蠕动亢进引起肠内食糜在肠道中停留的时间过短，未被充分吸收所致。如急性肠炎、甲状腺机能亢进、糖尿病、类癌综合征、肠易激综合征等。

5. 吸收不良性腹泻（malabsorption diarrhea） 因肠黏膜吸收面积减少或吸收障碍所致。如小肠大部分切除术后所致短肠综合征、吸收不良综合征、小儿乳糜尿、热带口炎性腹泻、成人乳糜泻及胃、肝、胆、胰腺疾病引起的消化功能障碍导致的腹泻等。

【病因】

1. 急性腹泻

（1）急性肠道疾病：①各种病原体（病毒、细菌、真菌、寄生虫等）引起的急性肠道炎症：如病毒性肠炎、细菌性痢疾、急性阿米巴痢疾、空肠弯曲菌肠炎、侵袭性大肠杆菌肠炎、假膜性肠炎、白色念珠菌肠炎、霍乱、急性血吸虫病等；②细菌性食物中毒：如沙门菌属性、金黄色葡萄球菌性、变形杆菌性及嗜盐菌性食物中毒，肉毒中毒等；③其他：克罗恩（Crohn）病、溃疡性结肠炎急性发作、急性缺血性肠病、放射性肠炎及抗生素使用而引起的相关性小肠、结肠炎等。

（2）急性中毒：①植物性中毒：如食用毒蕈、桐油、发芽马铃薯等；②动物性中毒：如食用河豚、鱼胆等；③化学性中毒：如有机磷杀虫剂、砷、铅、汞等。

（3）全身性疾病：①急性感染：如败血症、急性病毒性肝炎、钩端螺旋体病、伤寒或副伤寒等；②变态反应性疾病：如变态反应性肠病、过敏性紫癜等；③内分泌性疾病：如甲状腺危象、肾上腺皮质功能减退危象等；④药物副作用：如利舍平、5-氟尿嘧啶、新斯的明等；⑤其他：如尿毒症、移植物抗宿主病等。

2. 慢性腹泻

（1）胃部疾病：如慢性萎缩性胃炎、胃大部切除术后导致的胃酸缺乏等。

（2）慢性肠道感染：如肠结核、慢性细菌性痢疾、慢性阿米巴痢疾、慢性血吸虫病、肠鞭毛原虫病、钩虫病、绦虫病等。

（3）肠道非感染性病变：如溃疡性结肠炎、放射性肠炎、克罗恩（Crohn）病、缺血性肠

NOTE

炎、结肠多发性息肉、肠易激综合征、尿毒症性肠炎等。

（4）胃肠道肿瘤：如胃泌素瘤、结肠癌、直肠癌、小肠淋巴瘤、类癌综合征等。

（5）消化、吸收障碍：肝、胆、胰腺疾病，如肝硬化、胆汁淤积性黄疸、慢性胆囊炎、胆石症、慢性胰腺炎、胰腺癌、胰腺切除术后；吸收不良性腹泻，如吸收不良综合征、短肠综合征等。

（6）其他：如甲状腺功能亢进症、肾上腺皮质功能减退症、糖尿病性肠炎、结肠冗长、血管活性肠肽（VIP）瘤、类癌综合征、肠易激综合征、系统性红斑狼疮、尿毒症、艾滋病、硬皮病等；药物性影响，如抗生素及抗肿瘤药物、利舍平、甲状腺素、洋地黄类、考来烯胺等。

腹泻病因复杂多样，急性腹泻最常见的病因是急性肠道感染和细菌性食物中毒；慢性腹泻最常见的病因是肠道感染性疾病和肠道肿瘤。

【问诊要点】

1. 起病情况　确定是急性腹泻还是慢性腹泻，两者病因不尽相同。急性腹泻起病急骤，病程短，腹泻次数明显增多，如伴发热，多见于急性肠道感染及细菌性食物中毒；慢性腹泻起病缓慢，病程长，多见于慢性感染、非特异性炎症、吸收不良、消化功能障碍、肠道肿瘤或神经功能紊乱。不同的季节腹泻又有不同的原因，急性腹泻发生于夏季与秋季时多见于急性肠道感染及细菌性食物中毒。

2. 诱因　通常进食生冷、不洁饮食可引起急性胃肠炎；进食虾、蟹、菠萝可引起过敏性胃肠炎；长期服用广谱抗生素，可导致真菌性肠炎及假膜性肠炎；聚餐后集体爆发腹泻要考虑食物中毒。此外是高脂肪饮食、紧张、焦虑等均可引起腹泻。

3. 大便情况　急性感染性腹泻每日排便可达 10 次以上，多呈糊状或水样便，少数为脓血便；慢性腹泻每日排便次数增多，可为稀便，也可带有黏液和脓血。临床上水样便常见于急性胃肠炎；米泔水样便见于霍乱；黏液脓血便见于细菌性痢疾、结肠癌、直肠癌；果酱样便伴血腥臭味见于阿米巴痢疾；粪便恶臭并呈紫红色血便见于急性出血性坏死性肠炎；大便带黏液且不含病理成分见于肠易激综合征。

4. 既往史　注意有无慢性肝炎、肝硬化、慢性胆囊炎、慢性胰腺炎、慢性肾病、内分泌疾病及腹部手术史。

5. 伴随症状及体征

（1）伴发热：见于急性肠道感染、细菌性食物中毒、全身性感染性疾病及溃疡性结肠炎急性发作期等。

（2）伴腹痛：多见于感染引起的腹泻。小肠疾病引起的腹痛位于脐周围；结肠疾病的腹痛则多在下腹部。

（3）伴里急后重：提示病变多在直肠、乙状结肠，常见于细菌性痢疾、直肠癌、结肠癌等。

（4）伴明显消瘦：见于胃肠道恶性肿瘤、肠结核、吸收不良综合征等。

（5）伴皮疹或皮下出血：见于伤寒、副伤寒、过敏性紫癜等。

（6）腹泻与便秘交替：见于结肠癌、结肠过敏、肠结核等。

（7）伴腹部包块：见于胃肠道肿瘤、增殖型肠结核、血吸虫性肉芽肿、Crohn 病。

（8）伴关节疼痛或肿胀：见于溃疡性结肠炎、肠结核、结缔组织疾病、惠普尔（Whipple）病（即肠源性脂肪代谢障碍）等。

NOTE

【检查要点】

1. 体格检查　①一般检查：包括生命体征、有无脱水、营养状态、贫血情况以及皮肤有无黄染、潮红、出血，淋巴结有无肿大等；②腹部检查：注意腹部外形、腹部包块、压痛、肠鸣音改变等情况；③直肠指检：尤其是慢性腹泻伴粪便带血者；④其他检查：注意有无突眼、虹膜炎及关节红肿等。

2. 实验室及其他检查　①粪便检查：包括外观、显微镜检查、原虫、隐血试验、粪便细菌学检查、粪便脂肪检查。②小肠吸收功能试验：疑有小肠吸收不良性腹泻者，应选择此项。③血液检查：包括血常规检查、电解质与酸碱度测定、肝功能及肾功能检查。④血浆激素及介质检测：如甲状腺激素、前列腺素、5-羟色胺等。⑤腹部超声波检查：对腹腔实质性脏器病变的诊断有辅助作用。⑥X线钡餐、钡灌肠、肠镜及组织活检检查：对慢性腹泻患者尤为重要。

第十二节　黄　疸

黄疸（jaundice）是高胆红素血症（hyperbilirubinemia）的表现，即血清总胆红素（total bilirubin，TB）浓度升高致皮肤、黏膜、巩膜及其他组织和体液发生黄染的现象。血清总胆红素浓度正常范围为5～17μmol/L，以非结合胆红素（unconjugated bilirubin，UCB）为主。总胆红素浓度在17.1～34.2μmol/L之间时，无肉眼黄疸，称为隐性黄疸（concealed jaundice）或亚临床黄疸；浓度超过34.2μmol/L，则可出现皮肤、黏膜、巩膜等黄染，称为显性黄疸。临床上黄疸一般分为溶血性、肝细胞性、胆汁淤积性3种类型。

【胆红素的正常代谢】

生成胆红素的原料主要是血红蛋白的血红素。代谢过程包括非结合胆红素的来源与形成、运输，肝细胞对非结合胆红素的摄取、结合及排泄，胆红素的肠肝循环及排泄（图1-13）。

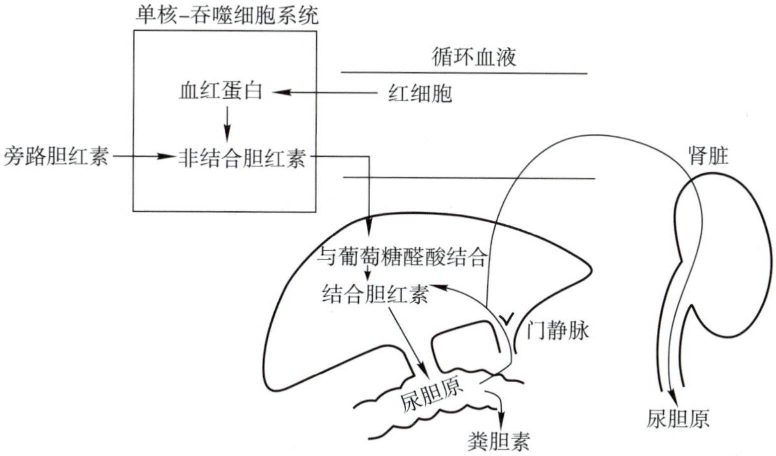

图1-13　胆红素的正常代谢

1. 胆红素的来源与形成　正常人每日生成胆红素250～360mg，其中80%～85%来源于循环血液中衰老的红细胞。血液中约1%衰老的红细胞被单核-吞噬细胞系统吞噬、破坏，释放出来的血红蛋白在组织蛋白酶作用下分解成珠蛋白与血红素。血红素经微粒体在血红素加氧酶作用下转变为胆绿素，胆绿素再由胆绿素还原酶催化生成胆红素。另外的15%～20%的胆红素来源于其他途径，如骨髓幼稚红细胞的血红蛋白及肝脏中含有血红素的蛋白质，称为旁路性胆红素。

2. 胆红素的运输 上述形成的胆红素为游离胆红素，因未经肝细胞摄取，未与葡萄糖醛酸结合，称为非结合胆红素。非结合胆红素为脂溶性，能透过细胞膜，对组织细胞特别是脑细胞有毒性作用，但不溶于水，不能从肾小球滤出，故不出现于尿中。非结合胆红素与血浆白蛋白结合，经血液循环到达肝脏。

3. 肝脏对胆红素的摄取、结合、排泄 随血液循环到达肝脏的非结合胆红素可被肝细胞摄取，进入肝细胞后，由胞浆载体蛋白 Y 和 Z 携带，并被运送到光面内质网的微粒体内。非结合胆红素在微粒体内经葡萄糖醛酸转移酶的作用，与葡萄糖醛酸结合，形成结合胆红素（conjugated bilirubin，CB）。结合胆红素从肝细胞的毛细胆管排出，随胆汁进入胆道，最后排入肠道。结合胆红素为水溶性，可通过肾小球，增多时可从肾小球滤过，从尿中排出。

4. 胆红素的肠肝循环及排泄 结合胆红素进入肠道后，由肠道细菌脱氢还原为尿胆原。大部分尿胆原从粪便排出，称为粪胆原。在肠道下段，无色的粪胆原氧化为黄褐色的粪胆素，而成为粪便的主要颜色。小部分（10%～20%）尿胆原经回肠下段或结肠重吸收，通过门静脉回到肝脏，其中大部分再转变为结合胆红素，又随胆汁经胆道排入肠内，这一过程称为胆红素的"肠肝循环"。从肠道重吸收的小部分尿胆原进入体循环，经肾脏排出体外。尿胆原被空气氧化后生成尿胆素，成为尿液主要色素。

【病因、发生机制及临床表现】

1. 溶血性黄疸

（1）病因

1）先天性溶血性贫血：如遗传性球形红细胞增多症、珠蛋白生成障碍性贫血、蚕豆病等。

2）后天获得性溶血性贫血：①自身免疫性溶血性贫血。②同种免疫性溶血性贫血，如误输异型血、新生儿溶血。③非免疫性溶血性贫血，如败血症、疟疾、毒蛇咬伤、毒蕈中毒、阵发性睡眠性血红蛋白尿等。

（2）发生机制：红细胞破坏增多，非结合胆红素形成增多，如果超出了肝细胞的摄取、结合与排泄能力，最终会出现血中非结合胆红素潴留，超出正常水平。此时血清结合胆红素也可能有轻度增加，但其百分比与正常血清结果相似。总胆红素的浓度通常低于 85.5μmol/L。非结合胆红素增多，结合胆红素的形成会代偿性增多，排泄到肠道的结合胆红素也相应增多，从而尿胆原的形成增多（图 1–14）。

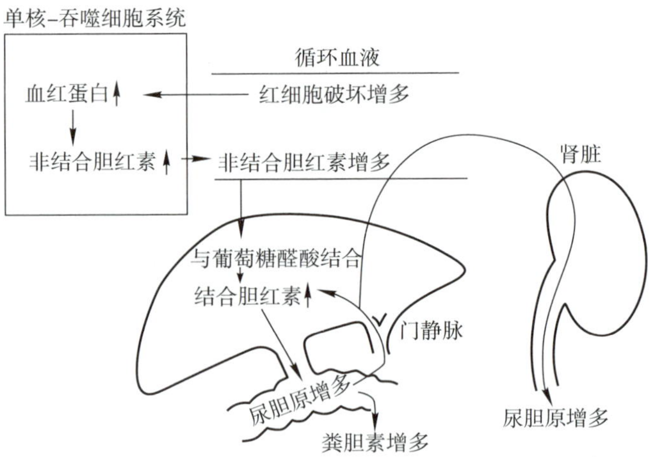

图 1–14 溶血性黄疸的胆红素代谢

（3）临床表现：一般黄疸较轻，呈浅柠檬色。急性溶血时，起病急骤，出现寒战、高热、头痛、腰背酸痛、呕吐，并有不同程度的贫血及血红蛋白尿（hemoglobin in urine），尿呈酱油色或茶色，严重者出现周围循环衰竭及急性肾衰竭。慢性溶血主要表现为有家族史，反复发作，有贫血、黄疸、脾肿大三大特征。长期溶血，可并发胆管结石及肝功能损害。

（4）实验室检查：①血清总胆红素增多，以非结合胆红素为主，结合胆红素基本正常或轻度增高。尿胆原增多，尿胆红素阴性。大便颜色变深。②具有溶血性贫血的改变，如贫血、网织红细胞增多、血红蛋白尿、尿隐血试验阳性、骨髓红细胞系列增生旺盛等。

2. 肝细胞性黄疸

（1）病因：如病毒性肝炎、中毒性肝炎、肝硬化、肝癌、钩端螺旋体病、败血症、伤寒等。

（2）发生机制：肝脏具有很强的代偿能力，轻度损害时可不出现黄疸，当肝细胞广泛损害时，则可发生黄疸。受损肝细胞对胆红素的摄取、结合及排泄能力下降，血中非结合胆红素潴留，超过正常水平。未受损的肝细胞仍能将非结合胆红素转变为结合胆红素，结合胆红素部分可从损伤的肝细胞反流入血中，部分由于肝内小胆管阻塞而反流入血中，故血中结合胆红素也增多，剩下的部分仍经胆道排入肠道。从肠道重吸收的尿胆原因为肝脏损害而被转变为结合胆红素的部分减少，大部分经损伤的肝脏进入体循环并从尿中排出，故尿中尿胆原常增多；但肝内胆汁淤积较明显时，进入肠道的胆红素少，形成的尿胆原少，尿中尿胆原也可不增多，甚至减少（图 1–15）。

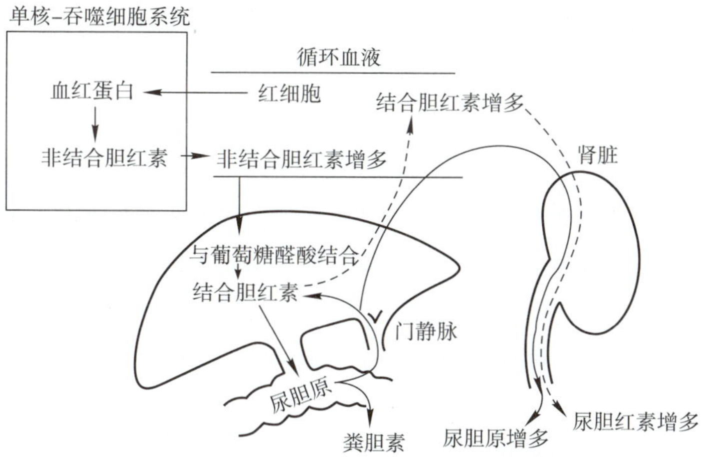

图 1–15　肝细胞性黄疸的胆红素代谢

（3）临床表现：黄疸呈浅黄至深黄，甚至橙黄色。有乏力、食欲下降、恶心呕吐、甚至出血等肝功能受损的症状及肝脾肿大等体征。

（4）实验室检查：血清结合及非结合胆红素均增多。尿中尿胆原通常增多，尿胆红素阳性。大便颜色通常改变不明显。有转氨酶升高等肝功能受损的表现。

3. 胆汁淤积性黄疸

（1）病因

1）肝外梗阻：常见于外科疾病，如胆管结石、胆管癌、胰头癌、胆管炎症水肿、胆道蛔虫、胆管狭窄等引起的梗阻。

2）肝内梗阻：如肝内胆管泥沙样结石、华支睾吸虫病、原发性硬化性胆管炎。

3）肝内胆汁淤积：胆汁排泄障碍所致，而无机械性梗阻，常见于内科疾病，如毛细胆管型病毒性肝炎、药物性胆汁淤积、原发性胆汁性肝硬化、妊娠期特发性黄疸等。

NOTE

(2)发生机制：肝内外梗阻造成梗阻以上的胆管压力增高，胆管扩张，最终肝内小胆管及毛细胆管破裂，胆红素随胆汁流入血液，故血中结合胆红素增多，而非结合胆红素一般不升高。除此之外，肝内胆汁淤积是由于胆汁排泄障碍，毛细胆管的通透性增加，胆汁浓缩而流量减少，导致胆管内胆盐沉淀与胆栓形成。血中结合胆红素增多，故尿胆红素阳性。由于胆红素肠肝循环部分或完全被阻断，故尿胆原减少，甚至消失（图 1–16）。

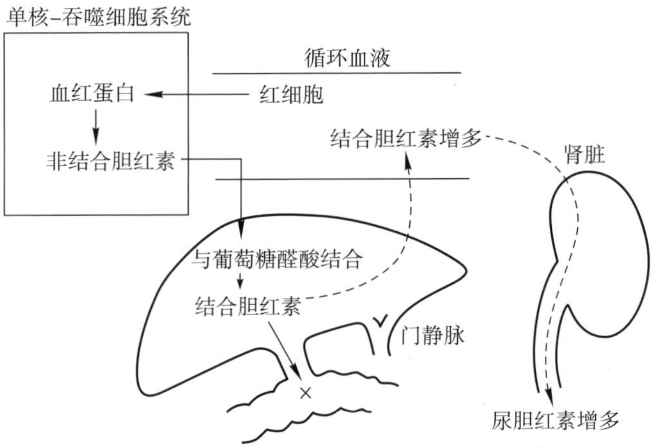

图 1–16 胆汁淤积性黄疸的胆红素代谢

(3)临床表现：黄疸深而色泽暗，甚至呈黄绿色或褐绿色。胆酸盐反流入血，刺激皮肤可引起瘙痒，刺激迷走神经可引起心动过缓。胆石症、胆管炎等引起的肝外梗阻者，常有发热、腹痛、呕吐等症状，黄疸来去迅速。胰头癌及壶腹周围癌，常缺乏特征性临床表现，但可有乏力、纳差、消瘦等，黄疸常进行性加重。

(4)实验室检查：血清结合胆红素明显增多。尿胆原减少或消失，尿胆红素阳性。大便颜色变浅或呈白陶土色。反映胆道梗阻的指标改变，如血清碱性磷酸酶、γ–谷氨酰转移酶及总胆固醇等增高。

【问诊要点】

1. 年龄与性别 新生儿黄疸常见于生理性黄疸、新生儿溶血性黄疸、新生儿败血症及先天性胆道闭锁等。儿童与青少年时期出现的黄疸要考虑先天性与遗传性疾病。病毒性肝炎也多见于儿童及青年人。中年以后胆管结石、肝硬化、原发性肝癌常见。老年人应多考虑肿瘤、胆结石。原发性胆汁性肝硬化、胆道系统疾病多见于女性，而原发性肝癌、胰腺癌多见于男性。

2. 病因与诱因 输血后早期出现黄疸见于误输异型血，晚期出现的黄疸则见于输血引起的病毒性肝炎。还应注意有无食鲜蚕豆及毒蕈史，有无服氯丙嗪、甲基睾酮等药物及接触锑剂、氟烷等毒物。

3. 既往史 有无溶血家族史、病毒性肝炎及肝硬化病史，有无胆道结石史、酗酒史、血吸虫病史等。

4. 病程 黄疸急起者常见于急性病毒性肝炎、急性中毒性肝炎、胆石症、急性溶血。黄疸病程长者见于慢性溶血、肝硬化、肿瘤等。黄疸进行性加深者，见于胰头癌、胆管癌、肝癌。黄疸波动较大者常见于总胆管结石等。

5. 伴随症状及体征 ①伴寒战、高热：多见于急性胆道梗阻、急性胆道感染、急性溶血、败血症、钩端螺旋体病等。②伴腹痛：右上腹阵发性绞痛，多见于胆管结石及胆道蛔虫病；右上腹持续性疼痛，多见于急性肝炎、肝脓肿、肝癌等。③伴腰痛、血红蛋白尿：见于急性溶血。④伴乏力、恶心呕吐、食欲下降：多见于肝细胞性黄疸。⑤伴皮肤瘙痒、心动过缓：多见于胆汁淤积性黄疸。⑥伴肝肿大：常见于病毒性肝炎、中毒性肝炎、原发性或继发性肝癌、肝硬化。⑦伴胆囊肿大：提示胆总管梗阻，常见于胰头癌、胆总管癌、胆总管结石。⑧伴贫血貌、脾肿大：常见于慢性溶血性贫血。⑨伴腹水：常见于重型肝炎、肝硬化失代偿、肝癌等。

【检查要点】

1. 排除食物或药物所致的黄染　过多食用胡萝卜、南瓜、橘子等食物，或服阿的平、呋喃类等药物，可引起皮肤黄染。食物所致的黄染，多在手掌、足底皮肤，一般不发生于巩膜和口腔黏膜；药物所致的黄染虽可有巩膜黄染，但以角膜缘周围最明显，离角膜缘越远黄染越浅。

2. 体格检查　注意巩膜、黏膜和皮肤黄疸的严重程度及分布，以及贫血面容等贫血的体征。重点是腹部检查，注意肝脏、脾脏质地，有无肿大、压痛、结节，胆囊有无肿大、压痛及墨菲征是否阳性，注意有无蜘蛛痣、腹壁静脉曲张、移动性浊音。

3. 实验室及其他检查　对确诊黄疸，确定黄疸的类型、病因及病变部位具有重要意义。胆红素增高可确诊黄疸。溶血性黄疸应进行相应的溶血性贫血的实验室检查；肝细胞性黄疸应重点注意检查肝功能、肝炎病毒、甲胎蛋白等；胆汁淤积性黄疸应进一步检查血清碱性磷酸酶、γ－谷氨酰转移酶有无升高。确定梗阻部位及可能的原因需选择腹部肝、胆、胰、脾的超声波、X 线、经十二指肠镜逆行胰胆管造影（ERCP）、经皮肝穿刺胆管造影、CT 等检查。

黄疸确诊后，要进一步判断黄疸的类型。根据病史、症状、体征，再结合胆红素代谢的实验室检查结果，一般不难判断。三种黄疸的鉴别要点见表 1–5。

表 1–5　溶血性、肝细胞性、胆汁淤积性黄疸的鉴别

	溶血性黄疸	肝细胞性黄疸	胆汁淤积性黄疸
病史	有溶血因素可查，有类似发作史	肝炎或肝硬化病史，肝炎接触史，输血、服药史	结石者反复腹痛伴黄疸，肿瘤者常伴腹痛、消瘦
症状与体征	贫血、血红蛋白尿、脾肿大	肝区胀痛或不适，消化道症状明显，肝脾肿大	黄疸波动或进行性加深，胆囊肿大，皮肤瘙痒
STB	<85.5μmol/L	<171μmol/L	不完全性梗阻 171 ～ 342μmol/L，完全性梗阻 >342μmol/L
胆红素测定	STB ↑，UCB ↑	STB ↑，UCB ↑，CB ↑	STB ↑，CB ↑
CB/STB	<20%	20% ～ 50%	>50%
尿胆红素	（－）	（+）	（++）
尿胆原	增加	轻度增加	减少或消失
ALT、AST	正常	明显增高	可增高
ALP	正常	可增高	明显增高
其他	有溶血的实验室表现	肝功能实验室检查结果异常	影像学发现胆管梗阻病变

注：STB 指血清总胆红素，CB 指结合胆红素，ALP 指碱性磷酸酶

黄疸鉴别诊断流程如图 1–17 所示。

NOTE

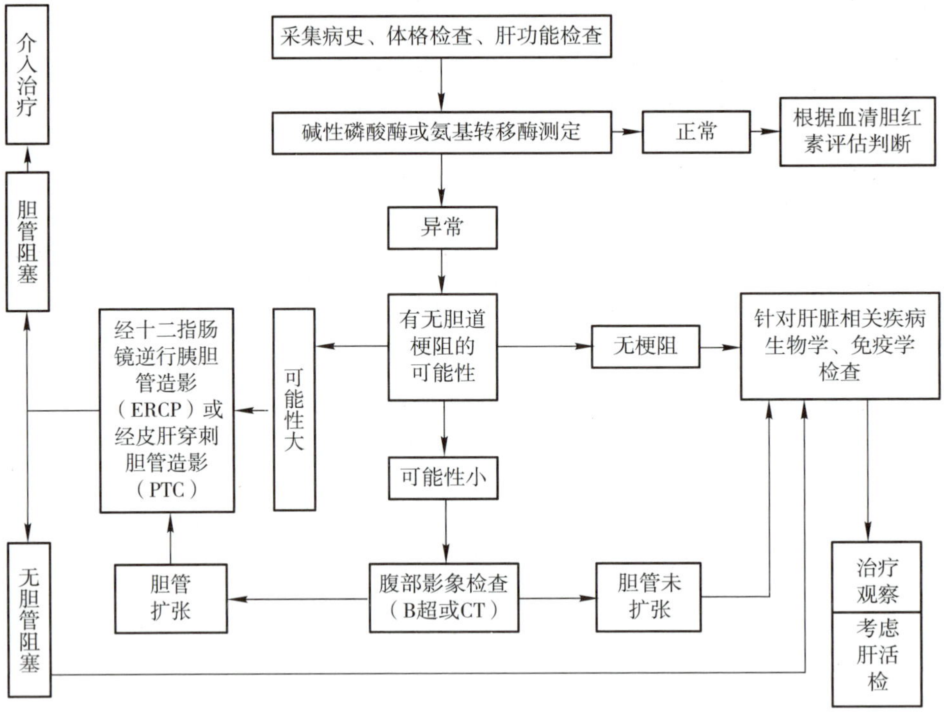

图 1-17　黄疸鉴别诊断流程

第十三节　尿频、尿急、尿痛

正常成人白天排尿 4～6 次，夜间 0～2 次。单位时间内排尿次数增多为尿频（frequent micturition）。尿急（urgent micturition）是患者一有尿意即难以控制，急欲排尿。尿痛（dysuria）是指患者排尿时尿道内疼痛或有烧灼感，甚至会阴部及耻骨上区疼痛。尿频、尿急、尿痛统称为膀胱刺激征（irritation symptoms of bladder），一般为病理性，常见于下尿路病变或受刺激引起；尿频若不伴尿急和尿痛可见于生理性。

【病因】

1. 尿频

（1）生理性尿频：见于饮水过多、出汗少、气候寒冷及精神紧张和习惯性的尿频。生理性尿频的特点是每次尿量无减少，且不伴尿急、尿痛等症状，尿液检查结果为阴性。

（2）病理性尿频

1）多尿性尿频：肾脏排尿量增多，常见于糖尿病、尿崩症、急性肾衰竭多尿期、原发性甲状旁腺功能亢进症、原发性醛固酮增多症、精神性多饮等。此类疾病的共同特点是多饮、多尿而无尿急、尿痛。

2）非多尿性尿频：多见于下尿路病变或受到异常刺激，常见以下类型：①炎症性尿频：如膀胱炎、尿路感染、前列腺炎、尿路结核、膀胱及尿道结石，特点是每次尿量少，常伴有尿急、尿痛，尿液镜检可见炎性细胞；②膀胱容量减少性尿频：见于膀胱受压、结核或严重炎症后的膀胱纤维性挛缩、膀胱占位等病变，特点是持续性尿频，药物治疗难以缓解，每次尿量减少；③下尿路梗阻性尿频：如前列腺增生症、尿道狭窄、尿道口息肉、尿道旁腺囊肿、处女膜伞等，特点是每次尿量少，常伴有排尿困难；④神经源性尿频：见于癔症、神经源性膀胱（neurogenic bladder），特点为尿频而每次尿量少，不伴尿急、尿痛，尿液镜检无炎性细胞，常伴真性尿失禁；⑤尿道综合征：如感染性尿道综合征、非感染性尿道综合征，多见于已婚的中青年女性，常由于尿道外口解剖异常（如小阴唇融合、尿道处女膜融合、处女膜伞等）、泌尿系感染以及局部化学性、机械性刺激等因素所引起。患者尿道口周围组织呈慢性炎症反应，多数患者尿培养可为阳性。

2. 尿急、尿痛　尿急、尿痛常同时出现，如仅有尿急无尿痛则可能为精神性因素所致。

（1）感染性：①上尿路感染：如肾盂肾炎、肾结核、肾积脓；②下尿路感染：如急性膀胱炎、尿道炎、膀胱结核等，尿急症状特别明显；③邻近器官感染：急性前列腺炎常有尿急，慢性前列腺炎常伴排尿困难、尿线细和尿流中断，其他还可见附件炎、阑尾炎、精囊炎等。

（2）非感染性：间质性膀胱炎、膀胱及尿道的结石、膀胱癌、前列腺癌、异物刺激黏膜、精神因素和神经源性膀胱产生尿急和尿痛。一般来说，排尿开始时出现的疼痛多见于尿道炎；排尿终末出现疼痛加剧见于后尿道炎、膀胱炎和前列腺炎，前列腺炎还会出现耻骨部、腰骶部及会阴部疼痛。

【问诊要点】

1. 排尿情况　注意每日排尿次数、每次排尿量、全日尿量，是否伴尿急、尿痛及排尿困难，尿液有无颜色改变等。

2. 既往史　有无泌尿系统感染、结核病、尿道结石、盆腔炎、糖尿病、神经系统受损等病史。

对疑有性传播性疾病导致下尿路感染者，应询问患者及其配偶有无不洁性交史。

3. 伴随症状及体征

（1）伴发热：见于肾盂肾炎、肾结核、急性盆腔炎、阑尾炎。急性肾盂肾炎常表现为寒战、高热、肾区叩击痛。

（2）伴烦渴、多饮、多尿：见于糖尿病、尿崩症、精神性多尿、原发性甲状旁腺亢进症、原发性醛固酮增多症。

（3）伴脓尿：见于肾盂肾炎、膀胱炎及肾结核。

（4）伴血尿：见于急性膀胱炎、膀胱肿瘤、泌尿系统结石、结核等。泌尿系统肿瘤常为无痛性血尿。

（5）伴尿线细、进行性排尿困难：见于前列腺增生症。

（6）伴尿流突然中断：见膀胱结石堵住出口或后尿道结石嵌顿。

（7）伴尿失禁：见于神经源性膀胱，常同时伴有下肢感觉和运动障碍。

【检查要点】

1. 体格检查　重点是泌尿系统的检查。肾区明显叩击痛及上尿路的体表处有压痛点，见于急性肾盂肾炎、肾积脓等。急性膀胱炎时，耻骨上区可有压痛。尿道口有脓性分泌物和红肿，多见于淋球菌、沙眼衣原体感染等性传播性疾病。其他如睾丸、附睾、前列腺、盆腔及附件的检查也非常必要。

2. 实验室及其他检查　常规选择血常规检查、尿液检查、尿细菌培养、前列腺液检查等项目。如尿频伴多饮多尿者，需选择血糖、胰岛素、醛固酮、抗利尿激素等内分泌实验室检查。还可选择泌尿系统超声波、腹部平片、静脉肾盂造影、膀胱镜等检查进一步明确诊断。

第十四节　皮肤黏膜出血

皮肤黏膜出血（mucocutaneous hemorrhage）是指因机体止血或凝血功能障碍所引起的全身或局限性皮肤黏膜自发性出血或损伤后难以止血。皮肤黏膜出血是出血性疾病的主要表现形式，此类出血不包括血管遭受外伤、手术、溃疡、肿瘤坏死等损伤和曲张的静脉、血管瘤等破裂所发生的局部出血。

【病因与发生机制】

引起皮肤黏膜出血的病因繁多，按发生机制不同可分为以下几种：

1. 血管壁结构与功能异常　正常情况下，血管壁破损时，局部小血管在神经反射的调节下发生反射性收缩，使小血管变窄，血流变慢，以利于初期止血。血管内皮细胞损伤后，其下胶原纤维暴露，与血液中凝血因子接触，启动内源性凝血途经。受损的内皮细胞释放组织因子，在血小板释放的 ADP 和血栓素 A_2 等作用下，使血小板黏附于血管破损处，发挥止血作用。当毛细血管壁存在先天性缺陷或受损伤时，则不能正常地收缩发挥止血作用，而致皮肤黏膜出血。

（1）先天性：如遗传性出血性毛细血管扩张症、血管性假性血友病、家族性单纯性紫癜等。

（2）获得性：过敏性紫癜、药物性紫癜、感染性紫癜、中毒性紫癜、单纯性紫癜、结缔组织疾病、维生素 C 缺乏症等。

2. 血小板数量与功能异常　血小板在止血过程中的作用有：①黏附于血管损伤处，进而被激活，释放 ADP 和血栓素 A_2（TXA_2），收缩血管及诱导血小板聚集；②形成血小板血栓，修复受损血管；③活化的血小板释放血小板第 3 因子（PF_3），形成凝血酶原激活物，参与凝血反应；④在一定的条件下，激活Ⅺ及Ⅻ因子，启动内源性凝血系统。如果血小板的数量与功能出现异常，必然导致止血及凝血功能障碍，引起皮肤黏膜出血。

（1）血小板减少：①生成减少：如急性白血病、再生障碍性贫血、感染或放疗及化疗后的骨髓抑制等；②破坏增多：如特发性血小板减少性紫癜、药物性免疫性血小板减少性紫癜、脾功能亢进等；③消耗过多：如弥散性血管内凝血（DIC）、血栓性血小板减少性紫癜、溶血性尿毒综合征等。

（2）血小板增多：①原发性：如原发性出血性血小板增多症；②继发性：继发于慢性粒细胞性白血病、脾切除后、感染、创伤等。此类疾病血小板数量虽然增多，因活动性凝血活酶生成迟缓或伴有血小板功能异常，仍可引起出血现象。

（3）血小板功能异常：①先天性异常：如血小板无力症、巨大血小板综合征、血小板病（血小板第 3 因子异常）；②获得性异常：继发于感染、应用药物（阿司匹林、潘生丁等）后、尿毒症、肝脏疾病、多发性骨髓瘤等。

3. 凝血功能障碍　人体凝血过程极其复杂，是在内源性或外源性凝血途径启动后所进行的一系列凝血因子相继酶解激活的过程，最终生成凝血酶，形成纤维蛋白凝块。凝血因子在凝血的连锁反应中彼此相关，整个凝血过程迅速连续进行并受到精细调节。因此，任何凝血因子

NOTE

或任何凝血环节出现障碍，均可导致凝血功能障碍，从而导致皮肤黏膜的出血。

（1）先天性：如血友病、遗传性凝血酶原缺乏症、遗传性纤维蛋白原缺乏症、低纤维蛋白原血症、凝血因子缺乏症等。

（2）获得性：如严重肝功能不全、尿毒症、维生素 K 缺乏症等。

4. 抗凝及纤维蛋白溶解异常 循环血液中抗凝物质增多，常见于某些中毒及抗凝药物过量，主要为获得性因素引起，如毒蛇咬伤、水蛭咬伤、敌鼠钠中毒、肝素使用过量、双香豆素使用过量、溶栓药使用过量、免疫相关抗凝物质增多等。

纤维蛋白溶解系统的主要作用是溶解沉积在血管内的纤维蛋白，维持血管腔的通畅，防止血栓形成。但若纤维蛋白溶解功能过强，则可影响机体正常止血而致出血，临床上较多见的是一些病理状态下出现的继发性纤维蛋白溶解亢进。

有些疾病发生的出血倾向是由多种因素引起的，如弥散性血管内凝血，涉及血小板聚集与释放、凝血因子激活及纤维蛋白溶解等多个因素。

【临床表现】

皮肤黏膜出血表现为血液瘀积于皮肤或黏膜下，形成红色或暗红色斑，压之不褪色。根据出血的部位、程度、范围不同可分为出血点、紫癜、瘀斑、血肿、血疱等类型。各种出血性疾病都可出现皮肤黏膜出血，除上述表现外，还可出现牙龈出血、鼻出血、血尿、便血、月经过多等症状，严重者可发生内脏出血。各种出血表现可单独出现，亦可多种表现同时存在。

一般情况，血小板疾病的出血特点为女性多见，家族史罕见，多见皮肤紫癜、瘀斑和内脏出血，可同时出现出血点、鼻出血、牙龈出血、月经过多、血尿及黑便等，罕见关节腔出血，可见血肿及手术或外伤后渗血不止。血管壁功能异常引起的出血多见于女性，家族史少见，以皮肤黏膜的瘀点、紫癜为主，少见内脏出血及手术或外伤后渗血不止，罕见皮肤大瘀斑、血肿及关节腔出血。如过敏性紫癜表现为四肢或臀部对称性、高出皮肤的紫癜，可伴有痒感、关节痛及腹痛，累及肾脏时可有血尿；单纯性紫癜为慢性四肢偶发瘀斑，常见于女性患者月经期等。凝血功能障碍引起的出血男性及家族史多见，且常有肝脏病史，常表现有软组织血肿、关节腔出血、内脏出血及手术或外伤后出血不止，皮肤紫癜较罕见。

临床上 3 类常见的出血性疾病鉴别见表 1-6，但具体病因的确诊尚需结合相应的实验室检查。

表 1-6 出血性疾病的临床鉴别

	血管疾病	血小板疾病	凝血功能异常
家族史	少见	罕见	常见
性别	女性多见	女性多见	男性多见
病程	短暂、反复	短暂、反复	常为终身性
皮肤紫癜	常见	多见	罕见
血肿	罕见	可见	常见
关节腔出血	罕见	罕见	常见
内脏出血	罕见	常见	常见
月经过多	少见	常见	少见

【问诊要点】

1. 年龄 幼年起病提示先天性出血性疾病，成年后发病多见于获得性因素。

2. 性别 在遗传性出血性疾病中，血友病几乎均见于男性，年轻女性反复出现下肢瘀斑提示单纯性紫癜。

3. 出血情况 注意出血的部位、范围及特点，有无鼻出血、牙龈出血、关节腔出血、内脏出血。注意出血过程短暂还是反复出血，抑或终生经过。

4. 既往史 有无药物过敏史、外伤史、感染及中毒史、肝肾疾病史，是否接受过抗凝治疗等。

5. 家族史 有无家族性出血性疾病。

6. 伴随症状及体征

（1）四肢对称性紫癜伴关节痛、腹痛、血尿，见于过敏性紫癜。

（2）紫癜伴广泛性出血，如鼻出血、牙龈出血、血尿、黑便，见于血小板减少性紫癜、弥散性血管内凝血。

（3）自幼发病伴血肿、关节腔出血或关节畸形，见于血友病。

（4）伴发热，见于急性白血病、再生障碍性贫血、急性原发性血小板减少性紫癜、急性传染病、重症感染性疾病。

（5）伴贫血，见于白血病、再生障碍性贫血。

（6）伴黄疸及肝、脾肿大，见于肝脏疾病。

【检查要点】

1. 体格检查 ①注意出血的部位、范围、分布，是否对称，有无血肿、鼻出血、关节腔出血及内脏出血；②有无肝脏、脾脏及淋巴结肿大；③有无黄疸、蜘蛛痣及腹水；④有无关节畸形，皮肤及黏膜有无异常扩张的小血管；⑤有无贫血及贫血程度，有无血压、脉搏异常。

2. 实验室及其他检查 ①疑为血管壁、血小板异常及凝血功能障碍者，选择止血与凝血功能检测；②有肝脏、脾脏肿大及血尿患者，应进行肝、肾功能检查。

第十五节 关节痛

关节痛（arthralgia）是关节病变的主要症状。关节面、关节软骨、关节囊、关节腔、滑液、韧带等任何关节组成部分发生病变均可导致关节痛。根据不同病因及病程，关节痛可分急性和慢性。急性关节痛是关节及其周围组织的急性炎症所致。慢性关节痛常迁延数月、数年甚至数十年，病理表现为关节囊增生肥厚、软骨和骨质破坏、关节间隙变窄及骨质增生。

【病因及发生机制】

引起关节痛的病因复杂，既可以是关节局部的病变，也可以是全身疾病的局部表现。常见病因有如下几类：

1. 外伤 因外力碰撞关节或使关节过度伸展扭曲，关节内及其周围组织等结构发生急性损伤，造成关节脱位或骨折，血管破裂出血，组织液渗出，关节肿胀疼痛。外伤后关节面破损形成的粗糙瘢痕长期摩擦关节面，关节长期负重导致关节软骨及关节面破坏，或外伤后因处理或治疗不当造成的关节畸形愈合导致负重不平衡，持续的慢性机械损伤，均可造成关节慢性损伤并刺激受损部位神经而引起疼痛。

2. 感染 主要指细菌直接侵袭关节引起的损伤。如关节外伤或关节穿刺时未严格消毒，细菌侵入关节；败血症时细菌经血液进入关节；关节邻近的骨髓炎、软组织炎症时，细菌扩散蔓延至关节内等。常见的细菌包括金黄色葡萄球菌、肺炎链球菌、结核杆菌、脑膜炎球菌和梅毒螺旋体等。

3. 变态反应和自身免疫因素 病原微生物及其产物、某些药物、异种血清等，可与血液中的抗体形成免疫复合物，流经关节沉积在关节腔引起变态反应性关节损伤。外来抗原或理化因素也可使宿主组织成分改变，形成自身抗原刺激机体产生自身抗体，引起自身免疫性关节损伤。如银屑病性关节炎、关节型过敏性紫癜、药物过敏性关节炎、风湿性关节炎、结缔组织病（类风湿关节炎、系统性红斑狼疮、干燥综合征、硬皮病、多发性肌炎）、强直性脊柱炎等。

4. 退行性关节病 如骨关节炎（osteoarthritis，OA），多发生于50岁以上中老年人，由肥胖、劳损、创伤、关节先天性异常、关节畸形等诸多因素引起，病理表现为关节软骨退化变薄、软骨下组织硬化、关节边缘骨刺形成、滑膜充血水肿等。

5. 代谢性骨病 代谢性骨病是一大类伴有钙、磷、维生素D代谢异常和甲状旁腺功能异常的全身骨骼病。代谢性骨病的发生机制包括骨吸收、骨生长和矿物质沉积，出现骨质疏松、骨质软化和骨质异常等改变，常可引起关节疼痛。包括：①各种病因所致的骨质疏松性关节病（如老年性骨质疏松、失用性骨质疏松等）。②维生素D代谢障碍（如阳光照射不足、消化不良、维生素D缺乏和磷摄入不足等）所致的骨质软化性骨关节病。③嘌呤代谢障碍所致的痛风性关节炎。④脂质代谢障碍所致的高脂血症性关节病。⑤骨膜和关节腔组织脂蛋白转运代谢障碍性关节炎。⑥某些内分泌疾病如糖尿病性骨病、皮质醇增多症性骨病、甲状腺或甲状旁腺疾病引起的骨关节病等。

6. 骨关节肿瘤 恶性肿瘤如骨肉瘤、软骨肉瘤、骨纤维肉瘤、滑膜肉瘤和转移性骨肿瘤等，都可引起关节疼痛。疼痛原因可能与恶性肿瘤的急剧生长、阻塞骨髓腔、动静脉血运障碍等因素有关。良性肿瘤如骨样骨瘤、骨软骨瘤、骨巨细胞瘤和骨纤维异常增殖症等，也可引起关节疼痛。

7. 血液系统疾病 白血病可引起骨骼、关节疼痛。原因可能是：①白血病细胞增殖浸润骨膜。②不明原因的骨梗死和骨髓坏死。③高尿酸血症致痛风发作。④溶骨性粒细胞肉瘤。

【问诊要点】

1. 发病年龄及性别 结核性关节炎、风湿性关节炎、关节型过敏性紫癜、白血病好发于儿童和青少年。结缔组织病常见于女性。强直性脊柱炎好发于20～30岁男性。骨关节炎多发生于50岁以上中老年人。痛风性关节炎好发于中老年男性等。

2. 关节痛的特点

（1）关节痛的部位：化脓性关节炎多发于大关节和单关节。结核性关节炎最常发生于脊柱，其次为髋、膝关节。风湿性关节炎常累及膝、踝、肩和髋等四肢大关节，呈游走性疼痛。类风湿关节炎常累及双手腕关节、掌指关节、近端指间关节，呈对称性疼痛，也可累及踝、膝和髋关节。强直性脊柱炎常首发于髋、膝、踝和肩关节，逐渐出现胸肋或颈椎疼痛。骨关节炎多累及负重关节或活动频繁的关节，如手指远端和近端指间关节、膝、足、脊柱及髋关节。痛

NOTE

风性关节炎则多引起第一跖趾关节红、肿、热、痛。

（2）关节痛的性质与程度：急性外伤、化脓性关节炎及痛风起病急骤，疼痛剧烈，呈烧灼、切割样疼痛或跳痛。骨关节恶性肿瘤，初发病时为间歇性轻痛，继而呈持续性剧痛；良性肿瘤则多表现为间歇性隐痛。类风湿关节炎、系统性红斑狼疮等结缔组织病的关节痛程度较轻，呈酸痛、胀痛。

（3）关节痛的持续时间：急性外伤性关节痛、化脓性关节炎发病急，病程较短。反复发作的慢性关节痛，常难以陈述确切的起病时间，病程较长。

（4）诱因、加重与缓解因素：急性外伤性关节痛和慢性外伤性关节炎均有明确的外伤史。慢性外伤性关节炎常反复发作，常因活动过多、过度负重和天气寒冷等刺激诱发，药物及物理治疗后缓解。风湿性关节炎常在链球菌感染后出现。骨关节炎常在关节过度负重、活动过多以及天气湿冷时疼痛；夜间卧床休息后因静脉回流不畅、骨内压力增高而发生晨间疼痛，起床活动后静脉回流改善，疼痛缓解，但如活动过多，疼痛又会加重。痛风性关节炎常在饮酒、劳累或高嘌呤饮食后急发。

3. 伴随症状及体征 ①伴高热畏寒、局部红肿灼热：见于化脓性关节炎。②伴低热、乏力、盗汗、消瘦、纳差：见于结核性关节炎。③伴皮肤红斑、丘疹等皮损，其上覆盖鳞屑，脱落后可见红色发亮薄膜：见于银屑病性关节炎。④伴心脏炎、舞蹈病：见于风湿性关节炎。⑤伴皮肤紫癜、腹痛腹泻、血尿、蛋白尿：见于关节型过敏性紫癜。⑥伴晨僵和关节畸形：见于类风湿关节炎。⑦伴皮肤红斑、光过敏、口腔溃疡、脱发和多器官损害：见于系统性红斑狼疮。⑧伴骶髂关节、髂嵴、耻骨联合等部位及肌腱、韧带附着点压痛，“4”字试验、骶髂关节压迫等试验阳性：见于强直性脊柱炎。⑨伴关节摩擦感或“咔答”声、赫伯登（Heberden）结节和布夏尔（Bouchard）结节：见于骨关节炎。

4. 职业及居住环境 长期负重、剧烈运动的职业易患关节病，如搬运工、运动员等。工作和居住在潮湿寒冷环境中的人员，关节病的患病率也明显升高。

【检查要点】

1. 体格检查 重点系统地检查各关节，可按颈椎、胸椎、腰椎、颌部、肩部、上肢、骨盆及下肢顺序，注意病变是单关节还是多关节，是否对称。关节局部皮肤有无发红、皮温增高，关节有无肿胀、压痛、波动感及变形，肌肉有无萎缩，并测定各关节运动范围。膝关节疼痛者应做浮髌试验，以发现有无膝关节腔积液。

2. 实验室及其他检查

（1）血常规检查：白细胞升高可能为感染性关节炎或风湿性关节炎。白细胞升高、降低或正常，但有幼稚细胞出现，同时伴有血红蛋白下降、血小板减少，考虑急性白血病。

（2）血沉、C反应蛋白增高：有助于诊断炎症性关节炎，如化脓性关节炎、结核性关节炎、风湿性关节炎、结缔组织病。

（3）相关免疫检测：抗链球菌溶血素“O”（anti-streptolysin “O”，ASO）滴度增高，应警惕风湿性关节炎。抗核抗体（anti-nuclear antibody，ANA）检查，对结缔组织病的关节炎有鉴别诊断价值。类风湿因子（rheumatoid factor，RF）和（或）抗环瓜氨酸肽（CCP）抗体阳性，支持类风湿关节炎的诊断。人类白细胞抗原Ⅰ类分子B27（HLA-B27）阳性，支持强直性脊柱炎诊断。

（4）血尿酸增高：对痛风性关节炎的诊断有重要意义。

（5）血糖、血脂及内分泌激素异常：提示内分泌代谢性疾病。

（6）关节腔穿刺液检查、关节滑膜活检等：有利于明确关节痛的病因。

（7）X线检查：能发现关节面、关节腔、关节周围软骨组织和骨质的变化，对慢性关节病的诊断有重要意义，但许多急性关节疾病常无明显X线改变。

关节痛诊断流程如图1–18所示。

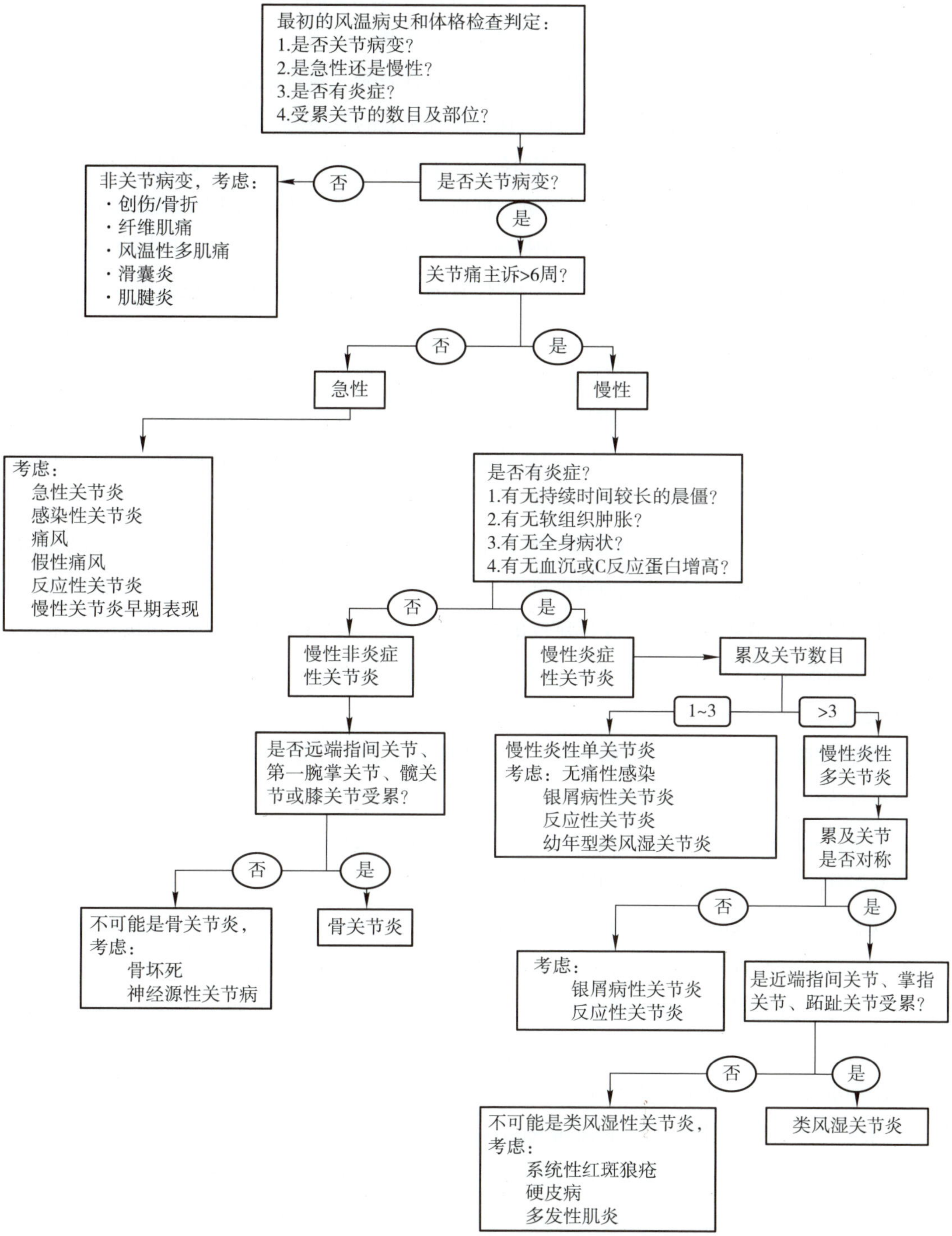

图1–18　关节痛诊断流程

第十六节 眩 晕

眩晕（vertigo）是人体对位向（空间定向感觉）的主观体会错误，是一种并不存在的自身或外界物体的运动性或位置性幻觉或错觉，患者主观感觉自身或外界物体成旋转、摆动、直线、倾斜或升降等运动。一般无意识障碍。眩晕常伴有眼球震颤、平衡失调及恶心、呕吐、出汗、面色苍白、脉搏徐缓、血压下降等自主神经功能失调的表现。

眩晕依照其发生机理和性质可分为假性眩晕和真性眩晕，真性眩晕存在自身或对外界环境空间位置的错觉，假性眩晕表现为头晕和头昏，没有明显的旋转感。

头晕（dizziness）是指患者感觉头重脚轻，站立或行走不稳，无自身或外界物体的运动或旋转感。多由贫血、感染、发热、低血容量、低血压、糖尿病、药物副作用等原因所致。

头昏是指持续的头脑昏昏沉沉、不清晰感，多伴有头重、头胀、健忘、乏力和其他神经症或慢性躯体性疾病症状，劳累时加重。系由神经衰弱或慢性躯体性疾病等所致。

【发生机制】

正常平衡功能的保持，有赖于完整的视觉、本体觉、前庭觉以及它们在中枢神经系统内不断被整合的功能。任何一处的病变或功能障碍都将引起平衡紊乱或影响前庭疾病的恢复，根据侵犯的感受系统不同，可分为眼性眩晕、姿势感觉性眩晕和前庭性眩晕。如眼外肌麻痹、屈光不正、配镜不当等，造成双眼在视网膜上成像不等，使传入中枢神经系统躯体位置的信息错误，可引起眼性眩晕。脊髓空洞症、梅毒患者，因本体觉传入障碍而引起姿势感觉性眩晕。梅尼埃病、迷路炎、前庭神经元炎、后循环缺血等前庭器官或中枢病变时，前庭感受的刺激与来自肌肉、关节的本体觉以及视觉感受器的关于空间定向的冲动不一致，便产生运动错觉，即前庭性眩晕。

前庭系统病变引起的前庭性眩晕是最常见、最典型的眩晕。

【病因】

1. 系统性眩晕 由前庭系统病变引起，可伴眼球震颤、平衡障碍及听力障碍。根据病变的部位可分为前庭周围性眩晕和前庭中枢性眩晕。

（1）前庭周围性眩晕（vestibular peripheral vertigo）：是指内耳前庭感受器和内听道内前庭神经颅外段病变所引起的眩晕。常见病因有：

1）梅尼埃病（Ménière’s disease）：又称内耳膜迷路积水、内耳眩晕病。以反复发作性眩晕、波动性感音神经性耳聋、耳鸣为典型临床表现，可伴有眼球震颤、平衡障碍，严重时可伴有恶心、呕吐、面色苍白和出汗等症状。上述症状在睁眼、转头时加重，闭眼、静卧时减轻。每次发作持续数十分钟或数小时，甚至数日，发作间隔为数日、数月或数年。该病的发作往往随耳聋的加重而减轻，至完全耳聋时，迷路功能消失，眩晕发作即可终止。

2）良性发作性位置性眩晕（benign paroxysmal positional vertigo，BPPV）：又称内耳耳石病，为前庭退行性病变，是眩晕最常见的病因。眩晕的发生与头部位置变化有密切关系。临床表现为在某种特殊的头位，通常是患耳处在最低点时，经数秒的潜伏期后发生中等程度的眩晕、恶心、眼球震颤，极少有呕吐，眩晕与眼球震颤发作时间短（短于1分钟，典型发作为15～20秒）。患者耳蜗器一般不受影响，不伴耳鸣及听力减退。重复该头位，眩晕及眼震可再

NOTE

度发生，但眩晕程度及眼震反应都迅速减弱。

3）药物源性眩晕：有些药物可损害前庭末梢感受器或前庭通路而出现眩晕。前庭反应的产生与用药量、个体的差异性有关。多表现为用药后渐进性眩晕，前庭损害时可伴耳鸣、听力减退，急性期可见明显的恶心、呕吐，眼球震颤多不明显，静息状态下，上述症状可减轻，运动时加重。甩头试验阳性。前庭功能试验反应显著减退，甚至无反应，且往往是双侧性的。上述症状一般在停药 1～2 周后好转，但也可持续数月甚至半年以上。

4）前庭神经元炎（vestibular neuronitis）：被认为是病毒感染前庭神经或前庭神经元的结果。多数患者于病前 1～2 周有上呼吸道或胃肠道病毒感染病史，发病突然，为强烈的旋转性眩晕，常持续 24 小时以上，伴明显的恶心、呕吐、出汗等自主神经反应，患者不敢睁眼，闭目卧床，动则眩晕、呕吐加重，有快相朝向健侧的水平旋转性眼震，一般无耳鸣及听力减退，无中枢神经系统病变的征象。眼震电图（electronystagmography，ENG）检查可见病侧前庭功能低下。双侧前庭功能试验不正常，以病侧前庭功能减低明显。甩头试验阳性。多数患者 1～2 周后症状逐渐改善，但头晕、平衡障碍等后遗症状可持续数周至数月，直到中枢发生代偿。本病偶呈流行性发病，可见于同一家庭数名成员发病。春季与初夏时多发。

5）迷路炎：起病急，多为急性或慢性中耳炎并发症。表现为发热、阵发性眩晕、呕吐和眼球震颤，伴进行性耳聋、耳痛等。瘘管试验可诊断，指压外耳道口数次，如诱发眩晕为阳性，提示可能存在瘘管（穿孔）。

（2）前庭中枢性眩晕（vestibular central vertigo）：是前庭神经颅内段、前庭神经核、核上纤维、内侧纵束、大脑皮质及小脑的前庭代表区病变所引起的眩晕，大部分中枢性眩晕的病灶位于后颅窝。常见的病因包括：

1）脑血管病变：后循环缺血所致的眩晕，可由大动脉狭窄或闭塞引起的低灌注、血栓形成及动脉源性栓塞所致。特点为突然出现的短暂性眩晕，其次为视力障碍、共济失调、头痛、意识障碍及脑干、小脑的定位体征。发作间期无神经系统损害体征。眩晕常于 24 小时内减轻或消失。小脑或脑干梗死或出血，可出现发作性眩晕，常合并延髓性麻痹、复视、面瘫、面部感觉障碍等脑神经损害的表现，有时可合并霍纳征。

2）肿瘤：如听神经纤维瘤、小脑肿瘤、第四脑室肿瘤、桥小脑角肿瘤和其他部位肿瘤，直接浸润或压迫前庭神经核等引起眩晕。眩晕程度多不剧烈，可持续性存在，耳鸣、耳聋不明显。可出现三叉神经、面神经、后组颅神经、小脑损害的症状和定位体征。

3）小脑或脑干感染：如急性小脑炎、脑干脑炎、后颅窝蛛网膜炎等，常急性起病，有上呼吸道或消化道等前驱感染史，患者除眩晕外，尚有脑干或小脑损害的症状和定位体征。

4）外伤性眩晕：在头部外伤后的主诉中除头痛外，以头晕眼花多见，典型的眩晕少见，多为头内振荡摇摆感而非旋转性运动幻觉。卧床或休息后可缓解。在外伤急性期，眩晕的产生可能与迷路振荡有关，此种眩晕多迅速消失。

5）多发性硬化：脑干和小脑内的髓鞘脱失区或硬化斑块损害了前庭神经核或与前庭有联系的结构所致。临床主要表现为持续性眩晕，被动及主动转头时可引起眩晕加重及恶心、呕吐。耳鸣及耳聋较少见。此外，患者多有视力障碍、眼肌麻痹、锥体束征、精神症状等表现。在病史上以多次缓解与复发为其特征。

2. 非系统性眩晕　指前庭系统以外的全身或局部病变引起的眩晕。可有头晕眼花、站立

NOTE

不稳，无眼球震颤，通常不伴恶心、呕吐。包括：①高血压、低血压、严重心律紊乱等心脏疾病时，由于心输出量减少引起眩晕。②中重度贫血患者，常在运动时出现眩晕。③内分泌代谢疾病（低血糖、糖尿病、尿毒症）所致的眩晕与脑内能量代谢所需的葡萄糖供给不足有关。④眼部疾病（屈光不正、眼外肌麻痹）引起的眩晕，遮盖病眼时眩晕常可消失。⑤深感觉障碍者可出现姿势感觉性眩晕，由姿势不稳引起，伴 Romberg 征阳性。

【问诊要点】

1. 发作特点和持续时间　急性起病，发作过程极短暂（常不超过 1 分钟），反复发作性、持续数周至数月的眩晕，应考虑良性发作性位置性眩晕。急性起病，发作短暂（多为 20 分钟至数小时），反复发作性、持续数日至数周的眩晕，应考虑梅尼埃病。急性、单次发作性眩晕，多为后循环缺血所致的眩晕。急性发生、慢性进展的眩晕，多为头颈部外伤性眩晕。慢性进展性眩晕，应考虑颅内占位性病变可能。

2. 诱因及有关病史　注意询问眩晕是否与转颈、仰头、起卧、翻身有固定的关系，询问有无头颈部外伤、耳部疾病、眼部疾病、心血管病、血液病的病史以及使用可引起内耳损伤的药物史，将有助于眩晕的病因诊断。

3. 伴随症状及体征

（1）伴耳鸣、听力减退，考虑梅尼埃病、内耳药物中毒、桥小脑角肿瘤等。眩晕不伴有耳鸣、听力减退者，考虑良性发作性位置性眩晕、前庭神经元炎、脑干或颅后窝肿瘤等。

（2）伴恶心、呕吐等迷走神经激惹症状，多考虑周围性眩晕。

（3）伴站立不稳或左右摇摆者，多考虑周围性眩晕；眩晕伴有站立不稳或向一侧运动者，多考虑中枢性眩晕。

（4）伴脑神经和（或）肢体神经定位体征，考虑为后颅窝或颅底病变。

【检查要点】

1. 体格检查　注意检查体温、脉搏、呼吸、血压等生命体征，耳部、眼部（注意观察眼球震颤）、颈部有无异常，心血管及血液系统有无异常。重点检查神经系统，尤其应重视前庭功能检查及相关体征。

2. 甩头试验　主要用于评估受试者两侧前庭眼反射是否对称，进一步判断是否有单侧前庭功能下降。受试者取坐位，头前倾 30°，测试者面向受试者，双手固定其头部，要求受试者双眼固视前方，以测试者鼻部为视靶。测试者以连续不断的、突然的、尽可能快的速度将受试者头部向两侧甩动，角度为 15°～30°，尽可能使受试者无法预测头部甩动方向和试验开始时间。甩动停止后，观察受试者眼震情况。

3. 实验室及其他检查

（1）血常规、血生化、血培养检查，脑脊液常规检查及生化、细胞学、压力、细菌培养检查等，将有助于颅内感染的病因诊断。

（2）听力学检查有助于鉴别诊断，如声阻抗测定有助于诊断耳源性眩晕，脑干听觉诱发电位有助于对迷路病变、脑干病变的诊断。

（3）眼震电图有助于诊断前庭周围性病变引起的眩晕。

（4）头颈部 X 线摄片、CT、MRI、DSA 等影像学检查，均可能为眩晕诊断提供依据。其中 MRI 是中枢性眩晕的首选检查，可了解基底动脉、椎动脉的供血情况。DSA 的分辨率高于

MRI，故必要时可进行选择性血管造影协助诊断。MRI 也有助于细致检查迷路的病变。

眩晕诊断流程如图 1–19 所示。

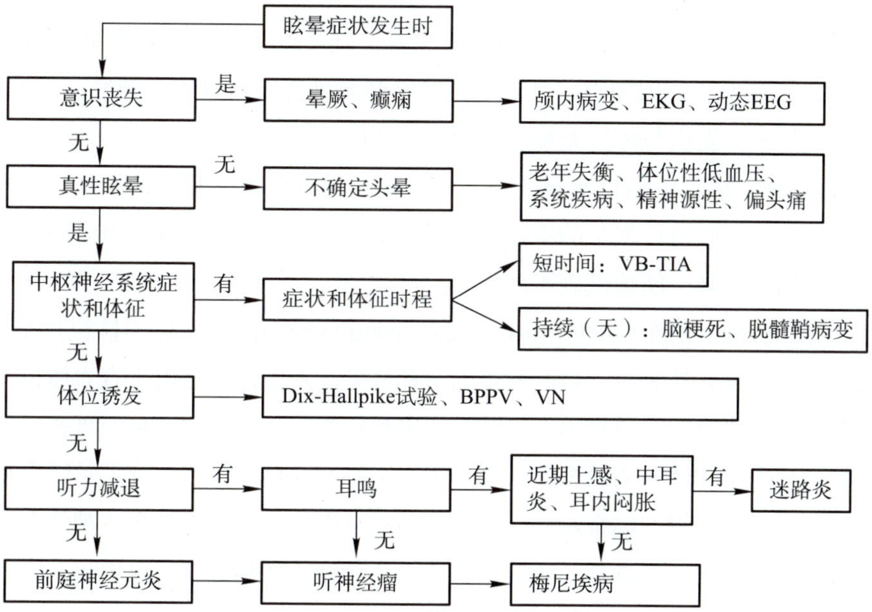

图 1–19　眩晕诊断流程

第十七节　晕　厥

晕厥（syncope）是指一过性全脑血液低灌注导致的短暂意识丧失，特点为发生迅速，呈一过性、自限性，并能够完全恢复。晕厥是最常见的“非癫痫样”意识状态改变的原因。

典型晕厥发作前可出现面色苍白、恶心、呕吐、出汗、头晕、耳鸣等自主神经症状，持续数秒至十秒，继而感觉眼前发黑，意识丧失，肌张力消失，患者倒地或不能维持正常姿势，平卧后意识迅速（数秒至数分钟）恢复，全身软弱无力，恢复后不留任何后遗症。

【病因及发生机制】

1. 神经反射性晕厥（neurally mediated syncope）　主要是通过血管迷走神经反射，导致心脏抑制，全身血管扩张，心输出量降低，血压下降，引起脑灌注不足所致。常见的有：

（1）血管迷走神经性晕厥（vasovagal syncope）：多见于年轻体弱女性，情绪紧张、饥饿、妊娠、恐惧、疲劳、疼痛、失血、医疗器械检查可诱发，发作之前，患者出现头晕、乏力、出汗、苍白、注意力不集中、上腹部不适、恶心等症状，起初心跳加速，血压尚可维持，以后血压迅速下降，脉搏减至 40～50 次 / 分，继而出现晕倒。一旦晕厥发生而卧倒，神志也可恢复，但乏力、苍白、出汗、恶心等症状可持续数分钟。倾斜试验阳性。

（2）颈动脉窦性晕厥（carotid sinus syncope）：多见于 40 岁以上的人，表现为眩晕、晕倒，可有心率减慢、血压下降，多无恶心、面色苍白等前驱症状。颈动脉窦按摩可诱发。是由于急剧转颈、低头或衣领过紧等，颈动脉窦突然受压，引起交感神经抑制，副交感神经兴奋而致。

（3）情境性晕厥（situation syncope）：是与某些特殊情境（如排尿、吞咽、排便、咳嗽、打喷嚏）相关联的神经调节性晕厥。常见的有：

1）排尿性晕厥：多见于男性夜间起床排尿时或排尿结束时。是由于迷走神经兴奋性增高所致。膀胱收缩可产生强烈的迷走神经反射，使心率变慢，加之排尿时的屏气动作，腹腔内压力增高，颅内压增高，使脑血流量减少而产生晕厥。

2）吞咽性晕厥：食管、咽喉、纵隔等疾病患者，以及高度房室传导阻滞、窦性心动过缓、病态窦房结综合征等患者，因咽喉、食管的机械性刺激兴奋心血管迷走神经，导致心动过缓、血管扩张而产生晕厥。发作与体位无关。阿托品可终止发作。

3）咳嗽性晕厥：多见于慢性支气管炎、肺气肿的老年患者，或百日咳、支气管哮喘的幼年患者，是紧接于剧烈咳嗽后发生的晕厥。由于咳嗽时胸腔内压力升高，阻碍静脉回流，回心血量减少，心输出量下降，使脑供血不足所致。

2. 直立性低血压性晕厥（orthostatic hypotension syncope）：又称为体位性低血压晕厥，是指从卧位或久蹲位突然转为直立位时发生的一种晕厥。发生机制是由于直立体位引起的血液重新分布，积留于下半身，心脏排出血量减少，出现晕厥，此时，交感神经兴奋，外周血管收缩，心率加快，但迷走神经并未被激活。可见于：①原发性自主神经调节失常综合征，如单纯自主神经衰竭、多系统萎缩、帕金森病合并自主神经衰竭等；②继发性自主神经调节失常综合征，如糖尿病性神经病变、尿毒症、脊髓损伤等；③药物（如利舍平、氯丙嗪、胍乙啶、亚硝酸盐类等扩张血管药物）和酒精诱发的直立性低血压性晕厥；④血容量不足（如大量利尿、失血、失液、Addison's 病）引发晕厥等；⑤某些长期站立于固定位置（特别是炎热天气）及长期卧床者发生的晕厥。

3. 心源性晕厥（cardiac syncope） 由于急性心搏出量骤减，随即脑灌注量急降而出现的晕厥，可发生于卧位、体力活动时或活动后。发生迅速，无任何预兆，与直立体位无关。

（1）*心律失常性晕厥*：心律失常是心源性晕厥最常见原因。心律失常引起血流动力学障碍，导致心输出量和脑血流量明显下降。见于病态窦房结综合征、获得性房室传导阻滞的严重类型（莫氏Ⅱ型、高度以及完全房室传导阻滞）、阵发性室性或室上性心动过速、Adams-Stokes 综合征、遗传性心律失常（如长 QT 综合征、Brugada 综合征、儿茶酚胺依赖性室速、致心律失常性右室心肌病等）以及植入抗心律失常器械（如起搏器）功能障碍、药物中毒（奎尼丁、洋地黄等）诱发的心律失常等。

（2）*器质性心脏病或心肺疾患所致的晕厥*：当血液循环的需求超过心脏代偿能力，心输出量不能相应增加时，器质性心血管疾病患者就会出现晕厥。如梗阻性心脏瓣膜病、左心房黏液瘤、主动脉瓣狭窄、梗阻性肥厚型心肌病、心包填塞、急性心肌梗死、原发性肺动脉高压、肺栓塞等。

4. 脑血管性晕厥 供应脑部血液的血管发生一过性闭塞，使脑灌注压急降而引起晕厥。

（1）*脑血管窃血综合征*：发生于上肢血管闭塞，脑血管系统血流产生分流，分流同时供应脑和上肢。当上肢循环需求量增加如单侧上肢运动时引起脑干灌注不足导致意识丧失。椎－基底动脉窃血的症状包括眩晕、复视、视物模糊、基底神经功能障碍、晕厥和猝倒症。

（2）*短暂脑缺血发作*（TIA）：椎－基底动脉系统缺血和严重双侧颈动脉缺血时可引起晕厥，多伴有神经系统定位体征或症状如瘫痪、眼球运动障碍，一般以眩晕为主。

5. 心理性假性晕厥 焦虑、癔症、惊恐和极度沮丧可引起类似晕厥的症状。如精神紧张或癔症发作时出现的过度换气综合征，产生的低碳酸血症可降低脑灌注量，引起晕厥。心理性假性晕厥的患者一般较年轻，心脏病发病率低，但晕厥发作频繁。

NOTE

【问诊要点】

1. 年龄、性别　晕厥的原因与年龄密切相关。儿童和青年人发生晕厥，多为神经介导性晕厥和心理性晕厥，以及心律失常如长 QT 综合征或预激综合征。神经反射性晕厥是中年人发生晕厥的主要病因。老年人和中年人发生情境性晕厥及直立性低血压性晕厥多于年轻人。老年人发生因主动脉瓣狭窄、肺栓塞或器质性心脏病基础上的心律失常导致的晕厥较多。晕厥原因与性别也有很大关系，血管迷走神经性晕厥以女性多见，而排尿性晕厥患者则几乎全为男性。

2. 发作的诱因　血管迷走神经性晕厥多在情感刺激、疼痛、失血、医疗器械检查等情况下诱发。心源性晕厥（尤其左心室流出道梗阻性心脏病如主动脉瓣狭窄、梗阻性肥厚型心肌病等）突出特点为劳累性晕厥，多为用力后诱发。急剧转颈、低头或衣领过紧诱发的晕厥，多考虑颈动脉窦性晕厥。紧接于咳嗽后发生的晕厥须考虑咳嗽性晕厥。

3. 发作与体位关系　体位性低血压晕厥发生于从卧位或久蹲位突然转为直立位时；血管迷走神经性晕厥、颈动脉窦性晕厥大多在站立位或坐位发生；心源性晕厥的发作多与体位无关，可发生在卧位。

4. 既往病史及用药史　注意询问病史，有些患者仅仅根据病史就能诊断出晕厥的原因并制订出检查方案。应了解有无心脏病、神经系统病、内分泌及代谢性疾病的病史等，有无服用神经节阻滞剂、镇静剂、扩血管剂及洋地黄类等药物史。

5. 伴随症状及体征

（1）伴面色苍白、血压下降、脉搏缓弱，可见于血管迷走神经性晕厥。

（2）伴面色苍白、呼吸困难、发绀，可见于心源性晕厥。

（3）伴黑矇、复视、面部或肢体麻木、无力，可见于脑血管性晕厥。

【检查要点】

1. 体格检查　注意检查血压、脉搏、呼吸、体温等生命体征；注意检查面色有无异常。重点检查心血管系统及神经系统（尤其是自主神经功能检查），心血管系统和神经系统体征将更有助于晕厥病因的诊断。晕厥频繁反复发作伴有躯体其他部位不适的患者，通过初步评估发现患者有紧张、焦虑和其他精神疾病，应该进行精神疾病评估。

2. 诊断试验　反复晕厥的年轻患者若不考虑心脏病或神经系统疾病，应首先做倾斜试验，老年患者或转头时诱发晕厥的患者应首先进行颈动脉窦按摩检查。

（1）直立倾斜试验：是一项用于检查静脉血管是否正常的辅助检查方法。试验前患者禁食 2 小时，卧位 20～45 分钟，倾斜角度 60°～70°，被动倾斜时间 20～45 分钟。如果基础倾斜试验阴性时，静脉应用异丙肾上腺素或舌下应用硝酸甘油作为激发药物。药物试验时间为 15～20 分钟。异丙肾上腺素的剂量 1～3μg/min，使平均心率增加 20%～25%，用药时不必使患者呈仰卧位；直立位舌下应用硝酸甘油喷雾剂固定剂量 400μg。直立倾斜试验的阳性结果是出现低血压、心动过缓或迟发型体位性低血压，伴有晕厥或先兆晕厥。试验床应能迅速平稳竖立，试验结束时迅速放平（<10 秒），以免意识丧失时间延长。直立倾斜试验出现迷走神经反射症状至意识丧失一般需要 3 分钟或更短时间，收缩压低于 90mmHg 出现先兆晕厥，低于 60mmHg 出现晕厥。

（2）颈动脉窦按摩检查：对于年龄超过 40 岁、不明原因的晕厥患者，建议进行颈动脉窦按摩检查。颈动脉窦按摩检查取仰卧位和立位两种体位（一般在倾斜床上进行），检查时应持续监测心电、血压。记录基础心率、血压后，在胸锁乳突肌前缘环状软骨水平按摩右侧颈动

NOTE

脉窦 5～10 秒，如果未获得阳性结果，1～2 分钟后按摩对侧。如果出现窦性停搏超过 3 秒和（或）收缩压下降超过 50mmHg，可考虑为颈动脉窦过敏；当伴有晕厥时，则诊断为颈动脉窦性晕厥。此试验应避免用于颈动脉有斑块的患者，以免引起脑栓塞。有颈动脉疾病和卒中危险的患者应避免做颈动脉窦按摩检查。

3. 实验室及其他检查

（1）血常规、血生化、血气分析检查等，有助于发现循环血容量丢失或代谢原因引起的晕厥。

（2）心电图及超声心动图检查：对于晕厥患者心电图检查是非常必要的，典型的心电图异常表现能高度提示心律失常性晕厥，也是预测心源性晕厥和死亡危险性的独立因素。对于胸痛、心悸、劳力中、劳力后发生晕厥的患者提示有心肌缺血，应首先进行运动试验、超声心动图和心电监测，明确晕厥原因；如果仍未做出诊断，可以进行有创的心电生理检查，以进一步明确心律失常的性质。

（3）影像学检查：颈椎 X 线片、CT、MRI 及 DSA 检查等，有助于诊断脑血管性晕厥。

晕厥诊断流程如图 1–20 所示。

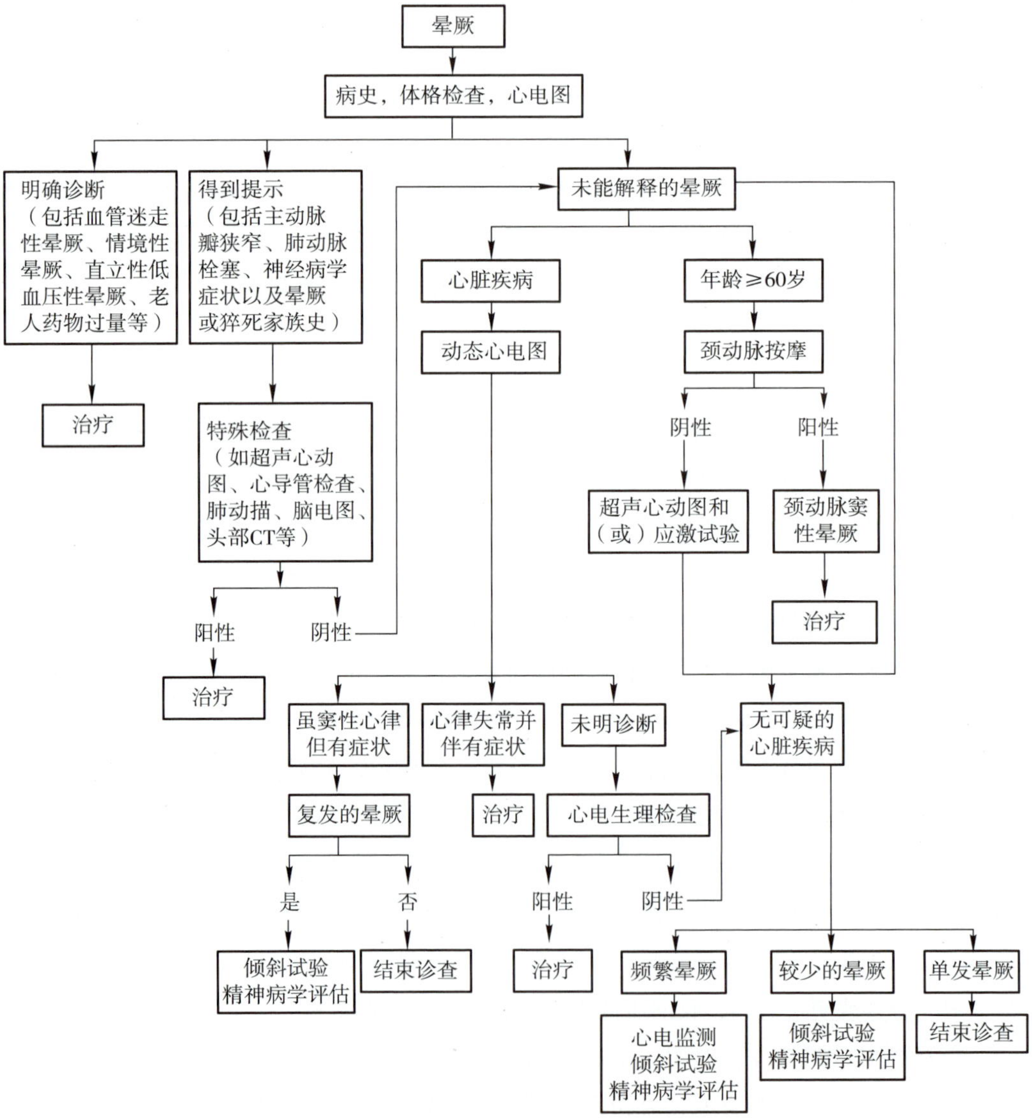

图 1–20 晕厥诊断流程

第十八节 抽 搐

抽搐（convulsion）指一块肌肉或一组肌肉快速、重复性、阵挛性或强直性、无意识性地收缩。抽搐大多是全身性的，当抽搐表现为肌群的强直性或阵挛性或二者兼有的收缩时，称惊厥。抽搐或惊厥发作时大多伴意识障碍，少数可不伴意识障碍。

抽搐具有下列特点：

（1）常为一组肌肉或多组肌肉同时产生收缩，有时在面部或肢体对称部位出现。

（2）振幅较大且不局限，多由一处向他处蔓延。

（3）频率不等，无节律性。

（4）伴有躯体不适感及其他异常感觉，睡眠时消失。

（5）客观检查无明显异常所见。

【病因】

一般可分为颅脑疾病、全身性疾病及癔病性抽搐。

1. 颅脑疾病

（1）感染性：如各种脑炎、脑膜炎、脑脓肿、脑寄生虫病等。

（2）非感染性：①外伤，如产伤、脑挫伤、脑血肿等。②肿瘤，如原发性肿瘤（如脑膜瘤、神经胶质瘤等）及转移性脑肿瘤。③血管性疾病，如脑血管畸形、高血压脑病、脑出血、脑梗死等。④癫痫。⑤其他疾病，如脑发育不全、小头畸形、脑积水、结节性硬化、多发性硬化、核黄疸等。

2. 全身性疾病

（1）感染性：全身的严重感染性疾病都可引起抽搐，如小儿高热惊厥、中毒性肺炎、中毒性菌痢、败血症、狂犬病、破伤风等。

（2）非感染性：①缺氧，如窒息、溺水、休克、肺心病等。②中毒。外源性中毒如药物（洛贝林、可拉明、阿托品、氨茶碱等）、化学物（苯、铅、砷、汞、乙醇、有机磷、有机氯）；内源性中毒，如尿毒症、肝性脑病等。③代谢性疾病，如低血糖、低血钙等。④心血管疾病，如阿 - 斯综合征（Adams-Stokes syndrome）。⑤物理损伤，如中暑、触电等。⑥其他疾病，如妊娠高血压综合征、系统性红斑狼疮、脑血管炎、突然撤停安眠药或抗癫痫药等。

3. 癔症性抽搐 在情绪激动或被暗示下，具有癔症人格的个体常产生癔症性抽搐。癔症人格表现为情感丰富，有表演色彩，以自我为中心，富于幻想，易受暗示。

【发生机制】

抽搐的发生机制尚不完全清楚，可能与下述机制有关：

1. 异常放电 颅脑或全身疾病引起的大脑皮质运动神经元的过度同步化放电，导致肌群收缩，典型的如癫痫大发作。

2. 其他 如低血钙惊厥是由于低血钙导致神经肌肉兴奋性增高所致；破伤风是由破伤风杆菌痉挛毒素所致；癔症性抽搐往往有明显的精神刺激因素。

【临床表现】

1. 全身性抽搐 抽搐大多为全身性，至少为双侧性。典型的临床表现如癫痫大发作，表现为突然出现尖叫、倒地，意识丧失，全身骨骼肌强直，呼吸暂停，发绀，眼球上窜，瞳孔散大，对光反射消失，继而发生全身性阵挛性抽搐，常伴大小便失禁。一般数分钟后发作停止，也有反复发作或呈持续状态者。

2. 癔症性抽搐 在情绪激动或被暗示下，往往在白天、有人的场合发作，突然发作，徐徐倒下，四肢不规则地抽动，或僵直呈角弓反张状，或双手抓头发、捶胸或辗转翻滚，常伴有呻吟、哭泣、自语、吼叫等精神症状，意识范围缩小呈蒙眬状态，瞳孔对光反射正常，无遗尿及外伤，发作数十分钟或时断时续数小时，全身肌肉才松弛下来，进入昏睡状态或逐渐清醒，可有概括性的回忆。

3. 局限性抽搐 一般见于局限性癫痫，表现为单侧肢体某一部分如手指、足趾、某一肢体或一侧口角和眼睑的局限性抽搐，常无意识障碍，抽搐发作可扩散到整个半身甚至全身。也可见于三叉神经痛引起的“痛性抽搐”。

【问诊要点】

1. 发病年龄，有无家族史及反复发作史。

2. 发作情况，有无诱因及先兆、意识丧失及大小便失禁，发作时肢体抽动次序及分布。

3. 既往史，包括出生史、发育史、颅脑疾病史、长期服药史。有无心、肺、肝、肾及内分泌疾病史。

4. 伴随症状及体征

（1）伴高热，见于颅内与全身的感染性疾病、小儿高热惊厥等。注意抽搐本身也可引起高热。

（2）伴高血压，见于高血压脑病、高血压脑出血、妊娠高血压综合征、颅内高压等。

（3）伴脑膜刺激征，见于各种脑膜炎及蛛网膜下腔出血等。

（4）伴瞳孔散大、意识丧失、大小便失禁，见于癫痫大发作。

（5）不伴意识丧失，见于低钙性抽搐、癔症性抽搐、破伤风、狂犬病。

（6）伴肢体偏瘫，见于脑血管疾病及颅内占位性病变。

【检查要点】

1. 体格检查 抽搐病因很多，各系统的疾病均可引起抽搐，因此详细的体格检查十分必要。除必须检查体温、脉搏、呼吸、血压等生命体征外，应重点检查神经系统与心脏血管系统。神经系统应注意意识状态、瞳孔情况、眼底改变，有无神经系统定位体征、脑膜刺激征及病理反射。心脏血管检查应注意有无严重的心律失常及心肌功能受损等。

2. 实验室及其他检查 血、尿、大便常规检查，脑脊液检查，肝、肾功能检查，生化检查，内分泌激素检查，心电图、24 小时动态心电图、超声心动图、脑电图检查，头颅 X 线片、CT 或 MRI 等检查。

第十九节 意识障碍

NOTE

意识是指机体对自身状态和客观环境的识别和觉察能力，可通过言语及行动来表达，是人脑反映客观现实的最高形式。意识包含两方面的内容，即觉醒状态和意识内容。觉醒状态是指与睡眠呈周期性交替的清醒状态，能对自身状态和客观环境产生基本的反应，属皮层下中枢的功能；意识内容包括定向力、感知力、注意力、记忆力、思维、情感和行为等人类的高级神经活动，可对自身状态和客观环境做出理性判断并产生复杂反应，属大脑皮层的功能。意识的维持涉及大脑皮层及皮层下脑区的结构和功能完整。

意识障碍（disturbance of consciousness）是指机体对自身状态和客观环境的识别和觉察能力出现障碍。意识障碍可分为觉醒度下降和意识内容变化。

【病因】

1. 全身性疾病

（1）急性感染性疾病：见于脓毒症、重症肺炎、中毒性菌痢、伤寒、钩端螺旋体病等严重感染引起的中毒性脑病。

（2）内分泌疾病：甲状腺危象、黏液性水肿性昏迷、糖尿病酮症酸中毒、高渗性昏迷、乳酸性酸中毒、低血糖性昏迷、垂体性昏迷等。

（3）水、电解质平衡紊乱：如低钠血症、高钠血症、低氯性碱中毒、高氯性酸中毒等。

（4）代谢性脑病：尿毒症性昏迷、肝性脑病、肺性脑病等。

（5）中毒：如急性的酒精、一氧化碳、二氧化硫、苯等毒物中毒，急性的有机磷、有机氯、有机汞等农药中毒，麻醉药、抗癫痫药、抗抑郁药、抗焦虑药等药物中毒，木薯、苦杏仁等植物类毒素中毒，以及毒蛇咬伤后蛇毒引起的动物类毒素中毒等。

（6）物理性及缺氧性损害：如热射病、日射病、体温过低、触电、淹溺等物理性损害，以及低氧血症、高原反应时的缺氧性脑损害等。

（7）心脏病：如心源性休克、房室传导阻滞等。

2. 颅内疾病

（1）颅内感染性疾病：如各种脑炎、脑膜炎、脑寄生虫感染（真菌、细菌、弓形虫、囊虫）等。

（2）脑血管疾病：脑桥出血、小脑出血、蛛网膜下腔出血、大面积脑梗死、脑干梗死、小脑梗死、高血压脑病及颅内静脉窦血栓形成等。

（3）颅脑占位性疾病：如脑肿瘤等。

（4）闭合性颅脑损伤：如脑震荡、脑或脑干挫裂伤、颅内血肿、硬膜下或硬膜外血肿等。

（5）癫痫发作：如惊厥性或非惊厥性癫痫发作、全面性强直－阵挛发作、癫痫持续状态。

【发生机制】

意识清醒有赖于大脑皮质神经元的完整性及其认知功能与脑干上部上行网状激活系统觉醒机制完善的整合。机体通过各种感官和感受器接受外界刺激并产生神经冲动，通过脑干上行网状激活系统传至大脑皮层，途经脑干时发出侧支至脑干网状结构，激活上行网状激活系统，后者的兴奋冲动上传至丘脑非特异性核团，再由此弥散地投射至整个大脑皮层，对皮质诱发电位产生易化作用，使皮质处于清醒状态。意识内容则与大脑皮质功能有关。

脑干上行网状激活系统和（或）大脑皮质的广泛损害，则可导致不同程度觉醒水平的障碍。意识内容变化主要由于大脑皮质病变造成。

NOTE

【临床表现】

1. 以觉醒度改变为主的意识障碍

（1）嗜睡（somnolence）：为意识障碍的早期表现，是一种病理性持续睡眠状态。患者表现为睡眠时间过度延长，可被唤醒，醒后勉强能配合检查及回答简单问题，停止刺激后很快继续入睡。

（2）昏睡（stupor）：觉醒度降至最低水平，是一种比嗜睡重的意识障碍。病人处于沉睡状态，正常外界刺激不能使其觉醒，强烈疼痛刺激或高声呼唤方可唤醒，醒后可做简短、模糊而不完全地答话，当刺激减弱后很快又陷入熟睡状态。

（3）昏迷（coma）：是最严重的意识障碍。患者意识完全丧失，各种强刺激不能使其觉醒，无有目的的自主活动，不能自发睁眼。临床上根据严重程度不同将昏迷分为3级。

浅昏迷（light coma）：病人意识完全丧失，可有较少的无意识自发动作。对周围事物及声、光刺激全无反应，对强烈刺激如疼痛刺激可有痛苦表情和回避动作，但不能觉醒。脑干反射（角膜反射、瞳孔对光反射、吞咽反射、咳嗽反射等）基本保留。生命体征无明显改变。

中度昏迷（middle coma）：对外界的正常刺激均无反应，自发动作很少。对强刺激的防御反射、角膜反射减弱，瞳孔对光反射迟钝。可见呼吸节律紊乱等生命体征轻度改变。大小便潴留或失禁。

深昏迷（deep coma）：对任何刺激全无反应。全身肌肉松弛，无任何自主运动。眼球固定，瞳孔散大，各种反射消失。生命体征显著改变，呼吸不规则，血压或有下降。大小便失禁。

2. 以意识内容改变为主的意识障碍

（1）意识模糊（confusion）：淡漠和嗜睡是突出表现，定向力障碍通常不严重，时间定向障碍最明显，其次是地点定向障碍，自我辨认无困难，可有注意力不集中，知觉和思维错误，对声、光、疼痛等外界刺激有反应，但低于正常水平。

（2）谵妄（delirium）：是较意识模糊严重的一种急性脑高级功能障碍，患者的觉醒水平自轻度嗜睡到激越，可表现为注意力、定向力、认知、逻辑和思维受损，情感紊乱，多伴有兴奋不安、焦虑和恐惧。常有视幻觉、听幻觉和片段妄想，可有睡眠觉醒周期紊乱。

3. 特殊类型的意识障碍　在一些特殊的医学状态下，患者可出现意识内容和觉醒状态分离的现象，大脑皮质高级神经活动完全受抑制而意识内容完全丧失，但皮质下觉醒功能正常，这类意识障碍被称为“醒状昏迷”（coma vigil），按发病机制的不同，分去皮质综合征与无动性缄默两种类型：

（1）去皮质综合征（decorticate syndrome）：也称为持续植物状态（persistent vegetative state，PVS），是双侧大脑皮质广泛损害而导致的皮质功能减退或丧失，皮质下及脑干功能仍然保存的一种特殊状态。患者表现为意识丧失，但觉醒和睡眠周期存在，能无意识地睁眼闭眼，反射性眼球运动和瞳孔对光反射、角膜反射存在，喂食可无意识地咀嚼和吞咽，患者不能朝向检查者或跟随视觉目标，对提问和指令无意识反应，无自发语言及有目的的动作，可有无意识哭叫，四肢肌张力高，可出现去皮质强直状态（上肢屈曲、下肢伸直），常有锥体束征。

（2）无动性缄默症（akinetic mutism）：也称为锥体外系闭锁综合征，是丘脑、基底节、双侧扣带回或第三脑室后部受损引起的意识障碍。尽管大脑皮质完好，并且传出系统正常，由于皮质得不到上行网状激活系统的足量刺激，患者处于缄默不语、四肢不动的特殊状态。临床表现为能注视周围环境及人物，貌似清醒，但不能活动或言语，偶可发出单词耳语，尿便失禁，

NOTE

肌张力减低，无锥体束征。强烈刺激不能改变其意识状态，存在觉醒－睡眠周期。

【问诊要点】

1. 既往史　如高血压病、心脏病、肝脏病、肾脏病、糖尿病、甲状腺功能亢进症、慢性阻塞性肺疾病、颅脑外伤、肿瘤、癫痫等既往病史，将有助于明确诊断。

2. 发病诱因　如糖尿病人降糖药服用情况或胰岛素用量、肝脏病人应用巴比妥类镇静剂情况等，有助于鉴别诊断。意识障碍前在高温或烈日下工作等诱因，有助于明确诊断。

3. 伴随症状及体征

（1）伴发热：先发热然后有意识障碍，可见于脑膜炎、脑炎、败血症等；先有意识障碍然后有发热，则见于脑出血、蛛网膜下腔出血、巴比妥类药物中毒等。

（2）伴呼吸缓慢：是呼吸中枢受抑制的表现，可见于吗啡、巴比妥类、有机磷杀虫剂等中毒，银环蛇咬伤等。

（3）伴瞳孔散大：可见于脑疝，脑外伤，颠茄类、酒精、氰化物等中毒，以及癫痫、低血糖状态等。

（4）伴瞳孔缩小：可见于脑桥出血及吗啡类、巴比妥类、有机磷杀虫剂等中毒。

（5）伴心动过缓：可见于颅内高压症、房室传导阻滞、甲状腺功能减退以及吗啡类、毒蕈等中毒。

（6）伴高血压：可见于高血压脑病、脑梗死、脑出血、蛛网膜下腔出血、尿毒症等。

（7）伴低血压：可见于各种原因的休克。

（8）伴皮肤黏膜改变：出血点、瘀斑和紫癜等，可见于严重感染和出血性疾病；口唇呈樱桃红色，提示一氧化碳中毒。

（9）伴脑膜刺激征：见于脑膜炎、蛛网膜下腔出血等。

（10）伴视乳头水肿：见于高血压脑病、颅内占位病变。

（11）痫性发作：见于脑炎、脑出血、脑外伤、颅内占位性病变、低血糖。

（12）头痛：见于脑炎、脑膜炎、蛛网膜下腔出血、脑外伤。

【检查要点】

1. 体格检查

（1）血压、脉搏、呼吸、体温等生命体征：脉率与呼吸减慢，见于吗啡类药物中毒；体温过高，多见于各种颅内外感染、脑出血、蛛网膜下腔出血；体温过低，则应注意休克、低血糖、甲状腺功能减退症、肾上腺皮质功能减退症等；呼吸深大考虑代谢性酸中毒，呼吸急促多见于急性感染性疾病，潮式呼吸多见于双侧大脑半球疾病或间脑病变，不规则的呼吸节律则多见于脑桥下部延髓上部病变。

（2）皮肤黏膜的变化：尿毒症性昏迷者，皮肤较苍白。肝性脑病患者，皮肤多伴黄疸。一氧化碳中毒者口唇常呈樱桃红色。唇指发绀多见于心肺功能不全。此外，还应注意皮肤外伤或皮下注射（如麻醉品、胰岛素）的体征，以及皮疹等。

（3）瞳孔变化：双侧瞳孔散大，见于颠茄类、氰化物、肉毒杆菌等药物或食物中毒；双侧瞳孔缩小，见于吗啡类药物、有机磷杀虫剂、毒蕈、氯丙嗪等中毒及原发性桥脑出血；两侧瞳孔大小不等或忽大忽小，常提示脑疝早期等。

（4）呼气味：呼气带有氨味，提示尿毒症性昏迷；呼气有“肝臭”味，提示为肝性脑病；

NOTE

呼出气体带有烂苹果味，提示糖尿病酮症酸中毒；呼出气体带有苦杏仁味，提示苦杏仁、木薯、氰化物等含氢氰酸物中毒。

（5）神经系统：重点检查神经系统，尤其是发现神经系统局灶体征、脑膜刺激征等，有助于意识障碍的病因诊断。

2. 实验室及其他检查

（1）对于原因不明的意识障碍，实验室检查有一定的诊断价值。如进行血液常规（包括血细胞比容、白细胞数等）检查，电解质、血糖、血酮体、血乳酸、血尿素氮、肌酐、血氨测定，血气分析，甲状腺功能检查以及其他血生化检查，有助于感染及代谢紊乱所致意识障碍的诊断。对于怀疑中毒的患者应进行洗胃取样，样品进行毒物检查。如怀疑颅内感染，除非有占位性病变引起的颅压增高禁忌证，应尽可能及早进行腰椎穿刺做脑脊液检查。

（2）影像学检查：对诊断不明的病例应做急诊 CT 或 MRI 检查，了解颅内弥漫性或局灶性病变情况。

（3）脑电图检查：是对大脑皮层的一项功能性检查，对癫痫、颅内占位性病变、颅内炎症等有一定的辅助诊断价值。

【复习思考题】

1. 发热的病因有哪些？
2. 简述发热的问诊要点。
3. 疼痛的概念是什么？简述头痛、胸痛、腹痛的问诊要点及诊断思路。
4. 引起咳嗽的常见病因有哪些？简述咳嗽咯痰的诊断思路。
5. 咯血与呕血如何鉴别？简述咯血的诊断思路。
6. 简述心源性呼吸困难的发生机制与临床特点、呼吸困难的诊断思路。
7. 心悸的病因有哪些？
8. 水肿常见于哪些疾病？
9. 反射性呕吐的病因有哪些？
10. 呕血与黑便的病因有哪些？
11. 上消化道出血的临床表现是什么？如何估计上消化道出血量？
12. 腹泻的发生机制是什么？
13. 何为尿频、尿急、尿痛？
14. 皮肤黏膜出血的病因有哪些？
15. 简述关节痛的问诊要点及诊断思路。
16. 癔症性抽搐的特点是什么？
17. 如何鉴别眩晕、头昏、头晕？
18. 良性发作性位置性眩晕临床表现是什么？
19. 如何鉴别前庭中枢性眩晕和前庭周围性眩晕？
20. 意识障碍的病因有哪些？
21. 临床上如何判定浅昏迷还是深昏迷？
22. 神经反射性晕厥的特点是什么？可分为哪些类型？

第二章　问　诊

【学习要求】

掌握问诊的内容和问诊技巧。熟悉问诊的重要性、问诊的方法和注意事项。

【学习方法】

1. 学习问诊时，先预习本章内容，结合前面症状学，再联系本书前期基础课程的知识，按照问诊的内容进行学习，如问诊的重要性，问诊的方法及注意事项，问诊的内容（一般项目、主诉、现病史、既往史、系统回顾、个人史、婚姻史、月经与生育史、家族史），问诊技巧等。在通读后有时间一定要多看实例及临床书籍，对常见疾病有初步印象后，在将来临床实践中可进一步提高。

2. 结合老师在课堂上给出的问诊实例进行分析。

3. 课后复习，可以进行小组讨论，围绕如何运用问诊技术及分析方法全面收集患者疾病信息进行，必要时可以在老师带领下进入病房采集病史。

问诊（inquiry）又称为病史采集（history taking），是医师与患者或知情者进行交谈或讨论，通过详细询问患者症状，获得准确病史资料，并综合分析而做出临床判断的一种诊断方法。问诊是病史采集的主要方法，这是了解患者的主要症状及其时间的唯一手段和步骤。经过系统问诊，可了解疾病的发生、发展、诊断经过，既往健康状况和所患疾病等，对患者的正确诊断具有重大意义。病史是诊断疾病的根本线索，病史的完整性和准确性对疾病的诊断和处理至关重要，因此问诊是每个临床医生必须掌握的基本技能。问诊之后，将患者的陈述加以归纳、整理，按规范格式写成病史（patient history）。

一、问诊的重要性

1. 问诊是确诊的重要手段　问诊是采集病史的重要手段，也是诊断疾病的重要方法。通过问诊了解疾病的发生、发展、演变、诊治经过及相关病史，可动态全面地认识病情，对诊断具有极其重要的意义，也为后续的体格检查、实验室检查及特殊检查提供最重要的背景资料。一个具有丰富医学知识和临床经验的医生，常可在问诊过程中对患者的疾病做出相当准确的判断。在疾病早期，机体只是处于功能或病理生理改变的阶段，患者主观症状常早于客观发现，患者可能仅有某些特殊的感受，如患者可能只有乏力、头晕、食欲不振、疼痛、失眠、焦虑等自觉症状，尚缺少体征和组织器官形态学改变，一些实验室检查甚至某些特殊检查都没有阳性发现，问诊显得尤为重要，获得的资料能更早地成诊断的依据。

对病情复杂或诊断困难的患者，详细而深入的问诊更为重要。

如忽视问诊，病史采集不客观、不全面、不系统，必然造成病史资料残缺不全，就会导致

NOTE

对病情了解片面、肤浅或错误，势必造成临床工作中的漏诊和（或）误诊。

2. 问诊有利于医患沟通 采集病史的过程是医患沟通、建立良好医患关系的最重要时机。和蔼的态度、正确的方法和良好的问诊技巧，能获取患者的信任和配合，对诊断和治疗疾病都十分重要。医务工作者工作对象是人，所以医务工作者如不能与患者面对面地进行和谐、畅所欲言的交流，一切诊断与治疗都将无法顺利实施。随着医学发展，医生把诊断疾病更多地寄托在实验室或其他检查上，而放松了全面、系统、仔细的问诊和体格检查，减少了与患者密切接触，使医患关系不协调事件不断增加，根据医师协会的调查，医患纠纷的发生绝大多数不是治疗上的错误，而是有的医生没有尊重患者的权利，不懂得尊重患者的人格。

医患关系（doctor-patient relationship）是围绕人类健康目的而建立起来的一种特殊人际关系。医患沟通是达到医学目的的需要，是医学诊断和治疗的需要，是医学人文精神的需要，是医学发展、减少医疗纠纷的需要。大多数医疗纠纷是医患沟通不足引起患者失望所致，因而良好的医患关系是防止医疗纠纷的最重要因素。

二、问诊的方法

问诊时必须采取通俗易懂的语言，为便于交流和避免误解也可以使用某些俗语。对使用民族语言或使用外语的患者，要请训练有素或熟悉患者民族文化背景的人员做翻译，并要求如实翻译，不要带倾向性，更不能只是解释或总结。

1. 首先进行过渡性交流 由于对医疗环境的生疏和对疾病的恐惧等，患者就诊前常有紧张情绪。医生应主动创造一种宽松和谐的环境以解除患者的不安心情。注意保护患者隐私，最好不要当着陌生人进行问诊。如果患者要求家属在场，医生可以同意。一般从礼节性的交谈开始，可先作自我介绍（佩戴胸牌是很好的自我介绍方式），讲明自己的职责。使用恰当的言语或体语表示愿意为解除患者的病痛和满足他（她）的要求尽自己所能，这样的举措会有助于建立良好的医患关系，很快缩短医患之间的距离，改善互不了解的生疏局面，使病史采集能顺利地进行下去。

2. 先问简单的问题 开始与患者交谈时，先提简单的问题，如“什么原因让你到医院来？”“你哪儿不舒服？”“你为什么来医院看病？”待患者心情平静后，再问需要思考和回忆才能回答的问题。如果患者的主诉是腹痛，你可以问“腹痛多久了？”“腹痛时还有什么其他不舒服？”逐渐让患者对病史和症状进行详细叙述。患者叙述时，一般不要打断患者的谈话，有时为了充实或确定患者所说的病情的主要线索，灵活地加以启发，引导到与本病有关的问题上来，以后的问诊才用更直接的选择性提问，要求患者回答“是”或“不是”，或者对患者的回答作进一步的追问，如“你曾经有过类似的疼痛吗？”“疼痛是阵发性的还是持续性的？”

3. 由主诉开始，逐步深入 一般应围绕主诉，按诱发或缓解因素、性质、部位、严重性和时间特征的顺序，进行问诊。

如患者主诉发热，应问“发热在什么情况下发生？”“是使用什么方法降温的？”“体温有多高？”“发热持续多长时间？”“体温最高与最低都在哪些时候？”“除了发热还有什么不舒服？”“在什么地方诊治过？”“做过哪些检查？”“结果如何？”“经过些什么治疗？”“用过什么药？”“剂量多少？”“效果如何？”等。

如患者主诉是胸痛，应问“胸痛的部位在什么地方？”“胸痛发作与什么因素有关吗？”“是什么样的疼痛？”“过去有无类似发作？”“胸痛持续时间有多久？”“有什么办法可以减轻疼痛吗？”“除疼痛外还有什么不舒服？”“在什么医院看过？”等。

4. 边提问，边思考 问诊过程中，医师要随时分析、综合、归纳患者所陈述的各种症状之间的内在联系，分清主次，去伪存真，从中辨别出患者的主要症状或主诉，对与主诉有关的重要内容要深入地询问清楚，并随时考虑排除某些疾病、保留某些疾病。当患者叙述曾患过某些疾病时，应详细询问当时的主要症状、诊断治疗经过及其反应，以推测其正确性。

三、问诊注意事项

1. 对危重患者，在做简要的询问和重点检查之后，应立即进行抢救；紧急情况下应先抢救，在抢救中重点询问，待病情趋于稳定后再作补充。

2. 对患者应当和蔼、亲切、体贴、耐心、周到，要有高度的同情心和责任感。避免可能对患者发生不良影响的言语和表情。

3. 语言要通俗易懂，不要采用有特定含义的医学术语，如“里急后重”“隐血”“肌卫”“反跳痛”等。不恰当地使用医学术语，可能引起患者误解。患者使用医学术语时，应详细地询问其确切含义。对患者的方言俗语也应仔细询问其含义。记录患者所述的药名和病名时应加引号标明。

4. 问诊时应直接询问患者，只有患者对自己的病情体会得最清楚、最深刻，只有了解患者的亲身体验和病情变化的实际过程，才能为诊断提供客观依据。医师应让患者充分地陈述自己认为重要的病情和感受，切不可打断患者的思路，用医师自己的主观推测去代替患者的亲身感受。不能自行叙述病情的患者（如小儿、病重、意识不清等），须询问家属或最了解病情的亲友。为保证病史的可靠性，病情好转或意识清醒后，必须再直接询问患者加以补充或更正。

5. 患者所持的有关病情介绍或病历摘要，可能是重要的参考材料，但主要应依医师自己的询问来获取第一手资料。

6. 要重视问诊的医德要求。在问诊过程中，医师应怀着高度的责任心，严肃认真地进行，这样才能取得患者的信任，才能保证问诊获得的资料系统完整、客观准确。要关心体贴患者，耐心听取患者陈述。医师要保守患者的秘密，尊重患者的隐私。对患者要一视同仁，不论患者的经济状况、社会地位、文化程度、家庭背景、疾病情况。对老年人、儿童、经济困难者应给予更多的关怀与理解。对同道不随意评价，公正对待同道，不能随便贬低其他医师。另外要保持医师应有的尊严，以平等的态度对待所有患者，不迎合患者，这也是对患者负责的表现。还有要善于利用问诊的机会对患者及其家属进行健康教育与健康指导。

四、问诊的内容

问诊的内容即住院病历所要求的内容，包括以下部分：

1. 一般项目（general data） 包括姓名、性别、年龄、籍贯、出生地、民族、婚姻、通信地址、电话号码、工作单位、职业、入院日期、记录日期、病史陈述者及可靠程度等。若病史陈述者不是患者本人，则应注明与患者的关系。记录年龄时应填写具体年龄，不能用“儿”或“成”代替，因年龄本身也具有诊断参考意义。为避免问诊初始过于刻板，可将某些一般项目的内容如职业、婚姻等放在个人史中穿插询问。

NOTE

2. 主诉（chief complaint） 为患者感受最主要的痛苦或最明显的症状或（和）体征（一个或数个），也就是本次就诊最主要的原因及其持续时间。确切的主诉可初步反映病情轻重与缓急，并提供对某系统疾病的诊断线索。

主诉应以简洁的语言加以概括，并同时注明主诉自发生到就诊的时间，如“头痛、鼻塞、发热2天”，“畏寒、发热、咳铁锈色痰4天，加重伴右胸痛2天”，“活动后心慌气短3年，加重伴双下肢水肿1周”。记录主诉要简明，应尽可能用患者自己描述的症状，如“多饮、多食、多尿、消瘦1年”或“心悸、气短2年”等，而不是医生对患者的诊断用语，如“患冠心病1年”或“糖尿病2年”。对病程较长、病情比较复杂的病例，由于症状、体征较多，或由于患者诉说太多，不容易简单地将患者所述的主要不适作为主诉，应该结合整个病史，综合分析以归纳出更能反映其患病特征的主诉，如“发现心脏杂音15年，心悸、气短1月”。对当前无症状，诊断资料和入院目的又十分明确的患者，也可以用以下方式记录主诉，如“患白血病2年，经检验复发6天”，“超声波检查发现胆囊结石2周”。

3. 现病史（history of present illness） 是病史中的主要部分，它记述患者患病后的全过程，即发生、发展、演变和诊治经过，一般记录与主诉相关的问题，可按以下的内容和程序询问：

（1）起病情况与患病的时间：不同疾病的起病或发作各有不同的特点，详细询问起病的情况对诊断疾病具有重要的鉴别作用。有的疾病起病急骤，如脑栓塞、脑出血、心绞痛、胸或腹主动脉瘤破裂、急性胃肠穿孔等；有的疾病则起病缓慢，如肺结核、糖尿病、肿瘤、风湿性心瓣膜病等。疾病的起病常与某些因素有关，如脑血栓形成常发生于夜间睡眠时，脑出血、高血压危象常发生于激动或紧张状态时。患病时间是指从起病到就诊或入院的时间。如先后出现几个症状则需追溯到首发症状的时间，并按时间顺序询问整个病史后分别记录，如“心悸3个月，反复夜间呼吸困难2周，双下肢水肿6天”，从以上症状及其发生的时间顺序可以看出是心脏病患者逐渐出现心力衰竭的发展过程。时间长短可按数年、数月、数日计算，发病急骤者可以小时、分钟为计时单位。

（2）主要症状的特点：包括主要症状出现的部位、性质、持续时间和程度，缓解或加剧的因素，了解这些特点对判断疾病所属的系统或器官以及病变的部位、范围和性质很有帮助。

1）部位：如上腹部痛多为胃、十二指肠或胰腺的疾病；右下腹急性腹痛则多为阑尾炎症，若为妇女还应考虑到卵巢或输卵管疾病；全腹痛则提示病变广泛或腹膜受累。

2）性质：同一症状可有不同的性质，如腹痛有灼痛、绞痛、胀痛、隐痛等；咳嗽有干性咳嗽、湿性咳嗽、呛咳等。症状的性质不同，临床意义也不同。如上腹的隐痛、灼痛可能是消化性溃疡，右上腹部的绞痛则可能是胆道疾病。急性咽喉炎、胸膜炎时为干性咳嗽，而慢性支气管炎、支气管扩张、肺脓肿则为湿性咳嗽。

3）持续时间：持续性腹痛，可能为炎性渗出物、空腔脏器内容物和血液刺激腹膜所致；阵发性腹痛可能为空腔脏器平滑肌痉挛所致，如脐周疼痛可能为肠蛔虫病；持续性腹痛伴阵发性加剧，多为空腔脏器炎症与梗阻并存，如肠梗阻发生绞窄时。急性阑尾炎、急性胰腺炎的疼痛时间可能只有几小时，而消化性溃疡的上腹部疼痛，可持续数日或数周，反复发作，长达数年或更长，表现为时而发作时而缓解，呈周期性发作或有一定季节性发病。有的疾病有发作期和间歇期，如疟疾；有的疾病有急性加重期与缓解期，如慢性阻塞性肺疾病。

4）程度：即症状的严重程度。隐痛轻，可以忍受，如消化性溃疡；绞痛重，不可忍受，如心绞痛、胆绞痛。早晚短时间的咳嗽病情轻，持续不断的咳嗽病情重。同一疾病所致的咯痰，24 小时的痰量多者病情重，痰量少者病情轻。剧烈运动后出现的呼吸困难病情轻，卧位休息时出现的呼吸困难病情重。

5）缓解和加剧的因素：心绞痛因增加心肌耗氧量的因素而诱发，休息或含化硝酸甘油后缓解；吸烟可使慢性阻塞性肺疾病的病情加重，而停止吸烟则可使其减轻；仰卧位可使肺淤血患者的呼吸困难加重，而端坐位则可使其减轻；向健侧卧位使胸膜炎、胸腔积液的疼痛或呼吸困难加重，而向患侧卧位则使疼痛或呼吸困难减轻。

（3）病因与诱因：尽可能了解与本次发病有关的病因（如外伤、中毒、感染、过敏等）和诱因（如气候变化、环境改变、情绪、起居饮食失调等），有助于明确诊断与拟定治疗方案。患者容易说明直接或近期的病因，当病因比较复杂或病程较长时，患者往往记不清说不明，也可能提出一些似是而非或自以为是的因素，这时医生应进行科学的归纳和分析，不可不假思索地记入病历。

（4）病情的发展与演变：包括患病过程中主要症状的变化或新症状的出现。如慢性阻塞性肺疾病合并肺气肿的患者，在衰弱、乏力、轻度呼吸困难的基础上，突然感到剧烈的胸痛和严重的呼吸困难，应考虑自发性气胸的可能。如有心绞痛史的患者本次发作疼痛加重而且持续时间较长时，则应考虑到急性心肌梗死的可能。如肝硬化患者出现表情、情绪和行为异常等新症状，可能是早期肝性脑病的表现。

（5）伴随症状：指在主要症状的基础上又同时出现一系列的其他症状。这些伴随症状常常是鉴别诊断的依据，或提示出现了并发症。如腹泻可能为多种疾病的共同症状，单凭这一症状还不能诊断某病，如问明伴随的症状则诊断的方向会比较明朗。如腹泻伴呕吐，则可能为饮食不洁或误食毒物引起的急性胃肠炎；腹泻伴里急后重，结合季节和进餐情况，更容易考虑到痢疾。又如急性上腹痛，原因可以很多，若患者同时伴有恶心、呕吐、发热，特别是又出现了黄疸和休克，就应该考虑到急性胰腺炎或急性胆道感染的可能。反之，按一般规律在某一疾病应该出现的伴随症状而实际上没有出现时（如急性病毒性肝炎患者巩膜无黄染、肾小球肾炎患者无水肿等），也应将其记录于现病史中以备进一步观察，或作为诊断和鉴别诊断的重要参考资料。这种阴性表现有时称为阴性症状。一份好的病史不应放过任何一个主要症状之外的细小伴随迹象，因为它们在明确诊断方面有时会起到很重要的作用。

（6）诊治经过：患者在本次就诊前就已经接受过其他医疗单位诊治，则应询问已经接受过什么检查及其结果，若已进行治疗者则应问明使用过的药物名称、剂量、时间和疗效，为本次诊治疾病提供参考。切不可以用既往的诊断代替自己的诊断。

（7）病程中的一般情况：在现病史的最后应记述患者患病后的精神、体力状态，食欲及食量的改变，睡眠与大小便的情况等。这部分内容对全面评估患者病情的轻重和预后以及采取什么辅助治疗措施十分有用，有时对鉴别诊断也能够提供重要的参考资料。

4. 既往史（past history） 包括患者既往的健康状况和过去曾经患过的疾病（包括各种传染病）、外伤手术、预防注射、过敏等，特别是与目前所患疾病有密切关系的情况。

例如对冠状动脉粥样硬化性心脏病和脑血管病变的患者应询问过去是否有过高血压病；风湿性心脏瓣膜病患者应询问过去是否反复发生过咽痛、游走性关节痛等；对肝硬化肝脏肿大的患者，应了解过去是否有过黄疸。在记述既往史时应注意不要与现病史发生混淆，如目前所患肺炎则不应把数年前也患过肺炎的情况写入现病史，而对消化性溃疡患者，则可把历年发作情况记述于现病史中。此外，对传染病和地方病史，外伤、手术史，预防接种史，以及对药物、食物和其他接触物的过敏史等，也应记录于既往史中。记录顺序一般按年月的先后排列。

5. 系统回顾（review of systems） 系统回顾是规范化病历不可缺少的部分，由一系列直接提问组成，用以最后一遍搜集病史资料，避免问诊过程中患者或医生忽略或遗漏的内容。它可以帮助医师在短时间内扼要地了解患者除现在所患疾病以外的其他各系统是否发生目前尚存在或已痊愈的疾病，以及这些疾病与本次疾病之间是否存在着因果关系。主要情况应分别记录在现病史或既往史中。

系统回顾涉及的临床疾病很多，医学生在学习采集病史之前，必须对各系统可能出现的症状和体征的病理生理意义有比较清晰的理解。实际应用时，可在每个系统询问2～4个症状，如有阳性结果，再全面深入地询问该系统的症状；如为阴性，一般说来可以过渡到下一个系统。在针对具体患者时，可以根据情况变通调整一些内容。

（1）头颅五官：注意询问有无视力障碍、耳聋、耳鸣、眩晕、鼻出血、牙痛、牙龈出血、咽喉痛、声音嘶哑等。

（2）呼吸系统：注意询问咳嗽的性质、程度、频率、与气候变化及体位改变的关系。咳痰的颜色、黏稠度和气味等。咯血的性状、颜色和量。呼吸困难的性质、程度和出现的时间。胸痛的部位、性质以及与呼吸、咳嗽、体位的关系。有无发冷、发热、盗汗、食欲不振等。

（3）循环系统：注意询问心悸发生的时间与诱因，心前区疼痛的性质、程度以及出现和持续的时间，有无放射、放射的部位，引起疼痛发作的诱因和缓解方法。呼吸困难出现的诱因和程度，发作时与体力活动和体位的关系。有无咳嗽、咯血等。水肿出现的部位和时间；尿量多少，昼夜间的改变；有无腹水、肝区疼痛、头痛、头晕、晕厥等。有无风湿热、心脏疾病、高血压病、动脉硬化等病史。女性患者应询问妊娠、分娩时有无高血压和心功能不全的情况。

（4）消化系统：注意询问有无腹痛、腹泻、食欲改变、嗳气、反酸、腹胀、口腔疾病，及其出现的缓急、程度、持续的时间及进展的情况。上述症状与食物种类、性质的关系及有无精神因素的影响。呕吐的诱因、次数；呕吐物的内容、量、颜色及气味。呕血的量及颜色。腹痛的部位、程度、性质和持续时间，有无规律性，是否向其他部位放射，与饮食、气候及精神因素的关系，按压时疼痛减轻或加重。排便次数，粪便颜色、性状、量和气味。排便时有无腹痛和里急后重，有无发热与皮肤巩膜黄染。体力、体重的改变。

（5）泌尿系统：注意询问有无尿痛、尿急、尿频和排尿困难；尿量和夜尿量多少，尿的颜色（洗肉水样或酱油色）、清浊度，有无尿潴留及尿失禁等。有无腹痛，疼痛的部位，有无放射痛。有无咽炎、高血压、水肿、出血等。

（6）血液系统：注意询问皮肤黏膜有无苍白、黄染、出血点、瘀斑、血肿，有无淋巴结、肝、脾肿大，有无骨骼痛等；有无乏力、头晕、眼花、耳鸣、烦躁、记忆力减退、心悸、舌痛、吞咽困难、恶心；营养、消化和吸收情况如何。

（7）内分泌及代谢系统：注意询问有无怕热、多汗、乏力、畏寒、头痛、视力障碍、心悸、食欲异常、烦渴、多尿、水肿等；有无肌肉震颤及痉挛。性格、智力、体格、性器官的发育，骨骼、甲状腺、体重、皮肤、毛发的改变。有无产后大出血。

NOTE

（8）肌肉骨骼系统：注意询问有无肢体肌肉麻木、疼痛、痉挛、萎缩、瘫痪等。有无关节肿痛、运动障碍、外伤、骨折、关节脱位、先天畸形等。

（9）神经系统：注意询问有无头痛、失眠、嗜睡、记忆力减退、意识障碍、晕厥、痉挛、抽搐、颤动、瘫痪、视力障碍、感觉及运动异常、睡眠障碍等。

（10）精神状态：注意询问有无感觉障碍、错觉、幻觉、思维障碍、记忆障碍、定向障碍、性格改变；还应了解情绪状态、思维过程、智力、自知力等。

6. 个人史（personal history）

（1）社会经历：包括出生地、居住地区和居留时间（尤其是疫源地和地方病流行区）、受教育程度、经济生活和业余爱好等。不同传染病有不同潜伏期，应根据考虑的疾病，询问过去某段时间是否去过疫源地。

（2）职业及工作条件：包括工种、劳动环境、对工业毒物的接触情况及时间。

（3）习惯与嗜好：包括起居与卫生习惯、饮食的规律与质量、烟酒嗜好与摄入量，以及异嗜癖、麻醉药品、毒品的摄入情况等。

（4）其他：有无冶游史，是否患过淋病性尿道炎、尖锐湿疣、下疳等。

7. 婚姻史（marital history） 包括未婚或已婚、结婚年龄、配偶健康状况、性生活情况、夫妻关系等。

8. 月经史（menstrual history）与生育史（childbearing history）

（1）月经史：包括月经初潮的年龄、月经周期和经期天数，经血的量和颜色，经期症状，有无痛经与白带，末次月经日期，闭经日期，绝经年龄。记录格式如下：

$$\text{初潮年龄}\ \frac{\text{行经期（天）}}{\text{月经周期（天）}}\ \text{末次月经时间或闭经年龄}$$

$$\text{例如：13 岁}\ \frac{3\sim5\text{ 天}}{25\sim26\text{ 天}}\ \text{2016.4.22.（或 50 岁）}$$

（2）生育史：包括妊娠与生育次数，人工或自然流产的次数，有无死产、手术产、围生期感染，计划生育情况，避孕措施（安全期、避孕药、避孕环、子宫帽、阴茎套等）等。对男性患者应询问是否患过影响生育的疾病。

9. 家族史（family history） 询问双亲与兄弟姐妹及子女的健康与疾病情况，特别应询问是否有与患者同样的疾病，有无与遗传有关的疾病，如血友病、白化病、遗传性球形红细胞增多症、遗传性出血性毛细血管扩张症、家族性甲状腺功能减退症、糖尿病、精神病等。对已死亡的直系亲属要问明死因与年龄。某些遗传性疾病还涉及父母双方亲属，也应了解。若在几个成员或几代人中皆有同样疾病发生，可绘出家系图显示详细情况。

五、问诊的技巧

善于与患者交流是良好医患关系的基础，也体现了医学人文关怀。随着医学的发展，生物－心理－社会医学模式对医师提出了更高的要求，医师不仅应具有医学方面的知识和经验，还需要较高的人文科学、社会科学方面的修养，能够从生物、心理和社会多角度认识、治疗、安慰和帮助患者。一百多年前纽约的特鲁多医师道出三种为医的境界："有时是治愈，常常是帮助，总是去安慰（To cure sometimes，to relieve often，to comfort always）。""有时""常

NOTE

常”“总是”像三个阶梯，“有时是治愈”——坦言了医学的局限，“常常是帮助”——规范了医师的职业态度，“总是去安慰”——体现了医学的人文关怀。医学的人文关怀更应贯穿于整个医疗行为的始终。医师对患者的人文关怀的重要性体现在可以数分钟内让患者相信你，建立信任，讨论攸关患者性命的问题，这种医患之间的关系可以说是人类社会最为特殊的关系。善于与患者交流不仅可获得完整真实的病史，还可通过交谈缓解患者的症状，减轻患者的心理压抑和忧郁，从而有利于患者的康复。

（一）仪表、礼节

问诊的过程中，问诊者要举止端庄，态度和蔼，例如视线、姿势、面部表情、语言等都要注意给患者留下友善感，非语言交流或肢体语言适当地应用，可以消除与患者之间的障碍，增进关系和谐，使患者感到轻松自如，易于交流。端庄的仪表，彬彬有礼的态度，友善的举止，有助于发展与患者的和谐关系，使患者感到温暖亲切，获得患者的信任，甚至能使患者讲出原想隐瞒的敏感事情。适当的时候应微笑或赞许地点头示意。

比如医师应面带微笑，首先向患者问好，并自我介绍，两眼礼貌地注视患者。对住院患者进行病史询问前可说：“你好，×× 先生（或女士），早上好，我是 ×× 医生。我想来详细了解你的病情，现在方便吗？”问诊时记录要尽量简单、快速，不要只埋头记录，不顾与患者必要的视线接触。交谈时采取前倾姿势以表示正注意倾听。另外，当患者谈及他（她）的性生活等敏感问题时，询问者可用两臂交叉等姿势，显示出能接受和理解他（她）问题的身体语言。其他友好的举止还包括语音、语调、面部表情和不偏不倚的言语，以及一些鼓励患者继续谈话的短语，如“我明白”“接着讲”“说得更详细些”。而粗鲁傲慢，不仅会丧失患者对询问者的信任感，更会使患者产生担忧或恐惧。

（二）问诊的环境

问诊的环境应尽可能地让患者舒适，没有压抑感，如让其舒适地坐在椅子上或躺在床上，要关心细节，如患者有否佩戴助听器、义齿或眼镜等，应当询问是否需要佩戴。不论患者是坐位还是卧位，都要注意患者的被单是否盖好或衣服是否穿戴整齐。医师一般坐在椅子上，面对患者，以便观察。一般距离患者约 1 米，超过 1.5 米表示关系疏远，太近会妨碍患者的私人空间。对孤独的患者、儿童和老年患者，可以适当缩短与患者的距离。采集病史时，不要将双手交叉抱在胸前，因为这种身体语言含有拒绝的意思。

（三）尊重患者

尊重是人的基本需要之一，患者希望在医疗过程中被认识、理解和尊重。在医疗实践中，患者常处于被帮助、被支配的地位，相对处于劣势。临床上不尊重患者的现象也不少见。患者因不被尊重而常会引发不满或愤怒，这不仅影响医患关系，也是患者心理问题的来源之一，必须引起医护人员的高度注意。

对患者的称呼一定要正确，如果不知道，可询问本人如何称呼他（她）更贴切。确定交谈时间，也要尊重患者的意见。如果患者正在用餐，可问他（她）饭后能否开始病史的采集。患者提供的任何情况只能作为解决患者疾苦的科学依据，涉及隐私部分不能传播给他人，为其保守秘密是医务工作者的基本要求。

如果患者提出不愿意参加医学临床观察研究，或许是源于对该观察研究的恐惧，医师应当了解其顾虑，从患者的角度出发来对待，问患者“参加这个研究你担心什么？”然后针对其担心给予恰当的解释，如仍未说通，也不能强迫，尊重患者的意愿。

（四）交谈技巧

谈话和倾听的技术是医患交流的中心环节，医师在与患者交谈时要遵循“5个元音的原则”—audition（静听）、evaluation（评价）、inquiry（询问）、observation（观察）、understanding（理解），即：仔细听取患者的陈述；评价资料的可靠性及重要性；询问出完整的病史资料；抓住重点深入追询，尽量引证核实；观察患者的面容表情、姿势等身体语言；理解患者对疾病的担心和忧虑、对诊断和治疗的期待等。

作为语言的补充，说话的方式也与交谈有关。如语调、频率、语速和音量的变化，可表达出有意义的情感。通过控制语调，医师与患者都可以改变整个词语的意思。这些变化都不是患者刻意控制的结果，因而更能反映患者的真实病情，体现出患者的忧虑、抑郁以及其他情感和情绪状态。而医师语言柔和温暖，则有安慰和鼓励交谈的作用。可以看出交谈的方式与技巧与获得信息的数量及质量息息相关，从而直接影响问诊效果。

1. 友善的举止 优秀的医师通过问诊传播给患者及其家属的是快乐、友好和真诚，营造一种开诚布公的氛围。这就要求医师必须友善，具有同情心，并对患者的叙述感兴趣，其中友善的举止是重要的调和剂。

友善举止是指那些能增进和谐关系的行为或使患者感到舒适的举止。如友善的眼神就是重要的举止之一。多一些真诚的发自内心的关心和问候，给予患者关注的眼神，给患者一种真正被重视的感觉，只有这样才能让患者在最初与你接触的一瞬间对你产生信任感与好感。我们应该时刻想着患者也是充满感情的人，对于初诊的患者尤其应该注意这一点。对医生来说，一方面要善于发现视线所及中给予提示的信息，感觉到患者的反馈信息，并能予以正确理解，另一方面要善于运用目光接触反作用于患者，使其受到鼓励和支持，促进良好交往与双方的关系。我们常说眼睛是心灵的窗户。目光接触可以帮助谈话双方的话语同步，思路保持一致。目光相互接触时间长，则成凝视。凝视往往包含多种含义，有时带有敌意，有时也表示困苦。患者对医护人员的凝视多是求助。在临床上，医生和患者交谈时，要用短促的目光接触检验信息是否被患者接受，从对方的视线、瞬间的目光接触等来判断对方的心理状态。所以医护人员要理解并能熟练运用目光接触，这是医护人员进行良好医患沟通的基本功。

记住患者的名字，并说出来，这也是友善举止之一。因为对别人来说，他（她）的名字是任何语言中最甜蜜、最重要的声音。记住对方的名字，并把它说出来，等于给对方一个很巧妙的赞美。

对患者不时地微笑，更是友善的举止。充分利用语言的幽默也是友善的举止之一。幽默在人际交往中的作用不可低估，幽默是语言的润滑剂，幽默风趣，妙语连珠，能使双方很快熟悉起来，一句能使人笑逐颜开的幽默语言，可以使人心情为之一振，增加战胜疾病的信心。幽默也是化解矛盾、解释疑虑的很好手段。幽默一定要分清场合，不能让人有油滑之感，要内容高雅，态度友善，行为适度，区别对象。

2. 组织安排 问诊时应尽量直接询问患者。对危重患者或意识障碍的患者可由发病时在场者及了解病情的人代诉。对小儿患者则主要询问其父母。组织安排问诊时不能杂乱无章，一般问诊的结构与组织，包括引言、问诊的主体（主诉、现病史、过去史、系统回顾、个人史、家族史）和结束语。询问者应按项目的序列系统地问病史，对交谈的目的、进程、预期结果应

NOTE

心中有数。患者在陈述病史时，可能主次不分，杂乱无章，因此在问诊过程中，一定要抓住重点，分清主次，对主诉和与本病有关的内容要深入了解，对患者的陈述要分析和鉴别。

3. 让患者自由叙述 问诊的基本原则是允许患者用自己的语言自由地表达自己的感受，让患者像讲故事一样叙述他（她）的病情。在与患者交往时，主要采取“开放式”谈话方式，适时采用“封闭式”谈话方式，要尽量避免“审问式”提问。“开放式”提问使患者有主动、自由表达自己的可能，便于全面了解患者的思想情感。“封闭式”提问只允许患者回答是与否，这便于医务人员对关键的信息有较肯定的判断，有利于疾病的鉴别诊断。交流过程中可根据谈话内容酌情交替使用这两种方式。如果患者告诉医师说：“我头痛。”医生回答：“吃片去痛片吧。”这样，就头痛问题的谈话，则无法继续了。这种谈话就是“封闭式”的谈话。如果医师这样说：“哦，怎么痛法？什么时候开始的？”或问：“痛得很严重吗？”这种谈话患者就不会用“是”或“否”的答案结束提问，医师可以从患者的回答中继续提问，这种谈话就是“开放式”的谈话。如有一位第二天将接受胃切除手术的患者对医生说：“我有点害怕。”医师答：“你不用害怕。”谈话就这样中止了。这位医师可能很想安慰患者，但他缺乏语言沟通技巧，采用了“封闭式”的谈话，结果患者心理未能进一步表露，医师并不能知道患者忧虑什么，会使患者陷入痛苦的状态。

4. 积极地聆听 成功交谈的一个重要原则就是多听少说，不随意插话。在医患交流过程中，听有时比说更重要，听的过程既是获得患者信息的过程，又是对这些信息进行归纳、总结的过程。倾听时也有一定的技巧和要求，比如应与患者有一定的目光接触，不能一边做其他事一边听，而应根据患者的谈话内容和情景，用点头、微笑、沉默、重复患者的谈话，使用“是”“好”“是吗”等语言来应答患者的谈话。交谈应集中到病情上，而不是按医师预先确定好的问诊程序，刻板地按部就班地进行。交谈中应学会“心理换位”，设身处地地从患者的角度去理解、体会患者所谈的问题。医师只有认真、耐心地聆听完患者的诉说，才能更准确地判断疾病的发展过程，才能做出更明确的诊断。积极耐心聆听患者的诉说，对于患者来说也是心理上一种释放和安慰。所以我们除了在日常的工作中是一名医生外，也是一名耐心的聆听者，在聆听中正确引导患者去说出与疾病相关的重要内容。

5. 常用的提问方式 临床医师必须掌握提问的常用语，提问应当简明和容易理解。医患沟通要求语言表达清楚、准确、简洁、条理，避免措词不当、思维混乱、重点不突出及讲对方不能理解的术语等情况。要充分考虑对方的接受和理解能力，用通俗化语言表达，尽量避免使用专业术语。

（1）一般性提问：常用于问诊的开始，用一般的问话获得某一方面的大量资料，让患者像讲故事一样叙述他（她）的病情。如：“你今天来，有哪里不舒服？”或者“请告诉我你的一般健康状况吧。”待获得一些信息后，再有侧重地追问一些具体问题。

（2）直接性提问：用于收集一些特定的有关细节。如“你何时开始腹痛呢？”“你腹痛有多久了？”“你的疼痛是锐痛还是钝痛？”这种提问获得的信息更有针对性。

为了系统有效地获得准确的资料，询问者应遵循从一般到特殊的提问原则。

（3）直接选择性提问：开始提问时，应避免用直接选择性提问，这样会限制患者提供信息的范围，使获取必要的信息变得困难费时。如要求患者回答“是”或“不是”，这类问题一般不能用于问诊的开始阶段，常用于一般性提问得到患者的主要症状之后，如已经肯定患者是腹痛来就诊的，才可问："腹痛是在深处还是表面？腹痛的部位有变动吗？"

（4）强迫选择性提问：如问"腹痛是持续的吗？"患者回答"不是。"问"是刺痛吗？"患者回答"不是。"等。"那么是什么样的呢？请你详细描述一下。"又回到了直接性提问。

（5）重复提问：有时为了核实资料，需要就同样的问题多问几次，重申要点。但无计划的重复提问可能会挫伤和谐的医患关系和失去患者的信任。结合其他问诊的技能，如归纳总结，将有助于减少重复提问。

6. 错误的提问方式

（1）暗示性提问方式：当患者的回答与医师的想法有距离时不应暗示或逼问，以免患者在不甚解其意的情况下随声附和，从而使病史记录失真，对今后的诊断造成困难。暗示性提问是一种能为患者提供带有倾向性的特定答案的提问方式，问题的措词已暗示了期望的答案。如不能问"头痛时伴有呕吐吗？""发热前有寒战吗？"而应当这样问："头痛时有什么别的不舒服？""发热前有什么不舒服？"暗示性提问的错误在于"先入为主"，即医师在提问前就已经有一个假定的诊断，提问只是为了证实其正确性。

（2）为什么类问题：如"为什么停药？""为什么等这么久才来看病？"这类问题有责备的意思，常常使患者处于被动地位。替代的提问方式是："什么时候停的药？有什么理由呢？""病了那么长时间没有看病，有什么理由呢？"

不赞成患者某些叙述时，医师必须特别小心，因为不同的文化背景有不同的道德观念，医师必须仔细听而不应有任何偏见。对患者的叙述有不明白之处，医师也可以直接询问，问"如何？""什么地方？""什么时候？"但最好不要问"为什么？"

（3）多重、快速、连续性提问：如"你有盗汗、发热、畏寒或寒战吗？""你有几个兄弟姐妹？他们中有没有人得过哮喘、心脏病、肺炎或结核？"这种问题很容易让患者混淆而难以回答，患者可能只回答第一个或最后一个问题，从而使部分问诊的内容缺失。

（4）否定式提问：提问应当是正面的，而不是反面的。如"你没有糖尿病，对吗？"或"你没有发生过哮喘，对吗？"正确的提问是："你有糖尿病吗？"或"你有过哮喘发作吗？"否定式提问是一种有偏见的提问，可得到医师希望得到的回答。如"你没有用过任何违禁药物，对吗？"这种提问方式暗示医师不赞成使用这些药物，如果患者已经用过这些药物，有可能使他（她）不愿意承认。替代的提问方式是"你用过违禁药物吗？"

7. 问诊的时间顺序 指主诉和现病史中症状或体征出现的先后次序。询问者应问清症状开始的确切时间。跟踪自首发至目前的演变过程，根据时间顺序追溯症状的演进，可避免遗漏重要的信息。可用以下方式提问，例如："以后怎么样？然后又……"这样在核实所得信息的同时，可以了解病情。

8. 过渡性语言 指问诊时用于两个项目之间的转换的语言，是向患者说明即将讨论的新项目及其理由。例如："我们一直在谈论你今天来看病的目的，现在我想问你过去的病情，以便了解它与你目前的疾病有何关系，从儿童时期起回忆直到现在。（停顿）你小时候健康情况如何？"用了这种过渡性语言，患者就不会困惑你为什么要改变话题，以及为什么要询问这些情况。比如过渡到家族史："现在我想和你谈谈你的家族史。你也知道，有些疾病在有血缘关系的亲属中有遗传倾向，为了获得一个尽可能完整的家谱，预测和治疗未来的疾病，我们需要了解这些情况。让我们先从你的父母开始吧。他们都健在吗？"过渡到系统回顾："我已经问

NOTE

了你许多问题，你非常合作，现在我想问问全身各个系统的情况，以免遗漏，这对我了解你的整个健康状况非常重要。”

9. 鼓励与赞扬 恰当地运用一些评价、赞扬与鼓励语言，可促使患者与医生合作，使患者受到鼓舞而积极提供信息，如：“可以理解。”“那你一定很不容易。”“你已经戒烟了？有毅力。”“你能每月做一次乳房的自我检查，这很好。”但对有精神障碍的患者，不可随便用赞扬或鼓励的语言。

10. 询问患者的经济情况 关心患者有无来自家庭和工作单位经济和精神上的支持。医师针对不同情况做恰当的解释可使患者增加对医生的信任。有时应鼓励患者设法寻找经济和精神上的支持和帮助，以及介绍一些能帮助患者的个人或团体。

11. 了解患者的期望 医师应明白患者的期望，了解患者就诊的确切目的和要求。有时患者被询问病情时一直处于被动的局面，实际上他可能还有其他目的，如咨询某些医学问题、因长期用药需要与医生建立长期关系等。在某些情况下，咨询和教育患者是治疗成功的关键，甚至本身就是治疗的目标。医生应判断患者最感兴趣的、想要知道的及每一次可接受的信息量，从而为他（她）提供适当的信息或指导。

12. 把握好问诊进度 为了使问诊进展顺利，询问者应注意聆听，不要轻易打断患者讲话，让他（她）有足够的时间回答问题，有时允许有必要的停顿（如在回顾思索时）。为了节约时间，可以提出现成的问题，如“你能告诉我通常你是怎样度过一天的吗？”等。不要急促地提出一连串的问题，使患者没有时间去考虑答案。如果患者不停地谈论许多与病史无关的问题，则可客气地把患者引导到病史线索上来，如“你的那些问题我理解，现在请谈谈你当时胸痛的情况吧。”

13. 小结和记录 为防止遗漏和遗忘病史，在询问病史时，询问者对患者每一项陈述内容应做全面而重点的记录和小结。问诊大致结束时，尽可能有重点地重述一下病史让患者听，看患者有无补充或纠正之处，以提供患者机会核实所述的病情或澄清所获信息。注意不能一味地埋头记录，这有可能不能及时观察到患者在交流中的表情与反应。

14. 语言要通俗易懂 要使患者能够理解询问者的话，避免使用医学术语发问。如对心脏病患者问诊时，可问“你在夜间睡眠时，有无突然憋醒的情况？”而不能问“你有阵发性夜间呼吸困难吗？”不应使用具有特定含义的医学术语，如“里急后重”“鼻衄”“隐血”“谵语”等。许多情况下，患者答非所问或依从性差其实是因为患者没有理解医生的意思。医生可用巧妙而仔细的各种方法检查患者的理解程度。询问者可要求患者重复所讲的内容，或提出一种假设的情况，看患者能否做出适当的反应。如患者没有完全理解或理解有误，应予及时纠正。

15. 引证核实 为了收集到尽可能准确的病史资料，询问者应引证核实患者提供的信息。如果提供了特定的诊断和用药，就应问明该诊断是如何做出的及用药剂量等。有的患者对自己的病情感到恐惧，有可能隐瞒真相或夸大病情，不说实话或自己编造病情，甚至弄虚作假。对此，询问者要以实事求是的科学态度正确分析判断，发现不可靠的或含糊不清之处，要反复询问，从不同角度询问，以求获得可靠病史资料。但也不能轻易对患者持怀疑态度。

16. 避免暗示性套问 在询问时，可有目的、有计划地提出一些问题，以引导患者提供正确而有助于诊断的资料。但必须防止暗示性套问或有意识地诱导患者提供符合询问者主观印象所要求的材料。如对腹痛的患者不应直接问“你腹痛时疼痛向右肩放射吗？”而应变换一种方

NOTE

式提问："腹痛时，疼痛对别的部位有影响吗？"这样获取的病史就比较客观、真实。

17. 鼓励患者提问 问诊时，让患者有机会提问是非常重要的，因为患者常有些疑问需要医生解释，同时，也会想起一些在询问者特殊提问前不曾想到的新问题。询问者应明确地给患者机会，鼓励他（她）提问或与之讨论问题。例如，询问者应对患者说明，如有疑问或者还能提供与现在正在讨论的问题有关的更多信息，就请大胆地谈，通常是在每个主要项目交谈结束时进行，问诊某一内容最后时重复。

18. 承认经验不足 一旦患者问及自己不懂的问题，自己不能提供足够的信息及适当医嘱时，应承认自己经验不足。医生不清楚或不懂时，不能随便应付，不懂装懂，甚至乱解释，也不要简单回答三个字"不知道"。如知道部分答案或相关信息，医生可以说明，并提供自己知道的情况供患者参考。对不懂的问题，可以告诉患者自己去查书、请教他人后再回答，或请患者向某人咨询，或建议去何处解决这一问题。

19. 其他值得注意的问题

（1）*患者对疾病的看法*：患者对他（她）所患疾病的看法对有效的诊断和治疗非常重要。患者对病因的想法与关注会影响他（她）对症状和诊断的理解。例如，患者认为他（她）因食糖过多导致糖尿病，这个患者很可能认为停止食糖就能治愈糖尿病。患者对预后的看法也会影响治疗。如果某人的亲人死于溃疡病穿孔，那他一定更加重视消化性溃疡，将其视为一种致命性疾病。还应问明主诉以外的其他问题，许多患者可能隐藏了对治疗不利的问题。例如一个有性病的患者可以说出他的症状及治疗要求，但很可能隐瞒了阳痿的问题。

（2）*关切疾病的影响*：病史及诊断对患者家庭和家庭生活方式有巨大影响。癌症患者即为一明证，由于长期治疗，药物的副作用以及可能降低的家庭收入必然影响到家庭成员和家庭生活方式。询问者应提及某些疾病会影响自我形象。如：一个乳腺切除术的患者，自我形象会大不相同；一个患者心脏病发作后，应立即改变他的性生活和体力活动。这些都可能改变患者对自己的看法，询问者应深入探讨这些问题，消除患者的顾虑。如询问家庭情况，同时谈论疾病和治疗对患者本身、家庭成员生活方式和自我形象的影响，并适当探讨其结果。

（3）*隐私*：对患者的隐私要保密。有关泌尿生殖系统病史，问诊时声音要低，语言要婉转。

（4）*注意隐藏的信息*：部分患者可能根据医师不经意间流露出的喜恶而选择性地回答或迎合，医师应善于发现"弦外之音"；也有可能是一些难以启齿的原因让患者欲言又止，因此医师要善于启发诱导。

（5）*危重患者*：在做扼要的询问和重点检查后，应立即进行抢救，待病情好转后再做详细的病史询问及其他检查，以免延误治疗。

（6）*其他医疗单位转来的病情介绍或病历摘要*：应当给予足够的重视，但只能作为参考材料，还须亲自询问病史、检查，以作为诊断的依据。

（7）*问诊时间要掌握适当*：一般不超过40分钟，但除了门诊或危重患者外，亦不应过于简短。

20. 结束语 问诊结束后，以结束语暗示问诊结束，应谢谢患者的合作，告知患者医患合作的重要性，说明下一步对患者的要求。

（五）注意形体语言

形体语言（body language）是指人们在社会活动中，除语言符号系统之外，用以表达思想、情感、态度、意向等，或者传递知识、技能及信息内涵的行为和方式的总和。形体语言是一个人真实感情更准确的流露，它不像语言性沟通可以有意识地控制和选择。

仔细观察患者的面部表情、身体动作以及目光接触，可以提供有价值的非语言线索。

直接的目光接触表明你在听别人说话，并且想了解他（她）。眼神既可表达与传递用语言难以表达的情感，也可显示个性特征并能影响他人的行为。一般而言，目光接触次数多少、时间长短及目光转移等，能反映交谈者兴趣、关系、情绪等许多方面的问题。

身体姿势常能传递个体情绪状态的信息，能反映交谈双方彼此的态度、关系和交谈的愿望。如微微欠身表示谦恭有礼，点头表示打招呼，侧身表示礼让等。在医患交流过程中，医务人员要通过常用的有含义的身体姿势来表达对患者的尊重和同情。医生也应当懂得患者的身体姿势所传递的信息。在平时的诊疗过程中医生要注意尽量不要摇头摆尾、坐床依墙、昂头跷腿以免引起患者不悦。

面部表情的变化是医生获得病情的重要信息来源，也是医生了解患者内心活动的窗口。但由于面部表情具有变化快、信息多和可控制的特点，给观察带来一定的难度，所以需要综合其他信息，联系起来分析。医生在交谈中不但要善于识别与解读患者的面部表情，且也要善于控制自己的面部表情。医护人员对患者的表情是以职业道德情感为基础的，当然也与习惯和表达能力有关。医护人员应当善于通过面部表情来和病人沟通，更要细心体察病人的面部表情。常用的也是最有用的面部表情是微笑，“微笑是最美好的语言”，是进行良好医患沟通的关键。

人际距离是交往双方之间的距离。有人将人际距离分为四种：亲密的，0.5 米以内，可感到对方的气味、呼吸甚至体温；朋友的，0.5～1.2 米；社交的，即相互认识的人之间，1.2～3.5 米；公众的，即群众集会场合，3.5～7 米。医患交谈的距离应根据双方的关系和具体情况来掌握。医护人员对患者表示安慰、安抚时，距离可近些。正常医患之间的交谈，双方要有适当的距离（约一个手臂的长度），以避免面对面地直视，这种位置使患者和医生的目光可以自由地接触和分离，而不致于尴尬或有压迫感。此外，医生和患者间的年龄、身份和教育状况不同，交流的距离和方式也应不同。

有时适当的身体接触有助于医患沟通，医护人员与患者的接触如若得当，可收到良好的效果。例如，为呕吐患者轻轻拍背，为动作不便者轻轻翻身变换体位，搀扶患者下床活动，做完检查后帮助患者整理好衣被，双手握住患者的手以示祝贺等，这些都是有益的接触沟通。

形体语言的完整解释应当根据患者的文化和民族背景来进行，因为不同的文化背景可能对形体语言有不同的解释。

（六）特殊情况的问诊

症状是患者主观感受到的异常，他人往往难以准确表述其感受，为保证病史的真实、可靠，问诊最好由患者本人陈述。但特殊情况下，患者本人不能准确陈述或陈述不清楚时（如老人、儿童及患者有意识障碍、精神障碍、智力障碍、语言障碍等），可由家属代述。对缄默、焦虑、抑郁和存有敌意的患者，应充分了解其产生原因，体谅其心情，耐心诱导、启发其陈述病情并给予宽慰。另外，危重患者的问诊需要在最短的时间内弄清主要病情，做出初步诊断，提出处理意见。故要求医师重点问诊，待病情稳定后再详细补充，以免延误治疗。

必须指出，问诊是临床工作中最基础的诊断步骤，是每个医务工作者必须熟练掌握的基本技能。只有理论学习结合实际反复训练，才能较好地掌握问诊的方法与技巧。像人类交往与交

NOTE

流的其他形式一样，不可能有机械的、一成不变的问诊模式和方法，应机敏地根据具体情况灵活把握。初学者有时思维紊乱，语涩词穷，难以提出恰当的问题，问诊进展不够顺利，应不断总结经验，吸取教训。必要时可以反问自己：是否患者此时特别难受？是否患者不能表达？患者有无语言障碍？是否患者被疾病吓倒？医生自己是否太紧张？是否自己的言行影响了医患关系？是否患者对自己的信任度不够？努力去发现影响问诊的原因，予以解决，才能不断提高问诊水平。

【复习思考题】

1. 问诊的重要性有哪些？
2. 问诊的注意事项有哪些？
3. 什么是主诉？什么是现病史？什么是既往史？
4. 病史最核心的部分是什么？包含哪些内容？
5. 学习问诊方法与技巧的意义是什么？
6. 问诊的方法及技巧上应避免哪些错误？

NOTE

第二篇　检体诊断

第三章　基本检查法

【学习要求】

1. 掌握视诊、触诊、叩诊、听诊和嗅诊五种体格检查方法；清音、浊音、实音、鼓音和过清音五种基本叩诊音的特点及临床意义。

2. 熟悉常见异常气味的临床意义。

3. 了解视诊、触诊和听诊的注意事项。

【学习方法】

1. 认真学习本章的理论知识，对视诊、触诊、叩诊、听诊的检查方法、应用范围及临床意义认真理解，有助于对体格检查基本检查法的全面掌握。

2. 同学间反复练习体格检查的触诊、叩诊、听诊方法，有助于正确掌握体格检查的方法并熟练应用于临床。

检体诊断（physical diagnosis）是医师对被检查者进行全面体格检查后对其健康状况和疾病状态进行临床判定的诊断方法。体格检查（physical examination）是医师运用自己的感官如眼、耳、鼻、手等，和借助于简单的检查工具如体温表、血压计、听诊器、叩诊锤等，来了解患者身体状况的一种最基本的检查方法。体格检查时的异常发现，称为体征（sign）。许多疾病通过全面而准确的体格检查和详细的病史采集即可做出初步临床诊断。

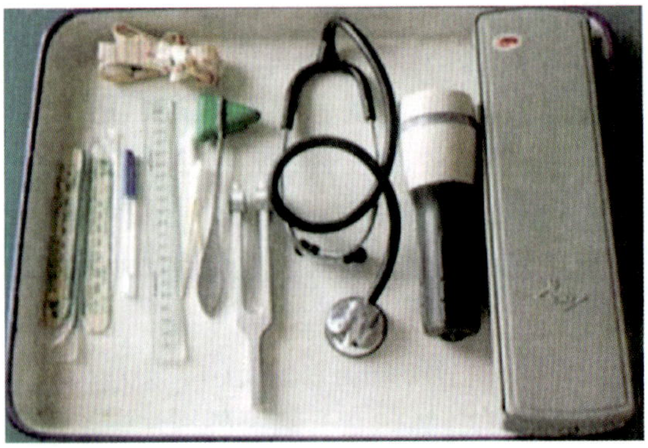

图 3-1　体格检查器械

体格检查的基本检查方法有视诊、触诊、叩诊、听诊和嗅诊五种。只有熟练地运用这些检查方法，才能准确无误地发现体征，使检查结果具有临床诊断价值。尽管临床诊断的检查项目日渐增多、检查手段不断进步，但体格检查所获得的资料尚不能被其他方法所代替。因此，检体诊断是每一位临床医师必须熟练掌握的最常用、最基本的诊断方法。

体格检查一般在病史采集完毕后进行，应在适当的自然光线、适宜的室温和肃静的环境中进行。病床或体检桌最好置于检查室的中央，以便检查者可进入患者的两侧。检查者应剪短指甲，并在检查开始前洗手，以减少疾病的传播。体格检查前，应先清点所需的检查器械图（3–1）。

体格检查时应注意以下几点：

（1）医师应仪表端庄，举止大方，态度亲切和蔼、耐心，对患者要关心、体贴，应具有高度的责任感和良好的医德修养。

（2）体格检查前，医师应有礼貌地向患者介绍自己的身份，说明体格检查的原因、目的和要求，以消除患者的紧张情绪，取得患者的理解和配合。

（3）如患者为卧位，检查者应站在患者的右侧，一般用右手进行检查。

（4）体格检查时应严肃认真，操作规范而有序，动作细致、准确、轻柔、熟练，全面而有重点。检查时依次暴露被检查部位，在同一个体位做尽可能多的检查，力求全面系统，避免反复翻动患者。如病情严重不允许做详细检查时，应根据病情需要，做重点检查后立即进行抢救，待病情好转后，再做相应的补充检查。

（5）体格检查要按一定的顺序进行。通常先观察一般情况，然后依次按照头、颈、胸、腹、肛门直肠、外生殖器、脊柱、四肢和神经系统的顺序，有条不紊、不重复、不遗漏地进行检查，并同时注意左右及相邻部位的对照检查。

（6）在体格检查过程中，应关心、体贴患者，多与患者交谈，关心其病情，解答患者的问题，对患者在体格检查中给予良好配合表示谢意，这些有助于建立良好的医患关系。

（7）对某些急性、慢性传染病患者进行体格检查时，应穿隔离衣、戴口罩和手套，并做好隔离、消毒工作。

（8）体格检查还应根据病情变化随时进行复查，以便及时发现体征变化或新体征的出现，有助于补充或修正诊断，并及时采取相应的治疗措施。

一、视诊

视诊（inspection）是医师用视觉来观察患者全身或局部表现的诊断方法。视诊的适用范围很广，既能观察到全身的一般状态，如发育、营养、意识状态、面容与表情、体位、姿势与步态等，又能观察到局部的体征，如皮肤、黏膜、毛发、五官、头颈部、胸部、腹部、脊柱、四肢、肌肉、骨骼关节等的外形特点。但对耳膜、眼底、支气管、胃肠黏膜等特殊部位，则需借助检耳镜、检眼镜、内镜等仪器帮助检查。

在所有体格检查方法中，视诊使用器械最少，但是得到的体征却最多，常能提供重要的诊断资料和线索。与其他检查方法比较，视诊检查完全取决于医师丰富的医学知识、临床经验和基本技能。一般人只能看到它是什么的表象，却不知其后隐藏的是什么。例如，观察到患者头颈部蜘蛛痣提示的是肝脏功能受损，双眼突出提示甲状腺机能亢进症，颈静脉搏动可以判断出三尖瓣关闭不全。观察患者外表是否清洁整齐、头发是否梳理、指甲是否修剪等，对判断患者的精神状态可提供有用的信息。

视诊时应注意以下几点：

（1）*光源适宜*：视诊检查一般在间接日光下进行，亦可借助于灯光。但是观察黄疸和某些皮疹必须在自然光线下进行；观察搏动、肿物和某些器官的轮廓以侧面光线为宜。

（2）*方法正确*：检查应在温暖的检查室进行。根据检查需要，患者取适宜的体位，全身或部分裸露，并可配合做某些动作。视诊检查应按一定的顺序全面、系统、细致地对比观察。若使用检耳镜、鼻镜、检眼镜等工具时，方法要正规，操作要熟练。

（3）结合其他检查方法：视诊检查不受条件限制，但应与触诊、叩诊、听诊、嗅诊等其他检查方法结合进行，使检查结果更具有临床意义。

二、触诊

触诊（palpation）是医师通过手接触被检查部位时的感觉来进行判断的一种体格检查方法。触诊检查可遍及身体各部，肛门、直肠、阴道也可用触诊方法进行检查，但以腹部的触诊检查最为重要。触诊可以进一步补充视诊所不能确定的体征，如温度、湿度、震颤、波动、摩擦感、移动度、压痛以及包块的位置、大小、轮廓、表面性质、硬度等。

（一）触诊方法

手的感觉以指腹和掌指关节掌面的皮肤较为敏感，手背皮肤对温度较为敏感，因此触诊多用这些部位。根据检查目的不同，触诊可分为浅部触诊和深部触诊。

1. 浅部触诊（light palpation） 用一手轻轻平放在被检查部位，利用掌指关节和腕关节的协同配合，轻柔地进行滑动触摸（图 3–2）。浅部触诊主要用于检查体表浅在病变、关节、软组织、表浅淋巴结、浅部的血管、神经、阴囊和精索等。浅部触诊不会引起肌肉紧张，患者无痛苦，因此对检查腹部有无抵抗感、压痛、搏动、包块和某些肿大脏器更为有利。

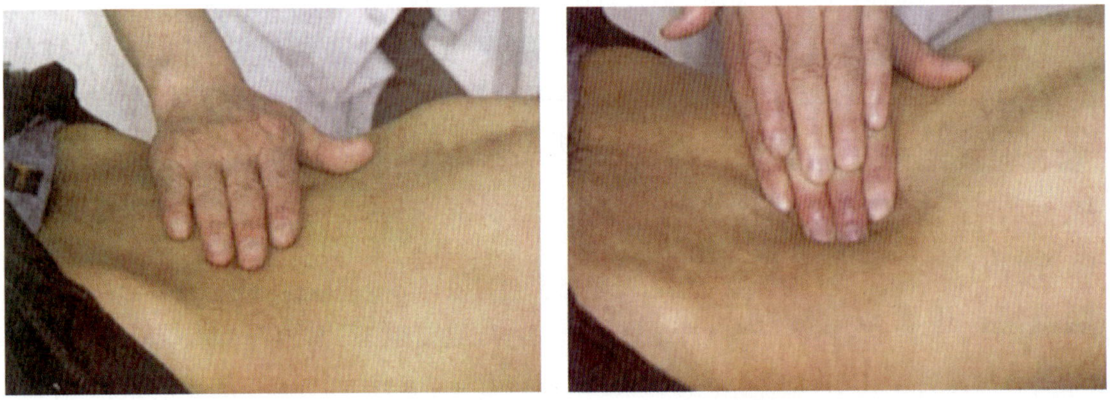

图 3–2 浅部触诊（左）及深部触诊（右）示意图

2. 深部触诊（deep palpation） 主要用于腹腔内病变和脏器的检查。嘱患者平卧，屈膝以松弛腹肌，与患者谈话转移其注意力有助于腹肌松弛。对怕痒易于腹肌紧张的患者，可采取“三明治”触诊法，将患者的手放在检查者两手之间（图 3–3）。

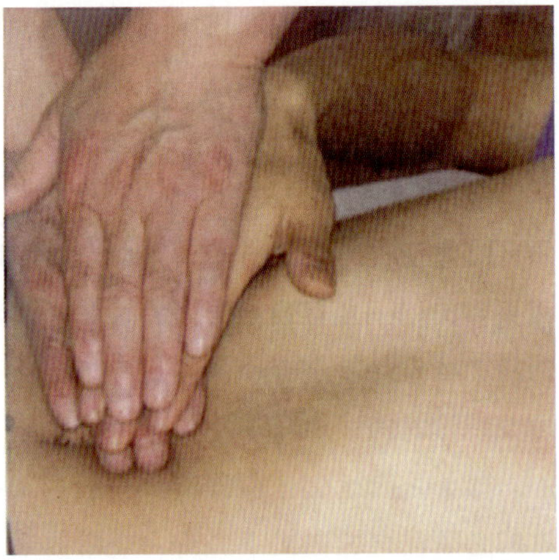

图 3–3 用于怕痒病人的“三明治”触诊法

嘱患者张口平静呼吸，检查者的手应当温暖，检查时用一手或两手重叠，由浅入深，逐渐加压以达深部（图 3–2）。根据检查目的和手法的不同又分为以下几种：

（1）深部滑行触诊（deep slipping palpation）：医师以并拢的食、中、无名指末端逐渐加压到腹腔脏器或包块上，做上下、左右的滑动触摸。如为肠管或条索状包块，则应做与长轴垂直方向的滑动触诊。深部滑动触诊主要适用于腹腔深部包块和胃肠病变的检查。

（2）双手触诊（bimanual palpation）：医师将左手置于被检查脏器或包块的后部，并将被检查部位推向右手方向，这样除可起到固定作用外，又可使被检查脏器或包块更接近体表以利于右手触诊。双手触诊适用于肝、脾、肾、子宫及腹腔肿物的检查。

（3）深压触诊（deep press palpation）：医师以一个或两个并拢的手指逐渐按压，以探测腹部深在病变部位或确定腹腔压痛点，如阑尾压痛点、胆囊压痛点、输尿管压痛点等。检查反跳痛（rebound tenderness）时，在手指深压的基础上迅速将手抬起，并询问患者疼痛感觉是否加重或观察患者面部是否有痛苦表情。

（4）冲击触诊（ballottement palpation）：又称浮沉触诊法。医师以并拢的手指取70°～90°角，置于腹壁上相应部位，先做2～3次较轻的适应性冲击动作，然后迅速有力地向下一按，在冲击时即会出现腹腔内脏器在指端浮沉的感觉。适用于大量腹水而肝脾难以触及时。因急速冲击可使脏器表面的腹水暂时移去，脏器随之浮起，故指端易于触及肿大的肝、脾或腹腔内包块。该触诊检查法会使患者不适，操作时应避免用力过大（图3–4）。

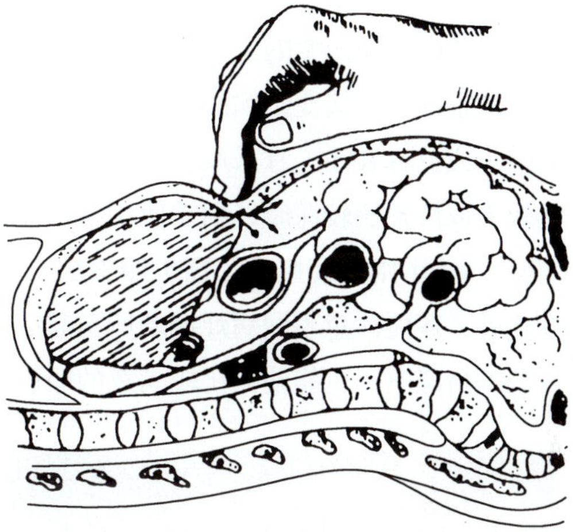

图3–4　冲击触诊法示意图

（二）触诊注意事项

1. 检查前，医师应向患者说明检查目的和配合事项，检查时手要温暖、轻柔，手法要由浅而深，由轻到重，由远离病变部位开始，避免患者精神和肌肉紧张，以致影响检查结果。

2. 检查时，为达到检查目的，医师与患者应采取适宜的位置。如检查腹部时，医师应站在患者的右侧，面向患者，以便随时观察患者的面部表情；患者取仰卧位，双手置于体侧，双腿屈膝，让腹肌松弛。检查肝脏、脾脏或肾脏时，也可嘱患者取侧卧位。

3. 检查下腹部时，应嘱患者先排尿，以免将充盈的膀胱误认为腹腔包块，有时还应排净大便。

4. 触诊时要手脑并用，边触摸边思考，密切结合解剖部位和毗邻关系，以明确病变的性质和来自何种脏器。

三、叩诊

叩诊（percussion）是用手叩击身体表面某部，使之振动而产生的音响，传导至其下组织器官，然后反射回来，为检查者的触觉和听觉所接收，检查者根据振动和声响的特点来判断被检查部位的脏器有无异常的体格检查方法。叩诊多用于确定肺尖宽度、肺下界、胸膜病变、胸膜腔中液体或气体的多少、肺部病变的范围与性质、心界的大小与形状、肝脾的边界、腹水的有无及多少以及子宫、卵巢、膀胱有无异常等。

（一）叩诊方法

根据叩诊部位不同，嘱患者取适宜的体位。如叩诊胸部时取坐位或卧位；叩诊腹部时常取仰卧位，如腹水量较少可嘱患者取肘膝位（knee–elbow position）。叩诊时还应嘱患者充分暴露

NOTE

被检查部位，肌肉放松，并注意比较对称部位音响的异同。根据叩诊的手法与目的不同，通常又分为间接叩诊与直接叩诊两种叩诊方法。

1. 间接叩诊法（indirect percussion） 叩诊时左手中指第二指节紧贴于叩诊部位，其余手指稍微抬起，勿与体表接触；右手各指自然弯曲，以右手中指指端叩击左手中指第二指节的前端。叩击方向应与叩诊部位的体表垂直，主要以活动的腕关节与掌指关节进行叩诊，避免肘关节及肩关节参加活动（图 3-5～图 3-7）。叩击动作要灵活、短促、富有弹性。叩击后右手中指应立即抬起，以免影响音响的振幅与频率。在一个部位每次只需连续叩击 2～3 次，如音响分辨不清，可再连续叩击 2～3 次，不间断地连续叩击反而不利于对叩诊音的分辨。叩击用力要均匀适中，使产生的音响一致，才能正确判断叩诊音的变化。叩击力量的轻重，应根据不同的被检查部位，病变组织的性质、范围大小、位置深浅等具体情况而定。如病灶或被检查部位范围小或位置表浅，宜采取轻（弱）叩诊法，如确定心、肝的相对浊音界；当被检查部位范围比较大或位置比较深时，则需使用中度叩诊，如确定心或肝的绝对浊音界；当病灶距体表较深（约达 7cm）则需使用重（强）叩诊法。叩诊时还应注意对称部位的比较与鉴别。除注意音响变化外，还应注意不同病灶振动所引起的指下感觉差异，两者互相配合，即使在周围环境不太安静的情况下，也能获得比较满意的叩诊效果。

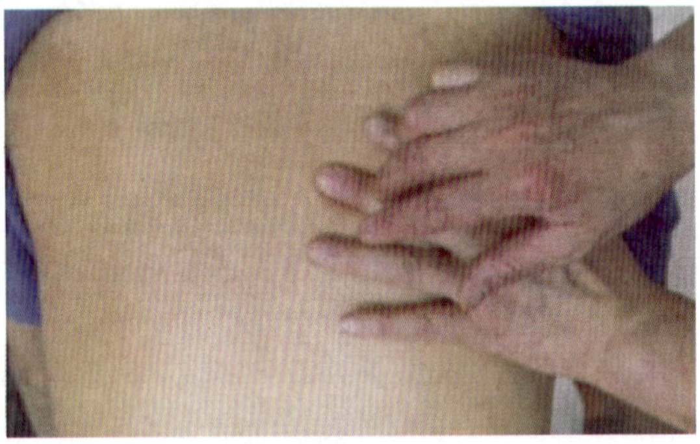

图 3-5　间接叩诊

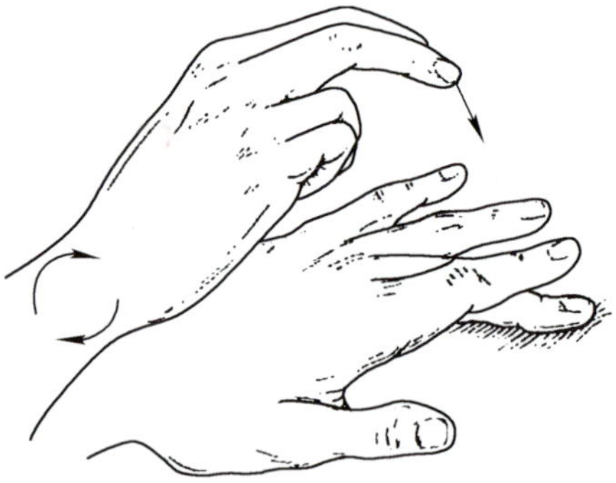

图 3-6　间接叩诊法的技巧

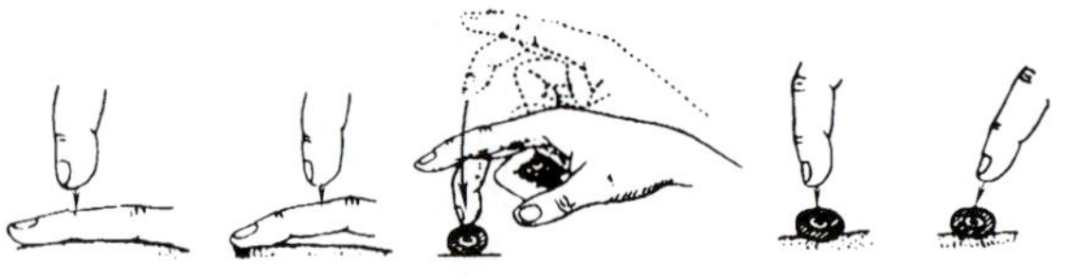

图 3-7　间接叩诊法正误图

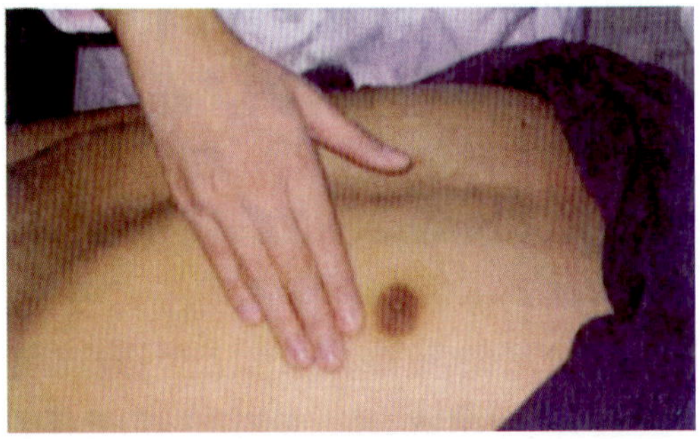

图 3-8　直接叩诊

2. 直接叩诊法（direct percussion） 用右手拇指以外的四指掌面直接拍击被检查部位，借拍击的音响和指下的振动感来判断该部位病变情况的方法，称为直接叩诊法（图 3-8）。本叩诊法适用于胸部或腹部面积较广泛的病变，如胸膜粘连或增厚、气胸、大量胸水或腹水等。

（二）叩诊音

被叩击部位的组织或器官因致密度、弹性、含气量以及与体表间的距离不同，叩击时可产生不同的音响。根据叩诊音（percussion sound）的频率（大者音调高，小者音调低）、振幅

（大者音响强，小者音响弱）和是否乐音（有规律的振动、音律和谐）的不同，临床上分为清音、浊音、实音、鼓音和过清音五种。

1. 清音（resonance） 是一种频率为100～128Hz，振动持续时间较长的音响，为不甚一致的非乐音性叩诊音。清音是正常肺部的叩诊音，提示肺组织的弹性、含气量和致密度均正常。

2. 浊音（dullness） 是一种音调较高、音响较弱、振动持续时间较短的非乐音性叩诊音。板指所感到的振动比较弱。正常情况下，浊音由叩击被少量含气组织覆盖的实质脏器时产生，如叩击被肺的边缘所覆盖的心脏或肝脏部分，即心脏或肝脏的相对浊音区。病理状态下，肺组织含气量减少（如肺炎），叩诊时可表现为浊音。

3. 实音（flatness） 亦称重浊音或绝对浊音，是一种音调较浊音更高、音响更弱、振动时间更短的非乐音性叩诊音。生理情况下，见于叩击不含气的实质脏器，如心脏、肝脏；病理状态下，见于大量胸腔积液或肺实变。

4. 鼓音（tympany） 是一种和谐的乐音，如同击鼓声。与清音相比，音响更强，振动持续时间也较长，在叩击含有大量气体的空腔器官时出现。正常情况下，见于左胸下部的胃泡区及腹部；病理情况下，见于肺空洞、气胸或气腹等。

5. 过清音（hyperresonance） 属于鼓音范畴的一种变音，介于鼓音与清音之间，音调较清音低，音响较清音强，为一种类乐音。过清音是一种病态叩诊音，正常成人不会出现。过清音的出现提示肺组织含气量增多、弹性减弱，临床常见于肺气肿。

四、听诊

听诊（auscultation）是指医师直接用耳或用听诊器听取被检查者体内各部在运动时发出的声音，来判断人体正常与否的一种检查方法。听诊是临床体格检查的基本技能和重要手段，对诊断心、肺疾病尤为重要。

广义的听诊还包括听取患者的说话声、呼吸声、咳嗽声、呃逆声、嗳气声、呻吟声、啼哭声、呼（尖）叫声、关节活动音、骨擦音以及患者发出的任何声音。这些声音对临床诊断有时会提供十分有用的线索。

（一）听诊方法

1. 直接听诊法（direct auscultation） 医师将耳郭直接贴附在被检查者的体表进行听诊，称直接听诊法。这种方法所听得的体内声音很微弱，只有在某些特殊或紧急情况下才采用。

2. 间接听诊法（indirect auscultation） 即用听诊器进行听诊的检体方法。为临床常用方法，不受被检查者体位影响，而且对器官运动的声音还能起放大作用。该听诊法使用范围广，除心、肺、腹以外，还可听身体其他部位的血管杂音、皮下捻发音、肌束颤动音、关节活动音、骨擦音等。

听诊器（stethoscope）由耳件、体件（胸件）及软管三部分组成（图3–9）。其长度应与医师手臂长度相适应。体件分为两种类型：一是钟形体件，适用于听取低调声音，如二尖瓣狭窄的舒张中晚期隆隆样杂音，使用时注意轻轻接触听诊部位，以免绷紧的皮肤将低调声音过滤掉而影响听诊效果；另一种是膜形体件，适用于听诊高调的声音，如主动脉瓣关闭不全的舒张期杂音，使用时应紧贴听诊部位的皮肤。临床使用时应根据检查的目的要求和部位的不同而加以

NOTE

选择。听诊前应注意检查耳件方向是否与外耳道方向一致，耳件与耳道是否贴合密闭，听诊器管腔是否通畅。

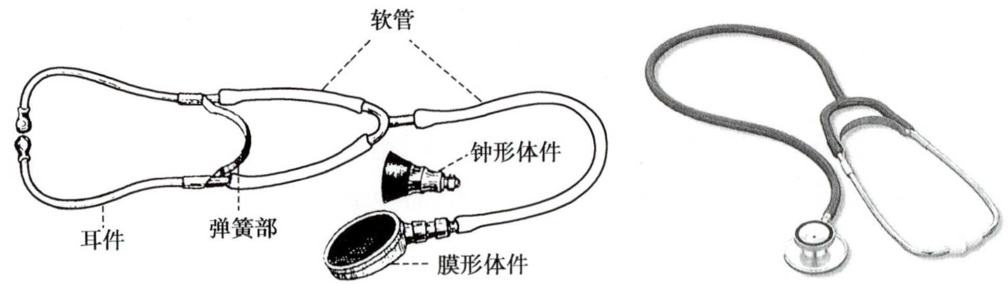

图 3–9　听诊器

用听诊器进行听诊是临床医师必须掌握的基本功，是许多疾病尤其是心肺疾病诊断的重要手段，也是基本检查方法中的重点和难点。必须勤学苦练，反复实践，仔细体会，善于对比，才能达到掌握和熟练应用的目的。

（二）听诊注意事项

1. 环境应安静，温度要适宜，光线应充足，医师和患者的位置都要舒适，避免患者紧张，肌肉要松弛。如遇寒冷天气，应先使听诊器体件温暖，不要将冰冷的体件直接放于患者的体表，以免因外界及寒冷引起肌肉震颤而影响听诊效果。

2. 选择体位要适当。一般多取坐位或卧位，有时需更换体位，有时还需患者适当运动之后再进行听诊检查。对衰弱患者，为减少患者翻身的痛苦，可使用膜形体件。

3. 被检查部位应充分暴露。切忌隔衣听诊，切忌听诊器在衣服遮盖下摩擦或在胶管扭曲情况下听诊。根据需要，可交替使用膜形和钟形体件。听诊时体件要紧贴听诊部位，避免缝隙或摩擦产生附加音。也不要用力过度，使患者感到不适。

4. 听诊时要做到细心、耐心，注意力集中于被检查部位和器官所发出的声音。如听诊肺部时，仅注意肺部呼吸音及啰音等，暂时把心音忽略，听诊心脏时则相反。

五、嗅诊

嗅诊（smelling，olfactory examination）是医师以嗅觉来判断发自患者的异常气味与疾病之间关系的一种检查方法。异常气味多来自于皮肤、黏膜、呼吸道、胃肠道、呕吐物、排泄物、脓液与血液等。常见异常气味的临床意义如下：

1. 汗液味　正常人汗液无强烈刺激性气味。酸性汗味见于风湿热或长期服用水杨酸、阿司匹林等解热镇痛药物者。狐臭味见于臭汗症。脚臭味见于多汗者或脚癣合并感染者。

2. 痰液味　正常痰液无特殊气味，血腥味见于大咯血的患者，恶臭味提示支气管扩张或肺脓肿。

3. 脓液味　恶臭味应考虑气性坏疽的可能。

4. 呕吐物味　胃内容物略带酸味。呕吐物出现粪臭味见于肠梗阻，烂苹果味并混有脓液见于胃坏疽，酒味见于饮酒和醉酒者，浓烈的酸味见于幽门梗阻等。

5. 粪便味　腐败性臭味见于消化不良或胰腺功能不全，腥臭味见于细菌性痢疾，肝腥味见于阿米巴痢疾。

NOTE

6. 尿液味 新鲜尿液如有浓烈的氨味，见于膀胱炎。

7. 呼气味 浓烈的酒味见于酒后或醉酒，刺激性蒜味见于有机磷农药中毒，烂苹果味见于糖尿病酮症酸中毒，氨味见于尿毒症，肝臭味见于肝性脑病。

8. 口腔气味 口臭见于口鼻部病变、肺脓肿、支气管扩张症、肺坏疽、消化不良、肝病、吸烟等。苦杏仁味见于苦杏仁、桃仁、氰化物等含氰苷及氰酸的食物、药物中毒等。血腥味见于体内大出血、维生素C缺乏等。

【复习思考题】

1. 体格检查的基本检查方法及注意事项有哪些？
2. 体格检查时常用的触诊检查方法及其适应范围是什么？
3. 正常人体的叩诊音有哪几种？分布在哪些部位？
4. 听诊器的正常使用方法及注意事项是什么？

第四章 一般检查

【学习要求】

1. 掌握体温的测量方法，各种测量法的正常值、优缺点，体温异常的临床意义；血压测量的方法、注意事项；常见典型面容（急性病容、慢性病容、贫血面容、肝病面容、肾病面容、甲状腺功能亢进面容、黏液性水肿面容、满月面容、肢端肥大症面容、二尖瓣面容、伤寒面容、苦笑面容、面具面容）的特点；蜘蛛痣与肝掌、水肿的检查法及临床意义；浅表淋巴结的检查法，局部或全身浅表淋巴结肿大的临床意义。

2. 熟悉体温各种测量法的应用范围及注意事项；脉搏的检查法（速率、节律、紧张度、强弱及弹性），脉搏异常的特征及临床意义；高血压的定义及分类，血压异常的临床意义；被动体位、强迫体位、异常步态（偏瘫、蹒跚、醉酒、慌张、跨阈、剪刀式及共济失调步态，间歇性跛行）的特点及临床意义。

3. 了解意识状态的检查法；发育与体型的检查法及异常的临床意义；营养状况的确定，营养不良及肥胖的常见原因；皮肤弹性、颜色、湿度的异常改变的临床意义；皮疹、紫癜、皮下结节、溃疡及瘢痕的检查法及临床意义；毛发分布异常、脱发、毛发异常增多的临床意义。

【学习方法】

1. 学习全身状态检查时，注意查阅相关疾病知识，与症状学结合起来，更好地掌握重点内容的临床意义。

2. 学习皮肤检查一节时，注意结合相关疾病知识及相关生理学知识，更好地理解皮肤病变的检查方法及临床意义。

3. 学习淋巴结检查时，首先复习全身浅表淋巴结的分布，结合触诊手法，掌握淋巴结的检查手法；结合相关疾病知识，更有助于理解局部或全身浅表淋巴结肿大的临床意义。

一般检查（general examination）是对患者全身状态的概括性观察，常以视诊为主，但当视诊不能达到检查目的时，需配合使用触诊等检查方法。一般检查的内容包括体温、脉搏、呼吸、血压等生命体征，以及发育与体型、营养、意识状态、面容与表情、体位、步态、皮肤、淋巴结等。

第一节　全身状态检查

一、体温

（一）体温（body temperature，T）测量及正常范围

人体的温度分为核心部位（肝脏、脑、肾、胰腺等）的体核温度和皮肤部位的体表温度。体核温度相对稳定，各部位之间差异小，但体核温度不易测试；体表温度不稳定，各部位之间差异大。临床上以口腔、直肠、腋下三个部位的温度表示体温，它们与体核温度相接近。体温度数以摄氏度（℃）或华氏度（℉）来表示。

两者的换算公式为：摄氏度（℃）=[华氏度（℉）-32]×5/9

1. 腋下温度（axillary temperature） 擦干腋窝（汗液会使腋温偏低），将腋窝温度计（axilla thermometer，简称腋表）的水银柱甩到35℃以下，温度计的水银端放在患者腋窝深处，嘱患者用上臂将温度计夹紧，放置10分钟后读数。正常值为36℃～37℃。腋测法较安全、方便，不易发生交叉感染。

2. 口腔温度（oral temperature） 将消毒过的口腔温度计（oral thermometer，简称口表）的水银柱甩到35℃以下，水银端置于舌下，紧闭口唇，不用口腔呼吸，以免冷空气进入口腔，影响口腔内的体温，测量5分钟后读数。正常值为36.3℃～37.2℃。此方法准确且方便，测量前避免喝热水或冷水以免影响测温准确性，婴幼儿及意识障碍者不宜使用。

3. 肛门温度（rectal temperature） 患者取侧卧位，将直肠温度计（rectal thermometer，简称肛表）的水银柱甩到35℃以下，肛表水银端涂以润滑剂，徐徐插入肛门，深达肛表的一半为止，放置5分钟后读数。正常值为36.5℃～37.7℃。肛门温度一般较口腔温度高0.3℃～0.5℃。适用于小儿及神志不清的患者。

体温的生理性波动及发热的分类见第一篇第一章第一节发热。

体温低于正常，称为体温过低（hypothermia），常见于周围循环衰竭、大出血后、慢性消耗性疾病、年老体弱、严重营养不良、甲状腺功能减退以及在低温环境中暴露过久等。

（二）记录方法

将体温检测结果，按时记录到病历的体温记录单上，连成曲线，即为体温曲线（temperature curve）。许多发热性疾病，体温曲线的形状有一定的规律性，称为热型（fever type），如疟疾、布鲁菌病、脓毒血症、结核病等，均各有其独特的热型。

（三）体温误差的原因

临床工作中，有时体温测量的结果与患者的全身状态不符，如不认真分析，会造成诊断和处理上的错误。常见的误差原因如下：

1. 测得体温较实际为低 消瘦、病情严重及神志障碍的患者测腋温时不能将温度计夹紧，使体温计没有上升到实际的高度，以致检测结果低于患者的实际体温；温度计附近有使局部体温变冷的物体，如冰袋等。

2. 测得体温较实际为高 检查前未将温度计的水银柱甩到35℃以下，致使检测的结果高

NOTE

于实际情况；温度计附近有使局部体温增高的物体，如热水袋等；检测前以热水漱口或以热毛巾擦拭腋部等。

二、脉搏

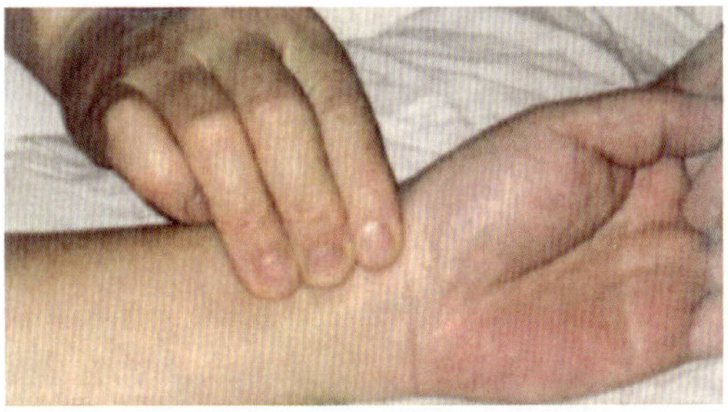

图 4-1 脉搏检查

脉搏（pulse，P）是由心脏节律性地收缩和舒张，动脉内压力一升一降，引起血管壁相应地扩张与回缩而形成的。它能反映心率、心律、心脏收缩力和动脉管壁状态。临床上常用的触诊部位多为表浅、靠近骨骼的动脉，如桡动脉、肱动脉、颞动脉、颈动脉、腘动脉、足背动脉等，最常选择的是桡动脉。检查时将一手食指、中指、无名指并拢，并将其指腹平放于桡动脉近手腕处，以适当压力触摸桡动脉搏动，至少 30 秒，并计算出每分钟搏动次数（图 4-1）。

1. 脉率（pulse rate） 因年龄、性别、体力活动和精神状态不同而有一定的变动。正常成人，在安静状态下脉率为 60～100 次 / 分，儿童较快，婴幼儿可达 130 次 / 分，老年人较慢，女性较男性快。此外，脉率在白昼较快，夜间睡眠时较慢；餐后、活动后或情绪激动时增快。病理状态下，发热、疼痛、贫血、甲状腺功能亢进症、心力衰竭、休克、心肌炎等，脉率增快；颅内高压、病态窦房结综合征、Ⅱ度以上窦房或房室传导阻滞及服用强心甙、钙拮抗剂、β 阻滞剂等药时，脉率减慢。临床上除注意脉率增快或减慢之外，还应注意脉率与心率是否一致。心律失常时，如心房颤动、频发早搏等，同时计数脉率和心率，脉率少于心率，这种现象称为脉搏短绌（pulse deficit）。

2. 节律（rhythm） 脉搏的节律是心搏节律的反映，正常脉搏均匀规则，间隔时间相等，即节律规整。某些正常儿童、青少年和成年人，表现为吸气时脉搏增快，呼气时减慢，屏住呼吸则变整齐，称为呼吸性窦性心律不齐（respiratory sinus arrhythmia），属生理现象。心房颤动和过早搏动时，脉律皆不整齐。心房颤动时，脉搏节律完全无规律，同时有脉搏强弱不一和脉搏短绌，称为脉搏绝对不齐（irregular pulse）。Ⅱ度房室传导阻滞时，某些心房激动不能下传至心室，使心搏出现脱漏，脉搏亦相应脱落，脉律也不规则，称为脱落脉（dropped beats）。

3. 紧张度（tensity） 脉搏的紧张度与动脉收缩压高低有关。触诊脉搏时，以近心端的手指按压桡动脉，并逐渐用力使远心端手指触不到脉搏，近心端手指完全阻断动脉所需的压力，即为脉搏的紧张度。

4. 强弱 脉搏的强弱取决于心搏量、脉压和周围血管阻力的大小。正常的脉搏搏动强弱相等。心搏量增加、周围血管阻力较小时，则脉搏强而大，称为洪脉（bounding pulse），见于高热、贫血、甲状腺功能亢进症、主动脉瓣关闭不全等。心搏量减少、脉压减少、周围动脉阻力增大时，脉搏减弱而振幅低，称为细脉（small pulse）或丝脉（thready pulse），见于心力衰竭、休克、主动脉瓣狭窄等。

5. 动脉壁的弹性 正常人的动脉管壁光滑、柔软，并有一定的弹性。检查时医师用手指压迫动脉近心端使其血流阻断，则该动脉远心端管壁之搏动不能触及。若无论如何用力压迫动脉近心端，其远心端动脉仍能触及，则提示动脉硬化。动脉硬化程度严重者，动脉管壁不仅硬，且迂曲或呈结节状。

三、呼吸

观察记录呼吸（respiration，R）的频率及节律，检测方法及临床意义见第七章第三节。

四、血压

体循环动脉血压简称血压（blood pressure，BP）。血压是血液在血管内流动时作用于血管壁的压力，它是推动血液在血管内流动的动力。心室收缩，血液从心室流入动脉，此时血液对动脉的压力最高，称为收缩压（systolic pressure）。心室舒张，动脉血管弹性回缩，血液仍缓慢继续向前流动，但血压下降，此时的压力称为舒张压（diastolic pressure）。收缩压与舒张压之差，称为脉压（pulse pressure）。一个心动周期中每一瞬间动脉血压的平均值，称为平均动脉压（mean arterial pressure）。粗略估计，平均动脉压＝舒张压＋ 1/3 脉压。

（一）测量方法

1. 直接测量法 用特制的导管经穿刺周围动脉，送入主动脉，导管末端经换能器外接床旁监护仪，自动显示血压。此法虽精确，但技术要求高，且属有创性，仅适用于危重和大手术的患者。

2. 间接测量法 目前广泛应用血压计（sphygmomanometer）袖带加压法，包括汞柱式、弹簧式和电子血压计，以汞柱式最为常用。间接测量法的优点是简便易行，适用于任何患者和任何时候；缺点是易受多种因素影响，尤其是周围动脉舒缩的影响。临床上通常采用间接方法在上臂肱动脉部位测取血压值。

（1）诊室血压：选择汞柱式血压计或经 BHS、AAMI 和 ESH 验证的电子血压计进行测量。被检查者安静休息至少 5 分钟，在测量前 30 分钟内禁止吸烟和饮咖啡，排空膀胱。使用大小合适的气囊袖带，气囊应至少包裹 80% 上臂。

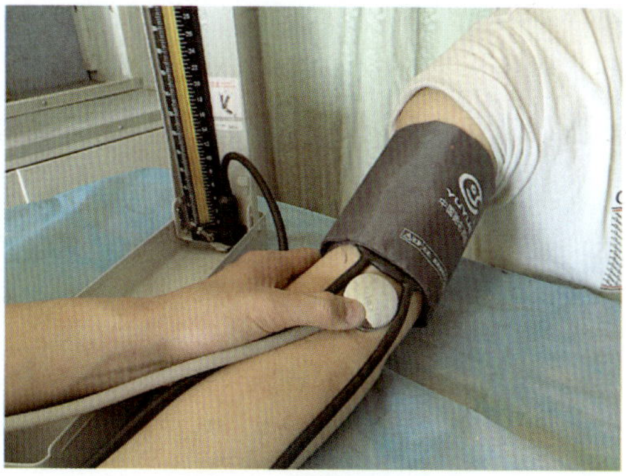

图 4–2 动脉血压测定法

裸露右上臂，肘部置于与右心房同一水平（坐位平第 4 肋软骨，仰卧位平腋中线）。首诊时要测量双上臂血压，以后通常测量较高读数一侧。让受检者脱下该侧衣袖，露出手臂并外展 45°。将袖带紧贴缚于上臂，袖带下缘距肘窝横纹约 2.5cm，松紧适宜。检查者先于肘窝处触及肱动脉搏动，再将听诊器体件置于肱动脉上（体件不应塞于袖带内），轻压听诊器体件（图 4–2）。旋紧与袖带相连的橡皮球充气旋钮，然后用橡皮球将空气打入袖带，充气过程中应同时听诊肱动脉搏动音，观察汞柱上升高度。待动脉音消失，再将汞柱升高 30mmHg 后，松开充气旋钮使气囊缓慢（2～6mmHg/s）放气，心率较慢时放气速率也较慢，获取舒张压读数后快速放气至零。测血压时双眼平视汞柱凸面的垂直高度，根据听诊结果读出血压值。按照 Korotkoff 的 5 期法，当听到第一个声音时所示的压力值是收缩压（第 1 期）；继续放气，随后声音逐渐增强为第 2 期；继而出现柔和吹风样杂音为第 3 期；再后音调突然变低钝为第 4 期；最终声音消失为第 5 期。第 5 期声音消失时血压计上所示的压力值是舒张压。2 岁以下儿童、妊娠妇女、严重贫血、甲状腺功能亢进、主动脉瓣关闭不全及 Korotkoff 音不消失者，可以第 4 期（变音）为舒张压。使用汞柱式血压计测压读取血压数值时，末位数值只能为 0、2、4、6、8，不能出现 1、3、5、7、9。相隔 1～2 分钟重复测量，重复测量时应将汞柱下降到“0”点后再向袖带内打气。取两次读数的平均值记录，如果两次测量的收缩压或舒张压相差超过 5mmHg，则应再次测量，取三次读数的平均值。记录方式为收缩压 / 舒张压，如 120/70mmHg；若仅有变音而无声音消失，记录为 120/70mmHg，变音。

血压测量完成后将袖带解下、排气，并平整地放入血压计盒内。向右侧倾斜血压计汞柱约 45°，使玻璃管中水银完全进入水银槽后，关闭汞柱开关和血压计。

某些情况下（如多发性大动脉炎、主动脉缩窄）需测下肢血压，测压方法同前。但测量下肢血压时，被检查者需采取俯卧位，气袖束于腘窝上部 3～4cm 处，听诊器体件放在腘窝腘动脉搏动处。

正常人两上肢血压可有 5～10mmHg 的差别，下肢血压较上肢高 20～40mmHg，但在动脉穿刺或插管直接测量时则无显著差异。

（2）家庭血压（home blood pressure，HBP）：通常由被测量者自己完成，也可由家庭成员等协助完成。适用于一般高血压患者的血压监测、白大衣高血压识别、难治性高血压的鉴别、评价长时血压变异、辅助降压疗效评价、预测心血管风险及评估预后等。一般而言，家庭血压值低于诊室血压值，家庭高血压的诊断标准为≥135/85mmHg，与诊室血压 140/90mmHg 相对应。

（3）动态血压监测（ambulatory blood pressure monitoring，ABPM）：通常使用经 BHS、AAMI 和 ESH 验证的动态血压检测仪，且每年至少 1 次与汞柱式血压计进行读数校准，采用 Y 或 T 形管与袖带连通。两者的血压平均读数应小于 5mmHg。

测压间隔时间可选择 15、20 或 30 分钟，通常夜间测压间隔时间可适当延长至 30 分钟。血压读数应达到应测次数的 80% 以上，最好每小时至少有 1 个血压读数。目前动态血压监测的常用指标是 24 小时、白天（清醒活动）和夜间（睡眠）的平均收缩压与舒张压水平、夜间血压下降百分率以及清晨时段血压的升高幅度（晨峰）。

24 小时、白天与夜间血压的平均值反映不同时段血压的总体水平，是目前采用 24 小时动态血压诊断高血压的主要依据，其诊断标准包括：24 小时≥130/80mmHg，白天≥135/85mmHg，夜间≥120/70mmHg。夜间血压下降百分率：即（白天平均值－夜间平均值）/ 白天平均值。下降率 10%～20% 为勺形，下降率 <10% 为非勺形。收缩压与舒张压不一致时，以收缩压为准。血压晨峰：即起床后 2 小时内的收缩压平均值与夜间睡眠时收缩压最低值（包括最低值在内 1 小时的平均值）之差，≥35mmHg 为晨峰血压增高。

ABPM 可用于评估降压疗效，主要观察 24 小时、白天和夜间的平均收缩压与舒张压是否达到治疗目标，即 24 小时 <130/80mmHg，白天 <135/85mmHg，且夜间 <120/70mmHg；ABPM 可诊断白大衣性高血压，发现隐蔽性高血压，检查顽固难治性高血压的原因，评估血压升高程度、短时变异和昼夜节律等，指导治疗和评价降压药物疗效。

诊室血压与动态血压相比更易实现，与家庭血压相比更易控制测压质量，因此，仍然是目前评估血压水平的主要方法。如果能够进行 24 小时动态血压监测，则以 24 小时动态血压为诊断依据。

（二）血压水平的定义和分类

根据《中国高血压防治指南》（2010 年修订版），采用下述标准（表 4–1）。

表 4–1 血压水平的定义和分类（mmHg）

分类	收缩压		舒张压
正常血压	<120	和	<80
正常高值血压	120 ～ 139	和（或）	80～89
高血压	≥ 140	和（或）	≥ 90
1 级高血压	140 ～ 159	和（或）	90～99
2 级高血压	160 ～ 179	和（或）	100～109
3 级高血压	≥ 180	和（或）	≥ 110
单纯收缩期高血压	≥ 140	和	<90

注：收缩压与舒张压分属于不同级别时，以较高的分级为准。

（三）血压变异的临床意义

收缩压主要取决于心肌收缩力的大小和心搏出量的多少；舒张压主要取决于外周血管阻力的高低，外周阻力高则舒张压高，外周阻力低则舒张压低。血压测量值受多种因素的影响，如情绪、季节、环境、昼夜等。

1. 高血压 未使用降压药物的情况下，非同日 3 次测量血压，收缩压≥140mmHg 和（或）舒张压≥90mmHg，即为高血压（hypertension）。如果只有收缩压达到高血压标准，则称为单纯收缩期高血压（systolic hypertension）。高血压绝大多数见于原发性高血压；继发性高血压少见（<5%），见于肾脏疾病、肾上腺皮质或髓质肿瘤、肢端肥大症、甲状腺功能亢进症、颅内高压、妊娠高血压综合征等所致的血压增高。

2. 低血压 血压低于 90/60mmHg 时，称为低血压（hypotension）。常见于休克、急性心肌梗死、心力衰竭、心包填塞、肾上腺皮质功能减退等。慢性低血压也可有体质的原因，患者自诉一贯血压偏低，一般无症状。另外，患者从平卧位改变体位为直立位的 3 分钟内，如果收缩压下降＞20mmHg 或舒张压下降＞10mmHg，并伴有头晕或晕厥，为体位性低血压。

3. 脉压增大和减小 脉压超过 40mmHg 称为脉压增大，见于主动脉瓣关闭不全、动脉导管未闭、动静脉瘘、高热、甲状腺功能亢进症、严重贫血、老年主动脉硬化等。脉压小于 30mmHg 称为脉压减小，见于主动脉瓣狭窄、心力衰竭、低血压、休克、心包积液、缩窄性心包炎等。

4. 上、下肢血压差异常 双上肢血压差大于 10mmHg，见于多发性大动脉炎、血栓闭塞性脉管炎、先天性动脉畸形等。下肢血压小于或等于上肢血压，提示相应部位动脉狭窄或闭塞，见于主动脉缩窄、闭塞性动脉硬化、胸腹主动脉型大动脉炎、髂动脉或股动脉栓塞等。

五、发育与体型

人体生命过程的发展变化，总称发育（development）。发育正常与否，通常以年龄与体格成长状态（身高、体重）、智力、性征（第一、第二性征）之间的关系来判断。发育正常时，年龄与体格、智力和性征的成长状态处于均衡一致。健康者在成年以前每年可见体格不断成长，在青春期还可以出现一段成长特别迅速的时期，称为青春期急激成长期，属于正常的发育状态。正常发育与种族遗传、内分泌、营养代谢、生活条件、体育锻炼等内外因素有密切关系。一般判断成人体格发育正常的指标为：头部的长度为身高的1/7～1/8，胸围等于身高的一半，双上肢展开的长度（指距）约等于身高，身体上部长度（头顶至耻骨联合上缘的距离）与下部长度（耻骨联合上缘至足底的距离）也大致相等。如明显不对称或不成比例，即属于发育不正常。

体型（habitus）是身体各部发育的外观表现，包括骨骼、肌肉的成长与脂肪分布的状态等。临床上把正常成人的体型分为3种。

1. 正力型（ortho-sthenic type） 又称匀称型，身体各部结构匀称适中，腹上角90°左右。正常人多为此型。

2. 超力型（sthenic type） 又称矮胖型，按身高计，体重偏重，指距稍小，上身稍长。外形矮胖，体格粗壮，颈粗短，肩平，胸部宽阔，腹上角大于90°。原发性高血压患者中，矮胖型多见。

3. 无力型（asthenic type） 又称瘦长型，与矮胖型相反，体高肌瘦，颈细长，肩垂，胸廓扁平，腹上角小于90°。肺结核等慢性消耗性疾病，瘦长型较常见。

临床上，病态发育与内分泌的关系尤为密切。如在发育成熟前脑垂体前叶功能亢进时，体格异常高大，称为巨人症（gigantism）；反之，脑垂体功能减退时，体格异常矮小，称脑垂体性侏儒症（pituitary dwarfism）。甲状腺对体格发育具有促进作用，如小儿患甲状腺功能亢进症时，代谢增强，食欲亢进，使体格发育超过正常；如小儿患甲状腺功能减低，则体格矮小，智力低下，为呆小症（cretinism）。性腺分泌对体格发育也具有一定影响，如性早熟儿童，患病初期可较同龄儿童体格发育快，但可造成骨骺早期愈合以致后期体格发育受到限制。同时性腺分泌与第二性征发育关系较为密切，某些疾病（如结核病、肿瘤）破坏了性腺分泌机能，则可发生性腺功能低下所致的第二性征改变，如男性患者出现“阉人”征（eunuchism），上、下肢过长，骨盆宽大，无须，毛发稀少，皮下脂肪丰满，外生殖器发育不良，发音女声；女性患者则出现乳房发育不良，闭经，体格男性化，多毛，皮下脂肪减少，发音男声。幼年时营养不良可影响正常发育，如维生素D缺乏时可致佝偻病（rachitis）。

六、营养状态

营养状态（state of nutrition）与食物的摄入、消化、吸收和代谢等因素有关。营养状态的好坏，一般可作为评定健康与疾病程度的标准之一。营养过度可以引起肥胖，营养不良则可引起消瘦。营养状态是根据皮肤、毛发、皮下脂肪、肌肉的发育情况来综合判断的。

理想体重（ideal body weight，IBW）(kg) = 身高（cm）-105

目前常用体重指数（body mass index，BMI）来衡量体重是否正常。BMI= 体重（kg）/ 身高^2（m^2）。我国BMI的正常范围为18.5～23.9。

检查营养状态最简便而迅速的方法是看皮下脂肪充实的程度，最适宜的检查部位是上臂背侧下1/3。被检查者站立，双上肢自然下垂。检查者在患者背后，取左侧肩峰至鹰嘴突连线中点的上方2cm处，用拇指和食指顺上臂的长轴捏起皮肤，使捏起点的两边皮肤对称，然后进

NOTE

行测量，一般应测量三次，取其平均值。男性青年皮褶厚度一般为（13.1±6.6）mm，女性青年皮褶厚度一般为（21.5±6.9）mm。同时测量一定时间内体重的变化也是观察营养状态的方法之一。

（一）营养状态分级

1. 良好（well） 皮肤黏膜红润、弹性良好，皮下脂肪丰满，肌肉结实，指甲、毛发润泽，肋间隙及锁骨上窝平坦，肩胛部和股部肌肉丰满。

2. 不良（poorly） 皮肤黏膜干燥、弹性减低，皮下脂肪菲薄，肌肉松弛无力，指甲粗糙、无光泽，毛发稀疏，肋间隙、锁骨上窝凹陷，肩胛骨和髂骨嶙峋突出。

3. 中等（fairly） 介于良好与不良两者之间。

（二）常见的营养异常

1. 营养不良（malnutrition） 特点是消瘦，体重减轻。主要由摄食不足和（或）消耗增多所致，常见原因如下：①摄食障碍：多见于食管、胃肠道的病变，神经系统及肝、肾等内脏病变，引起严重的恶心、呕吐等。②消化障碍：由胃、肠、胰腺、肝、胆疾患引起消化液或酶的生成减少，影响消化和吸收所致。③消耗增多：由于精神神经因素的影响，或活动性结核、恶性肿瘤、代谢疾病（如糖尿病）和某些内分泌疾病（如甲状腺机能亢进症）等所致热量、脂肪和蛋白质消耗过多。长期消耗增多，体重减轻到不足理想体重的90%或体重指数<18.5时，称为消瘦（emaciation）。极度消瘦者称恶病质（cachexia）。

2. 肥胖（obesity） 肥胖是指体内脂肪堆积过多和（或）分布异常，体重增加，导致实际体重超过理想体重20%的病理状态。其原因主要由于摄食过多，摄入量超过消耗量，过剩营养物质转化为脂肪积存于体内所致。内分泌、家族遗传、生活方式与运动、精神因素等皆对肥胖有影响。

肥胖症常用的测量方法包括：①体重指数：是诊断肥胖症最重要的指标。②理想体重：主要用于计算饮食中热量和各种营养素供给量。③腰围或腰/臀比（waist/hip ratio，WHR）：受试者站立，双足分开25～30cm，使体重均匀分配。腰围测量髂前上棘与第12肋下缘连线的中点水平周径，臀围测量环绕臀部的骨盆最突出点的周径。WHR反映脂肪分布。目前认为测量腰围更为简单可靠，是诊断腹部脂肪积聚最重要的指标。

如体重指数≥24，称为超重（overweight）；男性体重指数>27，女性体重指数>25即为肥胖症。男性腰围≥90cm，女性腰围≥85cm，为腹型肥胖（abdominal obese）。正常成人腰臀比（WHR）男性<0.90，女性<0.85，超过此值为中央型（又称腹内型或内脏型）肥胖。

（1）单纯性肥胖：全身脂肪分布均匀，无神经、代谢、内分泌等系统的功能性或器质性异常表现，常有一定的遗传倾向。为摄食过多，摄入量超过消耗量，过剩营养物质转化为脂肪积存于体内所致，与生活方式、运动、精神因素等均有关。

（2）继发性肥胖：一般由内分泌疾病引起，如库欣综合征、原发性甲状腺功能减退症、下丘脑性肥胖等。下丘脑病变所致的肥胖性生殖无能综合征，在女性表现生殖器发育障碍、闭经，在男性则表现为女性体型。肾上腺皮质功能亢进症，表现为向心性肥胖，以面部（满月面）、肩背部（水牛背）、腰腹部为著，而四肢不明显。甲状腺功能低下症（黏液性水肿）则有毛发稀疏、皮肤干燥、月经异常、智能障碍。

七、意识状态

意识（consciousness）是大脑功能活动的综合表现，即指人对周围环境及自身的认识、反应和理解能力。意识的内容即为高级神经活动，包括定向力、感知力、注意力、记忆力、思维、情感和行为等。意识状态的分类见第一篇第一章第十九节意识障碍。

检查意识状态，主要检查患者对周围环境和对自身所处状况的认识能力。检查者可通过与患者交谈来了解其思维、反应、情感活动、计算、记忆力、注意力、定向力（即对时间、人物、地点，以及对自己本身状态的认识能力）等方面的情况。对较为严重者应同时做痛觉试验（如重压患者眶上缘）、瞳孔对光反射、角膜反射、腱反射等，以判断有无意识障碍及其程度。对昏迷患者，重点注意生命体征，尤其是呼吸的频率和节律，瞳孔大小，眼底有无视乳头水肿、出血，有无偏瘫、锥体束征、脑膜刺激征等。

八、面容与表情

面容（facial feature）是指面部的面貌与气色；表情（expression）是指表现在面部或姿态上的思想感情。健康人面容润泽，表情自如。面容与表情常反映病人的精神状态与病情程度。当患者有疾病时，常常出现痛苦、忧虑或疲惫的面容与表情。某些疾病还可使患者呈现特征性面容与表情。常见典型面容如下：

1. 急性（热）病容（acute illness facies） 面色潮红，兴奋不安，可有面部与发际多汗，口唇干燥，呼吸急促，表情痛苦，有时鼻翼扇动，口唇出现疱疹。常见于急性感染性疾病，如肺炎链球菌肺炎、疟疾、流行性脑脊髓膜炎等。

2. 慢性病容（chronic illness facies） 面容憔悴，面色晦暗或苍白无华，双目无神，表情淡漠等。多见于慢性消耗性疾病，如肝硬化、严重肺结核、恶性肿瘤等。

3. 贫血面容（anemic facies） 面色苍白无华，唇舌色淡，表情疲惫。见于各种原因所致的贫血。

4. 肝病面容（liver disease facies） 面颊瘦削，面色灰褐，额部、鼻背、双颊有褐色色素沉着，有时可见蜘蛛痣。见于慢性肝病。

5. 肾病面容（nephropathy facies） 面色苍白，眼睑、颜面浮肿，舌质淡，边缘有齿痕。见于慢性肾脏疾病。

6. 甲状腺功能亢进面容（hyperthyroidism facies） 简称甲亢面容。眼裂增大，眼球突出，目光闪烁，呈惊恐貌，兴奋不安，烦躁易怒。见于甲状腺功能亢进症（图 4–3）。

7. 黏液性水肿面容（myxedema facies） 面色苍白，睑厚面宽，颜面浮肿，目光呆滞，反应迟钝，眉毛、头发稀疏，舌色淡、胖大。见于甲状腺功能减退症（图 4–3）。

8. 二尖瓣面容（mitral facies） 面色晦暗，双颊紫红，口唇轻度发绀。见于风湿性心瓣膜病二尖瓣狭窄（图 4–3）。

9. 伤寒面容（typhoid facies） 表情淡漠，反应迟钝，呈无欲状态。见于伤寒、脑脊髓膜炎、脑炎等。

10. 苦笑面容（sardonic facies） 发作时牙关紧闭，面肌痉挛，呈苦笑状。见于破伤风。

11. 满月面容（moon facies） 面圆如满月，皮肤发红，常伴痤疮和小须。见于库欣综合征及长期应用肾上腺皮质激素的患者（图 4–3）。

12. 肢端肥大症面容（acromegalic facies） 头颅增大，脸面变长，下颌增大、向前突出，眉弓及两颧隆起，唇舌肥厚，耳鼻增大。见于肢端肥大症（图 4–3）。

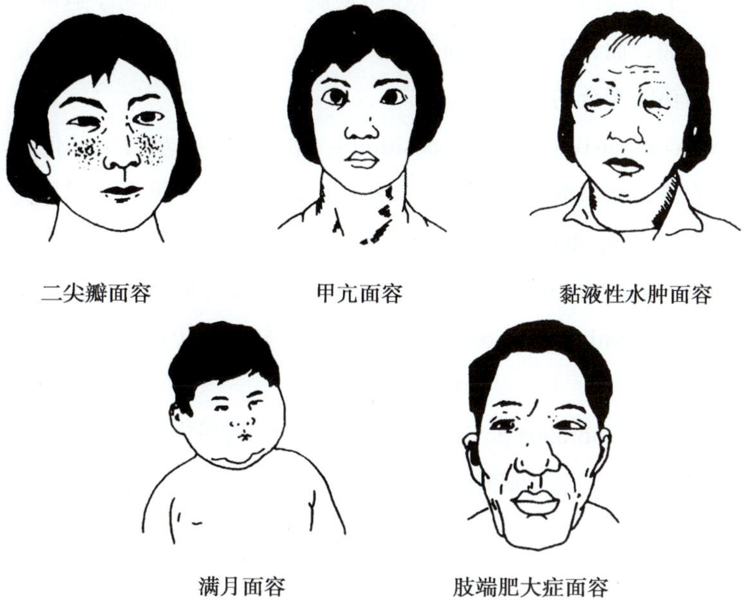

图 4–3　常见典型面容

13. 病危面容（critical facies） 亦称 Hippocrates 面容。面色苍白或铅灰，眼窝凹陷，鼻梁、颧骨突起，表情淡漠，目光晦暗，面肌瘦削，唇干，皮肤干燥、松弛而无光泽。常见于大出血、休克、脱水及急性腹膜炎的患者。

14. 面具面容（masked facies） 又称“面具脸”。面肌运动减少，面部呆板、无表情，不眨眼，双目凝视，似面具样。常见于震颤麻痹，也可见于脑炎等。

九、体位

体位（position）是指休息状态时身体所处的位置。健康人体位自如，患者则因病情不同采取不同的体位。常见体位如下：

1. 自动体位（active position） 患者活动自如，不受限制。见于轻病或疾病早期。

2. 被动体位（passive position） 患者不能随意调整或变换体位，需别人帮助才能改变体位。见于极度衰弱或意识丧失的患者。

3. 强迫体位（compulsive position） 患者为了减轻疾病所致的痛苦，被迫采取的某些特殊体位。常见者有以下几种：

（1）强迫仰卧位（compulsive dorsal position）：患者仰卧，双腿蜷曲，借以减轻腹部肌肉紧张。见于急性腹膜炎等。

（2）强迫俯卧位（compulsive prone position）：俯卧位可减轻脊背肌肉的紧张程度。常见于脊柱疾病。

（3）强迫侧卧位（compulsive lateral position）：患者侧卧于患侧，以减轻疼痛，且有利于健侧代偿呼吸以减轻呼吸困难。见于一侧胸膜炎及大量胸腔积液。

患者侧卧于健侧，见于一侧肺或一侧主支气管的疾病。这时因为重力的关系增加了健侧肺的灌注，从而最大化增加健康肺的功能以减轻呼吸困难。

慢性心衰患者宁愿卧向左侧以增加回心血量，进而增加心排血量。

（4）强迫坐位（compulsive sitting position）：又称端坐呼吸（orthopnea）。患者坐于床沿上，以两手置于膝盖上或扶持床边。这种体位可使胸廓辅助呼吸肌易于运动，膈肌下降，肺容量增加，肺换气量增加，而且下肢静脉血不易回流到心脏，可以减少回心血量，减轻心脏负担和肺淤血。见于心肺功能不全的患者。

（5）强迫蹲位（compulsive squatting position）：患者往往在步行或其他活动的进程中，由于感到呼吸困难和心悸，而采取蹲踞体位或膝胸位以缓解症状。见于发绀型先天性心脏病。

（6）强迫停立位（compulsive standing position）：在步行时心前区疼痛突然发作，患者常被迫立刻站立，并以右手按抚心脏部位，待稍缓解后，才离开原位。见于心绞痛。

（7）辗转体位（alternative position）：患者坐卧不安，辗转反侧。见于胆绞痛、肾绞痛、肠绞痛等。

（8）角弓反张位（opisthotonos position）：患者颈及脊背肌肉强直，以致头向后仰，胸腹前凸，背过伸，躯干呈反弓形。见于破伤风、脑炎及小儿脑膜炎。

十、步态

步态（gait）即走路时的频率、节律、方式和姿态。正常时，儿童常跳跃小跑，青壮年矫健快速，老年人小步慢行。某些疾病可使步态发生变化，并具有一定的特征性。常见典型异常步态如下：

1. 痉挛性偏瘫步态（spastic hemiplegic gait） 瘫痪侧上肢内收、旋前，指、肘、腕关节屈曲，无正常摆动；下肢伸直并外旋，举步时将患侧骨盆抬高以提起瘫痪侧下肢，然后以髋关节为中心，脚尖拖地，向外划半个圆圈跨前一步，故又称划圈样步态。多见于急性脑血管疾病的后遗症（图 4–4）。

2. 痉挛性截瘫步态（spastic paraplegic gait） 又称剪刀步态（scissors gait），双下肢肌张力增高，尤以伸肌和内收肌张力明显增高，双下肢强直内收，交叉到对侧，形如剪刀。见于双侧锥体束损害及脑性瘫痪等（图 4–4）。

3. 醉酒步态（drunken gait） 行路时躯干重心不稳，步态蹒跚，身体摇晃，前后倾斜，似乎随时都会失去平衡而跌到，如醉酒状。见于酒精中毒或巴比妥中毒。

4. 小脑共济失调步态（cerebellar ataxic gait） 小脑共济失调患者，行走时双腿分开较宽，呈阔基底步态，步态不规则，笨拙，身体左右摇晃，常向侧方倾斜，走直线困难，状如醉汉。常见于多发性硬化、小脑肿瘤、脑卒中及某些遗传性小脑疾病。

5. 慌张步态（festinating gait） 步行时头及躯干前倾，步距较小，起步动作慢，但行走后越走越快，有难以止步之势，向前追赶身体重心而防止跌倒，双上肢缺乏摆动动作（图 4–4）。见于帕金森病（Parkinson's disease），又称震颤麻痹（shaking palsy）。

6. 跨阈步态（steppage gait） 由于踝部肌腱、肌肉弛缓，患足下垂，走路时足尖离地前，先将膝关节、髋关节屈曲，使患肢抬得很高才能起步，如跨越门槛之势。见于腓总神经麻痹出现的足下垂患者（图 4–4）。

7. 蹒跚步态（staggering gait） 又称鸭步。走路时身体左右摇摆似鸭行。见于佝偻病、大骨节病、进行性肌营养不良或先天性双髋关节脱位等。

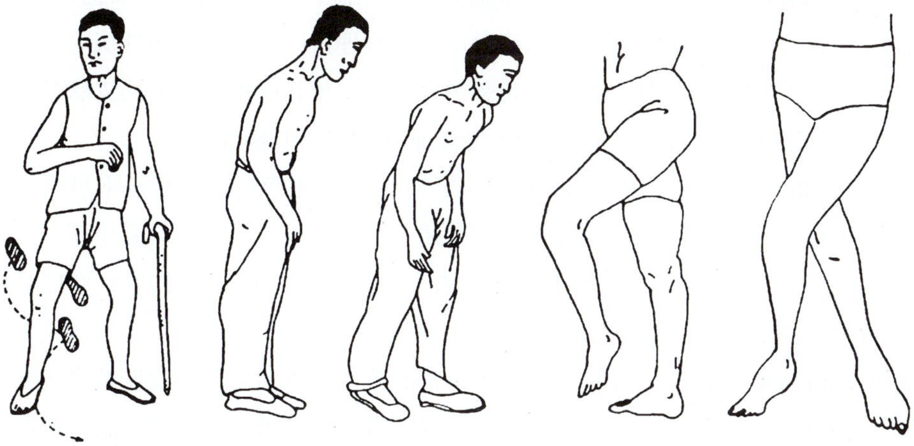

图 4-4　步态异常

8. 间歇性跛行（intermittent claudication） 休息时无症状，行走稍久后发生缺血，以致下肢麻木、无力、酸痛，难以继续行走，被迫停止行进，经休息症状好转后重新起步行走，走走歇歇，故名。见于闭塞性动脉硬化、高血压动脉硬化等。

9. 感觉性共济失调步态（sensory ataxic gait） 起步时一脚高抬，骤然垂落，且双目向下注视，夜间走路或闭眼时加重，两脚间距很宽，以防身体倾斜，闭目时不能保持平衡，身体摇晃，易跌倒，睁眼时视觉可部分代偿。见于脊髓亚急性联合变性、多发性硬化、脊髓痨和感觉神经病等脊髓后索病变。

第二节　皮肤检查

检查皮肤应在自然光线下进行，一般通过视诊观察。除检查外露皮肤，还应检查躯干皮肤，同时应配合触诊获得全面印象，方能得到正确的诊断。

一、皮肤弹性

皮肤弹性（skin elasticity）与年龄、营养状态、皮下脂肪及组织间隙所含液量有关。儿童与青年皮肤紧张富有弹性；中年以后皮肤逐渐松弛，弹性减弱；老年皮肤组织萎缩，皮下脂肪减少，弹性减退。检查时，常取手背或前臂内侧部位，用拇指和食指将皮肤捏起，正常人于松手后皮肤皱褶迅速平复。弹性减弱时皱褶平复缓慢，见于长期患消耗性疾病或严重脱水的患者。发热时血液循环加速，周围血管充盈，皮肤弹性可增加。

二、皮肤颜色

皮肤颜色（skin colour）与种族、遗传有关。同一种族的皮肤颜色与毛细血管的分布、血液的充盈度、含血量、色素量、皮下脂肪的厚薄及腺体分泌情况有关。正常人黏膜红润，皮肤颜色差异虽较大但都有光泽。中国人健康的皮肤是微黄略透红润，室外工作者略黑。临床上常

NOTE

见的皮肤颜色异常如下：

1. 发红（redness） 皮肤发红是由毛细血管扩张充血、血流加速及红细胞数量增多所致。生理情况下，见于饮酒、日晒、运动、情绪激动等。病理情况下见于发热性疾病，如肺炎链球菌肺炎、肺结核、猩红热、阿托品及一氧化碳中毒等。一氧化碳中毒患者的皮肤黏膜呈樱桃红色。皮肤持久性发红可见于库欣（Cushing）综合征及真性红细胞增多症。

2. 苍白（pallor） 皮肤黏膜苍白可由贫血、末梢毛细血管痉挛或充盈不足引起，常见于贫血、寒冷、惊恐、休克、虚脱以及主动脉瓣关闭不全等。检查时，应结合甲床、掌纹、眼睑结膜、口腔黏膜及舌质的颜色，综合判断。只有肢端苍白者，可能与肢体血管痉挛或阻塞有关，如雷诺病、血栓闭塞性脉管炎。

3. 黄染（stained yellow） 皮肤黏膜呈不正常的黄色，称为黄染。皮肤黄染主要见于因胆红素浓度增高引起的黄疸（jaundice）。黄疸早期或轻微时见于巩膜及软腭黏膜，较明显时才见于皮肤。黄疸见于肝细胞损害、胆道阻塞或溶血性疾病。

过多食用胡萝卜、南瓜、橘子等，胡萝卜素在血液中的含量增加，可使皮肤黄染，但发黄的部位多在手掌、足底皮肤，一般不发生于巩膜和口腔黏膜。长期服用带有黄颜色的药物，如阿的平、呋喃类等也可使皮肤发黄，严重者可表现巩膜黄染，但这种巩膜黄染以角膜缘周围最明显，离角膜缘越远黄染越浅，这是与黄疸鉴别的重要特征。

4. 发绀（cyanosis） 是指皮肤黏膜呈青紫色，主要因单位容积血液中还原血红蛋白增多（超过 50g/L）所致。发绀的常见部位为舌、唇、耳郭、面颊和指端。广义的发绀也包括少数由异常血红蛋白衍化物（高铁血红蛋白、硫化血红蛋白）所致的皮肤、黏膜青紫现象。可见于心肺疾病、亚硝酸盐中毒等。参见第一篇第一章第六节。

5. 色素沉着（pigmentation） 由于表皮基底层的黑色素增多，部分或全身皮肤色泽加深，称为色素沉着。生理情况下，身体的暴露部分，以及乳头、腋窝、外生殖器、关节、肛门周围等处皮肤色素较深。如这些部位的色素明显加深，或其他部位出现色素沉着，则为病理现象。全身性色素沉着多见于慢性肾上腺皮质功能减退，有时也见于肝硬化、肝癌晚期、肢端肥大症、黑热病、疟疾等。使用某些药物如砷剂、抗癌药等，可引起不同程度的皮肤色素沉着。放射治疗亦可使局部皮肤色素沉着。妇女在妊娠期，面部、额部可发生棕褐色对称性色素斑片，称为妊娠斑（cyasma）；老年人全身或面部也可发生散在的斑片，称老年斑（senile plaque）。

6. 色素脱失（achromoderma） 指皮肤色素局限性或全身性减少或缺失。当缺乏酪氨酸酶导致酪氨酸不能转化为多巴而形成黑色素时，即可发生色素脱失。

（1）白癜风（vitiligo）：是后天性皮肤黏膜色素局限性脱失，可能与遗传、精神、自身免疫等因素有关。为多形性大小不等的色素脱失斑片，发生后可逐渐扩大，但进展较慢，无自觉症状，也不引起生理功能改变。见于白癜风患者，偶见于甲状腺功能亢进症、肾上腺皮质功能减退及恶性贫血等患者（图 4-5）。

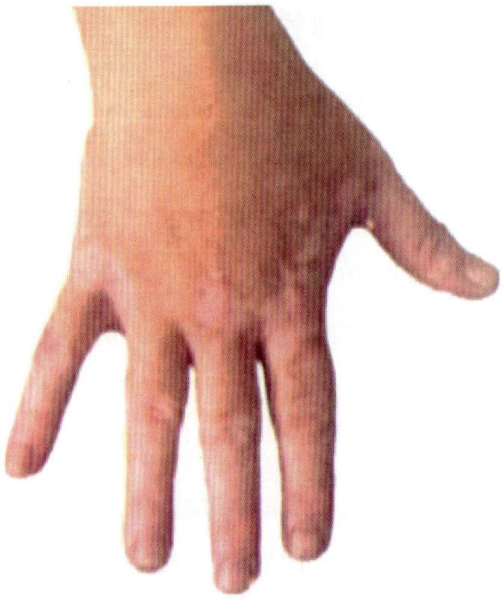

图 4-5　白癜风

（2）黏膜白斑（leukoplakia）：是一种发生于口腔

NOTE

黏膜或女性外阴部黏膜的增生性、白色角化性损害，呈圆形、椭圆形色素脱失斑片，面积一般不大。因可继发鳞癌，通常认为是一种癌前病变。

（3）白化症（albinismus）：属常染色体隐性遗传疾病，可能是患者组织中黑色素细胞内缺乏酪氨酸酶，因而不能形成黑色素。临床表现为皮肤呈白色或淡红色，毛发很白或为淡黄色，虹膜及瞳孔呈浅红色，并且羞明。部分患者有屈光不正、斜视和眼球震颤等症状，少数白化症患者智力低下，体格发育不良。

三、湿度与出汗

皮肤的湿度（moisture）与汗腺分泌功能有关。在气温高、湿度大的环境里出汗增多是生理调节功能所致。病理情况下可有出汗增多，如风湿热、结核病、甲状腺功能亢进症、佝偻病、布氏杆菌病等。盗汗（夜间睡后出汗）见于肺结核活动期。冷汗（手脚皮肤发凉、大汗淋漓）见于休克与虚脱。阵发性出汗见于自主神经功能紊乱。发热期出汗多见于风湿病、结核病、布氏杆菌病。无汗时皮肤异常干燥，见于维生素A缺乏症、黏液性水肿、硬皮病和脱水等。

四、皮疹

皮疹（rash）常见于传染病、皮肤病、药物及其他一些物质的过敏反应，多为全身性疾病的表现之一，是临床诊断某些疾病的重要依据。检查时应注意皮疹出现与消失的时间、发展顺序、分布部位、形状及大小、颜色、压之是否褪色、平坦或隆起、有无瘙痒（pruritic）和脱屑（desquamation）等。常见皮疹如下：

1. 斑疹（macula） 只是局部皮肤发红，一般不高出皮肤。见于麻疹初起、斑疹伤寒、丹毒、风湿性多形性红斑等。

2. 玫瑰疹（rose spots） 是一种鲜红色的圆形斑疹，直径2～3mm，由病灶周围的血管扩张所形成，压之褪色，松开时又复现。多出现于胸腹部。对伤寒或副伤寒具有诊断意义。

3. 丘疹（papule） 直径小于1cm，除局部颜色改变外还隆起皮面，为局限、充实的浅表损害。见于药物疹、麻疹、猩红热及湿疹等。

4. 斑丘疹（maculopapule） 在丘疹周围合并皮肤发红的底盘，称为斑丘疹。见于风疹、猩红热、湿疹及药物疹等。

5. 荨麻疹（urticaria） 又称风团块，是由于皮肤、黏膜的小血管反应性扩张及渗透性增加而产生的一种局限性暂时性水肿。主要表现为边缘清楚的红色或苍白色的瘙痒性皮肤损害。出现得快，消退也快，消退后不留痕迹，是速发的皮肤变态反应所致。见于各种异性蛋白性食物或药物过敏。

五、皮下出血

病理情况下可以出现皮下出血（subcutaneous hemorrhage）。皮肤或黏膜下出血，出血面的直径小于2mm者，称为瘀点（petechia）。皮下出血直径在3～5mm者，称为紫癜（purpura）；皮下出血直径超过5mm者，称为瘀斑（ecchymosis）；片状出血并伴有皮肤显著隆起者，称为血肿（hematoma）。小的出血点容易与小红色皮疹或小红痣相混淆，但皮疹压之褪色，出血点压之不褪色，小红痣加压虽不褪色，但触诊时可稍高出平面，并且表面发亮。皮肤黏膜出血常见于造血系统疾病、重症感染、某些血管损害的疾病以及某些毒物或药物中毒等。

六、蜘蛛痣

蜘蛛痣（spider angioma）是皮肤小动脉末端分支性扩张所形成的血管痣，因形似蜘蛛而得名（图 4-6）。蜘蛛痣出现部位多在上腔静脉分布区，如面、颈、手背、上臂、前胸和肩部等处。大小可由针头大到直径数厘米不等。检查时除观察其形态外，可用铅笔尖或火柴杆等压迫蜘蛛痣的中心，如周围辐射状的小血管随之消退，解除压迫后又复出现，则证明为蜘蛛痣。蜘蛛痣的发生一般认为与雌激素增多有关。肝功能障碍使体内雌激素灭活能力减退，常见于慢性肝炎、肝硬化时。健康妇女在妊娠期间、月经前或月经期偶尔也可出现蜘蛛痣。

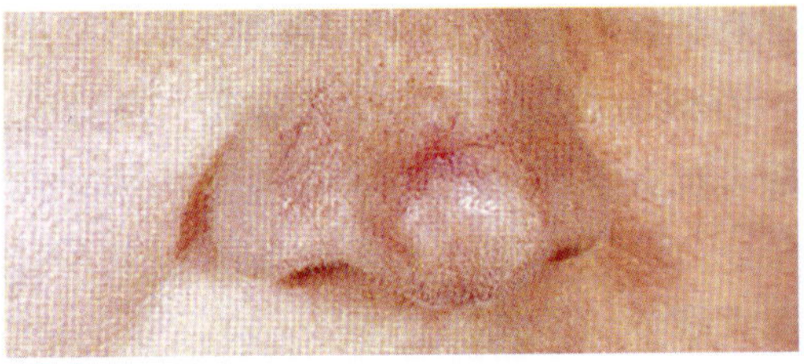

图 4-6　蜘蛛痣

慢性肝病患者手掌大、小鱼际处常发红，加压后褪色，称为肝掌（liver palms）。肝掌的发生机制与蜘蛛痣相同。

七、皮下结节

检查皮下结节（subcutaneous nodules）时应注意大小、硬度、部位、活动度、有无压痛。位于关节附近或长骨骺端的圆形硬质小结，无压痛，对称性分布，多为风湿小结。位于皮下肌肉表层的豆状硬韧小结，圆形或椭圆形，表面光滑，可推动，无压痛，多为猪带绦虫囊尾蚴结节。如沿末梢动脉分布，且双侧发生不对称，质硬有压痛，多为结节性多动脉炎。在指尖、足趾、大小鱼际肌处出现的豌豆大小的红色或紫色的痛性结节，称为 Osler 小结，常见于亚急性感染性心内膜炎。反复出现的游走性皮下结节，边界不清而水肿明显，伴痒感，见于并殖吸虫病。无明显局部症状而生长迅速的皮下结节，见于肿瘤所致的皮下转移。

八、水肿

皮下组织的细胞内及组织间隙液体积聚过多，称为水肿（edema）。轻度水肿单靠视诊不易发现，一般体重增加 5kg 后方可发现。检查有无水肿时，可用手指按压被检查部位皮肤（通常是胫骨前缘）3～5 秒。手指按压后凹陷不能很快恢复者，称为凹陷性水肿（pitting edema）。黏液性水肿及象皮肿（丝虫病所致）指压后无组织凹陷，称非凹陷性水肿（non-pitting edema）。黏液性水肿（myxedema）常见部位为颜面、锁骨上、胫前内侧及手背皮肤，皮肤干燥、粗糙，见于甲状腺功能减退症。象皮肿（elephantiasis）见于丝虫病，表现为下肢不对称性皮肤增厚、粗糙，毛孔增大，有时出现皮肤皱褶，也可累及阴囊、大阴唇及上肢等部位。

全身性水肿（generalized edema）常见于肾炎和肾病综合征、心力衰竭（尤其是右心衰竭）、失代偿期肝硬变和营养不良等；局限性水肿（localized edema）可见于局部炎症、外伤、过敏、血栓形成所致的毛细血管通透性增加，静脉或淋巴回流受阻。

九、溃疡与瘢痕

NOTE

1. 溃疡（ulcer） 指皮肤或黏膜深层真皮或皮下组织的局限性缺损。常见原因有创伤性、感染性及癌性，要注意溃疡大小、形状与部位、颜色、边缘、基底、分泌物及发展过程。

内踝上方等部位的小腿溃疡，常见于静脉周围炎、血栓性静脉炎或复发性蜂窝组织炎。口腔、外生殖器及肛门等部位的小溃疡并逐渐愈合成卵圆形或不规则形，边缘呈潜行性，基底有高低不平的苍白色肉芽组织，分泌物或苔膜中可查到结核杆菌者，为溃疡型皮肤结核。外生殖器出现的圆形或卵圆形溃疡，边缘不整齐，基底为柔软的肉芽组织，其表面覆盖有灰黄色脂性脓苔或脓性分泌物间杂坏死组织，有恶臭，易出血，溃疡周围皮肤潮红，为软下疳（chancroid）。软下疳是由杜克雷嗜血杆菌经性接触传播的急性、疼痛性、多发性阴部溃疡。边缘锐利如凿状，质硬，基底有坏死组织及树胶样分泌物的无痛性溃疡，常为梅毒性溃疡。

2. 瘢痕（scar） 指真皮或深部组织外伤、手术或病变愈合后，新的结缔组织和上皮细胞增生的斑块代替失去的皮肤组织。表皮低于周围正常皮肤者，为萎缩性瘢痕（atrophic scar）；高于周围正常皮肤者，为增生性瘢痕（hyperplastic scar）。瘢痕也常为曾患过某些疾病提供证据，如皮肤疖肿、淋巴结核、某些手术等，均可在相应部位遗留有瘢痕。

十、毛发

毛发（hair）的颜色、曲直可因种族而不同，毛发的分布、多少和变化对临床诊断有辅助意义。男性体毛较多，阴毛分布呈菱形，以耻骨部最宽，上方尖端可达脐部，下方尖部可延至肛门前方。女性阴毛多呈倒三角形分布，体毛较少。人到中年以后由于毛发根部的血运和细胞代谢减退，头发可逐渐减少或色素脱失，形成秃顶、光泽减退或苍白。另外，家族遗传、营养状况和精神状态都可使毛发发生改变。

病理性毛发稀少（hypotrichosis）常见的原因有：①头部皮肤疾病：如脂溢性皮炎，呈不规则脱发，但以顶部为著。②神经营养障碍：如斑秃（alopecia areata），脱发多为圆形，范围大小不等，也有全秃者，发生突然，与精神因素有关，可以再生。③某些发热性疾病后：如伤寒可致弥漫性脱发。④某些内分泌疾患：如甲状腺功能减退症、垂体前叶功能减退等。席汉综合征不仅眉毛、头发脱落，同时有腋毛、阴毛的脱落。⑤理化因素性脱发：如接受过量的放射线，某些抗癌药物（如环磷酰胺等）的使用等。

某些疾病也可使毛发增多（hypertrichosis or hirsutism），如库欣综合征或长期使用肾上腺皮质激素者，女性患者除一般体毛增多外，还可呈男性体毛分布，生长胡须。

第三节 淋巴结检查

一般体格检查只能检查身体各部的浅表淋巴结。正常情况下，这些淋巴结很小，直径多为0.2～0.5cm，质地柔软，表面光滑，与邻近组织无粘连，不易触及，亦无压痛。

一、检查方法

检查淋巴结的方法是视诊和触诊。视诊时不仅要注意局部征象（包括皮肤是否隆起，颜色有无变化，有无皮疹、瘢痕、瘘管等），也要注意全身状态。

触诊是检查淋巴结的主要方法。浅表淋巴结检查采用双手或单手触诊法，由浅入深进行滑

NOTE

动触诊，并注意使局部皮肤或组织放松。检查者将食、中、无名三指并拢，其指腹平放于被检查部位的皮肤上进行滑动触诊。这里所说的滑动是指腹按压的皮肤与皮下组织之间的滑动；滑动的方式应取相互垂直的多个方向或转动式滑动，这有助于淋巴结与肌肉和血管结节的区别。

淋巴结的检查应用规范手法按一定顺序进行检查，避免遗漏。检查浅表淋巴结的顺序依次为耳前、耳后、乳突区、枕骨下区、颌下、颏下、颈后三角、颈前三角、锁骨上窝、腋窝、滑车上、腹股沟、腘窝等。腋窝淋巴结应按尖群、中央群、胸肌群、肩胛下群和外侧群的顺序进行。发现有肿大的淋巴结时，应注意部位、大小、数目、质地、移动度，表面是否光滑，有无粘连，局部皮肤有无红肿、压痛和波动、疤痕、瘘管等。同时注意寻找引起淋巴结肿大的原发病灶。

检查左颌下淋巴结时，将左手置于被检查者头顶，以便能随时改变其头位而配合检查，使头微向左前倾斜，右手四指并拢，屈曲掌指及指间关节，沿下颌骨内缘向上滑动触摸（图 4-7）。检查右侧时，两手换位，让被检查者的头向右前倾斜。

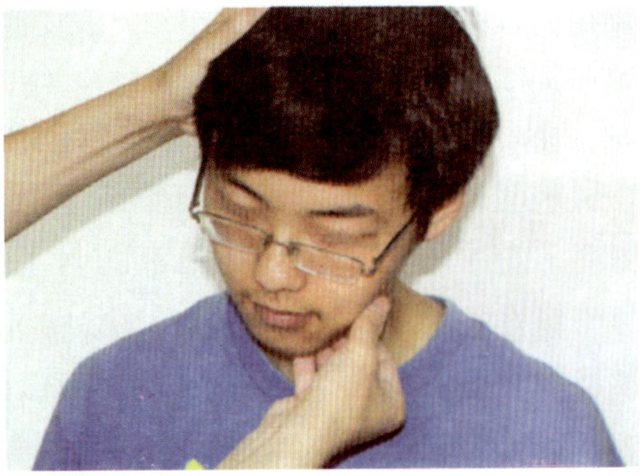

图 4-7　左颌下淋巴结检查

检查颈部淋巴结时，检查者站在被检查者背后，让患者的头向前倾，并稍向检查的一侧倾斜，然后用手指紧贴检查部位，由浅入深进行滑动触诊。

检查锁骨上窝淋巴结时，检查者面对患者（可取坐位或仰卧位），用右手检查患者的左锁骨上窝，用左手检查其右锁骨上窝。检查时将食指与中指屈曲并拢，在锁骨上窝进行触诊，并深入锁骨后深部。

检查腋窝淋巴结时，患者取坐位，也可取仰卧位，医生以右手检查左侧，左手检查右侧。先检查左侧，医生左手握住患者左腕部向外上方屈肘外展约 45°，右手指并拢，掌面贴近胸壁，向上逐渐滑动触诊达腋窝顶部，依次触诊前壁、内侧壁、腋窝后壁，然后将患者外展上臂下垂，触诊腋窝外侧壁。同法检查右侧（图 4-8）。

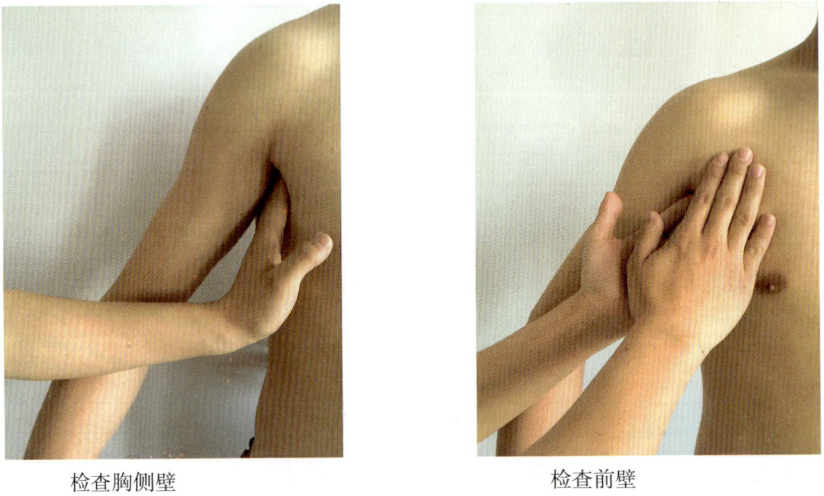

检查胸侧壁　　检查前壁

图 4-8　腋下淋巴结检查法

检查右侧滑车上淋巴结时，右手扶托患者左腕部，屈肘90°，以小指抵在肱骨内上髁上，左手的食、中、无名指并拢，在肱二头肌与肱三头肌间沟中纵行、横行滑动触摸（图4–9）。同法检查左侧。

检查腹股沟淋巴结时，被检查者仰卧，检查者用手指在腹股沟处平行进行触诊。

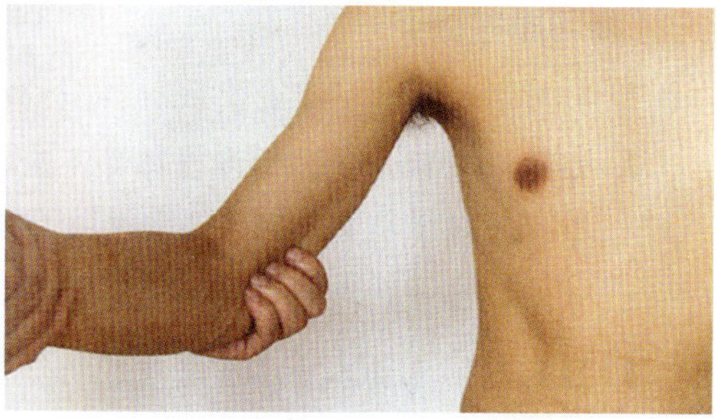

图4–9　滑车上淋巴结检查法

二、浅表淋巴结肿大的临床意义

淋巴结肿大（lymph node enlargement）分为全身性与局限性。全身性淋巴结肿大指颈、腋窝及腹股沟等多数区域中，有两组以上的淋巴结同时肿大。局限性淋巴结肿大指局限于某一组的淋巴结肿大。

（一）局限性淋巴结肿大

1. 非特异性淋巴结炎　一般炎症所致的淋巴结肿大多有触痛，表面光滑，无粘连，质不硬。急性淋巴结炎质地柔软，有压痛，表面光滑，无粘连；慢性期则质地较硬，疼痛轻微。颌下淋巴结肿大常由口腔内炎症所致；颈部淋巴结肿大常由化脓性扁桃体炎、齿龈炎等急慢性炎症所致；腋窝淋巴结肿大常由上肢、胸壁、乳腺等部位的炎症引起；腹股沟淋巴结肿大常由下肢、会阴、臀部等部位的炎症引起。

2. 淋巴结结核　肿大淋巴结常发生在颈部血管周围，为多发性，质地较硬，大小不等，可互相粘连或与邻近组织、皮肤粘连，移动性稍差。如组织发生干酪性坏死，则可触到波动感。晚期破溃后形成瘘管，愈合后可形成不规则瘢痕。

3. 转移性淋巴肿结大　恶性肿瘤转移所致的淋巴结肿大，质硬或有橡皮样感，一般无压痛，表面光滑或有突起，与周围组织粘连而不易推动。左锁骨上窝淋巴结肿大，多为腹腔脏器癌肿（胃癌、肝癌、结肠癌等）转移所致；右锁骨上窝淋巴结肿大，多为胸腔脏器癌肿（肺癌、食管癌等）转移所致。鼻咽癌易转移到颈部淋巴结；乳腺癌最早引起同侧腋下淋巴结肿大；肺癌一般转移到同侧纵隔、支气管及颈部淋巴结；食管癌可向上或向下转移，上段食管癌常转移至锁骨上及颈淋巴结，中下段食管癌多转移至气管旁、贲门及胃左动脉旁淋巴结。

（二）全身性淋巴结肿大

常见于传染性单核细胞增多症、淋巴细胞白血病、淋巴瘤和系统性红斑狼疮。

1. 传染性单核细胞增多症　可引起全身淋巴结肿大，以颈部最为常见，也可见于腋下、腹股沟，两侧不对称，肿大的淋巴结直径一般不超过3cm，无粘连及明显压痛，不化脓，常于热退数周后消退。

2. 淋巴细胞白血病　特别是慢性淋巴细胞白血病，可引起全身各处淋巴结肿大，但活动、不粘连、光滑、不硬、不痛，也不化脓溃破。

3. 淋巴瘤　可引起全身性或局限性淋巴结肿大。常首先表现为颈部或锁骨上窝的无痛性淋巴结肿大，可以活动，也可互相粘连，融合成块，淋巴结坚实而有弹性，触诊有软骨样感觉，无疼痛及压痛。

4. 系统性红斑狼疮　肿大的淋巴结为无痛性，轻度或中度肿大，以颈部和腋下为多。

【复习思考题】

1. 心房颤动时为什么会出现脉搏短绌？
2. 血压测量时为什么听诊器体件不应塞于袖带内？
3. 急性腹膜炎患者为什么会采取强迫仰卧位？
4. 出现蜘蛛痣的原因是什么？见于什么疾病？
5. 腹腔脏器癌肿（胃癌、肝癌、结肠癌等）远处转移时常出现在哪个部位？为什么？

第五章 头部检查

【学习要求】

1. 掌握正常瞳孔大小、形状、瞳孔对光反射、聚合反射及调节反射的检查方法及异常的临床意义；鼻旁窦的位置及压痛的检查方法；粗略检查听力的方法；口腔及咽部、扁桃体检查的方法；扁桃体肿大的临床分度。

2. 熟悉除以上内容以外的头部检查的顺序、内容及检查方法。

3. 了解头颅大小、形态异常的临床意义；鼻腔黏膜及外耳、中耳异常的临床意义；口腔黏膜异常的临床意义。

【学习方法】

学习本章节前应首先复习头颅、眼、耳、鼻、口腔的解剖结构，特别是瞳孔的构成、瞳孔调节的机制、鼻旁窦的解剖结构及与鼻腔的毗邻关系、口咽部的解剖关系，进而利于掌握头部检查的内容、方法及出现异常的临床意义。熟练掌握头部检查内容的同时，反复练习以逐渐掌握头部检查的方法。

头部及其器官是人体重要的外部特征，是最先和最容易见到的部分，仔细检查常可获得很多有价值的资料，是体格检查的重要内容，检查时应仔细、全面。

一、头发

检查时应注意头发的颜色、疏密度、有无脱发及脱发的类型与特点。头发的颜色、曲直和疏密度与种族、遗传与年龄有关。头发相对稀疏可见于儿童和老年人；头发逐渐变白是老年性改变；脱发常见的疾病有佝偻病、脂溢性皮炎、伤寒、斑秃、系统性红斑狼疮、甲状腺功能减退症、接受放射线及抗癌药物治疗等。

二、头颅及颜面

头颅视诊应注意其大小、外形和运动情况。触诊应了解其外形及有无压痛和异常隆起。

1. 大小及形态 头颅的大小以头围来表示。用软尺经眉间和枕骨粗隆绕头一周测得的周径即为头围。新生儿头围约34cm，出生后6个月内增长8cm，6～12个月增长3cm，第2年增长2cm，第3～4年约增长1.5cm，4～10岁共增长约1.5cm，到18岁时，可达53cm或以上，以后基本上不再增长。矢状缝和其他颅缝一般在出生后6个月左右逐渐骨化，最迟于2岁闭合。过早骨化会影响颅脑的发育。成年后头颅增大，须警惕脑垂体前叶功能亢进症。

头颅的大小、形状异常为某些疾病的特征，如：

（1）小颅（microcephalia）：婴幼儿在出生时后囟即已很小或已闭合，最迟6～8周龄闭

NOTE

合。前囟常在出生后12～18个月内闭合，过早闭合可引起小颅畸形，导致智力发育障碍（痴呆症）。

（2）巨颅（large skull）：因颅内高压使额、头顶、颞和枕部膨大呈圆形，颜面部相对很小，且伴颈部静脉充盈，见于脑积水（hydrocephaly）（图5-1）。患者呈双目下视、巩膜外露的特殊面容，称为落日现象（setting sun phenomenon）。

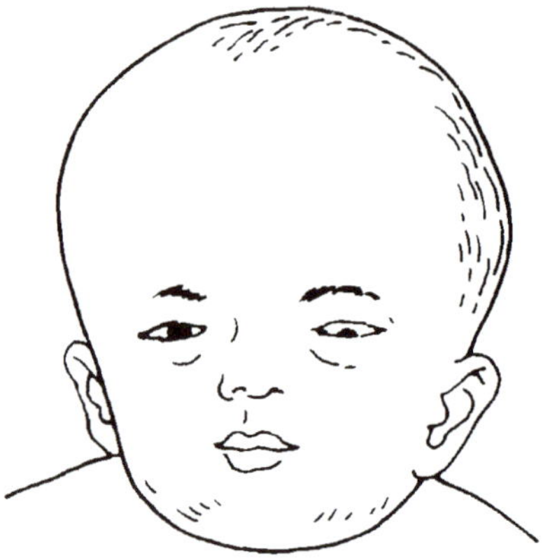

图5-1　脑积水

（3）方颅（squared skull）：前额左右突出，头顶平坦，呈方颅畸形。可见于小儿佝偻病、先天性梅毒。

（4）尖颅（oxycephaly）：由于矢状缝和冠状缝过早闭合，使头顶尖突高起，造成颜面的比例失调，见于先天性疾患尖颅并指（趾）畸形。

此外，前囟凹陷见于脱水和极度消瘦；前囟隆起是颅内压增高的表现，见于脑膜炎、颅内出血等；前囟迟闭、过大，见于佝偻病、先天性甲状腺功能减退症。

2. 头颅运动　正常人头部活动自如。头部活动受限，见于颈椎病或颈部软组织损伤。头部不随意颤动，见于帕金森病（Parkinson's disease），又称震颤麻痹（shaking palsy，paralysis agitans）。严重主动脉瓣关闭不全出现与颈动脉搏动节律一致的点头运动，称De Musset征（De Musset's sign）即点头征。

3. 颜面　为头颅前面未被头发遮盖的部分。可概括分为三种类型，即椭圆形、方形和三角形。面部有很多神经和血管分布，肌群很多，是构成表情的基础。详见第四章第一节面容与表情。

三、头部器官

（一）眼

1. 眉毛　正常人一般内侧和中间眉毛比较浓密，外侧相对稀疏。眉毛外1/3过于稀疏或脱落，见于黏液性水肿或脑垂体前叶功能减退症，特别稀少者应考虑麻风病。

2. 眼睑（eyelids）　眼睑皮肤薄而有弹性，皮下组织疏松，组织液或血液易在皮下积聚。检查时应注意两侧眼睑是否对称，有无红肿、浮肿，睑缘有无内翻或外翻，睫毛排列及生长方向是否整齐，上睑提起及闭合功能是否正常。

（1）上睑下垂（ptosis）：单侧上睑下垂，常见于一侧动眼神经麻痹，如脑炎、脑脓肿、蛛网膜下腔出血、白喉、外伤等所致；双侧上睑下垂可见于重症肌无力、先天性上眼睑下垂。

（2）眼睑水肿（palpebral edema）：眼睑组织疏松，水肿易出现在眼睑。多见于肾炎、肝病、贫血、营养不良、血管神经性水肿等。

（3）眼睑闭合不全（hypophasis）：单侧眼睑闭合不全，常见于面神经麻痹；双侧眼睑闭合不全，常见于甲状腺功能亢进症。

（4）睑内翻（entropion）：是睑缘向眼球方向卷曲，睫毛随之倒向眼球的一种位置异常。当内翻达一定程度时，睫毛刺激角膜，称为倒睫（trichiasis）。常见于沙眼及睑结膜瘢痕形成。

3. 泪囊　嘱受检者向上看，检查者以双手拇指轻压双眼内眦下方（即骨性眶缘下内侧），挤压泪囊，观察有无泪液或分泌物自上、下泪点溢出（图5-2）。若有黏液脓性分泌物流出，

NOTE

考虑慢性泪囊炎。有急性炎症时不可做此检查。

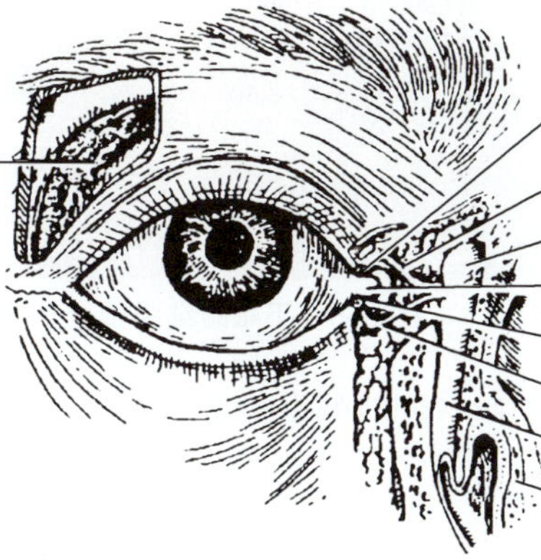

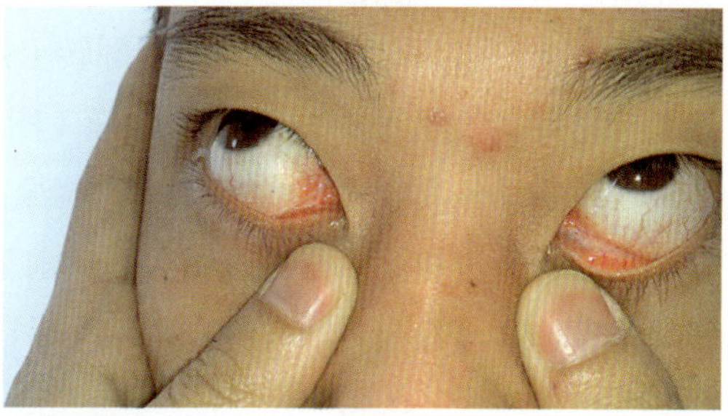

图 5-2　泪囊及泪囊检查法

4. 结膜（conjunctiva） 分为睑结膜、穹隆结膜和球结膜三部分（图 5-3、图 5-4）。检查时应注意有无充血、水肿、结膜下出血、乳头增生、滤泡和瘢痕形成和异物等。

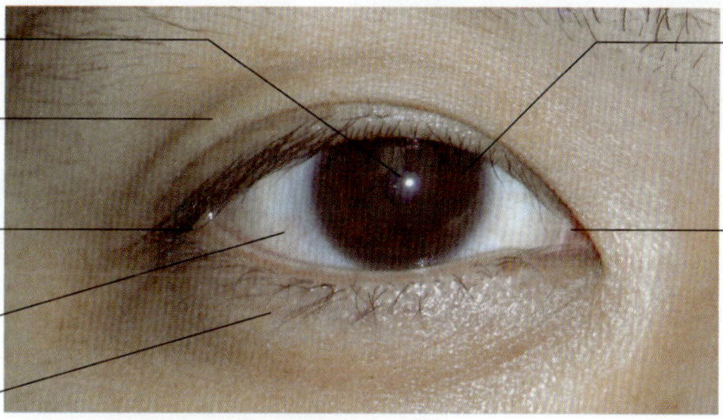

图 5-3　眼的外部结构

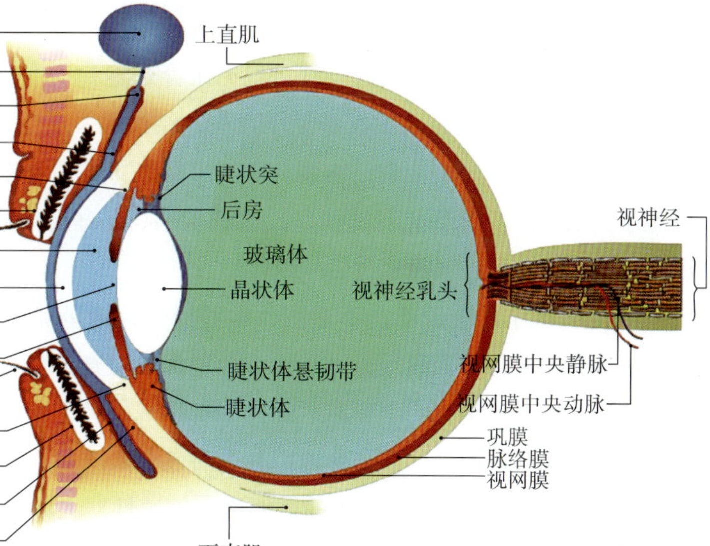

图 5-4　眼的内部结构

检查球结膜时，嘱受检者睁眼或以拇指和食指将上、下眼睑分开，让受检者向上、下、左、右各方向转动眼球。检查下眼睑结膜时，嘱受检者向上看，将拇指置于下眼睑的中部边缘，向下轻按压牵拉眼睑，暴露下眼睑结膜及穹隆结膜（图 5-5）。

NOTE

检查上眼睑结膜时需翻转眼睑。翻转要领为：嘱受检者向下看，检查左眼时，用右手食指（在上方）和拇指（在下方）捏住上睑中外1/3交界处的边缘，轻轻向前下方牵拉，同时食指轻压睑板上缘，拇指向上捻转，即可翻转上睑，暴露上睑结膜，然后用拇指固定上睑缘（图5-6）。翻转眼睑时动作要轻柔，并避免触到睑缘，以免引起受检者痛苦和流泪。检查结束后向前下方轻轻牵拉上睑，同时嘱受检者向上看，眼睑即可恢复正常位置。检查右眼时检查者用左手，方法同上。

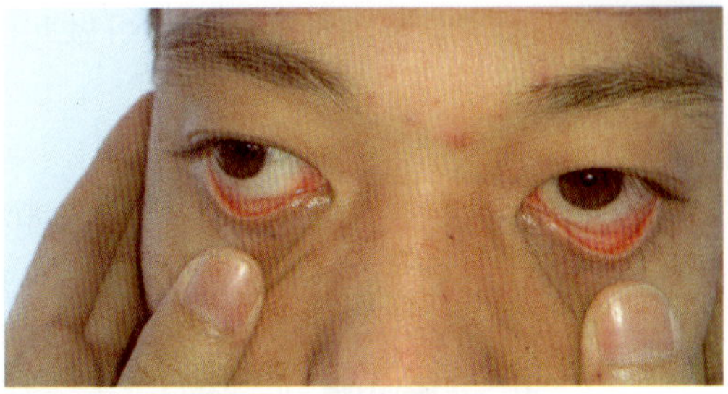

图5-5　下眼睑结膜检查

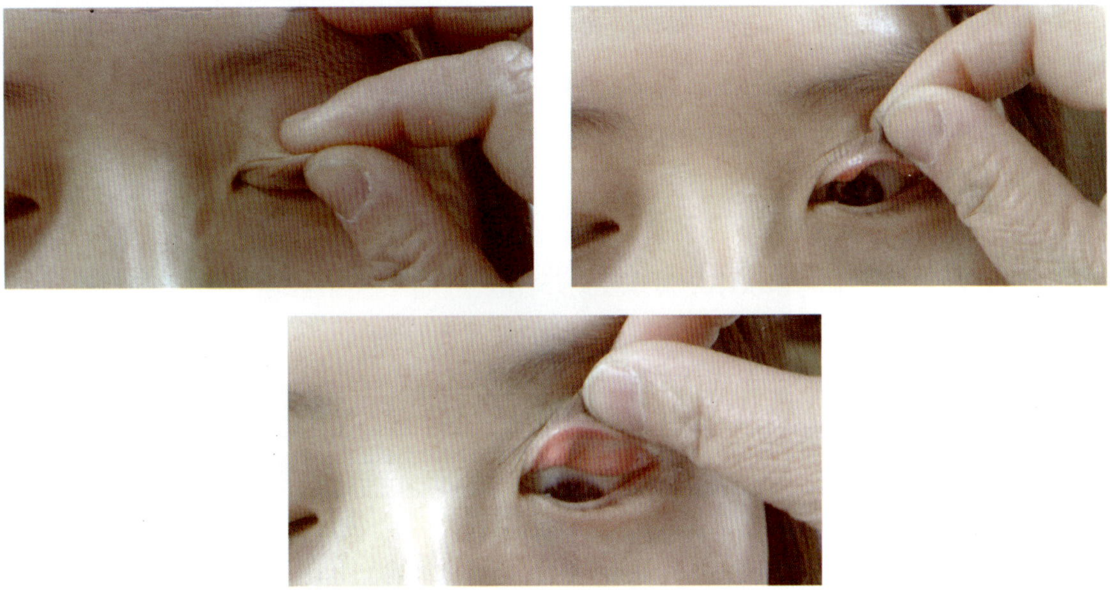

图5-6　翻转上眼睑检查法

结膜常见病变的表现：充血（即结膜发红，可见血管充盈）、水肿，见于结膜炎、角膜炎、沙眼早期；结膜苍白可见于贫血；结膜发黄见于黄疸；结膜乳头增生（细小突起）、穹隆部结膜有滤泡（半透明白色颗粒）见于沙眼；结膜有散在出血点，可见于感染性心内膜炎；结膜下片状出血，可见于高血压、动脉硬化、外伤、出血性疾病、某些传染病；球结膜透明而隆起，为球结膜下水肿，可见于脑水肿或输液过多。

5. 巩膜（sclera） 位于球结膜下，不透明，血管极少，故呈瓷白色。显性黄疸时，常先在巩膜出现均匀的黄染，离角膜巩膜交界处越远颜色越深。检查巩膜有无黄染，应在自然光线下进行。黄疸应与以下情况鉴别：①中年以后在内眦部出现的黄色斑块，呈不均匀分布，为脂肪沉着。②仅在角膜周围出现黄染，见于血液中其他黄色色素增多（如胡萝卜素和阿的平等）。

6. 角膜（cornea） 检查时应注意角膜的透明度、敏感性、大小及形态。检查透明度时用斜照光更易观察。应注意有无白斑、云翳、血管增生、角膜软化、溃疡等。白斑和云翳发生在瞳孔处的角膜上则可导致视力障碍；角膜血管增生常见于严重沙眼；角膜软化常见于小儿营养不良、维生素A缺乏；角膜溃疡常见于感染和外伤；由于类脂质在角膜边缘及周围沉着，出现灰白色混浊环，不妨碍视力，无症状，称为老年环（arcus senilis），多见于老年人或早老症（图5-7）；角膜边缘出现黄色或棕褐色环，环外缘较清晰，内缘较模糊，是铜代谢障碍的结果，称为凯－费（Kayser–Fleischer）环（角膜色素环），见于肝豆状核变性（Wilson 病）。角膜直径小于 10mm 称为小角膜；角膜水平径超过 13mm，垂直径超过 12mm 称为大角膜，均为先天发育异常所致。角膜的敏感性检查见第十一章神经系统检查角膜反射。

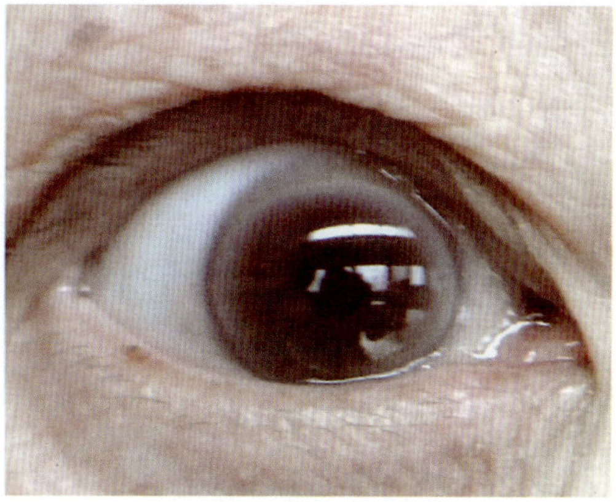

图 5–7 角膜老年环

7. 虹膜（iris） 位于眼球葡萄膜的最前部分，中央的圆形孔洞即为瞳孔（图 5–3、图 5–4）。瞳孔括约肌和扩大肌共同调节瞳孔的大小。正常虹膜纹理近瞳孔部分呈放射状排列，周边呈环形排列。纹理模糊或消失见于虹膜炎症、水肿或萎缩；虹膜形态异常或有裂孔，常见于虹膜后粘连、外伤、先天性虹膜缺损。

8. 瞳孔（pupil） 正常瞳孔直径为 2～5mm，两侧等大等圆。瞳孔缩小（瞳孔括约肌收缩）受动眼神经的副交感神经纤维支配，瞳孔扩大（瞳孔扩大肌收缩）受交感神经支配。检查时应注意瞳孔大小、形态及双侧是否相同，对光反射和调节反射是否正常。

（1）缩小与扩大：瞳孔的大小受很多因素影响。生理情况下，婴儿或老年人瞳孔较小，青少年瞳孔较大；在光亮处瞳孔较小，在暗处或精神兴奋时瞳孔较大。病理情况下，瞳孔缩小（<2mm）常见于虹膜炎、中毒（有机磷农药及毒蕈）、药物（吗啡、氯丙嗪、毛果云香碱）影响等；瞳孔扩大（>5mm）见于青光眼绝对期、视神经萎缩、濒死状态、颈交感神经刺激、药物（阿托品、可卡因）影响、完全失明、外伤等。

（2）大小不等：两侧瞳孔不等大，常提示脑外伤、脑肿瘤、脑疝及中枢神经梅毒等颅内病变；双侧瞳孔大小不等且变化不定，常提示虹膜支配神经或中枢神经病变；双侧瞳孔不等大、对光反射减弱或消失并伴意识障碍，常是中脑功能损害的表现。

（3）形状异常：瞳孔呈椭圆形常见于青光眼或眼内肿瘤；呈不规则形状常见于虹膜粘连。

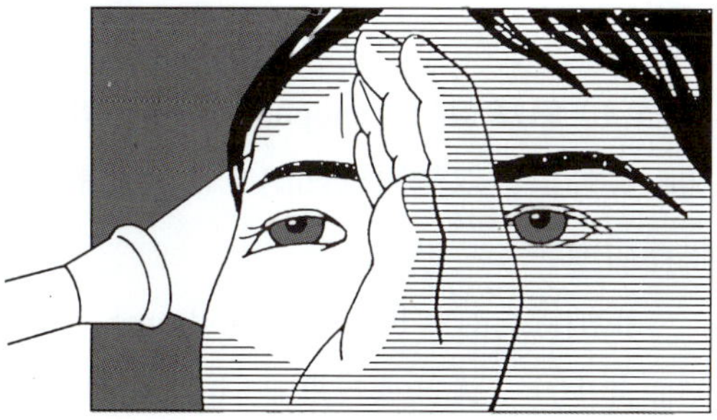

图 5–8 瞳孔对光反射检查法

（4）对光反射（light reflex）：用手电光线照射瞳孔，观察前后的反应变化（图 5–8）。正常人眼部受光线照射后，瞳孔立即缩小，移开光线后瞳孔迅速复原，称为对光反射。分为：①直接对光反射：用光线照射瞳孔，该瞳孔立即缩小，移开光线后瞳孔迅速复原。②间接对光反射：将手掌立于鼻背处以隔开双眼，当光线照射一侧瞳孔时，另一侧瞳孔则立即缩小，移开光线后瞳孔迅速复原。瞳孔对光反射迟钝或消失，见于昏迷病人。

（5）近反射（near reflex）：嘱被检查者两眼同时注视一个近处（正前方 1m 以外）目标，当目标逐渐移至眼前约 10cm 处时，两眼同时产生瞳孔缩小（图 5–9），两眼内聚及晶体变凸，这三种联合反射，统称为近反射。其中双侧瞳孔逐渐缩小，称为调节反射（accommodation reflex）；双眼球向内聚合，称为聚合反射（convergency reflex）。其目的是使外界物体成像清晰并投射在两眼的黄斑上。当动眼神经受损害时，睫状肌和眼内直肌麻痹，调节和聚合反射消失。

NOTE

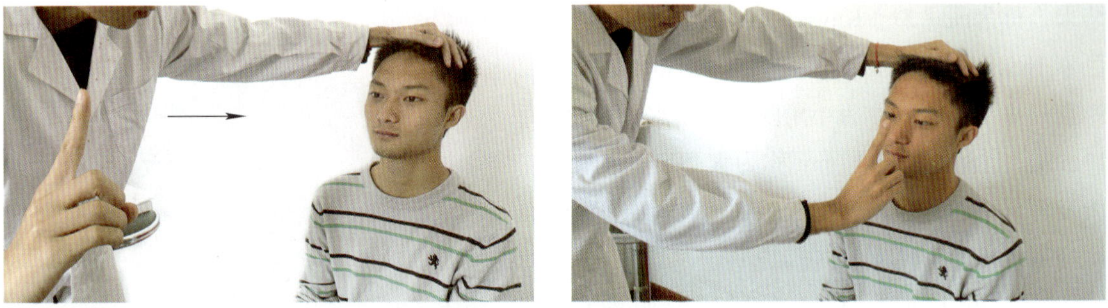

图 5-9　近反射检查法

9. 眼球（eyeball） 检查时应注意眼球的外形和运动。

（1）眼球突出（exophthalmos）：单侧眼球突出，多见于局部炎症或眶内占位性病变，偶见于颅内病变；双侧眼球突出，见于甲状腺功能亢进症。甲亢患者常可查到以下眼部体征（图 5-10）：① Graefe 征：下视时上眼睑不能相应下垂；② Stellwag 征：瞬目（眨眼）减少；③ Mobius 征：检查双眼聚合反射减弱；④ Joffroy 征：上视时无额纹出现。

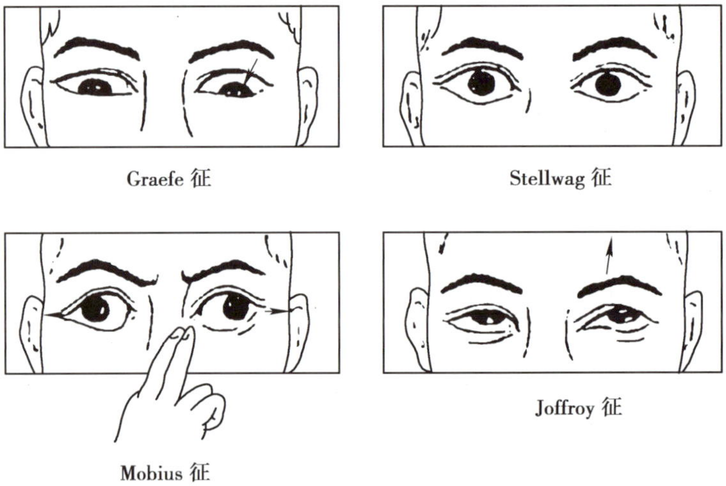

图 5-10　甲状腺功能亢进症的眼部体征

（2）眼球凹陷（enophthalmos）：单侧眼球凹陷，常见于霍纳综合征（Horner's syndrome）和眶尖骨折；双侧眼球凹陷，常见于重度脱水及恶病质；老年人由于眶内脂肪萎缩可导致双侧眼球后缩。

霍纳综合征（horner's syndrome）表现为患者眼睑下垂，瞳孔缩小，眼球内陷，常伴有同侧面部少汗、无汗或皮肤血管扩张。由一侧脑干或颈交感神经节受损，导致瞳孔扩大肌瘫痪、睑板肌麻痹等引起。常见于脑血管病、颅脑占位性病变、肺尖支气管癌、创伤、颈椎病、臂丛神经损害、甲状腺和纵隔肿瘤、淋巴结结核等。

（3）眼球运动：眼球运动受动眼神经（Ⅲ）、滑车神经（Ⅳ）和展神经（Ⅵ）支配，由于这些支配眼肌运动的神经或眼外肌本身的器质性病变所致的斜视，称为麻痹性斜视（paralytic squint），患者自诉有复视（diplopia）、混淆视出现。多由颅脑外伤、脑血管病变、脑炎、脑膜炎、脑脓肿、脑肿瘤所致。

检查法：医师左手置于受检者头顶，使头部不能随眼球转动，右手指尖放在受检者两眼正前方 30～40cm 处，嘱受检者两眼注视指尖，随医师指尖移动方向运动。一般按受检者的左侧→左上→左下，右侧→右上→右下，共6个方向进行（图5-11）。注意眼球运动幅度、两眼是否同步及其灵活性、持久性，并询问受检者有无复视出现。

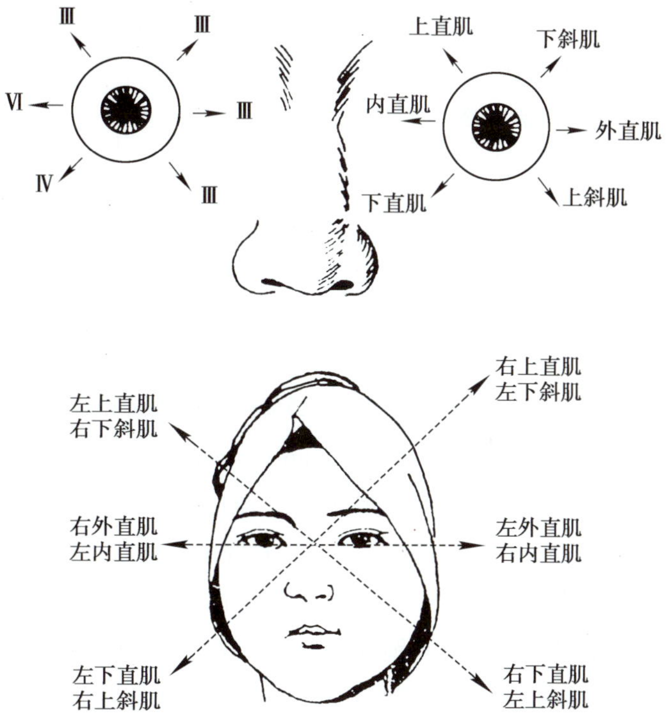

图5-11 Ⅲ、Ⅳ、Ⅵ脑神经麻痹的眼球斜视位置

双侧眼球出现一系列有规律的快速往返运动，称为眼球震颤（nystagmus）。检查法：嘱受检者双眼注视医师手指，眼球随医师手指所示方向（水平或垂直）往返运动数次，观察是否出现一系列有规律的快速往返运动。眼球震颤以水平方向多见，垂直和旋转方向很少见。自发的眼球震颤见于耳源性眩晕及小脑病变等。

（4）眼内压：可用指压触诊法或采用眼压计来检查。眼内压减低时，双眼球凹陷，指压触诊张力减弱，见于眼球萎缩或脱水。眼内压增高时，指压触诊张力增强，见于青光眼等。

10. 眼功能检查

（1）视力（visual acuity）：是在一定距离内检查视标在黄斑区形成清晰图像的能力，分为远视力和近视力，通常选用国际标准视力表来检查。视力表分远距离视力表和近距离视力表两种。用远距离视力表检查时，在距视力表5m处能看清1.0行视标者为正常视力；用近距离视力表检查时，在距视力表33cm处能看清1.0行视标者为正常视力。用两表配合检查可初步判断是否有无屈光不正（近视、远视、散光）、老视及眼底病变。近距离视力检查还能了解眼的调节功能。

远距离视力表检查视力不到0.1者，让患者逐步走近视力表，直至认出0.1行视标为止，根据该处距视力表的距离换算视力，例如在2m处才能看清0.1者，则视力为$2/5 \times 0.1 = 0.04$。若走近至1m处仍不能辨认0.1行视标者，改为检查“数手指”，记录为数指（finger counting，CF）/距离（CF/cm）。若移至眼前5cm处仍数不清手指者，则改为检查“手动”，用手在患者眼前左右摆动，如能看到，记录为手动（hand movement，HM）/距离（HM/cm）。不能看到手动者，用手电光线在暗室内照射受检眼，如能看到光亮，记录为光感（light perception，LP），不能看到光亮则记录为无光感。

（2）色觉（color sensation）：用以检查对颜色的辨认能力。检查应在适宜的光线下进行。将色盲表放在受检者眼前50cm处，如5～10秒内不能读出上面的数字或图像，则根据色盲表的使用方法判断受检者为色盲（对某种颜色识别能力缺失）或色弱（对某种颜色识别能力减低）。色觉障碍分为先天性和获得性两种类型。先天性色觉障碍伴性遗传性疾病，以红绿色盲（色弱）最常见，男性患病率为5%，女性为0.5%；获得性色觉障碍多由视网膜病变、视神经萎缩和球后视神经炎所致。

（3）视野（visual fields）：指眼球向正前方凝视不动时所能见到的空间范围。见第十一章神经系统检查。

11. 眼底检查 见第十一章神经系统检查。

（二）耳

由外耳、中耳和内耳三个部分组成，是听觉和平衡器官。

1. 外耳

（1）耳郭（auricle）：应注意耳郭的大小、外形、位置和对称性，有无畸形、瘘口、血肿、结节、瘢痕、低垂耳等。如耳郭上触及痛性小结节，多为尿酸盐沉积所致的痛风结节，见于痛风患者；耳郭红肿热痛，多为局部感染；触诊和牵拉耳郭引起疼痛，提示炎症。

（2）外耳道（external auditory canal）：外耳道痒痛伴有黄色液体流出者，为外耳道炎；外耳道内有局限性红肿，触痛明显，压迫耳屏或牵拉耳郭使疼痛加剧，见于外耳道疖肿；外耳道有脓性分泌物，耳痛伴畏寒、发热等全身症状，见于急性中耳炎；外耳道有血液或脑脊液流出，考虑为颅底骨折；耳闷、耳鸣应注意是否有耵聍或异物堵塞，以及外耳道瘢痕狭窄。

2. 中耳 借助耳镜进行检查，观察鼓膜是否有病变。正常鼓膜呈灰白色，圆形，光滑而平坦，如有穿孔应注意穿孔的部位。鼓膜内陷常见于中耳炎；化脓后可使鼓膜外凸、穿孔、溢脓。长期溢脓并伴有恶臭应考虑胆脂瘤。

3. 乳突（mastoid） 乳突位于耳垂后方，乳突内有许多空隙，为乳突小房，乳突内腔与中耳道相通。化脓性中耳炎引流不畅时，可蔓延到乳突，导致急性化脓性乳突炎，表现为乳突部皮肤红肿、压痛，有时可见瘘管或瘢痕，炎症继续发展可引起耳源性脑脓肿或脑膜炎。

4. 听力（auditory acuity） 听力检查可分为粗略检查和精确测试两种方法。体格检查时可先用粗略检查方法了解听力情况。检查法：保持室内安静，嘱受检者用手指堵塞一侧耳道，闭目，医师将一机械手表从距另一耳部 1m 以外逐渐向受检者耳部移近，直到受检者听到声音为止，此时测量其距离。比较两耳的测试结果并与检查者（正常人）的听力进行比较。正常人在约 1m 处即可闻及表声。如距离明显短于 1m，提示听力减退，常见于耳道有耵聍或异物堵塞、局部或全身动脉硬化、听神经损害、中耳炎等。粗略检查发现听力减退，则应进一步进行专科精确测试。

（三）鼻

1. 鼻的外形 观察鼻外形改变的同时，还应注意鼻部皮肤的颜色。如鼻梁部皮肤出现红色斑块，病损处高出皮面且向两侧面颊扩展，为蝶形红斑（butterfly type erythema），见于系统性红斑狼疮。如鼻部皮肤出现黑褐色斑点，可见于日晒或某些疾病所致色素沉着（如肝脏疾病或黑热病）。鼻部皮肤发红并有小脓疱或小丘疹，见于痤疮（acne）。鼻尖及鼻翼处皮肤红斑，并有毛细血管扩张、组织肥厚，见于酒渣鼻（rosacea）。

鼻梁塌陷致鼻外形似马鞍状，称为鞍鼻（saddle nose），见于鼻骨骨折、鼻骨发育不全和先天性梅毒。鼻腔完全阻塞，鼻梁宽平如蛙状，称为蛙状鼻（frog shaped nose），见于巨大鼻息肉患者。

2. 鼻翼扇动（nose alae flap） 鼻孔吸气时开大，呼气时回缩，常见于大叶性肺炎、支气管哮喘、心源性哮喘等引起的呼吸困难。

3. 鼻中隔 正常人的鼻中隔稍向一侧偏曲，完全居中者很少。如偏曲明显，并引起鼻腔功能障碍（鼻塞、头痛、出血）时，称为鼻中隔偏曲（deviation of nasal septum）。常见于鼻中隔外伤、鼻中隔的诸骨发育不均衡，也可由肿瘤或异物压迫鼻中隔引起。严重的高位鼻中隔偏曲，可压迫鼻甲引起反射性头痛，偏曲凸起侧黏膜可受气流等刺激发生糜烂而导致鼻出血。

鼻中隔出现孔洞，称为鼻中隔穿孔（perforation of nasal septum）。检查法：用小型电筒照射一侧鼻孔，观察对侧鼻孔是否有光透过。多由外伤、感染、肿瘤等引起。患者可听见鼻中有哨音。

4. 鼻黏膜及鼻腔分泌物 急性鼻黏膜肿胀，伴有鼻塞、流涕，多见于急性鼻炎。黏膜组织肥厚，见于慢性鼻炎。鼻黏膜萎缩，鼻甲缩小，鼻腔干燥、宽大，分泌物减少，伴有嗅觉减退或消失，为慢性萎缩性鼻炎。鼻黏膜在各种刺激下，可产生过多分泌物。清稀无色的分泌物见于卡他性炎症；发黄或发绿的黏稠分泌物见于鼻或鼻旁窦的化脓性炎症。长期单侧鼻腔通气不畅，应警惕息肉或肿瘤。

5. 鼻出血（epistaxis） 出血部位大多在鼻中隔前下方的易出血区，少数出血发生在鼻腔后部，该部出血较凶猛，不易止血。鼻出血可为单侧，亦可为双侧；可呈反复间歇性出血，亦可为持续性出血。单侧出血多由局部病变所致，如鼻腔感染、鼻和鼻窦外伤、鼻咽癌及鼻中隔偏曲等。双侧出血多由全身性病变所致，如：①流感、伤寒、肾综合征出血热等急性发热性传染病；②血小板减少性紫癜、白血病、再生障碍性贫血、血友病等血液病；③高血压等血管病变；④维生素 C、K 或钙等缺乏；⑤慢性肝、肾疾病和风湿热等；⑥女性子宫内膜异位症可发生周期性鼻出血。

6. 鼻旁窦 鼻旁窦共四对，是鼻腔周围含气的骨质空腔（图 5–12）。与鼻腔不同，主要在出生后发育。分别是额窦、筛窦、上颌窦和蝶窦。窦内黏膜与鼻腔黏膜相延续，各有窦口与鼻腔相通，故炎症常相互蔓延。鼻旁窦区压痛伴有慢性鼻塞、流涕和头痛则为鼻旁窦炎。

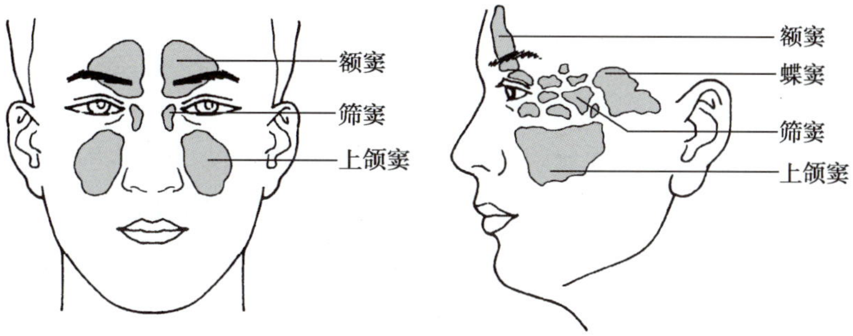

图 5–12 鼻窦的体表位置

检查各鼻旁窦区压痛时应询问有无压痛，两侧有无差异。方法如下：检查额窦压痛时，以两手固定头部，双手拇指置于两侧眼眶上缘内侧，向后上方按压，或一手固定受检者枕部，另一手拇指置于眼眶上缘内侧，用力向后上方按压，两侧分别进行。检查上颌窦压痛时，双手除拇指外其余手指分别置于受检者的两侧耳后，固定头部，双手拇指分别置于受检者两侧颧部，向后方按压。检查筛窦压痛时，固定头部方法同上颌窦检查法，双手拇指分别置于鼻根部与眼内眦之间，向后方按压。检查额窦和上颌窦时，还可用右手中指叩击该区，询问有无叩击痛（图 5–13）。

蝶窦因解剖位置较深，不能在体表检查到压痛。

NOTE

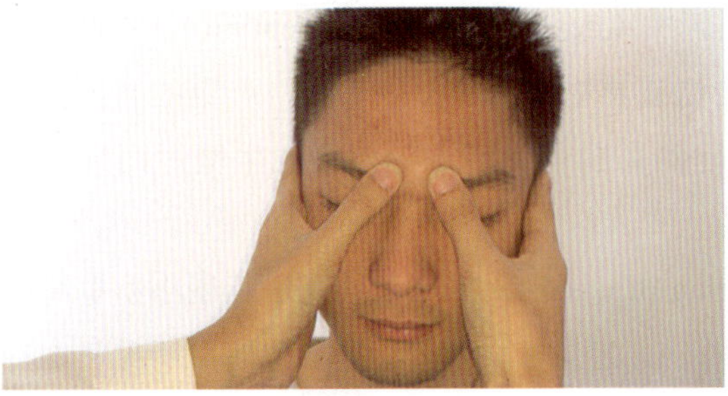

额窦

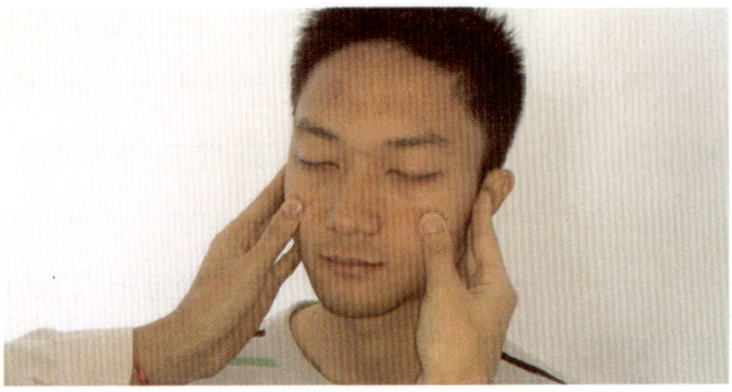

上颌窦

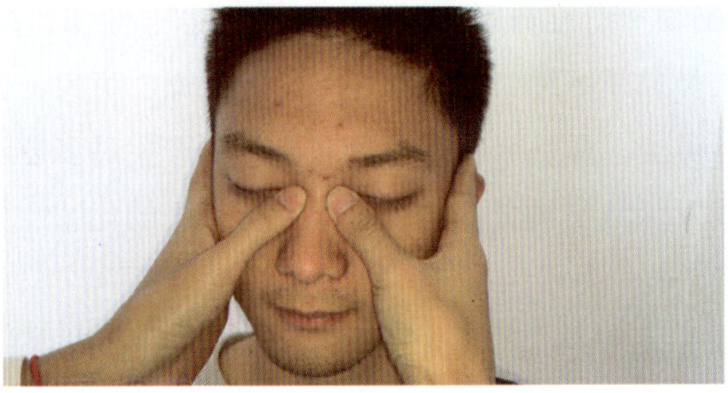

筛窦

图 5-13 鼻旁窦压痛检查法

(四) 口腔

1. 口唇 健康人的口唇红润而有光泽。口唇颜色受毛细血管充盈情况、血红蛋白量、血流速度等影响。口唇苍白为毛细血管充盈不足或血红蛋白减少所致，可见于贫血、虚脱或主动脉瓣关闭不全；唇色深红则为血流加速、毛细血管过度充盈所致，可见于急性发热性疾病；口唇黏膜与皮肤相交处出现成簇半透明小水疱，伴痒或刺痛，1 周后结痂，不留瘢痕，多为单纯疱疹病毒感染所致，常伴发于感冒、肺炎链球菌肺炎、流行性脑脊髓膜炎、疟疾、使用某种药物后（如磺胺）等；口角糜烂见于核黄素缺乏；口唇干燥、皲裂，见于重度脱水患者；口唇突然发生非感染性无痛性肿胀，见于血管神经性水肿；口唇肥厚增大见于黏液性水肿、肢端肥大症；唇裂（兔唇）为口唇先天性畸形。

口唇发绀详见第一篇第一章第六节发绀。

2. 口腔黏膜 检查时可借助充分的自然光线或用手电照明。正常人的口腔黏膜呈粉红色，表面光洁。出现蓝黑色的色素沉着多见于原发性肾上腺皮质功能减退症（Addison 病）。黏膜下出现大小不等的出血点或瘀斑，可见于各种出血性疾病或维生素 C 缺乏。在相当于第二磨牙的颊黏膜处出现直径约 1mm 灰白色小点，周围有红色晕圈，为麻疹黏膜斑（Koplik spots），是麻疹的早期（发疹前 24～48 小时）特征。口腔黏膜溃疡，见于慢性复发性口疮。无痛性黏膜溃疡可见于系统性红斑狼疮。口腔黏膜、口角等处见乳白色薄膜覆盖，为鹅口疮（白色念珠菌感染），多见于长期使用广谱抗生素的患者或见于体弱重症的病儿或老年患者。

3. 牙齿及牙龈 检查牙齿时，应注意有无龋齿、残根、义齿、缺齿，同时也要注意牙齿的颜色、形状。如发现牙齿疾患则按下列格式标明部位：

上

右	8 7 6 5 4 3 2 1	1 2 3 4 5 6 7 8	左
	8 7 6 5 4 3 2 1	1 2 3 4 5 6 7 8	

下

其中：1为中切牙，2为侧切牙，3为尖牙，4为第一前磨牙，5为第二前磨牙，6为第一磨牙，7为第二磨牙，8为第三磨牙。横线以上为上颌牙，以下为下颌牙，右代表受检者右侧牙齿，左代表受检者左侧牙齿。例如右上尖牙为龋齿，可用“龋齿$\underline{3|}$”来表示。

牙齿呈黄褐色，为斑釉牙，见于长期饮用含氟量高的水或服用四环素等药物后。中切牙切缘呈月牙形凹陷伴牙间隙过宽，称为哈钦森齿（Hutchinson teeth），见于先天性梅毒。单纯性牙间隙过宽，可见于肢端肥大症。

正常人的牙龈呈粉红色，质坚韧且与牙颈部紧密贴合，检查时观察压迫时无出血与溢脓。牙龈水肿见于慢性牙周炎；牙龈经挤压后溢脓，见于慢性牙周炎和牙龈瘘管；牙龈萎缩，见于萎缩性牙周病。牙龈出血可见于牙石、牙周炎等牙龈局部病变或全身性出血性疾病。齿龈的游离缘出现灰黑色点线为铅线（lead line），见于慢性铅中毒。在铋、汞、砷中毒时，也可出现类似黑褐色点线状的色素沉着。

4. 舌（tongue）　正常呈粉红色，大小厚薄适中，活动自如，舌面湿润并覆盖一层薄白苔。

（1）干燥舌：见于张口呼吸（鼻腔病变）、大量吸烟或服用阿托品类药物后；严重时舌面出现纵向裂纹，舌体缩小（可伴有皮肤干燥、弹性减退），见于严重脱水。

（2）舌体增大：暂时性舌体肿大，见于舌炎、口腔炎、血肿、血管神经性水肿、舌体蜂窝组织炎、脓肿等；长期舌体增大见于黏液性水肿、呆小病、先天愚型和舌肿瘤等。

（3）裂纹舌（wrinkled tongue）：舌面出现横向裂纹，见于先天愚型、核黄素缺乏（伴有舌痛）；出现纵向裂纹见于梅毒性舌炎。

（4）地图舌（geographic tongue）：在舌面上出现边缘不规则的黄色隆起，由黄色上皮细胞堆积而成，数日间即可剥落恢复正常。如再形成新的黄色隆起，称移行性舌炎，这种舌炎多不伴随其他病变，发生原因尚不明确，也可由核黄素缺乏引起。

（5）草莓舌（strawberry tongue）：舌乳头肿胀、发红似草莓，见于猩红热或长期发热的患者。

（6）牛肉舌（beefy tongue）：舌面绛红如同生牛肉，见于糙皮病（烟酸缺乏）。

（7）镜面舌：亦称光滑舌（smooth tongue）。舌体小，呈红色或粉红色，舌面光滑，无苔，见于缺铁性贫血、慢性萎缩性胃炎、恶性贫血（内因子缺乏）。

（8）毛舌（hairy tongue）：也称黑舌，舌面上出现黑色或黄褐色毛，此为丝状乳头缠绕了真菌丝以及其上皮细胞角化所形成，见于长期大量应用广谱抗生素或久病衰弱的病人。

（9）运动异常：舌体不自主偏斜，见于舌下神经麻痹；震颤，常见于甲状腺功能亢进症。

（10）其他：舌色淡见于营养不良或贫血；舌色深红见于急性感染性疾病；舌色紫红见于心、肺功能不全。

5. 咽部及扁桃体　咽部分为鼻咽、口咽和喉咽三个部分（图5-14）。

（1）鼻咽：位于软腭平面以上，鼻腔后方。儿童时期该部的淋巴组织丰富，称为腺样体，青春期前后逐渐萎缩。如腺样体过度肥大，可致鼻塞、张口呼吸及语音单调。鼻咽部出现血性分泌物，单侧持续性鼻塞，伴耳鸣、耳聋，单侧颈部包块等，见于早期鼻咽癌。

（2）口咽及扁桃体：口咽位于会厌上缘之上、软腭平面以下，软腭向下延伸形成前后两层弓状黏膜皱襞，前外侧的称舌腭弓，后内侧的称咽腭弓，两弓之间为扁桃体窝（扁桃体位于其中，正常不能被查见），上方正中是悬雍垂，前方与口腔相通，后方是咽后壁。

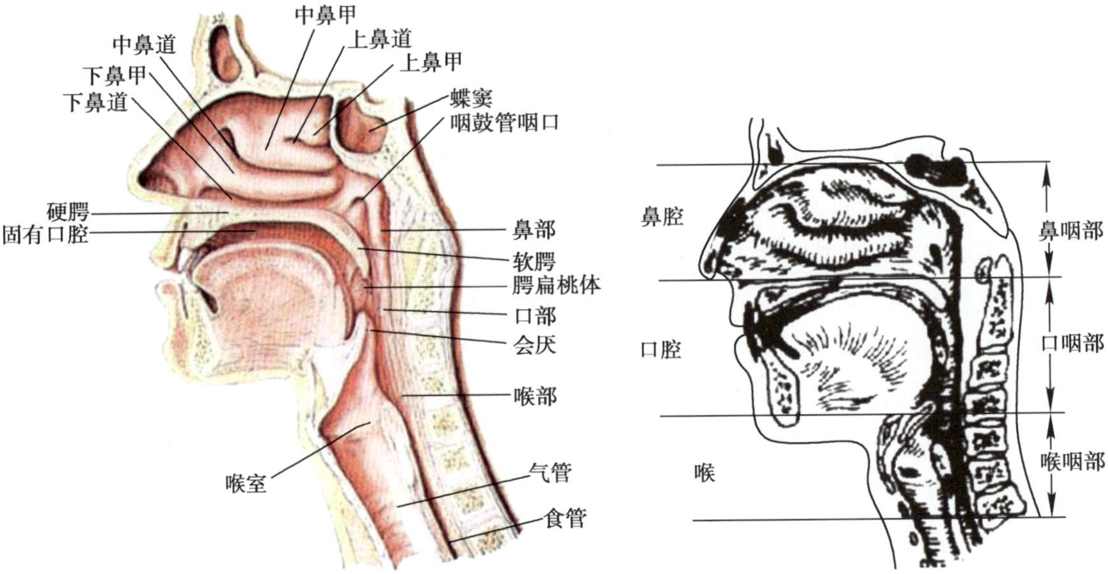

图 5-14 鼻咽喉部矢状切面

检查方法：嘱被检查者头稍后仰，张口并拉长音发“啊”声，同时医师用压舌板迅速压下舌前 2/3 与后 1/3 交界处，此时软腭上抬，通过照明即可见口咽部组织。

如咽部充血红肿，分泌物增多，常见于急性咽炎；如咽部充血，表面粗糙，并有成簇的淋巴滤泡增生，见于慢性咽炎；扁桃体红肿增大，或伴有黄白色分泌物或有易剥离苔片状假膜，见于扁桃体炎。扁桃体充血红肿，并有不易剥离的假膜（强行剥离时出血），见于白喉。

扁桃体肿大分为三度：Ⅰ度为扁桃体肿大但未超过咽腭弓；Ⅱ度肿大时扁桃体超过咽腭弓，但未达到咽后壁中线；Ⅲ度肿大时扁桃体达到或超过咽后壁中线（图 5-15）。

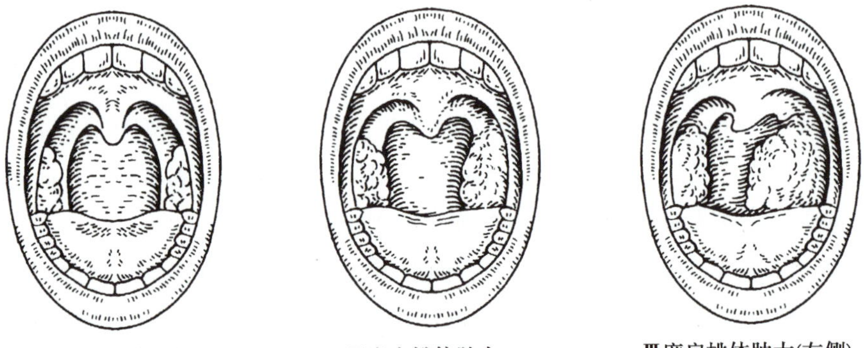

Ⅰ度扁桃体肿大　　Ⅱ度扁桃体肿大　　Ⅲ度扁桃体肿大(左侧)

图 5-15 扁桃体肿大的分度

（3）喉咽：位于口咽和喉腔之间。它的上方与口咽相通，前方经喉口与喉腔相通，下方与食管相通，喉口和喉腔之间有会厌相隔。此部需用喉镜进行检查。

6. 喉 喉上通喉咽，下通气管，既是空气出入的通道，也是发音的主要器官。疼痛、咳嗽、发音障碍为喉部病变的常见症状。急性失音或声音嘶哑多见于急性炎症或喉上神经、喉返神经受损时；慢性失音则应考虑喉癌或喉结核。突发的窒息性呼吸困难应考虑喉头水肿。

7. 口腔气味 健康人的口腔无特殊气味，在吸烟或进食后可留有气味。疾病导致口腔出现特殊难闻的气味，称为口臭（ozostomia）。常见引起口臭的口腔疾病有牙龈炎、牙周炎、牙龈脓肿、龋齿等。其他疾病所致口腔出现特殊气味者有：尿臭味见于尿毒症；烂苹果味见于糖

NOTE

尿病酮症酸中毒；大蒜味见于有机磷杀虫剂中毒。

（五）腮腺

正常的腮腺腺体软薄，位于耳屏、下颌角与颧弓所构成的三角区内，触诊时不能触及其轮廓。腮腺导管开口位于上颌第二磨牙牙冠相对的颊黏膜上（图 5-16）。腮腺肿大时视诊可见以耳垂为中心的隆起，可触及包块。一侧或双侧腮腺肿大，触诊有轻压痛，边界不清，腮腺导管开口处红肿，见于流行性腮腺炎；体弱重症病人，出现单侧腮腺肿大，腮腺导管开口处加压后有脓性分泌物流出，见于化脓性腮腺炎；腮腺肿大，触诊质韧，呈结节状，边界清楚，可以移动，见于腮腺混合瘤；腮腺肿大并增长较快，触诊质硬、固定，有触痛，可伴有面瘫，见于腮腺恶性肿瘤。

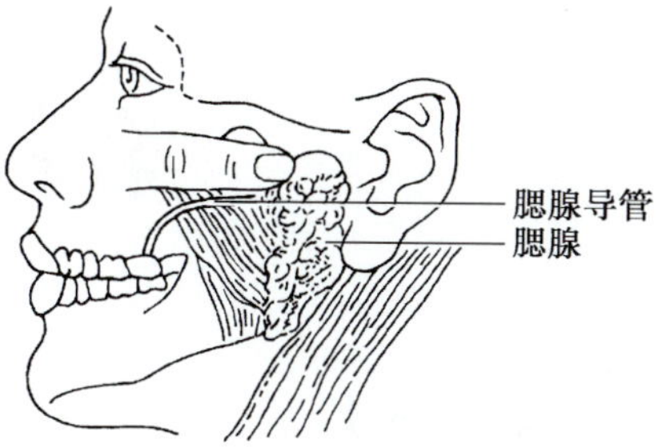

图 5-16 腮腺和腮腺导管位置

【复习思考题】

1. 正常人瞳孔间接对光反射的机制是什么？
2. 鼻旁窦炎时典型的临床表现是什么？为什么？
3. 发生显性黄疸时，为什么巩膜比较容易出现黄染？
4. 如何对口咽及扁桃体进行检查？有何临床意义？

第六章 颈部检查

【学习要求】

1. 掌握甲状腺、气管、颈部静脉、颈部动脉的检查法及其异常的临床意义。
2. 熟悉甲状腺肿大的分度。
3. 了解颈部外形及活动的检查法及其异常的临床意义。

【学习方法】

学习本章节前应先复习颈部血管的位置，以便触诊时能熟练、准确地触到颈部动脉；复习甲状腺、气管的解剖位置及结构，以利于掌握甲状腺及气管的检查方法。在熟练掌握颈部检查内容及顺序的情况下，反复练习，以求更好地掌握颈部的检查方法。

检查时，被检查者最好取坐位，也可取卧位，均需充分暴露颈部和肩部。检查手法应轻柔，对可能患有颈椎疾病者则更应注意。

一、颈部外形与分区

正常人颈部直立，左右对称。矮胖者颈部较粗短，瘦长者则较细长。颈部一侧有包块或斜颈时，则左右不对称。男性的甲状软骨比较突出，女性则不明显。胸锁乳突肌在转头时较明显。安静坐位时正常人颈部血管不显露。

依据颈部解剖结构，颈部每侧可分为两个三角区，即：①颈前三角：为胸锁乳突肌内缘、下颌骨下缘和前正中线之间的区域。②颈后三角：为胸锁乳突肌后缘、锁骨上缘和斜方肌前缘之间的区域。

二、颈部姿势与运动

正常人颈部伸屈、转动自如。检查时应注意颈部静态与运动时的改变。如头部不能抬起，常见于重症肌无力、严重消耗性疾病的晚期、脊髓前角细胞炎、进行性肌萎缩等；如颈部疼痛伴活动受限，常见于颈肌扭伤、软组织炎症、颈椎骨质增生、颈椎结核或肿瘤等；颈部强直，见于各种脑膜炎、蛛网膜下腔出血等，是脑膜刺激征的表现之一；如头部向一侧固定偏斜，称为斜颈（torticollis），常见于先天性颈肌挛缩、颈肌外伤、瘢痕挛缩；先天性斜颈者，病侧胸锁乳突肌粗短，扶正头部时，病侧胸锁乳突肌胸骨端隆起，为其特征性表现。

三、颈部包块

检查时应注意包块的部位、数目、大小、质地、活动性、有无压痛、发生与增长的特点，结合全身情况对包块的病因加以鉴别。

颈部淋巴结肿大时，如质地不硬，有轻压痛，可考虑为非特异性淋巴结炎；如质地较硬，且伴有纵隔、胸腔或腹腔病变的症状或体征，则应考虑恶性肿瘤的淋巴结转移；如为全身性、无痛性淋巴结肿大，则多见于血液系统疾病。

颈部良性肿块可见于甲状腺腺瘤、腮腺瘤、舌下囊肿和血管瘤等；恶性肿瘤常见甲状腺癌、涎腺癌等；如触到的包块弹性大又无全身症状，则可能为囊肿；先天畸形常见于甲状腺舌管囊肿、胸腺咽管囊肿等。

四、颈部血管

正常人安静坐位或立位时，颈外静脉不显露。平卧时可见颈外静脉充盈，但仅限于锁骨上缘至下颌角距离的下 2/3 以内。颈静脉充盈的高度可间接反映中央静脉压水平。因右侧颈静脉通往上腔静脉的路径较短而直，更易观察。嘱被检查者取卧位或坐位或立位，观察右侧颈静脉最高充盈点。以胸骨角作为参照点，无论何种体位，胸骨角均在右心房中心之上约 5cm，正常的颈静脉最高充盈点距胸骨角的垂直距离小于 4cm，即距右心房垂直距离小于 9cm（相当于 9cmH_2O 压力），大于此值即为静脉压升高。如坐位或半卧位可见明显的颈静脉充盈，称为颈静脉怒张（jugular filling or neck vein distention）（图 6–1）。颈静脉怒张提示体循环静脉血液回流受阻或上腔静脉压增高，常见于上腔静脉阻塞综合征、右心功能不全、缩窄性心包炎、心包积液。

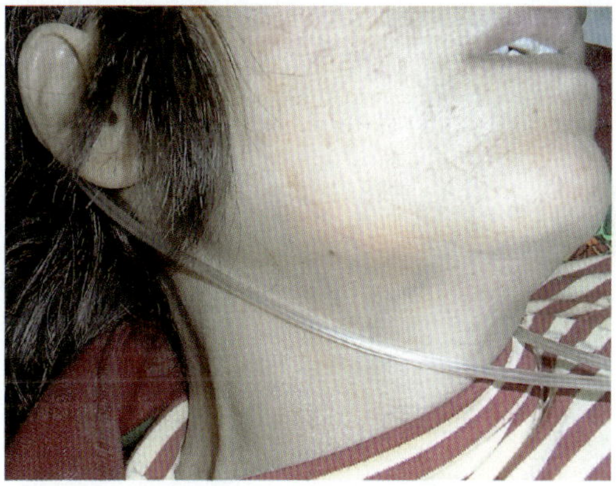

图 6–1　颈静脉怒张

正常人只在剧烈运动时可见颈部动脉搏动，且很微弱。如在安静状态下可见颈动脉的明显搏动，常提示心排血量增加或脉压增大，见于主动脉瓣关闭不全、高血压、甲状腺功能亢进症及严重贫血等。因颈静脉和颈动脉位置较近，故见到颈部血管明显搏动时，应鉴别是颈动脉搏动（carotid pulsation）还是颈静脉搏动（jugular pulsation）。一般动脉搏动为膨胀性，强劲而有力，搏动感明显；静脉搏动柔和而弥散，触诊无搏动感，压迫颈外静脉下段后搏动消失。

听诊颈部血管时，嘱受检者取坐位或立位，一般用钟形听诊器。正常人颈静脉处可闻及柔和、低调、连续性静脉哼鸣（venous hum），为生理性静脉血管音，在右锁骨上窝处听诊最明显，转为平卧位或用手指压迫颈静脉时消失。在颈部大血管区如听到收缩期杂音，应考虑颈动脉或椎动脉狭窄。如在锁骨上窝处听到杂音，提示锁骨下动脉狭窄。

五、甲状腺

甲状腺位于甲状软骨下方，紧贴在气管两侧，中间以峡部（位于环状软骨下方第二至第四气管环前面）相连，形似“H”形（图 6–2），表面光滑，薄而柔软，重量 15～25g。

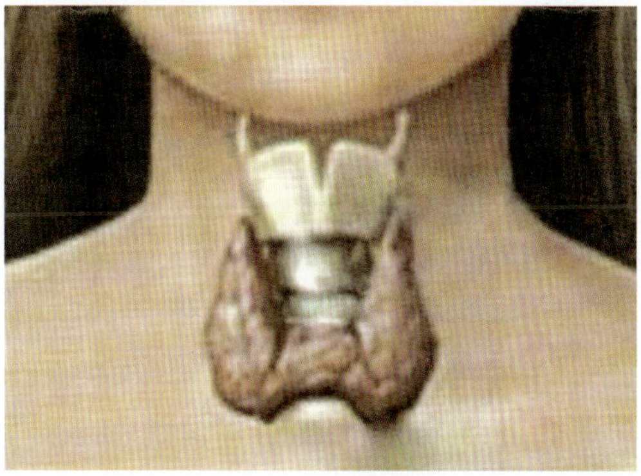

图 6–2　甲状腺位置图

检查时应注意肿大甲状腺的大小、对称性、

硬度，有无压痛，表面是否光滑，有无结节、震颤和血管杂音。

（一）检查方法

1. 视诊 正常人甲状腺外观不明显。为易于观察，检查时嘱受检者双手放于枕后，头向后仰，观察甲状腺的大小和对称性。嘱受检者做吞咽动作，可见甲状腺随吞咽动作向上移动，常可据此与颈前的其他包块相鉴别。

2. 触诊 触诊在甲状腺检查中更为重要，可进一步明确甲状腺的大小、轮廓和性质。受检者尽量取坐位，颈部肌肉放松，以利于触摸。触诊时动作宜轻柔，避免用力过重引起受检者咳嗽、憋气或疼痛。正常甲状腺不易触及。触到肿大时，嘱受检者做吞咽动作，甲状腺可随之上下移动，借此帮助判断。

（1）从前面触诊甲状腺：受检者取坐位，医师站在受检者对面。检查峡部时，用拇指从胸骨上切迹向上滑行触诊。检查甲状腺侧叶时，一手拇指施压于一侧甲状软骨，将气管推向对侧，另一手食指、中指在对侧胸锁乳头肌后缘向前推挤甲状腺侧叶，拇指在胸锁乳突肌前缘触诊（图 6–3）。用同样方法检查另一叶甲状腺。

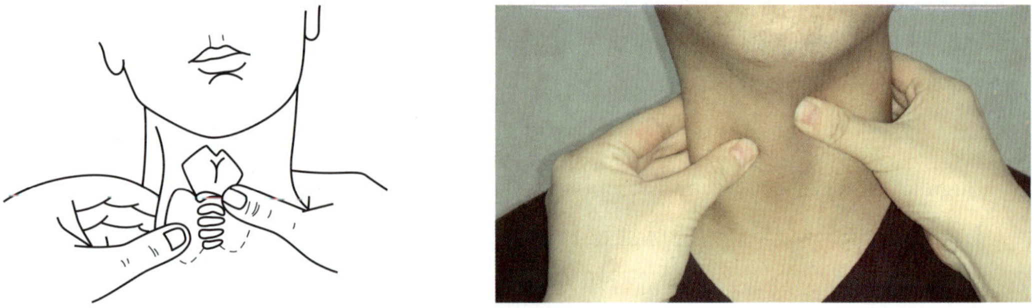

图 6–3 从前面触诊甲状腺

（2）从后面触诊甲状腺：医师站在受检者身后，触摸甲状腺峡部时，用食指从胸骨上切迹向上触摸，可感到气管前软组织，判断有无增厚。触摸甲状腺侧叶时，将双手拇指放在其颈后，一手食指、中指施压于一侧甲状软骨，将气管推向对侧，另一手拇指在对侧胸锁乳突肌后缘向前推挤甲状腺，同时食指、中指在其前缘触摸甲状腺侧叶（图 6–4）。用同样方法检查另一叶甲状腺。

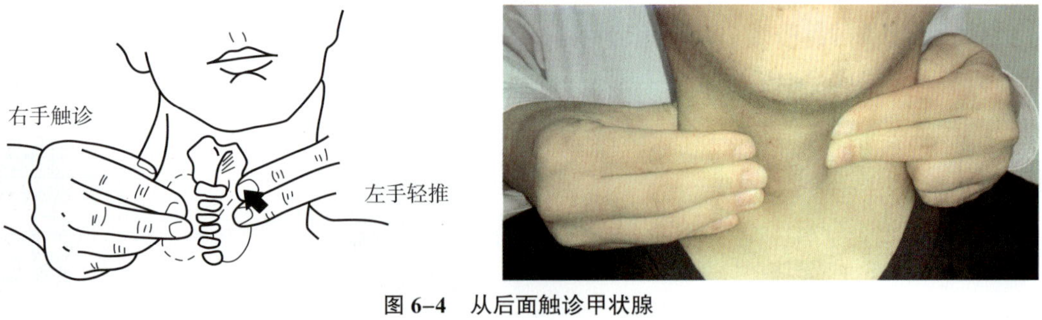

图 6–4 从后面触诊甲状腺

3. 听诊 将听诊器钟形体件直接放在甲状腺两侧叶上进行听诊（当触到甲状腺肿大时，将听诊器直接放在肿大的甲状腺上），如听到收缩期吹风样或连续性加强的血管杂音，称为甲状腺杂音（thyroid bruit），对诊断甲状腺功能亢进症很有帮助。

甲状腺肿大（goitre）分为三度：不能看出肿大但能触及者为Ⅰ度；既可看出肿大又能触

及，但在胸锁乳突肌以内者为Ⅱ度；肿大超出胸锁乳突肌外缘者为Ⅲ度。

（二）甲状腺肿大的临床意义

1. 生理性甲状腺肿大 见于女性青春期、妊娠或哺乳期，为轻度肿大，表面光滑，质地柔软，无任何症状，可能因机体对甲状腺激素需要量增加所致。

2. 病理性甲状腺肿大 常见于：

（1）甲状腺功能亢进症：甲状腺肿大呈对称性或非对称性，质地多柔软，可触及震颤，可听到连续性血管杂音，为血管增多增粗且血流加快所致。

（2）慢性淋巴细胞性甲状腺炎（桥本甲状腺炎）：多为弥漫性对称性肿大，也可呈结节性肿大，边界清楚，表面光滑，质地坚韧，有时可出现质地较硬的结节，易与甲状腺癌相混淆。甲状腺癌常将颈总动脉包绕在癌组织内，腺体后缘不能触及颈总动脉搏动，借此有助于两者的鉴别。

（3）单纯性甲状腺肿：主要因缺碘所致，也可由致甲状腺肿物质或酶的缺陷等引起。甲状腺肿大显著，质地柔软，多为弥漫性，也可为结节性，不伴有甲状腺功能亢进症的表现。

（4）甲状腺腺瘤：多为单发的圆形或椭圆形肿物，也可为多发，表面光滑，质地较韧，无压痛。

（5）甲状腺癌：常呈不规则结节，可单发或多发，质硬，易与周围组织粘连而固定。波及喉返神经、颈交感神经时，可引起声音嘶哑及 Horner 综合征。因大部分甲状腺癌发展较慢，体积较小时易与甲状腺腺瘤和颈前淋巴结肿大等相混淆。

六、气管

正常位于颈前正中部。检查时嘱受检者取舒适坐位或仰卧位，头部保持正中位置，颈部自然伸直，医师分别将食指和无名指置于两侧胸锁关节上，中指在胸骨上切迹部位，置于气管表面正中，观察中指是否在食指和无名指中间。如两侧距离不等，则表示有气管移位（tracheal displacement）（图 6–5）。也可将中指置于气管与两侧胸锁乳头肌之间的间隙，根据两侧间隙是否相等来判断气管有无移位。

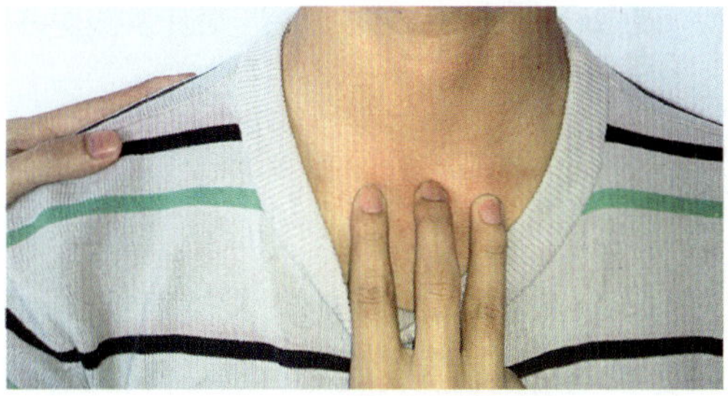

图 6–5 气管移位检查法

引起气管移位的常见疾病如下：大量胸腔积液、气胸或纵隔肿瘤及单侧甲状腺肿大时，可将气管推向健侧；肺不张、肺纤维化、胸膜粘连等，可将气管拉向患侧。

主动脉弓动脉瘤时，由于心脏收缩时瘤体膨大将气管压向后下，因而可触及气管随心脏每次搏动向下拽动，称为气管牵拽（Oliver 征）。

【复习思考题】

1. 颈部触诊触及包块时，如何鉴别包块是否来自于甲状腺？
2. 气管向右侧移位，见于哪些疾病？

第七章 胸部检查

【学习要求】

1. 掌握异常胸廓和脊柱畸形的特点及临床意义；触觉语颤的检查方法、发生机制及其临床意义；胸部的叩诊方法、正常叩诊音及病理性叩诊音的发生机制和临床意义；正常呼吸音的发生机制、听诊特点及部位，病理性呼吸音的发生机制和临床意义；干啰音、湿啰音、捻发音和胸膜摩擦音的发生机制、听诊特点及临床意义；听觉语音的检查方法及临床意义；肺与胸膜常见疾病的体征。

2. 熟悉胸部骨骼标志、人工划定的垂直线及分区；呼吸类型、频率、节律、深度及呼吸运动异常改变的临床意义；肺下界、肺下界移动度的检查方法及其异常的临床意义。

3. 了解胸膜摩擦感、肺上界的检查方法及临床意义。

【学习方法】

1. 学习本章节前，首先复习胸廓及肺脏的解剖结构，再对呼吸系统的生理学、病理学、病理生理学等基础课相关内容进行复习，以便更好地掌握本章节的内容。

2. 重视实习课肺脏的视、触、叩、听诊检查，使用模拟人加强正常、异常呼吸音及啰音的听诊，以便使理论知识与临床实践更好地结合。

胸部为颈部以下、腹部以上的区域。胸部检查的内容包括胸廓外形、胸壁、乳房、胸壁血管、纵隔、支气管、肺、胸膜、心脏和血管的检查等。胸部检查应在温暖和光线充足的环境中进行。尽量暴露全部胸廓，根据病情和检查需要，被检查者可以采取坐位、卧位或其他特殊体位。检查应从前胸部开始，然后再检查两侧胸部及背部，全面系统地按照视诊、触诊、叩诊和听诊的顺序进行。

第一节 胸部体表标志及分区

为标记胸廓内各脏器的轮廓和位置、体格检查时异常体征的部位和范围，常需借助胸廓上的一些自然标志和人工划定的垂直线来表示和记载。

一、骨骼标志

1. 胸骨角（sternal angle） 胸骨体与胸骨柄的连接处所形成的微向前突起的角，称为胸骨角。胸骨角两侧与左、右第 2 肋软骨相连接，通常以此为标记来计数前胸壁的肋骨和肋间隙。胸骨角还标志支气管分叉、上下纵隔分界及第 4 或第 5 胸椎水平（图 7–1）。

2. 脊柱棘突（spinous process） 是背部后正中线的标志。第 7 颈椎棘突最为突出，低头时更加明显，为背部颈、胸交界的骨性标志。临床上以此作为计数胸椎棘突或胸椎的标志。

3. 肩胛下角（infrascapular angle） 肩胛骨最下端称为肩胛下角。被检查者取直立位，两手自然下垂时，肩胛下角平第 7 肋骨或第 7 肋间隙，或相当于第 8 胸椎水平。临床上以此标志来计数背部肋骨和肋间隙。

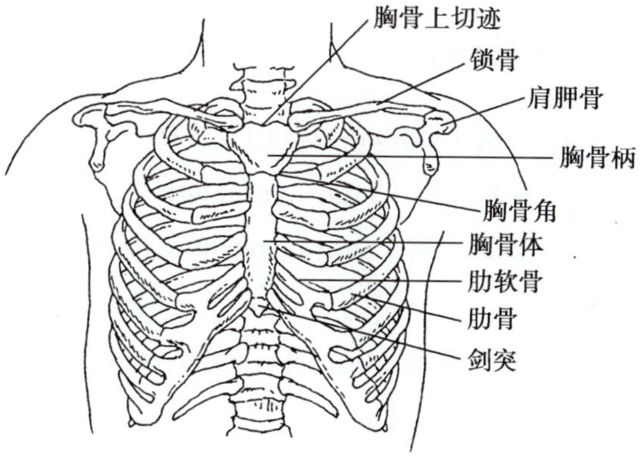

图 7-1　胸廓的骨骼结构

4. 肋骨（rib） 12 对肋骨于背部与相应的胸椎连接，由后上方向前下方倾斜。第 1～7 肋骨在前胸部与各自的肋软骨相连后，再与胸骨相连。第 8～10 肋骨前端借肋软骨与上位的肋软骨相连，形成肋弓（ribbed bow）。第 11、12 肋骨不与胸骨相连，称为浮肋（free ribs）。

5. 胸骨下角（infrasternal angle） 两侧肋弓在胸骨下端汇合处所形成的夹角，称为胸骨下角，又称腹上角。正常为 70°～110°，体型瘦长者胸骨下角较小，矮胖者胸骨下角较大，深吸气时可稍增宽。

二、胸部体表标志线

1. 前正中线（anterior midline） 通过胸骨正中的垂直线（图 7-2）。

2. 锁骨中线（midclavicular line）（左右） 通过锁骨的胸骨端与肩峰端的中点所引的垂直线。成年男性和儿童，此线一般通过乳头。

3. 腋前线（anterior axillary line）（左右） 通过腋窝前皱襞沿前侧胸壁向下的垂直线。

4. 腋后线（posterior axillary line）（左右） 通过腋窝后皱襞沿后侧胸壁向下的垂直线。

5. 腋中线（midaxillary line）（左右） 腋前线与腋后线等距离的平行线，即通过腋窝顶点的垂直线。

6. 肩胛线（scapular line）（左右） 两上肢自然下垂时，通过肩胛下角所做的垂直线。

7. 后正中线（posterior midline） 通过脊柱棘突所做的垂直线或沿脊柱正中下行的垂直线。

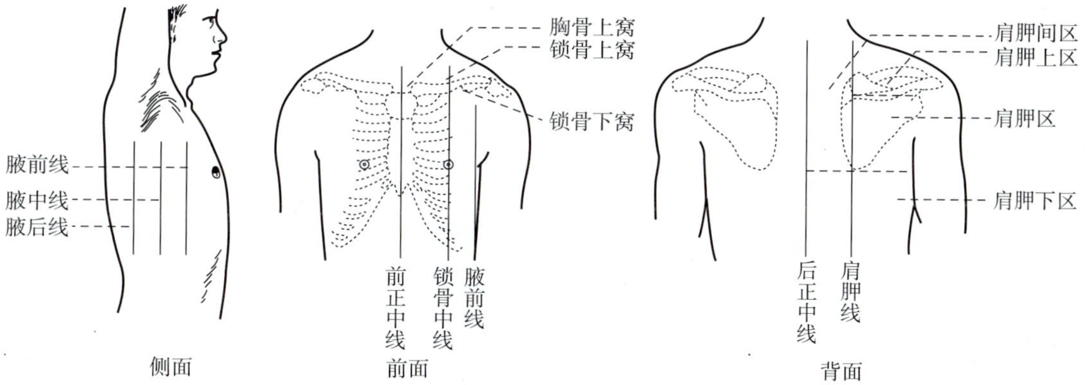

图 7-2　胸部体表标志线及分区

三、胸部分区

1. 腋窝（axillary fossa）（左右） 上肢内侧与胸外侧壁相连的凹陷部。

2. 胸骨上窝（suprasternal fossa） 胸骨柄上方的凹陷部，正常时气管位于其后（图 7–2）。

3. 锁骨上窝（supraclavicular fossa）（左右） 锁骨上方的凹陷部，相当于两肺上叶肺尖的上部。

4. 锁骨下窝（infraclavicular fossa）（左右） 锁骨下方的凹陷部，下界为第 3 肋骨下缘。相当于两肺上叶肺尖的下部。

5. 肩胛上区（suprascapular region）（左右） 背部肩胛冈以上的区域，其外上界为斜方肌的上缘。

6. 肩胛区（scapular region）（左右） 上界为肩胛冈，下界为两肩胛下角连线，内侧为肩胛骨内缘，外侧为腋后线。

7. 肩胛间区（interscapular region） 两肩胛骨内缘之间的区域，后正中线将此区分为左右两部。

8. 肩胛下区（infrascapular region） 两肩胛下角的连线与第 12 胸椎水平线之间的区域，后正中线将此区分为左右两部。

胸部体表横的标志，通常前胸壁以肋间隙、背部以第 7 颈椎棘突或肋间隙为标志。胸部纵的标志则以人工划定的垂直线内、外多少厘米来表示。通过胸部的纵、横标志及分区，便可说明胸腔内脏器的位置以及阳性体征的部位、大小及范围。例如，“心尖搏动在第 6 肋间左锁骨中线外 1cm 处，搏动范围直径为 3cm”“左锁骨下窝可闻及细湿啰音”等。

第二节 胸廓、胸壁与乳房检查

一、胸廓检查

（一）正常胸廓

胸廓具有一定的弹性和活动性，起着支持、保护胸腔及腹腔器官的作用，并参与呼吸运动。正常胸廓近似圆锥形，上部窄而下部宽，两侧大致对称。成人胸廓前后径较横径（左右径）短，前后径与横径之比约为 1∶1.5，小儿和老年人前后径略小于或等于横径（图 7–3）。

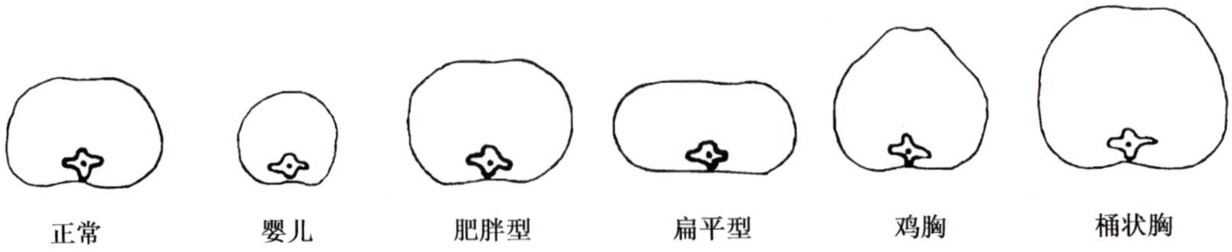

图 7–3 胸廓的前后径与横径

（二）异常胸廓

1. 桶状胸（barrel chest） 胸廓的前后径增大，以致与横径几乎相等而呈圆桶形。肋骨的倾斜度减小几乎呈水平位。肋间隙增宽，有时饱满。锁骨上、下窝展平或突出，颈短肩高，胸骨下角增大呈钝角，胸椎后凸。桶状胸常见于慢性阻塞性肺气肿及支气管哮喘发作时，由两肺过度充气、肺体积增大所致；亦可见于一部分老年人及矮胖体型者（图 7–3，图 7–4）。

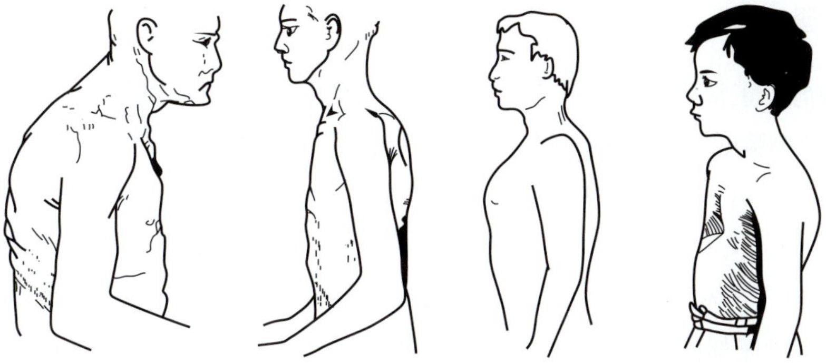

图 7–4 异常胸廓

2. 扁平胸（flat chest） 胸廓扁平，前后径常不到横径的一半。肋骨的倾斜度增加，肋间隙较窄，肋下缘较低，胸骨下角呈锐角。颈部细长，锁骨突出，锁骨上、下窝凹陷。见于瘦长体型者，也可见于慢性消耗性疾病，如肺结核等。

3. 鸡胸（pigeon breast） 胸骨特别是胸骨下部显著前凸，两侧肋骨凹陷，胸廓前后径增大而横径缩小，胸廓上下径较短，形似鸡胸而得名，常为佝偻病所致，又称佝偻病胸（rachitic chest），多见于儿童。佝偻病患者，肋骨与肋软骨交接处有时可出现圆珠状的增厚隆起，在胸骨两侧排列成串珠状，称为佝偻病串珠（rachitic rosary）；前胸下部膈肌附着处，因肋骨质软，长期受膈肌牵拉可向内凹陷，而下部肋缘则外翻，形成水平状深沟，称肋膈沟（Harrison groove）。

4. 漏斗胸（funnel chest） 胸骨下端剑突处内陷，有时连同依附的肋软骨一起内陷而形似漏斗，称为漏斗胸。见于佝偻病、胸骨下部长期受压者、某些二尖瓣脱垂患者，也有原因不明者。

5. 胸廓一侧或局限性变形

（1）胸廓膨隆：一侧胸廓膨隆多伴有肋间隙增宽，若同时有呼吸运动受限，气管、心脏向健侧移位，见于一侧大量胸腔积液、气胸、液气胸、胸内巨大肿物等。病侧呼吸功能严重障碍者，健侧可呈代偿性肺气肿而隆起。局限性胸壁隆起，见于心脏肥大、大量心包积液、主动脉瘤、胸内或胸壁肿瘤、胸壁炎症、皮下气肿等。肋软骨炎常发生在肋骨与肋软骨交接处，可有一个或多个菱形痛性较硬包块，疼痛可持续数周至数月。肋骨骨折时，可见骨折部位局部突起。

（2）胸廓凹陷：一侧或局限性胸廓凹陷，见于肺不张、肺纤维化、广泛性胸膜增厚粘连、肺叶切除术后等。此时，健侧因代偿性肺气肿而膨隆，使两侧胸廓不对称的表现更加明显。

6. 脊柱畸形所引起的胸廓变形 脊柱后凸畸形（驼背）多发生在胸椎，胸椎向后凸起，胸廓上下径缩短，肋骨靠拢，胸骨向内牵拉（图 7–5），常见于胸椎

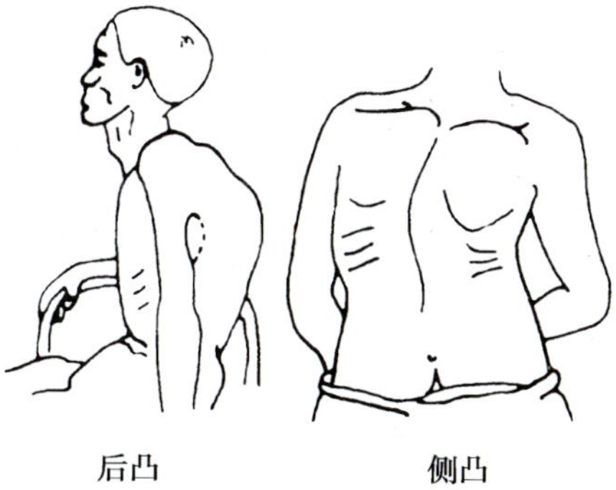

图 7–5 脊柱畸形引起的胸廓变形

结核、强直性脊柱炎、老年人、骨质软化症。脊椎侧凸畸形时，外凸侧肩高，肋间隙增宽，而对侧肋间隙变窄，见于胸椎疾患、长期姿势不正或发育畸形。

上述各种情况均可导致胸腔内器官移位，严重者可引起呼吸、循环功能障碍。

二、胸壁检查

1. 胸壁静脉　正常胸壁无明显静脉可见。哺乳期女性乳房附近的皮下静脉可较明显。皮下脂肪较少者的侧胸壁也可见浅静脉。上腔静脉或下腔静脉回流受阻建立侧支循环时，胸壁静脉可充盈或曲张。对于显露、充盈或曲张的静脉应检查血流方向进行鉴别（见第八章腹部检查）。

2. 皮下气肿　气体存积于皮下组织，称为皮下气肿（subcutaneous emphysema）。皮下气肿时，胸壁外观肿胀如同水肿，指压可凹陷，但去掉压力后则迅速恢复原形。按压时引起气体在皮下组织内移动，可出现捻发感或握雪感。用听诊器体件按压皮下气肿部位时，可听到多个微小的“喳喳”样声音，类似用手指搓捻头发的声音，称为皮下气肿捻发音（crepitus）。临床见于肺部外伤或病变、肢体有产气杆菌感染等。

3. 胸壁压痛　用手指轻压或轻叩胸壁，正常人无疼痛感觉。胸壁软组织炎症、肿瘤浸润、肋软骨炎、肋间神经痛、带状疱疹、肋骨骨折等，可有局部压痛。压胸试验是诊断外伤性肋骨骨折的重要体征。病人站立或坐位，检查者一手抵住患者脊柱，另一手压迫胸骨，两手轻轻对挤，如果在胸侧壁上某处出现疼痛，则表明该处肋骨骨折（图 7–6）。骨髓异常增生时，常有胸骨压痛或叩击痛，见于白血病患者。

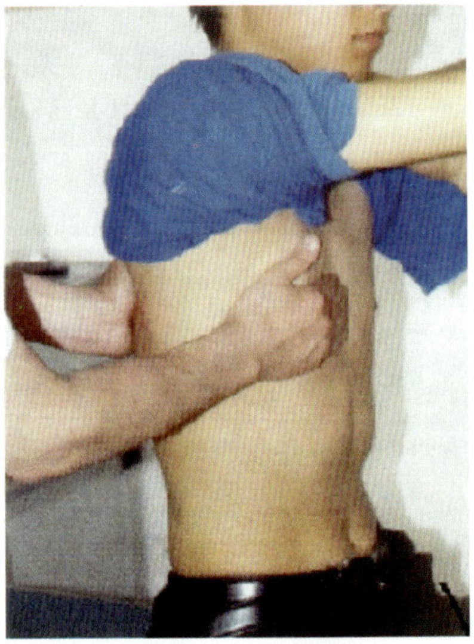

图 7–6　压胸试验

4. 肋间隙回缩或膨隆　吸气时肋间隙回缩提示呼吸道阻塞，因吸气时气体不能自由地进入肺内。肋间隙常与锁骨上窝和胸骨上窝同时发生凹陷，称为“三凹征”。肋间隙膨隆见于大量胸腔积液、张力性气胸或严重肺气肿。胸壁肿瘤、主动脉瘤、儿童期心脏明显肥大者，相应部位的肋间隙亦常膨出。

三、乳房检查

正常情况下，儿童及成年男性的乳头一般位于锁骨中线第 4 肋间。女性乳房在青春期逐渐长大呈半球形，乳头也逐渐长大成圆柱状。孕妇及哺乳期妇女的乳房增大，向前突出或下垂，乳晕扩大，色素加深，乳房浅表静脉可扩张。成年、老年妇女乳房多下垂呈袋状。

检查时光线应充足，前胸充分暴露，被检查者取坐位或仰卧位，必要时取前倾位。检查时应按正确的顺序，先检查健侧，后检查患侧，先视诊后触诊，同时还应检查引流乳房部位的淋巴结。

（一）视诊

被检查者坐位，两手自然下垂，面对检查者。检查时注意观察两侧乳房的大小、对称性、

NOTE

外表、乳头状态及有无溢液。

1. 大小、对称性　正常女性坐位时，两侧乳房基本对称，但大小可略有差别，两乳头一般在同一水平。一侧乳房明显增大，可能为先天畸形、一侧哺乳，也可能为乳房炎症或有较大的肿物。一侧乳房明显缩小，多因发育不全所致。

2. 外表　乳房外表发红、肿胀并伴疼痛、发热者，见于急性乳腺炎。乳房皮肤表皮水肿隆起，毛囊及毛囊孔明显下陷，皮肤呈"橘皮样"（peaud' orange），多为浅表淋巴管被乳腺癌堵塞后局部皮肤出现淋巴性水肿所致。乳房溃疡和瘘管，见于乳腺炎、结核或脓肿。单侧乳房浅表静脉扩张是晚期乳腺癌或肉瘤的征象；妊娠、哺乳引起的乳房浅表静脉扩张，常为双侧性。

肿瘤累及 Cooper 韧带使其缩短而致肿瘤表面皮肤回缩而内陷，形成乳房酒窝征（dimpling of the breast）。此征虽可见于外伤或炎症，但如无相应病史则常提示恶性肿瘤的可能。

3. 乳头状态　乳头内陷（nipple retraction）如系自幼发生，为发育异常。近期发生的乳头内陷或位置偏移，可能为癌变或炎症。乳头出现分泌物提示乳腺导管有病变，血性分泌物见于乳管内乳头状瘤、乳腺癌；黄色或黄绿色溢液，常是乳腺囊性增生病的表现，偶见于乳腺癌；棕褐色溢液，多见于乳管内乳头状瘤或乳腺囊性增生病等。

4. 男性乳房发育　见于各种原因所致的睾丸功能不全（雌激素过多）、肝硬化所致的雌激素蓄积、肾上腺皮质功能亢进或甲状腺功能亢进导致的雌激素水平升高等。

（二）触诊

被检查者取坐位，先两臂下垂，然后双臂高举超过头部或双手叉腰再进行检查。以乳头为中心作垂线和水平线，将乳房分成 4 个象限，便于检查和记录病变部位（图 7–7）。先触诊健侧乳房，再检查患侧。检查者以并拢的手指掌面略施压力，以旋转或来回滑动的方式进行触诊，首先轻轻用力触诊浅表部位，再用中等力量触诊中层部分，最后用力深达胸壁进行触诊，切忌用手指将乳房提起来触摸。按外上（包括角状突出）、外下、内下、内上、中央（乳头、乳晕）各区的顺序由浅入深地进行滑动触诊（图 7–7，图 7–8），然后仔细检查腋窝、锁骨上下窝等处的淋巴结有无异常。

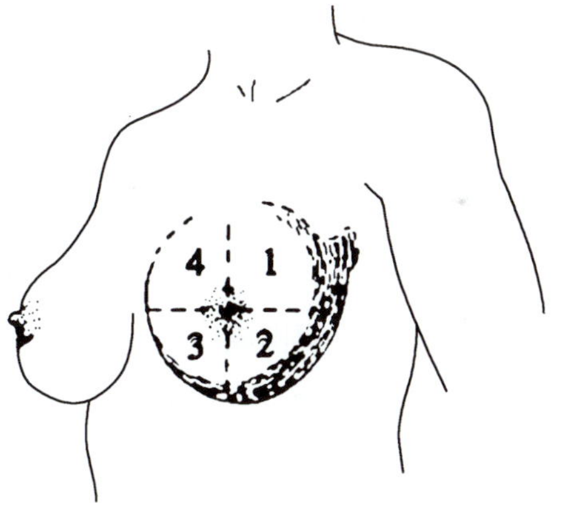

图 7–7　乳房分区

1. 外上象限　2. 外下象限　3. 内下象限　4. 内上象限

正常乳房有一种细软的弹力感和颗粒感，青年女性的乳房较软并呈均一性，随年龄增长而有结节感，一般无压痛。如乳房变为较坚实而无弹性，提示皮下组织受肿瘤或炎症浸润。乳房压痛多系炎症所致，恶性病变一般无压痛。

触及乳房包块应注意其部位、大小、外形、硬度、压痛及活动度（图 7–8）。①定位：以乳头为中心，按时钟的方向和肿块距乳头的距离来描述，如：沿 1 点钟方向距乳头 3cm。②大小：以横径、上下径和前后径多少厘米来描述。③外形：是否规则，表面是否光滑，肿块与周围是否有粘连。④硬度：分为柔软、囊性、中等硬度和坚硬如石等。⑤压痛：炎症性病变可有中度到重度压痛，而恶性病变常无压痛。⑥活动度：良性病变的包块活动度较大；炎性病变则

NOTE

较固定；恶性病变的包块早期可活动，但随着病情发展活动度则不断降低而固定。

急性乳腺炎常发生于哺乳期妇女，尤其是初产妇更为多见，乳房红、肿、热、痛，常局限于一侧乳房的某一象限。触诊有明显压痛的硬块，患侧腋窝淋巴结肿大并有压痛，伴寒战、发热及出汗等全身中毒症状。周围血白细胞计数明显增高。

乳房肿块见于乳腺癌、乳房纤维腺瘤、乳管内乳头状瘤、乳房肉瘤、乳房囊性增生病、结核、慢性脓肿、乳管堵塞等。良性肿块一般较小，形状规则，表面光滑，边界清楚，质不硬，无粘连，活动度大。恶性肿瘤以乳腺癌最常见，多见于中年以上的妇女，肿块形状不规则，表面凹凸不平，边界不清，压痛不明显，质坚硬，早期恶性肿瘤可活动，晚期与皮肤及深部组织粘连而固定（图 7–9），常伴有皮肤“橘皮样”、乳头内陷、血性分泌物及腋窝等处淋巴结转移。

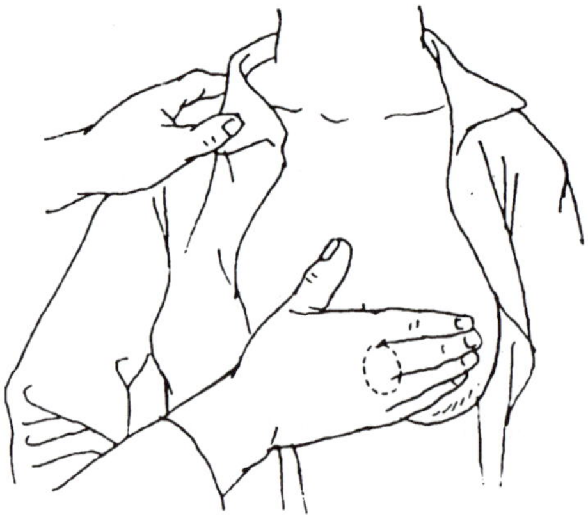

图 7–8　以手掌的前半部触诊乳房肿块

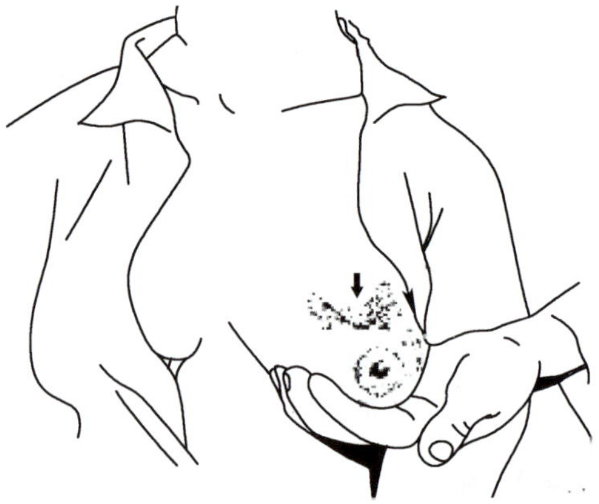

图 7–9　乳腺癌时皮肤与深部组织粘连

第三节　肺和胸膜检查

胸腔由胸廓和膈围成，上界为胸廓上口，下界借膈与腹腔分隔。纵隔位于胸腔中部，将胸腔分为左、右两部分，分别容纳左、右肺。胸膜是覆盖于左右肺、胸壁内表面、纵隔侧面和膈上面的浆膜。覆盖在肺表面的胸膜，称为脏胸膜；覆盖在胸廓内面、膈上面及纵隔侧面的胸膜，称为壁胸膜。肺叶之间由脏胸膜分开，称为叶间隙。右肺中叶与下叶、上叶与下叶（后面），左肺上叶与下叶之间的叶间隙，称为斜裂；右肺上叶与中叶（前面）之间的叶间隙，称为水平裂（图 7–10）。

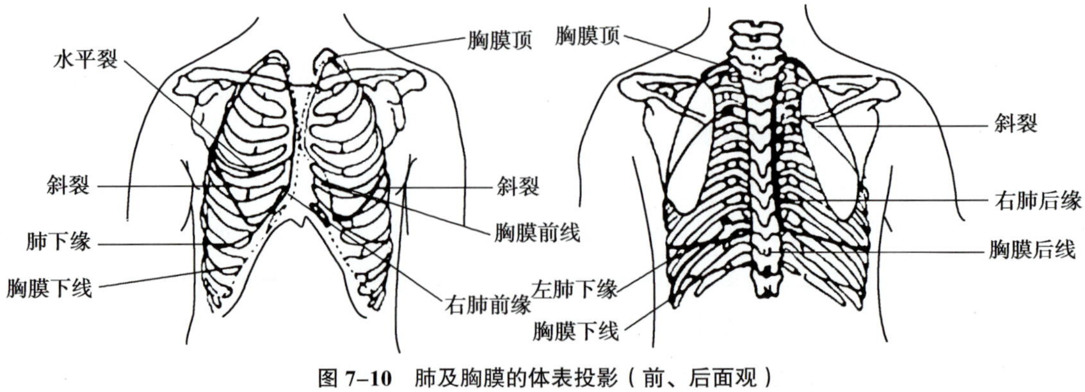

图 7–10　肺及胸膜的体表投影（前、后面观）

检查胸部时，患者一般取坐位或仰卧位，脱去外衣，使腰以上的胸部充分暴露。室内应舒适温暖，环境安静，光线充足。

一、视诊

（一）呼吸类型

呼吸运动是通过膈肌和肋间肌的收缩和舒张来完成的。吸气时，胸廓前部肋骨向上、向外扩张，膈肌收缩使腹壁隆起，胸腔内负压增加，肺扩张，空气经呼吸道进入肺内；呼气时，膈肌和肋间外肌舒张，肋骨和胸骨因本身重力和弹性而回位，胸廓缩小，肺脏弹力回缩，气体随之经气道排出体外。以胸廓（肋间外肌）运动为主的呼吸，称为胸式呼吸（thoracic breathing）；以腹部（膈肌）运动为主的呼吸，称为腹式呼吸（abdominal breathing）。

一般说来，正常成年女性以胸式呼吸为主，儿童及成年男性以腹式呼吸为主。肺炎、重症肺结核、胸膜炎、肋骨骨折、肋间肌麻痹等胸部疾病，因肋间肌运动受限，可使胸式呼吸减弱而腹式呼吸增强，即胸式呼吸变为腹式呼吸。腹膜炎、腹水、巨大卵巢囊肿、肝脾极度肿大、胃肠胀气等腹部疾病及妊娠晚期，因膈肌向下运动受限，可使腹式呼吸减弱而胸式呼吸增强，即腹式呼吸变为胸式呼吸。若部分胸壁吸气时内陷、呼气时外凸，称为反常呼吸（paradoxical breathing），见于多发性肋骨、肋软骨骨折或胸骨骨折。

正常人吸气时，胸廓扩张并伴有腹壁隆起。若吸气时胸廓扩张而腹壁塌陷，称为胸腹矛盾呼吸（diaphragmatic paradox），见于膈肌麻痹或疲劳，因吸气时胸腔负压增加，膈肌收缩无力反而被胸腔负压吸引上升，导致腹壁下陷。

（二）呼吸频率、深度及节律

平静状态下，健康人进行着有节律的、深度适中的呼吸运动。正常成人呼吸频率为12～20次/分，呼吸与脉搏之比为1：4。新生儿较快，可达44次/分，随年龄增长而逐渐减慢。计数30秒内呼吸次数乘以2，即可得到呼吸频率数。由于呼吸频率和类型是可以人为控制的，检查时应不让被检查者感觉到。常用方法是在检查桡动脉后，继续按压被检查者桡动脉的同时观察呼吸频率和类型。

1. 呼吸频率变化　成人呼吸频率超过20次/分，称为呼吸过速（tachypnea），见于剧烈体力活动、发热（体温每增高1℃呼吸每分钟增加4次）、疼痛、贫血、甲状腺功能亢进症、呼吸功能障碍、心力衰竭、肺炎、胸膜炎、精神紧张等。成人呼吸频率低于12次/分，称为呼吸过缓（bradypnea），见于深睡、颅内高压、黏液性水肿、吗啡及巴比妥中毒等。呼吸停顿、心跳仍存在，见于脑疝及其他能引起延髓麻痹的疾病，如感染性多发性神经炎等（图7-11）。

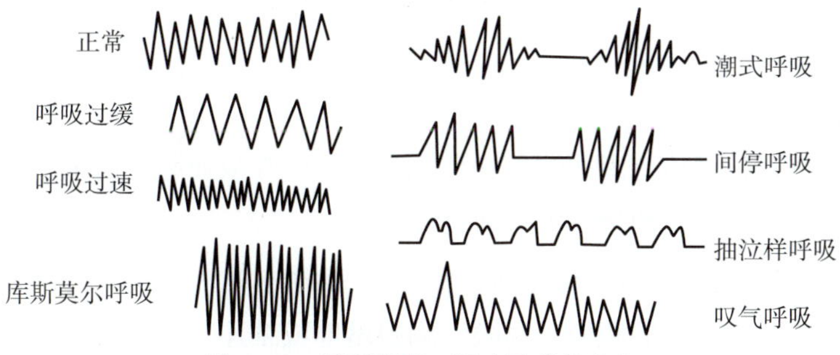

图7-11　呼吸频率、深度及节律变化

2. 呼吸深度变化 呼吸加深是呼吸中枢受到强烈刺激所致。剧烈运动时，因机体需氧量增加，呼吸可加深加快以增加肺内气体交换。突然发生情绪激动或紧张时，呼吸深而快，可有通气、换气过度而使动脉血二氧化碳含量降低，出现呼吸性碱中毒，患者可有口周及肢端发麻、肌肉颤动，严重者可有抽搐及呼吸暂停。严重代谢性酸中毒时，可以出现节律匀齐、呼吸深而大而患者不感觉呼吸困难，称为库斯莫尔呼吸（Kussmaul respiration），又称酸中毒大呼吸。库斯莫尔呼吸有利于排出较多的二氧化碳，从而缓解代谢性酸中毒，见于尿毒症、糖尿病酮症酸中毒等疾病。呼吸浅快可见于肺气肿、胸膜炎、胸腔积液、气胸、呼吸肌麻痹、大量腹水、肥胖、鼓肠、麻醉剂或镇静剂过量等。

3. 呼吸节律变化 呼吸呈周期性暂停者，有潮式呼吸及间停呼吸。

（1）潮式呼吸（tidal respiration）：又称陈–施呼吸（Cheyne–Stokes respiration）。呼吸由浅慢逐渐变为深快，再由深快逐渐变为浅慢，直至呼吸停止片刻（5～30 秒），然后再开始上述周期性呼吸，形成如潮水涨落的节律，故称为潮式呼吸。潮式呼吸的周期为 30～120 秒。

潮式呼吸是呼吸中枢兴奋性降低，对呼吸节律的调节失常的表现。当呼吸暂停一段时间后，缺氧和二氧化碳潴留刺激呼吸中枢，使呼吸恢复并逐渐加强；当缺氧和二氧化碳潴留得到改善后，呼吸中枢失去有效兴奋，使呼吸重新变慢变浅，继而出现呼吸暂停。

潮式呼吸可出现在空气稀薄（如高原）环境下的正常人，也可以是高原病的重要表现。但潮式呼吸大多是病情危重、预后不良的表现。常见于严重心力衰竭（肺–脑循环时间延长），中枢神经系统疾病，如脑卒中、脑肿瘤、颅脑损伤、颅内压增高、脑炎、脑膜炎、脑脓肿等，某些中毒，如一氧化碳中毒、巴比妥中毒等，以及尿毒症、糖尿病酮症酸中毒和濒临死亡患者。有些老年人在深睡时也可出现潮式呼吸，可能是脑动脉硬化、脑供血不足的表现。

（2）间停呼吸（intermittent respiration）：又称比奥呼吸（Biot respiration），表现为有规律的深度相等的呼吸几次之后，突然停止呼吸，间隔一段时间后又开始深度相同的呼吸，如此周而复始。周期持续时间 10～60 秒。间停呼吸的发生机制与潮式呼吸大致相同，但呼吸中枢的抑制程度较潮式呼吸更重，病情也更严重。多发生于中枢神经系统疾病所致的颅内压增高、药物（如阿片类）诱发的呼吸抑制及脑损伤，常为临终前的征象。

呼吸频率与节律不规则，且呼吸表浅、不匀，称为不规则呼吸（irregular respiration），见于中枢神经疾病及休克等严重疾病。抽泣样呼吸（sobbing respiration），表现为连续两次较短的吸气之后继以较长的呼气，类似哭泣后的抽泣，为中枢性呼吸衰竭的表现，主要见于颅内高压和脑疝前期。

某些患者自觉胸部发闷，间隔一段时间做一次深呼吸，称为叹息样呼吸（sighing respiration），转移其注意力时则呼吸正常，多为功能性改变，见于神经衰弱、精神紧张或忧郁者。

（三）呼吸运动

检查者通过观察对比被检查者两侧前胸和锁骨下区随呼吸而起伏的幅度来判定。被检查者可取平卧位或坐位。正常时，两侧呼吸运动对称。

1. 呼吸运动减弱或消失 局限性呼吸运动减弱或消失常见于大叶性肺炎、肺结核、肺脓肿、肺肿瘤、肺不张、少量胸腔积液、局限性胸膜增厚或粘连。一侧呼吸运动减弱或消失常见于大量胸腔积液、气胸、显著胸膜增厚及粘连、一侧肺不张、一侧膈神经麻痹。两侧呼吸运动减弱，最常见于慢性阻塞性肺气肿，也见于双侧肺纤维化、气胸、胸腔积液、胸膜增厚及粘连、呼吸肌麻痹。

2. 呼吸运动增强　局部或一侧呼吸运动增强，见于健侧的代偿性肺气肿。双侧呼吸运动增强，见于酸中毒大呼吸（深大呼吸）、剧烈运动。

二、触诊

（一）胸廓扩张度

胸廓扩张度（thoracic expansion）即呼吸时胸廓的活动度。检查前胸时，被检查者取坐位或仰卧位，嘱被检查者深呼气后屏住呼吸，检查者的左、右拇指展开在胸骨下端前正中线相遇，两手掌及其余四指分开紧贴两侧前下胸壁，然后嘱被检查者做深吸气运动，检查者的手即可感觉到被检查者的胸廓呼吸运动的范围及两侧呼吸动度是否对称、一致，亦可从拇指移开后距前正中线的距离来加以判断。检查背部时，被检查者取坐位，检查者将两手掌面贴于肩胛下区对称部位，两手拇指在后正中线相遇，其余四指并拢紧贴在胸廓两侧，同样观察呼吸运动的范围及两侧呼吸动度是否对称、一致（图 7–12）。

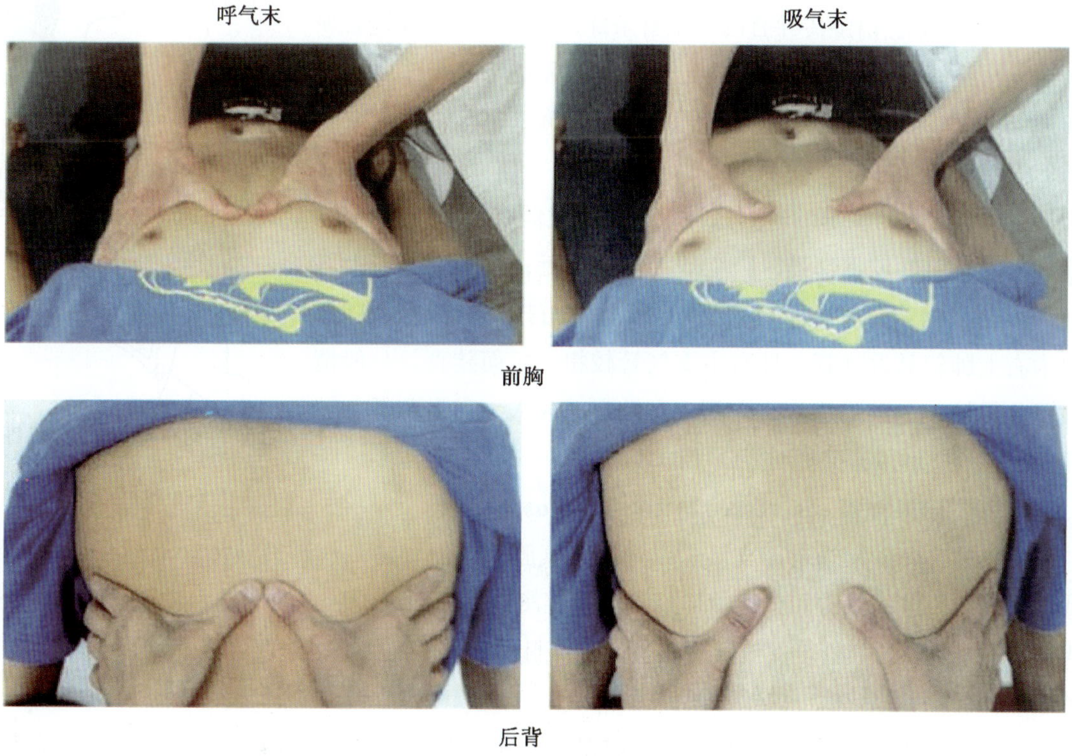

图 7–12　胸廓扩张度的检查方法

胸廓扩张度增强或减弱的临床意义与视诊所见相同，但触诊的检查结果更准确。

（二）触觉语颤

检查者将左右两手掌面或尺侧缘平贴于被检查者胸壁两侧的对称部位，以手掌尺侧缘对称放在两侧肋间隙为佳，嘱被检者用同等强度重复发“yi”长音，这时检查者手掌或其尺侧缘所感觉到的振动，称为触觉语颤（tactile fremitus），简称语颤（图 7–13）。检查者的手掌应轻轻平放在胸壁上（太紧会减弱胸壁的震动），自上而下，从内侧到外侧，再到背部，比较两侧对

NOTE

称部位的语颤是否相同，有无增强或减弱。另一种触觉语颤检查方法是用手指尖代替手掌尺侧缘，也能得到同样的检查结果。

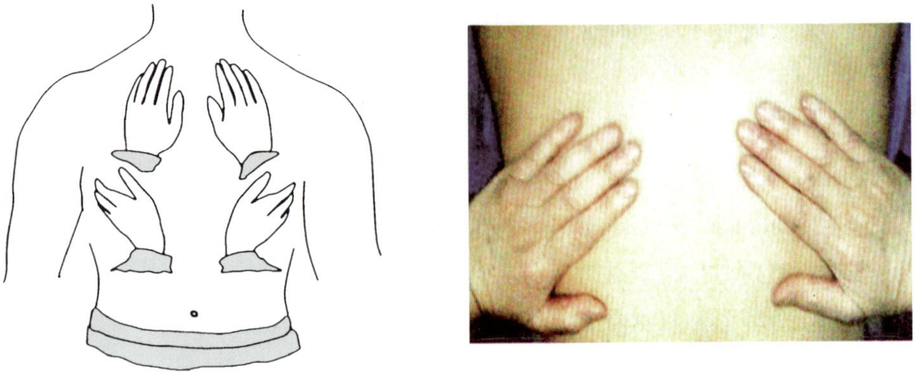

前胸　　后背

图 7-13　触觉语颤检查方法

触觉语颤的产生机制是由于发音时声带振动所产生的声波，沿气管、支气管及肺泡传导到胸壁，引起胸壁振动而使检查者感觉到（图 7-14）。语颤传导有两个主要条件，即气管、支气管必须畅通，胸膜的脏层及壁层必须接近。语颤的强弱与发音强弱（发音强则较强）、音调高低（音调低则较强）、胸壁厚薄（越薄则越强）等因素密切相关。

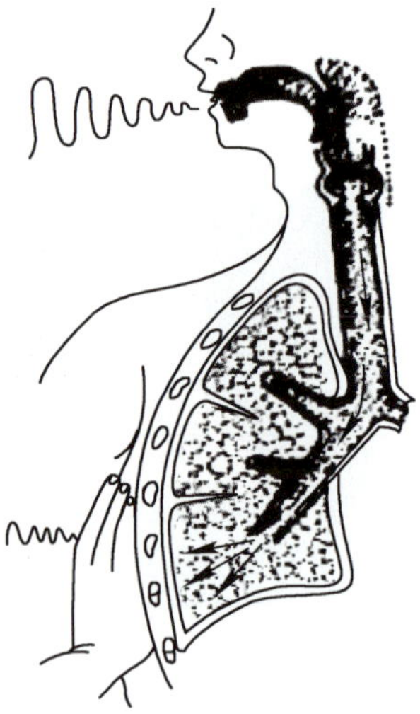

图 7-14　触觉语颤示意图

正常情况下，胸部的不同区域，语颤的强弱有所不同。例如，前胸上部的语颤较下部强，因上部距声带更近；后胸下部较上部强，因上部覆盖有肩胛骨且肌层较下部厚；右上胸较左上胸强，因为右上肺较靠近气管，且右主支气管较粗、短而陡直。一般情况下，男性（音强调低）的语颤较女性强，成人（音强调低）较儿童强，消瘦者因胸壁薄而强于肥胖者。

1. 触觉语颤增强（increased tactile fremitus）

（1）肺实变：指终末细支气管以远的含气腔隙内的气体被病理性液体、细胞或组织所替代。因传导声波的能力固体>液体>气体，故实变的肺组织传导声波的能力较正常肺组织强，当声波通过畅通的气管、支气管传到实变的肺组织，再传到胸壁时语颤增强。见于肺炎链球菌肺炎、肺梗死、肺结核、肺脓肿及肺癌等。

（2）压迫性肺不张：肺泡内不含气或仅含少量气体时，肺组织萎陷，称为肺不张。肺组织受压后肺泡内含气量减少，导致肺组织密度增加，畅通的气管、支气管将声波传导到含气量减少而传导声波能力增强的肺组织，再传到胸壁时语颤增强。见于胸腔积液上方受压的肺组织及受肿瘤压迫的肺组织，以及大量心包积液所致的肺组织受压。

（3）较浅而大的肺空洞：肺内病变组织发生坏死、液化，坏死组织经引流支气管而排出体外，在受损局部形成的带壁气腔，称为肺空洞。声波在空洞内产生共鸣而导致声波的振幅增大，且空洞周围肺组织多有炎性浸润而实变，有利于声波传导，故语颤增强。见于肺结核、肺脓肿、肺肿瘤所致的空洞。如病变区的支气管已被阻塞，则声波传导受阻而使语颤减弱或消失。

2. 触觉语颤减弱（decreased tactile fremitus） ①肺泡内含气量增多：传导声波的能力降低，如肺气肿及支气管哮喘发作时；②支气管阻塞：如阻塞性肺不张、气管内分泌物增多；③胸壁与肺组织距离加大：如胸腔积液、气胸、胸膜高度增厚及粘连、胸壁水肿或高度肥厚、胸壁皮下气肿；④体质衰弱：因发音较弱而语颤减弱。大量胸腔积液、严重气胸时，语颤可消失。

（三）胸膜摩擦感

胸膜有炎症时，两层胸膜因有纤维蛋白沉着而变得粗糙，呼吸时壁胸膜和脏胸膜相互摩擦而引起振动，产生胸膜摩擦感（pleural friction fremitus）。触诊时，检查者用手掌轻贴胸壁，令患者反复做深呼吸，此时若有皮革相互摩擦的感觉，即为胸膜摩擦感。胸膜的任何部位均可出现胸膜摩擦感，但以腋中线第5～7肋间隙最易感觉到（图7–15）。因为呼吸时该部位胸廓的活动度较大，使脏胸膜和壁胸膜发生的位置改变大。胸膜摩擦感的临床意义同胸膜摩擦音。

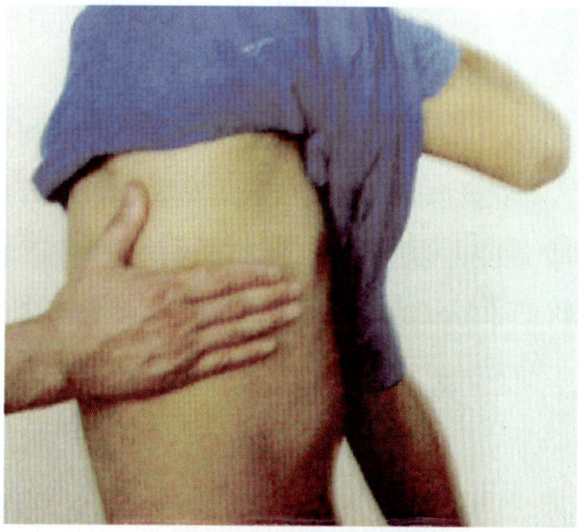

图7–15　胸膜摩擦感及摩擦音最敏感的部位

三、叩诊

肺部叩诊时采用间接叩诊法。被检查者通常取坐位或者卧位，放松肌肉，呼吸均匀。叩诊自肺尖开始，自上而下，两侧对称部位要对比叩诊（图7–16）。先检查前胸部，叩诊自锁骨上窝开始，然后从第1肋间隙逐一肋间隙向下进行叩诊。检查腋部时，嘱被检查者将上臂置于头顶，从腋窝开始向下叩至肋缘。检查背部时，嘱其头低垂，上身略向前倾，双手交叉抱肘，尽可能使肩胛骨移向外侧方。先叩得肺上界宽度，然后从肺尖开始，逐一肋间隙向下叩诊。叩诊力量要轻重适宜，如欲发现范围较小、位置较浅表的病变，可用轻叩法，反之，可用重叩法。叩诊板指应平贴在肋间隙并与肋骨平行，叩诊肩胛间区时板指可与脊柱平行。

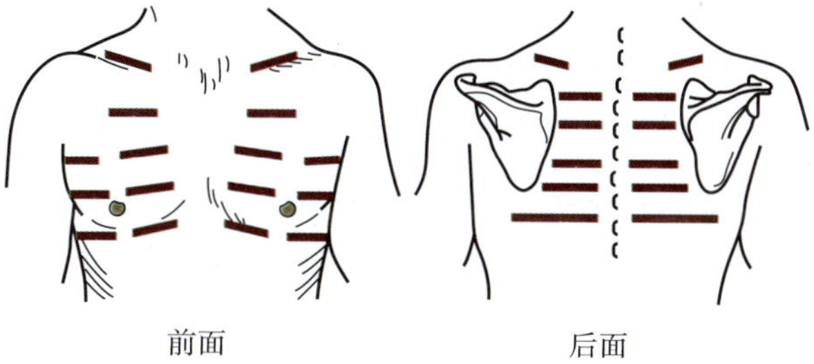

图7–16　胸部叩诊和听诊的部位

当被检查者不能取坐位时，先仰卧位检查前胸，然后侧卧检查侧胸及背部。

（一）正常胸部叩诊音

正常肺部含有适量空气，肺泡壁又有一定的弹性，叩诊呈清音。在肺与肝或心脏交界的重叠区域，叩诊时为浊音，又称肝脏或心脏的相对浊音区。叩诊未被肺遮盖的心脏或肝脏时为实音，亦称心脏或肝脏的绝对浊音区。前胸左下方为胃泡鼓音区（又称 Traube's space），叩诊呈鼓音，其上界为左肺下缘，右界为肝脏，左界为脾脏，下界为肋弓。该鼓音区的大小随胃内含气量的多少而变化。背部从肩胛上区到第9～11肋下缘，除脊柱部位外，叩诊都呈清音（图7–17）。

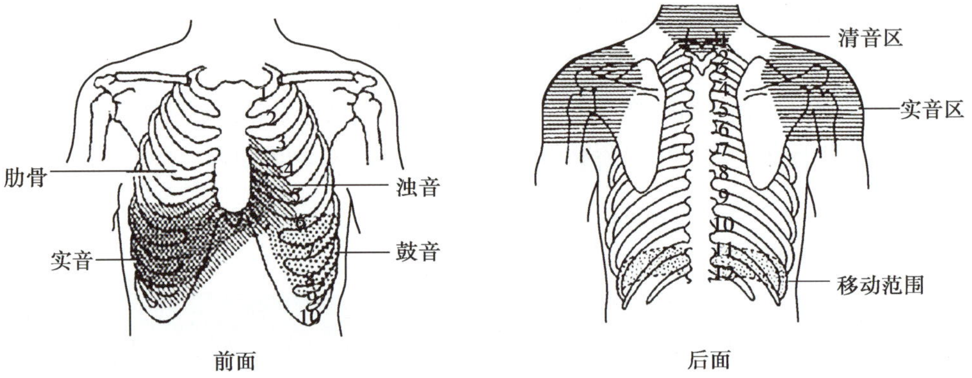

图 7-17　正常胸部叩诊音

正常肺部的叩诊音虽为清音，但可有生理性变异。胸壁较厚者（如胸肌发达、肥胖、乳房部位）叩诊稍浊。肺上叶体积较下叶小、含气量少，且上胸部的肌肉较厚，故胸上部的叩诊音较下部相对稍浊。右肺上叶较左肺上叶小，右肺尖位置又较低，惯用右手者前胸右上方肌肉较左侧更厚，故右肺上部叩诊音较左肺上部稍浊。背部的肌肉、骨骼（如肩胛骨）层次较多、较厚，故背部的叩诊音较前胸稍浊。

侧卧位检查背部时，脊柱暂时向卧侧稍凸，故上部的肋骨靠拢而相对较密集，在朝上一侧的肩胛下角处可出现叩诊音稍浊，去枕侧卧检查则无此变异。卧侧肋间虽较宽，但卧位时胸部与床面接触而声波振动受限，故近床面的胸部可叩出一条实音带，在该带的上方区域可叩出一浊音区，产生机制可能是侧卧位时，因为腹腔脏器压力的影响，上侧的肺下界向下移，下侧者则向上移，两者相差可达 3～4cm，故靠近床面一侧的膈肌抬高而叩诊稍浊（图 7-18）。为证实是体位的影响，可嘱被检查者卧于另一侧再进行检查。

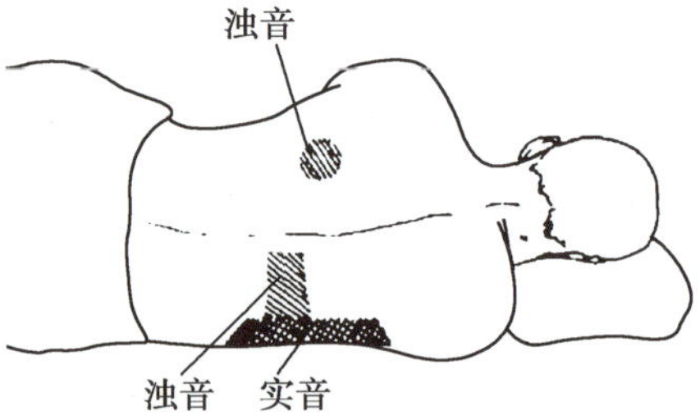

图 7-18　侧卧位的叩诊音

（二）肺部定界叩诊

1. 肺上界（upper pulmonary boundary）　肺尖近似圆锥形，在前胸约占锁骨内侧 1/3，上缘达锁骨上方约 3cm，在肩上缘叩诊呈清音，此清音带的宽度可认为是肺尖的宽度，又称 Krönig 峡。检查时，被检查者取坐位，检查者在其背侧，自斜方肌前缘中央开始叩诊，此时为清音，逐渐向外侧叩诊，当清音变为浊音时，用笔做一标记，然后转向内侧叩诊，直到清音转为浊音时为止，并再做一标记，测量两者之间的距离。内、外界的宽度正常为 4～6cm，右肺尖位置较低且右肩部肌肉较厚，故右侧的宽度较左侧稍窄。

气胸、肺气肿、肺尖部的肺大泡时，Krönig 峡增宽且叩诊可呈鼓音或过清音。肺尖有结核、肿瘤、纤维化、萎缩或胸膜增厚时，Krönig 峡变窄或消失。

2. 肺下界（inferior pulmonary boundary）　两侧肺下界大致相同。在胸部右锁骨中线上，自上而下轻叩时，先为清音，然后是浊音（常在第 5 肋间隙），最后是实音（常在第 6 肋间隙），浊音与实音的交界（一般在第 6 肋骨）即为肺下界。按上述方法，也可在腋中线、肩胛线上分别叩出肺下界。平静呼吸时，右肺下界在右侧锁骨中线、腋中线、肩胛线分别为第 6、8、10 肋骨。左肺下界除在左锁骨中线上变动较大（因有胃泡鼓音区）外，其余与右侧大致相同。

矮胖体型或妊娠时，肺下界可上移一肋；消瘦体型者，肺下界可下移一肋。卧位时肺下界可比直立时升高一肋。病理情况下，肺下界下移见于肺气肿、腹腔内脏下垂；肺下界上移见于阻塞性肺不张、肺萎缩、胸腔积液、气胸、胸膜增厚或粘连以及腹压增高所致的膈肌上抬（如腹水、鼓肠、肝脾肿大、腹腔肿瘤、膈肌麻痹）。胸腔积液和气胸时，肺下界上移而膈肌下降，液体或气体位于两者之间。肺下叶实变、胸腔积液、胸膜增厚时，肺下界不易叩出。

3. 肺下界移动度（diaphragmatic movement） 检查肺下界移动度时，一般在肩胛线上进行叩诊，也可沿锁骨中线、腋中线，按上述方法叩出肺下界。嘱被检查者深吸气后屏住呼吸，重新叩出肺下界，用笔标记，再嘱其深呼气后屏住呼吸，叩出肺下界，用笔标记，两个标记之间的距离即为肺下界移动度（图 7–19）。

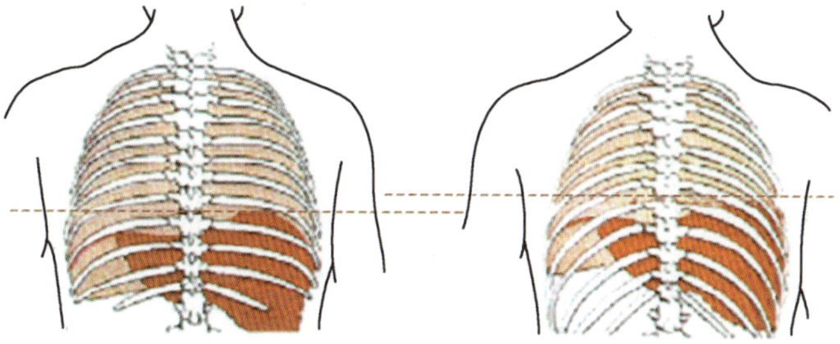

图 7–19 肺下界移动度示意图

正常人，两侧肺下界移动度为 6～8cm，表示胸腔光滑而无粘连、肺组织弹性良好。若肺组织弹性减退、胸膜粘连或膈肌移动受限，则肺下界移动度减小，见于阻塞性肺气肿、胸腔积液、气胸、肺不张、胸膜粘连、肺炎及各种原因所致的腹压增高。当胸腔大量积液、积气或广泛胸膜增厚粘连时，肺下界移动度难以叩出。

（三）胸部病理性叩诊音

正常肺部清音区如出现浊音、实音、过清音或鼓音时，称为病理性叩诊音。病理性叩诊音的性质及范围取决于病变的性质、大小及病变部位的深浅。一般情况下，离胸部表面的距离小于 5cm、直径超过 3cm 的病灶，常能发现叩诊音的改变。

1. 浊音或实音 产生浊音或实音的病理基础是一致的。见于：①肺组织含气量减少或消失：如肺炎、肺结核、肺梗死、肺不张、肺水肿、肺硬化等；②肺内不含气的病变：如肺肿瘤、肺包虫或囊虫病、未穿破的肺脓肿等；③胸膜腔病变：如胸腔积液、胸膜增厚粘连等；④胸壁疾病：如胸壁水肿、肿瘤等。

病灶广泛且浅表的肺实变、胸腔内巨大肿物等，叩诊呈实音；中等或中等以上胸腔积液的下部，叩诊也呈实音。病灶范围较小或较深、积液量较少时，叩诊呈浊音。

2. 鼓音 产生鼓音的原因是肺部有大的含气腔，见于气胸及直径大于 3～4cm 的浅表肺大泡、肺空洞，如空洞型肺结核、液化破溃了的肺脓肿或肺肿瘤。

3. 过清音 是介于鼓音和清音之间的音响，见于肺内含气量增加且肺泡弹性减退者，如肺气肿、支气管哮喘发作时。

4. 其他

（1）空瓮音：若空洞巨大（直径超过 4～6cm）、位置浅表且腔壁光滑，或张力性气胸时，

NOTE

叩诊呈鼓音且具有金属性回响，因此称为空瓮音（amphorophony）。此音犹如以手指弹击充足气体的小皮球一样。

（2）破壶音：当叩击浅表、开口又较小的肺部巨大空洞时，空气可从裂隙突然挤入支气管腔，出现具有鼓音性质兼泄气性质的音响，称为破壶音（cracked-pot resonance），表明肺部有浅表的与外界有狭窄裂隙沟通的大空腔，见于肺结核大空洞和气胸。

（3）浊鼓音（turbidity drum sound）：是一种兼有浊音及鼓音特点的混合性叩诊音。产生浊鼓音的原因是肺泡含气量减少和肺泡壁弛缓。肺泡含气量减少故叩诊呈浊音，弛缓的肺泡壁又为声波传导的良好介质，叩击力量稍大时，病灶内支气管腔中的空气也受震动而传导出来，故兼有鼓音。浊鼓音见于肺不张、肺炎的充血期或消散期、肺水肿等。胸腔积液浊音界上方受压的肺组织，叩诊亦呈浊鼓音，此音又称 Skodaic 叩响。

四、听诊

听诊肺部时，被检查者取坐位或卧位，嘱其微张口均匀呼吸，必要时可做较深的呼吸或咳嗽几声后立即听诊。听诊顺序一般由肺尖开始，自上而下，由前胸到侧胸和背部。听诊时要上下对比、左右对称部位对比，例如听诊右肺尖后应立刻听诊左肺尖进行比较。每个部位至少要听一个呼吸周期。

（一）正常呼吸音

1. 气管呼吸音（tracheal breath sounds） 是空气进出气管所发出的声音，粗糙、响亮且调高，吸气与呼气时间几乎相等，在胸外气管上面可以听到（表 7–1）。因为不代表肺脏任何病变，故很少作为听诊内容。

2. 支气管呼吸音（bronchial breath sounds） 是由呼吸道吸入或呼出的气流，在声门及气管、支气管内形成的湍流和摩擦所产生的声音。支气管呼吸音颇似将舌抬高后张口呼吸时所发出的“哈——”音，或似气流快速通过一根管子所发出的“管样”声音。支气管呼吸音音强、调高，吸气时弱而短，呼气时强而长。因为吸气为主动运动，声门较宽而气体流速较快，故占时短；呼气为被动运动，声门较窄而气体流速较慢，故占时长。

表 7–1 正常呼吸音特征比较

特征	气管呼吸音	支气管呼吸音	支气管肺泡呼吸音	肺泡呼吸音
强度	很响亮	响亮	中等	柔和
音调	很高	高	中等	低
吸呼比例	1∶1	1∶3	1∶1	3∶1
性质	粗糙	管样	沙沙声和“管样”声混合	轻柔的沙沙声
听诊部位	胸外气管	胸骨柄以上	主支气管	大部分肺野

正常人在胸骨柄之上，如喉部、胸骨上窝、背部第 6 颈椎至第 2 胸椎附近，均可听到支气管呼吸音，越靠近气管的区域音响越强。如在肺部其他部位听到支气管呼吸音，则为病理现象。

3. 肺泡呼吸音（vesicular breath sounds） 吸气时，气流由气管经支气管进入肺泡，冲击肺泡壁，使肺泡壁由弛缓变为紧张，呼气时，肺泡壁则由紧张变为松弛。一般认为，肺泡壁的弹性变化和气流的振动是产生肺泡呼吸音的机制。

肺泡呼吸音的声音很像上齿咬住下唇呼吸时发出的"夫——"音，声音柔和而有吹风性质，或像风吹过树木，叶子发出的沙沙声音。肺泡呼吸音的吸气音较呼气音强，且音调更高、时限更长，反之，肺泡呼吸音的呼气音较弱，且音调较低、时限较短。因为吸气为主动运动，吸入气流较大、速度较快，使肺泡维持紧张的时间较长，相反，呼气为被动运动，呼出气流较小、速度较慢且逐渐减慢，在呼气末气流太小，声音太弱而听不到，故听诊时呼气音在呼气终止前即消失。

正常人除了上述支气管呼吸音的部位和下述的支气管肺泡呼吸音的部位外，其余肺部都可听到肺泡呼吸音。

呼吸运动愈深愈快，呼吸音愈强。老年人肺泡弹性差，故呼吸音较弱且呼气时间较长。年龄愈小，胸壁愈薄，肺组织弹性愈好，则呼吸音愈清晰。男性因呼吸运动的力量较强且胸壁皮下脂肪较少，故肺泡呼吸音较女性强。消瘦者较肥胖者强。乳房下部、肩胛下区、腋窝下部因胸壁肌肉较薄且肺组织较多，故肺泡呼吸音较强，相反，肺尖及肺下缘则较弱。

4. 支气管肺泡呼吸音（bronchovesicular breath sounds） 亦称混合呼吸音，是支气管呼吸音与肺泡呼吸音的混合音。吸气音和呼气音的强弱、音调、时限大致相等。一般说来，支气管肺泡呼吸音的吸气音与肺泡呼吸音的吸气音相似，其呼气音与支气管呼吸音的呼气音相似（图 7-20）。正常人在胸骨角附近、肩胛间区的第 3～4 胸椎水平及右肺尖可以听到支气管肺泡呼吸音。右肺尖含气量较少且右侧主支气管较粗、短、直，接近体表，所以在右肺上部的锁骨上下窝处的呼吸音很像支气管肺泡呼吸音。

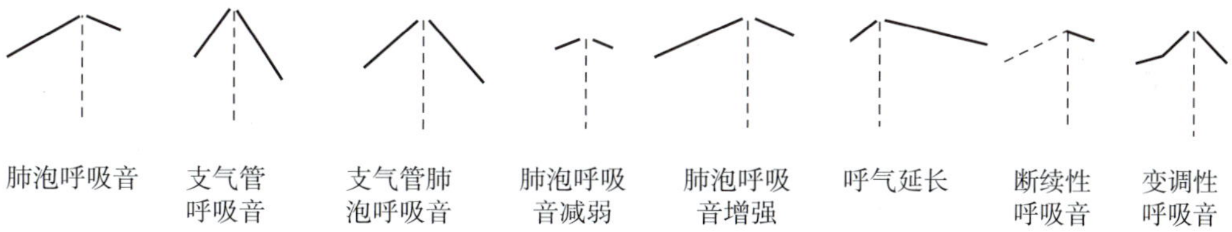

图 7-20 常见呼吸音示意图

升支为呼气相，降支为呼气相；吸气与呼气之间的空隙为短暂间隙；线条粗细示音响强弱；长短示呼吸时间长短；斜线与垂线间的夹角示音调高低，角度小者音调高

（二）病理性呼吸音

1. 病理性肺泡呼吸音 指肺脏发生病变时所引起的肺泡呼吸音减弱、增强或性质改变。

（1）肺泡呼吸音减弱或消失：可表现为双侧、单侧或局部的肺泡呼吸音减弱或消失，由进入肺泡内的空气量减少，气流速度减慢或声音传导障碍引起。常见于：

1）呼吸运动障碍：如全身衰弱、胸膜炎、呼吸肌麻痹、腹压过高、肋间神经痛、肋骨骨折等。此时肺泡通气量减少，气流速度较慢，因此肺泡呼吸音减弱。

2）呼吸道阻塞：如支气管炎、支气管哮喘、喉或大支气管肿瘤等。可因进入肺泡的空气量减少、气流速度减慢而使肺泡呼吸音减弱或消失。

3）肺顺应性降低：肺顺应性是指在外力作用下，肺组织的可扩张性。容易扩张者顺应性大，不易扩张者顺应性小。肺顺应性降低可使肺泡壁弹性减退、充气受限而使呼吸音减弱，如肺气肿、肺间质炎症、肺淤血等。

4）胸腔内肿物：如肺癌、肺囊肿等，因肺组织受压，空气不能进入肺泡或进入肺泡的空气量减少引起。

5）胸膜疾患：如胸腔积液、气胸、胸膜增厚及粘连等，由于胸廓呼吸运动受限，进入肺泡的气体量减少、气流速度减慢及声波传导障碍引起。大量胸腔积液、气胸时，肺泡呼吸音甚至可听不到。

6）胸壁增厚：如胸肌发达、胸壁水肿、肥胖等，因声波传导障碍导致肺泡呼吸音减弱。

（2）肺泡呼吸音增强：与呼吸运动及通气功能增强，进入肺泡的空气流量增多，流速加快有关。双侧肺泡呼吸音增强，见于运动、发热、甲状腺功能亢进症，因机体需氧量增加，使呼吸加深、加快；贫血、代谢性酸中毒时，可刺激呼吸中枢使呼吸深大，从而引起双侧肺泡呼吸音增强。肺脏或胸腔病变使一侧或一部分肺的呼吸功能减弱或丧失，则健侧或无病变部分的肺泡呼吸音可出现代偿性增强。

（3）呼气音延长（extended exhale sounds）：下呼吸道有部分阻塞、痉挛或狭窄时，呼气时气道狭窄更明显而使呼气时间延长，常伴呼吸音粗糙。双肺肺泡呼吸音的呼气音延长见于支气管哮喘、喘息型支气管炎及慢性阻塞性肺气肿。局部呼气音延长见于局限性支气管狭窄或部分阻塞，如支气管肺癌。

（4）断续性呼吸音（interrupted breath sounds）：又称齿轮性呼吸音（cogwheel breath sounds）。表现为吸气音较强，有不规则的间歇而将吸气音分为若干节段，但每个节段的声音是均匀的（图 7-20）。肺脏某一局部有小的炎性病灶或小支气管狭窄，空气断续地通过呼吸道进入肺泡，即形成断续性呼吸音，见于肺炎、肺结核、支气管肺癌、胸膜粘连等。当寒冷、疼痛、精神紧张时，可听到断续性肌肉收缩的附加音，但此音与呼吸无关，应予鉴别。

（5）粗糙性呼吸音（coarse breath sounds）：为音调较高、音响不均匀且有粗糙感的呼吸音。多为黏膜水肿或炎性浸润而使支气管腔不光滑或狭窄，加之黏稠分泌物黏附于呼吸道表面，气流通过时引起漩涡或冲击黏稠分泌物而引起振动，使呼吸音变得粗糙，常见于支气管炎或肺炎早期。

（6）变调呼吸音（metamorphosing breath sounds）：指呼吸音的性质及强度发生变化，如开始呼吸音很弱继而变强，开始为肺泡呼吸音继而变为支气管呼吸音等（图 7-20）。常见原因是松弛的支气管内有栓子移动所致，如闭塞的支气管突然开放，即可发生这种现象。

2. 病理性支气管呼吸音 在正常肺泡呼吸音分布的区域内听到了支气管呼吸音，即为病理性支气管呼吸音，亦称管状呼吸音（tubular breath sounds）。常由下列病变引起：

（1）肺组织实变：主要是炎症性肺实变。发炎的肺泡内充满渗出物及炎性细胞，气体无法进入肺泡则肺泡呼吸音不能形成；实变的肺组织传导声音的能力增强，使支气管呼吸音经畅通的气管、支气管以及实变的肺组织传导到胸壁表面而听到。常见于大叶性肺炎实变期、肺结核（大块渗出性病变），也见于肺脓肿、肺肿瘤及肺梗死。实变部位范围越大、越表浅，则支气管呼吸音越强，反之，则较弱。

（2）肺内大空洞：当肺内大空洞与支气管相通，气流进入空洞产生漩涡振动或支气管呼吸音的音响在空腔内产生共鸣而增强，再加上空腔周围实变的肺组织有利于声波传导，因此，可以听到支气管呼吸音。常见于肺结核、肺脓肿、肺癌形成空洞时。

NOTE

（3）压迫性肺不张：在胸腔积液、肺部肿块等情况下，肺组织受压发生肺不张时，肺组织致密且支气管畅通，支气管呼吸音可通过畅通的支气管、致密的肺组织传导到体表而闻及。见于中等量胸腔积液的上方、大量心包积液时的左肩胛下区域以及肺肿块的周围。

3. 病理性支气管肺泡呼吸音 在正常肺泡呼吸音分布的区域内听到支气管肺泡呼吸音，称为病理性支气管肺泡呼吸音。常见于肺实变区域较小且与正常肺组织掺杂存在，或肺实变部位较深并被正常肺组织所遮盖，实变区的支气管呼吸音和正常肺组织的肺泡呼吸音，均可听到，两种呼吸音混合在一起形成支气管肺泡呼吸音。肺组织轻度或不全实变，或胸腔积液上方有肺膨胀不全时，可产生混合呼吸音而听到病理性支气管肺泡呼吸音。

（三） 音

啰音（rales）是伴随呼吸音的附加音。根据声音性质不同，分为干啰音和湿啰音（图 7–21）。

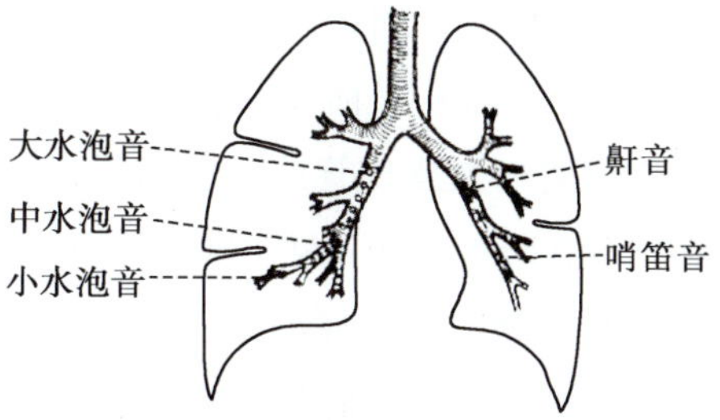

图 7–21 啰音的发生机制

1. 干啰音（rhonchi） 是一种持续时间较长的呼吸性附加音。由气流通过狭窄的支气管时发生漩涡，或气流通过有黏稠分泌物的管腔时冲击黏稠分泌物引起的振动所致，又称连续性呼吸附加音（图 7–22）。引起管腔狭窄的原因有支气管黏膜水肿、渗出或增厚，支气管平滑肌痉挛，管腔内肿瘤侵入、异物或分泌物使支气管部分阻塞，支气管外肿瘤或肿大的淋巴结压迫等。

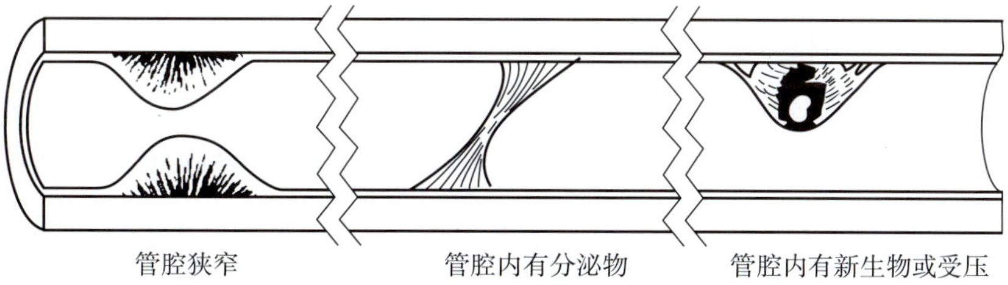

图 7–22 干啰音发生机制

（1）听诊特点：①吸气和呼气均可听到，但常在呼气时更加清楚，因为呼气时管腔更加狭窄；②性质易变且部位变换不定，如咳嗽后可以增多、减少、消失或出现，多为黏稠分泌物移动所致；③音调较高，每个音响持续时间较长；④几种不同性质的干啰音可同时存在；⑤发生于主支气管以上的干啰音，有时不用听诊器也可听到，称喘鸣（stridor）。

（2）分类

1）鼾音（sonorous rhonchi）：由气流通过有黏稠分泌物的较大支气管或气管时发生的振动和移动所产生，为一种粗糙的、音调较低的、类似熟睡时的鼾声的干啰音。

2）哨笛音（sibilant rhonchi）：为气流通过狭窄或痉挛的小支气管时产生的一种高音调的干啰音。有的似吹口哨或吹笛声，称为哨笛音；有的呈咝咝声，称为飞箭音。

（3）临床意义：干啰音是支气管的病变表现。发生于双侧肺部的干啰音，常见于急性或慢性支气管炎、支气管肺炎、支气管哮喘、心源性哮喘等。局限性干啰音是由于局部支气管狭窄所致，常见于支气管局部结核、肿瘤、异物或黏稠分泌物附着。局部而持久的干啰音，可见于肺癌早期或支气管内膜结核。

2. 湿啰音（crackles） 又称不连续性呼吸附加音，是因为气道或空洞内有较稀薄的液体

NOTE

（渗出物、黏液、血液、漏出液、分泌液），呼吸时气流通过液体形成水泡并立即破裂时所产生的声音，很像用小管插入水中吹气时所产生的水泡破裂音，故也称水泡音（bubble sounds）。

（1）听诊特点：①吸气和呼气都可听到，以吸气终末时多而清楚，因吸气时气流速度较快且较强，吸气末气泡大、容易破裂；②常有数个水泡音成串或断续发生；③部位较恒定，性质不易改变；④大、中、小湿啰音可同时存在；⑤咳嗽后湿啰音可增多、减少或消失，因咳嗽可使支气管、气管内的液体发生移动。

（2）分类

1）按支气管口径大小分为粗、中、细湿啰音（图 7-23）。

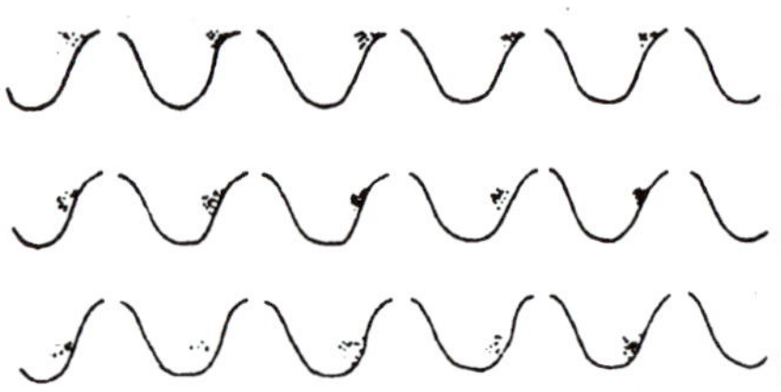

图 7-23　三种湿啰音听诊特点及出现时间

粗湿啰音：又称大水泡音，产生于气管、大支气管或空洞部位，多出现在吸气早期，见于肺结核空洞、肺水肿、昏迷或濒死的病人，也可见于支气管扩张症。昏迷或濒死的病人，因无力将气管内的分泌物咳出，呼吸时可闻及粗大湿啰音，有时不用听诊器也可听到，称为痰鸣音（death rattle）。

中湿啰音：又称中水泡音，产生于中等大小的支气管内，多出现于吸气的中期，见于支气管炎、支气管肺炎、肺梗死、肺结核。

细湿啰音：又称小水泡音，发生在小支气管或肺泡内，多在吸气终末出现，常见于细支气管炎、支气管肺炎、肺结核早期、肺淤血、肺水肿及肺梗死等。

2）按音响程度分为响亮性和非响亮性湿啰音。

响亮性湿啰音：听诊清楚、响亮、近耳。声音响亮是周围有良好的传导介质或因空洞的共鸣作用引起，见于肺炎或肺空洞。如果空洞内壁光滑或有液气胸时，响亮性湿啰音还可带有金属调。

非响亮性湿啰音：声音较弱而音调较低，听诊时感觉遥远。由于病变周围有较多的正常肺组织，高音调声波大部分被含气肺泡吸收，故传导过程中声波逐渐减弱，且距胸壁较远。

（3）临床意义：湿啰音是肺与支气管有病变的表现。湿啰音散在分布于两肺，常见于支气管炎、支气管肺炎、血行播散型肺结核、肺水肿；分布于两肺底的湿啰音，多见于肺淤血、肺水肿及支气管肺炎；一侧或局限性的湿啰音，常见于肺炎、肺结核（多在肺上部）、支气管扩张症（多在肺下部）、肺脓肿、肺癌及肺出血等。

3. 捻发音（crepitus） 又称为捻发性湿啰音或微小湿啰音，是一种极细而均匀的高音调的音响，多在吸气的终末闻及，很像用手在耳边捻搓一束头发所产生的声音，所以称捻发音。一般认为，捻发音是由未展开的或液体稍增多而互相粘合的肺泡，在吸气时被气流冲开而产生的细小爆裂音（图 7-24）。老年人、深睡或长期卧床者，因呼吸较浅，边缘部位肺泡充气不足而萎陷，深吸气时可在肺底听到捻发音，在数次深呼吸或咳嗽后则可消失，一般无特殊临床意义。持续存在的捻发音为病理性的，见于肺炎或肺结核早期、肺淤

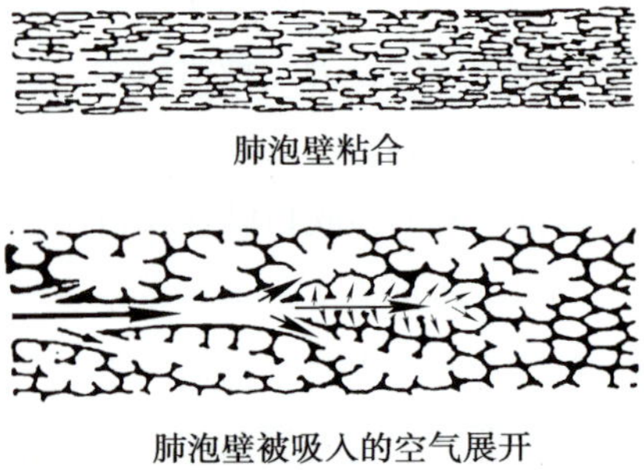

图 7-24　捻发音的产生机制

血、纤维性肺泡炎。

（四）听觉语音

当被检查者按平时说话的音调数“一、二、三”时，在胸壁上可用听诊器听到柔和而模糊的声音，即听觉语音（vocal resonance），也称语音共振。听觉语音的发生机制及临床意义与触觉语颤相同，但更敏感。被检查者声带振动产生的声波，经过气管、支气管、肺组织、胸膜及胸壁而传出，用听诊器便可听到（图 7–25）。正常情况下，在气管、大支气管附近（如胸骨柄和肩胛间区）听觉语音较强且清楚，右胸上部较左胸上部强，其他部位则较弱且字音含糊，肺底最弱。

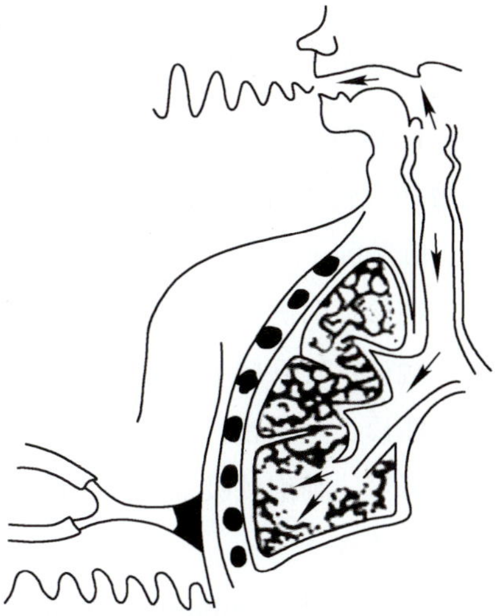

图 7–25 听觉语音示意图

听觉语音减弱见于过度衰弱、支气管阻塞、慢性阻塞性肺气肿、胸腔积液、气胸、胸膜增厚及胸壁水肿。

当肺实变、肺空洞及压迫性肺不张时，听觉语音增强、响亮，且字音清楚，称为支气管语音（bronchophony）。肺组织实变时常伴有触觉语颤增强、病理性支气管呼吸音等肺实变的体征，但以支气管语音出现较早。

羊鸣音（egophony）不仅语音强度增加还兼有性质改变，带有鼻音性质，颇似“羊叫声”。让病人发“e”的音，可听起来却像“a”的音。常在中等量胸腔积液上方受压的区域听到，亦可在肺实变伴少量胸腔积液的部位听到。

被检查者用耳语声调发“一、二、三”音，将听诊器放在胸壁上听取，正常在肺泡呼吸音的听诊部位只能听到极微弱的声音，此音为耳语音（whispered voice）。耳语音增强见于肺实变、肺空洞及压迫性肺不张。耳语音增强且字音清晰者，为胸耳语音（whispered pectoriloquy），是肺实变较广泛的体征。

（五）胸膜摩擦音

正常胸膜表面光滑，胸膜腔内有微量液体存在，因此呼吸时脏胸膜和壁胸膜之间相互摩擦并无音响发生。然而，当胸膜发生炎症时，表面粗糙，呼吸时脏、壁两层胸膜相互摩擦产生振动，触诊时有胸膜摩擦感，听诊时有胸膜摩擦音（pleural friction rubs），以胸膜摩擦音更易被发现。即听到胸膜摩擦音不一定能触到胸膜摩擦感，而触到胸膜摩擦感就一定能听到胸膜摩擦音。

胸膜摩擦音颇似以手掩耳，用指腹摩擦掩耳的手背时听到的声音。胸膜摩擦音在吸气和呼气时皆可听到，一般以吸气末或呼气开始时较为明显。屏住呼吸时胸膜摩擦音消失，可借此与心包摩擦音区别。深呼吸或在听诊器体件上加压时胸膜摩擦音常更清楚。胸膜摩擦音可在短期内消失或重新出现，亦可持续存在数日或更久。胸膜摩擦音可发生于胸膜的任何部位，但最常听到的部位是胸廓下侧沿腋中线处，因呼吸时该区域的脏胸膜与壁胸膜发生位置改变最大（图 7–15）。

胸膜摩擦音是干性胸膜炎的重要体征。当胸腔积液较多时，将脏、壁两层胸膜分开后胸膜摩擦音消失，积液吸收后可再出现。

胸膜摩擦音见于：①胸膜炎症，如结核性胸膜炎、化脓性胸膜炎以及其他原因引起的胸膜

NOTE

炎症；②原发性或继发性胸膜肿瘤；③肺部病变累及胸膜，如肺炎、肺梗死等；④胸膜高度干燥，如严重脱水等；⑤其他，如尿毒症等。

五、常见呼吸系统病变的体征

1. 肺实变（pulmonary consolidation） 肺实变是指终末细支气管以远的含气腔隙内的空气被病理性液体、细胞或组织所替代（图 7-26）。主要由炎症（如肺炎链球菌性肺炎、肺结核、肺脓肿）引起，也可见于肺梗死、肺肿瘤等。

视诊：两侧胸廓对称，但呼吸动度可呈局限性减弱或消失。

触诊：气管居中，触觉语颤增强。

叩诊：呈浊音，大块肺实变可呈实音。

听诊：肺泡呼吸音消失，可听到病理性支气管呼吸音、响亮性湿啰音、增强的听觉语音及支气管语音。

2. 肺不张（pulmonary atelectasis） 肺泡内不含气或仅含少量气体时，肺组织萎陷，称为肺不张。阻塞性肺不张由支气管阻塞所致（图 7-27），最为多见；压迫性肺不张多因肺组织受到外部压迫所致，见于大量或中等量胸腔积液、大量心包积液、心脏过度肥大及肺内肿瘤等。

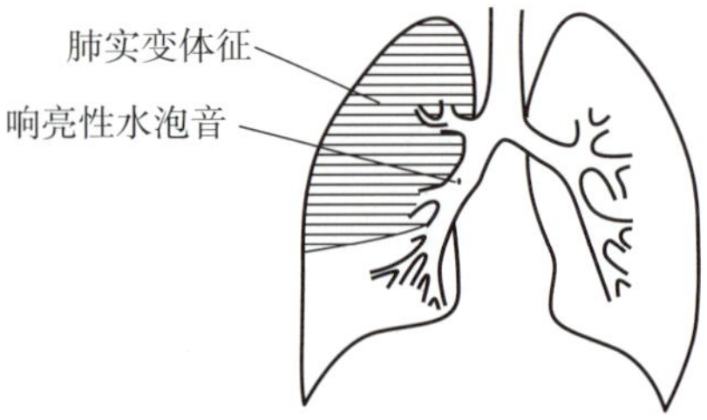

图 7-26　肺实变体征示意图

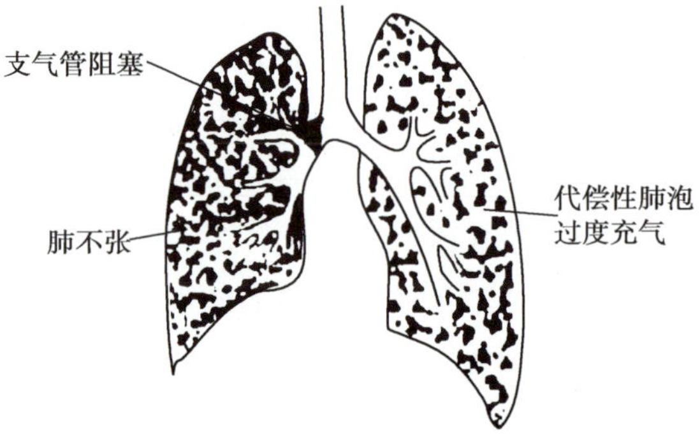

图 7-27　阻塞性肺不张体征示意图

（1）阻塞性肺不张：面积较大的阻塞性肺不张可出现以下体征：

视诊：患侧胸廓下陷，肋间隙变窄，呼吸动度减弱或消失。

触诊：气管移向患侧，触觉语颤减弱或消失。

叩诊：呈浊音或实音。

听诊：呼吸音消失，听觉语音减弱或消失。

（2）压迫性肺不张

视诊：患侧胸廓饱满，气管向健侧移位。

触诊：触觉语颤可增强，其原因是压迫性肺不张时支气管畅通，能将声带产生的声波传导到不含气或含气量减少的肺组织，而不张的肺组织传导声波的能力增强，故语颤增强。

叩诊：呈浊音。

听诊：可闻及病理性支气管呼吸音及听觉语音增强。

3. 肺水肿（pulmonary edema） 过多液体在肺组织间隙与肺泡内积聚的现象，称为肺水肿。一般情况下，水肿液先在间质中积聚，称为间质性肺水肿（interstitial edema），然后发展为肺泡性肺水肿（alveolar edema）。

视诊：呼吸过速，端坐呼吸，面色苍白，唇指发绀，极度焦虑，大汗，咳嗽，咳泡沫样稀薄黏液痰，严重时可有大量粉红色泡沫样痰从口鼻涌出。胸廓对称，呼吸动度减弱。

触诊：气管居中，呼吸动度减弱，触觉语颤减弱。

叩诊：正常或浊音。

听诊：呼吸音减弱，双肺满布湿啰音，可闻及哮鸣音，听觉语音减弱或正常。

4. 支气管哮喘（bronchial asthma） 是由嗜酸性粒细胞、肥大细胞、中性粒细胞和T淋巴细胞等多种炎症细胞参与的以变态反应为主的慢性气道炎症性疾病。这种炎症使患者对各种激发因子具有气道高反应性，并引起气道广泛可逆性阻塞。发作时支气管平滑肌痉挛、黏膜水肿及腺体分泌增加。发作前常有过敏原接触史或过敏性鼻炎症状，继之出现喘息、气急、胸闷或咳嗽等症状，多数患者可自行缓解或经治疗缓解。缓解期无明显体征，发作时可出现下列体征：

视诊：呼气性呼吸困难，严重者端坐呼吸，唇指发绀，胸廓饱满，呼吸运动减弱。

触诊：气管居中，触觉语颤减弱，呼吸动度减弱。

叩诊：呈过清音，肺下界下移，肺下界移动度减小。

听诊：两肺散在哮鸣音，呼气延长，有时可闻及湿啰音，听觉语音减弱。

5. 慢性阻塞性肺气肿（chronic obstructive emphysema） 指呼吸细支气管、肺泡管、肺泡囊和肺泡因过度充气呈持久性扩张，并伴有肺泡间隔破坏，以致肺组织弹性减弱、容积增大的一种病理状态，称为肺气肿（emphysema）。慢性支气管炎、支气管哮喘等所致的细支气管逐渐狭窄可导致阻塞性肺气肿，其产生机制是支气管有不完全阻塞。

视诊：胸廓呈桶状，肋间隙增宽，呼吸动度减弱。

触诊：气管居中，触觉语颤减弱。

叩诊：双肺叩诊呈过清音，心脏浊音界缩小或叩不出，肝浊音界和肺下界下移，肺下界移动度减小。

听诊：肺泡呼吸音普遍减弱，呼气延长，听觉语音减弱，心音遥远。

6. 肺空洞（pulmonary cavity） 肺内病变组织发生坏死、液化，坏死组织经引流支气管而排出体外，在受损局部形成的带壁气腔，称为肺空洞。肺结核、肺脓肿、原发性支气管肺癌常可形成肺空洞。

视诊：胸廓正常或局部凹陷，局部呼吸动度减弱。

触诊：气管居中或偏向患侧，触觉语颤增强。

叩诊：较大的空洞呈鼓音，洞壁光滑时呈空瓮音，空洞与支气管相通时可呈破壶音。

听诊：可闻及病理性支气管呼吸音，响亮性湿啰音，听觉语音增强，支气管不通时减弱。

7. 气胸（pneumothorax） 胸膜腔内有气体存在时，称为气胸。气胸的常见原因有肺结核、肺气肿时脏胸膜破裂所致，也可见于胸部外伤、胸腔穿刺及针灸事故等。少量胸腔积气可无明显的体征或仅有呼吸音减弱。积气量多时可出现明显的气胸体征（图7-28）。

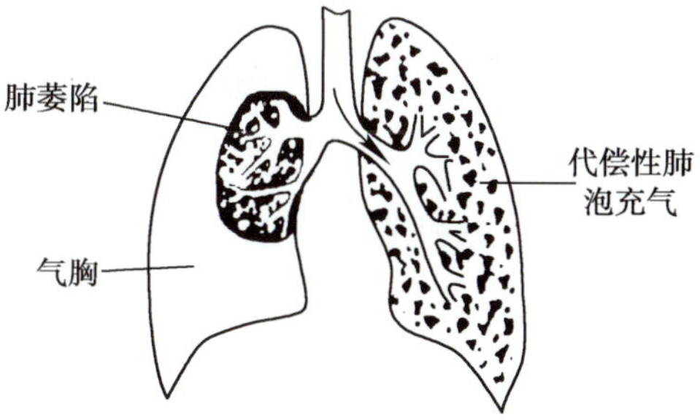

图7-28　气胸体征示意图

视诊：患侧胸廓饱满，肋间隙增宽，呼吸动度减弱或消失。

触诊：气管向健侧移位，触觉语颤减弱或消失。

叩诊：患侧呈鼓音，心脏向健侧移位，右侧气胸时肝上界下移，左侧气胸时心浊音界叩不出。

听诊：患侧呼吸音减弱或消失，听觉语音减弱或消失。

8. 胸腔积液（pleural effusion） 胸膜腔的脏层和壁层胸膜之间有过多的液体积聚，称为胸腔积液。胸腔积液量达 300mL 以上时，X 线可检查证实。少量胸腔积液（300～500mL 以下）者常无明显体征，中等量至大量胸腔积液（超过 1500mL）时体征较明显（图 7–29）。

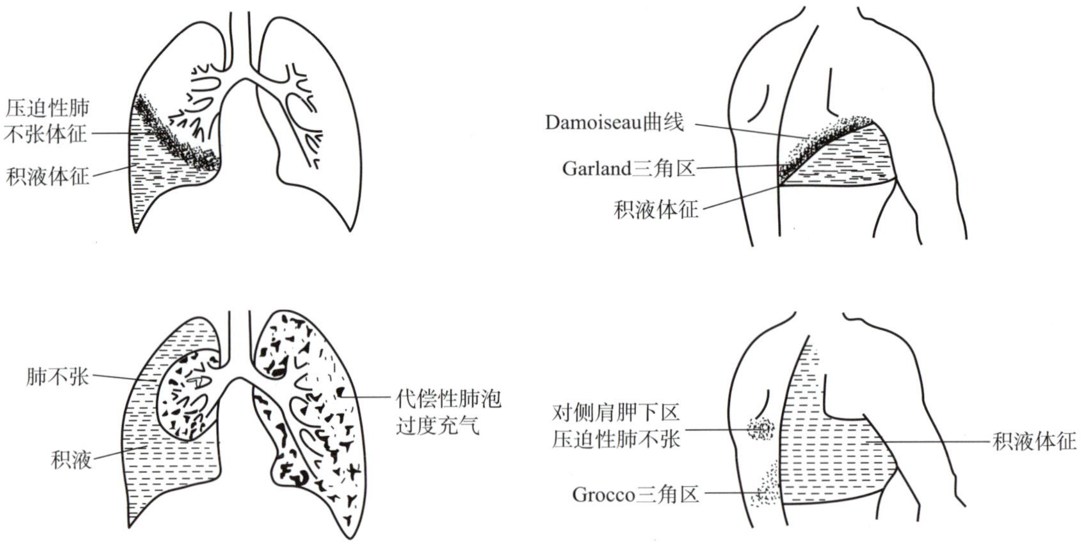

图 7–29 胸腔积液体征示意图

视诊：肋间隙饱满，呼吸动度减弱，呼吸浅快，心尖搏动向健侧移位。

触诊：气管移向健侧，患侧触觉语颤减弱或消失。

叩诊：积液区叩诊呈浊音，大量积液或脓性积液伴胸膜增厚时叩诊呈实音。患侧心界可叩不出，积液量多时心界向健侧移位。不伴胸膜增厚及粘连的中等量积液的患者，可叩出积液区上界的 Damoiseau 线，积液区后上方的 Garland 三角区和积液区前上方的 Skodaic 叩响，两个浊鼓音区，以及健侧后下方脊柱旁的 Grocco 三角区呈浊音等体征。

听诊：积液区呼吸音减弱或消失，听觉语音减弱或消失。液面上区域因为压迫性肺不张而听到病理性支气管呼吸音或病理性支气管肺泡呼吸音。

9. 胸膜增厚及粘连（pleural thickening and adhesion） 主要为结核性胸膜炎的后遗症，也见于肺部炎症、脓胸等疾病。轻度胸膜粘连时，胸壁可不变形。明显胸膜增厚和粘连时，胸壁有明显的塌陷，胸廓和膈肌活动受限，肺组织被压迫萎缩，纵隔被拉向患侧（图 7–30）。

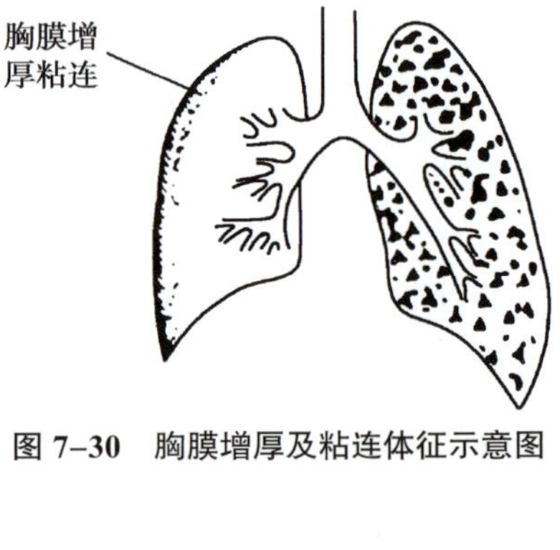

图 7–30 胸膜增厚及粘连体征示意图

视诊：患侧胸壁下陷，肋间隙变窄，呼吸动度减弱或消失。

触诊：气管移向患侧，触觉语颤减弱。

叩诊：患侧呈浊音或实音。

听诊：患侧呼吸音减弱或消失，听觉语音减弱。

肺与胸膜常见病变的体征见表 7–2。

表 7–2　肺与胸膜常见病变的体征

	视诊		触诊		叩诊	听诊		
	胸廓	呼吸动度	气管位置	触觉语颤		呼吸音	啰音	听觉语音
肺实变	对称	患侧减弱	居中	患侧增强	浊音或实音	支气管呼吸音	湿啰音	患侧增强
阻塞性肺不张	患侧凹陷	患侧减弱	拉向患侧	患侧消失	浊音或实音	消失	无	减弱或消失
压迫性肺不张	不定	患侧减弱	不定	患侧增强	浊或浊鼓音	支气管呼吸音	无	患侧增强
肺水肿	对称	减弱	居中	正常或减弱	正常或浊音	减弱	湿啰音	正常或减弱
支气管哮喘	桶状	减弱	居中	减弱	过清音	呼气延长	哮鸣音	减弱
阻塞性肺气肿	桶状	减弱	居中	减弱	过清音	减弱、呼气延长	多无	减弱
肺空洞	正常或局部凹陷	局部减弱	居中或偏向患侧	增强	鼓音、破壶音、空瓮音	支气管呼吸音	湿啰音	增强
气胸	患侧饱满	患侧减弱或消失	推向健侧	患侧减弱或消失	鼓音	减弱或消失	无	减弱或消失
胸腔积液	患侧饱满	患侧减弱	推向健侧	患侧减弱或消失	实音或浊音	减弱或消失	无	减弱或消失
胸膜增厚	患侧凹陷	患侧减弱	拉向患侧	患侧减弱或消失	浊音	减弱或消失	无	减弱或消失

【复习思考题】

1. 小儿佝偻病胸部体征有哪些？
2. 分析酸中毒大呼吸产生的原因及临床意义。
3. 触觉语颤增强的发生机制及临床意义是什么？
4. 影响肺下界移动度的因素有哪些？举例说明。
5. 肺空洞时会出现哪几种叩诊音？
6. 患者左心功能衰竭时双肺听诊可出现哪些异常？为什么？

第四节　心脏血管检查

【学习要求】

1. 掌握影响心尖搏动的生理和病理因素。掌握心尖搏动的强度和范围改变、心前区其他部位搏动的临床意义。掌握震颤的发生机制、检查方法和常见震颤的临床意义。掌握心脏叩诊法、正常心脏浊音界及心脏浊音界改变的临床意义。掌握心脏听诊的方法、部位和顺序。掌握呼吸性窦律不齐、早搏、心房颤动的听诊特点和临床意义。掌握正常心音的听诊特点，第一心音与第二心音的鉴别。掌握舒张早期奔马律和开瓣音的发生机制、听诊特点和临床意义。

NOTE

2. 掌握心脏杂音的发生机制、特征和临床意义，各瓣膜听诊区收缩期、舒张期杂音的临床意义，器质性与功能性收缩期杂音的区别。掌握心包摩擦音的发生机制、听诊特点及临床意义。掌握心脏常见疾病的体征。

3. 熟悉心前区隆起与饱满的临床意义。熟悉心动过速、过缓，心音增强、减弱或分裂的临床意义。熟悉血管检查的方法和异常的临床意义。

4. 了解正常心尖搏动的位置、范围和强弱。了解心包摩擦感的检查法及临床意义。了解收缩期三音律、收缩期前奔马律的发生机制、听诊特点及临床意义。

【学习方法】

复习专业基础课，为学习本节打下坚实的基础，如解剖学、生理学、病理学、病理生理学等，掌握心脏及大血管的解剖结构、血液循环生理。重视理论与实践相结合，强调多联系。在叩诊部分，更加注重动手能力训练；在听诊部分，辅助使用音频资料或电子模拟人反复训练；在学习心律改变时，需与心电图知识结合，更好地掌握其临床意义。

心脏是维持血液循环最重要的脏器，位于胸腔中纵隔内。从体表投影看，心脏的 1/3 位于前正中线右侧，2/3 位于前正中线左侧（镜像右位心正好相反）。大体解剖将心脏分为心底部、左侧缘、右侧缘、膈面、心尖部。心底部大概平胸骨角水平，膈面平第五肋间水平（图 7–31）。心脏检查是心血管疾病诊断的基本功，细致规范的心脏检查，对于发现阳性体征，诊断心血管疾患，具有重要的临床意义，甚至可以直接做出临床诊断。

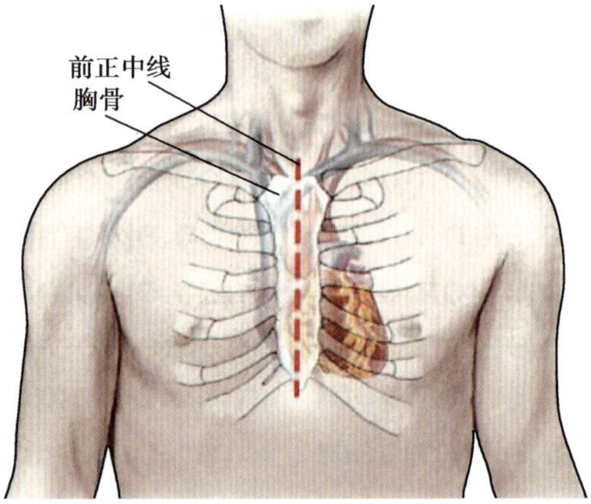

图 7–31　心脏在胸腔内位置图

心脏检查的学习，首先应熟练掌握心脏检查的内容与顺序，进行反复练习。临床实践时应手脑并用，注意其他系统疾病对心血管系统的影响以及心血管疾病的全身表现。心脏检查重在步骤全面细致，手法规范，能正确使用听诊器。

在进行心脏系统全面的检查时，检查环境应安静，光线充足，温度适宜。患者多取仰卧位，医生位于患者的右侧，或患者取坐位，医生位于患者的正对面。一般情况下，检查按照视诊、触诊、叩诊、听诊的顺序依次进行，以全面了解心脏的情况。为了更准确地确定阳性体征，也可同时交替应用两种以上的检查方法，如确定心尖搏动位置时，视诊、触诊结合听诊判断，区分第一心音和第二心音时，听诊结合触诊心尖搏动或颈动脉搏动判断。

一、视诊

（一）检查方法

病情允许的情况下，患者取仰卧位，完全暴露患者胸部，嘱患者平静呼吸。医生的视线与患者胸廓水平呈一定夹角（一般 30°～60°），仔细观察胸廓的心脏部位。了解心前区有无隆起和异常搏动等，医生可将视线与胸廓平行，细心观察。

（二）检查内容

1. 心前区胸廓 正常人胸廓左右两侧基本对称，检查时注意与心脏有关的胸廓畸形情况。

（1）*心前区隆起*：表现为心前区胸廓高于右侧对称部位并伴有胸廓异常，部位不同临床意义不同。①胸骨下段及胸骨左缘第 3、4、5 肋间的局部隆起，多见于先天性心脏病法洛四联症、肺动脉瓣狭窄等导致的右心室肥大，及儿童期风湿性心瓣膜病二尖瓣狭窄所致的右心室肥大，或伴有大量心包积液的儿童慢性心包炎；②胸骨右缘第 2 肋间其附近局部饱满，多为主动脉弓动脉瘤或升主动脉扩张所致，常伴有收缩期搏动。

（2）*胸廓畸形*：胸廓畸形可以是某些心脏疾病的表现，如先天性心脏病。另外，胸廓畸形可以导致心脏发生异常，如佝偻病的鸡胸、漏斗胸及脊柱畸形等，严重者可使心脏位置出现异常。因此，发现胸廓畸形时，应区分胸廓异常与心脏异常之间的因果关系。

2. 心尖搏动 心尖处游离，圆钝，是左心室的重要组成部分，在左心室收缩时与左前胸壁接近。心尖搏动（apical impulse）主要由于心室收缩时心尖部向前碰触前胸壁相应部位而形成的外向性动作。正常成人心尖搏动位于左侧第 5 肋间锁骨中线内侧 0.5～1.0cm 处，搏动范围直径 2.0～2.5cm。

（1）*心尖搏动移位*：心尖搏动位置的改变可受生理性和病理性因素的影响，因此，发现心尖搏动异常时，应首先排除生理性因素的影响。①生理性因素主要有体位和体型两方面。正常仰卧时心尖搏动略上移；左侧卧位时，心尖搏动向左移 2.0～3.0cm；右侧卧位可向右移 1.0～2.5cm。肥胖体型者、小儿及妊娠时，横膈位置较高，使心脏呈横位，心尖搏动向上外移，多在第 4 肋间左锁骨中线外；瘦长体型横膈可下移，心脏呈垂位，心尖搏动移向内下方，可达第 6 肋间。②病理性因素包括心脏本身因素及心脏以外的因素（表 7–3）。

表 7–3 心尖搏动移位的常见病理因素

因素	心尖搏动移位	常见病理因素
心脏因素		
左心室肥大	向左下移位。心尖搏动向左移位至锁骨中线以外是左心室增大的敏感但非特异性体征	主动脉瓣关闭不全、高血压性心脏病、左心室室壁瘤等
右心室肥大	向左侧移位	二尖瓣狭窄等
左、右心室扩大	向左下移位伴心浊音界两侧扩大	扩张型心肌病等
右位心	心尖搏动位于右侧第五肋间锁骨中线内侧	先天性右位心（镜像右位心）
心外的因素		
纵隔移位	心尖搏动向患侧移位 心尖搏动向健侧移位	一侧胸膜增厚、肺不张等 一侧胸腔积液、气胸等
横膈移位	心尖搏动向左侧移位	大量腹水、气腹等

（2）*心尖搏动强度与范围的改变*：受生理和病理因素的影响。

生理情况下，胸壁软组织层较厚、乳房下垂或肋间隙狭窄时，心尖搏动较弱，搏动范围缩小；胸壁软组织层较薄或肋间隙增宽时，心尖搏动增强。另外，剧烈运动与情绪激动时，因心肌收缩力增强，心尖搏动也随之增强。

病理情况下，心肌收缩力增加可使心尖搏动增强，见于高热、严重贫血、甲状腺功能亢进及左心室肥厚的心功能代偿期，因代偿性心肌收缩力增加所致；心尖搏动减弱，多由原发性心肌受损而心肌收缩力减弱所致，见于扩张型心肌病、急性心肌梗死及病毒性心肌炎等。另外可见于大量心包积液、肺气肿、左侧大量胸腔积液或气胸等，由于心脏与前胸壁距离增加使心尖搏动减弱，甚至消失。

（3）负性心尖搏动：心脏收缩时，心尖搏动与正常相反，呈现内陷，称为负性心尖搏动（inward impulse）。见于粘连性心包炎或心包与周围组织广泛粘连时。

3. 心前区搏动 正常情况下，心前区视诊仅可见到心尖搏动，如可见其他部位与心脏节律一致的搏动，具有病理意义，应加以明确。

（1）胸骨左缘第3、4肋间搏动：心脏收缩时出现强有力而较持久的搏动，为右心室肥厚的征象，见于先天性心脏病所致的右心室肥厚，如房间隔缺损等。也可见于其他原因引起的右心室肥厚，如二尖瓣狭窄、慢性肺心病等。

（2）剑突下搏动：多由右心室收缩期搏动或腹主动脉搏动产生，也可见于正常瘦长体型者。右心室收缩期搏动多见于肺源性心脏病等，腹主动脉搏动常由腹主动脉瘤引起。两者的鉴别要点：①患者深吸气后，剑突下搏动增强者为右心室搏动，减弱则为腹主动脉搏动；②手指指腹平放于剑突下，从剑突下向上压入前胸壁后上方，搏动冲击手指末端者为右心室搏动，搏动冲击手指掌面者为腹主动脉搏动。消瘦者的剑突下搏动可能来自正常的腹主动脉搏动或右心室搏动。

（3）心底部搏动：胸骨左缘第2肋间肺动脉瓣区收缩期搏动，多由肺动脉扩张或肺动脉高压所致，临床常见于心脏瓣膜病二尖瓣瓣狭窄、慢性肺心病及某些先天性心脏病等，也可见于少数正常青年人在体力活动或情绪激动时。胸骨右缘第2肋间主动脉瓣区收缩期搏动，多由主动脉弓结构异常或升主动脉扩张所致，见于升主动脉瘤、高血压等。

二、触诊

心脏触诊除可进一步明确视诊发现的心尖搏动位置和心前区异常搏动外，更重要的是明确有无心脏震颤及心包摩擦感。与视诊结合进行检查，能起到互补的作用。

（一）触诊方法

心脏触诊时，检查者先用右手全手掌轻触于心前区，然后用手掌尺侧（小鱼际）或食指和中指指腹并拢进行局部触诊，必要时也可用单指指腹触诊（图7-32，图7-33）。

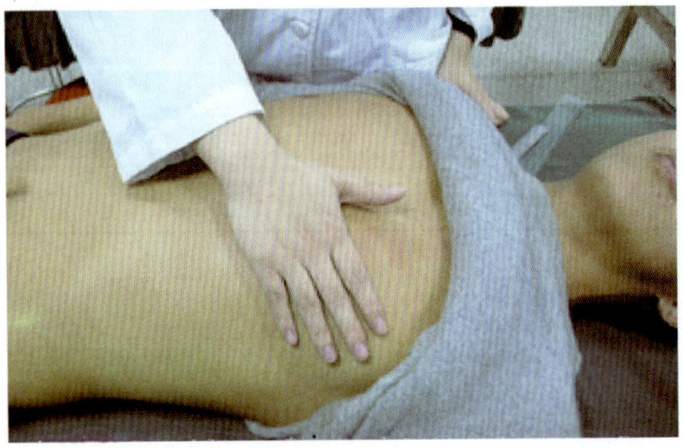

图7-32 心脏触诊手法（全手掌触诊）

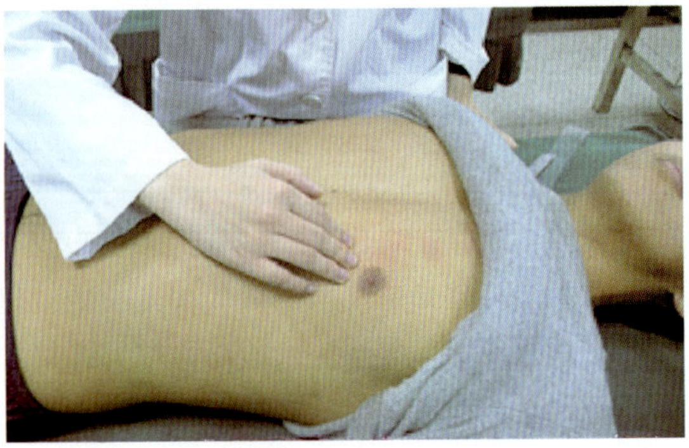

图7-33 心脏触诊手法（手指指腹触诊）

（二）检查内容

心脏触诊能更准确地判断心尖搏动或其他搏动的位置、强弱及范围，尤其是视诊不能发现的或不能确定的心尖搏动及心前区搏动。心率及心律的变化也可通过触诊了解。触诊时，心尖搏动的外向动作的时间标志着心室收缩期的开始，有助于协助听诊判定第一心音，以及心前区震颤及心脏杂音出现的时期。触诊内容包括心尖搏动及心前区搏动、心脏震颤、心包摩擦感的触诊。心尖搏动及心前区搏动的触诊，应结合视诊的结果综合判断。心脏震颤、心包摩擦感属于极具诊断价值的阳性体征，应仔细全面触诊，以免遗漏。一旦发现应进一步结合心脏听诊的结果及病史资料，做出临床判断。

1. 心尖搏动及心前区搏动 触诊除可进一步确定心尖搏动的位置及范围外，尚可判断有无心尖或心前区抬举性搏动。心尖搏动触诊时呈单一的、短暂的向外动作，超过50岁的正常人，约半数以上在仰卧位时不易触及，取左侧卧位时，常可触及。触诊心尖搏动时，患者先取仰卧位，需要时转为左侧卧位。心尖区抬举性搏动是指心尖区有力的搏动，向上顶撞手指可使手指指腹有将被抬起的感觉，多伴有心尖搏动范围的增大，是左室肥厚的体征；患者取左侧卧位触诊，心尖搏动范围直径超过3cm，是左心室增厚的特异性体征，见于高血压性心脏病、肥厚性心肌病、主动脉瓣狭窄等器质性心脏病的心功能代偿期。胸骨左下缘收缩期抬举性心脏搏动是右心室肥厚的体征，见于慢性肺心病代偿期、二尖瓣狭窄、先天性心脏病房间隔缺损等。

2. 震颤 震颤（thrill）是指触诊心脏时，手掌触到的一种细小的震动感，与猫的呼吸震颤类似，又称为猫喘。震颤的发生机制是血液流经狭窄的瓣膜口或异常通路时，在局部形成涡流场，造成局部瓣膜、血管壁或心腔壁振动，传至胸壁所形成。触及震颤时，应确定部位与出现的心动周期时相（收缩期、舒张期或连续性），综合分析其临床意义。震颤多见于某些先天性心血管疾病及狭窄性瓣膜病变，亦可见于房室瓣重度关闭不全时。除肺动脉瓣及三尖瓣所产生的震颤外，震颤在深呼气后较易触及。

凡能触及震颤，可以确定有器质性心脏病变。触诊有震颤者，将听诊器体件放置在触及震颤的部位，多数可闻及响亮的心脏杂音。心前区震颤的临床意义，见表7–4。

表7–4 心前区震颤的临床意义

部位	时相	临床意义
胸骨右缘第2肋间	收缩期	主动脉瓣狭窄
胸骨左缘第2肋间	收缩期	肺动脉瓣狭窄
胸骨左缘第3、4肋间	收缩期	室间隔缺损
胸骨左缘第2肋间	连续性	动脉导管未闭
心尖区	舒张期	二尖瓣狭窄
心尖区	收缩期	重度二尖瓣关闭不全

3. 心包摩擦感 急性心包炎早期，心包膜纤维素性渗出致表面粗糙，随心脏收缩与舒张运动，脏层与壁层心包膜摩擦产生振动传至胸壁，而产生心包摩擦感。位于心前区或胸骨左缘第3、4肋间，多呈收缩期和舒张期双相的粗糙摩擦感，以收缩期、前倾体位和呼气末更明显，若在该部位听诊可闻及心包摩擦音。随病情进展，心包腔内渗出液增多，使脏层与壁层心包膜分离，摩擦感则消失。

三、叩诊

心脏叩诊用于确定心界大小及其形状，辅助判断心脏的大小、位置、心脏房室腔的异常变

NOTE

化。心浊音界包括相对与绝对浊音界。心脏左、右缘被肺覆盖，叩诊呈浊音，称为心脏相对浊音界，反映心脏的实际大小；心脏未被肺覆盖的部分，叩诊呈实音（绝对浊音），称为心脏绝对浊音界。心脏浊音界异常的临床诊断价值，应结合病史及病程判断，如早期右心室肥大时，相对浊音界改变不明显，而绝对浊音界则增大；大量心包积液量时，绝对与相对浊音界较为接近，或相对浊音界几近消失（图 7-34）。

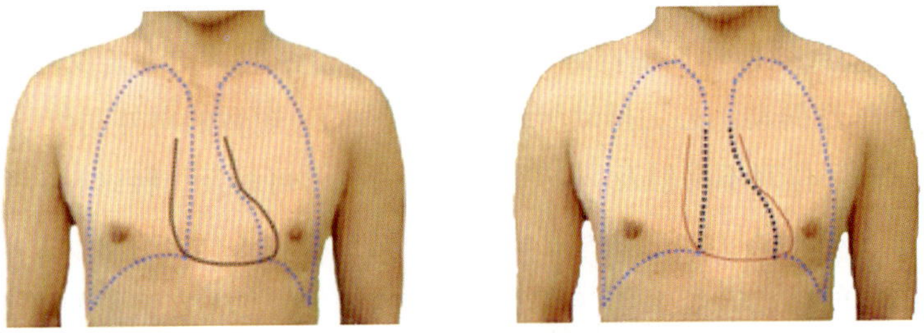

图 7-34 心脏浊音界

（一）叩诊方法

1. 体位与叩诊法 心脏叩诊采用间接叩诊法，受检者取平卧位时，板指与肋间平行，受检者取坐位时，板指与肋间平行或垂直。部分器质性心脏病（如大量心包积液），患者体位变化时心浊音界随之变化，此表现具有特征性，应分别进行坐、卧位叩诊，并注意改变体位时心浊音界的变化，有助于诊断。叩诊时，板指平置于心前区拟叩诊的部位，其余手指翘起脱离胸壁皮肤，以右手中指借腕关节活动均匀叩击板指，每次连续叩击 2～3 次，由外向内逐渐移动板指，仔细听取叩诊音。通常左侧心浊音界用轻叩诊法，右侧浊音界宜适当增加叩诊力度，并注意根据患者皮下脂肪厚度等适当调整叩诊力度。

2. 叩诊顺序及心界判定 先叩左心界，后叩右心界；先下后上；先外后内。左侧心界由心尖搏动外 2～3cm 处开始（多为第 5 肋间），由外向内，逐个肋间向上，直至第 2 肋间；右侧先叩出肝上界，于肝上界上一肋间开始（多为第 4 肋间），由外向内逐一肋间向上叩诊，直至第 2 肋间（图 7-35）。每一肋间叩诊时，由外向内叩诊音由清音变为浊音时，为心脏相对浊音界，继续向内叩诊，叩诊音由浊音变为实音时，为心脏绝对浊音界。对每一肋间叩得的浊音点逐一做出标记，各标记点显示的轮廓，即为心脏的大小及位置。

3. 测量及记录方法 分别测量每一肋间叩出的浊音点距胸骨中线间的垂直距离，以厘米为单位记录，并测量受检者左侧锁骨中线距胸骨正中线的垂直距离（图 7-36）。

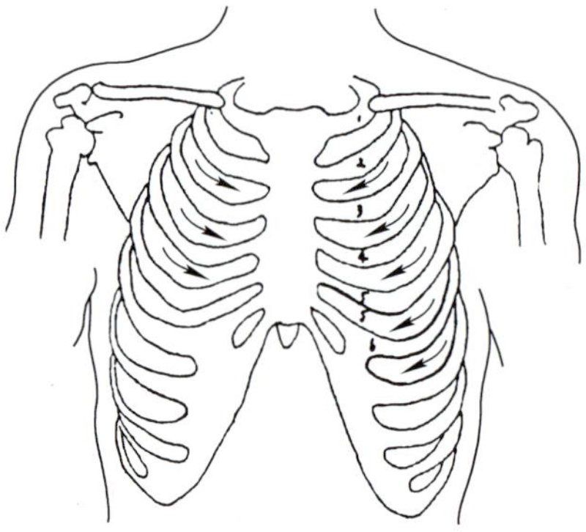

图 7-35 心脏相对浊音界叩诊方向

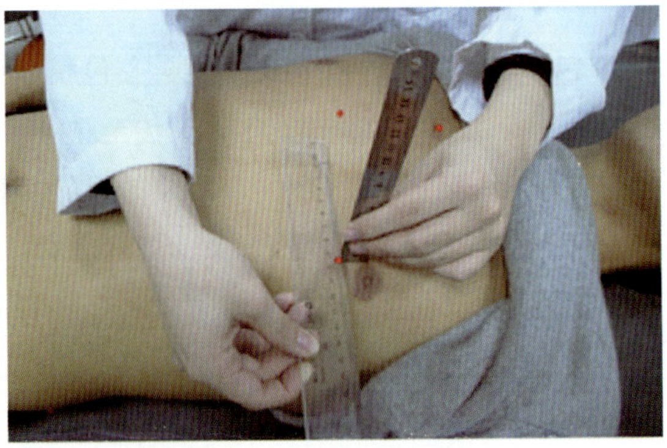

图 7-36 心浊音界测量方法

（二）正常心浊音界

1. 心界的构成

（1）*左心界*：正常心浊音界左界自第2肋间起至第5肋间，向外逐渐移行形成一外凸弧形，其解剖学关联为：第2肋间处相当于肺动脉段，第3肋间为左心耳，第4、5肋间为左心室，其中血管与心脏左心房、左心室连接处向内凹陷，称为心腰部（图7–37）。

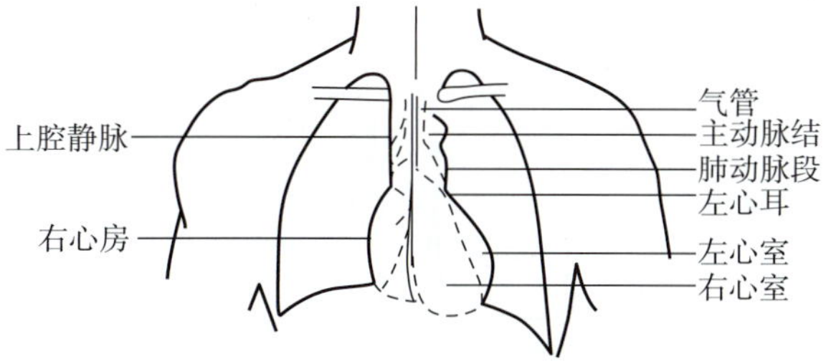

图 7–37　心脏左右心界构成示意图

（2）*右心界*：右心界在各肋间几乎与胸骨右缘重叠，仅第4肋间稍超出胸骨右缘，其解剖学关联为：第2肋间相当于升主动脉和上腔静脉，第3肋间以下为右心房（图7–37）。

（3）*心底部浊音区*：第1、2肋间水平的胸骨部分浊音区称为心底部浊音区，相当于大血管投射在胸壁上的范围（图7–37）。

2. 正常心浊音界大小　以胸骨中线至心浊音界线的垂直距离表示正常成人心相对浊音界的大小，以表7–4的形式记录在住院病历中，表格下方需注明受检者左锁骨中线距胸骨中线的间距，一般为8～10cm。

表 7–5　正常成人心脏相对浊界

右心界（cm）	肋间	左心界（cm）
2～3	Ⅱ	2～3
2～3	Ⅲ	3.5～4.5
3～4	Ⅳ	5～6
	Ⅴ	7～9

注：左锁骨中线距胸骨中线为8～10cm。

（三）心浊音界改变及其临床意义

心浊音界的改变受心脏本身病变和心脏以外因素的影响。器质性心脏病导致的心浊音界异常，是由于心血管本身的形态学异常所致，是原发病的直接表现，而心脏以外因素导致的心浊音界改变，多因原发疾病引起心脏的物理位置发生变动或邻近器官结构异常所致。

1. 心浊音界增大

（1）*心浊音界向左下扩大*：左心室肥厚或扩大时，引起心界向左下扩大，心腰加深，心界似靴形，称为靴形心，常见于主动脉瓣关闭不全、高血压性心脏病等，亦称为主动脉型心（图7–38）。

（2）*心浊音界向左扩大*：右心室肥厚或扩大时，心右浊音界可增大，同时由于心脏沿长轴作顺钟向转位，故左侧心浊音界向左侧扩大更为显著，常见于慢性肺心病、二尖瓣狭窄、先天性心脏病房间隔缺损等。

（3）*心腰部浊音界向左扩大*：左心房显著扩大时，胸骨左缘第3肋间心浊音界向左侧扩大，见于中度以上二尖瓣狭窄。当左心房增大伴有肺动脉高压肺动脉扩张时，胸骨左缘第2、3肋间心界向左扩大，心腰部饱满或膨出，心界如梨形，称为梨形心，因多见于二尖瓣狭窄，故又称为二尖瓣型心（图 7–39）。

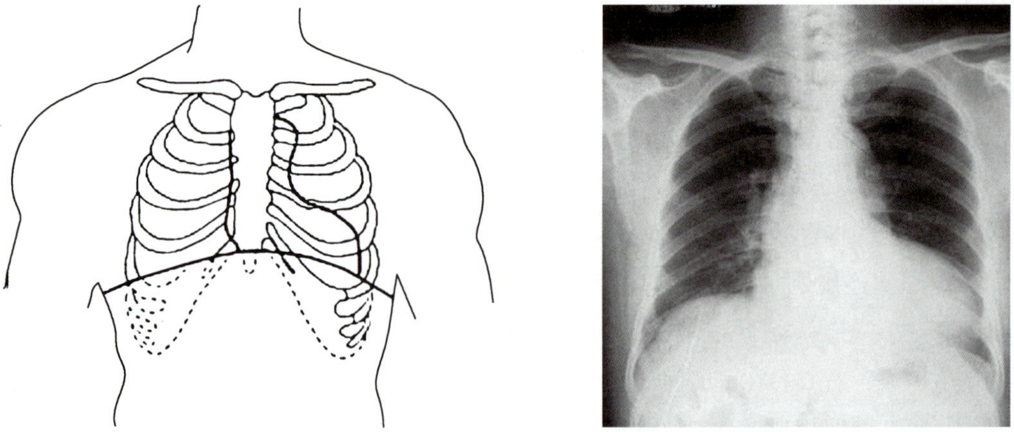

图 7–38 靴形心示意图及胸片表现

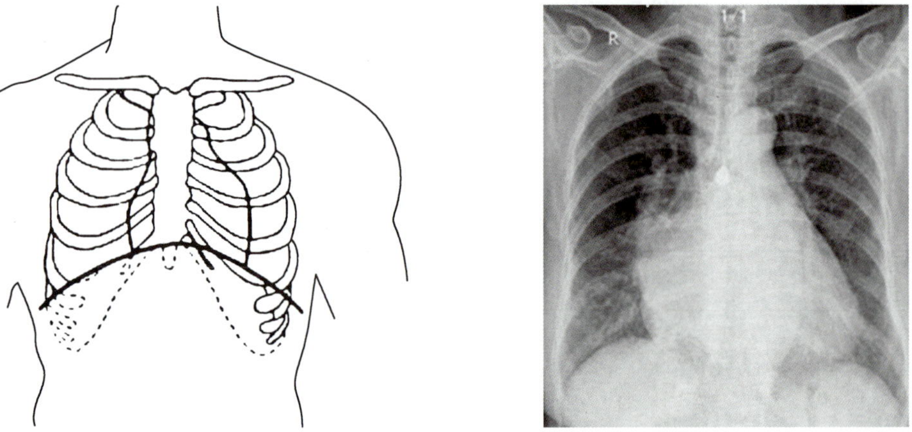

图 7–39 梨形心示意图及胸片表现

（4）心界向两侧扩大：大量心包积液时，心界向两侧扩大，心底部增宽，相对、绝对浊音界几乎相同，心界外观呈球形，称为球形心。其特点是随体位改变，心界形态发生改变，坐位时由于积液随重力下移，两侧心界下方显著增宽，心界呈三角形烧瓶样（图 7–40）。左、右心室肥厚或扩大时，心浊音界向两侧扩大，且左心界向左下增大，称为普大心，常见于全心衰竭、心肌炎、扩张型心肌病等（图 7–41）。

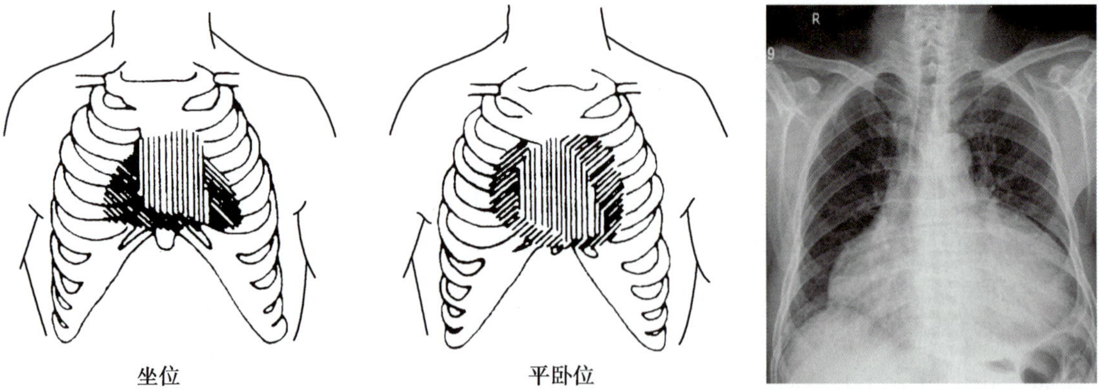

图 7–40 三角烧瓶心示意图及胸片表现

（5）心底部浊音界扩大：胸骨右缘第 1、2 肋间浊音界增宽，多伴收缩期搏动，多见于升主动脉瘤、纵隔肿瘤及心包大量积液等。

2. 心浊音界缩小或消失　心浊音界缩小多为相对性缩小，常因心脏被周围组织或病变覆盖所致，见于阻塞性肺气肿、心包积气、左侧气胸等。

3. 心浊音界位置异常　心脏位置变化可引起心浊音界变化，原因与引起心尖搏动移位的原因基本相同。

（1）心浊音界向病侧移位：见于肺不张、肺组织纤维化、胸膜粘连增厚及一侧肺叶切除术后等。

（2）心浊音界向健侧移位：见于一侧胸腔积液、气胸等。

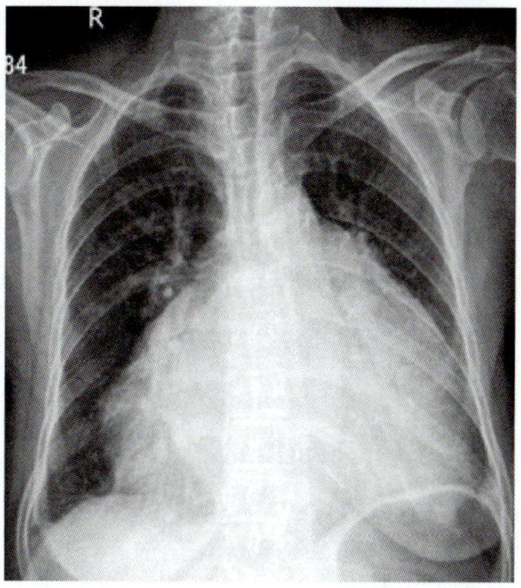

图 7-41　普大心胸片表现

（3）心浊音界向左上移位：当腹腔内压力升高时，因横膈位置抬高可将心脏推向左上方，常见于大量腹水、腹腔内巨大肿瘤等。生理情况下见于妊娠中晚期。

四、听诊

心脏听诊是心脏检体诊断中最重要的诊断方法，通过听诊可获取心率、心律、心音、心脏杂音和额外心音等体征，对心脏状态的判断及疾病的诊断，具有重要的临床价值。听诊发现的部分阳性体征，具有确定心脏病理改变的价值。

（一）心脏听诊方法与注意事项

1. 听诊方法　听诊时，患者多取卧位或坐位，可根据诊断的需要改变体位，如疑诊二尖瓣狭窄者宜取左侧卧位，疑有主动脉瓣关闭不全者宜取坐位且上半身前倾。根据听诊的目的不同，选择不同的体件。钟形体件适合听低音调声音，如二尖瓣舒张期隆隆样杂音；膜形体件能滤过部分低音调声音而适用于听高音调声音，如主动脉瓣舒张期叹气样杂音。

2. 注意事项　听诊前应向患者讲明听诊的目的及需要配合的动作，需暴露患者胸部，不能隔着衣服进行心脏听诊。保持环境安静。如发现异常，应重复听诊确定。

（二）心脏瓣膜听诊区与听诊顺序

1. 心脏瓣膜听诊区　心脏各瓣膜开放与关闭时所产生的声音传导至体表最易听清的部位，称为心脏瓣膜听诊区，与瓣膜的解剖投影部位不完全一致。心脏瓣膜有 5 个听诊区，分别是：①二尖瓣区：位于心尖搏动最强处，又称心尖区；②肺动脉瓣区：位于胸骨左缘第 2 肋间；③主动脉瓣区：位于胸骨右缘第 2 肋间；④主动脉瓣第二听诊区：位于胸骨左缘第 3 肋间；⑤三尖瓣区：位于胸骨下端左缘，即胸骨左缘第 4、5 肋间处（图 7-42）。上述听诊区是心脏的结构和位置正常情况下通用的，病理情况下当心脏的结构和位置发生改变时，需根据心脏结构改变的特点和血流

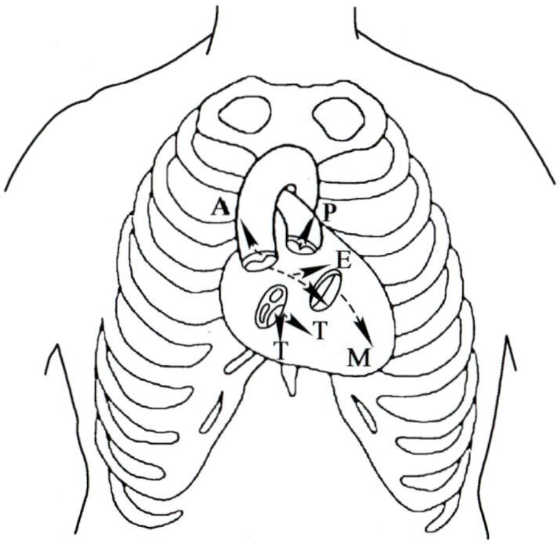

图 7-42　心脏瓣膜听诊区

NOTE

的方向，适当变化听诊部位和扩大听诊范围，以免阳性体征的遗漏。

2. 听诊顺序 设定听诊顺序的目的是为了避免听诊时遗漏听诊内容，临床经验丰富、检体诊断熟练的医生，在保证听诊质量的前提下，可根据自身的习惯或诊断的需要，改变听诊顺序。通常的听诊顺序从心尖区开始，按逆时针方向依次听诊：心尖区→肺动脉瓣区→主动脉瓣区→主动脉瓣第二听诊区→三尖瓣区。心脏听诊内容包括心率、心律、心音、额外心音、杂音和心包摩擦音。

（三）心率

心率（heart rate）指每分钟心搏的次数。正常成人在安静、清醒的状态下，心率为60～100次/分，3岁以内的儿童多在100次/分以上，随年龄增加有减慢的趋势，且易受多种因素影响而瞬时变化。心率的听取一般在心尖区听诊第一心音，节律规整者可听诊15秒计算出心率，节律不规整者尤其是心房颤动患者，应听诊1分钟以上，方能反映真实的心率。

1. 心动过速 凡成人心率超过100次/分，婴幼儿超过150次/分，称为心动过速。

（1）窦性心动过速（sinus tachycardia）：生理情况下见于情绪激动、剧烈运动及饮用酒、咖啡、浓茶后等交感神经张力增加时；病理情况下多为代偿性增快，见于心力衰竭、发热、缺氧、贫血、甲状腺功能亢进症等。也可见于应用某些药物后，如肾上腺素受体激动剂、抗胆碱能药物等。

（2）阵发性心动过速（paroxysmal tachycardia）：多呈现突发突止的特征，发作时心率在100次/分以上，见于阵发性室上性心动过速及室性心动过速患者。室上性者心率在150～250次/分，节律规整；室性者心率在100～200次/分，节律规整或略不规整。听诊心率在160次/分以上，应考虑异位性心动过速。

2. 心动过缓 心率低于60次/分，称为心动过缓。

（1）窦性心动过缓（sinus bradycardia）：生理情况下，见于熟睡时、长期从事重体力劳动的健康人及从事高强度运动项目的运动员；病理情况下，见于病态窦房结综合征、胆汁淤积性黄疸、颅内压升高等。也可见于应用某些药物后，如肾上腺素受体阻滞剂、拟胆碱能药物、非二氢吡啶类钙拮抗剂等。

（2）非窦性心动过缓：见于缓慢性心律失常患者，如二度及三度房室传导阻滞等。二度房室阻滞时，心动过缓，心室律多不规整；三度房室阻滞时，心动过缓更显著，心室律规整。

（四）心律

心律（cardiac rhythm）是指心脏跳动的节律，正常人心律基本规则。

1. 窦性心律不齐 部分青少年心律随呼吸改变，吸气时心率增快，呼气时减慢，屏气后心律则变为较规则，称为呼吸性窦性心律不齐，一般无病理学意义。心率不受呼吸影响而呈现时快时慢，屏气后心律不齐依然存在，称为非呼吸性窦性心律不齐，可见于洋地黄类药物过量或中毒、慢性心力衰竭、缺血性心脏病等。

2. 过早搏动 过早搏动（premature beat，简称为早搏）是指起源于窦房结以外的异位起搏点提前发出的激动引起的心脏搏动，亦称为期前收缩（premature systole）。在窦性心律的基础上，提前出现一次心搏，其后有一较长间歇，过早搏动的第一心音明显增强，第二心音减弱或消失，此搏动对应的脉搏可触不到。根据异位起搏点的位置不同，早搏分为房性、房室交界性、室性，多见于器质性心脏病如冠心病、心肌炎、心脏瓣膜病等，亦见于缺氧、酸中毒、电解质紊乱等病理因素时，房性及室性早搏可见于正常人，多出现于情绪激动、劳累、饱食、饮酒时等，可自行消失。早搏可偶发，也可频发。根据早搏出现的频率，分为偶发与频发。出现超过 5 次 / 分者称为频发早搏。早搏规律出现形成的心律，称为联律，每 1 次窦性搏动后出现 1 次早搏，称为二联律（bigeminy）；每 2 次窦性搏动后出现 1 次早搏或 1 个窦性心搏后出现 2 次早搏，如此连续出现 3 个及 3 个以上周期，称为三联律（trigeminy），以此类推；1 个窦性心搏后出现 2 次早搏，称为成对出现的早搏（couplets of premature complexes）。偶发早搏多无病理意义；频发早搏应首先排除器质性心脏病、各种病理因素及自主神经功能紊乱，以免贻误治疗进展为更严重的心律失常。

3. 心房颤动　心房颤动（atrial fibrillation，简称为房颤）是指心房肌发生的每分钟 350～600 次的节律绝对不规则的激动，其听诊特点是心律绝对不规则、第一心音强弱不等和脉搏短绌（pulse deficit）。脉搏短绌是指脉搏脱漏导致的脉率小于心率的现象，其产生机制是心房颤动时，心室收缩极不规则，过早的心室收缩使心室舒张期短而充盈不足，心排血量较少，不足以引起外周血管搏动。心房颤动多见于心脏瓣膜病、高血压、高血压合并左心室肥大、心力衰竭、冠心病、甲状腺功能亢进症等。少数心房颤动者无任何病理性原因，称为特发性房颤（亦称为孤立性房颤）。

（五）心音

心音（heart sound）是心脏活动时产生的比较短暂的、独立的、强度与性质不同的可听到的震颤。

1. 正常心音　每个心动周期有 4 个心音，按其出现的先后顺序，依次命名为第一心音（first heart sound，S_1）、第二心音（second heart sound，S_2）、第三心音（third heart sound，S_3）和第四心音（fourth heart sound，S_4）。通常情况下借助于听诊器只能听到 S_1、S_2，S_3 可在部分青少年中闻及，S_4 一般听不到，如听到 S_4，多属病理性。可被听到的 S_1 和 S_2 构成一个完整的心脏活动周期，S_1 代表心室收缩期的开始，S_2 代表心室舒张期的开始，S_1 到 S_2 之间为心室收缩期，S_2 到下一心动周期的 S_1 之间为心室舒张期，其他心音和心脏杂音等均据此判断出现的时期。心音的产生机制和听诊特点，见表 7-6。

表 7-6　心音的产生机制和听诊特点

心音	产生机制	听诊特点
S_1	包含两个主要成分，即心室收缩开始二尖瓣关闭及三尖瓣关闭，瓣叶突然拉紧产生振动而发出声音，通常听诊仅为一个声音	音调较低钝，音响较强，持续较长（约 0.1 秒），在心尖部听诊最响，与心尖搏动基本同时出现
S_2	包含两个成分，即心室舒张开始，主动脉瓣和肺动脉瓣突然关闭，引起瓣膜振动所致。S_2 的两个成分，主动脉瓣关闭在前，肺动脉瓣关闭在后，因其间距极小，听诊仅为一个声音	音调较高而脆，强度较 S_1 弱，持续时间较短（约 0.08 秒），在心底部最响，出现于心尖搏动之后
S_3	正常的 S_3 被认为是心室舒张早期心室壁伸展突然受限所致；病理性 S_3 是由于心室快速充盈时心室的物理改变及容量增加，血液冲击心室壁使心室壁、腱索和乳头肌振动所致。出现在心室舒张早中期	音调轻而低，持续时间短（约 0.04 秒），局限于心尖部及其内上方，仰卧位、呼气时较清楚
S_4	S_4 均为病理性，由于增强的心房收缩使收缩期前心室扩张，心室以更大的力量进行收缩，房室瓣及其相关结构突然紧张、振动而产生，典型的病理学基础是心室肥大。出现在心室舒张晚期	低调、沉浊而弱，心尖部及其内侧较明显

NOTE

心脏听诊最基本的技能是判定第一心音和第二心音，由此才能进一步确定杂音或额外心音所处的心动周期时相。通常情况下，第一心音与第二心音的区分不困难，主要区分点是：① S_1 音调较 S_2 低，时限较长，在心尖区最响；S_2 时限较短，音调较高，在心底部较响。② S_1 至 S_2 的距离较 S_2 至下一心搏 S_1 的距离短。根据以上区分点仍不能区分 S_1 与 S_2 时，可借助下列两点进行区分：①心尖或颈动脉的向外搏动与 S_1 同步或几乎同步，其中利用颈动脉搏动判别 S_1 更为方便准确。②可先听心底部即肺动脉瓣区和主动脉瓣区，心底部的 S_1 与 S_2 易于区分，再将听诊器体件逐步移向心尖部，边移边顺序默数 S_1、S_2 节律，进而区分心尖部的 S_1 和 S_2。该方法仅在心律规则时有助于判断 S_1 与 S_2。

2. 心音改变及其临床意义

（1）心音强度改变：引起心音强度改变的因素有心外因素和心脏本身因素两个方面，另外，心音强度的改变亦可见于一些生理情况下。心外因素包括肺含气量多少、胸壁或胸腔病变、心包积液等；心脏本身因素主要有心肌收缩力、心室充盈程度（影响心室内压增加的速率）、瓣膜位置的高低、瓣膜的结构及活动性等。有些疾病心音强度的改变由多重因素所致。

1）第一心音强度的改变：主要决定因素是心室内压增加的速率，心室内压增加的速率越快，S_1 越强；其次受心室开始收缩时二尖瓣和三尖瓣的位置和其他因素影响。

S_1 增强：产生机制有心室充盈减少二尖瓣低位、心肌收缩力增强、心动过速等。二尖瓣狭窄时，由于心室充盈减慢且减少，心室开始收缩时二尖瓣位置低垂，同时由于心室充盈减少，心室收缩时左室内压上升加速和收缩时间缩短，造成瓣膜关闭振动幅度大，因而 S_1 亢进。但是，二尖瓣狭窄如果伴有严重的瓣叶纤维化或钙化，使瓣叶增厚、僵硬，瓣膜活动明显受限，则 S_1 反而减弱。心肌收缩力增强和心动过速引起的 S_1 增强，见于高热、贫血、甲状腺功能亢进症等。生理情况下 S_1 增强见于剧烈运动、情绪激动、饮酒及咖啡等导致交感神经张力增加时，因心肌收缩力增强、心率加快而导致 S_1 增强。

S_1 减弱：主要机制有心室过度充盈、心肌收缩力减弱、P–R 间期延长等。二尖瓣关闭不全时，由于左心室舒张期过度充盈（包括由肺静脉回流的血液加收缩期反流入左房的血液），使二尖瓣漂浮，心室收缩前二尖瓣位置较高，关闭时振动幅度小，因而 S_1 减弱。另外，心电图 P–R 间期延长（心室充盈时间充分）、主动脉瓣关闭不全等使心室充盈过度和二尖瓣位置较高，S_1 减弱；心肌收缩力减弱致 S_1 减弱，见于心肌梗死、心力衰竭、心肌炎及心肌病等。

S_1 强弱不等：发生机制是心律绝对不规则或完全性房室分离导致心室充盈不恒定。心房颤动时，由于心律绝对不规则，两次心搏相近时 S_1 增强，相距远时则 S_1 减弱；完全性房室传导阻滞时，出现完全性房室分离，当心室收缩正好出现在心房收缩之后（心电图上表现为 QRS 波接近 P 波出现）时，心室在相对未完全舒张未充分充盈的情况下，急速的心室收缩使二尖瓣迅速和有力关闭，S_1 增强，称为“大炮音”（cannon sound）。

2）第二心音强度的改变：主要因素是体或肺循环压力的高低及半月瓣的病理改变。S_2 有两个部分即主动脉瓣部分（A_2）和肺动脉瓣部分（P_2）。通常 A_2 在主动脉瓣区听诊最清楚，P_2 在肺动脉瓣区听诊最清楚，两者的强度因年龄而有变化，一般情况下，青少年 $P_2>A_2$，成年人 $P_2=A_2$，而老年人 $P_2<A_2$。

S_2 增强：发生机制主要是体循环或肺循环循环阻力增加。体循环阻力增高或血流增多时，主动脉压增高，主动脉瓣关闭有力，振动幅度大，引起 A_2 增强或亢进，可呈高调金属撞击音，向心尖及肺动脉瓣区传导，见于高血压、动脉粥样硬化。肺循环阻力增高或血流量增多时，肺动脉压力增高，P_2亢进，向胸骨左缘第3肋间传导，见于肺源性心脏病、左向右分流的先天性心脏病（如房间隔缺损、室间隔缺损、动脉导管未闭等）、二尖瓣狭窄伴肺动脉高压等。

S_2减弱：主要机制是体循环或肺循环阻力降低及半月瓣狭窄。体循环或肺循环阻力降低、血流减少、半月瓣钙化或严重纤维化时，分别导致S_2的A_2或P_2减弱，见于低血压、休克、主动脉瓣或肺动脉瓣狭窄等。

（2）心音性质改变：心肌严重病变时，S_1失去原有性质且明显减弱，同时S_2也减弱，S_1、S_2的音调变得很相似，听诊似一个心音，形成“单音律”。单音律的收缩期与舒张期时限几乎相等时，听诊似钟摆声，称为“钟摆律”，如伴有显著的心率增快，当超过120次/分时，听诊似胎心音，称为“胎心律”，见于大面积急性心肌梗死、重症心肌炎等，提示病情严重。

（3）心音分裂：生理情况下，心室收缩与舒张时左右两个房室瓣与两个半月瓣的关闭并非绝对同步，一般三尖瓣关闭迟于二尖瓣0.02～0.03秒，肺动脉瓣关闭迟于主动脉瓣约0.03秒，此微小的时间差不能被人耳分辨，听诊仍为一个声音。当S_1或S_2的两个主要成分之间的间距延长时，听诊可闻及原有的一个心音分裂为两个声音的现象，称为心音分裂（splitting of heart sound）。

1）S_1分裂：当左、右心室收缩明显不同步时，S_1的两个成分相距超过0.03秒，可出现S_1分裂，在心尖或胸骨左下缘听诊明显，一般不因呼吸而有变异，多由于心室电或机械活动延迟，使三尖瓣关闭明显迟于二尖瓣。电活动延迟见于完全性右束支传导阻滞，机械活动延迟见于肺动脉高压等，因导致右心室开始收缩时间明显晚于左心室，三尖瓣延迟关闭，引起S_1分裂。

2）S_2分裂：当主动脉瓣及肺动脉瓣关闭明显不同步时（超过0.035秒），可出现第二心音分裂，较S_1分裂常见，以肺动脉瓣区明显。

生理性分裂（physiologic splitting）：由于深吸气时胸腔负压增加，肺血管床容积增加，肺动脉瓣关闭延迟。如果肺动脉瓣关闭明显迟于主动脉瓣关闭，在深吸气末出现S_2分裂，称为S_2生理性分裂，无病理学意义，多见于青少年。

持续性分裂（continuous splitting）：又称为宽分裂（general splitting），是临床上最常见的异常S_2分裂，存在不受呼吸时相的影响，吸气期及呼气期均可听到，但分裂的时间长短受呼吸影响，吸气时分裂变宽，呼气时变窄。由于右室排血时间延长引起的S_2分裂，见于二尖瓣狭窄伴肺动脉高压、肺动脉瓣狭窄、完全性右束支传导阻滞等；由于左室射血时间缩短，主动脉瓣关闭时间提前引起的S_2分裂，见于二尖瓣关闭不全、室间隔缺损等。

固定分裂（fixed splitting）：S_2分裂的存在及间隔时间不受呼吸时相影响而固定不变，称为S_2固定分裂。房间隔缺损时，存在左向右的分流，呼气时右心房回心血量减少，左心房血液向右心房的分流增加，右心血流量增加，排血时间延长，肺动脉瓣关闭明显延迟，引起S_2分裂；吸气时，右心房回心血流量增加，右心房压力增高造成左向右分流减少，抵消了吸气导致的右心血流量的增加，使S_2分裂不受呼吸时相的影响，S_2分裂的两个成分时距较固定。S_2固定分裂是无并发症的先天性心脏病房间隔缺损的特征性体征。

逆分裂（reversed splitting）：又称为反常分裂（paradoxical splitting），是指主动脉瓣关闭迟于肺动脉瓣引起的S_2分裂。吸气时分裂变窄，呼气时变宽。S_2逆分裂是病理性体征，见于完

NOTE

全性左束支传导阻滞。另外主动脉瓣显著狭窄或重度高血压时，由于左心室压力负荷增加及排血受阻，排血时间显著延长，使主动脉瓣关闭明显延迟，也可出现 S_2 反常分裂（图 7–43）。

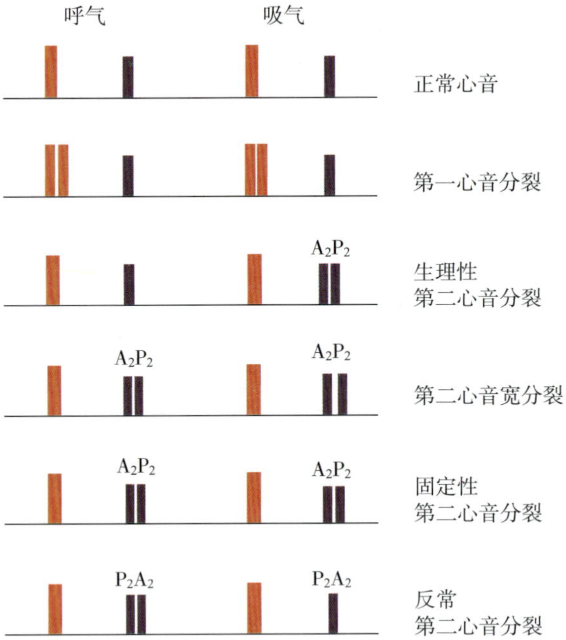

图 7–43 心音分裂示意图

3. 额外心音 在正常 S_1、S_2 之外听到的附加心音，称为额外心音（extra cardiac sound）（图 7–44）。额外心音多数为病理性，大部分出现在 S_2 之后即心室舒张期，与原有的 S_1、S_2 构成三音律（triple rhythm），如奔马律、开瓣音和心包叩击音等；也可出现在 S_1 之后即心室收缩期，如收缩期喷射音。少数情况下可出现两个附加心音，与 S_1、S_2 构成四音律（quadruple rhythm）。

（1）舒张期额外心音

1）奔马律：由发生在舒张期的额外心音与 S_1、S_2 形成的三音心律，多伴有心率增快，类似马奔跑时的蹄声，故称为奔马律（gallop rhythm，GP）。奔马律是心肌严重损害的体征，按其出现时间的早晚分为舒张早期和舒张晚期奔马律。

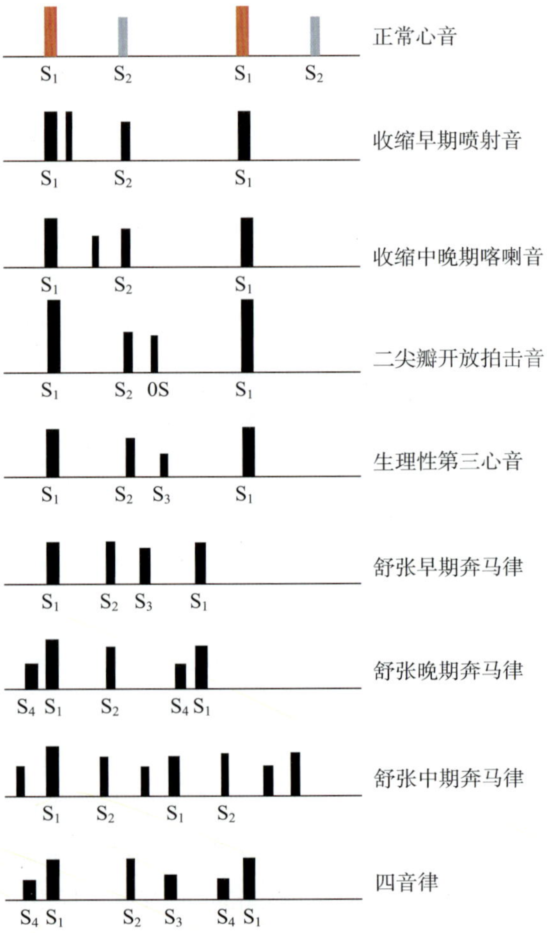

图 7–44 额外心音示意图

舒张早期奔马律（proto diastolic gallop）：是最常见的病理性三音律，其本质为病理性 S_3，又称为第三心音奔马律或室性奔马律。常伴有心率增快，使 S_2 和 S_3 的间距与 S_1 和 S_2 的间距相仿，听诊音调低、强度弱。舒张

NOTE

早期奔马律是由于心室舒张期负荷过重，心肌张力减低与顺应性减退，心室舒张时，心房的血液充盈心室，引起室壁振动所致。舒张早期奔马律可来源于左心室或右心室，以左心室奔马律多见。左心室舒张早期奔马律在心尖区稍内侧明显，呼气时响亮，提示有严重器质性心脏病，常见于心力衰竭、急性心肌梗死、重症心肌炎及扩张性心肌病等；右心室奔马律在胸骨下段左缘明显，吸气末响亮，提示右心室扩张及右心衰竭，见于肺动脉高压症、慢性肺源性心脏病等。

舒张晚期奔马律（1ate diastolic gallop）：为增强的 S_4，又称为收缩期前奔马律或房性奔马律，由于心室舒张末期压力增高或顺应性减退，心房为克服来自心室的充盈阻力，于舒张末期加强收缩而产生。听诊特点为音调较低，强度较弱，较接近 S_1（在 S_1 前约 0.1 秒），距 S_2 较远。来源于左心室的舒张晚期奔马律，在心尖部稍内侧听诊最清楚，左侧卧位及呼气末明显，提示左心室压力负荷过重及心室肥厚、严重心肌损害，多见于高血压性心脏病、肥厚型心肌病、主动脉瓣狭窄等。来源于右心室的舒张晚期奔马律在胸骨下段左缘处最清楚，见于肺动脉高压症、肺心病及肺动脉瓣狭窄等。

重叠型奔马律（summation gallop）：舒张早期和晚期奔马律同时存在，在心率增快或房室传导时间延长时，舒张早期及舒张晚期奔马律在舒张中期重叠出现，使额外音明显增强。当心率较慢时，两种奔马律可不发生重叠，听诊则为四音律，多见于心肌病及心力衰竭。

2）开瓣音：又称为二尖瓣开放拍击音（opening snap，OS）。二尖瓣狭窄时，舒张早期血液自高压力的左房迅速流入左室，二尖瓣瓣叶迅速开放后又因狭窄而突然停止继续开放，血流冲击瓣叶，使弹性尚好的瓣叶发生振动，引起拍击样声音。出现于第二心音后 0.05～0.06 秒，音调高，历时短促而响亮、清脆，呈拍击样，在心尖区内侧较清楚。见于二尖瓣狭窄且瓣膜尚有一定弹性时。开瓣音的存在常作为二尖瓣瓣叶弹性及活动尚好的间接证据，是二尖瓣分离术适应证的重要参考指标。

3）心包叩击音：舒张早期心室快速充盈时，由于心包增厚或发生钙化，阻碍心室舒张，以致心室在舒张过程中被迫骤然停止，导致室壁振动而产生的声音，为心包叩击音（pericardial knock）。在 S_2 后 0.09～0.12 秒出现，较响亮而短促，在心尖区及胸骨下段左缘最清楚，见于缩窄性心包炎。

4）肿瘤扑落音（tumor plop）：心房黏液瘤患者，黏液瘤在舒张期随血流进入左室，碰撞房、室壁和瓣膜，瘤带柄突然被拉紧产生振动，形成肿瘤扑落音（tumor plop）。在 S_2 后 0.08～0.12 秒出现，声音与开瓣音相似，但音调较低，在心尖区或其内侧及胸骨左缘第 3、4 肋间最清楚，随体位变化听诊部位可发生改变。

（2）收缩期额外心音：收缩期出现的额外心音，可发生于收缩早期及中、晚期。

1）收缩早期喷射音（early systolic ejection sound）：产生机制为扩大的肺动脉或主动脉在心室射血时动脉壁产生振动，或在主、肺动脉压力增高的情况下，半月瓣瓣叶用力开启，或狭窄的瓣叶在开启时突然受限产生振动所致。为高频的爆裂样声音，音调高、短促而清脆，紧接于 S_1 后 0.05～0.07 秒出现，在心底部最清楚。根据发生部位分为肺动脉收缩期喷射音和主动脉收缩期喷射音。

肺动脉收缩期喷射音：在肺动脉瓣区最响，吸气时减弱，呼气时增强，见于肺动脉高压、原发性肺动脉扩张、轻中度肺动脉瓣狭窄、房间隔缺损及室间隔缺损等。

主动脉收缩期喷射音：在主动脉瓣区听诊最响，不受呼吸影响，见于高血压、主动脉瘤、

NOTE

主动脉瓣狭窄、主动脉瓣关闭不全及主动脉缩窄等。当瓣膜钙化或活动明显减弱时，此喷射音可消失。

2）收缩中、晚期喀喇音（mid and late systolic click）：出现在 S_1 后 0.08 秒者称收缩中期喀喇音，0.08 秒以后者为收缩晚期喀喇音。音调高、短促而清脆，在心尖区及其稍内侧最清楚，改变体位时出现的时间可发生变化，下蹲位可使喀喇音出现时间延迟，从下蹲到直立位可使喀喇音出现时间提前。喀喇音由房室瓣（多数为二尖瓣）在收缩中、晚期脱入左房，瓣叶及其腱索突然被拉紧产生振动所致。二尖瓣脱垂可造成二尖瓣关闭不全，血液由左室反流至左房，可同时伴有收缩晚期杂音，称为二尖瓣脱垂综合征，见于二尖瓣脱垂、乳头肌功能不全、肥厚型心肌病等。

（3）医源性额外音：人工器材置入心脏后产生的额外心音，称为医源性额外音，常见的医源性额外音有两种，即人工瓣膜音和人工起搏音。

1）人工瓣膜音：在置入人工金属瓣后，可产生瓣膜开关时撞击金属支架所产生的金属乐音，音调高、响亮而短促。人工二尖瓣关瓣音在心尖部最响，而开瓣音在胸骨左下缘最明显。人工主动脉瓣开瓣音在心底及心尖部均可听到，而关瓣音则仅在心底部可闻及。

2）人工起搏音：安置人工心脏起搏器后，可出现两种额外音：①起搏音：发生于 S_1 前 0.08～0.12 秒，高频而短促，带有喀喇音性质，在心尖区内侧或胸骨左下缘最清楚，为起搏电极发放的脉冲电流刺激心内膜或心外膜电极附近的神经组织，引起局部心肌收缩，同时起搏电极在心腔内摆动，产生振动所致。②膈肌音：发生在 S_1 之前，伴上腹部肌肉收缩，为起搏电极发放的脉冲电流刺激膈肌或膈神经，引起膈肌收缩所产生。

额外心音听诊特点及临床意义，见表 7–7。

表 7–7　常见额外心音听诊特点及临床意义

额外心音	听诊部位	性质	时间	临床意义
舒张早期奔马律	左室奔马律位于心尖部，右室奔马律位于胸骨下段左缘	音调低，强度弱	舒张早期	左室奔马律提示心肌损伤，见于心力衰竭、急性心肌梗死、重症心肌炎、扩张性心肌病等；右室奔马律提示右心室扩张及右心衰竭，见于肺动脉高压症、慢性肺源性心脏病等
舒张晚期奔马律	左室奔马律在心尖部稍内侧最清楚，右室奔马律在胸骨下段左缘最清楚	音调较低，强度较弱	舒张晚期，S_1 前约 0.1 秒	左室奔马律提示左心室压力负荷过重及心室肥厚、严重心肌损害，见于高血压性心脏病、肥厚型心肌病、主动脉瓣狭窄等；右室奔马律见于肺动脉高压症、肺心病及肺动脉瓣狭窄等
开瓣音	心尖区内侧较清楚	音调高，响亮清脆，呈拍击样	舒张早期，S_2 后 0.05 ~ 0.06 秒	二尖瓣狭窄且瓣膜尚有一定弹性时
心包叩击音	心尖区及胸骨下段左缘最清楚	较响，短促	舒张早期，S_2 后 0.09 ~ 0.12 秒	缩窄性心包炎
肿瘤扑落音	心尖区或其内侧及胸骨左缘第 3、4 肋间最清楚	与开瓣音相似，但音调较低，随体位改变	S_2 后 0.08 ~ 0.12 秒	心房黏液瘤
收缩早期喷射音	心底部，主动脉瓣区或肺动脉瓣区	音调高、清脆短促的高频爆裂样声音	紧跟 S_1 后 0.05 ~ 0.07 秒	肺动脉瓣区见于肺动脉高压症、原发性肺动脉扩张、肺动脉瓣狭窄、房间隔缺损等；主动脉瓣区见于高血压、主动脉瘤、主动脉瓣狭窄等
收缩中晚期喀喇音	心尖部或其内侧	高调、短促、清脆，可伴收缩晚期杂音	S_1 后 0.08 秒或以上	二尖瓣脱垂、乳头肌功能不全、肥厚型心肌病等

NOTE

（六）心脏杂音

心脏杂音（cardiac murmur）是出现于心脏收缩或舒张过程中的一种具有不同频率、不同强度、持续时间较长的夹杂声音。心脏杂音可与心音分开或相连续，甚至完全掩盖心音。杂音对于心脏病的诊断具有重要价值，尤其对心脏瓣膜病及某些先天性心脏病的诊断有重要意义。

1. 心脏杂音的产生机制 正常血流呈层流状态，中央部分流动最快，越远离中央部分流动越慢，边缘部分最慢。层流状态下的血流不发出声音。当心脏血管结构异常、血流动力学或血黏度改变时，层流可变为湍流（或漩涡）而冲击心壁、血管壁、瓣膜等，使之振动而产生杂音。具体机制如下（图 7–45）。

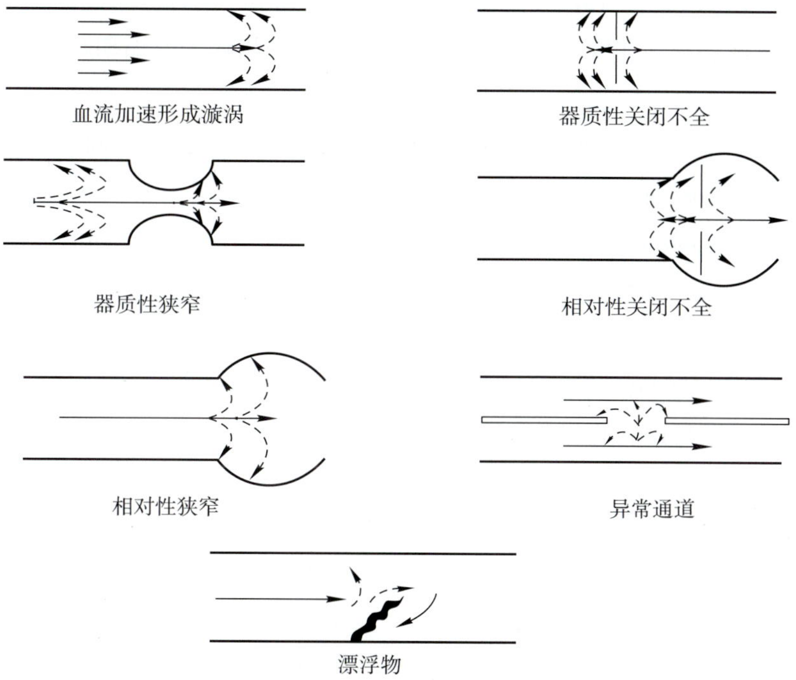

图 7–45 心脏杂音产生机制示意图

（1）血流加速：血液在管径、黏度系数不变的情况下，由层流变为湍流的因素主要是血流的速度，该速度是固定的。当血流加速达到或超过该速度（72cm/s）时，则产生湍流场，使心壁和血管壁发生振动而导致杂音。此时即使没有瓣膜或血管病变也可产生杂音或使原来的杂音增强。这种情况见于剧烈运动、高热、严重贫血、甲状腺功能亢进症等。

（2）瓣膜口、大血管通道狭窄：血流通过狭窄部位形成湍流场而产生杂音。瓣膜口器质性狭窄见于心脏瓣膜病如二尖瓣狭窄、主动脉瓣狭窄、肺动脉瓣狭窄等。相对性狭窄是指心室腔或大血管扩张所致瓣口相对狭窄，而瓣膜本身并无病变。大血管通道狭窄常见于先天性主动脉缩窄等。梗阻性肥厚型心肌病所致的流出道梗阻也可因类似机制导致杂音产生。

（3）瓣膜关闭不全：血流通过关闭不全的瓣膜而反流，产生湍流场导致杂音。器质性关闭不全如风湿性二尖瓣关闭不全、主动脉瓣关闭不全等。相对性关闭不全时，瓣膜本身并无病变，可见于：①心腔扩大使乳头肌及腱索向两侧推移，如扩张型心肌病；②乳头肌缺血使乳头肌、腱索张力不足而在心室最大排血期发生二尖瓣脱垂，如冠心病；③大血管扩张使瓣膜肌环扩大，如主动脉硬化、高血压病等。

（4）异常血流通道：心脏或大血管间存在异常通道，血液分流形成湍流场而出现杂音。常见于室间隔缺损、动脉导管未闭及动－静脉瘘等。

（5）心腔内漂浮物：如心内膜炎时的瓣叶赘生物、心室内乳头肌或腱索断裂的残端漂浮等，可扰乱血液层流，产生湍流场而出现杂音。

（6）大血管瘤样扩张：血流自正常的血管腔流入瘤样扩大的部分时会形成湍流场而出现杂音，主要见于动脉瘤。

2. 心脏杂音的特性与听诊要点 听到杂音时，应根据以下要点来分析判断杂音的临床意义。

（1）最响的部位：杂音的最响部位因其产生部位及血流方向的不同而不同。一般来说，在某瓣膜听诊区最响的杂音来源于该瓣膜的病变。例如，杂音在心尖部最响，提示病变在二尖瓣；杂音在胸骨左缘第2肋间最响，则提示病变在肺动脉瓣。胸骨右缘第2肋间处的收缩期杂音常提示主动脉瓣狭窄，在胸骨左缘3、4肋间听到响亮粗糙的收缩期杂音则可能为室间隔缺损。

（2）出现的时期：不同病变产生的杂音在心动周期中出现的时期不同。根据杂音出现的不同时期，可分为：①收缩期杂音（systolic murmur，SM）：出现在 S_1 与 S_2 之间的杂音。②舒张期杂音（diastolic murmur，DM）：出现在 S_2 与下一心动周期的 S_1 之间的杂音。③连续性杂音（continuous murmur，CM）：连续出现于收缩期及舒张期的杂音，其间无间歇，杂音性质一致，且 S_2 常被杂音掩盖。④双期杂音（biphase murmur，BM）：一个瓣膜听诊区同时出现收缩期与舒张期杂音，但其间有间歇，可听到 S_2，且杂音性质多不相同。

杂音出现的时期与最响的部位相结合，可提示病变的性质。如收缩期杂音在房室瓣区最响，提示相应房室瓣关闭不全，若在动脉瓣区最响，则提示相应动脉瓣狭窄，常见于二、三尖瓣关闭不全，主、肺动脉瓣狭窄等。收缩期杂音还可见于房、室间隔缺损或心室流出道狭窄等。如舒张期杂音在房室瓣区最响，提示相应房室瓣狭窄，若在动脉瓣区最响，则提示相应动脉瓣关闭不全，常见于二、三尖瓣狭窄，主、肺动脉瓣关闭不全等。双期杂音则提示相应瓣膜同时存在两种性质不同的病变（狭窄伴关闭不全）。连续性杂音见于动脉导管未闭或动－静脉瘘等。听诊时应注意连续性杂音与双期杂音相区别。

临床上，舒张期杂音和连续性杂音均为病理性，而收缩期杂音则有很多是功能性的。

根据在收缩期或舒张期出现的早与晚，杂音可进一步分为早期、中期、晚期或全期杂音。例如，二尖瓣关闭不全的收缩期杂音可占据整个收缩期，并可遮盖 S_1 甚至 S_2，称全收缩期杂音（holosystolic murmur）；二尖瓣狭窄的舒张期杂音常出现在舒张中晚期；主动脉瓣关闭不全的舒张期杂音则出现在舒张早期，也可为舒张早中期或全期；肺动脉瓣狭窄的收缩期杂音常为收缩中期杂音。

（3）性质：不同的杂音所表现出的音调与音色不同。临床上习惯用生活中熟悉的声音形容杂音的音色，一般分为吹风样、隆隆样（或雷鸣样）、叹气样（或哈气样）、机器声样及乐音样等，常用柔和、粗糙形容杂音的音调，器质性杂音多是粗糙的，功能性杂音则较柔和。杂音的不同音色与音调，反映不同的病理变化，临床可据此推断病变的不同。如心尖区粗糙的吹风样全收缩期杂音，常提示器质性二尖瓣关闭不全；心尖区柔和的收缩期吹风样杂音（blowing murmur）常为功能性杂音；心尖区舒张中晚期隆隆样杂音（rumbling murmur）是二尖瓣狭窄的特征性杂音；主动脉瓣第二听诊区舒张期叹气样杂音（sighing murmur），见于主动脉瓣关闭不全；胸骨左缘第2肋间及其附近连续性机器声样杂音（machinery murmur），见于动脉导管

NOTE

未闭；乐音样杂音（music murmur）听诊时其音色如海鸥鸣或鸽鸣样，常见于感染性心内膜炎及梅毒性主动脉瓣关闭不全。感染性心内膜炎时，由于赘生物生长或脱落、瓣膜穿孔、腱索断裂等，在病程中杂音性质多发生改变。

（4）强度与形态：杂音的强度（响度）与下列因素有关：①狭窄程度：一般而言，狭窄越重则杂音越强，但当极度狭窄以致通过的血流极少时，杂音反而减弱或消失。②血流速度：血流速度越快，杂音越强。③狭窄口两侧压力差：压力差越大，杂音越强。如风湿性二尖瓣狭窄伴心衰时，心肌收缩力减弱，狭窄口两侧压力差减小，血流速度减慢，杂音减弱甚至消失，当心功能改善后则两侧压力差增大，血液加快，杂音复又增强。④胸壁厚薄：胸壁薄者杂音较强，胸壁厚者杂音较弱。

收缩期杂音的强度一般采用 Levine 六级分级法：

1 级：很轻很弱，占时很短，初次听诊不易察觉，易被忽视，须仔细听诊才能听到。

2 级：较易听到的弱杂音，初听时即可察觉。

3 级：中等响亮，不太注意听时也可听到。

4 级：较响亮，常伴有震颤。

5 级：很响亮，震耳，但听诊器稍离胸壁则听不到，伴明显震颤。

6 级：极响亮，即使听诊器稍离胸壁也能听到，有强烈的震颤。

Levine 六级分级法表示为听到的杂音级数 /6，如 3 级杂音表示为 3/6 级。

一般而言，3 级及其以上的收缩期杂音多为器质性的。但应注意，杂音的强度不一定与病变的严重程度成正比。病变较重时，杂音可能较弱，病变较轻时也可能听到较强的杂音。因此，应该结合杂音的具体部位、性质、粗糙程度、传导远近等，综合判断，以辨别杂音为功能性抑或器质性。

杂音的形态是指在心动周期中杂音强度的变化规律。从心音图记录中，可以清楚地看到杂音的形态（图 7–46），通过听诊亦可加以辨别。常见的杂音形态有：①递增型杂音（crescendo murmur）：杂音由弱渐强，如二尖瓣狭窄的舒张中晚期杂音；②递减型杂音（decrescendo murmur）：杂音由较强逐渐减弱，如主动脉瓣关闭不全的舒张期杂音；③递增 – 递减型杂音（crescendo–decrescendo murmur）：又称菱形杂音，杂音由弱渐强，再由强渐弱，如主动脉瓣狭窄的收缩期杂音；④连续型杂音（continuous murmur）：杂音在收缩期（S_1 后）开始，先

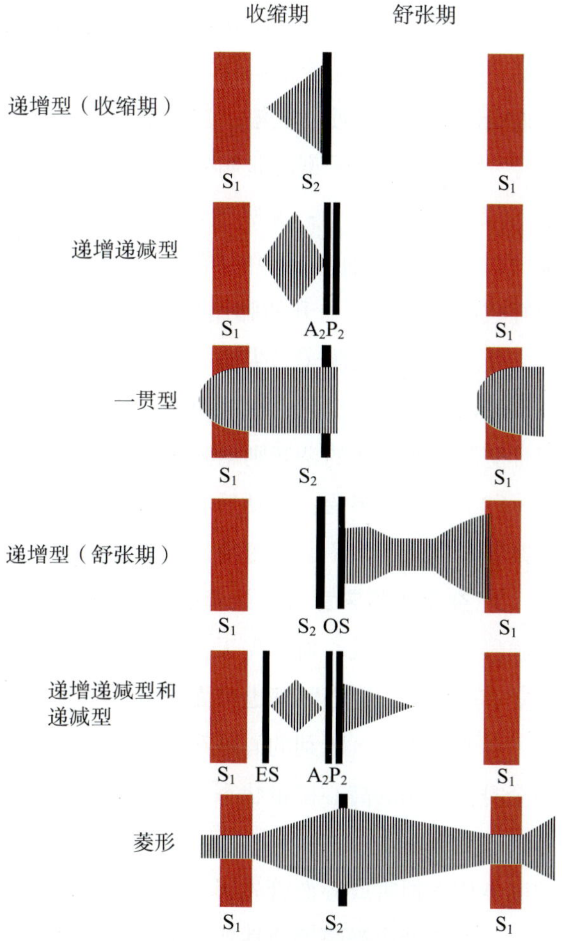

图 7–46 常见瓣膜病杂音示意图

（OS 为开瓣音，ES 为收缩期喷射喀喇音）

NOTE

弱然后逐渐增强，到 S_2 处达最高峰，舒张期开始逐渐减弱，直到下一个 S_1 之前，形成大的菱形杂音，如动脉导管未闭的连续性杂音；⑤一贯型杂音（plateau murmur）：强度大体保持一致，如二尖瓣关闭不全的收缩期杂音。

（5）传导方向：杂音常沿着产生该杂音的血流方向传导，亦可借周围组织向外扩散，因而不同的杂音有不同的传导方向。杂音越响亮则传导的范围越广泛。

传导明显的杂音：二尖瓣关闭不全的收缩期杂音在心尖部最响，可向左腋下及左肩胛下角处传导；主动脉瓣关闭不全的舒张期杂音在主动脉瓣第二听诊区最响，向胸骨下端或心尖部传导；主动脉瓣狭窄的收缩期杂音以主动脉瓣区最响，可向上传至颈部及胸骨上窝。

较局限的杂音：二尖瓣狭窄的舒张期杂音常局限于心尖部；肺动脉瓣狭窄的收缩期杂音常局限于胸骨左缘第 2 肋间；室间隔缺损的收缩期杂音常局限于胸骨左缘第 3、4 肋间。

杂音传导越远，声音越弱，但杂音的性质保持不变。如果在两个瓣膜区分别听到不同性质和（或）不同时期的杂音时，应判断为两个瓣膜同时有病变。如果在心前区两个部位都听到同性质和同时期的杂音时，则应辨别杂音是来自一个还是两个瓣膜听诊区。其方法是将听诊器由一个瓣膜区向另一个瓣膜区逐渐移动，若杂音逐渐减弱则可能为杂音最响处的相应瓣膜有病变（寸移法）；如果杂音逐渐减弱，但当移近另一瓣膜区时杂音又增强，则可能为两个瓣膜均有病变。

（6）体位的影响：采取某一特定的体位或体位改变可使某些杂音减弱或增强，有助于病变部位的诊断。例如，左侧卧位可使二尖瓣狭窄的舒张中晚期隆隆样杂音更明显；上半身前倾坐位时主动脉瓣关闭不全的舒张期叹气样杂音更易于听到；从卧位或下蹲位迅速起立，使瞬间回心血量减少，从而使二尖瓣、三尖瓣、主动脉瓣关闭不全和肺动脉瓣狭窄与关闭不全的杂音均减轻，而梗阻性肥厚型心肌病的杂音相反，迅速起立时增强，下蹲时减弱。

（7）呼吸的影响：深吸气时胸腔内压下降，静脉回心血量增多，右心排血量增加，且深吸气时心脏沿长轴有顺钟向转位，从而使右心相关瓣膜（三尖瓣、肺动脉瓣）的杂音增强。深呼气时胸腔内压上升使肺循环血液更多地回流入左心，且深呼气时心脏沿长轴有逆钟向转位，使左心相关瓣膜（二尖瓣、主动脉瓣）的杂音增强。深吸气后紧闭声门，用力作呼气动作（Valsalva 动作）时，胸腔内压增加，回心血量减少，则经瓣膜产生的杂音一般都减弱，而梗阻性肥厚型心肌病的杂音则增强。

（8）运动的影响：运动后心率加快，心搏增强，增加循环血流量及流速，在一定范围内可使杂音增强。例如，运动可使二尖瓣狭窄的舒张中晚期杂音增强。

3. 杂音的临床意义 杂音的听诊是心血管疾病检体中最重要的内容之一，尤其对于心脏瓣膜器质性损害或心血管先天性、后天性结构改变的诊断与鉴别诊断有重要价值。但有杂音不一定有心脏病，有心脏病也可无杂音。

各瓣膜听诊区听到的心脏杂音可分为功能性和病理性两大类。功能性心脏杂音常发生于一些全身性疾病的高心排量状态下，如高热、严重贫血、甲状腺功能亢进症等，以及部分正常人和某些生理状况如青少年、剧烈运动后等，后者又称为“生理性杂音”。病理性心脏杂音是由瓣膜器质性损害或心血管先天性、后天性变异所产生的杂音，又分为器质性和相对性杂音，其中器质性杂音由瓣膜器质性狭窄或关闭不全产生，相对性杂音则是由心腔、大血管扩张导致的瓣膜相对性狭窄或关闭不全所产生，瓣膜本身是正常的。

NOTE

（1）收缩期杂音：收缩期杂音是临床最常见的杂音，以功能性多见。功能性与器质性收缩期杂音的鉴别具有重要意义（表 7–8）。

表 7–8　器质性与功能性收缩期杂音的鉴别

	器质性	功能性
部位	任何瓣膜听诊区	肺动脉瓣区和（或）心尖部
持续时间	长，常占全收缩期，可遮盖 S_1	短，不遮盖 S_1
性质	吹风样，粗糙	吹风样，柔和
传导	较广而远	比较局限
强度	常在 3/6 级或以上	一般在 2/6 级或以下
心脏大小	有心房和（或）心室增大	正常

1）二尖瓣区：心尖部收缩期杂音可由器质性或相对性二尖瓣关闭不全引起，亦可能是功能性的。临床上以功能性多见。

器质性：常见于风湿性心瓣膜病（约占二尖瓣关闭不全的 1/3）、冠心病乳头肌功能不全、二尖瓣环退行性变。此外，还可见于 Marfan 综合征等导致的二尖瓣脱垂、感染性心内膜炎瓣叶破坏、先天性心脏病心内膜垫缺损合并二尖瓣前叶裂等。杂音为粗糙吹风样，响亮，高调，多在 3/6 级以上，往往占据全收缩期，可掩盖 S_1，向左腋下传导，呼气末增强，左侧卧位时更清楚。

相对性：主要见于左心室增大或伴左心衰竭导致二尖瓣环扩大引起的相对性关闭不全，如高血压性心脏病、急性风湿热、扩张型心肌病及贫血性心脏病等。杂音为 3/6 级以下柔和的吹风样收缩期杂音，传导不明显。

功能性：见于运动、发热、贫血、妊娠、甲状腺功能亢进症等。与心肌收缩力增强和血流加速有关。一般为 2/6 级或以下柔和的吹风样收缩期杂音，较局限，不传导，病因去除后杂音消失。部分健康人运动后也可出现二尖瓣区功能性收缩期杂音，休息后可以减弱或消失。

2）主动脉瓣区：主动脉瓣区收缩期杂音为器质性或相对性主动脉瓣狭窄所致。

器质性：多见于各种病因的主动脉瓣狭窄，包括风湿性（瓣叶交界处粘连融合、纤维化、僵硬、钙化和挛缩畸形）、先天性畸形（二叶式主动脉瓣是成人孤立性主动脉瓣狭窄的常见原因）和退行性老年钙化性主动脉瓣狭窄（为 65 岁以上老人单纯性主动脉瓣狭窄的常见原因，常伴二尖瓣环钙化）。杂音为喷射性，响亮而粗糙，呈递增 – 递减型，沿大血管向颈部传导，常伴有收缩期震颤，可有收缩早期喷射音，伴 A_2 减弱。

相对性：见于主动脉粥样硬化、高血压性心脏病等引起的主动脉扩张。杂音柔和或粗糙，常有 A_2 增强。

3）肺动脉瓣区：肺动脉瓣区收缩期杂音可由器质性或相对性肺动脉瓣狭窄引起，但以功能性杂音多见。

器质性：见于肺动脉瓣狭窄，多为先天性。杂音呈喷射性，粗糙，强度在 3/6 级以上，呈递增 – 递减型，常伴收缩期震颤，可有收缩早期喷射音，伴 P_2 减弱。

相对性：见于二尖瓣狭窄、房间隔缺损等，由于肺淤血或肺动脉高压导致肺动脉扩张，引起相对性肺动脉瓣狭窄。杂音时限较短，较柔和，伴 P_2 增强。

NOTE

功能性：非常多见，尤其儿童与青少年的生理性杂音，柔和，呈吹风样，强度在2/6级以下，时限较短。在部分发热、贫血、甲状腺功能亢进症患者亦可听到这一杂音，病因去除后杂音消失。

4）三尖瓣区：三尖瓣区收缩期杂音以相对性三尖瓣关闭不全为主，器质性三尖瓣关闭不全极少见。

相对性：见于右心室扩大导致的相对性三尖瓣关闭不全，如二尖瓣狭窄伴右心衰。为吹风样全收缩期杂音，多呈递减型，吸气时增强，一般在3/6级以下，可随病情好转、心腔缩小而减弱或消失。右室明显扩大时杂音可传至心尖区，但一般不向左腋下传导，可与二尖瓣关闭不全的杂音相鉴别。

器质性：听诊特点同相对性杂音，可伴颈静脉搏动及肝脏收缩期搏动。

5）其他部位收缩期杂音：主要见于室间隔缺损和梗阻性肥厚型心肌病。

室间隔缺损：胸骨左缘第3、4肋间响亮而粗糙的全收缩期杂音伴震颤，不向左腋下传导。

梗阻性肥厚型心肌病：胸骨左缘第3、4肋间闻及粗糙的喷射性收缩期杂音，心尖部也常可听到收缩期杂音。

（2）舒张期杂音：均为病理性，分为器质性和相对性两种。

1）二尖瓣区：心尖部舒张期杂音由器质性或相对性二尖瓣狭窄引起。

器质性：主要见于风湿性二尖瓣狭窄，少数因瓣膜退行性变、纤维化、钙化致二尖瓣开放不良，罕见于先天性畸形。杂音为舒张中晚期隆隆样，呈递增型，音调较低而局限，左侧卧位呼气末时较清楚，常伴有S_1亢进、开瓣音、P_2亢进伴分裂以及心尖部舒张期震颤。

相对性：主要见于主动脉瓣关闭不全所致二尖瓣开放不良（左室舒张期容量负荷过高，主动脉瓣反流入左心室的血流将二尖瓣前叶冲起，使二尖瓣基本处于半关闭状态）时出现的相对性二尖瓣狭窄，此心尖部舒张期杂音称为奥斯汀–弗林特杂音（Austin–Flint murmur）。多为柔和的舒张中期杂音，不伴有S_1亢进、P_2亢进、开瓣音和舒张期震颤。此外，也见于其他原因所致的左心室扩大、二尖瓣口流量增加等情况。

2）主动脉瓣区：主动脉瓣舒张期杂音见于器质性或相对性主动脉瓣关闭不全。

器质性：常见于风湿性主动脉瓣关闭不全、感染性心内膜炎（瓣叶破损或穿孔、纤维化和挛缩以及赘生物影响瓣叶闭合），也见于梅毒、二叶式主动脉瓣、Marfan综合征及特发性主动脉瓣脱垂等所致的主动脉瓣关闭不全。杂音为叹气样，呈递减型，主动脉瓣第二听诊区最强，可传至胸骨下端左侧或心尖部，前倾坐位、深呼气末屏住呼吸时最易听到，伴A_2减弱及周围血管征。

相对性：常见于严重高血压和（或）动脉粥样硬化导致的升主动脉根部扩张（或升主动脉瘤）及左心室扩大导致的主动脉瓣相对性关闭不全。杂音柔和，时限较短，伴A_2亢进，主动脉瓣区最清楚。

3）肺动脉瓣区：器质性肺动脉瓣关闭不全极少，多由相对性肺动脉瓣关闭不全所引起，常见于二尖瓣狭窄、肺心病等，伴明显肺动脉高压。杂音呈叹气样，柔和，呈递减型，卧位吸气末增强，紧接S_2肺动脉瓣成分出现，常伴P_2亢进，称为格雷厄姆–斯蒂尔杂音（Graham–Steell murmur），胸骨左缘2、3肋间隙容易听到，可传至胸骨左缘第4肋间隙。

4）三尖瓣区：三尖瓣狭窄极少见。局限于胸骨左缘第4、5肋间隙，为低调隆隆样杂音。

（3）连续性杂音：当血流在整个心动周期中持续地从高压处流向低压处，则产生连续性杂音。常见于先天性心脏病动脉导管未闭，亦可见于动－静脉瘘等。

动脉导管未闭：主动脉内的血压无论是收缩期还是舒张期都高于肺动脉，因此，无论收缩期或舒张期，血液不断地从主动脉经过未闭的动脉导管进入肺动脉，产生湍流场而形成杂音。杂音呈连续，为粗糙的类似机器转动的声音，在胸骨左缘第2肋间隙及其附近听到，向左锁骨下与左颈部传导。杂音在 S_1 后开始，呈递增型，至收缩晚期达高峰，与 S_2 连续，在舒张早、中期递减，从而形成一个持续于整个心动周期的大菱形杂音，菱峰在 S_2 处，往往掩盖 S_2（图7-44），常伴有连续性震颤。

动－静脉瘘、主－肺动脉间隔缺损等：动－静脉瘘在病变部位可听到连续性杂音；主－肺动脉间隔缺损杂音听诊位置较动脉导管未闭稍低，约在胸骨左缘第3肋间。

冠状动－静脉瘘、冠状动脉瘤破裂：也可出现连续性杂音，但前者杂音柔和，后者有冠状动脉瘤破裂的急性病史。

（七）心包摩擦音

心包炎时，心包脏层与壁层由于生物或理化因素致纤维蛋白沉积而粗糙，以致在心脏搏动过程中互相摩擦而产生振动，传至胸壁，听诊检查到的即为心包摩擦音（pericardial friction sound）。见于结核性、化脓性等感染性心包炎和急性非特异性心包炎，也可见于风湿性病变、急性心肌梗死、尿毒症、心包原发或继发性肿瘤和系统性红斑狼疮等非感染性情况。心包摩擦音与心搏一致，音质粗糙、高调，呈搔抓样，类似纸张摩擦的声音或用指腹摩擦耳郭声，近在耳边，通常在胸骨左缘3、4肋间隙处（心包裸区）较易听到，坐位前倾及呼气末更明显。典型心包摩擦音呈三相，即心房收缩－心室收缩－心室舒张，但多为心室收缩－心室舒张的双期摩擦音，有时可仅出现在收缩期。当心包积液达到一定量后，心包摩擦音即可消失。

心包摩擦音与胸膜摩擦音的区别是：屏住呼吸时胸膜摩擦音消失，而心包摩擦音仍然存在。当胸膜炎累及壁层心包或壁层心包发炎累及胸膜时，可产生心包－胸膜摩擦音。心包－胸膜摩擦音在心脏左下界或心尖部最清楚，且深吸气时更明显，屏住呼吸和呼吸时均可听到。

五、血管检查

（一）视诊

1. 肝－颈静脉反流征　患者半卧位，观察其平静呼吸时的颈静脉充盈度，然后用手掌紧贴其右上腹肝区，逐渐加压，持续至少10秒（图7-47）。如见患者颈静脉充盈度持续明显增加，称为肝－颈静脉反流征（hepatojugular reflux sign）阳性，亦称为腹－颈静脉回流征（abdominal-jugular reflux sign）阳性，提示肝脏淤血，是右心衰竭的重要早期征象，亦见于肺动脉高压、心包积液及缩窄性心包炎。其发生机制是压迫淤血的肝脏可使回流至下腔静脉和右心房的血量增加，但因右心房淤血或右心室舒张受限，不能完全接受回流的血量，致颈静脉血量增

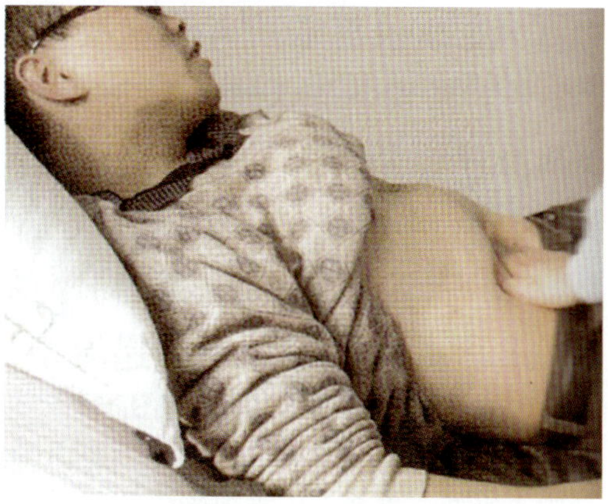

图7-47　肝－颈静脉反流征检查示意图

NOTE

多、压力升高而充盈更加明显。

2. 毛细血管搏动征　用手指轻压患者指甲床末端，或以干净玻片轻压患者口唇，如见到红白交替的、与患者心搏一致的节律性微血管搏动现象，称为毛细血管搏动征（capillary pulsation sign）阳性（图 7-48）。主动脉瓣关闭不全时可见这一现象，其他脉压增大的疾病，如严重贫血、甲状腺功能亢进症等，亦可出现毛细血管搏动征。

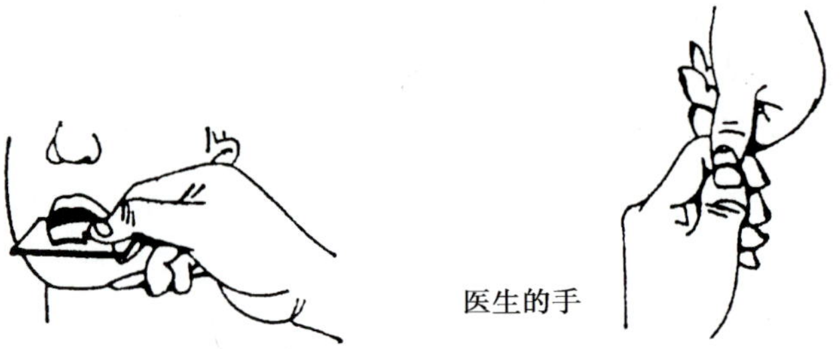

图 7-48　毛细血管搏动征检查示意图

（二）触诊

血管触诊包括动脉和静脉触诊，临床较为常用的是动脉的触诊。一般选择较浅表的动脉进行触诊，如桡动脉。必要时可检查颞动脉、耳前动脉、肱动脉、股动脉、足背动脉等。

1. 触诊方法　通常用食指、中指及无名指的指腹（互相靠拢）平放于近手腕处的桡动脉上，进行细致触诊。

首先应注意对比两侧脉搏的大小及出现的时间是否相同。生理情况下，两侧差异很小，某些病理情况下可有明显差异。如上肢无脉型多发性大动脉炎时，两侧桡动脉强弱大小不等；主动脉弓动脉瘤时，左侧脉搏的出现可能较右侧为晚。检查脉搏时，还需注意脉搏的速率、节律、紧张度、强弱、动脉壁的情况（见第四章一般检查）以及脉搏的波形。

2. 临床常见异常脉波　脉波指脉搏的波形，由心脏收缩与舒张时动脉内的压力变化所形成，可由脉波仪描记，也可由触诊感知。正常脉波由升支（叩击波）、波峰（潮波）和降支（重搏波）三部分构成。升支发生在收缩早期，由左心室射血冲击主动脉壁所致；波峰出现在收缩中晚期，系血液向动脉远端流动时，部分逆流，冲击动脉壁所引起；降支发生在舒张期，主动脉瓣关闭时，血流由外周向近端（主动脉根部）折回后又再次流向外周动脉，形成降支上的切迹，称重搏波。了解脉波变化有助于心血管疾病的诊断。仔细地触诊动脉，可发现各种异常脉波（图 7-49）。

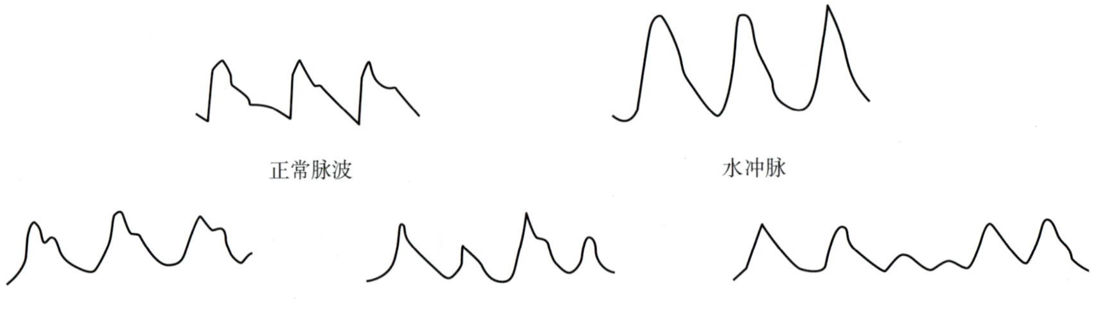

图 7-49　各种脉搏波形

（1）水冲脉：脉搏骤起骤降，急促而有力。脉波图上可见脉波升支骤起达到高于正常的高度，其顶峰持续时间极短，降支骤然下陷（图 7-49）。这是由于左心室排血时，周围动脉的充盈阻力极低，患者血压表现为收缩压增高或偏高、舒张压降低而脉压增大。常见于主动脉瓣关闭不全、发热、甲状腺功能亢进症、严重贫血、动脉导管未闭等。检查时，检查者用手紧握患者手腕掌面，使自己掌指关节的掌面部位紧贴患者桡动脉，将患者的上肢高举过头，则水冲脉（water-hammer pulse）更易触知。

（2）交替脉：为一种节律正常而强弱交替的脉搏（图 7-49）。如测量血压可发现强弱脉搏间有 10～30mmHg 的压力差。目前认为交替脉（pulsus alternans）的产生是由于左室心肌丧失同步收缩性能，当部分心肌纤维发生收缩、部分心肌仍处于相对不应期而恢复时间延长则产生弱脉，大部或全部心室肌同步收缩则产生强脉。交替脉的出现表示心肌受损，为左室衰竭的重要体征，常见于急性心肌梗死、重症心肌炎或高血压心脏病、主动脉瓣关闭不全等。

（3）重搏脉：正常脉波的降支上可见重搏波，此波一般不能被触及。在某些病理情况下，此波增高而可被触及，即为重搏脉（dicrotic pulse）（图 7-49）。重搏脉的产生机制可能是在血管紧张度降低的情况下，心室舒张早期主动脉瓣关闭时，主动脉内一部分血液向后冲击已关闭的主动脉瓣，由此产生的反冲力使重复上升的脉波增高而被触及。重搏脉可见于败血症、严重心衰、低血容量性休克、心脏压塞等周围血管松弛、周围阻力降低的疾病。

（4）双峰脉：重搏脉的第二次搏动发生在舒张早期，如触及的第二次搏动发生在收缩晚期时，称为双峰脉（bisferiens pulse）。见于肥厚型梗阻性心肌病。肥厚型梗阻性心肌病导致的狭窄流出道内血流速度快、压强低，使二尖瓣前叶向前移动与肥厚的室间隔形成紧贴，引起射血停止，主动脉瓣口关闭；因血流速度降低、压强升高，前移的二尖瓣前叶又与室间隔分离，射血再次开始。故射血早期的动脉波升支尖锐；收缩中期，二尖瓣前叶前移至主动脉瓣的下部出现“收缩中期关闭现象”，脉搏压力波出现一个凹陷；收缩后期左心室再排血，形成第二峰。双峰脉也见于主动脉瓣关闭不全或主动脉关闭不全伴狭窄。

（5）奇脉：指吸气时脉搏明显减弱或消失的现象（图 7-49）。奇脉（pulsus paradoxus）常见于心包积液和缩窄性心包炎时，是心包填塞的重要体征之一，亦可见于喉部狭窄和重度支气管哮喘等情况。明显的奇脉触诊时即可按知，不太明显的奇脉可用血压计检测，吸气时收缩压较呼气时低 10mmHg 以上。

奇脉的产生与呼吸周期中左心室搏出量的变化有关。正常人脉搏强弱不受呼吸周期影响，吸气时肺循环血容量增加，同时胸腔负压加大，体循环血液向右心的回流亦相应增加，右心排血量增加，补偿了吸气时因肺循环血容量增加而减少的肺静脉血向左心的回流，故呼气与吸气时左心充盈和搏出量无明显改变，周围脉搏的大小也无明显变化。心包填塞时心脏舒张受限，体循环的血液向右心室回流不能相应地增加而影响右心排血量，致使肺静脉回流入左心房血量也减少，即右室搏出量不能补偿吸气时减少的左心回心血量，以致吸气时左室搏出量减少而脉搏减弱甚至不能触及，故又称“吸停脉”。

（6）无脉：即脉搏消失。无脉（pulseless）见于严重休克及多发性大动脉炎。多发性大动脉炎使某一部位动脉闭塞而致相应部位脉搏消失（如上肢无脉症型、下肢无脉症型多发性大动脉炎）。此外，也可见于动脉粥样硬化闭塞症，多发生于下肢动脉，可见一侧胫后或足背动脉的脉搏减弱或消失。主动脉缩窄时，下肢脉搏可较上肢明显减弱甚至触不到。

（三）听诊

1. 正常动脉音 在颈动脉及锁骨下动脉上可听到相当于 S_1 与 S_2 的两个声音，称为正常动脉音。此音在其他动脉处听不到。

NOTE

2. 枪击音与杜氏双重杂音 主动脉瓣关闭不全时，将听诊器体件放在肱动脉或股动脉处，可听到与心跳一致短促如射枪的“嗒——、嗒——”音，称为枪击音（pistol shot sound），这是由于脉压增大使脉波冲击动脉壁所致。如再稍加压力，并使体件开口方向稍偏向近心端，则可听到收缩期与舒张期双期吹风样杂音，称为杜氏双重杂音（Duroziez's murmur），这是脉压增大时血流往返于听诊器体件所造成的人工动脉狭窄处所引起的。甲状腺功能亢进症、高热、贫血所致脉压增大的患者，亦可听到枪击音及杜氏双重杂音。

3. 其他血管杂音 ①甲状腺功能亢进症：在肿大的甲状腺部位可听到病理性动脉杂音，常为连续性，但收缩期较强。②主动脉瘤：在相应部位可听到收缩期杂音。③动 - 静脉瘘：在病变部位可听到连续性杂音。④主动脉瓣狭窄：收缩期杂音可传至颈动脉处。⑤多发性大动脉炎上肢无脉症型：可在两侧锁骨上及颈后三角区听到收缩期杂音。⑥肾动脉狭窄：可在腰背部及上腹部听到收缩期杂音。⑦主动脉缩窄：可在背部脊柱左侧听到收缩期杂音。

（四）周围血管征

周围血管征由脉压增大所致，包括头部随脉搏呈节律性的点头运动、颈动脉搏动明显、毛细血管搏动征、水冲脉、枪击音及杜氏双重杂音。常见于主动脉瓣关闭不全，亦可见于高热、贫血及甲状腺功能亢进症等。

六、常见循环系统病变体征

（一）二尖瓣狭窄

二尖瓣狭窄（mitral stenosis）时，心室舒张期自左心房进入左心室的血流受阻，导致左心室的充盈量减少，而左心房过度充盈，房内压增高，左心房发生代偿性扩张与肥厚。左心房压升高又可使肺静脉及肺毛细血管扩张、淤血，由于肺循环阻力增加与后期的肺小动脉硬化导致肺动脉高压，肺动脉高压导致右心室负荷加重而发生代偿性肥厚与扩张，最终导致右心衰竭。二尖瓣狭窄的病理学典型特点为左心房、右心室增大。主要症状为劳力性呼吸困难，随病情进展而加重；多于活动或夜间睡眠时发生咳嗽，可伴血丝痰甚至咯血。

视诊：两颧暗红，呈二尖瓣面容，口唇发绀，心尖搏动向左移动。

触诊：心尖搏动向左移，心尖部可触及舒张期震颤；右心衰时肝脏肿大、肝 - 颈静脉反流征阳性，下肢凹陷性浮肿。

叩诊：轻度狭窄时心界可正常；随狭窄加重，胸骨左缘第 2、3 肋间心浊音界向左扩大，正常心腰消失，心浊音界呈梨形增大。

听诊：①局限于心尖部的递增型隆隆样舒张中晚期杂音，左侧卧位时更清楚，是二尖瓣狭窄最重要的特征性的体征。②心尖部 S_1 亢进。③部分患者可伴有二尖瓣开放拍击音（开瓣音），提示瓣膜弹性及活动度尚好。如瓣叶钙化僵硬，则 S_1 减弱和（或）开瓣音消失。④肺动脉高压致 P_2 亢进伴分裂。⑤肺动脉高压、肺动脉扩张致相对性肺动脉瓣关闭不全时可有 Graham Steell 杂音。⑥右室明显扩大致相对性三尖瓣关闭不全时，可在三尖瓣区听到吹风样收缩期杂音。⑦由于慢性肺淤血，肺底可出现湿啰音。⑧晚期患者可出现心房颤动，心律绝对不规则，心音强弱不等，脉搏短绌。

（二）二尖瓣关闭不全

NOTE

二尖瓣关闭不全（mitral regurgitation）时，在左心室收缩过程中，部分血液经关闭不全的瓣口反流入左心房，使左心房充盈度及压力均增加而发生代偿性扩张与肥厚。左心室在舒张期除接受正常由左心房流入的血液外，还需容纳由左心室反流入左心房的血液，左心室的容量负荷加重，因而使左心室也发生扩张及肥厚。持续严重的过度负荷，导致左心室功能衰竭，左心室舒张末压和左心房压明显上升，出现肺淤血，最终可发生肺动脉高压和右心衰竭。二尖瓣关闭不全的病理学典型特点为左心房、左心室增大。主要症状有乏力、劳力性呼吸困难、心悸等。

视诊：心尖搏动向左下移位，搏动增强，发生心衰后则搏动减弱。

触诊：心尖搏动向左下移位，可呈抬举性。重度关闭不全者可触及收缩期震颤。

叩诊：心浊音区向左下扩大，后期因右心室也肥大则可向两侧扩大。

听诊：①心尖部 S_1 减弱。②心尖部有 3/6 级或以上较粗糙的吹风样全收缩期杂音，范围较广，向左腋下或左肩胛下角处传导，并可掩盖减弱的 S_1。③严重反流时心尖部常有 S_3。

（三）主动脉瓣狭窄

主动脉瓣狭窄（aortic stenosis）时，左心室排血明显受阻，逐渐产生左心室壁肥厚，使其顺应性降低，引起左心室舒张末压进行性升高，增加左心房后负荷。同时左心室舒张期血液充盈量增加，逐渐引起左心室扩大。最终由于室壁应力增高、心肌缺血和纤维化等导致左心室功能衰竭。由于左心室搏出量减少，致收缩压降低。严重者心排血量明显减少，冠状动脉灌流量减少，引起心肌缺血发生心绞痛，导致各种心律失常而出现心悸；大脑供血不足则可出现眩晕甚至晕厥。主动脉瓣狭窄的病理学典型特点为左心室增厚。主要症状有呼吸困难、心绞痛和晕厥，为典型主动脉瓣狭窄的三联征，见于中、重度狭窄者。

视诊：心尖搏动向左下移位，搏动增强。

触诊：心尖搏动向左下移位，可呈抬举性。主动脉瓣区可触及收缩期震颤，脉搏细弱。

叩诊：心浊音区正常或向左下扩大。

听诊：①主动脉瓣区粗糙、响亮的 3/6 级以上收缩期喷射性杂音，呈递增 – 递减型，向颈部传导，伴收缩期震颤，此为特征性体征。② A_2 减弱，甚至消失。③由于左室射血时间延长，可有 S_2 逆分裂。④左心室显著肥厚致舒张功能减退、顺应性下降时，左房为增加排血而收缩明显加强，可在心尖区闻及 S_4。

（四）主动脉瓣关闭不全

主动脉瓣关闭不全（aortic regurgitation）时，在心室舒张期左心室同时接受来自左心房和从主动脉反流而来的血液，舒张期容量负荷增大，导致左心室代偿性扩张和肥厚，进而可引起左心功能衰竭。左心室高负荷下做功致心肌氧耗增多，且主动脉舒张压显著降低，引起冠状动脉灌注压下降，引起心肌缺血。舒张期主动脉内血液反流入左心室致舒张压降低，脉压增大。由主动脉反流至左心室的血液可将二尖瓣前叶冲起，阻止其开放，从而可产生相对性二尖瓣狭窄。主动脉瓣关闭不全的病理学典型特点是以左心室扩大为主。主要症状有心悸、头部血管搏动感、心绞痛、体位性头晕等症状，病变后期有劳力性呼吸困难。

视诊：颜面较苍白，颈动脉搏动明显，可见点头运动，心尖搏动向左下移位且范围较广，毛细血管搏动征阳性。

触诊：心尖搏动向左下移位并呈抬举样，有水冲脉及毛细血管搏动征等。

叩诊：心界向左下扩大，心腰凹陷，心浊音界呈靴形。

NOTE

听诊：①主要体征为主动脉瓣区及主动脉瓣第二听诊区叹气样递减型舒张期杂音，以主动脉瓣第二听诊区更明显，可传导至心尖部。②心尖部 S_1 减弱，主动脉瓣区 S_2 减弱或消失。③有相对性二尖瓣关闭不全时，心尖部可听到柔和的吹风样收缩期杂音；如有相对性二尖瓣狭窄，心尖部可听到柔和的舒张中期隆隆样杂音（Austin–Flint murmur）。④股动脉枪击音及杜氏双重杂音。

（五）心包积液

正常状态下心包腔平均压力接近于零或略低于大气压。心包积液（pericardial effusion）的病理生理改变取决于积液的量与积液速度。积液仅为小量时对心脏及血流动力学无明显影响，但如积液迅速增加或逐渐增加至大量时均可引起心包腔内压力骤升，致使心脏舒张受限，影响静脉回流，心室充盈量及排血量均随之减少，同时心房内压及心室舒张期压力、体循环静脉压及肺循环静脉压均增高。主要症状有心前区闷痛、呼吸困难、腹胀、水肿等。大量心包积液或急性心包积液量较大时可以由于急性心包压塞出现休克而危及生命。

视诊：呼吸困难，多取前倾坐位。心尖搏动减弱或消失。大量心包积液时可出现颈静脉怒张，深吸气时更明显，称为库斯莫尔征（Kussmaul sign）。

触诊：心尖搏动减弱或触不到，若能触及则在心脏浊音界之内。少量积液时可有心包摩擦感。脉搏快而小，有奇脉。肝 – 颈静脉反流征阳性。

叩诊：心浊音界向两侧扩大，且随体位改变而变化，坐位时呈三角烧瓶样，卧位时则心底部浊音界增宽，相对与绝对心浊音界几乎一致。

听诊：心音弱而遥远，心率快。少量积液时可听到心包摩擦音，积液量增多后消失，偶可闻及心包叩击音。

其他：如大量心包积液时心脏向后移位，压迫左侧肺组织，引起左肺下叶不张，可有 Ewart 征，表现为左肩胛下角处触觉语颤增强，叩诊呈浊音，听诊有支气管呼吸音。

（六）心力衰竭

心力衰竭（heart failure）是指在静脉回流无器质性障碍的情况下，由于心肌收缩力下降引起心排血量减少，不能满足机体代谢需要的一种综合征。临床上以肺和（或）体循环淤血以及组织灌注不足为主要特征，又称充血性心力衰竭（congestive heart failure）。据心力衰竭的发生部位分为左心衰竭、右心衰竭及全心衰竭。

1. 左心衰竭 主要病理生理改变为左房内压增加引起的肺循环淤血，严重者可发生肺水肿。主要症状有进行性劳力性呼吸困难，夜间阵发性呼吸困难，端坐呼吸，咳嗽，泡沫痰，少数出现咯血。常见于左心室负荷过重的疾病，如高血压性心脏病、主动脉瓣病变、二尖瓣关闭不全、冠心病等。也可见于单纯左房负荷过重者，如风湿性心瓣膜病单纯二尖瓣狭窄、慢性房颤发生心房重构而明显扩大时。

视诊：不同程度的呼吸急促，发绀，高枕卧位或端坐位，心尖搏动向左下移位。

触诊：心尖搏动向左下移位，严重者有交替脉。

叩诊：心浊音区可向左下扩大，单纯二尖瓣狭窄则表现为梨形心。

听诊：心率增快，心尖部 S_1 减弱，可闻及舒张期奔马律，P_2 亢进并有分裂。双侧肺底部可听到对称性细湿啰音，心衰程度越重，湿啰音范围越大，可间有少量哮鸣音；急性肺水肿时，全肺可满布湿啰音和（或）哮鸣音。

此外，还有基础心脏病的体征。

2. 右心衰竭　主要病理生理改变为体循环静脉淤血。主要症状有腹胀、少尿、食欲不振甚至恶心呕吐。多继发于左心衰竭。单纯右心衰竭多见于慢性肺源性心脏病、原发性肺动脉高压、肺动脉栓塞及某些先天性心脏病，但均会先后不同程度地累及左心。

视诊：发绀，颈静脉怒张，下垂性水肿。淤血性肝硬化者可有巩膜、皮肤黄染。心尖搏动可向左移。

触诊：肝肿大并有压痛，肝－颈静脉反流征阳性，下肢或尾骶部（卧床者）凹陷性浮肿，严重者可全身性浮肿。

叩诊：心浊音界向左也可向右扩大，可有胸水（右侧为多）及腹水体征。

听诊：心率快，胸骨左缘第 3、4、5 肋间隙或剑突下闻及吹风样收缩期杂音（相对性三尖瓣关闭不全）和右室舒张期奔马律。

此外，还有基础心脏病的体征。

3. 全心衰竭　病理生理改变为同时具有肺淤血和体循环静脉淤血。大多由左心衰竭发展致右心衰竭，从而表现为全心衰竭；亦可见于心肌炎、心肌病等左、右心同时受累的疾病。

临床表现为左心衰竭及右心衰竭的综合，但两者的程度可能不同，常以一侧心力衰竭为主。由左心衰竭发展而来者，当右心衰出现时右心排血量减少，可缓解左心负荷，原有的阵发性夜间呼吸困难等肺淤血的表现会有所减轻。

常见循环系统病变体征归纳见表 7–9。

表 7–9　常见循环系统病变体征

病变	视诊	触诊	叩诊	听诊
二尖瓣狭窄	二尖瓣面容，心尖搏动略向左移，中心性发绀	心尖搏动向左移，心尖部可触及舒张期震颤	心浊音界早期稍向左，以后向右扩大，心腰部膨出，呈梨形心	心尖部较局限的隆隆样舒张中晚期杂音，伴 S_1 亢进、开瓣音，P_2 亢进伴分裂，肺动脉瓣区 Graham Steell 杂音，三尖瓣区收缩期杂音
二尖瓣关闭不全	心尖搏动向左下移位	心尖搏动向左下移位，常呈抬举性	心浊音界向左下扩大，后期亦可向右扩大	心尖部 3/6 级或以上较粗糙的吹风样全收缩期杂音，范围广泛，常向左腋下及左肩胛下角传导，心尖部 S_1 减弱，P_2 亢进伴分裂，心尖部可有 S_3
主动脉瓣狭窄	心尖搏动向左下移位	心尖搏动向左下移位，呈抬举性，主动脉瓣区收缩期震颤	心浊音界向左下扩大	主动脉瓣区粗糙、响亮的 3/6 级以上收缩期喷射性杂音，向右颈部传导，心尖部 S_1 减弱，A_2 减弱或消失，可有 S_2 逆分裂
主动脉瓣关闭不全	颜面较苍白，颈动脉搏动明显，心尖搏动向左下移位，可见点头运动及毛细血管搏动	心尖搏动向左下移位并呈抬举性，有水冲脉	心浊音界向左下扩大，靴形心	心尖部 S_1 减弱，A_2 减弱或消失，主动脉瓣第二听诊区叹气样递减型舒张期杂音，可向心尖部传导，心尖部可有柔和的吹风样收缩期杂音，也可有 Austin– Flint 杂音，可有动脉枪击音及杜氏双重杂音。
心包积液	呼吸困难，前倾坐位，颈静脉怒张，心尖搏动减弱或消失	心尖搏动减弱或消失，脉搏快而小，奇脉，肝－颈静脉回流征阳性，少量积液时有心包摩擦感	心浊音界随体位改变，坐位时呈三角烧瓶样，卧位时心底部浊音界增宽，相对与绝对心浊音界几乎一致	心音遥远，心率快，少量积液时可听到心包摩擦音

续表

病变	视诊	触诊	叩诊	听诊
左心衰竭	不同程度的呼吸急促，发绀，高枕卧位或端坐位，心尖搏动向左下移位	心尖搏动向左下移位（除外单纯性二尖瓣狭窄），严重者有交替脉	心浊音区可向左下扩大，单纯二尖瓣狭窄则表现为梨形心	心率增快，心尖部 S_1 减弱，可闻及舒张期奔马律，P_2 亢进伴分裂。双侧肺底部可听到细湿啰音（范围随心衰程度加重而扩大），可间有少量哮鸣音。急性肺水肿时，全肺可满布湿啰音
右心衰竭	发绀，颈静脉怒张，下垂性水肿。淤血性肝硬化者可有巩膜、皮肤黄染。心尖搏动可向左移	肝肿大并压痛，肝－颈静脉反流征阳性，下垂性凹陷性浮肿甚或全身浮肿	心浊音界向左也可向右扩大，可有胸水（右侧为多）及腹水体征	心率快，胸骨左缘第 3、4、5 肋间隙或剑突下闻及右室舒张期奔马律及吹风样收缩期杂音（相对性三尖瓣关闭不全）

【复习思考题】

1. 何谓抬举性心尖搏动？
2. 何谓震颤？试述心前区震颤的临床意义。
3. 简述心脏叩诊方法及正常成人相对浊音界参考范围。
4. 何谓靴形心及梨形心？简述其临床意义。
5. 试述心脏瓣膜听诊区名称及听诊部位。
6. 简述第一心音和第二心音的鉴别要点。
7. 试述器质性与功能性收缩期杂音的鉴别要点。
8. 何谓周围血管征？

NOTE

第八章　腹部检查

【学习要求】

1. 掌握腹部紧张度、压痛及反跳痛检查的方法及临床意义；腹部肿块的触诊方法和临床意义。掌握肝脏、胆囊、脾脏、肾脏的触诊方法及其异常的临床意义；移动性浊音和叩击痛的检查方法和临床意义；肠蠕动音增强或减弱的临床意义；腹部常见病变的体征。

2. 熟悉腹部范围及分区，腹部外形检查方法，腹部膨隆、凹陷的临床意义；腹壁皮肤改变、腹壁静脉曲张、疝、蠕动波的临床意义；正常腹部能触到的脏器；腹部的叩诊音，肝脏、胃泡鼓音区、脾脏、膀胱的叩诊；震水音的检查方法及临床意义。

3. 了解腹部血管杂音的临床意义。

【学习方法】

课前复习相关腹部解剖学知识，在教师指导下学习腹部体格检查的方法，反复练习，逐步掌握体检方法；查阅相关疾病的病因、发病机制，有利于掌握体征的临床意义。围绕常见疾病，要学会归纳、分析体征。

腹部检查运用视、触、叩、听诊等方法，其中以触诊最为重要。为减少触诊、叩诊对肠鸣音听诊的影响，也可按视、听、叩、触诊的顺序进行，但记录时为了格式的统一，仍按视、触、叩、听诊顺序。检查时应先由正常部位开始，逐渐移向病变部位。腹腔脏器较多，正常解剖位置常有变异，且相互重叠，关系复杂，较难辨别。虽然诊断腹部疾病需辅以实验室检查及X线、超声波、CT、内镜、磁共振成像等检查，但腹部体检仍是疾病诊断的基本方法。

一、腹部体表标志与分区

腹部的范围：内部上方以膈肌为顶，下至骨盆为底。外部前面上起肋弓下缘和剑突根部，下至耻骨联合及腹股沟；后面以肋骨、脊柱、骨盆壁及骶骨为支架；左右两侧上方为第10肋或第11肋下缘，下为髂嵴。

（一）体表标志

为便于准确描述腹部症状和体征的位置，常用以下体表标志：①肋弓下缘及腹上角：详见胸部体检；②脐：为腹部中心，平第3～4腰椎之间；③腹股沟韧带：两侧腹股沟韧带与耻骨联合上缘共同构成体表腹部下界；④剑突：连接于胸骨下段的软骨；⑤腹直肌外缘：相当于锁骨中线的延续；⑥髂前上棘：髂嵴前方突出点（图8–1）。

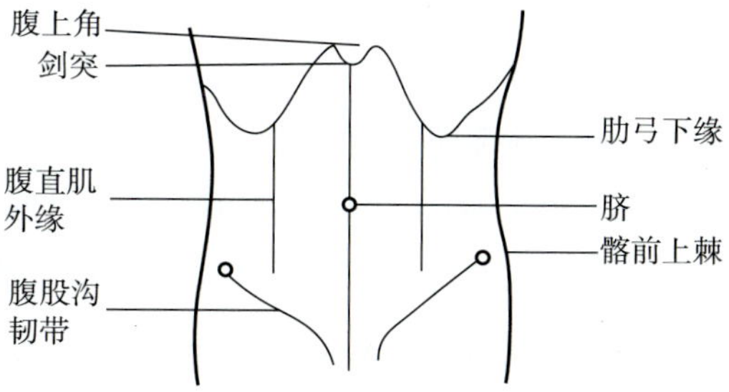

图8–1　腹部前面体表标志

（二）腹部分区

1. 四区法 以脐为中点，画一水平线与垂直线，将腹部分为左上腹部、左下腹部、右上腹部、右下腹部四区（图 8-2）。此分法简单，临床最常用，但腹部病变定位粗略。

2. 九区法 用两条水平线和两条垂直线将腹部分成为九个区。上水平线为两侧肋弓下缘最低点的连线，下水平线为两侧髂前上棘的连线。两条垂直线为通过左右髂前上棘至腹中线连线中点所做的垂直线。自上而下将腹部分成九区（图 8-3），各区脏器的分布（图 8-4）如下：

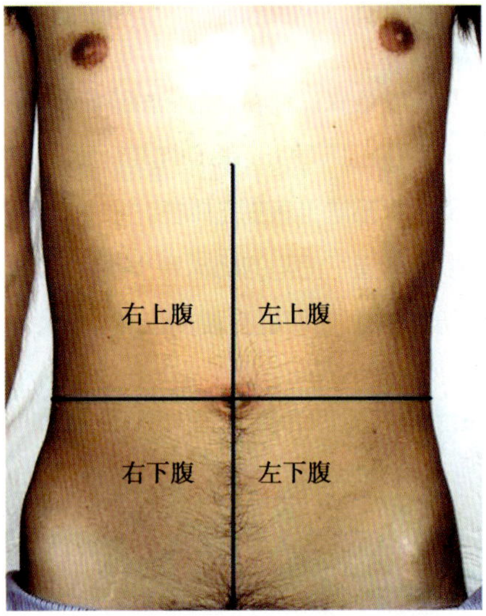

图 8-2 腹部体表四区法分区示意图

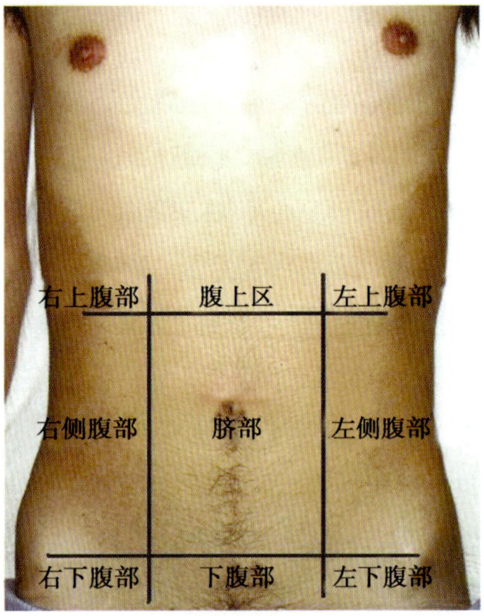

图 8-3 腹部体表九区法分区示意图

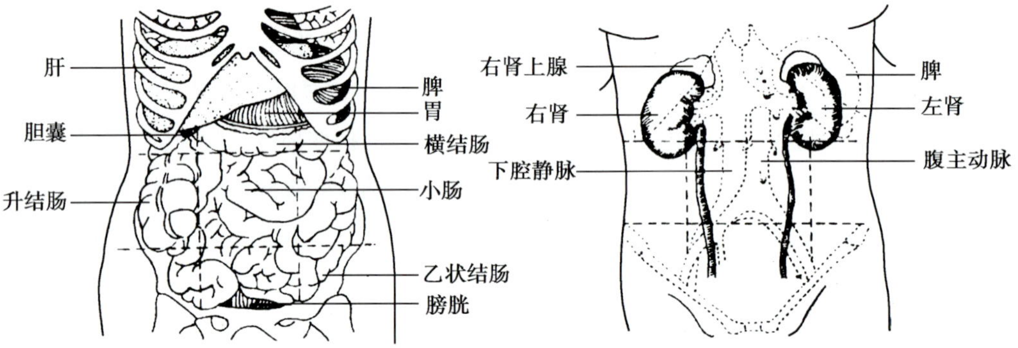

图 8-4 腹部各区脏器分布图

（1）左上腹部（左季肋部）：胃、脾、结肠脾曲、胰尾、左肾上腺、左肾上部。

（2）左侧腹部（左腰部）：降结肠、空肠或回肠、左肾下部。

（3）左下腹部（左髂部）：乙状结肠、女性左侧卵巢及输卵管、男性左侧精索。

（4）上腹部：肝左叶、胃、十二指肠、胰头和胰体、大网膜、横结肠、腹主动脉。

（5）中腹部（脐部）：大网膜、下垂的胃或横结肠、十二指肠下部、空肠和回肠、输尿管、腹主动脉、肠系膜及淋巴结。

（6）下腹部：回肠、输尿管、乙状结肠、胀大的膀胱、增大的子宫。

（7）右上腹部（右季肋部）：肝右叶、胆囊、结肠肝曲、右肾上腺、右肾上部。

（8）右侧腹部（右腰部）：升结肠、空肠、部分十二指肠、右肾下部。

（9）右下腹部（右髂部）：盲肠、阑尾、回肠下端、淋巴结、女性右侧卵巢及输卵管、男性右侧精索。

二、视诊

腹部视诊时，室内要温暖，患者应取仰卧位，暴露全腹，医师站在患者右侧，一般自上而下按一定顺序全面视诊。光线应充足适宜，以自然光线为佳。当观察腹部体表蠕动波、脏器轮廓、搏动及包块时，以侧光为宜。视诊主要内容有腹部外形、呼吸运动、腹壁静脉、胃肠型和蠕动波以及腹壁其他情况。

（一）腹部外形

正常成人仰卧时，腹部外形对称，前腹壁大致与自胸骨下端到耻骨联合的连线相平，称为腹部平坦（abdominal flat）（图 8-5A）。前腹壁稍低于此线者称为腹部低平（abdominal low flat）（图 8-5B），常见于消瘦者。前腹壁略高于此线者称为腹部饱满（abdominal satiation），可见于小儿及肥胖者（图 8-5C）。

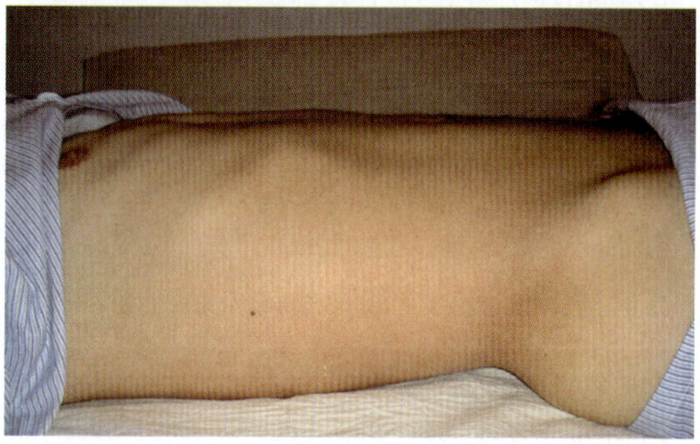

A：腹部平坦

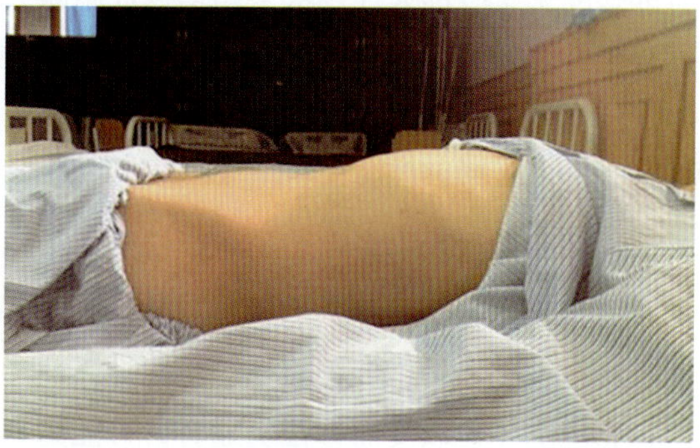

B：腹部低平

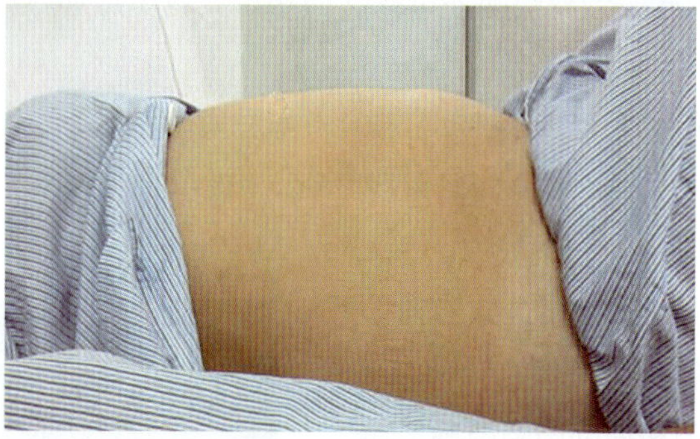

C：腹部饱满

图 8-5　正常腹部的外形

1. 腹部膨隆　仰卧时前腹壁明显高于胸骨下端至耻骨的连线，外形呈凸起状，称为腹部膨隆（abdominal bulge）。生理情况见于肥胖、妊娠等；病理情况可分为全腹膨隆和局部膨隆。

（1）全腹膨隆（hol-abdominal inflation）：①腹内积气：多为胃肠道内积气。大量积气可致全腹膨隆，腹部呈球形，变换体位时其形状无明显改变，见于各种原因所致的肠梗阻或肠麻痹。积气在肠道外腹腔内者，称为气腹（pneumoperitoneum），见于胃肠穿孔或治疗性人工气腹。②腹腔积液（ascites）：腹腔内大量积液的患者，仰卧位时液体因重力作用下沉于腹腔两侧，使腹部外形呈宽而扁状，称为蛙腹（frog belly）；坐位时下腹部明显膨出。腹腔积液常见于肝硬化门脉高压症、重度右心衰竭、缩窄性心包炎、肾病综合征、结核性腹膜炎、腹膜转移癌等。结核性腹膜炎或肿瘤浸润时腹部膨隆则常呈尖凸状（脐部较突出），称为尖腹（apical belly）。③腹腔巨大肿块：以巨大卵巢囊肿最常见，腹部呈球形膨隆而以囊肿部位较明显。

当全腹膨隆时，为观察其程度和变化，需定期在同等条件下测量腹围以作比较。测腹围时应嘱病人排尿后平卧，用软尺在脐水平绕腹一周，测得的周长即为腹围（abdominal perimeter），以厘米（cm）计算。

（2）局部膨隆（region inflation）：腹部局部膨隆常因腹内炎性包块、胃肠胀气、脏器肿大、肿瘤和疝等所致。视诊时应注意膨隆的部位、外形，有无搏动，是否随呼吸运动或体位改变而移位。左上腹膨隆见于脾肿大、巨结肠或结肠脾曲肿瘤等；上腹部膨隆见于肝左叶肿大、胃扩张、胃癌、胰腺囊肿或肿瘤等；右上腹膨隆见于肝肿大、肝淤血、肝脓肿、肝肿瘤、胆囊肿大及结肠肝曲肿瘤等；侧腹部膨隆见于患侧肾盂大量积水或积脓、多囊肾、巨大肾上腺肿瘤等；脐部膨隆见于腹部炎性包块（如结核性腹膜炎引起的肠粘连）等；左下腹部膨隆见于降结肠肿瘤、干结粪块（灌肠后消失）；下腹部膨隆多见于妊娠、子宫肌瘤等所致的子宫增大，卵巢囊肿，尿潴留等，尿潴留时排尿或导尿后膨隆消失；右下腹部膨隆见于阑尾周围脓肿、回盲部结核或肿瘤、克罗恩病等。

局部膨隆呈长形者，多见于肠梗阻、肠扭转、肠套叠和巨结肠症等所致的肠道病变；呈圆形者，常见于炎性包块（有压痛且边缘不规则）、囊肿或肿瘤；膨隆伴搏动可为动脉瘤，也可能因压在动脉上的肿大脏器或肿块传导其搏动所致；膨隆随呼吸移动，多为膈下脏器肿大或肿块；膨隆随体位改变而移位明显者，可能为卵巢囊肿等带蒂的肿块、游走肾、肠系膜或大网膜上的肿块。腹膜后脏器肿块，一般不随体位改变而移位。腹压增加时出现局部膨隆，而卧位或腹压减低后消失者，可见于腹壁疝。

为鉴别局部肿块是位于腹壁上还是腹腔内，可嘱患者双手置于枕部，由仰卧位起坐，使腹壁肌肉紧张，如肿块更为明显（被紧张的腹肌托起），提示在腹壁上；如肿块变得不清楚或消失（被紧张的腹肌遮盖），提示在腹腔内。

2. 腹部凹陷　仰卧时前腹壁明显低于胸骨下端至耻骨联合的连线，称为腹部凹陷（abdominal retraction），分为全腹凹陷和局部凹陷两种。

（1）全腹凹陷：常见于严重脱水、明显消瘦及恶病质等。严重者，前腹壁几乎贴近脊柱，全腹呈舟状，称为舟状腹（scaphoid abdomen）（图8-6）。见于恶性肿瘤、结核等慢性消耗性疾病的晚期。全腹凹陷在吸气时出现，见于上呼吸道梗阻和膈肌麻痹。

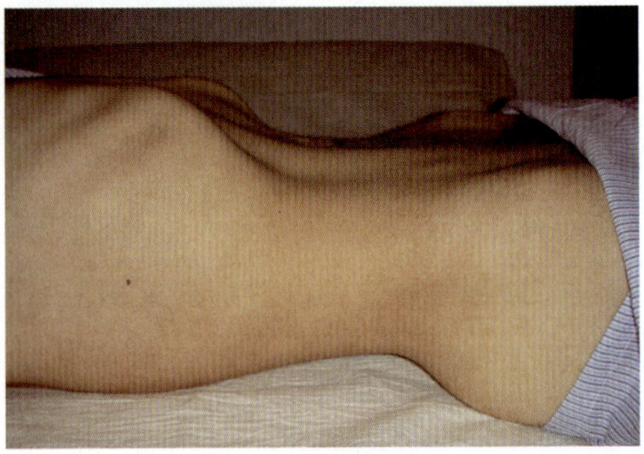

图 8-6　舟状腹

（2）局部凹陷：不多见，可由腹壁瘢痕收缩引起。

（二）呼吸运动

正常情况下，儿童和成年男性以腹式呼吸为主，而成年女性则以胸式呼吸为主。腹式呼吸减弱见于急性腹痛、腹膜炎、腹水、腹内巨大肿块或妊娠；腹式呼吸消失见于胃肠穿孔所致急性腹膜炎或膈肌麻痹等；腹式呼吸增强较少见，常由胸式呼吸受限的疾病所致。

（三）腹壁静脉

正常时腹壁静脉一般不显露，或者有时隐约可见腹壁静脉显露，但不迂曲。当门静脉循环障碍或上下腔静脉回流受阻导致侧支循环形成时，腹壁静脉扩张迂曲，称为腹壁静脉曲张（abdominal wall varicosis）。检查腹壁曲张静脉的血流方向有利于鉴别静脉阻塞的部位。检查时选择一段没有分支的静脉，医师将右手食指和中指并拢压在该段静脉上，然后用一手指紧压，另一手指向外移动，挤出静脉中的血液后放松该手指，另一手指仍紧压不动，观察挤空的静脉是否快速充盈，如是，则血流方向是从放松手指端流向紧压的手指端。再用同法放松另一手指，进一步证实血流方向（图 8–7）。

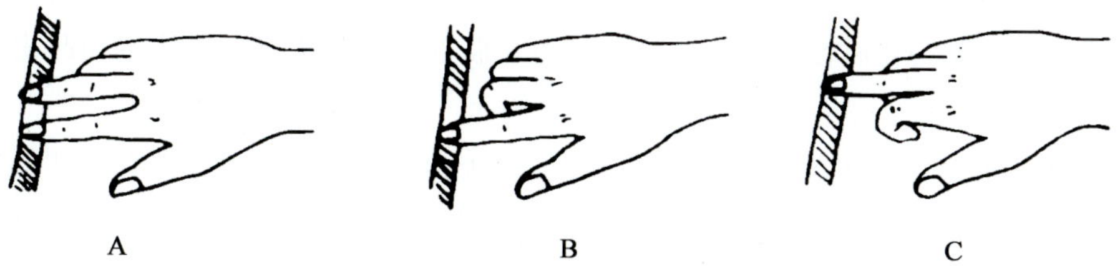

图 8–7 鉴别静脉血流方向示意图

A：医师用中指、食指并拢紧压曲张的静脉，中指向上移动挤出血液；B：放松中指，静脉不充盈，说明血流方向是自下而上；C：如重复 A 检查法，放松食指，静脉充盈快，说明血流方向是自下而上

正常时，脐水平线以上的腹壁静脉血流自下而上经胸壁静脉和腋静脉而进入上腔静脉，脐水平线以下的腹壁静脉血流自上而下经大隐静脉而进入下腔静脉。门脉高压形成侧支循环时，由于闭锁的脐静脉再度开放，血流从脐静脉进入腹壁浅静脉，腹壁曲张的浅静脉血流方向正常，呈水母头状（图 8–8A）；上腔静脉阻塞时，上腹壁或胸壁曲张的浅静脉血流转向下方由下腔静脉回流（图 8–8B）；下腔静脉阻塞时，曲张的浅静脉多分布在腹壁的两侧，有时在股外侧及臀部，脐以下的腹壁浅静脉血流方向转向上方进入上腔静脉（图 8–8C）。

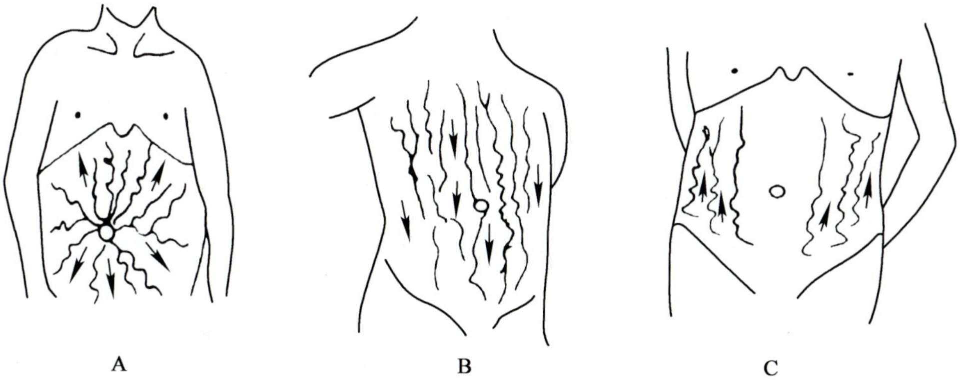

图 8–8 腹壁静脉曲张

A：门静脉受阻时，曲张静脉的血流方向正常；B：上腔静脉受阻时，曲张静脉的血流方向向下；C：下腔静脉受阻时，曲张静脉的血流方向向上

（四）腹壁皮肤

1. 皮疹（skin eruption） 不同种类的皮疹提示相应的疾病。带状疱疹则局限在一侧的肋间、腹部或腰部且沿脊神经走行分布，常伴烧灼样疼痛，不可误诊为急腹症。

2. 腹纹 腹部皮肤真皮层的结缔组织因张力增高而断裂，出现条索状瘢痕性损害即为腹纹（abdominal striae）。白纹见于经产妇（又称妊娠纹）和肥胖者。紫纹（purplish striate）多分布于下腹部两侧、大腿外侧等处，常见于皮质醇增多症患者，由于真皮萎缩变薄，其下毛细血管网丰富，红细胞较多，故呈紫色条纹。

3. 色素 正常情况下，腹部皮肤颜色较暴露部位稍淡。皮肤褶皱处如腹股沟及系腰带处有褐色色素沉着，见于肾上腺皮质功能减退（Addison 病）。左侧腰部呈蓝色，为血液自腹膜后间隙渗到侧腹壁的皮下所致（Grey-Turner 征），见于急性出血性胰腺炎。脐周腹部呈蓝色，为腹膜内或腹膜后大出血的征象（Cullen 征），见于急性出血性胰腺炎或宫外孕破裂。

4. 脐的状态 正常时脐与腹壁相平或稍凹陷。脐稍凸见于小儿或腹壁菲薄者；脐明显凸出见于大量腹水或高度腹胀，如伴脐组织薄弱则形成脐疝（umbilical hernia）。脐内陷伴分泌物呈浆液性或脓性，有臭味，多为炎症所致；分泌物呈水样，有尿臊味，是脐尿管未闭征象。脐部溃烂，可能为化脓性或结核性感染所致；脐部溃疡如果坚硬、固定而凸出，多为癌性溃疡。

5. 疝 任何脏器或组织离开了原来的部位，经人体正常或不正常的薄弱点或缺损、空隙进入另一部位即为疝（hernia）。腹壁疝是腹腔内容物经腹壁或骨盆薄弱点或孔隙向体表突出而形成的。如脐疝多见于大量腹水者、经产妇或婴幼儿；股疝（femoral hernia）位于腹股沟韧带中部，女性多见；腹股沟斜疝（indirect inguinal hernia）则偏于内侧，男性斜疝可下降至阴囊；手术瘢痕愈合不良者可有切口疝；先天性双侧腹直肌闭合不良，可有白线疝。疝嵌顿可引起急性腹痛。因疝在直立位或用力咳嗽时明显，仰卧时可缩小或消失，所以必要时可嘱病人变换体位或咳嗽时再行检查。

（五）蠕动波

当胃肠道发生机械性梗阻时，梗阻近端蠕动增强，在腹壁可见到的胃肠波浪式运动称蠕动波（peristaltic wave）；在腹壁显示出的胃或肠轮廓称胃型（gastral pattern）或肠型（intestinal pattern）。蠕动波也可见于腹壁菲薄或松弛的老年人或极度消瘦者。幽门梗阻时，还可见到自右向左运行的逆蠕动波（contrary peristaltic wave）。脐部出现肠蠕动波见于小肠梗阻，严重梗阻时，脐部可见横行排列呈多层梯形的肠型和较大肠蠕动波；结肠梗阻时，宽大的肠型多出现于腹壁周边，同时盲肠多胀大呈球形。观察蠕动波时，需选择适当角度，也可用手轻拍腹壁诱发后察看。

（六）上腹部搏动

上腹部搏动（epigastric pulsation）大多由腹主动脉搏动传导而致，正常时见于较瘦者，病理时上腹部明显搏动见于腹主动脉或其分支的动脉瘤及肝血管瘤。右心室增大时，吸气时在上腹部可见右心室搏动；严重三尖瓣关闭不全时，在上腹部可见淤血肿大的肝脏搏动。腹主动脉搏动与右心室搏动的鉴别方法见本章肝脏触诊。

三、触诊

腹部检查最重要的方法是触诊，可获得腹部脏器病变的大部分体征，并可进一步确定视诊所见，还可为叩诊、听诊提示重点。

（一）触诊方法及注意事项

NOTE

患者一般取仰卧位，头垫低枕，双手自然平放于躯干两侧，双腿屈曲并稍分开，使腹肌松弛，嘱患者张口缓慢做腹式呼吸，使膈下脏器上下移动以便检查。肝脏、脾脏触诊时，可分别采取左、右侧卧位；肾脏触诊时可取坐位或立位；触诊腹部肿瘤时可取肘膝位。

医师位于患者右侧，面对患者，前臂应与腹部表面在同一水平。指甲剪短，手要温暖，动作轻柔，由浅入深，先从健康部位开始，逐渐移向病痛区。一般自左下腹部开始，以逆时针方向顺序对腹部各区仔细进行触诊，边触诊边观察患者的反应与表情，以进行比较。对精神紧张或有痛苦者，可采取边触诊边与患者交谈的方式，转移其注意力，以减少腹肌紧张。

触诊方法见第二篇第三章基本检查法。

（二）触诊内容

1. 腹壁紧张度（abdominal wall tensity） 正常腹壁触之柔软，有一定张力，但较易压陷，称腹壁柔软（abdominal soft）。正常时有些人因怕痒等引起腹肌自主性痉挛，称“肌卫增强”（muscle strengthen），可在诱导或转移注意力后消失。某些病理情况可使全腹或局部腹壁紧张度增加或减弱。

（1）腹壁紧张度增加：全腹壁紧张度增加常见以下情况：①急性胃肠穿孔或实质脏器破裂所致急性弥漫性腹膜炎，因炎症刺激腹膜引起腹肌反射性痉挛，腹壁常有明显紧张，甚至强直硬如木板，称为板状强直（board-like rigidity）。②结核性腹膜炎时，因炎症发展缓慢，对腹膜刺激不强，且有腹膜增厚，肠管和肠系膜粘连，故全腹紧张，触之犹如揉面的柔韧之感，不易压陷，称为面团感（dough sensation）或揉面感。此征还见于腹膜肿瘤。③肠胀气、腹内大量腹水者，因腹腔内容物增加，触诊腹壁张力较大，但无腹肌痉挛和压痛。

局部腹壁紧张见于该处脏器的炎症累及腹膜，如急性胰腺炎出现上腹壁或左上腹壁紧张，急性胆囊炎可出现右上腹壁紧张，急性阑尾炎常出现右下腹壁紧张。

（2）腹壁紧张度减低：触诊腹壁松软无力，失去弹性，为腹壁紧张度降低。

全腹紧张度减低见于经产妇、体弱的老年人、慢性消耗性疾病及大量腹水放出后的患者。全腹紧张度消失见于重症肌无力和脊髓损伤所致腹肌瘫痪。局部腹壁紧张度减低不多见，可由局部的腹肌瘫痪或缺损所致。

2. 压痛及反跳痛 正常腹部无压痛及反跳痛，重按时仅有压迫感。触诊时，由浅入深进行按压，如发生疼痛，称为压痛（tenderness）。检查到压痛后，手指稍停片刻，使压痛感趋于稳定，然后突然将手抬起，此时如患者感觉腹痛骤然加剧，并伴有痛苦表情，称为反跳痛（rebound tenderness）。反跳痛的出现，提示炎症已累及到腹膜壁层，当突然松手时腹膜被牵拉引起疼痛。腹壁紧张，同时伴有压痛和反跳痛，称为腹膜刺激征（peritoneal irritation sign），又称腹膜炎三联征，是急性腹膜炎的重要体征。

压痛多由腹壁或腹腔内病变所致。如腹部触痛在抓捏腹壁或仰卧起坐时明显，多考虑较表浅的腹壁病变，否则多为腹腔内病变。腹腔内病变常因脏器的炎症、结石、淤血、破裂、扭转、肿瘤等病变所致，其临床意义需结合压痛部位、腹部各区组织脏器及疼痛性质来考虑。压痛局限某一部位时，即为压痛点（tenderness point）。某些疾病常有位置较固定的压痛点，如：①胆囊点：位于右侧腹直肌外缘与肋弓交界处，胆囊病变时此处有明显压痛。②阑尾点：又称麦氏（Mc Burney point）点，位于右髂前上棘与脐连线外1/3与中1/3交界处，阑尾病变时此处有压痛。腹部常见疾病压痛点的位置见图8-9。

NOTE

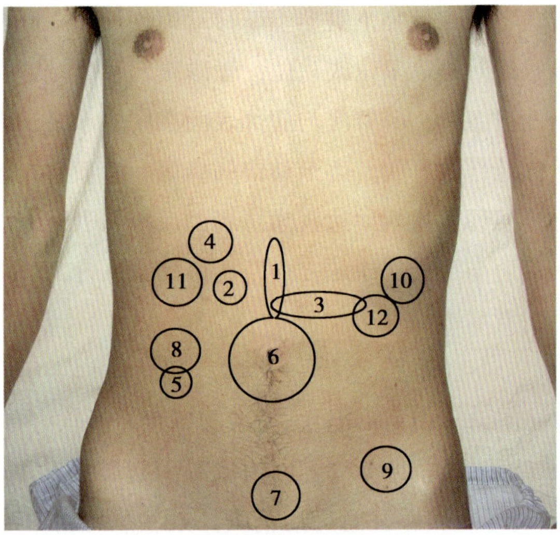

图 8-9 腹常见疾病的压痛点

①胃炎或溃疡；②十二指肠溃疡；③胰腺炎或肿瘤；④胆囊病变；⑤阑尾炎；⑥小肠疾病；⑦膀胱及子宫病变；⑧回盲部炎症、结核；⑨乙状结肠炎症或肿瘤；⑩脾或结肠脾曲病变；⑪肝或结肠肝曲病变；⑫胰腺炎的腰部压痛点（背面）

3. 液波震颤 检查时患者仰卧，医师用手掌面贴于患者腹壁一侧，以另一手并拢屈曲的四指指端迅速叩击腹壁另一侧，如腹腔内有大量游离液体（3000～4000mL以上），贴于腹壁的手掌就可感到液波的冲击，称为液波震颤（fluid thrill）或波动感（fluctuation）。为防止腹壁震动造成的错觉，可让另一人将手掌尺侧缘轻压于患者脐部腹中线上，即可阻止腹壁震动的传导（图 8-10）。

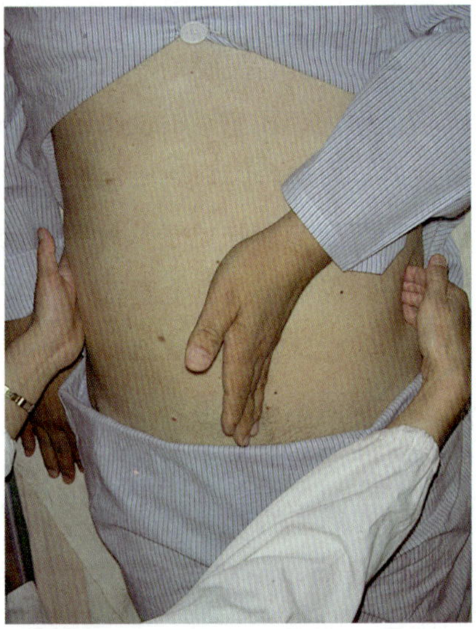

图 8-10 液波震颤检查方法

4. 腹内器官触诊

（1）肝脏触诊：主要用于了解肝脏下缘的位置和肝脏的质地、边缘、表面及搏动等，常用单手触诊（single palpation）。医师位于患者右侧，将右手掌平放于患者右侧腹壁上，腕关节自然伸直，四指并拢，掌指关节伸直，以食指桡侧或食指与中指桡侧前端指腹对着肋缘，在右侧腹直肌外缘上，自髂前上棘连线水平开始，自下而上，逐渐向右季肋缘移动。患者深吸气时，右手在继续施压中随腹壁隆起缓慢抬高，上抬的速度要慢于腹壁的隆起，并向季肋缘方向触探，以迎触下移的肝下缘。呼气时，腹壁松弛并下陷，触诊指端向腹深部按压，如肝脏肿大，则可触及肝下缘从手指端滑过。若未触及，则反复进行，直至触及肝脏或肋缘为止（图 8-11）。

为提高触诊效果，可用双手触诊法（bimanual palpation）。医师右手位置同单手触诊法，用左手掌托住患者右后腰，左大拇指张开置于右肋缘。在患者吸气的同时，左手向前推以限制右下胸扩张，增加膈肌下移的幅度，使肝下缘紧贴前腹壁下移，更易触诊（图 8-12）。用上述方法，还应在腹中线上由脐平面到剑突区域（肝左叶）进行触诊。在腹部某处触及肝下缘后，应自该处起向两侧延伸触诊，以了解整个肝脏和全部肝下缘的情况。

NOTE

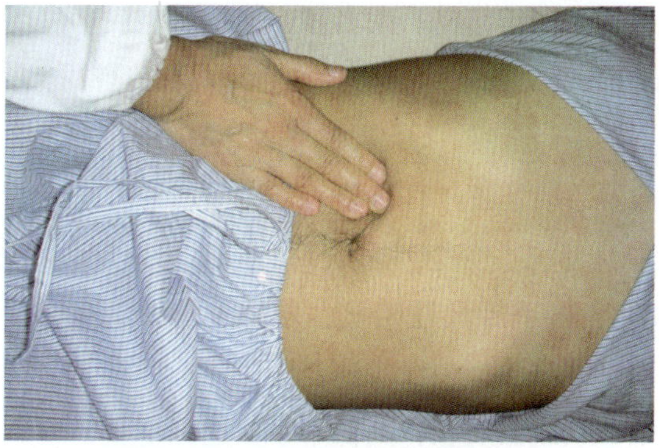

图 8-11　肝脏触诊法（单手触诊）

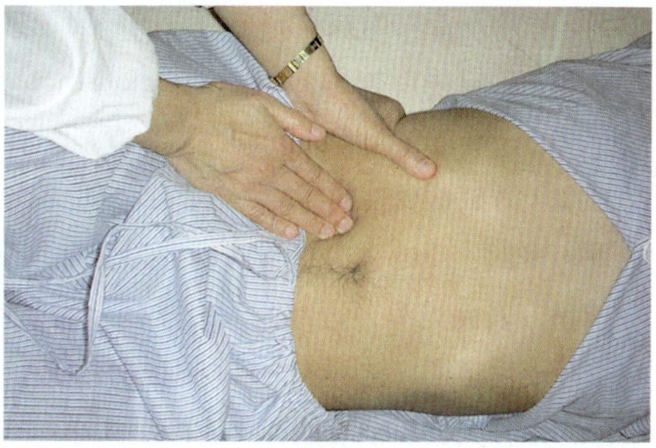

图 8-12　肝脏触诊法（双手触诊）

正常成人的肝脏在右肋弓下缘一般触不到，但腹壁松弛的瘦者于深吸气时可触及肝下缘，多在肋弓下 1cm 以内。剑突下如能触及肝左叶，多在 3cm 以内。2 岁以下小儿的肝脏相对较大，易触及。正常肝脏质地柔软，边缘较薄，表面光滑，无压痛和叩击痛。触及肝脏后，应详细描述以下几点：

1）大小：记录肝脏大小，在平静呼吸时测量右锁骨中线上肋弓下缘至肝下缘垂直距离（以厘米计），并注明以叩诊法叩出的肝上界位置。肝脏下移时，可触及肝下缘，但肝上下径正常，见于内脏下垂、肺气肿、右侧大量胸腔积液等导致的膈肌下降。肝大（hepatomegaly）时，肝上界正常或升高。肝脏肿大可分为弥漫性和局限性。弥漫性肝脏肿大见于肝炎、脂肪肝、肝淤血、早期肝硬化、白血病、血吸虫病等；局限性肝脏肿大见于肝脓肿、肝囊肿（包括肝包虫病）、肝肿瘤等，并常能触及或看到局部膨隆。肝脏缩小见于急性和亚急性肝坏死、晚期肝硬化。

2）质地：肝脏质地一般分为质软、质韧（中等硬度）和质硬三级。正常肝脏质地柔软，如触口唇；急性肝炎及脂肪肝时质地稍韧；慢性肝炎质韧，如触鼻尖；肝硬化质硬，肝癌质地最硬，如触前额；肝脓肿或囊肿有积液时呈囊性感，大而浅者可能触到波动感。

3）表面形态及边缘：触及肝脏时应注意肝脏表面是否光滑，有无结节，边缘是否整齐及厚薄。正常肝脏表面光滑，边缘整齐，且厚薄一致。肝炎、脂肪肝、肝淤血表面光滑，边缘圆钝；肝硬化表面不光滑，呈结节状，边缘不整齐且较薄；肝癌、多囊肝表面不光滑，呈不均匀的粗大结节状，边缘厚薄也不一致；巨块型肝癌、肝脓肿及肝包虫病，表面呈大块状隆起。

4）压痛：正常肝脏无压痛。当肝包膜有炎性反应或因肝肿大被牵张，则肝脏有压痛。急性肝炎、肝淤血时，常有弥漫性轻度压痛；较表浅的肝脓肿，有局限性剧烈压痛。

5）搏动：正常肝脏触不到搏动。由炎症、肿瘤等引起的肝脏肿大，如未压迫到腹主动脉或右心室增大未向下推压肝脏时，也触不到搏动。如果触到肝脏搏动，应鉴别是肝脏本身的扩张性搏动还是传导性搏动。医师将右手放于肝前面，左手放于肝后面（或右外表面），嘱患者暂停呼吸，即可感到肝脏呈开合样搏动，则为肝脏本身的扩张性搏动；见于三尖瓣关闭不全，因右心室收缩期的搏动随血液反流到右心房、下腔静脉而传导至肝脏，使其呈扩张性搏动。如仅右手被推向上，左手无感觉，则为传导性搏动；见于肿大的肝脏压在腹主动脉上（向前搏动），或右心室增大（向下搏动）。当右心衰竭引起肝淤血肿大时，肝－颈静脉反流征（hepato-jugular reflux sign）阳性。

6）肝区摩擦感：嘱患者做腹式呼吸运动，医师将右手掌面轻贴于肝区，正常时掌下无摩擦感，肝周围炎时因其表面与邻近腹膜有炎性渗出物而变得粗糙，两者相互摩擦产生震动可用手触知，为肝区摩擦感（hepatic region friction aesthema）。如用听诊器听到时，为肝区摩擦音（hepatic region friction murmur）。

由于肝脏病变性质不同，物理性状也各异，故触诊时需逐项仔细检查，以了解肝脏下缘的位置、表面、质地、边缘及搏动等，综合判断其临床意义。如急性肝炎时，肝脏可轻度肿大，质稍韧，表面光滑，边缘钝，有压痛。慢性肝炎时，肝脏肿大较明显，质韧或稍硬，压痛较轻。肝硬化早期肝常肿大，晚期则缩小变硬，表面呈结节状，边缘较薄，无压痛。肝癌时，肝脏进行性肿大，质坚硬如石，表面呈大小不等的结节状或巨块状，高低不平，边缘不整，压痛明显。脂肪肝所致肝大，质软或稍韧，表面光滑，无压痛。肝淤血时，肝脏可明显肿大，质韧，表面光滑，边缘圆钝，有压痛，以肝－颈静脉反流征阳性为其特征。

（2）胆囊触诊：触诊法与肝脏触诊相同。正常胆囊不能触及。胆囊肿大（gallbladder enlargement）时，在右肋弓下腹直肌外缘处可触及一梨形或卵圆形、张力较高、随呼吸而上下移动的器官，质地和压痛视病变性质而定。①急性胆囊炎时，胆囊渗出物潴留引起胆囊肿大，呈囊性感，压痛明显，并常有墨菲征（Murphy sign）阳性。检查墨菲征时，医师将左手掌平放于患者右胸下部，先以左手拇指指腹用适度压力钩压右肋下部胆囊点处（患者感到疼痛，为胆囊触痛征阳性），同时嘱患者缓慢深吸气，胆囊下移时碰到用力按压的拇指引起疼痛而使患者突然屏气，即墨菲征阳性（图 8–13）。此检查法对于未明显肿大到肋缘以下的胆囊触诊更有意义。②胰头癌压迫胆总管导致阻塞，出现黄疸进行性加深，胆囊显著肿大，但无压痛，称为库瓦西耶征（Courvoisier sign）阳性，又称无痛性胆囊增大征阳性。③胆囊内有大量结石或胆囊癌所致的胆囊肿大有实体感。④胆总管结石导致阻塞时，因胆囊常有慢性炎症，囊壁因纤维化而皱缩，且与周围组织粘连而失去移动性，虽黄疸明显，但胆囊肿大不明显。

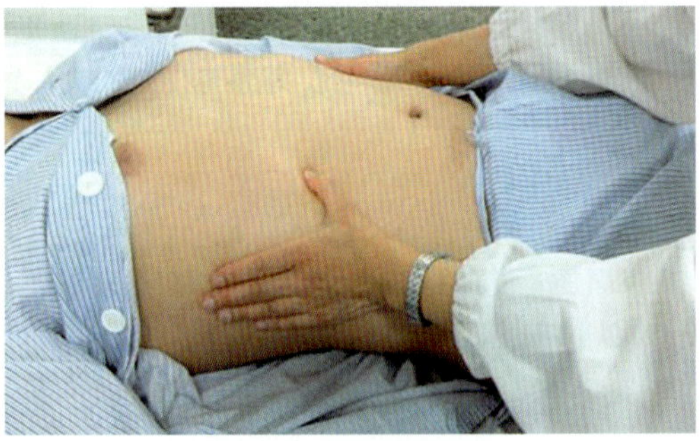

图 8–13 墨菲征检查法

（3）脾脏触诊：正常脾脏不能触及。内脏下垂、左侧大量胸腔积液或积气时，膈肌下降，使脾向下移而可触及，除此之外能触及脾脏则提示脾大（splenomegaly）。脾脏明显肿大而位置较表浅时，用单手浅部触诊法即可触及。如肿大的脾脏位置较深，则用双手触诊法进行检查。

患者仰卧，双腿稍屈曲，医师左手绕过患者腹部前方，手掌置于患者左腰部第 7～10 肋处，将后胸推向前方并限制胸廓移动。右手掌平放于上腹部，与肋弓成垂直方向，随病人腹式呼吸运动，由下向上，逐渐移近左肋弓，直到触及脾缘或左肋缘为止（图 8–14）。脾脏轻度肿大而仰卧位不易触及时，可嘱患者改换右侧卧位，患者右下肢伸直，左下肢屈髋、屈膝，用双手触诊较易触及（图 8–15）。脾脏肿大的形态各异，如有的呈狭长形紧贴腰肌前面，有的薄而软，对于初学者而言，脾脏触诊常不能掌握要领，比较困难，而易漏诊。尤其注意触诊时不应按压过重，避免将脾脏挤开，故需沿左肋缘仔细触诊和体会。必要时还需配合叩诊胃泡鼓音区是否消失，进行核实。触及脾脏后应注意其大小、质地、表面形态、有无压痛及摩擦感等。

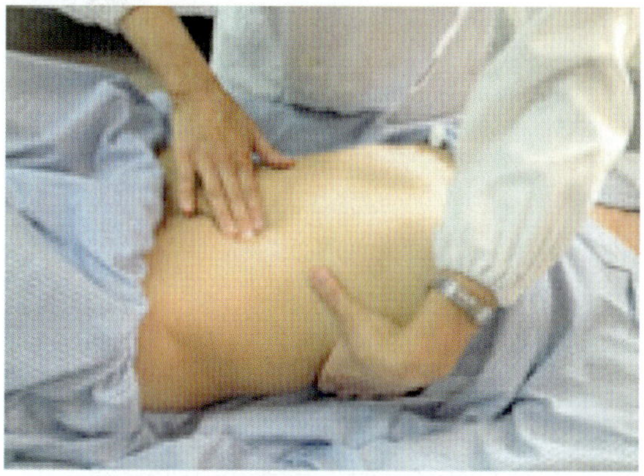
图 8-14　脾脏触诊法（仰卧位）

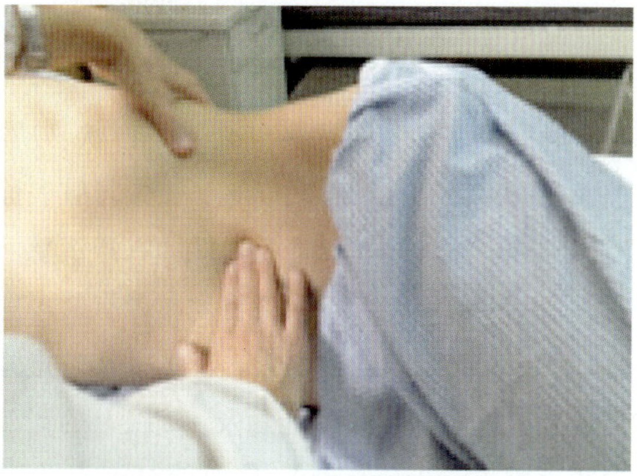
图 8-15　脾脏触诊法（右侧卧位）

临床上常将脾肿大分为三度：深吸气时脾脏在肋下不超过2cm者，为轻度肿大；超过2cm至脐水平线以上，为中度肿大；超过脐水平线或前正中线，为高度肿大，又称巨脾。中度以上脾肿大时，其右缘常可触及脾切迹，这一特征可与左肋下其他包块相区别。

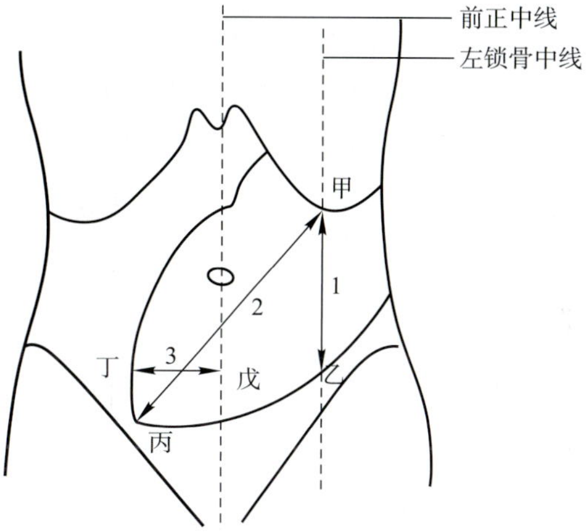

图 8-16　脾大的测量法

脾大的测量方法（图 8-16）如下：当轻度脾肿大时只做甲乙线（又称第 1 线）测量，即在左锁骨中线与左肋缘交点至脾下缘的垂直距离，以厘米表示（下同）。脾脏明显肿大时，应加测甲丙线（第 2 线）和丁戊线（第 3 线）。甲丙线为左锁骨中线与左肋缘交点至最远脾尖之间的距离。丁戊线为脾右缘到前正中线的距离，如脾肿大向右未超过前正中线，测量脾右缘至前正中线的最短距离，以“－”表示，超过前正中线，则测量脾右缘至前正中线的最大距离，以“＋”表示。

轻度脾肿大常见于慢性肝炎、粟粒型肺结核、伤寒、感染性心内膜炎、败血症等，一般质地较柔软；中度脾肿大见于肝硬化、慢性溶血性黄疸、慢性淋巴细胞白血病、系统性红斑狼疮、淋巴瘤等，一般质地较硬；高度脾肿大，表面光滑者见于慢性粒细胞白血病、慢性疟疾等，表面不平而有结节者见于淋巴瘤等。脾囊肿时，表面有囊性肿物。脾脓肿、脾梗死和脾周围炎时，由于脾包膜常有纤维素性渗出物，并累及壁腹膜，故可触到摩擦感且压痛明显。触及脾脏需要和左肾、肝左叶、结肠脾曲肿块、胰尾囊肿等鉴别。

（4）肾脏触诊：常用双手触诊法。患者可取仰卧位或立位。仰卧位触诊右肾时，患者双腿屈曲并做较深的腹式呼吸。医师位于患者右侧，将左手掌放在患者右后腰部向上托（触诊左肾时，左手绕过患者前方托住左后腰部），右手掌平放于被检侧季肋部，进行深部触诊，与在后腰部向上托起的左手试图接近，双手夹触肾脏。如未触及肾脏，应让患者深吸气，此时随吸气下移的肾脏可能滑入双手之间被触知。如能触及肾脏大部分，则可将其在两手间夹住，同时患者常有类似恶心或酸痛的不适感。有时只能触及光滑、圆钝的肾下极，它常从触诊的手中滑出（图 8-17）。

如仰卧位未触及肾，还可嘱患者取坐位或立位，腹肌放松，医师位于患者侧面，双手前后配合触诊肾脏。在肾下垂或游走肾时，立位较易触到。

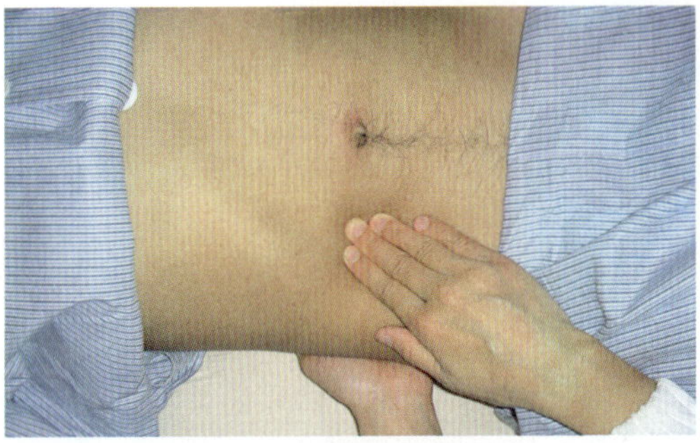
图 8-17 肾脏双手触诊法

触及肾脏时，应注意其大小、形状、质地、表面状态、敏感性和移动度等。正常肾脏表面光滑而圆钝，质地结实而富有弹性，有浮沉感。正常人肾脏一般不能触及，身材瘦长者有时可触及右肾下极。肾脏代偿性增大、肾下垂及游走肾常被触及。如在深吸气时能触及 1/2 以上的肾，即为肾下垂（nephroptosis）。肾脏明显下垂并能在腹腔各个方向移动时，称为游走肾（movable kidney）。有时左肾下垂易误认为脾肿大，右肾下垂易误认为肝肿大，应注意鉴别。肾脏肿大见于肾盂积水或积脓、肾肿瘤及多囊肾等。肾盂积水或积脓时，质地柔软，富有弹性，有波动感；肾肿瘤则质地坚硬，表面凹凸不平；多囊肾时，不规则增大的肾脏有囊性感。

当肾脏和尿路疾病，尤其是炎性疾病时，可在一些部位出现压痛点（图 8-18）：①季肋点：在第 10 肋骨前端，相当于肾盂位置；②上输尿管点：在脐水平线上腹直肌外缘；③中输尿管点：在两侧髂前上棘水平腹直肌外缘，相当于输尿管第二狭窄处（入骨盆腔处）；④肋脊点：在背部脊柱与第 12 肋所成的夹角顶点，又称肋脊角；⑤肋腰点：在第 12 肋与腰肌外缘的夹角顶点，又称肋腰角。

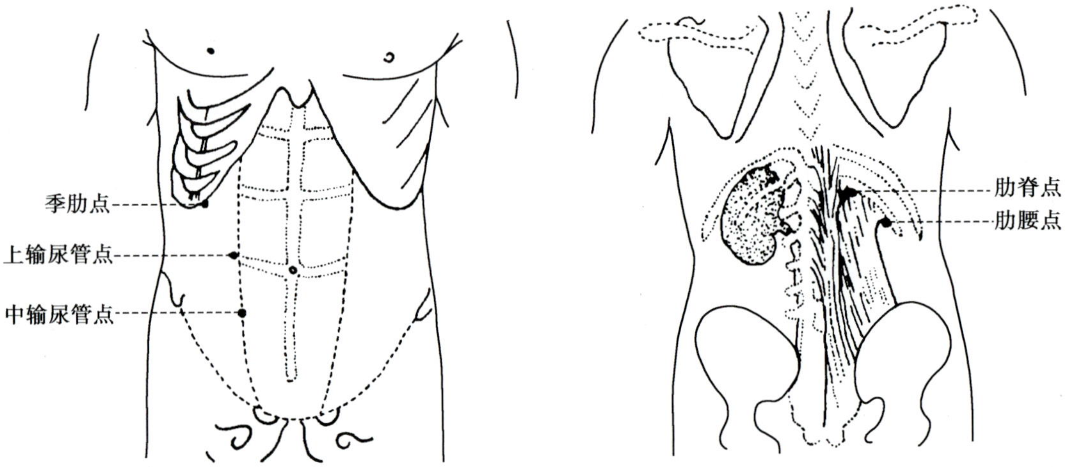

图 8-18 肾脏疾病压痛点示意图

季肋点压痛常提示肾脏病变。输尿管有结石、化脓性或结核性炎症时，在上或中输尿管点出现压痛。肋脊点和肋腰点是肾脏炎症性疾病如肾盂肾炎、肾结核或肾脓肿等常出现压痛的部位。如炎症深隐于肾实质内，可无压痛而仅有叩击痛。

（5）胰腺触诊：胰腺位于腹膜后，位于上腹部相当于第 1、2 腰椎处，且正常胰腺质软，故不能触及。胰头约位于腹中线偏右，胰体、胰尾在腹中线左侧。急性胰腺炎时，在中上腹或左上腹有横行带状压痛和腹壁紧张，并牵涉左腰部；上腹部触及质硬而无移动性肿物时，如为横行条索状，应考虑为慢性胰腺炎。如呈坚硬块状，表面似有结节，不光滑，则可能为胰腺癌；胰头癌时库瓦西耶征（Courvoisier sign）阳性。假性胰腺囊肿时，在上腹部肝下缘或左季肋部可触及囊性肿物，位置固定，表面光滑，无压痛，此区肿块要与胃部肿瘤鉴别。

NOTE

（6）膀胱触诊：正常膀胱空虚时不易触到，膀胱只有充盈后超出耻骨上缘才能触到。触诊时患者仰卧屈膝，医师位于患者右侧，用单手滑行触诊法，以右手自脐开始向耻骨方向触摸。当膀胱充盈胀大时，可在下腹部触及圆形的囊性器官，推之不动。膀胱胀大常见于尿道梗阻、脊髓病变所致的尿潴留，也见于昏迷、腰椎或骶椎麻醉后、手术后局部疼痛的患者。因膀胱胀大多由积尿所致，排尿或导尿后缩小或消失。以此可与妊娠子宫、卵巢囊肿、直肠肿物等常见耻骨上区包块相鉴别。

5. 腹部肿块

除了以上脏器，腹部还可能触及肿块，包括肿大或异位的脏器、炎症性包块、恶性肿瘤等。首先要将正常脏器和病理性肿块区分开来。

（1）正常腹部可触到的结构：正常时，除瘦弱者和多产妇可触及右肾下缘，儿童可触及肝下缘，尚可触及以下脏器：

1）腹直肌肌腹与腱划：在腹肌发达者，于腹壁中上部可触及隆起略呈圆形、较硬的腹直肌肌腹与其间横行凹沟的腱划，在前正中线两侧对称，位置较表浅，于仰卧起坐时更明显。

2）腹主动脉：腹壁薄软者，在脐或偏左的深部可触及搏动的腹主动脉，按压可有微痛。

3）腰椎椎体与骶骨岬：腹壁薄软及瘦弱者，在脐附近前正中线部位常可触及第3～5腰椎椎体或骶骨岬，呈骨质硬度，自腹后壁向前突出，有时可触及腰椎上腹主动脉的搏动，其宽度不超过3.5cm，易将其误认为后腹壁肿瘤。

4）横结肠：正常较瘦者可触及横结肠，为一可移动的横条状物，光滑柔软。

5）乙状结肠：正常乙状结肠用滑行触诊法常可触及，位于左下腹近腹股沟处，呈光滑条索状，可向左右移动而无压痛。当有干结粪块贮留于内时，可触及较粗条索状或类圆形包块，有轻度压痛，易误认为肿瘤。为鉴别可在肿块部位皮肤上做标记，隔日复查，为粪块，于排便或灌肠后包块移位或消失。

6）盲肠：部分较瘦者在右下腹麦氏点内侧稍上部位可触到盲肠。正常时触之如圆柱状，其下部为梨状扩大的盲端，表面光滑，稍能移动，无压痛。

（2）异常肿块：如在腹部触到上述内容以外的包块，应视为异常，多有病理意义。当触及包块时必须注意以下几点：

1）部位：腹部包块多源于该区脏器的病变，如上腹中部肿块多来源于胃或胰腺的肿瘤，右肋下肿块常与肝胆有关，两侧腹部的肿块常为结肠肿瘤。

2）大小：应准确测量包块的纵径、横径和前后径，前后径难以测出时可粗略估计，然后以厘米表示，如3cm×5cm×2cm，以便进行动态观察；也可用公认大小的实物作比喻，如拳头、鸡蛋、核桃大小。如肿块大小不定，甚至消失，则可能是痉挛、充气的肠襻所致。

3）形态：应注意包块的形态、轮廓、表面和边缘。如规则圆形且表面光滑者多为良性；不规整、表面凹凸不平及坚硬者多为恶性。脾脏明显肿大时可有切迹。在右上腹触及边缘光滑的卵圆形包块，应考虑胆囊肿大。

4）质地：实质性包块，质地可能柔软、中等硬或坚硬，见于炎症、结核和肿瘤。如为囊性，触之柔软，见于脓肿或囊肿等。

5）压痛：炎性包块压痛明显，如肝炎、肝脓肿、阑尾周围脓肿，而肿瘤的压痛则轻微或不明显。

6）搏动：触及腹中线附近膨胀性搏动的包块时，应考虑腹主动脉或其分支的动脉瘤。而腹主动脉附近的包块，可因传导而被触及搏动，应予鉴别。

7）移动度：肝、胆囊、胃、脾、肾或其包块，可随呼吸而上下移动。肝和胆囊的移动度最大，不易用手固定。如肿块能用手推动，可能源于胃、肠或肠系膜。游走肾及带蒂的包块，移动范围广且距离大。局部脓肿、炎性包块及腹膜外的肿瘤，一般不能移动。

触及包块还应确定与邻近皮肤、腹壁和脏器的关系。鉴别方法详见本章视诊腹部膨隆。

四、叩诊

腹部叩诊主要用于叩知某些脏器的大小和叩痛，胃肠道充气情况，腹腔内积气、积液和肿块等。直接叩诊法和间接叩诊法均可应用于腹部检查，但一般多采用间接叩诊法。

（一）腹部叩诊音

一般从左下腹开始，以逆时针方向叩至右下腹部，再至脐部，从而获得腹部叩诊音的总体印象。正常情况下，腹部叩诊大部分区域均为鼓音，肝、脾、充盈的膀胱、增大的子宫以及两侧腹部近腰肌处叩诊为浊音。当肝、脾或其他脏器明显肿大，腹腔内肿瘤或大量腹水时，叩诊鼓音范围缩小，病变部位可出现浊音或实音。当胃肠胀气明显或胃肠穿孔致气腹时，则鼓音范围明显增大，或出现于不应有鼓音的部位（如肝浊音界内）。

（二）肝脏及胆囊叩诊

肝脏叩诊用力要适当，一般沿右锁骨中线、右腋中线和右肩胛线由肺区向下叩向腹部确定肝上界。当由清音转为浊音时，即为肝上界。此处相当于被肺遮盖的肝顶部，故又称肝相对浊音界。再向下叩 1～2 肋间，浊音变为实音，此处的肝脏不再被肺所遮盖而直接贴近胸壁，称肝绝对浊音界（图 8–19）。确定肝下界时，最好由腹部鼓音区沿右锁骨中线或正中线向上轻叩，由鼓音转为浊音处即为肝下界（图 8–20）。但因肝下界与胃、结肠等重叠，故很难叩准，一般多用触诊或搔刮试验听诊法确定。一般叩得的肝下界比触得的肝下缘高 1～2cm，但若肝缘明显增厚，则两项结果较为接近。在确定肝上下界时要注意体型，体型对肝脏位置有一定影响。成人体型匀称者的肝脏通常在右锁骨中线上，其上界在第 5 肋间，下界位于右季肋下缘，二者之间的距离为肝上下径，为 9～11cm；在右腋中线上，其上界为第 7 肋间，下界相当于第 10 肋骨水平；在右肩胛线上，其上界为第 10 肋间。体型矮胖者肝上下界均可高一个肋间，体型瘦长者则可低一个肋间。

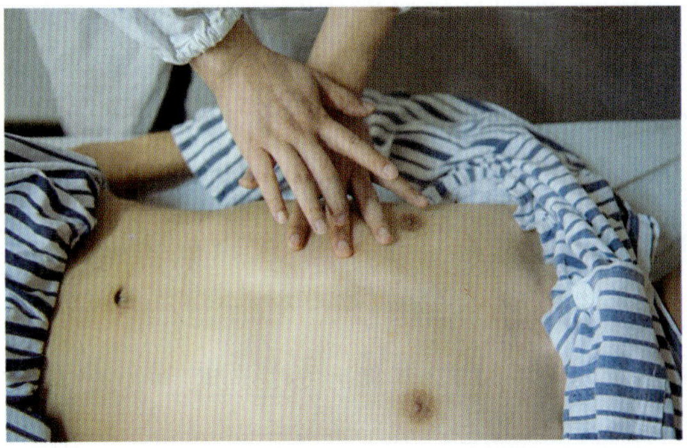

图 8–19　肝浊音上界检查示意图

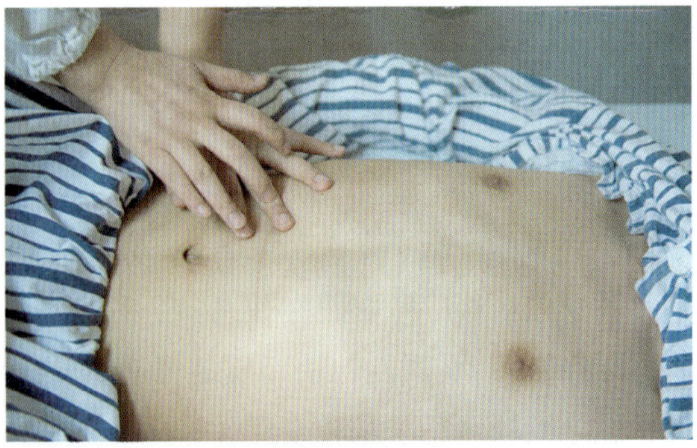

图 8–20　肝浊音下界检查示意图

肝浊音界扩大见于肝炎、肝癌、肝脓肿、肝淤血和多囊肝等。肝浊音界缩小见于肝硬化、急性重型肝炎和胃肠胀气等。肝浊音界消失代之以鼓音者，多由于肝表面覆有气体所致，是急性胃肠穿孔的一个重要征象，亦可见于腹部大手术后数日内、间位结肠（结肠位于肝与横膈之间）及全内脏转位等。肝浊音界向上移位见于右肺纤维化、右下肺不张及气腹、肠胀气等。肝浊音界向下移位见于肺气肿、右侧张力性气胸等。膈下脓肿时，由于肝下移和膈升高，肝浊音区也扩大，但肝脏本身并未增大。

检查肝脏和胆囊叩击痛时将左手掌平放于被检查者肝区，右手半握拳用轻到中等力量叩击左手背，观察有无疼痛（图 8-21）。肝区叩击痛对于诊断肝炎、肝脓肿或肝癌有一定的诊断意义。

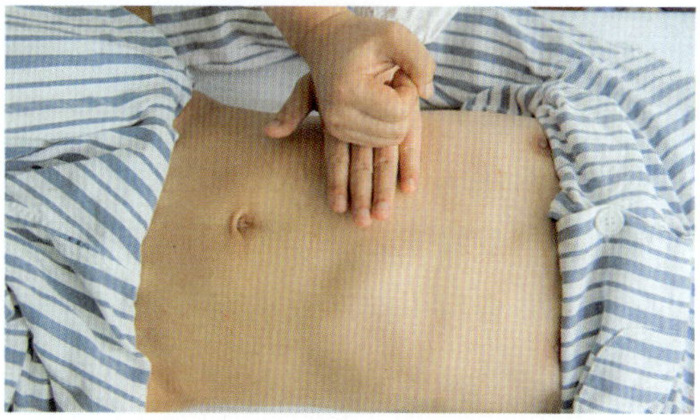
图 8-21　肝区叩击痛检查示意图

胆囊位于深部，且被肝脏遮盖，难以用叩诊检查其大小，一般只检查胆囊区有无叩击痛，胆囊区叩击痛为胆囊炎的重要体征。

（三）胃泡鼓音区

胃泡鼓音区（Traube space）位于左前胸下部肋缘以上，约呈半圆形，由胃底穹隆部含气而形成。其上界为横膈及肺下缘，下界为肋弓，左界为脾脏，右界为肝左缘。除非在饱餐后，一般情况下胃泡鼓音区均可叩及，其大小受胃内含气量多少和周围器官组织病变的影响。正常成人胃泡鼓音区长径中位数为 9.5cm（5.0～13.0cm），宽径为 6.0cm（2.7～10.0cm）。此区明显扩大见于幽门梗阻等，此区明显缩小或消失可见于中重度脾肿大、左侧胸腔积液、心包积液、肝左叶肿大（不会使鼓音区完全消失），也见于急性胃扩张或溺水患者。

（四）脾脏叩诊

当脾脏触诊不满意或在左肋下触到很小的脾缘时，宜用脾脏叩诊进一步检查脾脏大小。

脾浊音区宜采用轻叩法，在左腋中线自上而下进行（图 8-22）。正常脾浊音区位于该线上第 9～11 肋间，宽 4～7cm，前方不超过腋前线。脾浊音区扩大见于脾肿大，脾浊音区缩小或消失见于左侧气胸、胃扩张及肠胀气等。

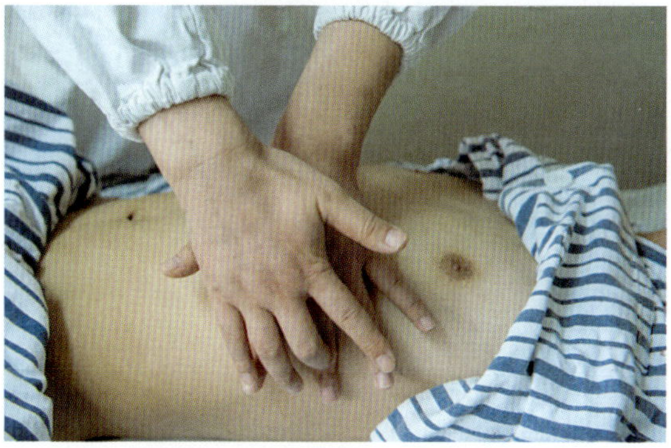
图 8-22　脾脏叩诊检查示意图

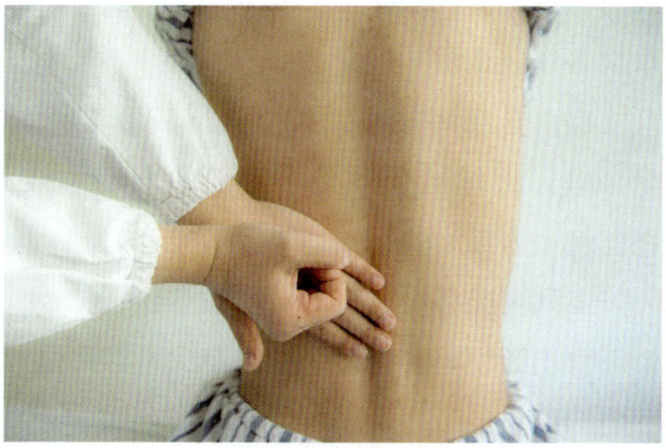
图 8-23　肾脏叩诊检查示意图

（五）肾脏叩诊

主要检查肾脏有无叩击痛，正常时肋脊角（肾区）处无叩击痛。检查时，患者取坐位或侧卧位，医师用左手掌平放于其肋脊角处，右手握拳用由轻到中等力量叩击左手背（图 8-23）。当有肾炎、肾盂肾炎、肾结石、肾结核及肾周围炎时，肾区有不同程度的叩击痛。

（六）膀胱叩诊

在耻骨联合上方进行，通常从上往下叩，由鼓音转成浊音时即到膀胱区。膀胱空虚时，因耻骨上方有肠管存在，叩诊呈鼓音，叩不出膀胱的轮廓。当膀胱充盈时，耻骨上方叩诊呈圆形浊音区。妊娠期增大的子宫、子宫肌瘤或卵巢囊肿时，该区叩诊也呈浊音，应予鉴别。腹水时，耻骨上方叩诊也可有浊音区，但此区的弧形上缘凹向脐部，而膀胱肿大时浊音区的弧形上缘凸向脐部。排尿或导尿后复查，如浊音区转为鼓音，即为尿潴留所致。

（七）腹水叩诊

因重力作用，腹腔内有较多液体存留时，多潴积于腹腔低处，故在此处叩诊呈浊音。如患者仰卧位，腹中部由于含气的肠管在液面浮起，叩诊呈鼓音，两侧腹部因腹水积聚叩诊呈浊音。检查者自腹中部脐水平面开始向患者左侧叩诊，发现浊音时，板指固定不动，嘱患者右侧卧，再度叩诊，如呈鼓音，表明浊音移动。可用同样方法叩诊患者对侧腹部，这种因体位不同而出现浊音区变动的现象，称移动性浊音（shifting dullness）（图 8–24）。当腹腔内游离腹水在 1000mL 以上时，即可查出移动性浊音。

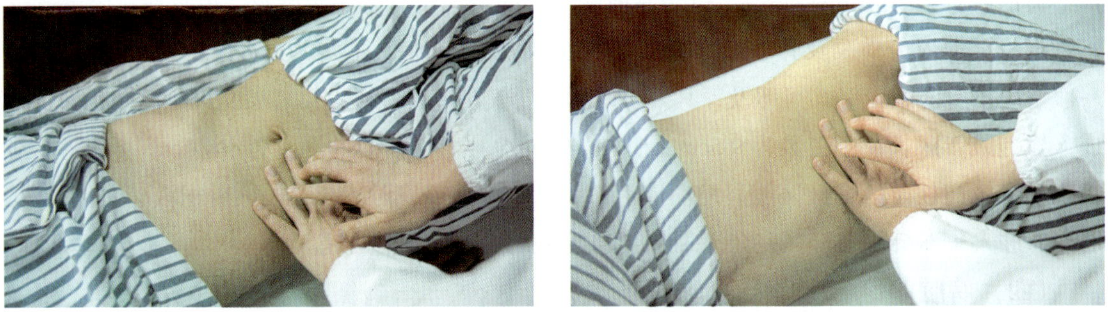

图 8–24 腹水叩诊检查法（移动性浊音）

如果腹水量少，用以上方法不能查出时，若病情允许，可让患者取肘膝位，使脐部处于最低部位，由侧腹部向脐部叩诊，如由鼓音转为浊音，则提示有腹水的可能（即水坑征）（图 8–25）。

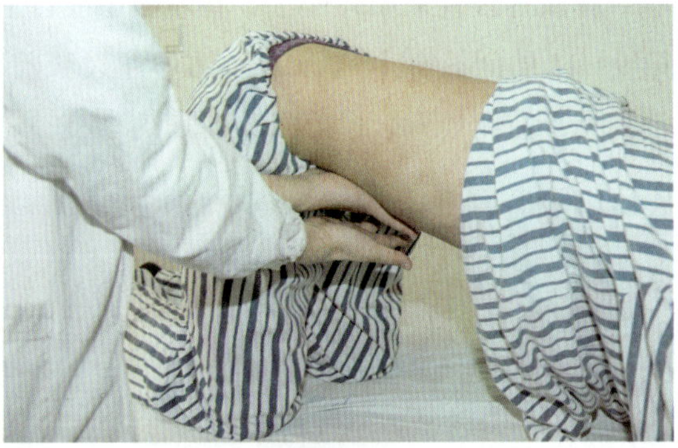

图 8–25 少量腹水检查法（水坑征）

也可让患者站立，如下腹部积有液体而呈浊音，液体的上界呈一凹面向下的曲线，在此线上为浮动的肠曲，叩诊呈鼓音。

下列情况易误为腹水，应注意鉴别：

（1）肠梗阻时由于肠管内有大量液体潴留，可因体位的变动出现移动性浊音，但常伴有肠梗阻的征象。

（2）巨大卵巢囊肿患者，腹部亦可出现大面积浊音，与腹水鉴别如下：①浊音区分布：卵巢囊肿所致浊音，于仰卧时常在腹中部，鼓音区则在腹部两侧，与腹水相反，这是由于肠管被卵巢囊肿压挤至两侧腹部所致（图 8–26）。②卵巢囊肿所致浊音不呈移动性。③尺压试验（ruler pressing test）：也可鉴别。即当患者仰卧时，用一硬尺横置于腹壁上，检查者两手将尺下压，如为卵巢囊肿，则腹主动脉的搏动可经囊肿传到硬尺，使尺发生节奏性搏动；如为腹水，则硬尺无此种搏动。

五、听诊

将听诊器膜形体件置于腹壁上，全面听诊各区，尤其注意上腹部、中腹部、腹部两侧及肝、脾各区。其内容主要有肠鸣音、振水音、血管杂音、摩擦音和搔弹音等。妊娠 5 个月以上的妇女还可在脐下方听到胎心音（130～160 次 / 分）。

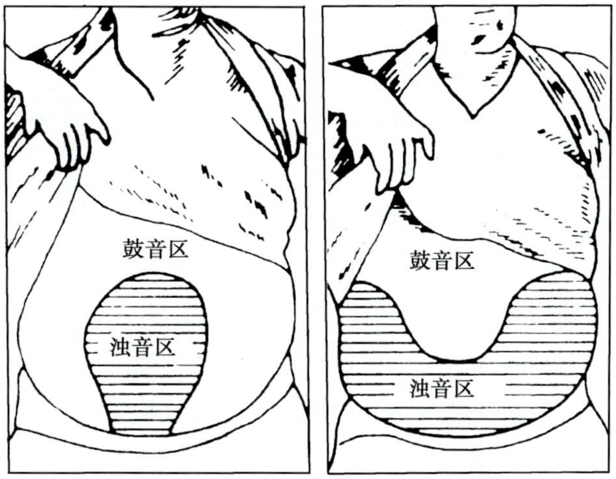

图 8–26　卵巢囊肿与腹水叩诊鉴别示意图

（一）肠鸣音

肠蠕动时，肠管内气体和液体随之而流动，产生一种断断续续的咕噜声（或气过水声），称为肠鸣音（bowel sound）。

通常以脐周作为听诊点，时间不应少于 1 分钟（图 8–27）。如 1 分钟内未闻及肠鸣音，可持续听诊 3～5 分钟。正常情况下，肠鸣音每分钟 4～5 次，其频率声响和音调变异较大。肠鸣音在餐后频繁出现而明显，休息时稀疏而微弱。肠蠕动增强时，肠鸣音达每分钟 10 次以上，但音调不特别高亢，称肠鸣音活跃（active bowel sound），见于急性胃肠炎、服泻药后或胃肠道大出血时。如肠鸣音次数多且响亮、高亢，甚至呈叮当声或金属音，称肠鸣音亢进（hyperactive bowel sound），见于机械性肠梗阻。肠鸣音亢进是由于肠腔梗阻，积气增多，肠壁被胀大变薄且极度紧张，与亢进的肠鸣音产生共鸣所致。如肠梗阻持续存在，肠壁肌肉劳损，蠕动减弱时，肠鸣音亦减弱，或数分钟才听到一次，称为肠鸣音减弱（hypoactive bowel sound），见于老年性便秘、腹膜炎、电解质紊乱（低血钾）及胃肠动力低下等。如持续听诊 3～5 分钟未听到肠鸣音，用手指轻叩或搔弹腹部仍未听到肠鸣音，称为肠鸣音消失（absent bowel sound），见于急性腹膜炎或麻痹性肠梗阻。

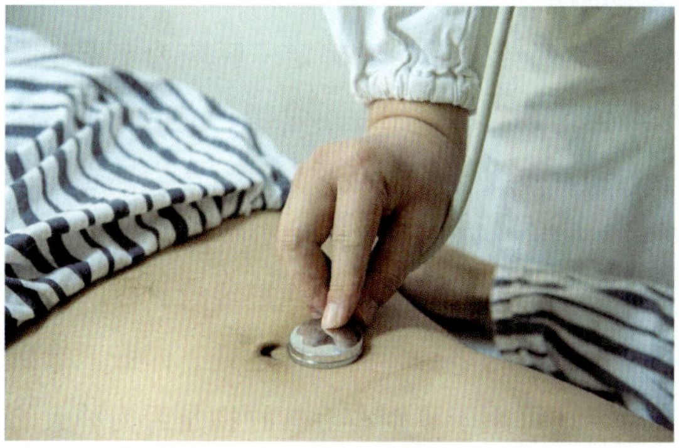
图 8–27　听诊肠鸣音

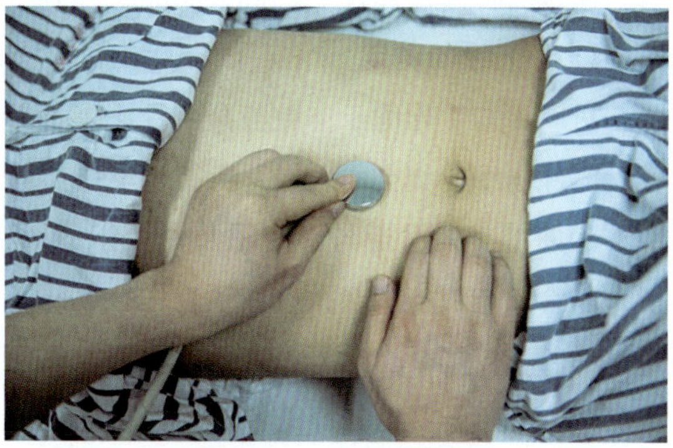
图 8–28　振水音检查法

（二）振水音

患者仰卧，医师用耳凑近患者上腹部或将听诊器膜形体件放于此处，然后用稍弯曲的手指连续迅速冲击患者上腹部，如听到胃内液体与气体相撞击的声音，称为振水音（succussion splash）（图 8–28）。也可用双手左右摇晃患者上腹部以闻及振水音。在胃内有多量液体及气体

NOTE

存留时可出现振水音，正常人餐后或饮入多量液体时，上腹部可出现振水音。但若在清晨空腹或餐后 6～8 小时以上仍有此音，则提示胃内有液、气潴留，见于胃扩张、幽门梗阻及胃液分泌过多等。

（三）血管杂音

正常腹部无血管杂音，腹部血管杂音对诊断某些疾病有一定作用。血管杂音有动脉性和静脉性杂音。动脉性杂音常在腹中部或腹部两侧。在腹中部的收缩期血管杂音（喷射性杂音）常提示腹主动脉瘤或腹主动脉狭窄。腹主动脉瘤时可触到该部搏动的肿块，腹主动脉狭窄时则搏动减弱，下肢血压低于上肢，严重者触不到足背动脉搏动。如在左、右上腹听到收缩期血管杂音，常提示肾动脉狭窄，如该杂音在下腹两侧，应考虑髂动脉狭窄（图 8–29）。当左叶肝癌压迫肝动脉或腹主动脉时，可在肿块体表部位听到吹风样杂音。

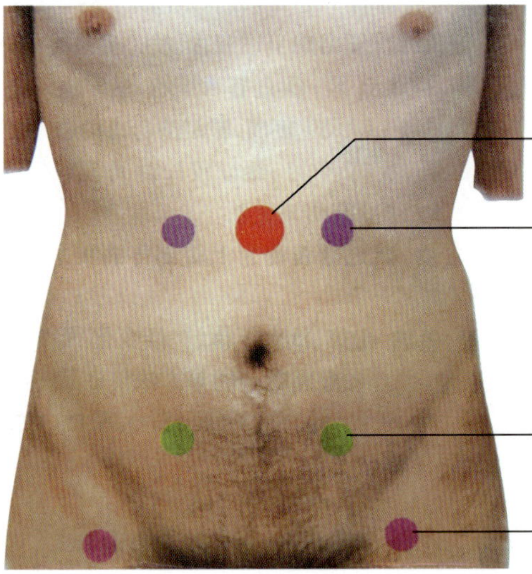

图 8–29 腹部动脉性杂音听诊部位

静脉性杂音为连续性潺潺声，无收缩期与舒张期之分。常出现于脐周或上腹部，尤其是腹壁静脉曲张严重时，提示门静脉高压（常为肝硬化引起）时的侧支循环形成，称克 – 鲍综合征（Cruveilhier–Baumgarten's syndrome）。

（四）摩擦音

在肝周围炎、胆囊炎、脾梗死或脾周围炎累及局部腹膜使之发炎等情况下，可在深呼吸时，在各相应部位听到摩擦音（friction sound），严重时可触及摩擦感。腹膜纤维渗出性炎症时，在腹壁亦可听到摩擦音。

（五）搔弹音

在腹部听诊搔弹音（scratch sound）的变化可协助测定肝下缘和微量腹水。

1. 肝下缘的测定 当肝下缘触诊不清楚时，可辅以听诊、叩诊法确定。肝脏为实质性脏器，对声音的传导优于空腔脏器。让患者仰卧，医师位于其右侧，用左手食指、中指将听诊器膜形体件按压于剑突下肝左叶上，左手拇指按压于右锁骨中线与右肋缘的交点，作为标志。右手掌面向上，无名指与小指屈曲，食指、中指半伸，中指稍向上用力，食指则往下紧擦过中指，以食指端弹击腹壁，沿右锁骨中线肋缘下自脐部向上轻弹。搔弹处未达肝缘时，仅听到弱而远的声音；当搔弹达肝脏表面腹壁时，则听到响亮而近耳的声音，此变音之处，即肝下缘所在。此法常用于腹壁较厚或不能满意配合触诊的患者，还可用于鉴别右上腹肿物是否为肿大的肝脏。

2. 微量腹水的测定 亦称水坑征（puddle sign）。患者取肘膝位数分钟，使腹水积聚于腹内最低处的脐区。将听诊器膜形体件贴于脐旁腹壁，医师以手指在一侧腹壁稳定、快速轻弹，听其声响，同时逐步将体件向对侧腹部移动，如声音突然变得响亮，此体件所在处即为腹水边缘之上。此法可鉴定出少至 120mL 的游离腹水（图 8–30）。

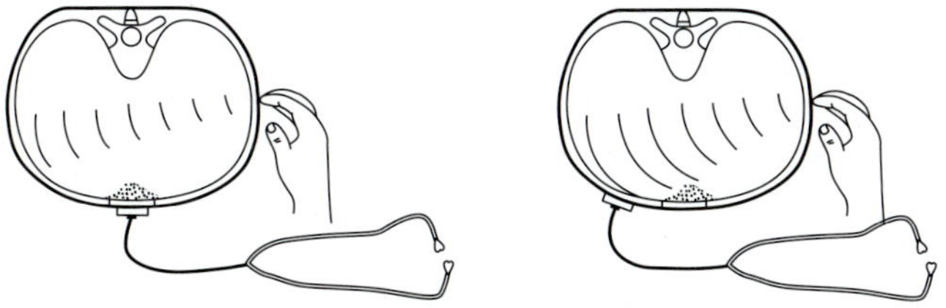

图 8-30　微量腹水检测示意图

六、腹部常见病变的体征

（一）肝硬化

肝硬化（liver cirrhosis）是一种或多种原因引起的进行性慢性肝病，其组织学特征为肝组织弥漫性纤维化、假小叶和再生结节形成。临床以肝功能减退和门静脉高压为特征。引起肝硬化的病因很多，主要有病毒性肝炎、慢性酒精中毒、胆汁淤积、循环障碍、药物或化学毒物、免疫性疾病、寄生虫感染、遗传和代谢性疾病、营养不良等。根据其病理特征，可分为小结节性、大结节性、混合性及再生结节不明显性等类。

肝硬化门脉高压时出现脾肿大、侧支循环形成、腹水。

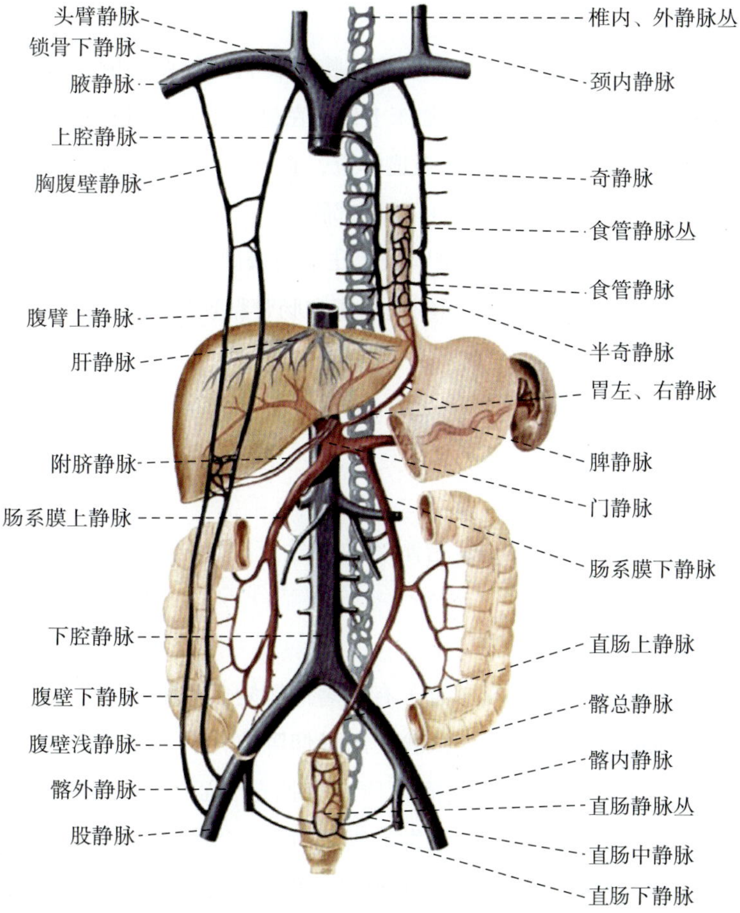

门腔静脉吻合模式图

图 8-31　门静脉高压时侧支循环图

视诊：面色萎黄，颈部及上胸部可见毛细血管扩张、蜘蛛痣，并可见肝掌。晚期面色灰暗，缺少光泽，皮肤、巩膜可有黄染，大量腹水时腹部膨隆呈蛙状腹，脐突出，甚至形成脐

NOTE

症，腹部可见静脉曲张，男性常有乳房发育。

触诊：早期肝脏轻度肿大，质地偏硬，表面光滑，压痛不明显。脾脏可触及。晚期肝脏缩小而不能触及，腹壁紧张度增加，脾脏轻中度肿大。大量腹水时液波震颤阳性，下肢出现浮肿。

叩诊：早期肝浊音区轻度扩大，晚期肝浊音区缩小，如有腹水，则移动性浊音阳性。

听诊：肠鸣音可减弱，脐周腹壁静脉曲张处可听到静脉连续性潺潺声。

（二）幽门梗阻

幽门梗阻（pyloric obstruction）多由消化性溃疡尤其是十二指肠球部溃疡引起，幽门反射性痉挛、充血、水肿或瘢痕收缩。患者主要症状为上腹胀痛，餐后加重，反复呕吐大量发酵的隔日食物（宿食），呕吐后感觉舒适。严重呕吐可致水、电解质紊乱。

视诊：一般表现为消瘦和脱水，严重者出现恶液质，可见上腹部膨隆、胃蠕动波、胃型及逆蠕动波。

触诊：上腹部紧张度增加。

叩诊：上腹部浊音或实音。

听诊：可出现振水音。

（三）急性腹膜炎

当腹膜受到细菌感染或化学物质如胃、肠、胰液及胆汁等刺激时，即可引起腹膜急性炎症，称为急性腹膜炎（acute peritonitis）。临床上以细菌感染所致急性腹膜炎最为严重。

视诊：呈急性危重病容，表情痛苦，强迫体位，腹式呼吸明显减弱或消失，当腹腔内炎性渗出液增多或肠管发生麻痹明显扩张时，可见腹部膨隆。

触诊：出现典型腹膜刺激征——腹壁紧张、压痛及反跳痛。急性弥漫性腹膜炎呈板状腹；局限性腹膜炎局部形成脓肿，或炎症与周围大网膜和肠管粘连成团时，触诊时可在局部扪及有明显压痛的肿块。

叩诊：鼓肠或有气腹时，肝浊音区缩小或消失；腹腔有多量渗液时，可叩出移动性浊音。

听诊：肠鸣音减弱或消失。

（四）急性阑尾炎

急性阑尾炎（acute appendicitis）是指阑尾的急性炎症性病变，是外科最常见的急腹症，其主要症状是转移性右下腹痛。

视诊：急性病容，腹式呼吸减弱。

触诊：右下腹 Mc Burney 点（阑尾点）有显著而固定的压痛，有时伴有反跳痛。如无明显压痛，可做诊断性试验：①结肠充气试验：患者仰卧位，右手加压其左下腹降结肠区，再用左手挤压近侧结肠，如病人诉右下腹痛，称为结肠充气征（Rovsing sign）阳性。这是由于结肠内气体倒流传至盲肠和阑尾，刺激发炎阑尾所致。②腰大肌试验：患者左侧卧位，两腿伸直，当右下肢被动向后过伸时发生右下腹痛，称为腰大肌征（iliopsoas sign）阳性。此征提示炎症阑尾位于盲肠后位。低位或盆腔内阑尾炎症时，肛指检查可有直肠右前壁触痛或触及肿块。

叩诊：右下腹可有叩击痛。

听诊：肠鸣音可有变化。

NOTE

（五）急性胆囊炎

急性胆囊炎（acute cholecystitis）是由于胆囊管阻塞、化学性刺激和细菌感染引起的急性胆囊炎症性疾病。患者一般中度发热，严重者可有失水及虚脱征象。有轻度或显著黄疸时，常提示合并胆总管结石或肝功能损害。

视诊：多呈急性病容，常取右侧卧位，腹式呼吸受限，呼吸表浅而不规则。

触诊：右上腹部稍膨隆，右肋下胆囊区有腹壁紧张、压痛及反跳痛，Murphy 征阳性。伴胆囊积脓或胆囊周围脓肿者，于右上腹部可触及包块。如引起胆囊穿孔或胆汁性腹膜炎，可出现急性弥漫性腹膜炎的表现。

叩诊：右肋下胆囊区有叩击痛。

听诊：肠鸣音无明显变化。

（六）急性胰腺炎

急性胰腺炎（acute pancreatitis，AP）是多种病因导致的胰腺组织自身消化性疾病，胰腺出现水肿、出血及坏死等炎性损伤。临床以急性上腹痛及血淀粉酶升高为特点。

视诊：患者呈急性病容，表情痛苦，少数患者因胰酶及坏死组织液穿过筋膜与肌层，渗入腹壁皮下，可见胁腹皮肤呈青紫色，称为 Grey-Turner 征阳性，脐周皮肤呈青紫色，称为 Cullen 征阳性。部分有胆总管下端梗阻、肝损伤或以胰头病变为主者可出现黄疸。

触诊：上腹部有明显腹壁紧张、压痛或反跳痛。出现弥漫性腹膜炎时，则全腹有典型的腹膜刺激征。当胰腺及胰周围大片坏死、渗出或并发脓肿时，上腹部可触及包块。

叩诊：由于炎症渗出，可叩出移动性浊音。

听诊：肠麻痹患者肠鸣音减弱或消失。

（七）肠梗阻

肠梗阻（intestinal obstruction）是肠内容物在肠道通过受阻所产生的常见的急腹症。临床主要表现为腹痛、腹胀、呕吐，排便、排气停止。腹痛是最主要症状。

视诊：呈痛苦重病面容，眼球凹陷呈脱水貌，呼吸急促，腹部膨隆，小肠梗阻可见脐周不规则呈梯形多层排列的肠型和蠕动波，结肠梗阻可见腹部周边明显膨隆。

触诊：腹部有压痛，绞窄性肠梗阻患者腹肌紧张且伴压痛，可出现反跳痛。

叩诊：当腹腔有渗液时，出现移动性浊音。

听诊：机械性肠梗阻患者可听到肠鸣音明显亢进，呈金属音调。麻痹性肠梗阻患者肠鸣音减弱或消失。

【复习思考题】

1. 简述腹腔积液时腹部体征及常见原因。
2. 简述急性胃肠穿孔时腹部体征。
3. 腹部包块体检触诊要点有哪些？
4. 肠梗阻患者腹部体检有何发现？
5. 患者体检时发现右肋下肝脏 4cm，分析可能的原因。

NOTE

第九章　肛门、直肠和外生殖器检查

【学习要求】

了解男性、女性外生殖器的检查方法和内容，了解肛门和直肠的检查方法和内容。

【学习方法】

复习肛门、直肠和外生殖器的解剖。了解肛门、直肠和外生殖器的检查方法，注意肛门、直肠和外生殖器常见疾病的临床特点、表现，为专科学习打好基础。

肛门、直肠及外生殖器检查是全身体格检查的一部分，对有指征的患者应说服其配合检查，以免发生误诊或漏诊。男医师检查女患者时，注意须有女医务人员或家属在场。

一、肛门和直肠检查

直肠位于盆腔后部，全长12～15cm，下连肛管。肛管下端在体表的开口为肛门，位于会阴中心体与尾骨尖之间。肛门与直肠的检查常能发现许多有重要临床价值的体征。检查时先做视诊和触诊，必要时辅以内镜检查。

（一）体位

1. 膝胸位（肘膝位） 患者双膝关节屈曲成直角跪于检查床上，双前臂屈曲于胸前，置于检查床上，臀部抬高（图9–1）。

2. 左侧卧位 患者臀部靠近检查台边缘，取左侧卧位，右腿屈曲贴近腹部，左腿略屈。检查者位于患者背后进行检查。该体位适用于病重、年老体弱或女性患者（图9–2）。

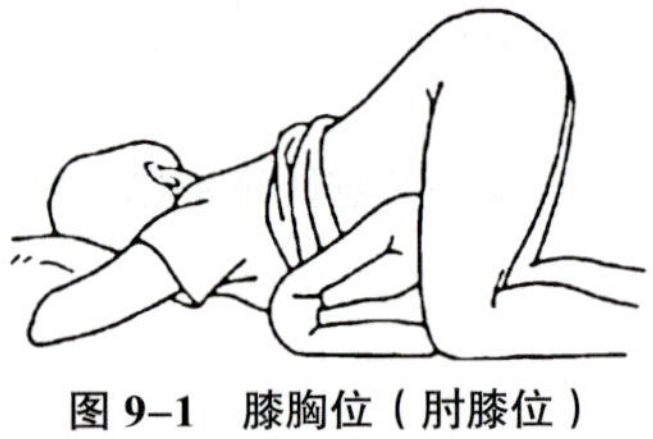

图9–1　膝胸位（肘膝位）

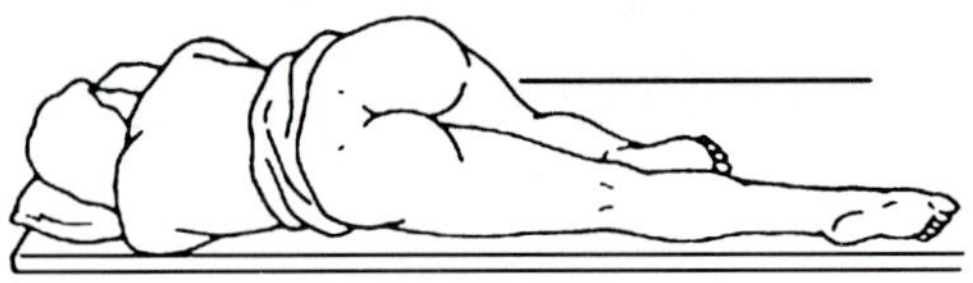

图9–2　左侧卧位

3. 截石位 患者仰卧于专用检查床上，臀部垫高，两腿屈曲、抬高并外展。适用于病重、体弱患者、女性盆腔器官检查及膀胱直肠窝的检查。亦可进行直肠双合诊，即右手食指在直肠内，左手在下腹部，双手配合，以检查盆腔脏器的病变情况。也是直肠肛管手术的常用体位（图9–3）。

4. 蹲位 患者取下蹲排大便的姿势。适用于检查内痔、脱肛及直肠息肉等。

5. 弯腰前俯位 双下肢略分开站立，双手扶支撑物，身体前倾。是肛门视诊时最常用的体位（图9–4）。

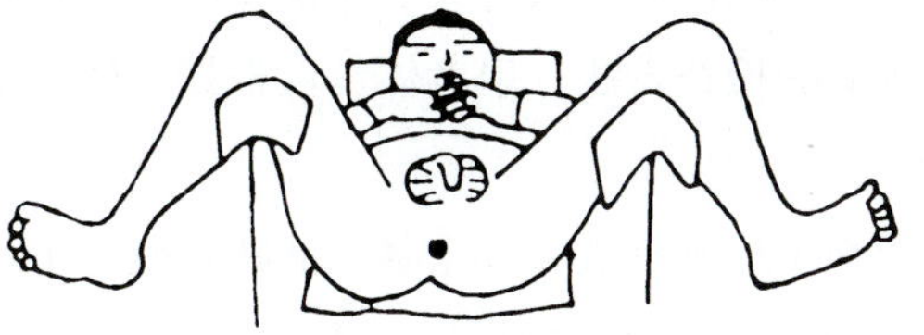

图 9-3　截石位

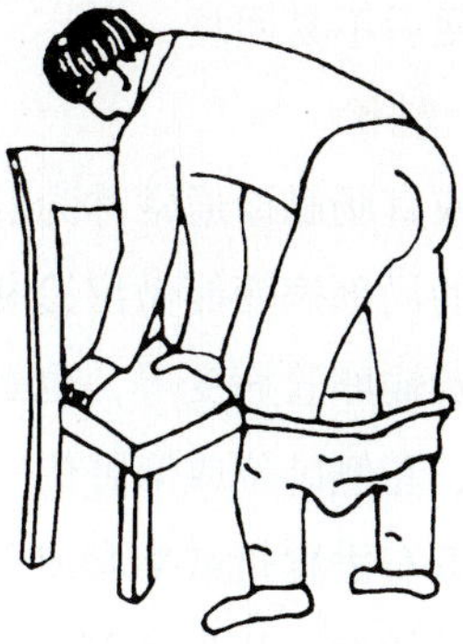

图 9-4　弯腰前俯位

肛门与直肠检查所见异常应按时针位进行记录，并注明检查时患者的体位。膝胸位时肛门后正中点为 12 点钟位，前正中点为 6 点钟位，而仰卧位的时针位则与之相反。

（二）视诊

检查者用手分开患者臀部，观察肛门皱褶及其周围皮肤情况。皱褶自肛门向外周呈放射状，正常肛周皮肤颜色较深。让患者收缩肛门时皱褶更明显，做排便动作时皱褶变浅。视诊还应观察肛门周围有无脓血、黏液、肛裂、外痔、瘘管口或脓肿等。

1. 肛门闭锁与狭窄　多见于新生儿先天性畸形。若因感染、外伤或手术引起的肛门狭窄，则常可在肛周发现瘢痕。

2. 肛门外伤与感染　肛门有创口或瘢痕，多见于外伤、感染或手术后；肛门周围有红肿、压痛甚至波动感，见于肛门周围炎症或脓肿。

3. 肛裂（anal fissure）　是指齿状线以下肛管皮肤全层纵行及梭形裂口。患者自觉排便时剧痛或伴有出血，疼痛有典型的周期性。检查时常可见与肛门纵轴平行的裂口，触诊时有明显触压痛。多见于中青年人。

4. 痔（hemorrhoids）　是由多种因素导致直肠下端黏膜下或肛管边缘皮下的静脉丛病理性扩张所形成的静脉团。多见于成年人，患者常有大便带血、痔块脱出、疼痛或瘙痒感。根据其发生部位不同分为三类：①内痔（internal hemorrhoids）：在齿状线以上，可见柔软的紫红色包块，表面覆盖直肠黏膜，主要表现排便时出血和痔核脱出；②外痔（externa hemorrhoids）：在齿状线以下，可见柔软紫红色包块，表面覆盖肛管皮肤，主要表现肛门不适或疼痛；③混合痔（mixed hemorrhoids）：在齿状线上、下均可发现紫红色包块，下部覆盖肛管皮肤，兼具外痔与内痔的临床特点。

5. 肛门直肠瘘　简称肛瘘（archosyrinx），是直肠、肛管与肛门周围皮肤相通的瘘管。由内口、瘘管、外口三部分组成。内口常位于直肠下部或肛管内，外口在肛周皮肤上。肛瘘多为肛管或直肠周围脓肿所致，少数由结核、炎症性肠病、肛管外伤感染等所致，常久不愈合或反复发作。检查时在肛周皮肤可见瘘管开口，有时有脓性分泌物流出，在直肠或肛管内可见瘘管的内口或伴有硬结。

6. 直肠脱垂　直肠脱垂（proctoptosis）又称脱肛（archocele），是指直肠壁部分或全层向外翻而脱出于肛门外。检查时患者取蹲位，嘱患者屏气用力，观察肛门外有无突出物。①直肠部分脱垂（黏膜脱垂）：可见圆形、红色、表面光滑的肿物，黏膜皱襞呈放射状，便后突出物常可回复到肛门内。②直肠完全脱垂（直肠壁全层脱垂）：突出物呈椭圆形块状物，表面有环形皱襞，便后不易回复。

（三）触诊

肛门或直肠触诊通常称为肛诊或直肠指诊。方法简便，但具有重要的诊断价值，不仅对肛门、直肠的局部病变能做出诊断，而且对诊断盆腔疾病如阑尾炎、髂窝脓肿、前列腺和精索病变、子宫及输卵管病变等，也是一项不可或缺的检查方法。患者体位可根据具体病情及要求采取膝胸位、左侧卧位或仰卧位等。

检查者右手食指戴指套或手套，涂润滑剂（如肥皂液、凡士林、液状石蜡等）后，先在肛门外口轻轻按摩，待患者肛门括约肌适应放松后，再将手指慢慢插入肛门、直肠内（图 9–5）。先检查肛门及括约肌的紧张度，再查肛管及直肠的内壁。注意有无压痛及黏膜是否光滑，有无肿块及搏动感。男性还可触诊前列腺和精索，女性则可检查子宫和输卵管等。必要时配合双合诊。若有剧烈触痛，见于肛裂及感染；触痛伴波动感，提示肛门、直肠周围脓肿；触及柔软光滑、有弹性的包块，常为直肠息肉；触及坚硬、凹凸不平的包块，应考虑直肠癌。指诊后指套带有黏液、脓液或血液时，说明存在炎症并有组织破坏。取出物应做涂片镜检或细菌培养，以协助诊断。检查后仍诊断不明者，应进一步做内镜（如直肠镜、结肠镜）检查，以助鉴别。

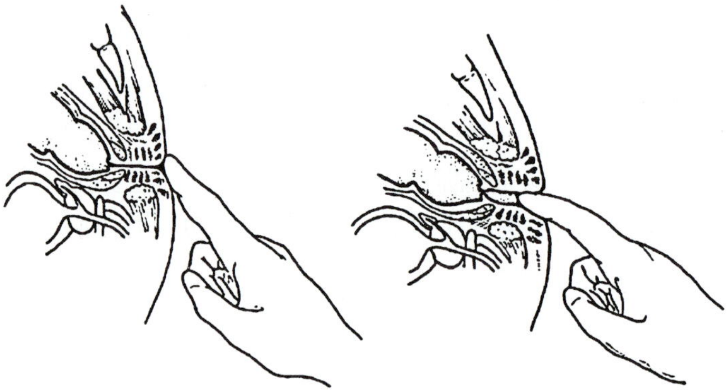

图 9–5 直肠指诊

二、男性生殖器检查

男性生殖器分为内、外生殖器。外生殖器包括阴茎和阴囊，而内生殖器包括睾丸、附睾、输精管及附属性腺如前列腺、精囊腺等（图 9–6）。检查时应让患者充分暴露下身，双下肢取外展位，先检查外生殖器，然后用直肠指诊法检查内生殖器。

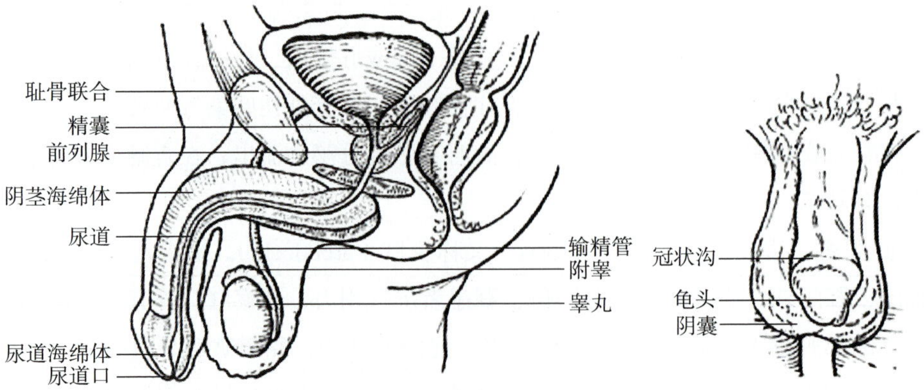

图 9–6 男性生殖器

（一）阴茎

阴茎呈圆柱状，是男性性交和排尿的器官，分头、体、根三部分，由3个海绵体（2个阴茎海绵体和1个尿道海绵体）构成，海绵体充血可使阴茎勃起。

1. 包皮 包皮覆盖尿道口，但能上翻露出阴茎头，称为包皮过长（prepuce redundant）。包皮口狭小，使包皮不能上翻露出阴茎头，称为包茎（phimosis），可由先天性包皮口狭窄或炎症、外伤后粘连造成。包皮过长和包茎易引起尿道外口或阴茎头感染、嵌顿。因易引起阴茎颈部污垢残留，常被认为是阴茎癌的重要致病因素。

2. 阴茎头与冠状沟 阴茎前端膨大部分称为阴茎头，俗称龟头。在阴茎头、颈交界部位有一环形浅沟，称为阴茎颈或冠状沟。正常阴茎头与冠状沟表面红润、光滑，质地柔软。检查时应将包皮上翻暴露全部阴茎头及阴茎颈，观察其表面色泽，有无充血、水肿、分泌物及结节等。如有红斑、硬结，伴暗红色溃疡或呈菜花样、易出血、分泌物有恶臭者，应考虑阴茎癌；冠状沟处如发现单个椭圆形质硬溃疡，称为下疳（chancre），愈后遗留瘢痕，见于梅毒患者。阴茎部单个或多个淡红色小丘疹，湿润而柔软，融合成蕈样，呈乳突状、指状、菜花状或鸡冠状，应考虑为尖锐湿疣。

3. 尿道口 检查时检查者用拇指和食指轻轻挤压龟头，使尿道口分开。正常尿道口黏膜红润、清洁，无分泌物黏附。尿道口红肿，有分泌物或溃疡，并沿尿道有压痛者，见于尿道炎。尿道口狭窄多因先天性畸形或炎症粘连所致。尿道口开口于阴茎腹面，称为尿道下裂，如嘱患者排尿，裂口处常有尿液溢出。

4. 阴茎大小 正常成年人阴茎未勃起时长7～10cm。阴茎的海绵体充血可使阴茎勃起（erection）。成年人阴茎过小（婴儿型），见于垂体、性腺功能不全；在儿童期阴茎过大呈“性早熟”现象（成人型），见于肾上腺皮质肿瘤或睾丸间质细胞瘤。

（二）阴囊

1. 阴囊皮肤检查 正常阴囊皮肤呈暗褐色，皮肤薄而多皱褶，富有皮脂腺、汗腺及少量阴毛，没有皮下脂肪。阴囊中间有一隔膜将其分为左右两个囊腔，每囊内含有睾丸、附睾及精索的阴囊段。

检查时患者取站立位、坐位或仰卧位，两腿稍分开。先观察阴囊皮肤及外形，然后进行阴囊触诊。视诊时注意观察阴囊是否发育，皮肤有无皮疹、脱屑等损害，观察阴囊外形有无肿胀、肿块。触诊时检查者将两手拇指置于患者阴囊前面，其余手指放在阴囊后面，双手同时触诊，进行对比，也可单手触诊。

（1）阴囊湿疹（scrotum eczema）：阴囊皮肤见小丘疹、疱疹、小水泡及糜烂渗液，或见皮肤增厚呈苔藓样，表面覆盖薄薄的痂皮和鳞屑，伴有顽固性奇痒。阴囊湿疹是阴囊最常见的皮肤病，属于过敏反应。

（2）阴囊水肿（scrotum dropsy）：阴囊皮肤肿胀发亮，甚至达到透明程度，见于全身性水肿，也可由炎症、过敏反应、下腔静脉阻塞等所致。

（3）阴囊象皮肿（scrotum chyloderma）：阴囊皮肤粗厚、粗糙，明显下垂，皱褶变宽、色淡，见于丝虫病引起的淋巴管炎或淋巴管阻塞。

（4）阴囊皮下瘀血或血肿：局部皮肤青紫、增厚，皱褶变浅或消失，一侧阴囊明显下垂或增大，不伴皮肤改变者，见于精索静脉曲张、鞘膜积液、腹股沟斜疝及睾丸肿瘤等。

2. 阴囊内容物的检查

（1）精索：精索为柔软的条索状圆形结构，自腹股沟管深环延至附睾上方，由输精管、提睾肌、动脉、静脉、精索神经及淋巴管等组成。其中仅输精管较硬，直径为 1～2mm，粗细一致，无挤压痛。精索在左、右阴囊腔内各有一条，检查时检查者用拇指和食指触诊精索，从附睾摸到腹股沟环。常见病变有：①输精管结核：输精管增粗，并有串珠样硬结。常伴附睾部浸润性硬结，阴囊皮肤粘连及窦道形成。②精索急性炎症：精索局部皮肤红肿、剧痛，可放射至下腹部及腰部，精索弥漫性增厚。可触及一个或数个结节性肿块，并有压痛。③精索静脉曲张：沿精索见到或触到类似蚯蚓缠绕在一起的条索，能压缩，无压痛。④精索丝虫病：精索肿胀、变硬，靠近附睾的精索触及硬结，结节与输精管无关。⑤精索鞘膜积液（睾丸鞘膜积液）、腹股沟斜疝或睾丸肿瘤：沿精索触到长圆形或椭圆形囊性肿物，表面光滑。牵拉睾丸，如肿物随之下降，则为精索鞘膜积液。也可做透光试验来鉴别，即在暗室或用黑色纸筒罩于阴囊，手电筒由阴囊肿物下方向上照射，呈透明红色，则为阳性，见于精索鞘膜积液；阴性者为腹股沟斜疝或睾丸肿瘤。另外 B 超检查可帮助鉴别。

（2）附睾：附睾是贮存精子和促进精子成熟的器官。检查时以拇指、食指和中指触诊为主要方法，附睾位于睾丸后外侧，上端为附睾头，下端细小，为附睾尾。检查时应注意附睾大小，有无结节和压痛。急性炎症时，附睾肿痛明显，且常伴睾丸肿大，附睾与睾丸分界不清；慢性附睾炎则附睾肿大而压痛轻，并可摸到结节。附睾结核时，附睾肿胀而无压痛，可触到结节状硬块，与周围组织紧密相连，常伴有输精管增粗且呈串珠状；晚期的结核病灶破溃后易形成瘘管，经久不愈。

（3）睾丸：睾丸是产生精子的地方。呈扁椭圆形，左右各一，大小相似，约 5cm 长，2～3cm 厚，表面光滑柔韧。检查时检查者用拇指、食指和中指触诊，应两侧对比，并注意其大小、形状、硬度及有无触压痛等。

如在阴囊中未触及睾丸，应触诊腹股沟、阴茎根部以及会阴部等，或做超声波检查腹腔，如睾丸隐藏在以上部位，为隐睾症（cryptorchism）。注意有时正常小儿因受凉或提睾肌收缩致睾丸上移，按摩或热敷后可降入阴囊。隐睾以一侧多见，也可双侧。如双侧隐睾在幼儿时未被发现并手术复位，常影响第二性征发育，并可丧失生育能力。睾丸过小常为先天性或内分泌异常引起，如肥胖性生殖无能症等。无睾丸见于先天性睾丸发育不全症，为性染色体数目异常所致，可为单侧，亦可为双侧。双侧睾丸发育不全者，生殖器官及第二性征均发育不良。外伤或炎症如流行性腮腺炎、淋病等可引起睾丸急性肿痛，治疗不及时，可导致睾丸萎缩。结核可致睾丸慢性肿痛。一侧睾丸肿大、质硬并有结节，应考虑睾丸肿瘤或白血病细胞浸润。睾丸鞘膜积液时阴囊内也可出现圆形肿物，与肿瘤不同之处是有囊性感，透光试验阳性，B 超有助于鉴别。

（三）前列腺

前列腺（prostate）为一有坚韧被膜的附属性腺，形状如前后稍扁的栗子，底朝上，尖朝下，后面较平坦，在正中线有一浅沟，称为前列腺中间沟。它位于膀胱颈下方，前方为耻骨联合，后方为直肠壶腹，包绕在尿道根部，距肛门约 4cm。排泄管开口于尿道前列腺部后壁。检查时检查者右手食指戴指套或手套，指端涂润滑剂，慢慢插入肛门，向腹侧触诊，可触到前列腺。正常前列腺栗子大小，分为左、右两叶，表面光滑，质韧，有弹性，后面可触及中间沟。

前列腺增大，中间沟消失，但表面光滑者，见于前列腺增生；若质韧，无压痛及粘连，见于老年人良性前列腺增生，常有排尿不畅或困难。前列腺增大并有明显压痛，多见于急性前列腺炎。前列腺增大，质硬，表面凹凸不平，有结节者，多为前列腺癌。如需取前列腺液送检，可做前列腺按摩。患者排空膀胱，检查者做直肠指检，自前列腺两侧向中间沟，自上而下，按摩两三次，再按摩中间沟，可见前列腺液由尿道口排出，接取标本，标本应立即送检。

（四）精囊

精囊又叫精囊腺。精囊液是精液的重要组成部分，约占精液的70%。精囊为一对长椭圆形的囊状器官，位于前列腺后上方，其排泄管与输精管末端汇合成射精管。正常精囊质地柔软、光滑，直肠指诊不易触及。如触及则视为病理状态。如触及精囊呈条索状肿胀并有触压痛，应考虑精囊炎。触及精囊表面呈结节状，则考虑为结核所致。

三、女性外生殖器检查

女性外生殖器是指生殖器的外露部分。一般女性患者不做常规生殖器检查。检查前患者排空膀胱，暴露下身，取截石位仰卧于检查床上，检查者戴无菌手套进行检查。

1. 阴阜 为耻骨联合前面隆起的脂肪垫。青春期其皮肤上开始有阴毛生长，呈倒三角形分布，为女性第二性征之一。若阴毛先浓密后脱落而明显稀少或缺如，见于性功能减退症或席汉综合征等；阴毛明显增多，呈男性分布，见于肾上腺皮质功能亢进或多囊卵巢综合征。

2. 大阴唇 为两股内侧隆起的一对皮肤皱襞，前接阴阜，后连会阴。外侧面为皮肤，皮层内有皮脂腺和汗腺，青春期长出阴毛。未生育妇女两侧大阴唇自然合拢遮盖外阴；经产妇两侧大阴唇常分开；老年人或绝经后则常呈萎缩状。

3. 小阴唇 小阴唇位于大阴唇内侧，为一对较薄的皮肤皱襞。前端融合后分成两叶包绕阴蒂，前叶形成阴蒂包皮，后叶形成阴蒂系带。大、小阴唇后端相会合形成阴唇系带。小阴唇红肿、疼痛见于炎症；局部色素脱失见于白斑症；若有结节、溃烂应考虑癌变可能；如有乳突状或蕈样突起见于尖锐湿疣。

4. 阴蒂 阴蒂位于两侧小阴唇顶端会合处下方，其内具有与男性阴茎相似的海绵体样组织，性兴奋时能勃起。阴蒂过小见于性发育不全；过大应考虑两性畸形；红肿见于外阴炎症。

5. 阴道前庭 阴道前庭为两侧小阴唇之间的菱形区域，前端为阴蒂，后端为阴唇系带。

尿道外口位于前庭前部，阴蒂后下方。阴道口位于前庭的后半部。前庭大腺，又名巴多林腺，位于大阴唇后部，如黄豆大小，左右各一，开口于小阴唇与处女膜之间的沟内。腺管闭塞，可形成囊肿或脓肿。前庭大腺囊肿多呈椭圆形，向大阴唇侧突起，表面皮肤正常，无触痛。当继发感染脓肿形成时，可见大阴唇肿大，表面皮肤红肿、剧痛，局部可触及波动感或有脓液溢出。

【复习思考题】

1. 简述肛门直肠检查的要点。
2. 简述男性外生殖器检查的要点。

NOTE

第十章　脊柱与四肢检查

【学习要求】

1. 掌握杵状指、匙状甲的特点及临床意义。
2. 熟悉脊柱弯曲度、活动度、叩击痛及压痛的检查法及临床意义。
3. 了解四肢形态异常、运动功能障碍的临床意义。

【学习方法】

学习脊柱、四肢检查时，注意联系脊柱、四肢的解剖结构，将脊柱的弯曲度、活动度及四肢形态异常与其结合起来学习，有利于理解异常体征的表现；注意反复练习，理论联系实际，逐渐熟练掌握检查的内容、顺序和方法；查阅相关疾病的病因、发病机制，有利于掌握体征的临床意义。

第一节　脊柱检查

脊柱是躯体活动的枢纽，是支撑体重和维持躯体各种姿势的重要支柱。脊柱的病变主要表现为疼痛、姿势或形态异常以及活动度受限等。脊柱检查时按视诊、触诊、叩诊的顺序进行，了解其弯曲度、活动度、有无畸形、压痛及叩击痛等。

一、脊柱弯曲度

（一）检查方法

受检者脱去上衣，取坐位或站立位，上身保持直立，双手自然下垂。先从侧面观察 4 个生理弯曲是否存在，脊柱有无过度的前凸与后凸，再从后面观察脊柱有无侧弯。观察脊柱有无侧弯时，医师用右手拇指沿脊柱棘突以适当的压力自上而下划压，划压后皮肤出现一条红色充血痕，以此痕为标准。

（二）生理弯曲度

正常人直立时，从侧面观察脊柱似“S”形，有 4 个生理弯曲：颈段稍向前凸，胸段稍向后凸，腰段明显前凸，骶段明显后凸。从后面观察脊柱无侧弯。

（三）病理性弯曲

1. 脊柱前凸　脊柱过度向前弯曲称为脊柱前凸（lordosis），多发生于腰椎，常常是姿势代偿的结果。其特点为：腹部明显向前突出，臀部明显向后突出，多见于妊娠晚期、腹腔巨大肿瘤、大量腹水、髋关节结核及先天性髋关节后脱位等。

2. 脊柱后凸　脊柱过度后弯称为脊柱后凸（kyphosis），多发生于脊柱胸段，又称为驼背

NOTE

(gibbus)。常见病因有：

（1）佝偻病：多在儿童期发病，坐位时胸段呈明显均匀性后凸，仰卧位时弯曲可消失。

（2）脊柱结核：多见于青少年，病变常累及下段胸椎及腰段。由于椎体破坏、压缩，棘突明显后凸，形成特征性的成角畸形，常伴有其他脏器结核病变。

（3）强直性脊柱炎：多见于成人，脊柱胸段呈弧形后凸，常伴有脊柱强直性固定，仰卧位时也不能伸直。

（4）脊柱退行性变：多见于老年人，由于骨质退行性变，椎间盘退行性萎缩，胸椎椎体被压缩，造成胸椎明显后凸，形成驼背。

（5）其他：外伤导致脊椎压缩性骨折，造成脊柱后凸，可发生于任何年龄。青少年胸段下部均匀性后凸，常见于发育期姿势不良、脊椎骨软骨炎等。

3. 脊柱侧弯　脊柱离开后正中线向左或向右偏曲称为脊柱侧弯(scoliosis)。按发生部位不同，分为胸段侧弯、腰段侧弯及胸腰段联合侧弯；按性质分为姿势性侧弯和器质性侧弯。

（1）姿势性侧弯(posture scoliosis)：无脊柱结构的异常，改变体位(如平卧位或向前弯腰)可使侧弯得以纠正。姿势性侧弯的常见原因有儿童发育期坐立姿势不良、下肢长短不一、椎间盘突出、脊髓灰质炎后遗症等。

（2）器质性侧弯(organic scoliosis)：脊柱结构有器质性改变，改变体位不能纠正侧弯。颈椎侧弯常见于先天性斜颈、颈椎病或单侧颈肌麻痹等；胸椎侧弯常见于特发性脊柱侧凸症、脊柱损伤、佝偻病、肺纤维化、胸膜肥厚等；腰椎侧弯常见于腰椎间盘突出症、腰椎损伤、一侧腰肌瘫痪等。

二、脊柱活动度

（一）检查方法

脊柱活动度检查时，嘱受检者放松肌肉，最大限度地做前屈、后伸、侧弯、旋转等动作，观察其脊柱的活动范围。检查颈段活动度时，受检者保持直立位，医师用手固定受检者的双肩(图 10–1)；检查腰段活动度时，受检者取立位，髋、膝关节伸直，医师双手固定受检者骨盆(图 10–2)。注意：若患者有外伤史，有脊柱骨折或关节脱位可能时，应避免脊柱活动，以防止损伤脊髓。

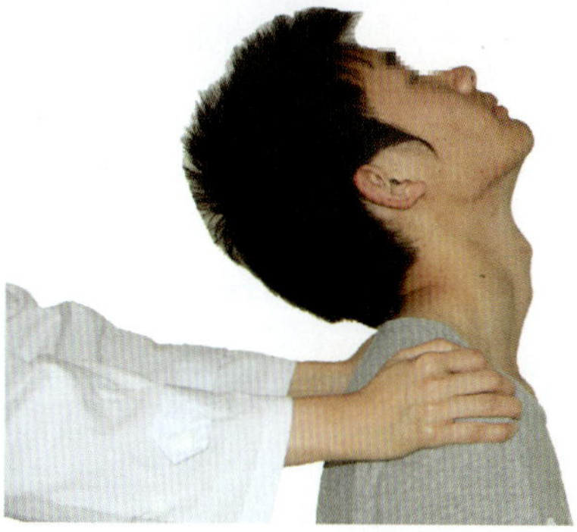

图 10–1　颈椎活动度检查

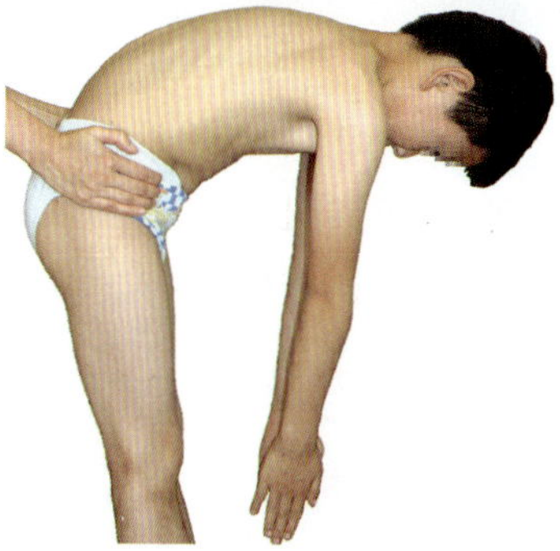

图 10–2　腰椎活动度检查

（二）正常活动度

正常脊柱有一定的活动度，但各部的活动范围有差别。颈段和腰段活动范围最大，胸段活

NOTE

动范围较小，骶、尾椎各节已融合，几乎不能活动。正常人各段活动范围参考值见表 10–1。

表 10–1 脊柱颈、胸、腰段活动范围参考值

	前屈	后伸	侧弯（左右）	旋转度（一侧）
颈段	35°～45°	35°～45°	45°	60°～80°
胸段	30°	20°	20°	35°
腰段	75°～90°	30°	20°～35°	30°

注意：受年龄、运动训练以及脊柱结构差异等因素的影响，脊柱活动范围有较大的个体差异。

（三）活动受限

脊柱活动受限的常见原因如下：

（1）肌肉、软组织炎症、损伤：常见于颈、腰肌肌纤维炎症，颈、腰部韧带劳损等。

（2）脊柱骨折或关节脱位：多见于脊柱外伤，患者往往有外伤史，局部有肿胀、变形。

（3）骨质退行性变：常见于颈、腰椎骨质增生。

（4）骨质破坏：常见于脊柱结核或肿瘤细胞浸润（骨转移）。

（5）椎间盘突出：多发生于腰椎，可使腰椎各个方向运动受限。

三、脊柱压痛

（一）检查方法

受检者端坐位，身体稍向前倾，医师以右手拇指从枕骨粗隆开始自上而下逐个按压受检者脊椎棘突及椎旁肌肉（图 10–3），了解是否有压痛。医师在按压脊椎棘突及椎旁肌肉时如受检者感觉疼痛，称为脊柱压痛或椎旁肌肉压痛。

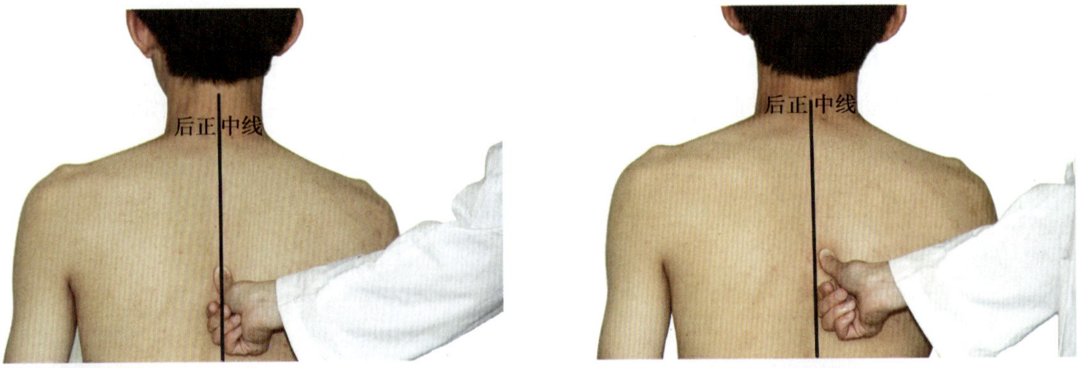

图 10–3 脊柱压痛检查法

（二）临床意义

正常人脊柱棘突及椎旁肌肉均无压痛。脊柱压痛或椎旁肌肉压痛的出现，提示压痛部位的脊柱或肌肉可能有病变。

四、脊柱叩击痛

（一）检查方法

1. 直接叩击法 受检者取坐位，医师用右手手指或叩诊锤直接叩击各椎体棘突（图 10–4），了解受检者有无疼痛。脊柱胸、腰段检查多用此方法。颈椎位置深，一般不用此法检查。

2. 间接叩击法 受检者取坐位，头部直立，医师将左手掌置于受检者头顶，掌面向下，右手半握拳，以小鱼际肌部叩击左手手背，了解受检者有无疼痛（图 10-4）。

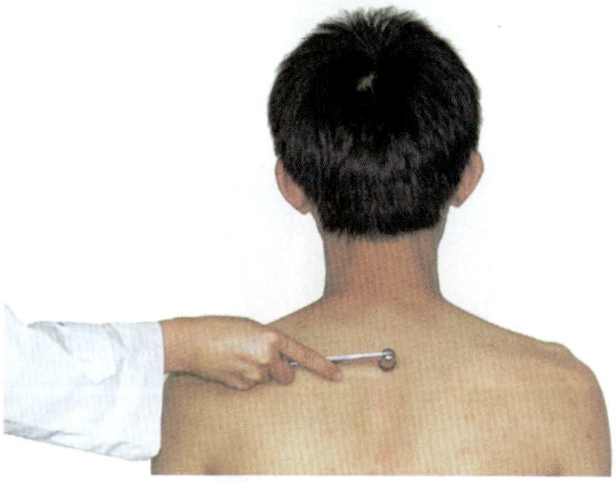

直接叩击法

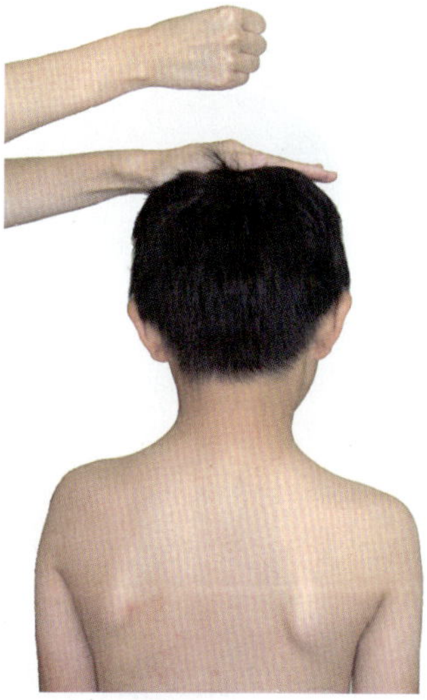

间接叩击法

图 10-4 脊柱叩击痛检查法

（二）临床意义

正常人脊柱无叩击痛。脊柱叩击痛常见于脊柱结核、脊椎骨折、椎间盘突出等。叩击痛出现部位往往是病变所在部位。颈椎病或颈椎间盘脱出症患者，间接叩击法检查时还可出现上肢的放射性疼痛。

五、脊柱检查的几种特殊试验

（一）颈椎特殊试验

1. Jackson 压头试验 受检者取端坐位，头部直立，医师双手重叠放于受检者头顶部，向下加压，如受检者出现颈痛或上肢放射痛为阳性。多见于颈椎病及颈椎间盘突出症。

2. 颈静脉加压试验 又称压颈试验或 Naffziger 试验。受检者仰卧位，医师以双手手指按压受检者两侧颈静脉，如受检者颈部及上肢疼痛加重，为根性颈椎病。下肢坐骨神经痛患者也常需要进行此试验，若下肢坐骨神经痛患者颈部静脉加压时出现下肢症状加重，提示患者坐骨神经痛源于腰椎管内病变，即根性疼痛。

3. 前屈旋颈试验 即 Fenz 征。嘱受检者头颈部前屈并左、右旋转，如果受检者感觉颈椎处疼痛，为阳性，多见于颈椎小关节的退行改变。

4. 旋颈试验 受检者取坐位，头略后仰，自动向左、右做旋颈动作。如受检者出现头昏、头痛、视力模糊等症状，头部停止转动，症状亦随即消失，提示椎动脉型颈椎病。其机制为转动头部时椎动脉受到扭曲，加重了椎 - 基底动脉供血不足；头部停止转动，椎 - 基底动脉供血不足减轻。

（二）腰骶椎特殊试验

1. 摇摆试验 受检者仰卧位，屈膝、屈髋后双手抱于膝前，医师手扶受检者双膝左右摇摆，如受检者腰部疼痛为阳性。多见于腰骶部病变。

NOTE

2. 拾物试验 让受检者拾起置于地上的物品。正常人可双膝伸直，腰部自然弯曲，俯身将物品拾起。如受检者先以一手扶膝蹲下，腰部挺直地拾起物品，称为拾物试验阳性（图10-5）。多见于腰椎病变如腰椎间盘脱出、腰肌外伤及炎症等。

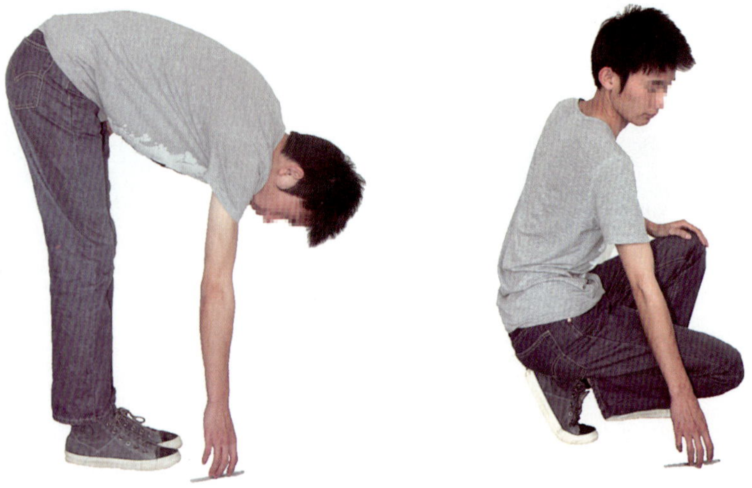

拾物试验正常　　拾物试验阳性

图 10-5 拾物试验

第二节 四肢与关节检查

四肢和关节的检查主要运用视诊和触诊，特殊情况需配合叩诊和听诊。四肢检查时，受检者应充分暴露受检部位，双侧对比。上肢检查由远端至近端，下肢检查由近端至远端，观察双侧肢体长度、周径、外形、对称性及皮肤色泽，注意有无皮疹、水肿、瘢痕、皮下出血等，然后检查各关节形态、活动度及有无压痛等。

一、肢体长度与周径

1. 检查法 测量上肢长度时，嘱被检者双上肢向前，手掌并拢，目测比较两上肢长度，或用软尺测量肩峰至桡骨茎突或中指指尖距离。测量下肢长度时，可用软尺测量髂前上棘至内踝下缘的距离。必要时还可分别测量上臂、前臂及大腿、小腿的长度。周径测量多在双侧对称部位肌腹进行测量。

2. 临床意义 正常人双上肢、双下肢等长，长度不一见于先天性畸形、骨折和关节脱位等。双侧上、下肢周径大致相同，周径明显不同时，多见于局部性水肿、肌萎缩等。

二、形态

1. 手 正常人双手对称，关节无肿胀、无异常隆起。常见形态异常如下：

（1）匙状甲：又称反甲，特点为指甲变薄，指甲中央凹陷，边缘翘起，表面粗糙、有条纹（图 10-6），由于其外形似匙状，故称为匙状甲（koilonychia）。常因组织缺铁和某些氨基酸代谢障碍所致，多见于缺铁性贫血、高原病。

（2）杵状指（趾）：手指或足趾末端指节增宽、增厚（图 10–7），指甲从根部到末端拱形隆起，使指端背面皮肤与指甲构成的基底角≥180°（图 10–8），呈杵状，称为杵状指（acropachy）（趾）或鼓槌指（趾）。一般认为，杵状指（趾）与肢体末端慢性缺氧、代谢障碍及中毒性损害等有关。这些因素可使肺及肝破坏还原型铁蛋白的能力减弱，加之缺氧使末梢毛细血管增生、扩张，血流丰富，导致末端肢体软组织增生膨大。常见于呼吸系统疾病（慢性肺脓肿、支气管扩张、支气管肺癌等）、某些心血管疾病（发绀型先天性心脏病、亚急性感染性心内膜炎等）、营养障碍性疾病（肝硬化等）。

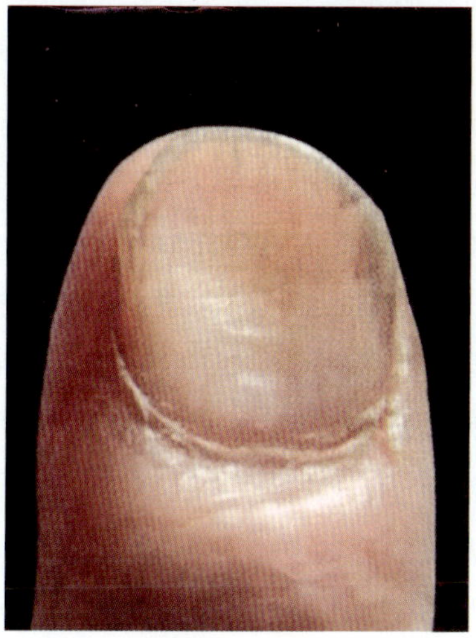

图 10–6　匙状甲

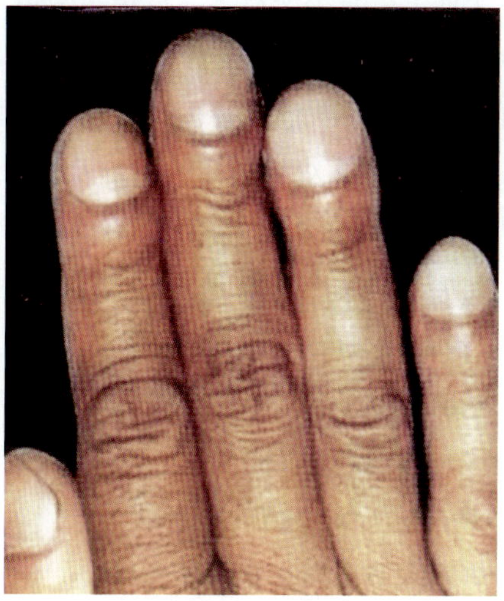

图 10–7　杵状指

（3）指关节变形

1）梭形关节：双侧近端指间关节对称性增生、肿胀，呈梭形，称为梭形关节（fusiform articulus）。是最常见的指关节变形。早期局部红肿、疼痛，晚期关节明显强直，活动受限，多伴有掌指关节疼痛、肿胀，手指及手腕向尺侧偏斜（图 10–9）。多见于类风湿关节炎。

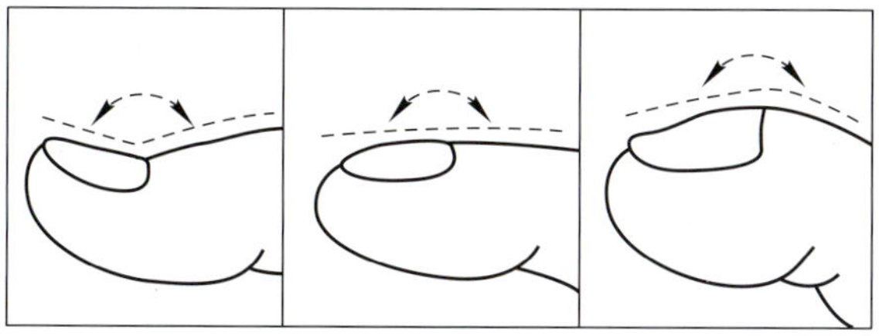

正常人拇指基底角约160°　早期杵状指基底角呈180°　晚期杵状指基底角>180°

图 10–8　正常人拇指基底角及其早、晚期杵状指变化

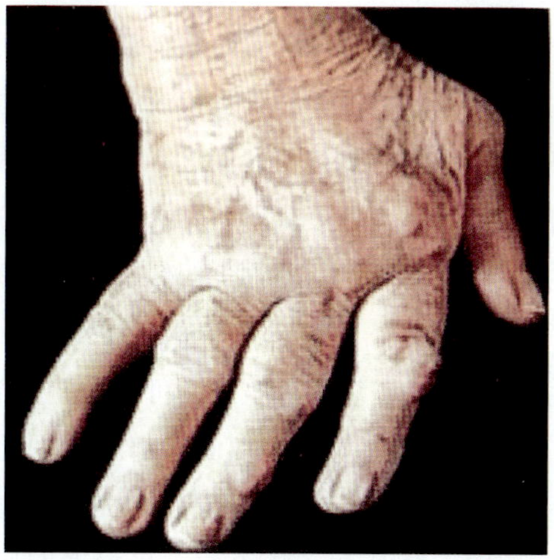

图 10–9　梭形关节

2）爪形手：手指关节呈鸟爪样变形，故称为爪形手（claw hand）。常见于进行性肌萎缩、脊髓空洞症等。第 4、5 指爪形手见于尺神经损伤。

NOTE

2. 腕 正常人双侧腕关节对称，无肿胀，腕部的炎症，神经、血管、肌腱及骨骼的损伤，或先天性因素均可引起腕形态异常。常见的有：

（1）局部肿胀与隆起：腕关节背面和掌面结节性隆起、压痛，常见于引起腱鞘、滑膜炎症的病变，如关节结核、类风湿关节炎等。腕关节背面或桡侧圆形无痛隆起，质坚韧，可向肌腱的垂直方向推移，是腱鞘囊肿的特点。鼻咽窝压痛多见于舟骨骨折。

（2）腕垂症：受检者在前臂伸直时，腕、手指及大拇指不能主动伸直和外展。常见于桡神经损伤。

（3）猿掌：受检者手的两个横弓消失，大鱼际肌萎缩，掌心偏平，拇指伸直与其他手指在同一水平面上，且不能对掌，食指与中指常伸直不能弯曲，形如猿手。常见于正中神经损伤。

（4）餐叉样畸形：桡骨下端发生骨折，骨折远段向背侧和桡侧移位，侧面观见患者手部呈餐叉样外观，故称“餐叉样畸形”，而正面观则呈枪刺状畸形。常见于 Colles 骨折。

3. 肘 正常人双侧肘部对称，无肿胀，肱动脉搏动正常。常见病变如下：

携物角超过15°为肘外翻；携物角减小，甚至呈负角为肘内翻。肘部外形改变常见于肘部骨折、肘关节脱位。如髁上骨折时，可见肘窝上方突出；肘关节后脱位、肱骨外上髁骨折及尺骨鹰嘴骨折时，Hüter 氏线（肘关节伸时肱骨内、外上髁及尺骨鹰嘴形成的连线）及 Hüter 氏三角（屈肘时肱骨内、外上髁及尺骨鹰嘴形成的三角）解剖关系改变；桡骨头脱位时，肘窝外下方向桡侧突出；肘关节肿胀常见于肘关节积液和滑膜增生。

4. 肩 正常人双侧肩呈弧形，双侧对称，无肿胀。常见病变如下：

双侧肩关节一高一低，颈短耸肩，常见于先天性肩胛高耸症、脊柱侧弯；肩关节弧形轮廓消失，肩峰突出，呈“方肩”，常见于肩关节脱位或三角肌萎缩；肩部突出畸形如戴肩章状，常见于外伤性肩锁关节脱位。

5. 髋 正常成人臀部双侧对称，臀肌丰满，双侧髋关节对称；仰卧位，腰部放松，腰椎放平贴于床面，双下肢可伸直并拢；髋关节无压痛及波动感。常见病变如下：

（1）臀部外形异常：臀部皱褶不对称，常见于一侧髋关节脱位。臀肌萎缩时，病变侧臀肌不丰满。

（2）髋关节畸形：髋关节畸形多见于髋关节脱位、股骨干及股骨头骨折错位等。常见的髋关节畸形有以下 3 种：受检者仰卧位，腰部放松，腰椎放平贴于床面时，受检者一侧下肢超越躯干中线向对侧偏移，而且不能外展，称为内收畸形；受检者下肢离开中线，向外侧偏移，不能内收，称为外展畸形。仰卧位，腰部放松，腰椎放平贴于床面时，正常髌骨及足拇趾指向上方，如果向内侧（外侧）偏斜，称为髋关节内旋（外旋）畸形。

（3）髋关节脱位、积液：腹股沟韧带中点后下 1cm，再向外 1cm 处硬韧饱满，常见于髋关节前脱位；若该处空虚，可能为髋关节后脱位。若触及波动感，见于髋关节积液。

6. 膝 正常成人双侧膝部对称，无肿胀；双脚并拢直立时，双侧膝关节及双侧内踝均能并拢，无肿块、压痛及摩擦感。常见病变如下：

（1）膝外翻、膝内翻：受检者双脚并拢直立时，当双侧膝关节并拢时，如双侧内踝分离，称为膝外翻（genua varum），又称“X 形腿”（图 10–10）；当双侧内踝并拢时，如双侧膝关节分离，称为膝内翻（genua valgum），又称“O 形腿”（图 10–11）。多见于佝偻病及大骨节病。

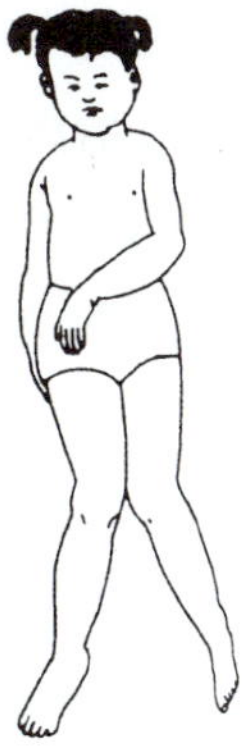

图 10-10 膝外翻

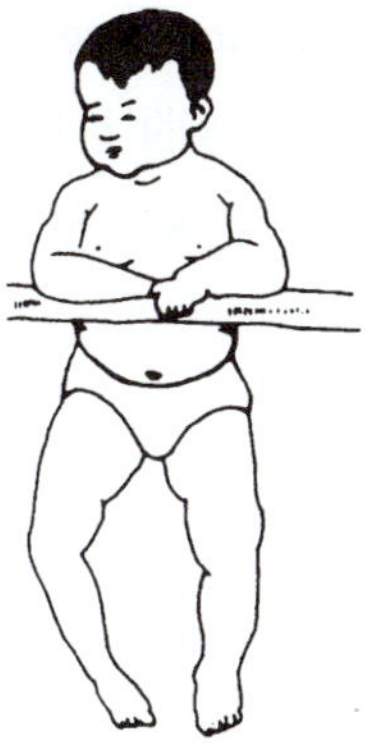

图 10-11 膝内翻

（2）膝关节肿胀：膝关节匀称性胀大，膝关节屈曲 90°时，髌韧带两侧的凹陷（膝眼）消失，见于膝关节积液；当关节腔积液超过 50mL 时，浮髌试验（floating patella test）阳性。髌骨上方明显隆起，多为髌上囊积液；膝关节呈梭形膨大，常见于膝关节结核；关节间隙附近有突出物，常为半月板囊肿。

浮髌试验：受检者取仰卧位，下肢伸直放松，医师左手拇指和其余四指分开分别固定髌骨上极两侧，并加压压迫髌上囊，使关节液集中于髌骨底面，右手食指垂直按压髌骨并迅速松开，按压时髌骨与关节面有碰触感，松手时髌骨浮起，即为浮髌试验阳性（图 10-12）。

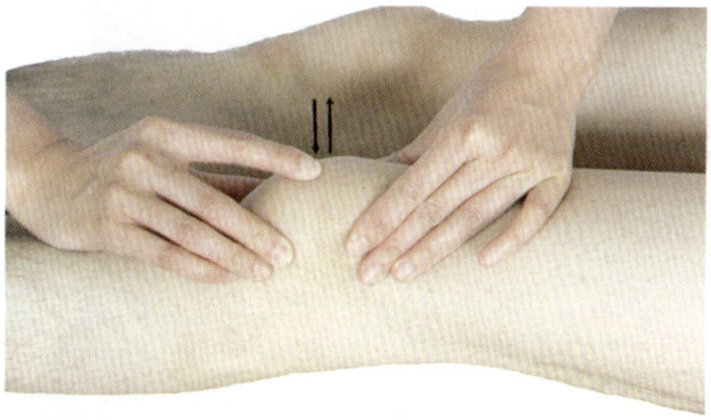

图 10-12 浮髌试验

7. 踝与足 正常成人双侧踝关节与双足对称，无肿胀，无压痛；直立时足掌前部及足趾与足跟部平稳着地，足底中部内侧稍微离地，约可插入一个手指；足背动脉搏动正常。常见病变如下：

（1）扁平足（flatfoot）：又称平跖、外翻足，由于先天性或姿势性因素导致患者足弓低平或消失。患者站立、行走时，足弓塌陷，足跟外翻，伴疼痛或容易疲乏。

（2）弓形足（clawfoot）：足纵弓高起，横弓下陷，足背隆起，足趾分开。

（3）马蹄足：踝关节跖屈，前半足着地，常因跟腱挛缩或腓总神经麻痹引起。

（4）足内翻（strephenopodia）、足外翻（strephexopodia）：正常人膝关节固定时，足掌可向内、外翻 35°。足掌部活动受限，呈固定性内翻、内收畸形，称为足内翻（图 10-13）。若呈固定性外翻、外展畸形，称为足外翻。足内翻及足外翻常见于先天畸形、小儿麻痹后遗症等。

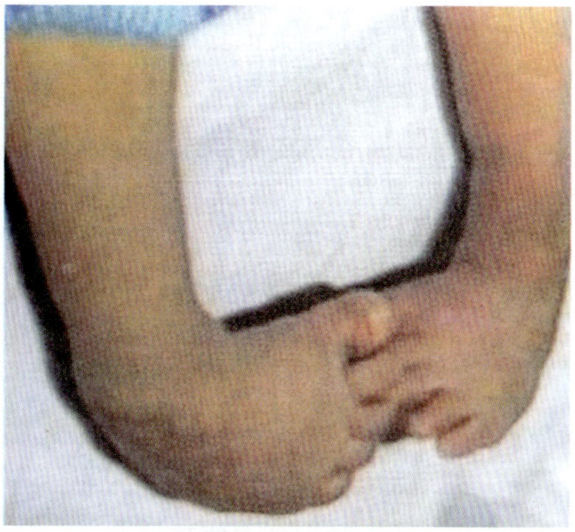

图 10-13 足内翻

8. 肢端肥大 其特点为肢体末端异常粗大。见于青春期发育成熟后腺垂体功能亢进，生长激素分泌过多引起的肢端肥大症。

9. 肌萎缩 是指肢体肌肉体积缩小、松弛无力。见于脊髓灰质炎、周围神经损害、肌炎和长期肢体废用等。

10. 下肢静脉曲张（varicose veins of lower extremity） 多见于小腿，表现为下肢浅静脉明显显露，如蚯蚓状怒张、弯曲（图 10–14），立位加重，卧位或抬高下肢可减轻，严重者伴小腿肿胀，局部皮肤呈暗紫色或有色素沉着，甚至形成溃疡，经久不愈。其形成原因多为下肢浅静脉瓣膜功能不全或下肢浅静脉血液回流受阻。常见于长期从事站立性工作者或血栓性静脉炎患者。

11. 水肿 单侧肢体水肿多因静脉血或淋巴液回流受阻所致，多见于血栓性静脉炎、肿瘤压迫、偏瘫、神经营养不良、丝虫病等。如淋巴管长期阻塞，可使淋巴管扩张、破裂，淋巴液外溢致纤维组织大量增生，皮肤增厚，按压无凹陷，称为象皮肿（elephantiasis）（图 10–15）。

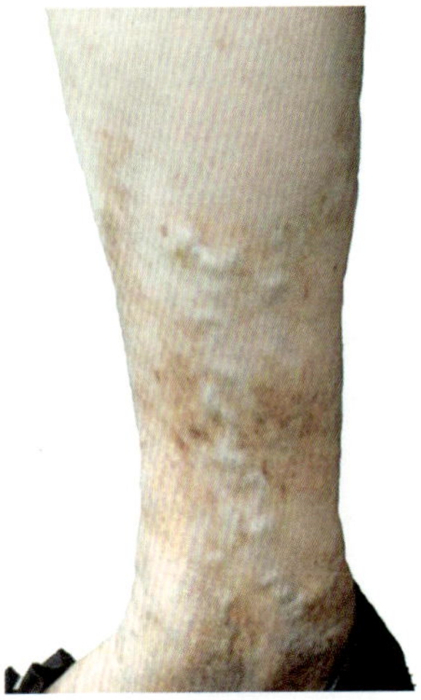

图 10–14 下肢静脉曲张

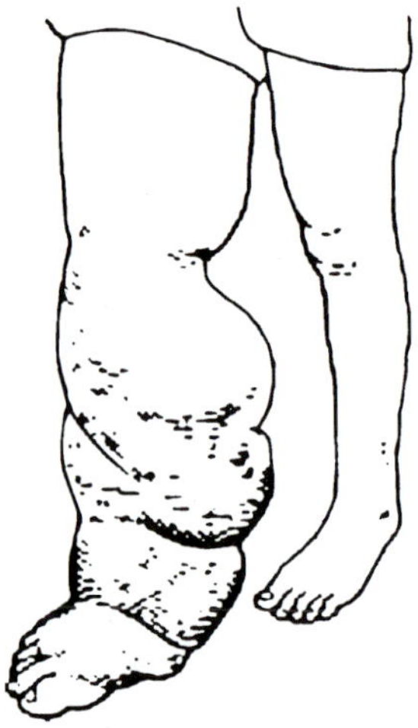

图 10–15 象皮肿

12. 痛风性关节炎 痛风急性关节炎期表现为受累关节红、肿、热、痛和功能障碍，最多见于单侧拇趾及第一跖趾关节。慢性关节炎期常在远端关节有痛风石，常多关节受累，表现为关节肿胀、僵硬、畸形及周围组织纤维化和变形，严重时患处皮肤发亮、菲薄，破溃后有白色豆腐渣样物排出，甚至形成瘘管，经久不愈。

三、压痛

肢体压痛多见于相应部位的骨折、关节脱位、软组织损伤、炎症等。如肱骨结节间压痛见于肱二头肌长头腱鞘炎；肱骨大结节压痛多见于冈上肌腱损伤；肩峰下内方压痛可见于肩峰下滑囊炎。双膝眼压痛可见于膝关节炎；髌骨两侧有压痛可见于髌骨软骨炎；膝关节间压痛，提示半月板损伤；韧带附着点压痛常见于该韧带损伤。

四、运动功能

肢体的运动功能是在神经的协调下由肌肉、肌腱带动关节活动来完成的，其中任何一个环节受损害都会引起运动功能障碍。神经系统疾病引起的运动功能障碍详见第十一章神经系统检查，本节介绍关节活动。

1. 关节活动检查法 让受检者做各关节各方向的主动运动（被检者用自己的力量活动）或被动运动（医师用外力使被检者的关节活动），观察其活动范围及有无疼痛。肩关节与髋关节运动功能的检查法见表 10–2。注意：做肩关节的被动运动时，检查医师的一手要固定被检者的肩胛骨；做髋关节的被动运动时，检查医师要固定被检者的骨盆。正常成人各关节的活动方向及范围见图 10–16，图 10–17，图 10–18，图 10–19，图 10–20。

表 10–2　肩关节、肘关节和髋关节运动功能检查法

检查内容		检查方法
肩关节		受检者双上肢下垂为中立位，做前屈、后伸、内收、外展
		受检者双上肢向前伸直，手肘部分弯曲为中立位，做肩关节的旋转
肘关节		受检者双上肢下垂为中立位，做前屈、后伸
		受检者双上肢向前伸直，拇指向上为中立位，手背向上转动为旋前，手背向下转动为旋后
髋关节	屈曲	受检者仰卧，医师一手按压髂嵴，另一手将屈曲膝关节推向前胸
	后伸	受检者俯卧，医师一手按压臀部，另一手握小腿下端，屈膝 90°后上提
	外展	受检者仰卧，双下肢伸直，固定骨盆，嘱受检者一侧下肢自中立位外展
	内收	被检者仰卧，双下肢伸直，固定骨盆，嘱受检者一侧下肢自中立位向对侧下肢前面交叉内收
	旋转	受检者仰卧，双下肢伸直，髌骨及足尖向上，医师双手置于受检者大腿下部和膝部，旋转大腿

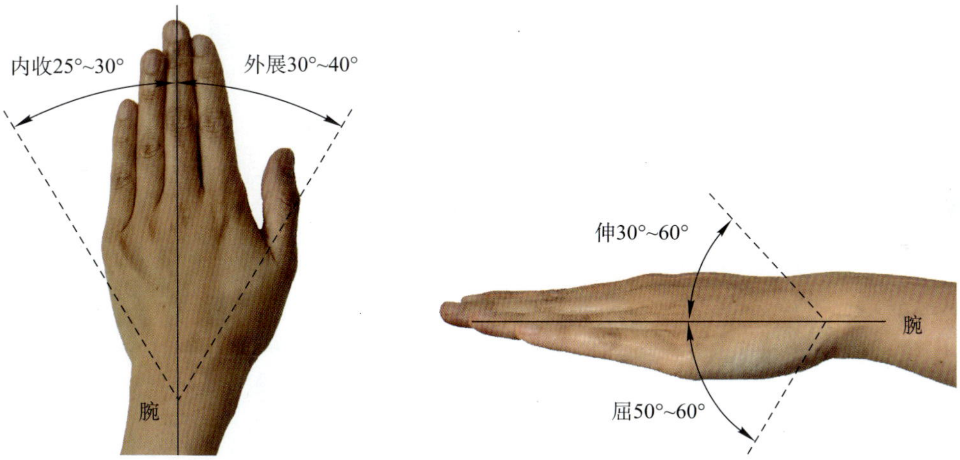

图 10–16　腕关节活动功能检查

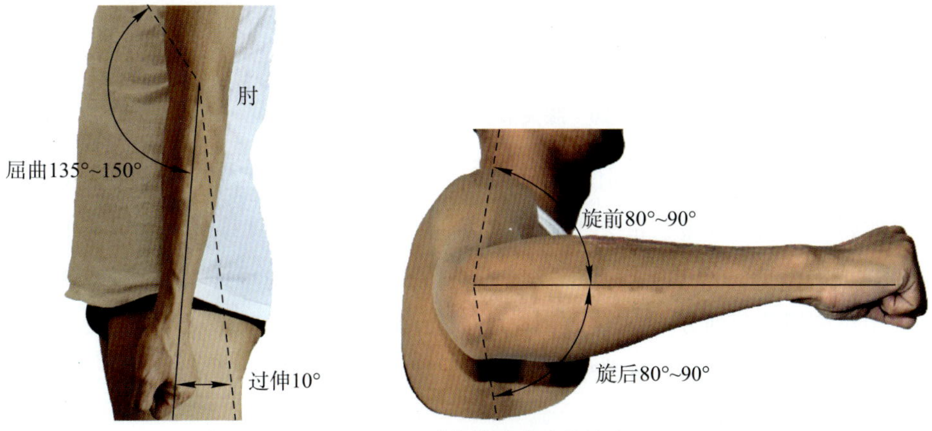

图 10–17　肘关节活动功能检查

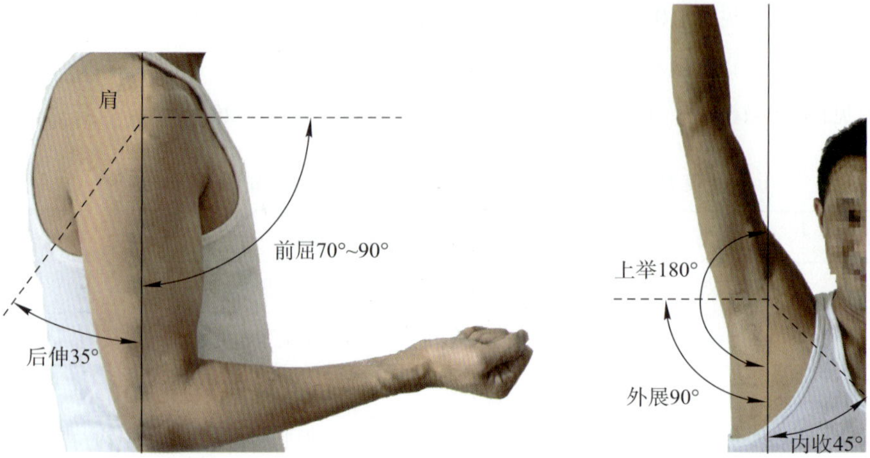

图 10-18 肩关节活动功能检查

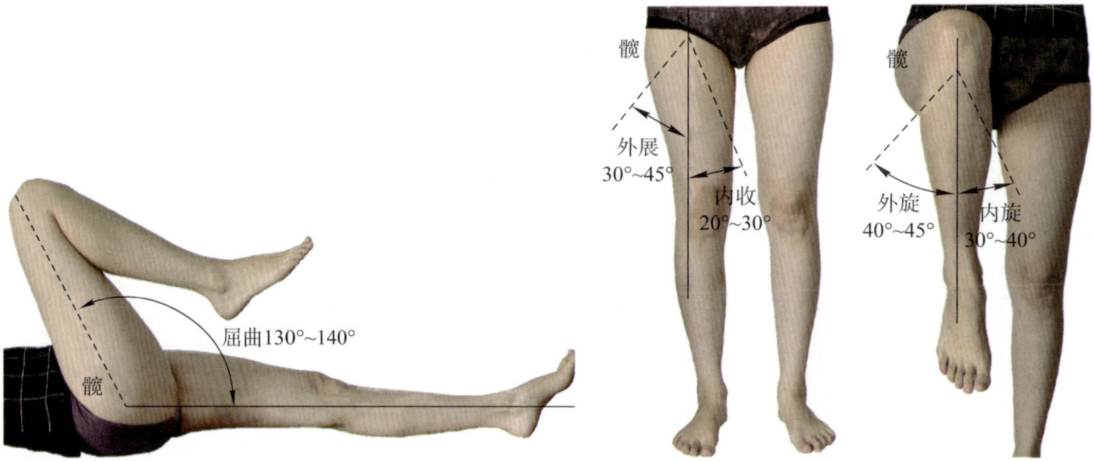

图 10-19 髋关节活动功能检查

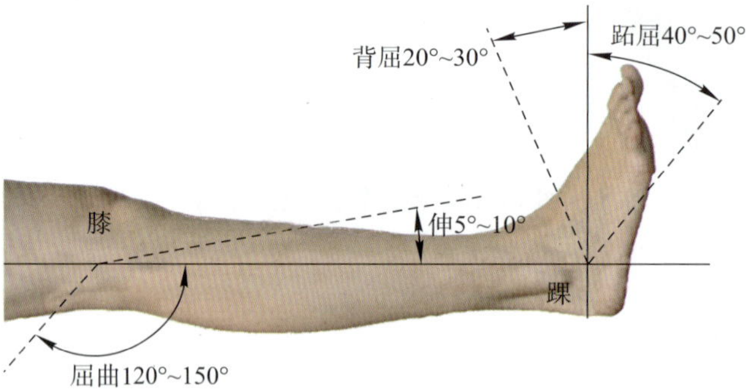

图 10-20 膝关节、踝关节活动功能检查

2. 关节活动异常 见于相应部位骨折、脱位、炎症、肿瘤、关节退行性变及肌腱、软组织损伤等。如肩关节活动异常，常见于肩关节炎、肱骨骨折、锁骨骨折等。肩关节向各方向的活动均受限，称冻结肩，常见于肩关节周围炎。搭肩试验（Dugas test）阳性（嘱受检者用一侧手掌平放于对侧肩关节前方，如不能搭上，前臂不能自然贴紧胸壁为阳性）见于肩肱关节脱位或肩锁关节脱位。髋关节活动异常主要表现为异常步态，常见于髋关节结核、脊髓灰质炎后遗症、髋关节脱位等。

【复习思考题】

1. 简述脊柱压痛及叩击痛的检查方法及临床意义。
2. 简述匙状甲及杵状指（趾）的表现及临床意义。
3. 叙述浮髌试验的检查方法及其阳性的临床意义。
4. 怎样检查肩关节、肘关节和髋关节的运动功能？

第十一章 神经系统检查

【学习要求】

1. 掌握浅反射、深反射、病理反射、脑膜刺激征的检查方法及临床意义；中枢性与周围性面瘫的鉴别；脑神经检查的要点及临床意义。

2. 熟悉感觉障碍的类型及主要特点；中枢性瘫痪的类型及主要特点；震颤、舞蹈症、手足搐搦症的临床意义；肌力分级。

3. 了解感觉功能及运动功能检查法；共济运动检查法及临床意义；自主神经功能检查。

【学习方法】

1. 认真学习本章节的理论知识，复习神经解剖，熟悉神经传导通路，有助于对神经系统检查方法的全面掌握。

2. 同学间反复练习，有助于对神经系统检查的正确掌握和临床中的熟悉应用。

神经系统主要包括大脑、脑干、小脑、脊髓及周围神经等。神经系统检查包括脑神经、感觉神经、运动神经、神经反射和自主神经检查等。检查时首先确定患者的精神状态，然后采取从头至足的检查法。一般先检查脑神经，然后分别检查上肢和下肢的运动功能、感觉功能和神经反射。

一、脑神经检查

脑神经（cranial nerver）共 12 对，主要支配头面部。其中第Ⅰ、Ⅱ、Ⅷ为感觉神经，Ⅲ、Ⅳ、Ⅵ、Ⅺ、Ⅻ为运动神经，Ⅴ、Ⅶ、Ⅸ、Ⅹ为混合神经，Ⅲ、Ⅶ、Ⅸ、Ⅹ含副交感神经纤维。除Ⅻ神经核和Ⅶ脑神经核的下部外，所有脑神经核的中枢支配均是双侧，例如，左侧动眼神经核同时接受左侧（不交叉）和右侧（交叉）的纤维支配。脑干内的神经核排列有一定规律，运动核靠近中线，感觉核靠近外侧（图 11–1）。

（一）嗅神经

1. 功能 嗅神经司嗅觉。鼻腔上部嗅黏膜中双极嗅神经元的中枢突以 15～20 条嗅丝聚集构成嗅神经，穿过筛骨的筛板和硬脑膜，经额叶底部的嗅球、嗅束，终止于颞叶海马回沟和海马回，传导嗅觉（图 11–2）。

2. 检查方法 让被检查者闭目，用手指压闭一侧鼻孔。检查者将盛有患者熟悉、气味特殊、无刺激性溶液的小瓶（如香水、酒等）或物品（如香烟、香皂等）置于另一侧鼻孔下，让被检查者辨别各种嗅到的气味。两侧鼻孔分别测试，了解嗅觉是否正常。

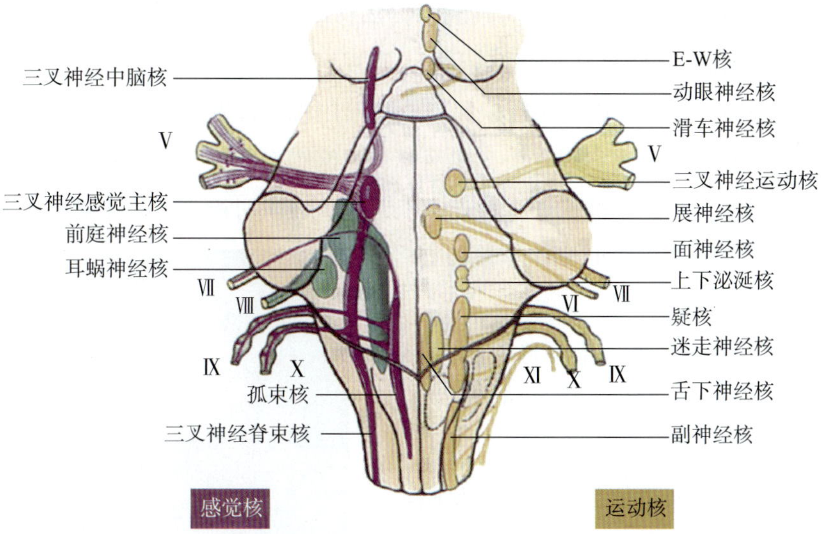

图 11-1　脑神经分布

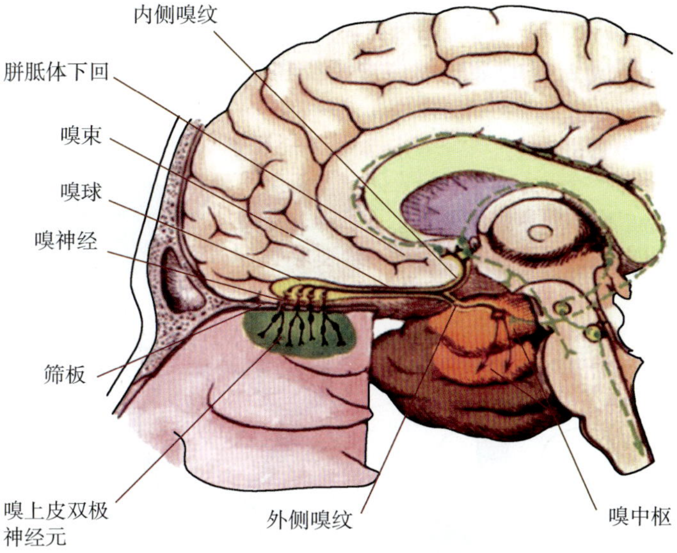

图 11-2　嗅神经传导路径

3. 临床意义

（1）一侧嗅觉丧失：提示同侧嗅球或嗅丝病变，多见于创伤、蝶鞍附近占位性病变等。

（2）两侧嗅觉丧失：多见于颅底脑膜结核或鼻黏膜病变，如感冒、萎缩性鼻炎等。

（3）嗅幻觉：患者凭空嗅出原本不存在的某种气味，见于颞叶肿瘤或癫痫。

（4）嗅觉过敏：常见于焦虑症患者。

（二）视神经

1. 功能　视神经司视觉。感受器在视网膜，视觉中枢位于大脑枕叶。

2. 检查方法　视神经检查包括视力、视野和眼底检查。

（1）视野：在正视前方注视某一点时眼球保持不动所能看到的最大空间范围称为视野（visual field），又称周边视野。视野反映黄斑中央凹以外的视网膜及视觉通路的功能。检查时被检查者背光，与检查者相对而坐，距离约 1m，各自用手遮住相对应一侧的眼睛（如检查者为右眼，被检查者则为左眼）。检查者将手指置于自己与被检查者中间等距离处，分别从上、下、左、右等不同的方位从外周逐渐向眼的中央部移动，嘱被检查者在发现手指时立即示意。如被检查者与检查者在不同方位同时看到手指，则视野大致正常；如某方向上检查者看到手指一定距离后被检查者才看到，则为视野缺损，此时可用视野计做精确的视野测定。

（2）眼底：眼底检查是观察视乳头、视网膜、视网膜血管、黄斑有无异常的重要方法。检查眼底需要用检眼镜。检查时被检查者背光而坐，检查右眼时检查者位于被检查者右侧，右手持镜，用右眼观察；检查左眼时则位于被检查者左侧，左手持镜，用左眼观察。

正常人视乳头为淡红色，呈圆形或椭圆形，边界清晰；动脉较细、色鲜红，静脉较粗、色暗红，动静脉直径之比为 2∶3；视网膜全部为鲜橘红色；黄斑区位于视乳头颞侧偏下方处，呈暗红色，在其中央有一小反光点（图 11-3）。

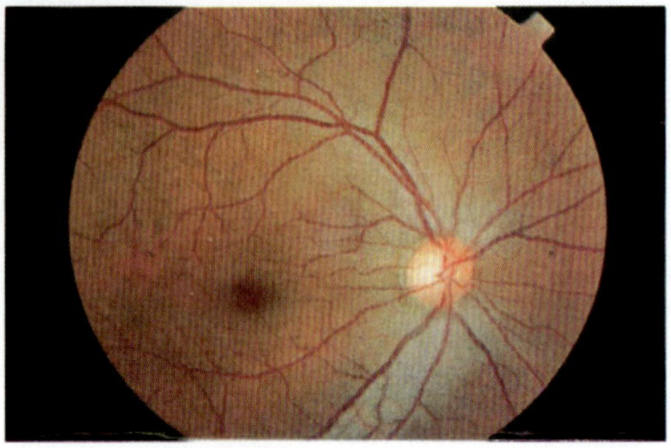

图 11-3　正常眼底

（3）视力：视力检查见第五章。

3. 临床意义

（1）视野缺损：视觉通路的某一部位遭受损害都可引起视野缺损。常见的视野缺损见图 11-4。

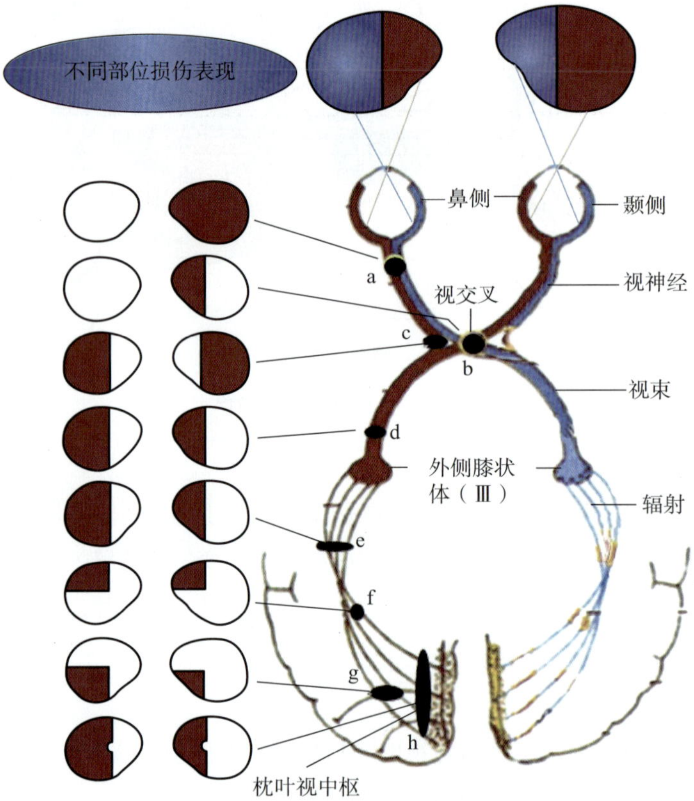

图 11-4　视神经径路及受损后视野缺损的症状

a. 一侧视神经损伤：一侧全盲。b. 视交叉中部损伤：两颞侧偏盲。c. 视交叉外侧：右眼鼻偏盲。d. 视束：左同向性偏盲（一侧视束损伤：同向偏盲）。e. 内囊后肢视辐射全部：左侧同向性偏盲。f. 视辐射下部（颞叶）：双眼左同向性上象限盲。g. 视辐射上部（顶叶）：双眼左同向性下象限盲（部分视放射及视中枢损伤：同侧 1/4 视野缺损）。h. 枕叶皮质（视中枢）：左同向性偏盲，黄斑回避

（2）眼底异常：视乳头水肿常见于颅内肿瘤、直接压迫视神经等，如颅内出血、脑膜炎、脑炎等引起的颅内压增高。视网膜出血见于高血压或出血性疾病等。视网膜有渗出物见于高血压、慢性肾炎和妊娠高血压疾病等。原发性视神经萎缩见于球后视神经炎或肿瘤。常见疾病的眼底改变见表 11–1。

表 11–1　常见疾病的眼底改变

常见疾病	眼底改变
颅内压增高	出现视乳头水肿，表现为视乳头隆起、水肿，边界模糊不清，静脉淤血和迂曲，并可见火焰状出血
高血压、动脉硬化	早期见视网膜动脉痉挛。硬化期见视网膜动脉变细，反光增强，有动、静脉交叉压迫现象，动脉呈铜丝状或银丝。晚期视乳头周围可见火焰状出血，棉絮状渗出物，严重时有视乳头水肿
妊娠高血压疾病	视网膜动脉痉挛、水肿，渗出物增多时可致视网膜脱离
慢性肾炎	视乳头及周围视网膜水肿，火焰状出血，棉絮状渗出物
糖尿病	Ⅰ期：微血管瘤，出血；Ⅱ期：微血管瘤，出血，并有硬性渗出；Ⅲ期：出现棉絮状软性渗出；Ⅳ期：新生血管形成，玻璃体出血；Ⅴ期：机化物增生；Ⅵ期：继发性视网膜脱离，失明
白血病	视乳头边界不清，视网膜血管色淡，血管曲张或弯曲，视网膜上有带白色中心的出血斑及渗出物
原发性视神经萎缩	视乳头苍白，边界清晰

（三）动眼神经、滑车神经及展神经

1. 功能　动眼神经核和滑车神经核位于中脑，展神经核位于脑桥，这三对脑神经共同支配眼球运动。滑车神经支配上斜肌。展神经支配外直肌。动眼神经支配上直肌、下直肌、内直肌、下斜肌、上睑提肌、瞳孔括约肌和睫状肌。（图 11–5）

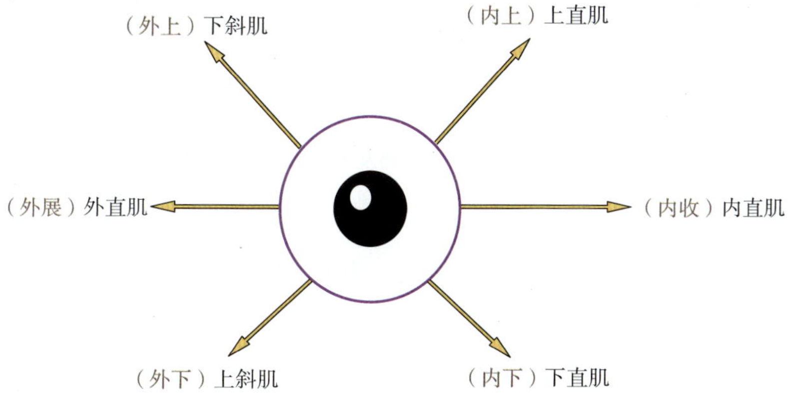

图 11–5　各眼外肌的运动方向分解图

2. 检查方法　检查从眼外部开始，注意眼裂大小，有无眼睑下垂；观察眼球，注意有无斜视、眼球突出和凹陷、眼球震颤及复视；检查眼球运动，观察有无眼肌运动障碍。检查瞳孔，注意两侧瞳孔的大小和形状；检查对光反射及调节、集合反射。

3. 临床意义　动眼神经、滑车神经及展神经麻痹见于颅底肿瘤、结核性脑膜炎、脑出血合并脑疝等。

NOTE

（1）动眼神经麻痹：上睑下垂；眼球转向外下方，有外斜视和复视；眼球不能向上、向下、向内转动；瞳孔扩大；对光反射、调节反射、集合反射消失。

（2）滑车神经麻痹：眼球向下及向外运动能力减弱，向下看时出现复视，无斜视。单独麻痹很少见。

（3）展神经麻痹：眼球不能外展，出现内斜视和复视。颅内压增高时可出现双侧展神经麻痹。

（4）霍纳综合征（Horner syndrome）：为颈交感神经传导通路麻痹的表现。交感神经支配上睑提肌、瞳孔开大肌等。霍纳综合征表现为同侧眼睑下垂，瞳孔缩小，眼球内陷，面部少汗或无汗，见于同侧脑干、颈8至胸1的脊髓侧角及颈交感神经通路上的交感神经麻痹（图11–6）。

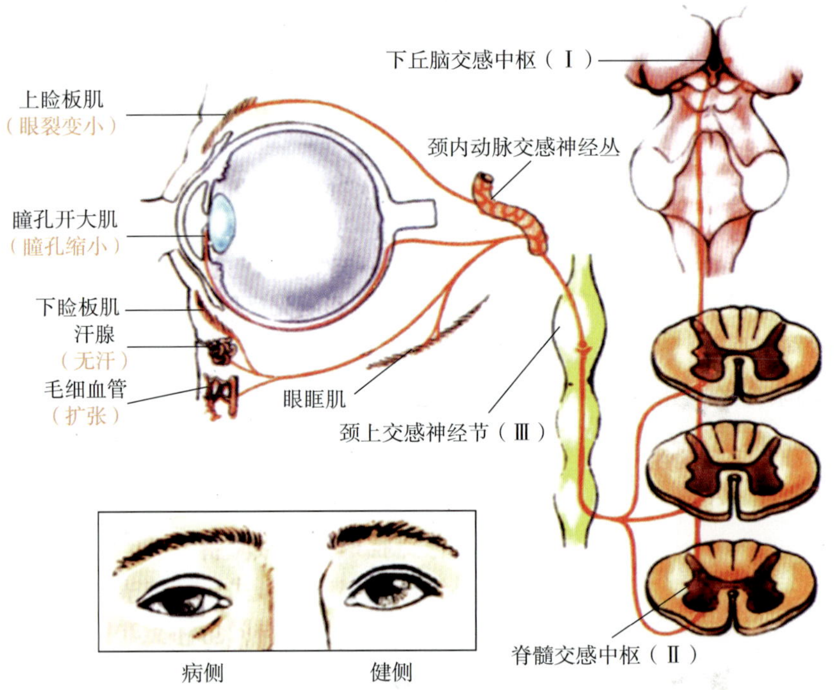

图11–6　眼交感神经径路及Horner综合征表现

（四）三叉神经

1. 功能　三叉神经核位于脑桥，共分3支：主要支配面部感觉和咀嚼运动。感觉障碍分周围性与核性。周围性感觉纤维第一支眼神经为感觉神经，分布于额顶部、上睑、鼻部等；第二支上颌神经分布于下睑、上颌、颊部和上唇等；第三支下颌神经为混合神经，感觉纤维分布于下唇及下颌部（图11–7），运动纤维支配咀嚼肌群。核性感觉障碍呈葱花样分离性感觉障碍。

2. 检查方法　检查感觉时分别在三个分支体表分布区检查触觉、痛觉、温度觉。检查运动功能时，观察咀嚼肌和颞肌有无萎缩；嘱被检查者做咬合动作，检查者触诊两肌，比较两侧肌力；然后让其张口，注意下颌有无偏斜。

3. 临床意义

（1）一侧三叉神经半月节、三叉神经根或三个分支病变：多见于颅中窝脑膜瘤、鼻咽癌颅底转移和三叉神经节带状病毒感染等。

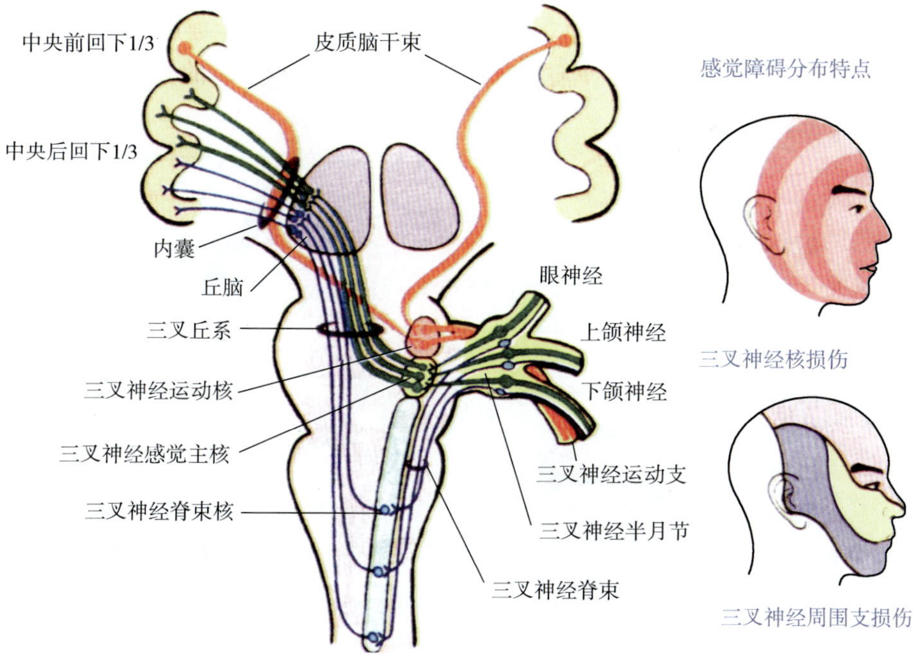

图 11–7　三叉神经感觉纤维分布

1）三叉神经半月节、三叉神经根病变：出现同侧面部皮肤及眼、口和鼻黏膜一般感觉减弱或消失，角膜反射减弱或消失，同侧咀嚼肌瘫痪，张口时下颌偏向患侧。

2）三叉神经分支病变：表现为各分支分布范围内的一般感觉减弱或消失。眼支受损可合并角膜反射减弱或消失；下颌神经受损可合并同侧咀嚼肌瘫痪，张口时下颌偏向病灶侧。

3）三叉神经刺激性病变：可出现三叉神经痛，常为突然发作的一侧面部剧痛，可在三个分支的出面骨孔（眶上孔、上颌孔和颏孔）处有压痛点，且按压时可诱发疼痛。

（2）三叉神经脊束核病变：出现同侧面部洋葱皮样分离性感觉障碍，即口鼻周围或面部周边痛温觉障碍而触觉和深感觉存在。常见于延髓空洞症、延髓背外侧综合征及脑干肿瘤等。

（3）一侧三叉神经运动核病变：可出现同侧咀嚼肌瘫痪、萎缩，张口时下颌偏向病灶同侧。常见于脑桥肿瘤。一侧中枢性损害时临床表现不明显，因三叉神经运动核受两侧皮质核束支配。

（五）面神经

1. 功能　面神经主要支配面表情肌和分管舌前 2/3 味觉。面神经核位于脑桥，分上、下两部分：上部受双侧大脑皮质运动区支配，发出的运动纤维支配同侧颜面上半部的肌肉；下部仅受对侧大脑皮质运动区支配，发出的运动纤维支配同侧颜面下半部的肌肉（图 11–8）。

2. 检查方法

（1）面肌运动功能：观察额纹、眼裂、鼻唇沟及口角两侧是否对称；让患者做皱额、皱眉、闭眼、露齿、鼓腮、吹口哨等动作，观察两侧运动是否相等。

（2）味觉：检查味觉时，嘱患者伸舌，用棉签蘸少许不同味感的溶液（如醋、糖水、盐水、奎宁溶液等），涂于一侧舌前 2/3 处，测试味觉，让患者用手指出某个预定的符号（酸、甜、咸、苦），或让患者写出所感觉的味道，但不能讲话和缩舌。每种味觉试完后应漱口，再试另一种；试完一侧后再试另一侧，两侧对比。

3. 临床意义　面神经麻痹分中枢性麻痹和周围性麻痹两种（图 11–9）。

NOTE

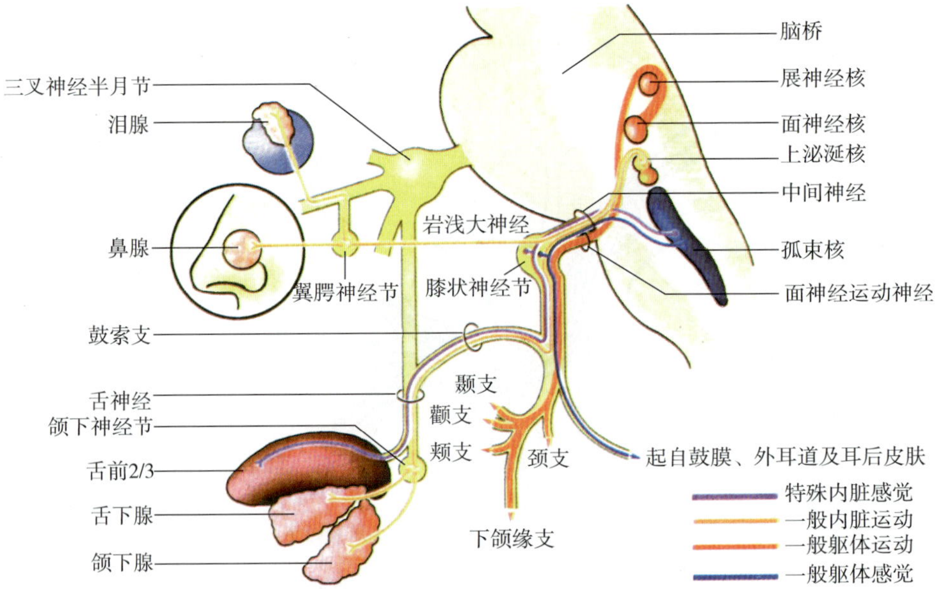

图 11-8 面神经分支与分布

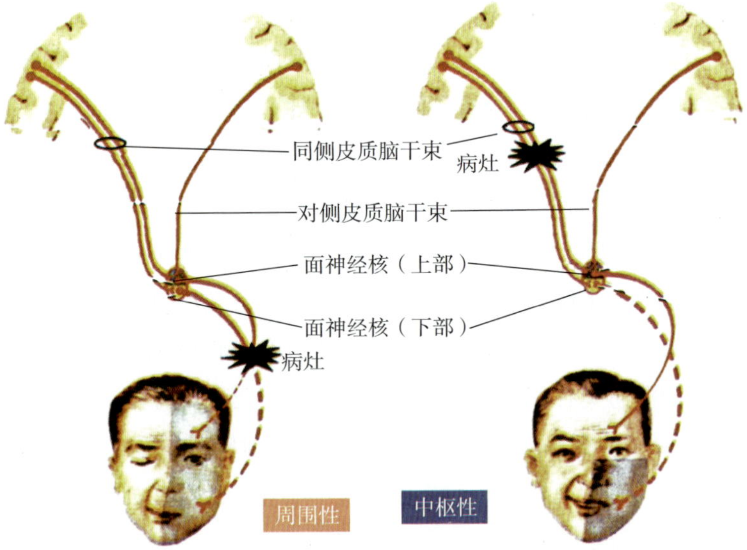

图 11-9 中枢性和周围性面神经麻痹时的面部表现

（1）中枢性：病变部位在面神经核以上，包括皮质、皮质脑干束、内囊或脑桥等受损。临床表现为病变对侧颜面下部表情肌麻痹，如病变对侧鼻唇沟变浅、口角下垂，露齿时口角引向病变侧，不能吹口哨及鼓腮。常见于脑血管病、肿瘤或炎症等。

（2）周围性：指一侧面神经或面神经核受损。临床表现为病变侧全部面部表情肌麻痹，如病变侧鼻唇沟变浅、口角下垂，露齿时口角引向健侧，不能吹口哨及鼓腮；病变侧眼裂开大，不能闭眼，额纹消失，角膜反射消失；还可有舌前 2/3 味觉丧失，舌下腺、下颌下腺及泪腺等分泌障碍。常见于受寒冷刺激、耳部或脑膜感染、听神经纤维瘤等。

（六）前庭蜗神经

1. 功能 前庭蜗神经又称位听神经，包括两种功能不同的感觉神经。前庭神经传导平衡觉，蜗神经传导听觉（图 11-10），感受器在内耳，中枢在大脑颞叶。

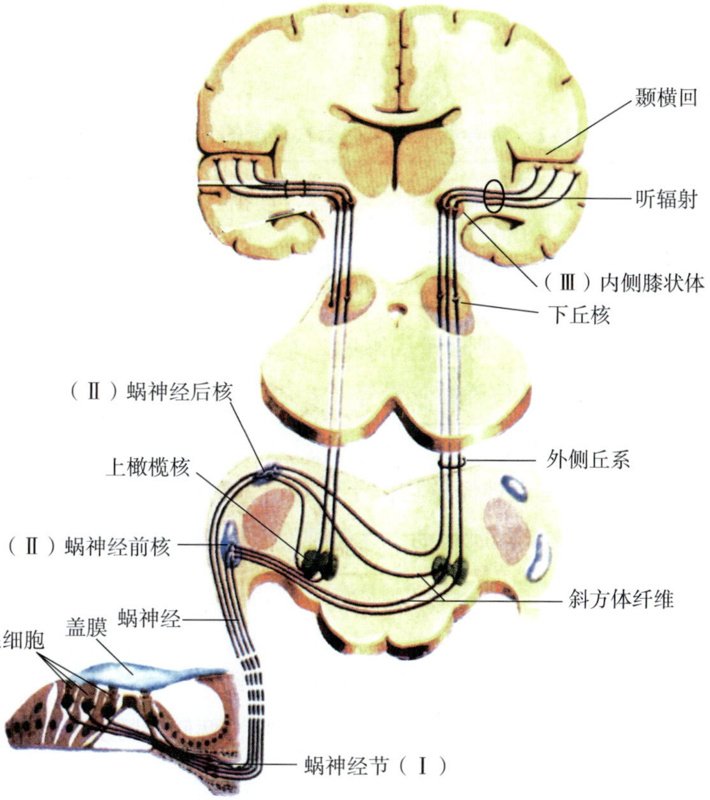

图 11-10 蜗神经传导路径

2. 检查方法

（1）听力检查：为了测定蜗神经的功能，有简测法和精测法两种检查方法。

1）简测法：见第五章。

2）精测法：应用规定频率的音叉或电测设备进行一系列精确测试的方法，这是鉴别传导性耳聋和感音性耳聋的标准方法。常用方法为：①任内试验（Rinne test，RT）：又称气导骨导比较试验。将 C128（128Hz）或 C256（256Hz）振动的音叉柄部紧密放置于受试者一侧乳突部，受试者可听到振动的声响（骨导），当受试者表示声响消失时迅速将音叉移至该侧外耳道口 1cm 处（气导），如仍能听到声响，表示气导大于骨导，即任内试验阳性。②韦伯试验（Weber test，WT）：又称双耳骨导比较试验或骨导偏向试验，即比较两侧耳骨导听力的强弱。将振动的音叉柄部放置于受试者颅中线前额处，正常人两侧耳骨导听力相等，骨导声响居中。传导性聋患者病侧声响较强，为韦伯试验阳性；感音性聋患者健侧声响较强，为韦伯试验阴性。

（2）前庭功能检查：检查平衡功能时，嘱患者直立，两足并拢，两手向前平伸，观察患者睁眼、闭眼时能否站稳。检查眼球震颤时，让患者的头部保持正位不动，并注视在其眼前 33cm 处做水平或垂直移动的手指，观察眼球有无震颤和震颤的方向。还可通过外耳道灌注冷热水试验或旋转试验，观察有无前庭功能障碍所致的眼球震颤反应减弱或消失。

3. 临床意义

（1）听力减退或丧失（耳聋）：①传导性耳聋：由外耳道和中耳病变引起，如外耳道异物、耵聍、肿瘤等引起的外耳道阻塞，以及鼓膜穿孔、中耳炎等。②感音性耳聋：由耳蜗、前庭蜗神经和听觉中枢径路病变引起，如药物（链霉素、卡那霉素等）、重金属制剂等中毒，

NOTE

各种急慢性传染病引起的耳并发症，颅脑外伤，脑肿瘤等。传导性聋与感音性聋的鉴别见表 11-2。

表 11-2　传导性耳聋与感音性耳聋的音叉试验鉴别

音叉试验	正常耳	传导性耳聋	感音性耳聋
Rinne 试验	气导＞骨导	骨导＞气导	气导＞骨导（两者均缩短或消失）
Weber 试验	居中	患侧音响较强	健侧音响较强

（2）前庭神经功能受损：出现眩晕、呕吐、平衡失调和眼球震颤等。常见于梅尼埃病（Meniere’s disease）、良性发作性位置性眩晕等。

（七）舌咽神经和迷走神经

1. 功能　舌咽神经核、迷走神经核均位于延髓。舌咽神经管理舌后 1/3 味觉和一般感觉，软腭、咽部等处一般感觉，支配咽肌运动。迷走神经支配咽、喉部感觉与运动，以及内脏器官平滑肌运动。

2. 检查方法

（1）张口：看腭垂是否居中，两侧软腭高度是否一致。

（2）发音：让患者发“啊”音，注意有无声音嘶哑，两侧软腭上抬是否有力。

（3）吞咽：注意有无吞咽困难，饮水有无呛咳。

（4）咽反射：用压舌板轻触咽后壁，如引起恶心动作，提示咽反射正常。

3. 临床意义　一侧或双侧舌咽、迷走神经损害，引起软腭、咽和声带麻痹或肌肉本身的无力，称为延髓性麻痹（bulbar paralysis）或真性延髓性麻痹。双侧受损时出现声音嘶哑，吞咽困难，饮水呛咳，咽部感觉丧失，咽反射消失，常伴舌肌萎缩；一侧受损时症状较轻，表现为病侧软腭不能上举，腭垂偏向健侧，病侧咽反射消失，而吞咽困难不明显。多见于脑炎、脊髓灰质炎、多发性神经病、鼻咽癌转移等。

核上受损只有两侧都受损时才出现临床表现，较少见。因舌咽和迷走神经的运动核受双侧皮质核束支配，一侧受损时不出现症状。当双侧皮质核束受损时，与延髓性麻痹表现不同的是咽反射存在甚至亢进，舌肌萎缩不明显，常伴有下颌反射活跃和强哭强笑等，称假性延髓性麻痹（pseudobulbar paralysis）。可见于两侧脑血管病及脑炎等。

（八）副神经

1. 功能　副神经核位于延髓，与颈髓 1～3 前角部分运动纤维组成副神经，支配胸锁乳突肌、斜方肌（图 11-11）。

2. 检查方法　观察患者两侧胸锁乳突肌和斜方肌有无萎缩，有无斜颈和垂肩。嘱患者做对抗阻力的耸肩转头动作，比较两侧肌力。

3. 临床意义　一侧副神经或其核受损时，该侧胸锁乳突肌和斜方肌萎缩，垂肩，斜颈，耸肩无力，头不能转向对侧或转头无力。见于副神经损伤和颈椎骨折等。因副神经受两侧皮质核束支配，故一侧皮质核束病变不出现副神经损害表现，而两侧同时病变少见。

（九）舌下神经

1. 功能　舌下神经支配舌肌运动。舌下神经核位于延髓，并只受对侧大脑皮质运动区支配（图 11-12）。

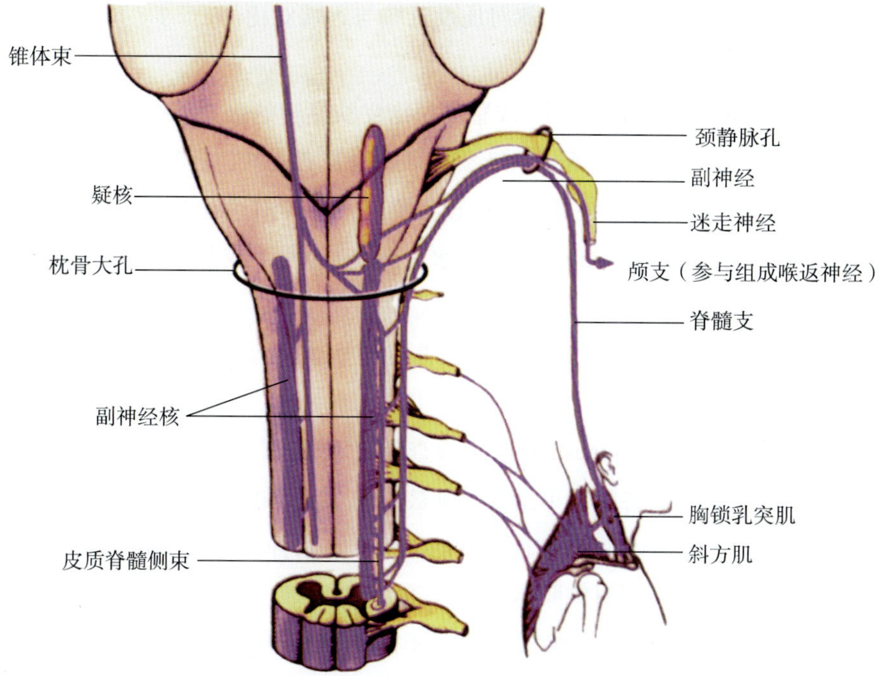

图 11-11　副神经的支配

2. 检查方法　检查时让患者伸舌，观察有无舌偏斜、舌肌萎缩和肌束颤动。

3. 临床意义　舌下神经麻痹分中枢性和周围性两种。

（1）中枢性：病变部位在一侧舌下神经核以上，包括皮质、皮质脑干束等受损。临床表现为病变对侧舌肌瘫痪，如伸舌时舌偏向病变对侧，无舌肌萎缩及肌束颤动。见于脑外伤、脑肿瘤和脑血管病等。

（2）周围性：指一侧舌下神经或舌下神经核受损。临床表现为病变侧舌肌瘫痪，如伸舌时舌偏向病变侧，伴舌肌萎缩及肌束颤动；两侧麻痹时表现为两侧舌肌均有萎缩和肌束颤动，舌肌不能运动，可有构音障碍、吞咽困难等。多见于运动神经元病等。

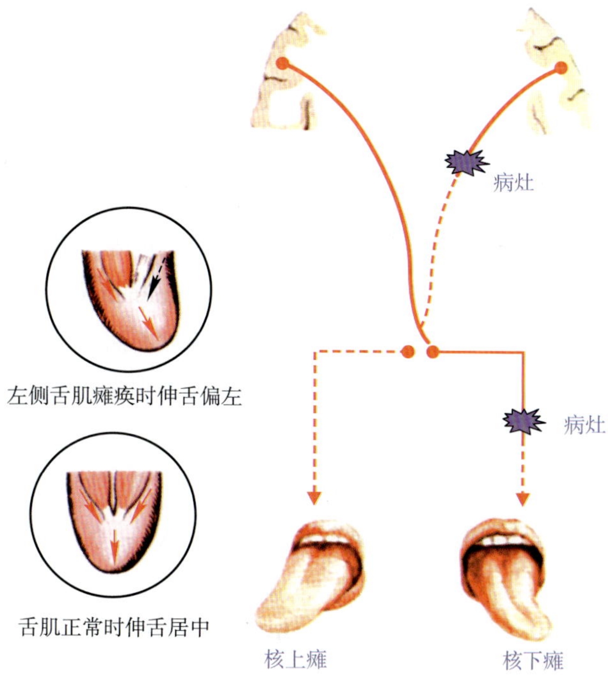

图 11-12　舌下神经麻痹示意图

二、感觉功能检查

感觉（sensibility）是作用于各个感受器的各种形式的刺激在人脑中的直接反映。检查感觉功能必须在被检查者意识清醒时进行。检查前先让被检查者了解检查的目的和方法，以取得充分配合。检查时嘱被检查者闭目，刺激宜从感觉障碍区向正常区移行，如感觉过敏，也可由

NOTE

正常区移向感觉障碍区，并注意左右两侧对比及近端与远端对比。

（一）检查法

1. 浅感觉（superficial sensibility） 浅感觉是指皮肤黏膜的触觉、痛觉和温度觉。

（1）触觉（touch sense）：用棉絮或软纸条轻触被检查者皮肤，让其回答有无轻痒的感觉。

（2）痛觉（pain sense）：用针尖轻刺被检查者皮肤，让其回答有无疼痛的感觉。

（3）温度觉（temperature sense）：用盛冷水（5℃～10℃）或热水（40℃～50℃）的试管分别接触被检查者皮肤，让其辨别冷热。

2. 深感觉（deep sensibility） 深感觉是指肌腱、关节等运动器官的运动觉、位置觉和振动觉。

（1）运动觉（motor sense，kinesthesia）：检查者用手指夹持被检查者的手指或足趾，做向上或向下的屈伸动作，让其回答哪个手指或足趾被活动及活动的方向。

（2）位置觉（position sense）：将被检查者的肢体放在某种位置或摆成某一姿势，让其回答肢体所处的位置或姿势，也可用对侧肢体模仿。

（3）振动觉（vibratory sense）：将振动的音叉柄端置于被检查者的骨隆起处（如尺骨头、桡骨茎突、内踝或外踝等），询问有无振动感，并注意两侧对比。

3. 复合感觉（synesthesia） 复合感觉是大脑综合、分析、判断的结果，又称皮质感觉（cortical sensibility）。检查时嘱被检查者闭目，并应在深感觉、浅感觉都正常时检查才有意义。

（1）皮肤定位觉（topesthesia）：用叩诊锤柄端或手指轻触被检查者皮肤某处，让其用手指出被触部位。

（2）实体辨别觉（stereognosis）：让被检查者单手触摸常用物品，如钢笔、钥匙、小刀等，让其回答物品的名称、形态、大小及质地等。检查时应先检查患侧。

（3）两点辨别觉（two point discrimination）：用分开的双脚规或叩诊锤的两尖端接触被检查者的皮肤，如感觉为两点，再逐渐缩小两尖端的距离，直至感觉为一点为止，测量出感觉为两点的最小距离。身体各部位对两点辨别觉的灵感度不同，以舌尖、鼻端、手指最敏感，四肢近端和躯干最差。

（4）体表图形觉（graphesthesia）：用叩诊锤柄端在被检查者皮肤上画简单图形，如圆形、方形、三角形等，看其能否感觉、辨认。

（二）临床意义

1. 感觉障碍（sensory disturbance） 依病变性质不同，分为以下几种。

（1）疼痛（pain）：指与真正或潜在组织损伤相关的一种不愉快的主观感觉和情感体验。

1）局部痛（local pain，topoalgia）：疼痛部位即是病变所在处，因感受器或神经末梢受损而引起。见于周围神经炎、皮炎等。

2）放射痛（radiating pain）：疼痛不仅存在于病变局部，且沿神经根或神经干向末梢方向放射，如腰椎间盘突出症时可有坐骨神经痛。

3）牵涉痛（referred pain）：指在内脏病变中，患者除感觉患病的局部疼痛外，尚可出现在同一脊髓节段所支配的远离该器官皮肤区的疼痛。如肝、胆疾病时，右上腹痛牵涉到右肩部疼痛；急性心肌梗死时，心前区痛牵涉到左肩、左臂尺侧疼痛等。

4）烧灼样神经痛（causalgia）：疼痛呈烧灼样，可见于交感神经不完全损伤时，多发生于正中神经或坐骨神经，尚可伴有局部皮肤潮红、毛发增加、指甲增厚等营养障碍的表现。

5）扩散痛：指一个神经分支受到刺激时，疼痛除向该分支分布区放射外，可扩散到另一个神经分支，甚至邻近脊髓节段的其他神经所支配的区域而出现的疼痛。如牙痛时，疼痛可扩散到其他三叉神经分支的区域。

6）幻肢痛：指截肢后，患者感觉到被切断的肢体仍然存在，且出现疼痛的现象，与下行抑制系统的脱失有关。

（2）感觉减退（hypesthesia）或感觉缺失（anesthesia）：为感觉神经遭受破坏性损害，使冲动部分或全部不能传导所致。

（3）感觉异常（paresthesia）：指无外界刺激的情况下产生的主观异常感觉，如针刺感、蚁走感、麻木感、肿胀感、沉重感、电击感、束带感、冷热感或吹凉风感等。常见于感觉神经不完全损害。

（4）感觉过敏（hyperesthesia）：指轻微刺激而出现强烈感觉，如棉花刺激皮肤就能引起不适或疼痛，是感觉神经受到刺激性损害所致。常见于多发性神经炎和带状疱疹等。

（5）感觉分离（sensory isolation）：指在同一区域内一种或数种感觉缺失而其他感觉存在。如脊髓空洞症或脊髓内肿瘤时出现痛觉、温度觉缺失而触觉存在。

（6）感觉倒错（paralgesia）：是对刺激产生的错误感觉。如对冷刺激产生热的感觉，触觉刺激或其他刺激产生疼痛感觉等。常见于额叶病变或癔症。

2. 感觉障碍的类型 因病变部位不同，感觉障碍常分为以下几型（图 11-13）。

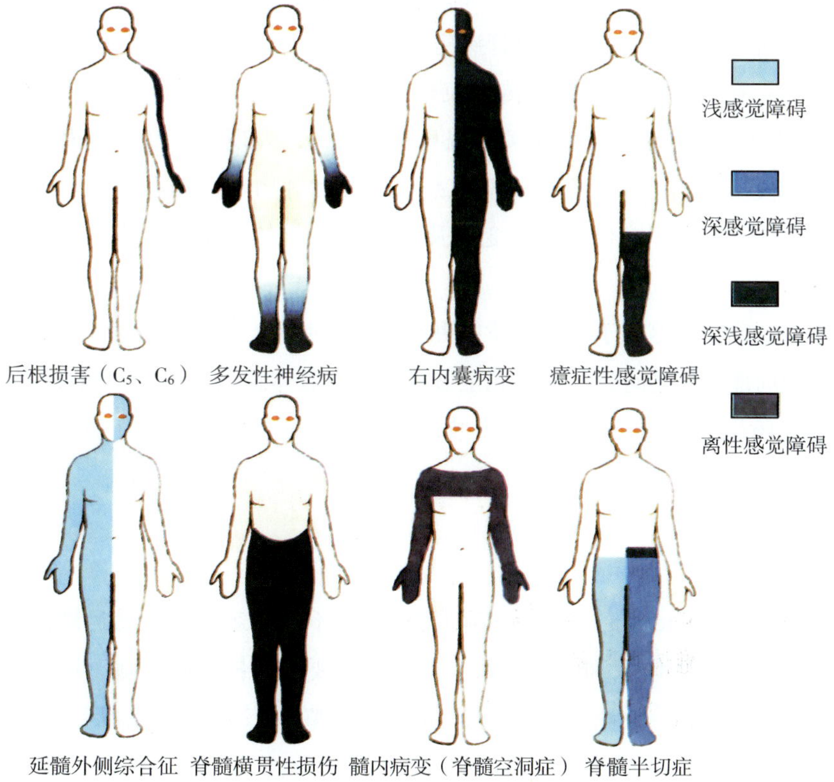

图 11-13 临床常见的感觉障碍类型

（1）末梢型：感觉障碍区对称性出现在四肢远端，呈手套状、袜状分布，各种感觉皆减退或缺失，可伴有相应部位的运动及自主神经功能障碍，为多支周围神经末梢同时受损所致。常见于多发性神经病。

（2）周围神经型：感觉障碍局限于某一周围神经支配区，如桡神经、尺神经、腓总神经、股外侧皮神经等受损；神经干或神经丛受损时则引起一个肢体多数周围神经的各种感觉和运动障碍。

（3）节段型

1）单侧节段性完全性感觉障碍（后根型）：见于一侧脊神经根病变（如脊髓外肿瘤），出现相应支配区的节段性完全性感觉障碍，可伴有后根放射性疼痛，如累及前根还可出现节段性运动障碍。

2）单侧节段性分离性感觉障碍（后角型）：见于一侧后角病变（如脊髓空洞症），表现为相应节段内痛、温度觉丧失，而触觉、深感觉保留。

3）双侧对称性节段性分离性感觉障碍（前连合型）：见于脊髓中央部病变（如髓内肿瘤早期及脊髓空洞症）使前连合受损，表现双侧对称性分离性感觉障碍。

（4）脊髓型：是脊髓某段发生病变所致，根据脊髓受损程度分为横贯型和半横贯型。

1）脊髓横贯型：脊髓完全被横断，因损害了上升的脊髓丘脑束及后索，引起损伤平面以下各种感觉缺失，并伴有四肢瘫或截瘫。常见于脊髓外伤、急性脊髓炎等。

2）脊髓半横贯型：又称为布朗－塞卡尔综合征（Brown Séquard syndrome），仅脊髓一半被横断，引起病变同侧损伤平面以下深感觉障碍、痉挛性瘫痪，对侧躯体痛觉、温度觉障碍。见于髓外肿瘤、脊髓外伤等。

（5）内囊型：因感觉、运动传导通路都经过内囊，内囊病变时出现对侧偏身感觉障碍，并常伴对侧偏瘫和同向偏盲。常见于脑血管疾病。

（6）脑干型：在延髓中各种感觉传导束较分散，如病变局限，可发生分离性感觉障碍。延髓与脑桥下部的一侧病变可产生交叉性偏身感觉障碍，表现为病变同侧面部感觉障碍，对侧躯体痛觉、温度觉障碍。常见于脑血管疾病、炎症和肿瘤等。如小脑后下动脉闭塞所致的延髓背外侧（Wallenberg）综合征，病变累及三叉神经脊束、脊束核及对侧已交叉的脊髓丘脑侧束。

（7）皮质型：感觉中枢位于大脑皮质中央后回及中央旁小叶后部，由于大脑皮质的感觉分布较广，故一侧局部有病变时仅出现对侧上肢或下肢单肢体感觉障碍；一侧有广泛病变时可出现对侧偏身感觉障碍，但常是上肢重于下肢，肢体远端重于近端，复合感觉和深感觉重于浅感觉。

三、运动功能检查

运动功能（motor function）检查包括随意运动、不随意运动、被动运动和共济运动的检查。运动传导通路包括锥体系和锥体外系。锥体系主要管理骨骼肌的随意运动；锥体外系的主要功能是调节肌张力，协调肌肉活动，维持和调整体态姿势，完成习惯性和节律性动作等。

（一）随意运动

NOTE

随意运动（voluntary movement）是指受意识支配的动作，由大脑皮质通过锥体束支配骨骼肌来完成。检查的重点是肌力。肌力（muscle power）是指肢体随意运动时肌肉收缩的力量。

1. 检查方法　检查时令被检查者做肢体伸屈旋转动作，检查者从相反方向给予阻力，测试被检查者对阻力的克服力量，并注意两侧对比。

肌力分为 0～5 级。0 级：完全瘫痪，肌力完全丧失；1 级：仅见肌肉收缩，但无肢体运动；2 级：肢体可做水平移动，但不能抬离床面；3 级：肢体能抬离床面，但不能克服阻力；4 级：能做克服阻力的运动，但较正常偏弱；5 级：正常肌力。

2. 临床意义　随意运动功能障碍，称为瘫痪（paralysis）。瘫痪的分类见表 11–3。

表 11–3　瘫痪的分类

分类依据	分类
按瘫痪的病因	神经源性、神经肌肉接头性、肌源性
按瘫痪的程度	完全性瘫痪（肌力为 0 级）、不完全性瘫痪（肌力为 1 ～ 4 级）
按瘫痪的肌张力状态	痉挛性瘫痪（肌张力过高）、松弛性瘫痪（肌张力过低）
按瘫痪的分布	单瘫、偏瘫、截瘫、四肢瘫、交叉瘫
按病变所在运动传导通路部位	中枢性瘫痪（上运动神经元性瘫痪）、周围性瘫痪（下运动神经元性瘫痪）

（1）中枢性瘫痪（central paralysis）：病变部位在上运动神经元，包括中央前回、皮质脑干束和皮质脊髓束的受损。表现特点为：①肌张力增强。②深反射增强或亢进。③病理反射阳性。④无肌肉萎缩，但可有失用性萎缩。常见的中枢性瘫痪类型有：

1）皮质型：运动中枢位于大脑皮质中央前回及中央旁小叶前部，由于大脑皮质运动区范围较广，故一侧局部有病变时仅出现对侧上肢或下肢中枢性单瘫（monoplegia）。

2）皮质下白质（放射冠区）型：皮质与内囊间的投射纤维形成放射冠，此区的运动神经纤维越近皮质越分散，该处局灶性病损也可引起类似于皮质病损的对侧单肢瘫；病损部位较深或较大范围时可能导致对侧偏瘫，多为不均等性，如上肢瘫痪重于下肢。

3）内囊型：锥体束集中在内囊，因损害了皮质脑干束和皮质脊髓束，出现对侧偏瘫（hemiplegia）、偏身感觉障碍和同向偏盲，即“三偏”综合征。

4）脑干型：一侧脑干损伤，出现交叉瘫（crossed paralysis），即病变侧周围性脑神经麻痹和对侧肢体中枢性瘫痪。

5）脊髓型：上颈段损害出现四肢中枢性瘫痪；颈膨大损害出现四肢瘫，表现为双上肢周围性瘫痪，双下肢中枢性瘫痪；胸髓损害出现双下肢中枢性瘫痪；腰膨大损害出现截瘫（paraplegia），即双下肢周围性瘫痪。脊髓病变多伴有损害平面以下感觉障碍及括约肌功能障碍（图 11–14）。

（2）周围性瘫痪（peripheral paralysis）：病变部位在下运动神经元，包括脊髓前角细胞及周围神经受损，在脑干为各脑神经核及神经纤维受损。表现特点为：①肌张力降低；②深反射、浅反射减弱或消失；③病理反射阴性；④有明显肌肉萎缩。

中枢性瘫痪与周围性瘫痪的鉴别见表 11–4。

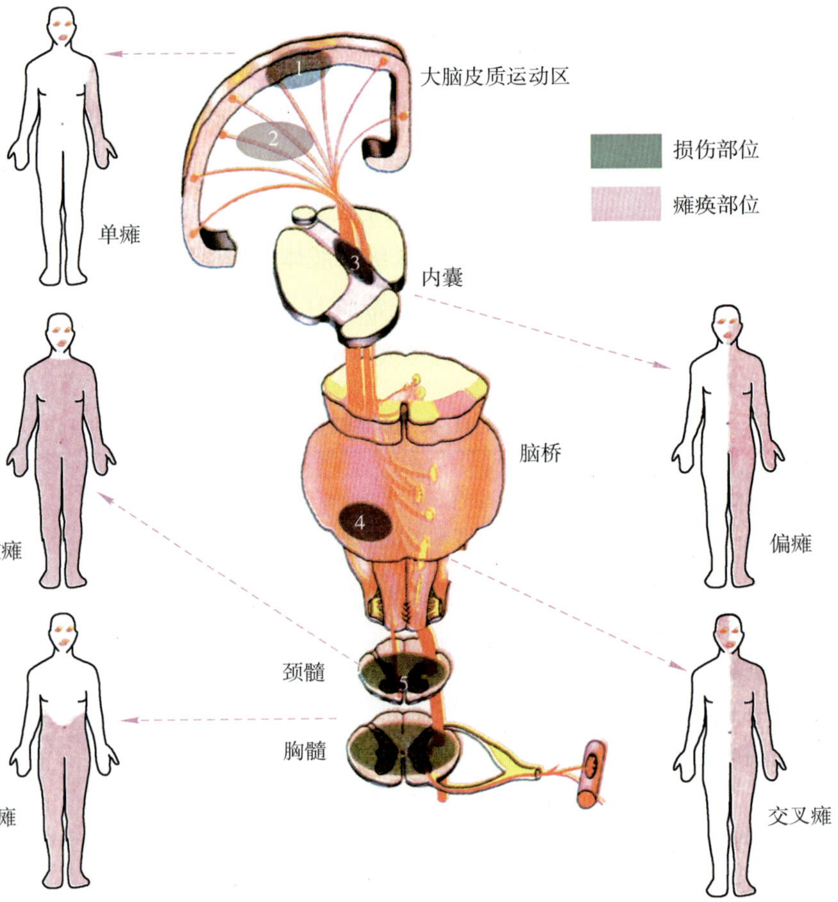

图 11-14 锥体束不同水平病损的瘫痪分布

表 11-4 中枢性瘫痪与周围性瘫痪的鉴别

鉴别点	中枢性瘫痪	周围性瘫痪
瘫痪分布	范围较广，单瘫、偏瘫、截瘫	范围较局限，以肌群为主
肌张力	增强	降低
肌萎缩	不明显	明显
腱反射	增强或亢进	减弱或消失
病理反射	阳性	阴性
肌束颤动	无	可有

（二）不随意运动

不随意运动（involuntary movement）是指患者意识清楚时由随意肌不自主收缩而产生的一些不能自行控制的异常动作。

1. 震颤（tremor） 指躯体某部分有节律、不自主地抖动。

（1）静止性震颤（static tremor）：又称粗震颤或大震颤（coarse tremor）。在静止时表现明显，动作如“搓丸”样，活动时减轻或消失，伴有肌张力增高。见于帕金森病。

（2）动作性震颤（kinetic tremor）：又称意向性震颤（intentional tremor）。在动作时出现，在动作终末愈接近目的物时愈明显。见于小脑疾病。

（3）姿势性震颤（postural tremor）：又称细震颤或小震颤（fine tremor）。于身体主动保持某种姿势时出现，而在运动及休息时消失。检查时可让患者两臂向前平伸，手掌向下，手指稍分开，可出现手指细微震颤。因常不易观察，也可在两手背上各放一张纸，观察纸边有无细小震动，即可判断有无震颤。常见于甲状腺功能亢进症、焦虑状态等。

（4）扑翼样震颤（flapping tremor，asterixis）：患者两臂向前平伸，使其手和腕部悬空，可出现两手快落慢抬的震颤动作，与飞鸟扑翼相似。常见于全身性代谢障碍，如肝性脑病、尿毒症和肺性脑病等。

（5）老年性震颤（senile tremor）：为静止性震颤。常表现为点头、摇头或手抖，但一般不伴肌张力增高。常见于老年特发性震颤患者。

2. 舞蹈症（chorea） 为肢体及头面部的不规则、快速、无目的、不对称、运动幅度大小不等的舞蹈样不自主运动。可因情绪激动或做自主运动而加剧，安静时减轻，睡眠时消失。常见于儿童脑风湿病变。

3. 手足搐搦症（carpopedal spasm，tetany） 为缺钙而引起的阵发性手足肌肉的紧张性痉挛。手搐搦表现为腕关节向掌侧屈曲，拇指对掌，指掌关节屈曲，指间关节过伸，似助产士手（图11–15）。足搐搦表现为跖趾关节跖屈，似芭蕾舞样足。在发作间歇期可做激发试验：将血压计袖带缠于患者前臂，然后充气使汞柱达舒张压以上，持续4分钟，出现手搐搦时称为低钙束臂征阳性（Trousseau sign）。见于低钙血症和碱中毒。

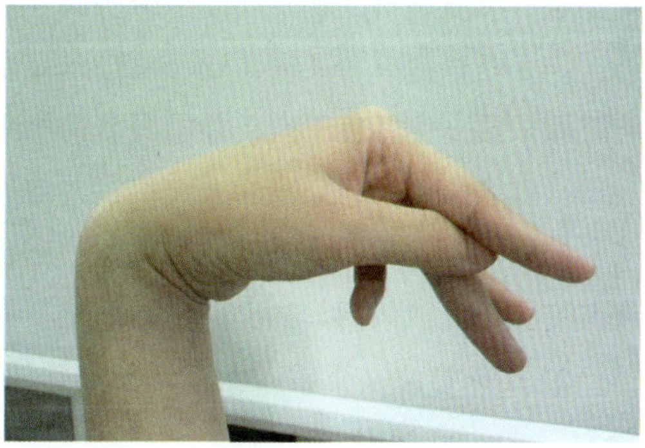

图 11–15　手搐搦

4. 手足徐动症（athetosis） 为手指或足趾的一种缓慢、持续的伸展扭曲动作，可重复出现，较有规则，并在进行自主运动时加剧。见于脑性瘫痪、肝豆状核变性和脑基底节变性。

（三）被动运动

被动运动（passive movement）是检查肌张力强弱的方法。肌张力（muscle tone）是肌肉松弛状态的紧张度和被动运动时遇到的阻力。检查时嘱患者肌肉放松，触摸感受肌肉硬度，并被动屈伸肢体感知阻力。

1. 检查方法 持住被检查者完全放松的肢体，以不同的速度和幅度做各个关节的被动运动，注意所感受到的阻力，并注意两侧对比；触摸肌肉，注意其硬度，以测其肌张力。

2. 临床意义

（1）肌张力降低或缺失：指肌肉松软，伸屈肢体时阻力低，可表现为关节过伸。见于周围神经疾病、脊髓灰质炎和小脑疾病等。

（2）肌张力增强：指肌肉坚实，伸屈肢体时阻力增加。

1）痉挛性：指在被动运动开始时阻力较大，终末时阻力突然下降，有如开折刀的感觉，称为“折刀样”肌张力增强。见于锥体束损害。

2）强直性：指做被动运动时伸肌与屈肌肌张力均增强，肢体可保持在一定位置上固定不动，有如弯曲铅管的感觉，称为“铅管样”肌张力增强。如在此基础上伴有震颤，肌张力增强可呈断续现象，有如齿轮转动样感觉，称为“齿轮样”肌张力增强。见于锥体外系损害。

NOTE

（四）共济运动

共济运动（coordination）是指机体完成任一动作时所依赖的某组肌群协调一致的运动。正常运动的完成有小脑、锥体外系、前庭神经、视神经及深感觉参与，以保证动作平稳、协调。如协调运动有障碍时称为共济失调（ataxia）。

1. 检查方法

（1）指鼻试验（finger-to-nose test）：让被检者与医师相距 0.5m，嘱被检者用食指触及医师伸出的食指，再用食指触及自己的鼻尖，先慢后快，先睁眼后闭眼，反复进行，观察动作是否稳准。

（2）对指试验（finger to finger test）：嘱被检查者两上肢向外展开，伸直两手食指，由远而近使指尖相碰，先睁眼后闭眼，反复进行，观察动作是否稳准。

（3）轮替动作（diadochokinesia）：嘱被检查者伸直手掌，做快速旋前、旋后动作，先睁眼后闭眼，反复进行，观察动作是否协调。

（4）跟膝胫试验（heel knee tibia test）：嘱被检查者仰卧，两下肢伸直，先抬起一侧下肢，将足跟放在对侧膝盖下端，并沿胫骨前缘向下移动，先睁眼后闭眼，反复进行，观察动作是否稳准。健康人能准确完成而无偏斜，共济失调时出现动作不稳或失误。

（5）闭目难立征（Romberg test）：嘱被检查者两足并拢直立，两臂向前平伸，然后闭眼，视其有无摇晃或倾倒。如出现身体摇晃不稳或倾倒，即为阳性，表示平衡功能障碍。

2. 临床意义 正常人上述试验动作协调、稳准。如动作笨拙和不协调称为共济失调，可分为三种。

（1）感觉性共济失调（sensory ataxia）：有共济失调体征，并与视觉有关，即睁眼时减轻，闭眼时加剧，伴有深感觉障碍。常见于感觉系统病变，如多发性神经炎、亚急性脊髓联合变性、脊髓空洞症和脑部病变等。

（2）小脑性共济失调（cerebellar ataxia）：有共济失调体征，但与视觉无关，不受睁眼与闭眼影响，不伴有感觉障碍，但有肌张力降低、眼球震颤等。常见于小脑疾病，如小脑肿瘤、小脑炎等。

（3）前庭性共济失调（vestibular ataxia）：有共济失调体征，以平衡障碍为主，伴有眩晕、恶心、呕吐及眼球震颤。常见于梅尼埃病、脑桥小脑角综合征等。

四、神经反射检查

神经反射（nerve reflex）是神经系统对内外界环境的刺激所做出的非自主性反应，是神经系统活动的一种基本形式。神经反射是通过反射弧来完成的，反射弧由 5 个基本部分组成，即感受器、传入神经、反射中枢、传出神经及效应器。反射弧中任何一个环节发生损害，都能使反射减弱或消失。根据感受器部位的不同，将反射分为浅反射和深反射。反射活动受高级中枢控制，如锥体束有病变，反射活动失去抑制，而出现深反射亢进。正常人可引出的浅反射、深反射称为生理反射。某些神经系统疾病时引出一些正常人不能出现的反射称为病理反射。检查反射时应注意两侧对比，两侧反射不对称是神经系统损害的重要定位体征。

（一）浅反射

浅反射（superficial reflex）是刺激皮肤、黏膜或角膜引起的反射。

1. 角膜反射（corneal reflex）

（1）检查方法：嘱被检查者睁眼，眼睛向内上方注视。检查者用细棉絮从外到内轻触角膜外缘。正常反应为被刺激侧眼睑迅速闭合，称为直接角膜反射；刺激后对侧眼睑也闭合，称为间接角膜反射。

（2）反射弧：反射由三叉神经和面神经共同完成。刺激角膜（感受器），冲动经三叉神经眼支（传入神经）传至脑桥（反射中枢），再由两侧面神经（传出神经）传至两侧眼轮匝肌（效应器），引起眼睑闭合。

（3）临床意义

1）直接与间接角膜反射皆消失：见于受刺激侧三叉神经损害（传入障碍）。

2）直接角膜反射消失，间接角膜反射存在：见于受刺激侧面神经损害（传出障碍）。

3）直接角膜反射存在，间接角膜反射消失：见于受刺激对侧面神经损害（传出障碍）。

4）深昏迷患者角膜反射消失。

2. 腹壁反射（abdominal reflex）

（1）检查方法：嘱被检查者仰卧位，两下肢稍屈曲使腹壁松弛，然后用钝尖物迅速由外向内分别轻划两侧上（季肋部）、中（脐平面）、下（髂部）腹部皮肤（图 11–16），正常时受刺激部位腹肌收缩。

（2）反射弧：刺激腹壁皮肤（感受器），冲动经肋间神经和肋下神经（传入神经）传至胸髓 7～12 节，通过脊髓传入大脑皮质，大脑皮质为中枢，再由锥体束传出，通过脊髓经肋间神经和肋下神经（传出神经）传至腹肌（效应器）而引起收缩（图 11–17）。上、中、下腹壁反射分别通过胸髓 7～8 节、9～10 节、11～12 节。

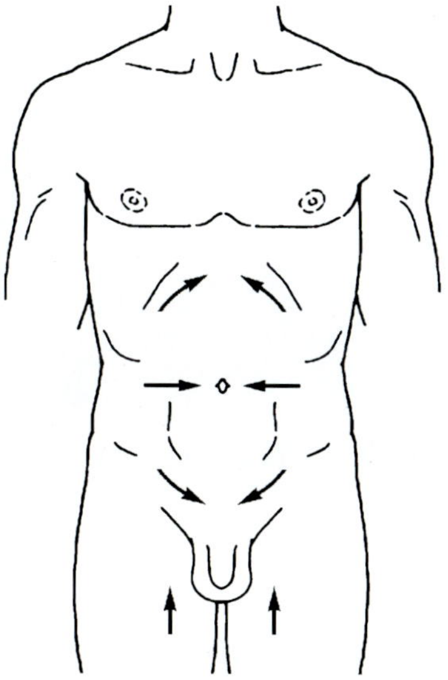

图 11–16　腹壁反射、提睾反射

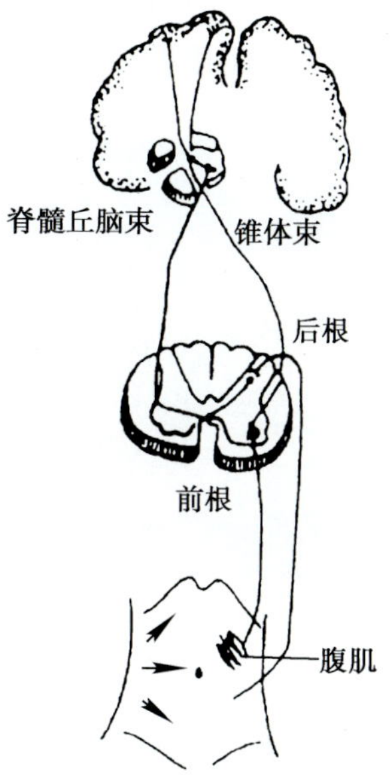

图 11–17　腹壁反射的反射弧

（3）临床意义

1）一侧上、中、下腹壁反射全消失：见于锥体束损害。

2）上、中、下某一水平腹壁反射消失：见于同侧相应胸髓和脊神经的损害。

3）双侧上、中、下腹壁反射消失：见于昏迷和急性腹膜炎患者。

4）肥胖、老年人、腹壁松弛的经产妇及明显腹胀等，可出现腹壁反射减弱或消失。

3. 提睾反射

（1）检查方法：嘱被检查者仰卧位，双下肢伸直，检查者用钝尖物从下向上轻划男性大腿内侧上方皮肤（图 11-16），正常时可引起同侧提睾肌收缩，使睾丸上提，又称提睾反射。

（2）反射弧：刺激大腿内侧皮肤（感受器），冲动经闭孔神经（传入神经）传至腰髓 1～2 节（反射中枢），再经生殖股神经（传出神经）传至提睾肌（效应器）而引起睾丸上提。

（3）临床意义

1）一侧提睾反射消失：见于锥体束损害。

2）双侧提睾反射消失：见于腰髓 1～2 节和脊神经的损害。

3）局部病变可引不出反射：见于腹股沟疝、阴囊水肿、睾丸炎、附睾炎等。

4. 跖反射（plantar reflex） 被检查者取仰卧位，下肢伸直。检查者以左手持住其踝部，右手用钝尖物由后向前划足底外侧至小趾根部，再转向趾侧，正常表现为足趾向跖面屈曲，称为跖反射。

5. 肛门反射（anal reflex） 患者胸膝卧位或侧卧位，检查者用棉签轻划患者肛门周围皮肤，反射活动表现为肛门外括约肌的收缩。反射障碍为骶髓 4～5 节、肛尾神经病损。

（二）深反射

深反射（deep reflex）是刺激骨膜、肌腱感受器引起骨骼肌收缩的反射，又称腱反射（tendon reflex）。

1. 检查方法

（1）肱二头肌反射（biceps reflex）：检查者以左手托扶被检查者屈曲的肘部，将左手拇指置于肱二头肌肌腱上，右手拿叩诊锤叩击左手拇指指甲（图 11-18），正常反应为肱二头肌收缩，前臂快速屈曲。反射中枢在颈髓 5～6 节。

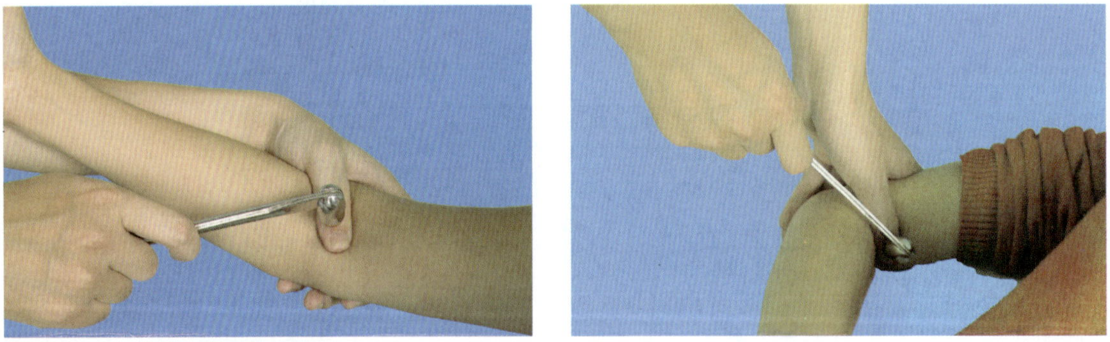

坐位　　　　卧位

图 11-18　肱二头肌反射检查法

（2）肱三头肌反射（triceps reflex）：检查者以左手托扶被检查者屈曲的肘部，右手拿叩诊锤直接叩击尺骨鹰嘴突上方的肱三头肌肌腱（图 11-19），正常反应为肱三头肌收缩，前臂伸展。反射中枢在颈髓 6～7 节。

（3）桡骨膜反射（radioperiosteal reflex）：检查者以左手托扶被检查者腕部，并使腕关节自然下垂，右手拿叩诊锤轻叩桡骨茎突（图 11-20），正常反应为肱桡肌收缩，前臂旋前、屈肘。反射中枢在颈髓 5～6 节。

NOTE

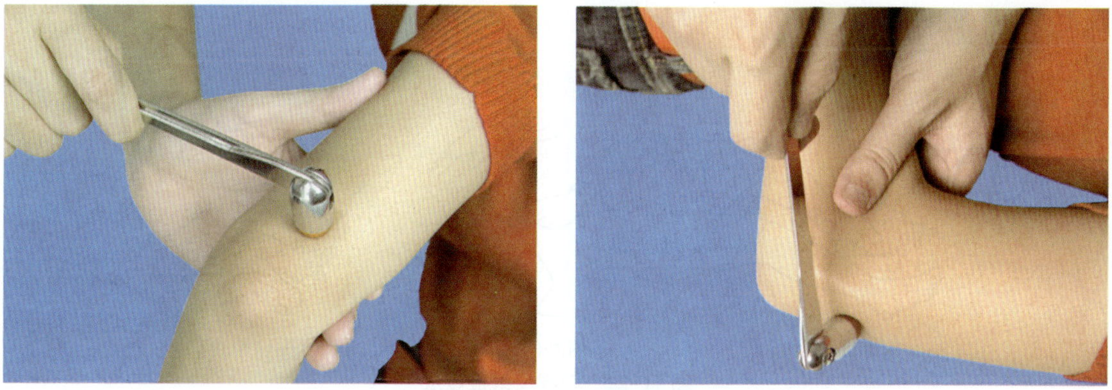

坐位　　卧位

图 11-19　肱三头肌反射检查法

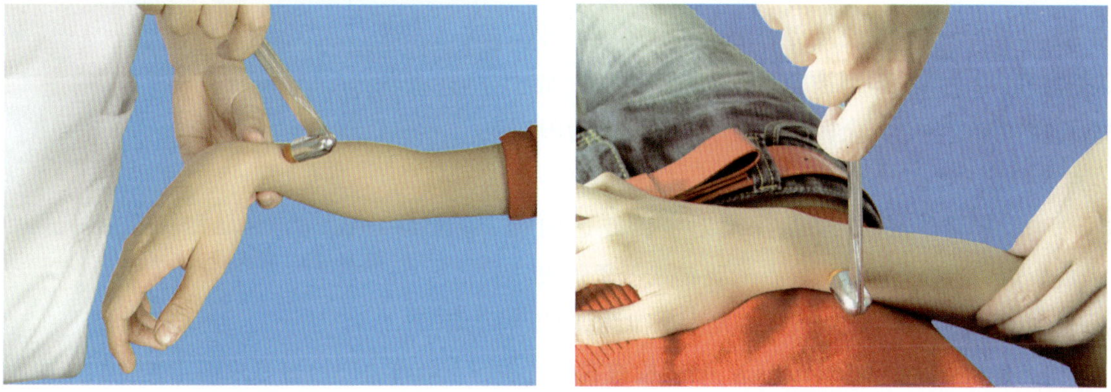

坐位　　卧位

图 11-20　桡骨膜反射检查法

（4）膝反射（knee reflex）：坐位检查时，被检查者小腿完全松弛、下垂，卧位检查时，检查者用左手在其腘窝处托起下肢，使髋、膝关节稍屈曲，右手拿叩诊锤叩击髌骨下方的股四头肌肌腱（图 11-21），正常反应为股四头肌收缩，小腿伸展。反射中枢在腰髓 2～4 节。

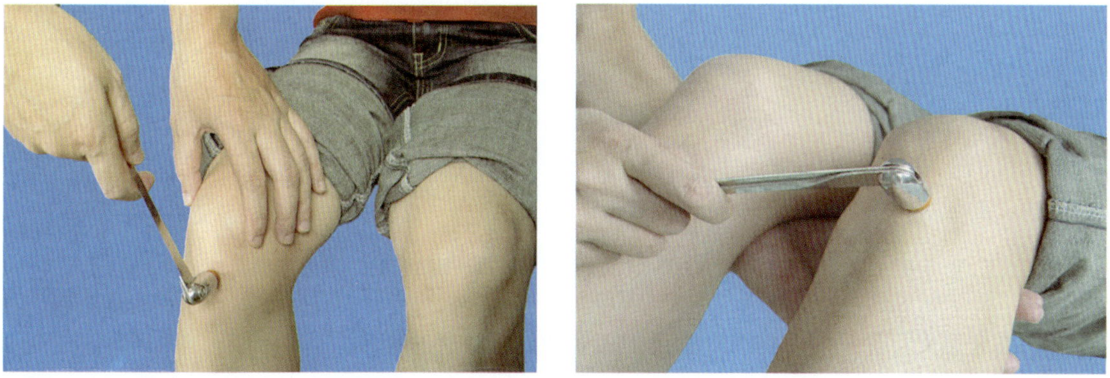

坐位　　卧位

图 11-21　膝反射检查法

（5）跟腱反射（achilles reflex）：被检查者取仰卧位，髋、膝关节稍屈曲，下肢外展、外旋，检查者用左手托其足掌，使足呈过伸位，或让被检查者跪于椅上或床上，下肢膝关节呈直角屈曲，检查者右手拿叩诊锤叩击跟腱（图 11-22），正常反应为腓肠肌收缩，足向跖面屈曲。

反射中枢在骶髓1～2节。

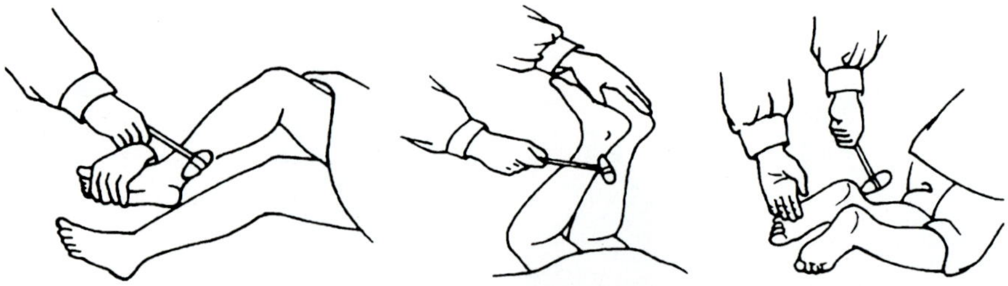

图 11-22　跟腱反射检查法

（6）霍夫曼征（Hoffmann sign）：检查者用左手握住被检查者腕部，右手食指和中指夹持其中指，并向上提拉，使腕部处于轻度过伸位，再用拇指的指甲急速弹刮被检查者中指的指甲，如有拇指屈曲内收，其余四指轻微掌曲反应，为阳性（图 11-23）。

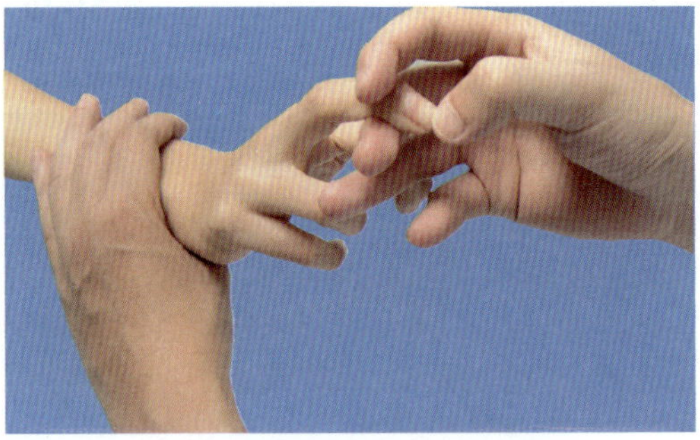
图 11-23　霍夫曼征检查法

（7）阵挛（clonus）：是深反射极度亢进的表现。用一持续力量使被检查的肌腱处于紧张状态，则该深反射涉及的肌肉就会发生节律性收缩，称为阵挛。

1）髌阵挛（patella clonus）：嘱被检查者仰卧位，下肢伸直。检查者用拇指与食指持住髌骨上缘，用力向下快速推动数次，然后保持适度的推力（图 11-24），如股四头肌节律性收缩致使髌骨上下运动，称为髌阵挛。

2）踝阵挛（ankle clonus）：嘱被检查者仰卧位。检查者一手托住其腘窝部，使髋、膝关节稍屈曲，另一手持其足掌前端，迅速用力将足推向背屈，并保持适度的推力（图 11-25），如腓肠肌发生连续性、节律性收缩而使足呈现交替性伸屈运动，称为踝阵挛。

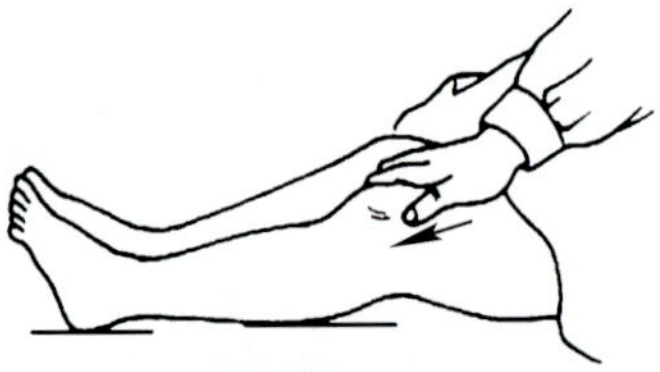

图 11-24　髌阵挛检查法

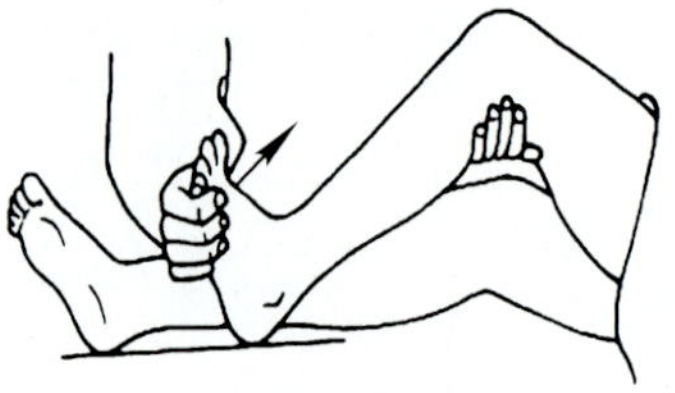

图 11-25　踝阵挛检查法

2. 临床意义　深反射由初级脊髓反射弧完成，受锥体束控制。

（1）深反射减弱或消失：见于下运动神经元病变，如末梢神经炎、脊髓灰质炎、神经根炎等所致的反射弧损害。当脑、脊髓有急性病变时，可致脑或脊髓处于休克状态，由于损伤病灶的超限抑制，致使低级反射弧受到抑制，引起深反射减弱或消失，见于脑血管病、急性脊髓炎等急性期。深反射易受患者精神紧张的影响，如出现可疑减弱或消失，可转移患者注意力后重新检查。

（2）深反射增强或亢进：见于上运动神经元病变（锥体束损害），如急性脑血管病、急性脊髓炎休克期（3 周左右）过后等，也可见焦虑症患者。

锥体束损害时，浅反射因反射弧中断而表现为减弱或消失，深反射因失去上运动神经元的抑制而表现为亢进的现象，称反射分离现象。

（三）病理反射

病理反射（pathologic reflex）是指当锥体束损害时失去了对脑干和脊髓的抑制功能，而出现一些正常人不能见到的反射，又称为锥体束征。

1. 检查方法

（1）巴宾斯基征（Babinski sign）：被检查者仰卧位，下肢伸直。检查者以左手持住其踝部，右手用钝尖物由后向前划足底外侧至小趾根部，再转向趾侧。正常表现为足趾向跖面屈曲，称为正常跖反射，即巴宾斯基征阴性。如表现为趾背屈，其余四趾呈扇形展开，则称巴宾斯基征阳性（图 11–26）。

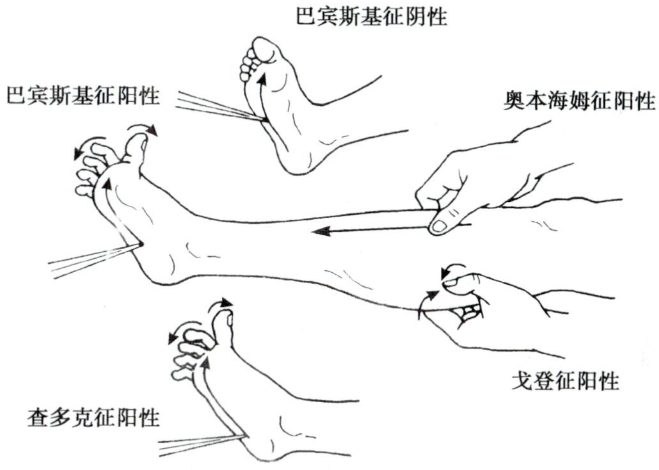

图 11–26 几种锥体束征检查法

（2）奥本海姆征（Oppenheim sign）：检查者用拇指及食指沿被检查者的胫骨前缘用力由上向下滑压，阳性表现同巴宾斯基征（图 11–26）。

（3）戈登征（Gordon sign）：检查者用拇指和其他四指分置于腓肠肌两侧，握捏腓肠肌，阳性表现同巴宾斯基征（图 11–26）。

（4）查多克征（Chaddock sign）：检查者用钝尖物由后向前划足背外侧至小趾根部，阳性表现同巴宾斯基征（图 11–26）。

2. 临床意义 以上病理反射的临床意义相同，均为锥体束损害。巴宾斯基征较易引出，意义也最大；霍夫曼征多见于颈髓病变；阵挛与锥体束征同时存在，持续且出现于单侧，才有病理意义；中枢神经系统兴奋亢进和神经症也可出现阵挛，但短暂且为双侧。1 岁半以内的婴幼儿由于锥体束尚未发育完善，可以出现上述反射现象。

（四）脑膜刺激征

脑膜刺激征（meningeal irritation sign）是指脑膜病变或其附近病变波及脑膜时刺激脊神经根，使相应的肌群痉挛，当牵扯这些肌肉时出现防御反应的现象，称为脑膜刺激征。

1. 检查方法

（1）颈强直（cervical rigidity）：嘱被检查者取仰卧位，下肢伸直。检查者用手托其枕部，做被动屈颈动作以测试其颈肌抵抗力。正常时下颏可接近前胸。颈强直表现为被动屈颈时抵抗力增强，下颏不能贴近前胸，患者感颈后疼痛。

（2）凯尔尼格征（Kernig sign，又称克氏征）：嘱被检查者取仰卧位，先将一腿的髋、膝关节屈成直角，然后检查者将其小腿抬高伸膝，正常人膝关节可伸达 135°以上。如伸膝受限，达不到 135°，并伴有疼痛及屈肌痉挛，为阳性（图 11–27）。

（3）布鲁津斯基征（Brudzinski sign，又称布氏征）：嘱被检查者取仰卧位，双下肢自然伸直。检查者右手置于其胸前，左手托其枕部被动向前屈颈。如有双侧髋关节、膝关节反射性屈曲，为阳性（图 11–28）。

2. 临床意义 脑膜刺激征为脑膜受激惹的表现。最常见于脑膜炎，其次可见于蛛网膜下腔出血、脑脊液压力增高等。颈强直也可见于颈部疾病，如颈椎病、颈椎结核、骨折、脱位、肌肉损伤等。凯尔尼格征也可见于坐骨神经痛、腰骶神经根炎等。

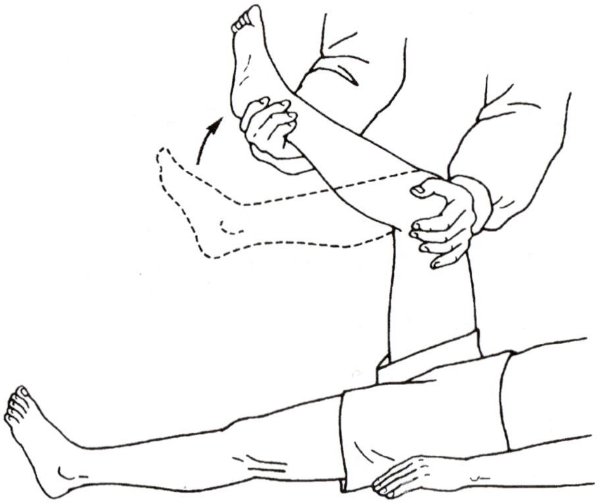

图 11–27 凯尔尼格征检查法

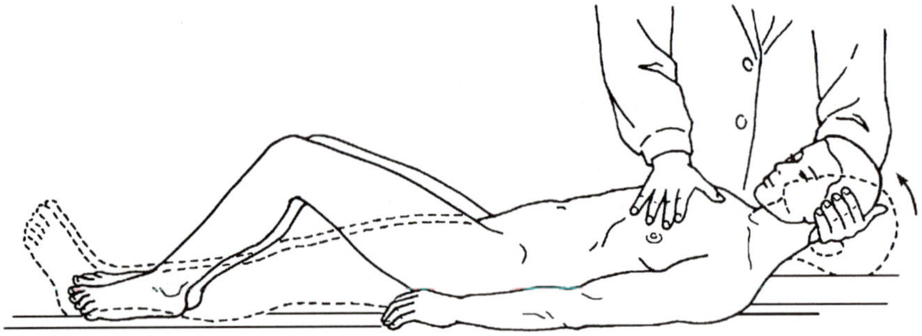

图 11–28 布鲁津斯基征检查法

（五）拉塞格征

拉塞格征（Lasègue sign）为坐骨神经根受刺激的表现，又称为坐骨神经受刺激征。

1. 检查方法 嘱被检查者取仰卧位，双下肢伸直。检查者一手压于其膝关节上，使其下肢保持伸直，另一手托其足跟将下肢于伸直位抬起，正常下肢可抬离床面 70°以上。如下肢抬离床面不足 30°即出现由上而下的放射性疼痛，为阳性（图 11–29）。

2. 临床意义 见于腰椎间盘突出症、坐骨神经痛、腰骶神经根炎等。

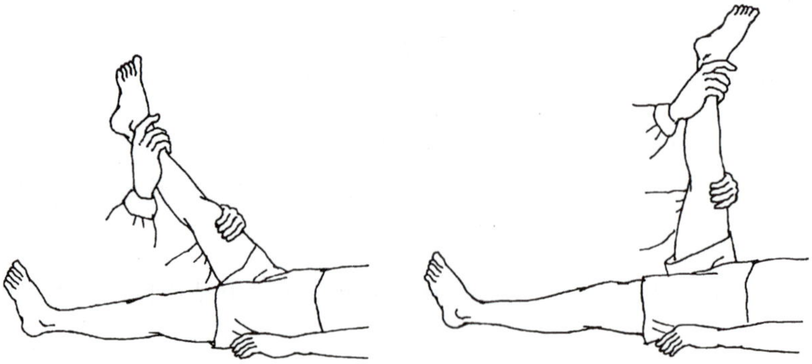

图 11–29 拉塞格征检查法

五、自主神经功能检查

NOTE

自主神经（autonomic nerve，又称植物神经）可分为中枢部和周围部。中枢部位于脑和脊髓内；周围部主要分布于内脏、血管和腺体，故又称内脏神经（visceral nerve）。内脏神经包括内脏运动神经和内脏感觉神经。内脏运动神经支配平滑肌、心肌的运动和腺体的分泌。周围自主神经可分为交感神经和副交感神经两个系统，在大脑皮质及下丘脑的调节下，通过神经介质与特定受体结合而发挥作用，协调整个机体内外环境的平衡。临床常用的自主神经反射检查如下：

1. 眼心反射（oculocardiac reflex） 嘱被检查者取仰卧位，静卧片刻后计数脉率，然后双眼自然闭合。检查者用中指和食指分别置于被检查者眼球两侧，逐渐加压一侧眼球，以不痛为限。加压 20～30 秒后再计数脉率，与加压前比较。正常人可减少 10～12 次 / 分。减少超过12 次 / 分为阳性，提示副交感神经功能增强。副交感神经麻痹时压迫眼球则无反应。反之，压迫眼球后脉率不减少，反而增加，称为逆眼心反射，提示交感神经功能亢进。

注意，不可同时压迫两侧眼球，以防发生心跳骤停的危险。对心率缓慢、高度近视、青光眼或眼病者均应特别慎重或禁忌检查。

2. 皮肤划痕试验（dermatograph test） 是通过观察局部毛细血管对刺激的舒缩反应来了解自主神经的检查。用钝尖物在皮肤上适度加压划一条线，数秒钟后因血管收缩，出现白色划痕，高出皮面，以后变红，属正常反应。白色划痕正常持续时间为 1～5 分钟。如白色划痕持续时间较长，超过5 分钟，表示皮肤血管收缩反应增强，为白色划痕征，提示交感神经兴奋性增高。因血管扩张，局部出现红色划痕，正常持续时间为 7～8 分钟。如红色划痕迅速出现，持续时间较长，明显增宽甚至隆起，表示皮肤血管扩张反应增强，为红色划痕征，提示副交感神经兴奋性增高。

3. 卧立位试验（recumbent up right test） 在患者平卧位时测 1 分钟脉率，然后迅速站立，再测 1 分钟脉率，如从卧位到立位脉率增加超过 10～12 次 / 分，为交感神经兴奋性增强。或先立位测 1 分钟脉率，然后迅速卧位，再测 1 分钟脉率，如从立位到卧位脉率减少超过 10～12 次 / 分，为副交感神经兴奋性增强。

4. 竖毛反射（pilomotor reflex） 将冰块放在患者颈后或腋窝皮肤上，数秒钟后可见竖毛肌收缩，毛囊处隆起如“鸡皮”状。因竖毛反射受交感神经节段性支配，故根据竖毛反射障碍的部位，可协助交感神经功能障碍的定位诊断。

六、神经系统常见疾病的主要体征

（一）多发性神经病（polyneuropathy）

以往称为末梢神经炎，多见于各类毒物中毒、营养缺乏和代谢障碍、自身免疫性疾病等。主要表现为四肢远端对称性感觉障碍、下运动神经元瘫痪和（或）自主神经障碍的临床综合征。

1. 感觉障碍 表现肢体远端对称性各种感觉缺失，呈手套袜子形分布，也可有感觉异常、感觉过度和疼痛等刺激症状。

2. 运动障碍 为肢体远端下运动神经元性瘫痪，表现肌无力、肌萎缩和肌束颤动等，远端重于近端；下肢肌萎缩以胫前肌、腓骨肌明显，上肢以骨间肌、蚓状肌、大小鱼际肌明显；可有手、足下垂和跨阈步态，晚期因肌肉挛缩而出现畸形。

3. 四肢腱反射减弱及消失 为疾病早期的表现，以踝反射明显，并较膝反射减弱出现得早。

4. 自主神经障碍 可有肢体远端皮肤发凉，多汗或无汗，指（趾）甲松脆，皮肤菲薄、干燥或脱屑，竖毛障碍，高血压及体位性低血压等，膀胱传入神经病变可出现无张力性膀胱，也可有阳痿、腹泻等。

（二）急性脊髓炎（acute myelitis）

是指急性发展的脊髓非特异性、横断性炎症性损害。多急性起病，在数小时至2天内达到最高峰，早期常伴有脊髓受累，最高节段上的1～2节段支配区域神经根性痛、束带感及感觉过敏带。其主要临床表现包括三方面。

1. 运动障碍 病变平面以下的肢体瘫痪，早期是肌张力低，腱反射消失，锥体束征阴性，腹壁及提睾反射均消失，即所谓“脊髓休克现象”。2～3周后脊髓休克开始恢复，肢体肌力有所恢复，肌张力增高，腱反射亢进，出现病理征。

2. 感觉障碍 早期在病变水平以下的浅、深感觉基本消失。

3. 自主神经功能障碍 主要为膀胱、直肠括约肌的障碍，休克期多出现尿便潴留、无充盈感觉，进入恢复期可出现尿失禁、尿频、尿急或自主节律性膀胱。部分病人除了病变平面以下皮肤无汗或少汗外，还可有皮肤水肿、干燥脱屑、指甲松脆等。

（三）结核性脑膜炎（tuberculous meningitis，TBM）

结核性脑膜炎是由结核杆菌引起的非化脓性脑膜炎，常见于儿童及青年。

1. 急性或亚急性起病，以发热、头痛、呕吐及脑膜刺激征为其早期最常见的临床表现，通常可持续1～2周。

2. 早期由于炎症反应，脑脊液生成增多，蛛网膜颗粒吸收下降，形成交通性脑积水，颅内压呈轻、中度增高；晚期因蛛网膜、脉络丛粘连，形成完全或不完全性梗阻性脑积水，颅内压呈中、重度增高，表现为头痛、呕吐和视乳头水肿，严重的可出现去大脑强直发作或去皮层状态。脑脊液压力及白细胞数均增高，糖和氯化物含量降低。

3. 若治疗不及时、适当，发病4～8周时可出现脑实质损害症状。如精神症状可见萎靡、淡漠、谵妄或妄想；也可出现部分性、全身性癫痫发作或癫痫持续状态；卒中样瘫痪可见偏瘫、交叉瘫、四肢瘫、截瘫及颅神经的瘫痪（如面瘫、视力减退或复视）等。

（四）脑血栓形成（cerebral thrombosis，CT）

由于脑动脉血管壁病变，尤其是在动脉粥样硬化的基础上发生血流缓慢、血液成分改变或血液黏稠度增高而形成血栓，致使动脉管腔狭窄或闭塞，引起相应部位的脑梗死。

1. 大脑前动脉病变

（1）大脑前动脉主干病变：有对侧中枢性偏瘫（包括面、舌瘫），偏瘫的特点为下肢较上肢重，伴有对侧下肢感觉障碍，可伴有排尿控制困难，在优势半球病变有运动性失语和失用症。可出现摸索、强握反射和精神症状。

（2）纹状内侧动脉（深穿支）：出现对侧中枢性面舌瘫及上肢瘫痪，还可出现对侧肢体额叶性共济失调。

（3）大脑前动脉浅支（皮层支）：对侧下肢瘫痪可伴有皮质性感觉障碍和排尿困难（大小便潴溜）、精神障碍（表情淡漠、欣快等）、强握反射、运动性失语（主侧半球）。

2. 大脑中动脉病变

（1）大脑中动脉主干病变：大脑中动脉供应区域出现大片软化，引起对侧严重偏瘫、偏身感觉障碍和偏盲，即“三偏”症状，优势半球受累还有失语（运动性、感觉性、失读、失用、失写等）、触觉忽略及体象障碍。

（2）深穿支病变：主要是豆纹动脉病变，出现对侧中枢性面舌瘫和对侧上下肢同等性瘫痪，可有感觉障碍和偏盲，优势半球病变还有失语。

3. 椎–基底动脉病变　可出现眼球震颤，偏盲，瞳孔缩小，动眼神经、展神经、面神经瘫痪，偏瘫，共济失调等。重者有高热、昏迷、肺水肿、消化道出血等。

4. 大脑后动脉病变

（1）主干闭塞：双侧同向性偏盲，伴有黄斑回避现象（黄斑视力保存），皮层盲或失读、失用、感觉性失语症等。

（2）皮层支病变：可出现枕叶综合征。如为一侧病损则表现为病变对侧的同向偏盲、象限盲，视动性眼球震颤，视幻觉及枕叶性癫痫发作等。如双侧枕叶受损，可出现皮层盲及各种视觉失认症。

【复习思考题】

1. 上、下运动神经元瘫痪如何鉴别？
2. 中枢性面瘫和周围性面瘫的区别是什么？其解剖关系如何？
3. 深、浅反射反射弧的区别是什么？
4. 引起脑膜刺激征的常见原因有哪些？

NOTE

第十二章 全身体格检查

【学习要求】

掌握全身体格检查的基本要求、检查顺序及基本项目。

【学习方法】

学习全身体格检查时，要注意全身体格检查不是各系统检查项目简单的先后叠加，要考虑到病人的体位改变、系统间关联、时间进度等因素的影响，按照一定的顺序进行，某些系统检查内容可在不同体位下分段完成；在熟练掌握各系统体格检查项目的基础上，反复练习，理论联系实际，以规范的手法，系统、全面、有序地进行全身体格检查。

全身体格检查（complete physical examination）是指医师对受检者进行全面、系统、有序的体格检查，是临床医师必备的基本功之一，也是医师临床技能考评及执业医师考核的重要组成部分。

一、全身体格检查的基本要求

1. 内容全面系统、突出重点 全身体格检查是为了搜集尽可能完整的客观资料，提供疾病诊断的依据，并为完整住院病历规定的各项要求采集信息。体格检查通常是在问诊之后进行，医师在对受检者进行体格检查时，在全面系统检查的基础上，对与受检者疾病相关的系统应该进行重点检查，使检查内容既能涵盖全身各个系统，又能对与病变相关的系统有更加详细、深入的了解。

2. 顺序规范、合理 全身体格检查的关键是认真、仔细，避免项目遗漏，一般按照从头到足、由前往后、由表及里的顺序进行。既要便于医师操作，最大限度地保证检查速度，同时要尽量减少受检者不必要的体位变动。根据受检者和医师的具体情况，可酌情对个别检查顺序进行适当调整。如检查前胸部时，为了对发现的肺部体征有及时而全面的了解、对比，也可随即检查后胸部。四肢检查中，上肢检查习惯由远端到近端，而下肢检查应由近及远进行。为了检查的方便，某些器官系统，如皮肤、淋巴结、神经系统等，可采取分段检查，统一记录。

3. 注意个体差异，灵活检查 对具体病例，如急危重症病例，应在重点体检后先着手抢救，待患者病情稳定后，再完善检查内容；不能坐起的患者，背部检查可在侧卧位进行。肛门直肠、外生殖器的检查应根据病情需要确定是否检查，如确需检查，应特别注意保护患者隐私。

4. 手脑并用 体格检查过程中，医师要运用自己的医学知识和经验，随时分析、综合、归纳体检结果之间、与受检者症状之间的内在联系，做出客观正确的评价，对于有疑问、不确切的内容进一步核实补充。必要的时候需要重复检查和核实，以获得完整而正确的资料。

5. 加强沟通，注重人文关怀　全身体格检查之前，医师应与受检者进行适当的交流，告知受检者检查的内容、方法及目的，获得受检者的认同与配合；检查中，关心体贴受检者，身体暴露适度，及时为其盖好衣被，天气寒冷时，注意保持手和检查器械温暖；对危重患者及家属进行安慰、鼓励，增强患者及其家属战胜疾病的信心；检查隐私部位时，应使用屏风遮挡，并疏散无关人员。检查结束时，告知受检者体检的重要发现、注意事项及下一步的检查计划。但如对体征的临床意义把握不定时，不要随便解释，以免增加受检者思想负担或给医疗工作造成不必要的麻烦。

6. 控制好进度和时间　控制好检查的进度和时间，全身体格检查一般应尽量在 40 分钟内完成。

7. 防止交叉感染及医源性感染　检查前后医师均应洗净双手，医师的工作服和检查器具要定期消毒；对急慢性传染病患者进行体格检查时，应穿隔离衣，戴口罩和手套，并做好消毒、隔离工作。

8. 注重自我保护　男医师检查女病人时，须有其他医护人员陪同；女医师检查男病人隐私部位时，也须有其他医护人员陪同。

二、全身体格检查的顺序

全身体格检查不是各系统检查简单的先后叠加，既要保证体格检查的全面系统，又要尽量避免受检者频繁更换体位带来的不适，因此全身体格检查时可将某系统检查在不同体位下分段进行。具体检查顺序如下：

1. 坐位患者　一般情况和生命体征→头颈部→后背部（包括肺、脊柱、肾区、骶部）→（受检者取仰卧位）前胸部、侧胸部→腹部→上肢、下肢→肛门、直肠→外生殖器→神经系统（最后站立位）。

2. 卧位患者　一般情况和生命体征→上肢→头颈部→前、侧胸部→（受检者取坐位）后背部（包括肺、脊柱、肾区、骶部）→（受检者取卧位）腹部→下肢→肛门、直肠→外生殖器→神经系统（最后站立位）。

对于被动体位的患者，医师需变更自己的位置或请助手帮助病人改变体位来完成全部检查项目。如完全不能坐起的患者，检查肺部、肾脏、脊柱、骶部等时，需有助手帮助患者翻身，在侧卧位完成侧面及背部的检查内容。

三、全身体格检查的基本项目

全身体格检查之前，医师需准备好需要的器械（体温计、血压计、听诊器、叩诊锤、手表、棉签、大头针、音叉等），确认器械状态正常，并在受检者在场时洗手。检查项目如下：

（一）一般检查及生命体征

1. 与受检者简短交谈并做自我介绍（姓名、职称等）
2. 观察面容、表情、发育、营养、意识等一般状态
3. 测量体温
4. 触诊桡动脉，至少 30 秒
5. 用双手同时触诊双侧桡动脉，检查其对称性

6. 计数呼吸频率，至少 30 秒
7. 测量右上肢血压 2 次（取平均值），必要时测量左上肢血压

（二）头颈部

8. 观察头部外形、毛发分布、异常运动等
9. 触诊头颅
10. 观察双眼、眉毛
11. 分别检查左右眼的近视力（用近视力表）
12. 检查下睑结膜、球结膜和巩膜
13. 检查泪囊
14. 翻转上睑，检查上睑、球结膜和巩膜
15. 检查面神经运动功能（皱额、闭目）
16. 检查角膜反射
17. 检查眼球运动（检查六个方向运动）
18. 检查瞳孔直接对光反射
19. 检查瞳孔间接对光反射
20. 检查调节反射、聚合反射
21. 观察双侧外耳及耳后区
22. 触诊双侧外耳及耳后区
23. 触诊颞颌关节及其运动
24. 分别检查双耳听力（摩擦手指或机械表声音）（必要时做 Rennie 试验和 Weber 试验）
25. 观察外鼻
26. 观察鼻前庭、鼻中隔
27. 触诊外鼻
28. 检查左右鼻道通气状态
29. 检查额窦，有无肿胀、压痛、叩痛等
30. 检查筛窦，有无压痛
31. 检查上颌窦，有无肿胀、压痛、叩痛等
32. 观察口唇、牙、上腭、舌质和舌苔
33. 借助压舌板检查颊黏膜、牙、牙龈、口底
34. 借助压舌板检查口咽部、悬雍垂及扁桃体
35. 检查舌下神经（伸舌）
36. 检查面神经运动功能（露齿、鼓腮或吹口哨）
37. 检查三叉神经运动支（触双侧嚼肌，或以手对抗张口动作）
38. 检查三叉神经感觉支（上、中、下三支）
39. 暴露颈部
40. 观察颈部外形和皮肤、颈静脉充盈和颈动脉搏动情况
41. 检查颈强直
42. 检查 Brudzinski 征

NOTE

43. 检查副神经（耸肩及对抗头部旋转）
44. 触诊耳前淋巴结
45. 触诊耳后淋巴结
46. 触诊乳突区淋巴结
47. 触诊枕后淋巴结
48. 触诊颌下淋巴结
49. 触诊颏下淋巴结
50. 触诊颈前淋巴结浅组
51. 触诊颈后淋巴结
52. 触诊锁骨上淋巴结
53. 触诊甲状软骨
54. 触诊甲状腺峡部（配合吞咽）
55. 触诊甲状腺侧叶（配合吞咽）
56. 分别触诊左、右颈动脉
57. 触诊气管位置
58. 听诊颈部（甲状腺、血管）杂音

（三）前、侧胸部

59. 暴露前、侧胸部
60. 观察胸部外形、对称性、皮肤、双侧乳房及呼吸运动等
61. 触诊左侧乳房（四个象限及乳头）
62. 触诊右侧乳房（四个象限及乳头）
63. 用右手触诊左侧腋窝淋巴结
64. 用左手触诊右侧腋窝淋巴结
65. 触诊胸壁弹性，有无压痛
66. 检查双侧呼吸动度
67. 检查双侧触觉语颤
68. 检查有无胸膜摩擦感
69. 叩诊双侧肺尖
70. 叩诊双侧前胸和侧胸
71. 听诊双侧肺尖
72. 听诊双侧前胸和侧胸
73. 检查双侧听觉语音
74. 观察心前区、心尖搏动
75. 触诊心尖搏动（两步法）
76. 触诊心前区
77. 叩诊左侧心脏相对浊音界
78. 叩诊右侧心脏相对浊音界
79. 听诊二尖瓣区（计数心率，至少 30 秒）

80. 听诊肺动脉瓣区

81. 听诊主动脉瓣区

82. 听诊主动脉瓣第二听诊区

83. 听诊三尖瓣区

（上述心脏听诊，先用膜形体件，必要时用钟形体件补充。听诊主要内容包括心率、心律、心音、额外心音、杂音、心包摩擦音）

（四）背部

84. 请受检者坐起，充分暴露背部

85. 观察脊柱、胸廓外形及呼吸运动

86. 检查胸廓活动度及其对称性

87. 检查双侧触觉语颤

88. 检查有无胸膜摩擦感

89. 请受检者双上肢交叉抱肘

90. 叩诊双侧后胸部

91. 叩诊双侧肺下界

92. 叩诊双侧肺下界移动度（肩胛线）

93. 听诊双侧后胸部

94. 听诊有无胸膜摩擦音

95. 检查双侧听觉语音

96. 触诊脊柱有无畸形、压痛

97. 用直接、间接叩诊法检查脊柱有无叩击痛

98. 检查双侧肋脊点、肋腰点有无压痛

99. 检查双侧肋脊角有无叩击痛

100. 触诊骶部有无水肿

（五）腹部

101. 请受检者低枕仰卧，双下肢屈曲，放松腹肌，双上肢置于躯干两侧

102. 正确暴露腹部（上至剑突，下至耻骨联合）

103. 观察腹部外形、对称性、皮肤、腹壁静脉、胃肠型、蠕动波、脐及腹式呼吸等

104. 听诊肠鸣音（至少 1 分钟，如 1 分钟内未闻及，持续听 3～5 分钟）

105. 听诊腹部有无血管杂音

106. 检查振水音

107. 叩诊全腹

108. 叩诊肝上界

109. 叩诊肝下界

110. 检查肝脏有无叩击痛

111. 检查移动性浊音（经脐平面先左后右）

112. 浅触诊全腹部（自左下腹开始，逆时针方向，最后触诊脐部）

113. 深触诊全腹部（自左下腹开始，逆时针方向，最后触诊脐部）

114. 训练患者做加深的腹式呼吸 2～3 次
115. 在右腹直肌外缘上单手法触诊肝脏
116. 在右腹直肌外缘上双手法触诊肝脏
117. 在前正中线上双手法触诊肝脏
118. 检查肝－颈静脉反流征
119. 检查胆囊有无肿大，胆囊点有无压痛，墨菲征（Murphy sign）
120. 双手法触诊脾脏
121. 如未能触及脾脏，嘱受检者右侧卧位触诊脾脏
122. 双手法触诊双侧肾脏，检查肾脏、各输尿管压痛点有无压痛
123. 检查腹部触觉（或痛觉）
124. 检查腹壁反射

（六）上肢

125. 正确暴露双上肢
126. 观察上肢外形、皮肤、关节等
127. 观察双手及指甲
128. 触诊指间关节及掌指关节
129. 检查指关节运动
130. 检查上肢远端肌力
131. 触诊腕关节
132. 检查腕关节运动
133. 触诊双肘鹰嘴和肱骨髁状突
134. 触诊滑车上淋巴结
135. 检查肘关节运动
136. 检查屈肘、伸肘的肌力
137. 正确暴露肩部
138. 视诊肩部外形
139. 触诊肩关节及其周围
140. 检查肩关节运动
141. 检查上肢触觉（或痛觉）
142. 检查肱二头肌反射
143. 检查肱三头肌反射
144. 检查桡骨骨膜反射
145. 检查 Hoffmann 征

（七）下肢

146. 正确暴露下肢
147. 观察双下肢外形、皮肤、趾甲等
148. 触诊腹股沟区有无肿块、疝等
149. 触诊腹股沟淋巴结横组

NOTE

150. 触诊腹股沟淋巴结纵组
151. 触诊股动脉搏动，必要时听诊
152. 检查髋关节屈曲、内旋、外旋运动
153. 检查双下肢近端肌力（屈髋）
154. 触诊膝关节，检查髌阵挛、浮髌试验
155. 检查膝关节屈曲运动
156. 触诊踝关节及跟腱
157. 检查有无凹陷性水肿
158. 触诊双足背动脉
159. 检查踝关节背屈、跖屈运动
160. 检查双足背屈、跖屈肌力
161. 检查踝关节内翻、外翻运动
162. 检查屈趾、伸趾运动
163. 检查下肢痛觉（或触觉）
164. 检查膝腱反射
165. 检查跟腱反射
166. 检查踝阵挛
167. 检查跟－膝－胫试验（睁眼、闭眼）
168. 检查 Babinski 征
169. 检查 Chaddock 征
170. 检查 Oppenheim 征
171. 检查 Gordon 征
172. 检查 Kernig 征
173. 检查 Lasegue 征

（八）肛门直肠（仅必要时检查）

174. 嘱受检者左侧卧位，右腿屈曲
175. 观察肛门、肛周、会阴区
176. 戴上手套，食指涂以润滑剂行直肠指检
177. 观察指套有无分泌物

（九）外生殖器（仅必要时检查）

178. 跟受检查者解释检查的目的、方法和必要性，注意保护隐私
179. 确认膀胱已排空，受检者取仰卧位

男性：

180. 视诊阴毛、阴茎、冠状沟、龟头、包皮
181. 观察尿道外口
182. 观察阴囊，必要时检查提睾反射
183. 触诊双侧睾丸、附睾、精索

NOTE

女性：

180. 观察阴毛、阴阜、大小阴唇、阴蒂
181. 观察尿道口及阴道口
182. 触诊阴阜、大小阴唇
183. 触诊尿道旁腺、巴氏腺

（十）共济运动、步态与脊柱活动度

184. 请受检者站立
185. 观察步态
186. 指鼻试验（睁眼、闭眼）
187. 检查双手快速轮替运动（睁眼、闭眼）
188. 检查闭目难立征
189. 检查颈椎活动度
190. 检查腰椎活动度

【复习思考题】

1. 某患者，男，62 岁。体格检查：P 85 次 / 分，R 28 次 / 分，BP 110/75mmHg，口唇、指端发绀，颈静脉怒张，桶状胸，双肺叩诊呈过清音，双下肢凹陷性水肿。该患者可能的诊断有哪些？

2. 某患者，女，39 岁。体格检查：P 110 次 / 分，R 25 次 / 分，BP 100/65mmHg，神清，腹式呼吸减弱，腹壁紧张硬如木板，全腹壁压痛，有反跳痛。该患者可能的诊断有哪些？

第三篇　实验诊断

第十三章　血液学检查

【学习要求】

1. 掌握红细胞计数、血红蛋白、白细胞计数和白细胞分类计数增多、减少的临床意义；中性粒细胞核左移的临床意义；血沉增快的临床意义。

2. 熟悉核右移、网织红细胞计数、血管壁、血小板、凝血因子、抗凝物质、纤溶活性临床意义；ABO、Rh 血型系统的鉴定原则和临床意义。

3. 了解红细胞、白细胞形态改变的临床意义；血细胞比容、红细胞平均值测定，红细胞、白细胞体积分布直方图，以及溶血性贫血实验室检查的临床意义；出血、血栓与止血检测项目的选择及应用。

【学习方法】

1. 学习血液一般检测时，注意联系生理学、组织学知识，将血细胞的生成、影响因素、功能与血细胞增多、减少的临床意义结合起来学习，同时查阅多种血液疾病的概念、内涵，重点理解相关疾病出现血液指标异常的机制，从而有助于掌握临床意义。

2. 学习中性粒细胞核象变化时，将其与中性粒细胞生长发育各阶段细胞核的形态联系起来；学习血沉时，与血细胞沉降时的相互作用力量、红细胞叠连、血浆中正负电荷联系起来；学习红细胞有关参数时，与细胞大小变化的影响因素及贫血的诊断思路结合起来，更有助于掌握临床意义。

血液由血浆和血细胞两部分组成，通过循环系统与全身各个组织器官密切联系。当血液发生病理变化时常影响全身的组织器官，而组织器官的病变也可引起血液成分发生相应的病理变化。所以血液检查不仅是诊断各种血液病的主要依据，而且对其他系统疾病的诊断和鉴别诊断也有重要意义。

第一节　血液的一般检测

血液的一般检测包括血红蛋白测定、红细胞计数、红细胞平均值测定、红细胞形态、白细胞计数及分类计数、血小板计数、血小板平均值测定和血小板形态检测等。

NOTE

一、红细胞的检测

（一）血红蛋白测定和红细胞计数

【参考区间】

血红蛋白：男 130～175g/L；女 115～150g/L；新生儿 180～190g/L。

红细胞计数：男（4.3～5.8）$\times10^{12}$/L；女（3.8～5.1）$\times10^{12}$/L；新生儿（6.0～7.0）$\times10^{12}$/L。

【临床意义】血红蛋白（hemoglobin，Hb）与红细胞计数（red blood cell count）临床意义基本相同。但判断贫血的程度时血红蛋白优于红细胞计数，在某些贫血时血红蛋白与红细胞数量的减少程度可不一致。如缺铁性贫血，由于铁是血红蛋白的重要成分，血红蛋白的减少较红细胞为甚；巨幼细胞贫血，则血红蛋白量减少的程度比红细胞数减少相对较轻。因此，同时测定红细胞和血红蛋白对贫血类型的鉴别有重要意义。

1. 红细胞和血红蛋白减少（erythrocytopenia & hypohemoglobinemia） 单位容积循环血液中红细胞数、血红蛋白量低于参考值低限，通常称为贫血（anemia）。临床上根据血红蛋白减低的程度将贫血分为 4 级。轻度：血红蛋白，男性 <130g/L，女性 <115g/L，但高于 90g/L；中度：90～60g/L；重度：60～30g/L；极重度：<30g/L。

（1）生理性：主要见于生理性贫血，如孕妇在妊娠中后期，血浆容量明显增多，血液被稀释；6 个月至 2 岁婴幼儿生长发育迅速所致的造血原料相对不足；老年人骨髓造血容量逐渐减少，使造血功能减退。

（2）病理性：分为 3 类：①红细胞生成减少，见于造血原料不足（如缺铁性贫血、巨幼细胞贫血），造血功能障碍（如再生障碍性贫血、白血病等），慢性系统性疾病（慢性感染、恶性肿瘤、慢性肾病等）。②红细胞破坏过多，见于各种溶血性贫血，如异常血红蛋白病、珠蛋白生成障碍性贫血、阵发性睡眠性血红蛋白尿、葡萄糖 –6– 磷酸脱氢酶缺乏症、免疫性溶血性贫血和脾功能亢进等。③失血，如各种失血性贫血。

2. 红细胞和血红蛋白增多（erythrocytosis & hyperhemoglobinemia） 指单位容积血液中红细胞数及血红蛋白量高于参考值上限。一般经多次检查成年男性红细胞 >6.5$\times10^{12}$/L、血红蛋白 >180g/L，成年女性红细胞 >6.0$\times10^{12}$/L、血红蛋白 >170g/L 时即认为增多。

（1）相对性红细胞增多（relative erythrocytosis）：是因血浆容量减少，使红细胞容量相对增加，血液浓缩所致。见于大量出汗、连续呕吐、反复腹泻、大面积烧伤、糖尿病酮症酸中毒、尿崩症、大剂量使用利尿药等。

（2）绝对性红细胞增多（absolute erythrocytosis）：可分为继发性和原发性两类，前者血中红细胞生成素增多，后者即真性红细胞增多症。①继发性：生理性增多见于新生儿、高山居民、登山运动员和重体力劳动者，病理性增多见于慢性阻塞性肺气肿、肺源性心脏病、发绀型先天性心脏病及异常血红蛋白病等，皆因缺氧红细胞生成素代偿性增加所致；亦见于与红细胞生成素非代偿性增加有关的某些肿瘤及肾脏疾病，如肝细胞癌、卵巢癌、肾上腺皮质腺瘤、肾癌、肾胚胎瘤、多囊肾等。②原发性：真性红细胞增多症是一种原因未明的以红细胞增多为主要特征的骨髓增殖性疾病，其特点为红细胞持续性显著增多，可高达（7～10）$\times10^{12}$/L，血红蛋白达 170～250g/L，全身总血容量也增加，白细胞和血小板也有不同程度的增多。

NOTE

（二）红细胞异常形态检查

正常红细胞经瑞氏染色后，色淡红，圆形，无核，中心着色较淡，周边着色较深，直径6～9μm，平均7.5μm。病理情况下，红细胞除有数量变化外，往往伴有以下异常形态的变化（见图13–1）。

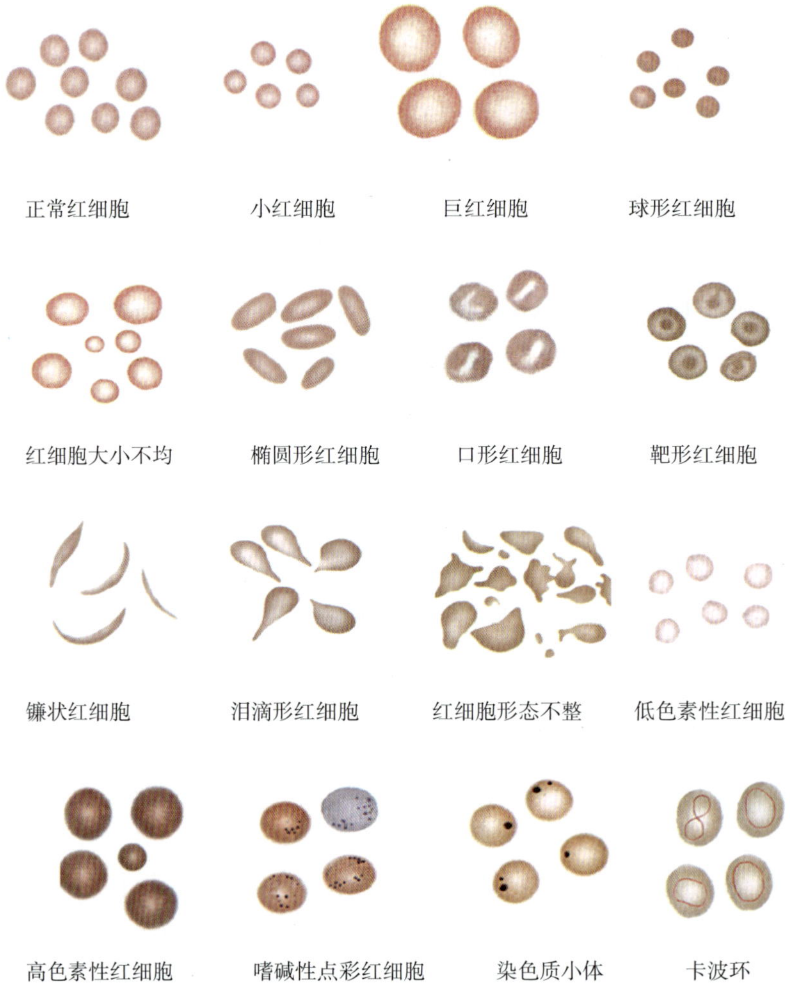

图13–1 常见红细胞异常形态

1. 红细胞大小改变 ①小红细胞（microcyte）见于小细胞低色素性贫血、遗传性球性红细胞增多症。②大红细胞（macrocyte）见于溶血性贫血、急性失血性贫血及巨幼细胞贫血。③巨红细胞（megalocyte）常见于巨幼细胞贫血。④红细胞大小不均（anisocytosis）见于增生性贫血（hyperplastic anemia）。

2. 红细胞形态改变 ①球形红细胞（spherocyte）主要见于遗传性球形红细胞增多症。②椭圆形红细胞（elliptocyte，oval cell）主要见于遗传性椭圆形红细胞增多症。③靶形红细胞（target cell）常见于珠蛋白生成障碍性贫血等血红蛋白病，也见于缺铁性贫血。④口形红细胞（stomatocyte）主要见于遗传性口形红细胞增多症，也见于弥散性血管内凝血及乙醇中毒。⑤镰形细胞（sickle cell）见于血红蛋白S病。⑥泪滴形细胞（dacryocyte，teardrop cell）为骨髓纤维化的特点。⑦红细胞形态不整（裂细胞，schistocyte）常见于微血管病性溶血性贫血如弥散性血管内凝血、血栓性血小板减少性紫癜、恶性高血压等，严重烧伤病人亦可见到。

3. 红细胞内的异常结构 ①碱性点彩红细胞（basophilic stippling erythrocyte）的出现表示红细胞再生加速且紊乱，见于增生性贫血、骨髓纤维化等，铅等重金属中毒时也增多。②有核红细胞（nucleated erythrocyte）即幼稚红细胞，存在于骨髓内及1周内出生的新生儿外周血中，正常成人外周血中不能见到。血涂片中出现此类细胞是一种病理现象，最常见于各种溶血性贫血及珠蛋白生成障碍性贫血，亦可见于急慢性白血病、骨髓纤维化及其他部位癌肿转移到骨髓。③卡波（Cabot）环、染色质小体（Howell–Jolly 小体）见于溶血性贫血及巨幼细胞贫血等。

二、白细胞的检测

白细胞包括中性粒细胞、嗜酸性粒细胞、嗜碱性粒细胞、淋巴细胞和单核细胞5种。白细胞计数（white blood cell count）是测定单位容积的血液中各种白细胞的总数，而分类计数（differential count，DC）则是将血液制成涂片，经染色后在油镜下进行分类，求得各种类型白细胞的比值（百分数）。由于外周血中5种白细胞各有其生理功能，在不同病理情况下，可引起不同类型的白细胞发生数量或质量的变化。

【参考区间】

1. 白细胞总数 成人（3.5～9.5）$\times10^9$/L；儿童（5～12）$\times10^9$/L；新生儿（15～20）$\times10^9$/L。

2. 分类计数 中性杆状核0.01～0.05；中性分叶核0.40～0.70；嗜酸粒细胞0.004～0.08；嗜碱粒细胞0～0.01；淋巴细胞0.20～0.50；单核细胞0.03～0.10。

五种白细胞的百分数、绝对值及形态特点见图13–2。

名称			模式图	细胞核	细胞质	百分比（%）	绝对值
粒细胞	中性	杆状核	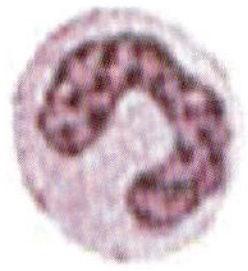	深紫色，弯曲似腊肠状	浆呈淡红色，浆内遍布细小的淡紫色颗粒	1～5	（1.8～6.3）$\times10^9$/L
		分叶核	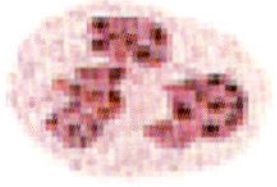	深紫色，分为2～3叶		40～70	
	嗜酸性		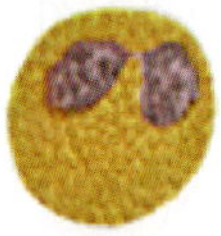	多分为2叶，呈眼镜状，深紫色	颗粒较大，均匀而圆，橙红色，中心淡染，布满胞浆	0.4～8.0	（0.02～0.52）$\times10^9$/L
	嗜碱性		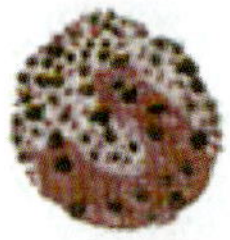	淡红色，结构不清，分叶不明显	颗粒大小不等，呈蓝黑色，常脱去颗粒而呈空泡，分布不均匀，颗粒常盖住细胞核	0～1	（0～0.06）$\times10^9$/L
淋巴细胞			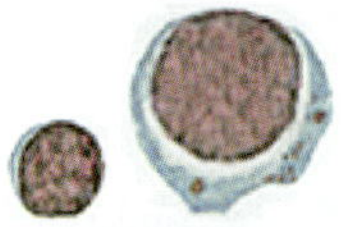	圆形或椭圆形，染色质呈块状，着色深而致密	浆呈透明的蔚蓝色，大淋巴细胞可见少数大而稀疏的嗜天青颗粒	20～50	（1.1～3.2）$\times10^9$/L
单核细胞			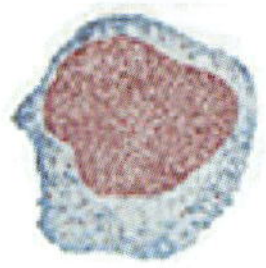	呈肾形、马蹄形、染色质疏松，呈网状	浆呈灰蓝色，含细小弥散的红紫色颗粒	3～10	（0.1～0.6）$\times10^9$/L

图13–2 五种白细胞的形态、百分数及绝对值

【临床意义】白细胞数高于 $9.5\times10^9/L$ 称白细胞增多（leukocytosis），低于 $3.5\times10^9/L$ 称白细胞减少（leukopenia）。白细胞总数的增减主要受中性粒细胞的影响。

1. 中性粒细胞（neutrophil，N）

（1）中性粒细胞增多（neutrocytosis）：中性粒细胞生理性增多见于新生儿、妊娠末期及分娩时，剧烈运动、劳动后，饱餐、沐浴后，及寒冷等情况下，均可见一过性增多。引起中性粒细胞病理性增多的原因很多，大致可归纳为反应性增多和异常增生性增多两大类。

1）反应性粒细胞增多（reactive granulocytosis）：是机体对各种病因刺激产生的应激反应，动员骨髓贮存池中的粒细胞释放或边缘池粒细胞进入血液循环。因此增多的粒细胞大多为成熟的分叶核粒细胞或较成熟的杆状核粒细胞。见于：

①感染：化脓性感染（金黄色葡萄球菌、溶血性链球菌、肺炎链球菌等）为最常见的原因，如流行性脑脊髓膜炎、肺炎、阑尾炎等；还见于某些病毒感染，如乙型脑炎、狂犬病等；某些寄生虫感染，如急性血吸虫病、肺吸虫病等。

②严重组织损伤：如较大手术后12～36小时、急性心肌梗死后1～2日内较常见。

③急性大出血、溶血：在急性大出血后1～2小时内，周围血中的血红蛋白的含量及红细胞数尚未下降，而白细胞数及中性粒细胞却明显增多，特别是内出血时，白细胞可高达 $20\times10^9/L$。因此白细胞增高可作为早期诊断内出血的参考指标。急性溶血时，红细胞大量破坏导致相对缺氧，以及红细胞破坏的分解产物刺激骨髓贮存池中的粒细胞释放，使白细胞增高。

④中毒：代谢性中毒，如糖尿病酮症酸中毒；急性化学药物中毒，如安眠药、有机磷农药中毒；生物性中毒，如毒蕈中毒等。

⑤恶性肿瘤：见于各种恶性肿瘤的晚期，特别是消化道肿瘤（胃癌、肝癌）。

⑥其他：如类风湿关节炎等某些自身免疫性疾病、痛风、严重缺氧及应用某些药物如糖皮质激素等。

2）异常增生性粒细胞增多（abnormally hyperplastic granulocytosis）：为造血干细胞疾病，造血组织中粒细胞大量增生，释放至外周血中的主要是病理性粒细胞。见于急慢性粒细胞性白血病，骨髓增殖性疾病如真性红细胞增多症、原发性血小板增多症和骨髓纤维化等。大多数白血病患者外周血中白细胞数量呈不同程度的增多，可达数万甚至数十万。粒细胞性白血病时，中性粒细胞增多并伴外周血中细胞质量改变。

（2）中性粒细胞减少（neutropenia）：中性粒细胞绝对值低于 $1.5\times10^9/L$，称为粒细胞减少症，低于 $0.5\times10^9/L$ 时称为粒细胞缺乏症。引起中性粒细胞减少的原因有：

1）某些感染：病毒感染是常见的原因，如流感、麻疹、病毒性肝炎、水痘、风疹、巨细胞病毒感染等；革兰阴性杆菌感染也常见，如伤寒、副伤寒杆菌等；某些原虫感染，如疟疾、黑热病等。

2）某些血液病：如再生障碍性贫血、白细胞不增多性白血病、粒细胞缺乏症、骨髓纤维化、恶性组织细胞病及骨髓转移癌等。

3）药物及理化因素的作用：如氯霉素、抗肿瘤药物（噻替哌、环磷酰胺）、抗结核药物（利福平、氨硫脲）、抗甲状腺药物（甲巯咪唑、卡比马唑）、解热镇痛药、抗糖尿病药、磺胺药、X线、放射性核素及化学物质如苯、铅、汞等。

4）自身免疫性疾患：如系统性红斑狼疮等，由于体内存在抗粒细胞抗体，引起粒细胞减少。

5）单核－吞噬细胞系统功能亢进：如肝硬化、班替综合征、淋巴瘤等引起的脾功能亢进。

中性粒细胞动力学及常见增减机制见图 13–3。

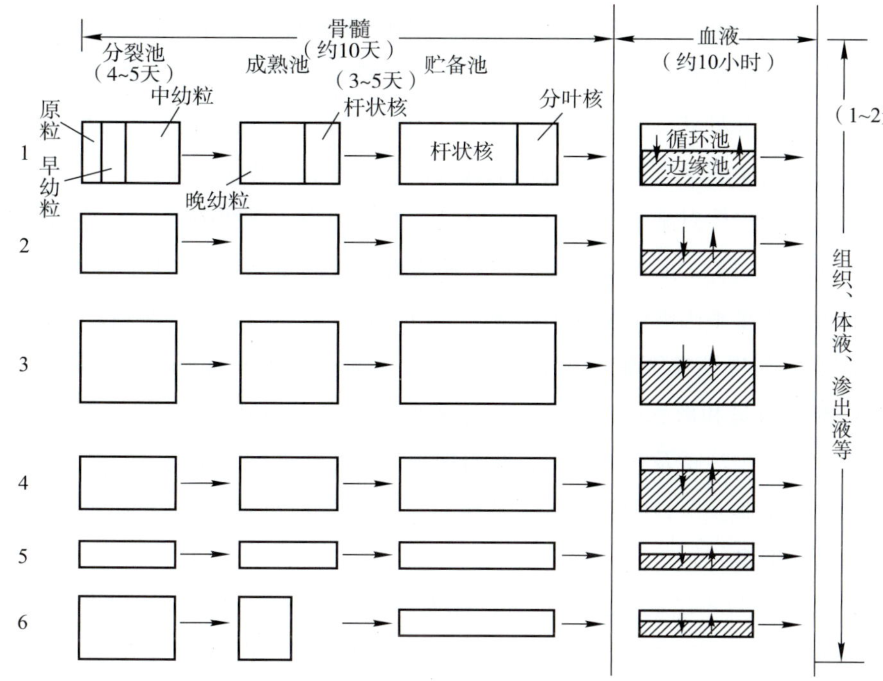

图 13–3 中性粒细胞动力学及常见增减机制示意图

1. 正常人中性粒细胞动力学；2. 一过性白细胞增多，边缘池粒细胞释放入循环池；3. 较长期和持续性白细胞增多，主要与分裂池增大有关；4. 暂时性白细胞减少，边缘池粒细胞增多；5. 粒细胞生成不足，分裂池粒细胞减少；6. 粒细胞破坏过多

（3）中性粒细胞的核象变化（nuclear changes of neutrophils）：中性粒细胞的核象是指中性粒细胞的分叶状况，它反映粒细胞的成熟程度。其核象变化可分为核左移与核右移两种（图 13–4）。

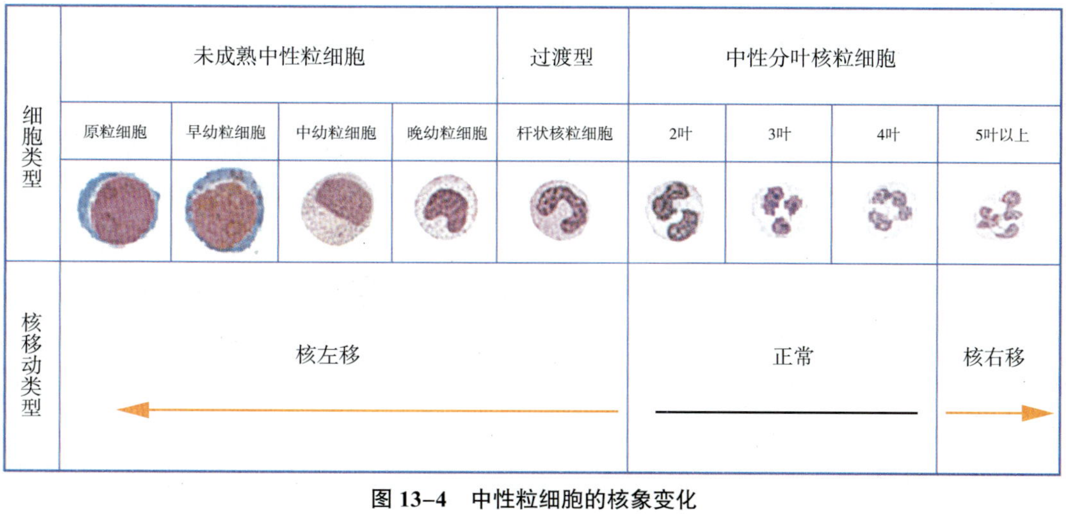

图 13–4 中性粒细胞的核象变化

NOTE

1）核左移（nuclear left shift）：周围血白细胞分类中性粒细胞杆状核大于 5% 或出现杆状核以前阶段的幼稚粒细胞，称为核左移。常见于各种病原体所致的感染、大出血、大面积烧伤、大手术、恶性肿瘤晚期等，特别是急性化脓性感染。

核左移伴白细胞总数增高者，称为再生性左移（regenerative left shift），表示机体反应性强，骨髓造血功能旺盛，能释放大量粒细胞至外周血。核左移程度与感染轻重及机体抗感染反应能力密切相关。仅有杆状核粒细胞增多（0.05～0.10）称轻度核左移，表示感染轻，机体抵抗力较强；如杆状核粒细胞 0.10～0.25 并伴有少数晚幼粒细胞甚至中幼粒细胞时，称为中度核左移，表示感染严重；如杆状核粒细胞超过 0.25 并出现更幼稚的粒细胞（早幼粒、原粒）时，称为重度核左移或类白血病反应（leukemoid reaction），表示感染更为严重。

类白血病反应是指机体对某些刺激因素（感染、恶性肿瘤、急性中毒、外伤、休克、急性溶血或出血、大面积烧伤等）所产生的类似白血病表现的外周血象反应。周围血中白细胞数大多明显增高，并可有数量不等的幼稚细胞出现。类白血病反应需与白血病鉴别，尤其是中性粒细胞型类白血病反应与慢性粒细胞白血病的鉴别。一般而言，类白血病反应多能查到原发疾病，血象中除白细胞数量和形态改变外，红细胞和血红蛋白无明显变化，血小板正常或增多；骨髓象变化不大，除增生活跃及核左移外，原始细胞及早期幼稚细胞增高不明显，无细胞畸形及核浆发育失衡，红细胞及巨核细胞系无明显异常；类白血病反应在原发病好转或解除后也迅速恢复正常，预后一般良好。

核左移而白细胞总数不增高，甚至减少，称为退行性左移（regressive left shift）。再生障碍性贫血、粒细胞缺乏症出现这一情况提示骨髓造血功能减低，粒细胞生成和成熟受阻。严重感染出现退行性左移，表示机体反应性低下，病情极为严重。

2）核右移（nuclear right shift）：正常人周围血中的中性粒细胞以 3 叶者为主，若中性粒细胞核出现 5 叶或更多分叶，其百分率超过 3% 者，称为核右移。核右移常伴白细胞总数减少，为骨髓造血功能减退或缺乏造血物质所致。常见于巨幼细胞贫血、恶性贫血，也可见于应用抗代谢药物（阿糖胞苷、6- 巯基嘌呤）之后。在炎症恢复期出现一过性核右移是正常现象；若在疾病进行期突然发现核右移，表示预后不良。

（4）中性粒细胞的形态异常

1）中性粒细胞的中毒性改变：大小不均（anisocytosis）、中毒颗粒（toxic granulation）、空泡变性（vacuolation）、杜勒小体（Döhle bodies）、核变性（degeneration of nucleus）等可单独或同时出现。常见于各种严重感染、中毒、恶性肿瘤及大面积烧伤等，空泡变性尤以败血症最常见。轻症时出现一些中毒性颗粒，随着细胞受损程度的加重，中毒性颗粒更加粗大且数量增多，常伴有空泡形成及核变性。因此，中毒性粒细胞出现的程度与中性粒细胞核左移的程度一样，均可反映病情的程度及与预后的关系。

2）棒状小体（auer bodies）：是白细胞胞质中出现的红色细杆状物质。急性淋巴细胞白血病无此种小体，急性粒细胞、单核细胞白血病时，则可见。

2. 嗜酸性粒细胞（eosinophil，E）

（1）嗜酸性粒细胞增多（eosinophilia）：常见于下列疾病：

1）变态反应性疾病：如支气管哮喘、药物过敏、食物过敏、过敏性间质性肾炎、热带嗜酸性粒细胞增多症以及某些皮肤病（如荨麻疹、血管神经性水肿、剥脱性皮炎、湿疹、天疱疮、银屑病等）。

2）寄生虫病：如钩虫病、蛔虫病、肺吸虫病、血吸虫病、丝虫病等，血中嗜酸性粒细胞增多，常达 0.10 以上或更多。

3）某些血液病：如慢性粒细胞白血病（嗜酸性粒细胞可达 0.10 以上）、嗜酸性粒细胞白血病（嗜酸性粒细胞可达 0.90 以上）、霍奇金病等。

4）其他：某些恶性肿瘤、传染病恢复期、肾上腺皮质功能减退症及高嗜酸性粒细胞综合征等。

（2）嗜酸性粒细胞减少（eosinopenia）：见于伤寒、副伤寒、应激状态（如严重烧伤、急性传染病的极期）、休克、库欣综合征或长期应用肾上腺皮质激素后等。

3. 嗜碱性粒细胞（basophil，B） 嗜碱性粒细胞增多可见于过敏性疾病、慢性粒细胞白血病、嗜碱性粒细胞白血病、转移癌、骨髓纤维化、慢性溶血、糖尿病、传染病等。其减少一般无临床意义。

4. 淋巴细胞（lymphocyte，L）

（1）淋巴细胞增多（lymphocytosis）：见于：①感染性疾病：主要为病毒感染，如麻疹、风疹、水痘、流行性腮腺炎、传染性单核细胞增多症、病毒性肝炎、肾综合征出血热等。也可见于某些杆菌感染，如结核病、百日咳、布氏杆菌病。②某些血液病：如急性和慢性淋巴细胞白血病、淋巴瘤等。③急性传染病的恢复期。④移植排斥反应。

在再生障碍性贫血和粒细胞缺乏症时，由于中性粒细胞减少，以致淋巴细胞比例相对增高，但淋巴细胞的绝对值并不增高。

（2）淋巴细胞减少（lymphocytopenia）：主要见于应用糖皮质激素、烷化剂，接触放射线，免疫缺陷性疾病及抗淋巴细胞球蛋白的治疗等。

（3）异型淋巴细胞（abnormal lymphocyte）：在外周血中有时可见到一种形态变异的不典型淋巴细胞，称为异型淋巴细胞。根据细胞形态学特点分为 3 型，即Ⅰ型（泡沫型）、Ⅱ型（不规则型）、Ⅲ型（幼稚型）。异型淋巴细胞主要是由 T 淋巴细胞受抗原刺激转化而来，少数为 B 淋巴细胞。正常人外周血中偶可见到，但不超过 0.02。其增多主要见于病毒感染性疾病，如传染性单核细胞增多症和肾综合征出血热可高达 0.10 以上，此外，病毒性肝炎、风疹、某些细菌性感染、螺旋体病、立克次体疾病或过敏性疾病也可轻度增多。

5. 单核细胞（monocyte，M） 单核细胞增多见于：①生理性：2 周内婴儿可达 0.15 或更多，儿童平均为 0.09。②某些感染：如亚急性感染性心内膜炎、活动性结核病、疟疾及急性感染的恢复期。③某些血液病：如单核细胞白血病、粒细胞缺乏症恢复期。

三、血小板的检测

（一）血小板计数（platelet count，PC 或 PLT）

【参考区间】（125～350）$\times 10^9$/L。

【临床意义】血小板数低于 125$\times 10^9$/L 为血小板减少。见于：①生成障碍：如再生障碍性贫血、急性白血病、急性放射病、骨髓纤维化晚期。②破坏或消耗增多：如原发性血小板减少性紫癜、系统性红斑狼疮、淋巴瘤、脾功能亢进、进行体外循环时、弥散性血管内凝血、血栓性血小板减少性紫癜。③分布异常：如脾肿大（肝硬化、班替综合征）、血液被稀释（输入大量库存血或血浆）等。

血小板高于 $350\times10^9/L$ 为血小板增多。血小板反应性增多见于脾摘除术后、急性感染、急性溶血、急性大失血及某些癌症患者。原发性增多见于真性红细胞增多症、原发性血小板增多症、慢性粒细胞白血病、骨髓纤维化早期等骨髓增殖性疾病。

（二）平均血小板体积和血小板体积分布宽度测定

血小板平均体积（mean platelet volume，MPV）代表血液中血小板体积的平均值；血小板分布宽度（platelet volume distribution width，PDW）表示血液中血小板大小的离散度。

【参考区间】MPV 7～11fL；PDW 15%～17%。

【临床意义】MPV 常用于鉴别血小板减少的原因，如骨髓造血功能损伤致使血小板减少时，MPV 减小；血小板在周围血液中破坏增多而减少时，MPV 增大；血小板分布异常致血小板减少时，MPV 正常；MPV 增大可作为骨髓造血功能恢复的较早期指征；MPV 随血小板数持续下降，是骨髓造血功能衰竭的指标之一。

PDW 是一个反映血小板体积大小的异质性参数，PDW 增高，见于急性髓系白血病、巨幼细胞贫血、慢性粒细胞白血病、脾切除、巨大血小板综合征、血栓性疾病等。

（三）外周血血小板形态

正常血小板胞体为圆形、椭圆形或不规则形，直径 2～3μm。胞质淡蓝色或淡红色，中央含细小的嗜天青颗粒。功能正常的血小板在外周血涂片上常可聚集成团或成簇。

血小板明显大小不均，主要见于原发性血小板减少性紫癜、粒细胞白血病及某些反应性骨髓增生旺盛的疾病。幼稚型血小板增多见于急性失血后。骨髓巨核细胞增生旺盛时，外周血可见到大量蓝色的巨大的血小板。原发性血小板增多症时，血小板聚集成团，可以大至占满整个油镜视野。再生障碍性贫血时，血小板明显减少。血小板无力症则不出现聚集成堆的血小板。

四、网织红细胞计数及红细胞沉降率的测定

（一）网织红细胞计数

网织红细胞（reticulocyte，Ret）是晚幼红细胞到成熟红细胞之间的未完全成熟的红细胞，由于胞浆中尚残存多少不等的核糖核酸等嗜碱性物质，在活体染色时，可被煌焦油蓝染成蓝色细颗粒状，颗粒间又有细丝状连缀而构成网状结构，故称为网织红细胞。

【参考区间】成人 0.005～0.015（0.5%～1.5%），绝对值（24～84）$\times10^9/L$；新生儿 0.03～0.06（3%～6%）。

【临床意义】

1. 反映骨髓造血功能状态 网织红细胞增多表示骨髓红细胞系增生旺盛。溶血性贫血、急性失血性贫血时网织红细胞显著增多；缺铁性贫血及巨幼细胞贫血时网织红细胞轻度增多。网织红细胞减少表示骨髓造血功能减低，见于再生障碍性贫血、骨髓病性贫血（如白血病、骨髓纤维化等）。

2. 贫血疗效观察 贫血患者，给予有关抗贫血药物后，网织红细胞增高说明治疗有效，反之，说明治疗无效。缺铁性贫血和巨幼细胞贫血患者在治疗前，网织红细胞仅轻度增高，给予铁剂或叶酸治疗，3～5 天后网织红细胞开始上升，至 7～10 天达高峰，一般增至

0.06～0.08，也可达 0.10 以上。治疗后 2 周左右网织红细胞逐渐下降，而红细胞及血红蛋白则逐渐增高。这一现象称为网织红细胞反应，可作为贫血治疗的疗效判断指标。

3. 观察病情变化 溶血性贫血及失血性贫血患者病程中，网织红细胞逐渐降低，表示溶血或出血已得到控制，反之，持续不减低，甚至增高者，表示病情未得到控制。

（二）红细胞沉降率测定

红细胞沉降率（erythrocyte sedimentation rate，ESR）简称血沉，是指在一定条件下红细胞沉降的速度。

【原理】正常情况下，因红细胞膜表面的唾液酸带有负电荷，红细胞相互排斥，彼此分散悬浮于血浆中，不易凝聚，下沉缓慢。使红细胞沉降加速的主要原因是红细胞呈缗钱状聚集，这种聚集的红细胞总的外表面积与容积之比减小，因而摩擦力减小，下沉较快。影响红细胞聚集的因素则主要存在于血浆中。血浆中带有正电荷的不对称的大分子物质纤维蛋白原是最有力的促红细胞聚集的物质，其次为 γ 球蛋白（尤其是巨球蛋白），再次为 α、β 球蛋白及免疫复合物等。正电荷可以中和红细胞表面的负电荷，促使红细胞聚集，致血沉加快。白蛋白则相反，具有抑制红细胞聚集的作用。脂类中的胆固醇、甘油三酯有促聚集的作用，卵磷脂则有抑制作用。此外，红细胞的数量、形状和大小等自身变化也可影响血沉。如血浆黏滞性不变，红细胞数量越多，受到的阻力越大，血沉越慢；反之，贫血则血沉加速。红细胞形态异常不利于红细胞呈缗钱状聚集，因此血沉加速不多。大红细胞因表面积相对减少，受到血浆的摩擦逆阻力相应减少，下沉较小红细胞为快。

【参考区间】成年男性 0～15mm/h，成年女性 0～20mm/h（魏氏法，Westergren）。

【临床意义】

1. 生理性增快 妇女月经期血沉略增快，可能与子宫内膜破损及出血有关；妊娠 3 个月直到分娩后 3 周，其增快可能与生理性贫血、纤维蛋白原含量增高、产伤等有关；60 岁以上的高龄者，可因血浆中纤维蛋白原含量逐渐增多而致血沉增快。

2. 病理性增快

（1）各种炎症：如细菌性急性炎症、风湿热和结核病活动期，因血中急性期反应物质增多，包括 C 反应蛋白、$α_2$ 巨球蛋白、纤维蛋白原及免疫球蛋白等增多而致血沉增快。当病情好转或稳定时，血沉也逐渐恢复正常。

（2）损伤及坏死：如较大的手术创伤常可引起血沉加速，一般 2～3 周内恢复正常。心肌梗死发病 24～48 小时后血沉增快，并持续 1～3 周；心绞痛时血沉正常，故借此可以鉴别。

（3）恶性肿瘤：恶性肿瘤血沉常增快，与肿瘤分泌糖蛋白（属球蛋白）、肿瘤组织迅速坏死、继发感染及贫血等有关。经手术、放疗或化疗后，血沉可渐趋正常，复发或转移时又增快。良性肿瘤血沉多正常。

（4）各种原因导致的高球蛋白血症或低白蛋白血症：如多发性骨髓瘤、淋巴瘤、感染性心内膜炎、系统性红斑狼疮、肾炎、肾病综合征、肝硬化等。

（5）贫血：贫血较轻时血沉多正常，若血红蛋白低于 90g/L 时，血沉可增快，贫血越严重，血沉增加越明显。

（6）其他：动脉粥样硬化、糖尿病、黏液水肿等患者，血沉亦见增快。

NOTE

五、血细胞比容测定和红细胞有关参数的应用

（一）血细胞比容测定

【原理】血细胞比容（hematocrit，HCT）又称血细胞压积（packed cell volume，PCV），是指血细胞在血液中所占容积的比值，系将一定量的抗凝全血，经规定速度和时间离心沉淀，下沉紧压的血细胞体积与全血体积之比。目前多以血细胞分析仪仅用微量血液进行测定。该数值的大小与红细胞数量、大小及血浆容量有关。

【参考区间】男性 0.40～0.50；女性 0.35～0.45。

【临床意义】血细胞比容增加，见于真性红细胞增多症和各种原因所致血液浓缩，如脱水、大面积烧伤。测定血细胞比容可了解血液浓缩程度，作为计算补液量的参考。血细胞比容减少见于贫血和稀血症。由于贫血的类型不同，其红细胞数与血细胞比容的减少，两者并不一定完全平行。临床上可依据红细胞数、血红蛋白量及血细胞比容来计算几种红细胞的平均值，有助于贫血的形态学分类。

（二）红细胞平均值测定

平均红细胞体积（mean corpuscular volume，MCV）即每个红细胞的平均体积，以飞升（fL）为单位；平均红细胞血红蛋白量（mean corpuscular hemoglobin，MCH）即每个红细胞内所含血红蛋白的平均量，以皮克（pg）为单位；平均红细胞血红蛋白浓度（mean corpuscular hemoglobin concentration，MCHC）即平均每升红细胞所含血红蛋白的克数。目前应用血细胞分析仪，可直接显示上述 3 个数值。

【参考区间】血细胞分析仪法：MCV 82～100fL；MCH 27～34pg；MCHC 315～354g/L。

【临床意义】红细胞平均值测定主要用于贫血的形态学分类，从而有助于贫血的病因诊断，见表 13-1。

表 13-1 贫血的形态学分类及病因

类型	MCV（fL）	MCH（pg）	MCHC（g/L）	病因
正常细胞性贫血	82～100	27～34	315～354	再生障碍性贫血、急性失血性贫血、多数溶血性贫血、白血病等
大细胞性贫血	>100	>34	315～354	巨幼细胞贫血、恶性贫血、骨髓增生异常综合征
小细胞低色素性贫血	<82	<27	<315	缺血性贫血、珠蛋白生成障碍性贫血、铁粒幼细胞性贫血
单纯小细胞性贫血	<82	<27	315～354	慢性炎症、肝病、尿毒症、恶性肿瘤、内分泌疾病等

（三）红细胞体积分布宽度测定

红细胞体积分布宽度（red blood cell volume distribution width，RDW）是反映红细胞体积（大小）变异性（离散程度）的参数。由血细胞分析仪测量获得，多数仪器用所测红细胞体积大小的变异系数（RDW-CV）来表示。红细胞体积大小均一，RDW 正常；红细胞体积大小不均一，RDW 增高。

NOTE

【参考区间】RDW-CV 11.5%～14.5%。

【临床意义】根据 MCV、RDW 可对贫血进行形态学分类（见表 13-2）；可用于缺铁性贫血的早期诊断与疗效观察及缺铁性贫血和轻型海洋性贫血的鉴别诊断。

表 13-2　根据 MCV、RDW 的贫血形态学分类

贫血类型	MCV	RDW	病因
大细胞均一性贫血	增高	正常	部分再生障碍性贫血
大细胞非均一性贫血	增高	增高	巨幼细胞性贫血、骨髓增生异常综合征
正常细胞均一性贫血	正常	正常	急性失血性贫血
正常细胞非均一性贫血	正常	增高	再生障碍性贫血、阵发性睡眠性血红蛋白尿、G-6-PD 缺乏症等
小细胞均一性贫血	减低	正常	珠蛋白生成障碍性贫血、球形细胞增多等
小细胞非均一性贫血	减低	增高	缺铁性贫血

六、血细胞直方图

血细胞分析仪已广泛应用于临床，不仅能检测更多的实验参数，而且能提供以血细胞的体积（大小）为横坐标（X 轴）、以细胞的相对数量（某些细胞出现的频率）为纵坐标（Y 轴）的曲线图，即血细胞直方图（nomogram）。常用的有白细胞、红细胞、血小板 3 种细胞直方图（见图 13-5）。

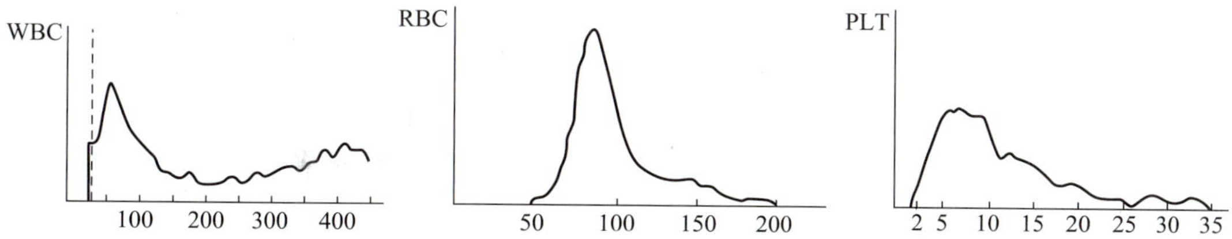

图 13-5　血细胞体积分布直方图

（一）白细胞体积分布直方图

根据白细胞体积大小区分为 3 个群，在图上表现为 3 个峰（区）。①第一群是小细胞区（35～90fL），主要为淋巴细胞，包括成熟淋巴细胞、异型淋巴细胞。②第二群是中间细胞（90～160fL），包括单核细胞、原始细胞、幼稚细胞及嗜酸性、嗜碱性粒细胞。③第三群是大细胞区（160～450fL），包括中性分叶核、杆状核和晚幼粒细胞。

从图形变化可估计血液中白细胞群体的变化，如淋巴细胞减少使第一峰明显降低，单核细胞或嗜酸性、嗜碱性粒细胞增多使第二峰明显增大，中性粒细胞增多使第三峰明显增大。但因不同细胞体积之间可有交叉，同一群中可有多种细胞存在，这种变化的细胞图形并无特异性。因此，白细胞直方图的变化只是粗略判断细胞比例的变化或有无明显的异常细胞出现，提示需要进一步做血涂片显微镜检查，进行细胞分类计数及形态观察。

（二）红细胞体积分布直方图

在典型的红细胞体积分布直方图上，有两个细胞群体：①红细胞主群：从 50fL 偏上开始，有一个近似两侧对称、基底较为狭窄的正态分布曲线，又称“主峰”；②大细胞群：位于主峰

NOTE

右侧，分布在125～200fL区域，又称“足趾部”，它是一些二聚体、三聚体、多聚体细胞等的反映，常忽略不计。

分析直方图图形时，要注意主峰的位置、峰的基底宽度、峰顶的形状及有无双峰现象等，这些变化与红细胞的其他参数结合分析，对某些贫血的诊断和鉴别诊断有重要价值。缺铁性贫血时，主峰曲线的波峰左移，波峰基底增宽，显示为小细胞非均一性贫血特征。珠蛋白生成障碍性贫血时，波峰左移，基底变窄，呈小细胞均一性贫血。铁粒幼细胞性贫血时，小细胞低色素性红细胞与正常红细胞同时存在，波峰左移，峰底增宽，呈双峰状。巨幼细胞贫血时，波峰右移，峰底增宽，呈大细胞非均一性。

（三）血小板体积分布直方图

直方图体积分布范围为2～20fL。血小板直方图可反映血小板数（PLT）、血小板平均容积（MPV）、血小板分布宽度（PDW）和血小板比容（PCV）等参数。曲线峰右移，MPV增高，曲线峰左移，MPV减低。当血小板聚集或有小红细胞干扰等情况时可出现血小板直方图异常。

七、血细胞分析仪及其临床应用

血细胞分析仪是指对一定体积内血细胞数量及异质性进行分析的仪器。血细胞分析仪的基本原理是电阻抗原理（库尔特原理），即血细胞作为一种物理颗粒，在通过电场时产生电阻，从而出现脉冲波，脉冲波的数量反映血细胞的数目，而不同体积大小的血细胞所产生的脉冲波大小也不相同，根据脉冲波的大小可以对不同的血细胞进行分类计数。随着电子技术、流式细胞技术、激光技术、电子计算机技术和新荧光化学物质等各种高新技术在血细胞分析仪中的应用，血细胞分析仪的检测原理不断完善，测量参数不断增加，检测水平不断提高。尤其在白细胞五分类技术方面，已发展到利用多项技术如射频、细胞化学染色、流式细胞术和荧光染色技术等联合同时检测一个白细胞，再用先进的计算机技术区分、辨别经上述方法处理后的各自细胞间的细胞差别，综合分析实验数据，得出较为准确的白细胞分类结果，为临床疾病的诊断、治疗提供重要的实验室依据。

血细胞分析仪检测项目有红细胞计数（RBC）、血红蛋白测定（HGB）、红细胞比容（HCT）、平均红细胞体积（MCV）、平均红细胞血红蛋白量（MCH）、平均红细胞血红蛋白浓度（MCHC）、红细胞体积分布宽度（RDW）、红细胞血红蛋白分布宽度（HDW）、白细胞计数（WBC）、中性粒细胞百分率（NE%）、中性粒细胞绝对值（NE#）、淋巴细胞百分率（LY%）、淋巴细胞绝对值（LY#）、单核细胞百分率（MO%）、单核细胞绝对值（MO#）、嗜酸性粒细胞百分率（EO%）、嗜酸性粒细胞绝对值（EO#）、嗜碱性粒细胞百分率（BA%）、嗜碱性粒细胞绝对值（BA#）、血小板计数（PLT）、血小板平均体积（MPV）、血小板分布宽度（PDW）、血小板比容（PCT）、大血小板比率（PLCR）以及网织红细胞有关参数等。

血细胞分析仪优点体现在：①多参数分析：能测定20～40项参数。②精确度高。③操作简易速度快：一般每小时测定50～100份标本。④标本用血量少：一般少于250μL。⑤自动打印结果，简明直观。⑥具备质量控制功能，保证各参数测定的可靠性。⑦设置清洗功能，各检测标本的相互污染率小。⑧完善的报警功能：仪器对异常的检测结果能显示相应的报警信号，以提醒检测人员重新分析。⑨有效筛检正常人群，同时提示异常人群疾病的诊断线索。但是，由于并非用肉眼直接观察血细胞及其他因素影响，血细胞分析仪也存在着局限性，有时需用血细胞镜检和其他手工方法复检。血细胞分析仪和血细胞镜检有效结合能更准确地帮助临床诊断疾病。

目前血细胞分析仪有对各类血细胞亚群进一步分析的发展趋势，从细胞内部的 DNA、RNA 及免疫等方面进行分析。因此，血细胞分析仪已从对细胞的简单的物理性能的研究转向对细胞内部化学性质及免疫性质的研究方向发展，从细胞学向分子生物学、从分子生物学向免疫学方向发展。同时，随着科技的进步，仪器的精度、速度、集成化、一体化的程度会更高。

第二节　溶血性贫血的实验室检测

正常红细胞的寿命约 120 天，当各种原因导致红细胞生存时间缩短、破坏增多或加速，而骨髓造血功能不能相应代偿时即发生溶血性贫血（hemolytic anemia）。造成溶血性贫血的原因可分为红细胞本身的内在缺陷和红细胞外部因素异常，前者多为遗传性溶血，后者引起获得性溶血。红细胞在血管内破坏者为血管内溶血，在血管外破坏者为血管外溶血。

一、溶血性贫血的筛查检测

（一）红细胞寿命测定

红细胞寿命测定（erythrocyte life span determination）是用 ^{51}Cr 标记红细胞测定红细胞的半衰期，正常红细胞的半衰期为 25～32 天。小于 15 天提示溶血性贫血。

（二）血浆游离血红蛋白测定

血管内溶血时，大量血红蛋白游离至血浆中，使血浆游离血红蛋白（plasma free hemoglobin）增高。

【参考区间】0～40mg/L。

【临床意义】血浆游离血红蛋白明显增高是判断血管内溶血的指征，如蚕豆病、阵发性睡眠性血红蛋白尿、阵发性寒冷性血红蛋白尿、冷凝集素综合征、溶血性输血反应等。血管外溶血时正常。自身免疫性溶血性贫血、珠蛋白生成障碍性贫血可轻至中度增高。

（三）血清结合珠蛋白测定

血清中的游离血红蛋白与结合珠蛋白（haptoglobin，Hp）结合生成 Hp–Hb 复合物，使血清结合蛋白消耗性减低。

【参考区间】0.5～1.5g/L。

【临床意义】各种溶血时血清结合珠蛋白均有减低，以血管内溶血减低为显著，严重溶血（血浆中游离血红蛋白超过 1.3g/L 时）可测不出。肝细胞损伤性病变、传染性单核细胞增多症、先天性无结合珠蛋白血症等也可减低或消失。感染、创伤、恶性肿瘤、红斑狼疮、糖皮质激素治疗、口服避孕药、肝外阻塞性黄疸等可有结合珠蛋白增高。

（四）血浆高铁血红素白蛋白

血浆中游离血红蛋白很容易氧化为高铁血红蛋白，接着分解为珠蛋白和高铁血红素，后者先与血红蛋白结合，血红蛋白消耗完后，再与血浆白蛋白结合形成高铁血红素白蛋白（methemalbumin）。

【参考区间】正常为阴性。

【临床意义】血管内溶血时，血浆中游离血红蛋白大量增加，血浆中可检出高铁血红素白蛋白。

（五）血红蛋白尿测定

当血浆中增高的游离血红蛋白量超过结合珠蛋白的结合能力时，大部分剩余的游离血红蛋白超过肾小管的重吸收可通过肾脏排出，形成血红蛋白尿（hemoglobinuria）。

血红蛋白尿通常见于急性血管内溶血发作后的第一、二次尿中。

（六）含铁血黄素尿试验（Rous 试验）

从肾小球排出的血红蛋白经过肾小管时被再吸收，部分铁离子在肾小管上皮细胞内以含铁血黄素的形式沉着，并随尿液排出，即为含铁血黄素尿。

【参考区间】正常为阴性。

【临床意义】常见于慢性血管内溶血，如阵发性睡眠性血红蛋白尿，也可见于溶血性输血反应患者的尿中，在溶血初期可暂呈阴性。

二、红细胞膜缺陷的检测

1. 红细胞渗透脆性试验

【原理】红细胞渗透脆性试验（erythrocyte osmotic fragility test，EFT）测定红细胞对不同浓度低渗氯化钠溶液溶血的抵抗力。红细胞在低渗盐溶液中，当水渗透其内部达一定程度时，红细胞发生肿胀而发生溶血。红细胞在低渗盐溶液中出现溶血的特性即红细胞渗透脆性，其主要取决于红细胞表面积与容积的比值。比值愈小，红细胞抵抗力愈小，渗透脆性增加；反之，抵抗力增大，渗透脆性减低。

【参考区间】开始溶血：0.38%～0.46%（3.8～4.6g/L）氯化钠溶液。

完全溶血：0.28%～0.32%（2.8～3.2g/L）氯化钠溶液。

【临床意义】①脆性增高：主要见于遗传性球形细胞增多症，以及某些自身免疫性溶血性贫血及遗传性椭圆形细胞增多症。②脆性减低：主要见于珠蛋白生成障碍性贫血（如血红蛋白C、D、E 病）、缺铁性贫血、肝脏疾病等。

2. 其他试验 如红细胞孵育渗透脆性试验、自身溶血试验及纠正试验、酸化甘油溶血试验等。

三、红细胞酶缺陷的检测

红细胞酶缺陷所致溶血性贫血又称为红细胞酶病（erythrocyte enzymopathy），是指参与红细胞代谢（主要是糖代谢）的酶由于基因缺陷导致活性改变而发生溶血的一组疾病。

1. 高铁血红蛋白还原试验（methemoglobin reduction test，MHb-RT）

【原理】在有足量的还原型辅酶Ⅱ存在下，反应液中的呈暗棕色高铁血红蛋白能被高铁血红蛋白还原酶还原成红色的（亚铁）血红蛋白。当葡萄糖-6-磷酸脱氢酶（G-6-PD）含量减少或缺乏时，由磷酸戊糖代谢途径生成的还原型辅酶Ⅱ的数量减少或缺乏，还原速度减慢，甚至不能还原。

【参考区间】高铁血红蛋白还原率 >75%。

【临床意义】G-6-PD 缺乏时，高铁血红蛋白还原率明显下降。纯合子≤30%，杂合子多为 31%～74%。

2. 其他 G-6-PD 缺陷检测试验 如氰化物 - 抗坏血酸试验、变性珠蛋白小体生成试验、葡萄糖 -6- 磷酸脱氢酶荧光斑点试验和活性测定等。

3. 丙酮酸激酶（PK）荧光筛选试验和活性测定 用于诊断 PK 缺乏症。

四、珠蛋白生成异常的检测

1. 血红蛋白电泳（hemoglobin electrophoresis）及 HbA_2 定量测定

【原理】不同血红蛋白（包括正常和异常血红蛋白）带有不同的电荷，其等电点不同，在一定 pH 缓冲液中，当缓冲液的 pH 大于血红蛋白的等电点时带负电荷，电泳时向阳极泳动；反之，血红蛋白带正电荷，向阴极泳动。经一定电压和时间的电泳，形成各种血红蛋白区带电泳图。主要用以检查有无异常血红蛋白区带。

【参考区间】正常人的电泳图谱显示 4 条区带，最靠阳极端的为量多的 HbA，其后为量少的 HbA_2，再后为两条量更少的红细胞内的非血红蛋白成分。HbA_2 1.05%～3.12%。

【临床意义】在正常电泳区带外如出现新的区带，则可能是异常血红蛋白区带，对诊断血红蛋白病有重要意义。HbE 是国内最常见的异常血红蛋白病，电泳时可高达 90% 以上；还可检查出 HbS、HbC、HbH、HbBart's 等。

HbA_2 增高是 β- 轻型珠蛋白生成障碍性贫血基因携带者的特征性标志。HbA_2 减低见于缺铁性贫血。

2. 其他试验 如 HbF 酸洗脱试验、抗碱血红蛋白（HbF）测定、限制性内切酶谱分析等。

五、自身免疫性溶血性贫血的检测

自身免疫性溶血性贫血（autoimmune hemolytic anemia，AIHA）系体内免疫系统发生异常，产生自身抗体或（和）补体，结合在红细胞膜上，使红细胞破坏加速而引起的一组溶血性贫血。

1. 抗人球蛋白试验

【原理】抗人球蛋白试验（anti human globulin test，Coombs 试验）检测自身免疫性溶血性贫血的自身抗体。分为检测红细胞表面有无不完全抗体的直接抗人球蛋白试验（direct antiglobulin test，DAGT）和检测血清中有无不完全抗体的间接抗人球蛋白试验（indirect antiglobulin test，IAGT）。

【参考区间】直接、间接抗人球蛋白均呈阴性反应。

【临床意义】

（1）直接试验阳性：提示红细胞表面有不完全抗体，见于温抗体型（即于 37℃条件下作用最强，主要为 IgG）自身免疫性溶血性贫血、新生儿同种免疫溶血病、冷凝集素综合征、阵发性寒冷性血红蛋白尿症、药物致免疫性溶血性贫血、输血引起的溶血性贫血。

NOTE

（2）间接试验阳性：提示血清中有不完全抗体，主要见于 Rh 或 ABO 血型不合新生儿溶血病。

（3）直接和（或）间接试验阳性：还可见于系统性红斑狼疮、类风湿关节炎、淋巴瘤、恶性肿瘤、甲基多巴及青霉素型药物诱发的免疫性溶血性贫血等。但应注意，因多种原因可有假阴性反应，本试验阴性不能排除自身免疫性溶血性贫血的存在。

2. 其他试验 如冷凝集素试验、冷热双相溶血试验等。

六、阵发性睡眠性血红蛋白尿症的检测

阵发性睡眠性血红蛋白尿症（paroxysmal nocturnal hemoglobinuria，PNH）为获得性红细胞膜缺陷引起的慢性血管内溶血，常在睡眠时加重，可伴发作性血红蛋白尿和全血细胞减少。

1. 酸化溶血试验（Ham 试验）

【原理】PNH 患者的红细胞对补体敏感性增高，在酸化的血清中（pH6.6～6.8），经 37℃孵育，易溶血。此法较敏感，且特异性较高。

【参考区间】阴性。

【临床意义】阳性主要见于 PNH，某些 AIHA 发作严重时也可呈阳性。

2. 其他试验 如蔗糖溶血试验、蛇毒因子溶血试验等。

第三节 骨髓细胞学检查

骨髓是人体主要造血器官，由造血细胞、网状组织和基质组成。观察骨髓细胞的数量和形态的变化对造血系统疾病的诊断和防治都有重要意义。

一、骨髓细胞学检查的临床价值

1. 诊断或协助诊断造血系统疾病 可以确诊的疾病包括各型白血病、恶性组织细胞病、巨幼细胞贫血、再生障碍性贫血、多发性骨髓瘤、典型的缺铁性贫血等；可协助诊断的包括增生性贫血如溶血性贫血、原发性血小板减少性紫癜、粒细胞缺乏症、骨髓增生异常综合征、骨髓增殖性疾病、类白血病反应等。在疾病的治疗过程中，动态观察骨髓变化，也有利于分析疗效和预后。

2. 协助诊断其他非造血系统疾病 可以通过骨髓细胞学的检查来诊断一些感染或代谢性疾病等，如黑热病、感染性心内膜炎、伤寒、戈谢病、尼曼－匹克病、某些骨髓转移癌（瘤）等，因在骨髓涂片中能查到相应的病原体或特殊细胞而得以诊断。

3. 鉴别诊断的应用 临床上对于一些发热或恶病质，肝、脾、淋巴结肿大，骨痛，关节痛等，而又找不到原因时，可以通过骨髓细胞学的检查，协助查找原因。如周围血中出现一些可疑细胞或未成熟细胞增多时，可有助于鉴别是否由造血系统疾病引起。

有明显出血倾向如 A 型血友病及穿刺部位皮肤感染者，不宜做此项检查。

二、血细胞的起源、发育体系及发育规律

1. 血细胞的起源及发育体系　血细胞来源于骨髓的造血多能干细胞，具有高度自我更新和多向性分化能力，首先由全能干细胞分化为骨髓系干细胞（集落形成单位细胞）与淋巴系干细胞，骨髓系干细胞在造血微环境及造血刺激因子的控制下分化为红系、粒－单核系、嗜酸性粒系、嗜碱性粒系和巨核系祖细胞，再经过有控制地分裂增殖、发育，逐渐成熟而自成体系。淋巴系干细胞则分化出 T 淋巴和 B 淋巴细胞系，各系血细胞的发育主要受特定造血刺激因子的调控，如红细胞生成素、粒－单核系集落刺激因子、巨核细胞集落刺激因子、促血小板生成素等，还受多种造血刺激因子的负调控，从而保证骨髓各系血细胞发育的相对平衡。

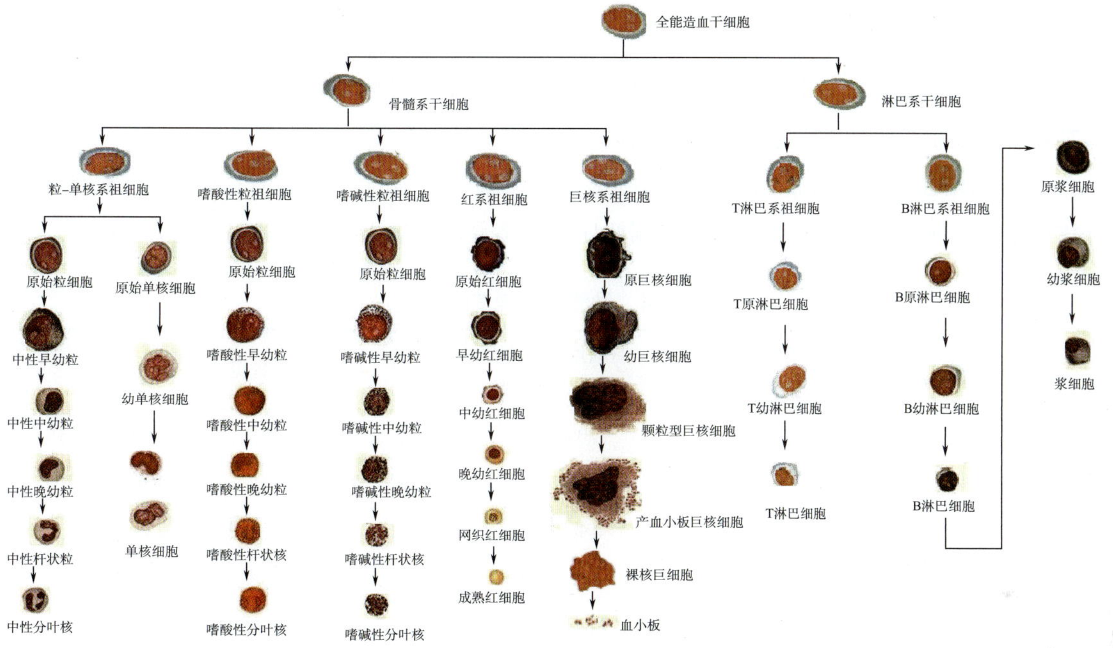

图 13-6　造血干细胞的分化及增殖示意图

2. 血细胞的发育规律　血细胞的发育是一连续发展过程，各种血细胞的发育大致可分为三个阶段，即原始阶段、幼稚阶段（又分早、中、晚三期）和成熟阶段，其形态变化具有一定的规律性，掌握这些规律有助于正确地辨认各种血细胞（见表 13-3）。

表 13-3　血细胞发育成熟中的形态演变规律

项目	原始→幼稚→成熟	备注
细胞大小	大→小	原粒细胞比早幼粒细胞小，巨核细胞由小到大
核质比例	大→小	
核大小	大→小	成熟红细胞核消失
核形状	圆→凹陷→分叶	有的细胞不分叶
核染色质结构	细致→粗糙，疏松→紧密	
核膜	不明显→明显	
核仁	有→无	

续表

项目	原始→幼稚→成熟	备注
胞质量	少→多	小淋巴细胞胞质较少
胞质颜色	蓝→红	或深蓝→浅蓝
胞质颗粒	无→少→多	粒细胞分化为 3 种颗粒，小淋巴细胞无颗粒

病理情况下细胞发育紊乱，可不符合上述演变规律，如胞核发育明显落后于胞浆（见于巨幼细胞贫血）、核尚大而染色质浓集、核成熟但有核仁等（见于白血病），这些异常现象有助于对病理性细胞的识别及鉴别诊断。

三、骨髓血细胞检查结果分析

对外周血细胞检查结果与骨髓细胞增生程度、骨髓细胞计数、粒红比例进行综合分析，可以判断骨髓象是否有异常，进一步判断疾病。

1. 骨髓增生程度 骨髓内有核细胞的多少，反映了骨髓的增生情况。依据成熟红细胞和有核细胞的比例可判定骨髓增生程度。据此比例，将骨髓增生程度分为五级，见表 13–4。

表 13–4　骨髓增生程度的分级

增生程度	成熟红细胞与有核细胞比值（平均比值）	有核细胞占全部细胞百分率	常见病因
极度活跃	1∶1	50% 以上	各型白血病，特别是慢性粒细胞白血病
明显活跃	10∶1	10%～50%	增生性贫血、白血病、骨髓增殖性疾病
活跃	20∶1	1%～10%	正常骨髓、某些贫血
减低	50∶1	0.5%～1%	非重型再障、粒细胞减少或缺乏症
极度减低	200∶1	0.5% 以下	重型再障、骨髓坏死

2. 粒细胞系与有核红细胞的比例 粒细胞系各阶段细胞百分率总和与各阶段幼红细胞百分率总和之比，即粒细胞系与有核红细胞的比例（granulocyte/erythriod，G/E），又称粒红比值。粒红比值正常人为 2∶1～4∶1。

（1）粒红比值正常：由粒细胞和幼红细胞比例正常或两系平行增多或减少所致。常见于正常人，还可见于再生障碍性贫血、多发性骨髓瘤、淋巴瘤、恶性组织细胞病，以及非原发于造血系统的其他恶性与非恶性疾病。

（2）粒红比值增高：由粒细胞增多或幼红细胞严重减少所致。常见于各种粒细胞白血病、类白细胞反应、化脓性感染、纯红细胞再生障碍性贫血等。

（3）粒红比值减低或倒置：由粒细胞减少或幼红细胞增多所致。常见于粒细胞缺乏症、增生性贫血、脾功能亢进、真性红细胞增多症、骨髓增生异常综合征等。

3. 巨核细胞计数 巨核细胞是骨髓中的一种从造血干细胞分化而来的细胞，核很大，数量非常少，但对再生障碍性贫血、特发性血小板减少性紫癜、急性白血病 M_7 型诊断价值较大。

【参考区间】全片巨核细胞为 10～120 个，或 7～35 个 /（1.5cm×3.0cm）。分类：原始巨核细胞 0，幼稚巨核细胞 0～0.05，颗粒型巨核细胞 0.10～0.27，产板型巨核细胞 0.44～0.60，裸核型巨核细胞 0.08～0.30。

【临床意义】原始巨核细胞增多，见于急性非淋巴细胞白血病 M_7（巨核细胞白血病 M_7）。幼稚型巨核细胞比例增多，见于急性型特发性血小板减少性紫癜；颗粒型巨核细胞比例增多，见于慢性型特发性血小板减少性紫癜。巨核细胞减少见于再生障碍性贫血及某些白血病。

4. 正常骨髓象 正常骨髓增生活跃，各系统、各阶段造血细胞比例正常，无各种异常细胞和寄生虫。若骨髓象符合下列情况者可视为正常骨髓象：

（1）骨髓增生程度：为增生活跃，粒红比值 2∶1～4∶1。

（2）粒细胞系统：粒细胞占总有核细胞的 0.40～0.60，其中原粒细胞 <0.02，早幼粒细胞 <0.05，中幼粒细胞和晚幼粒细胞各 <0.15，杆状核细胞百分率高于分叶核粒细胞，嗜酸性粒细胞 <0.05，嗜碱性粒细胞 <0.01。细胞形态基本正常。

（3）红细胞系统：幼红细胞占有核红细胞的 0.20 左右，其中原红细胞 <0.01，早幼红细胞 <0.05，以中、晚幼红细胞为主，各占约 0.10。细胞形态染色基本正常。

（4）淋巴细胞系统：淋巴细胞占 0.20，小儿较高，可达 0.40，主要为成熟淋巴细胞。

（5）单核细胞系统：均为成熟型单核细胞，一般 <0.04。

（6）浆细胞系统：为成熟阶段的浆细胞，一般 <0.02。

（7）巨核细胞系统：巨核细胞通常在 1.5cm×3.0cm 骨髓涂片上可见 7～35 个，多为产血小板型巨核细胞。

（8）其他细胞：可见少量网状细胞、内皮细胞、组织嗜碱细胞等非造血细胞，此为骨髓中特有的细胞成分，但所占的百分率很低。

（9）核分裂细胞：约为 0.001。

5. 分析结果时的注意事项

（1）血液形态学的发现与临床资料结合，进行综合分析，更有助于诊断。如白血病患者，临床上常出现贫血、出血、感染等症状，外周血可见异常幼稚细胞，骨髓中原始细胞≥0.30。

（2）骨髓象与血象应进行对照加以判断。有些疾病的骨髓象相似，但血象有区别，如溶血性贫血和失血性贫血；某些疾病血象无明显区别，而骨髓象明显不同，如某些类型的急性白血病与再生障碍性贫血。因此骨髓细胞学检查需同血片检查综合起来分析才能有诊断意义。

（3）有些血液病在早期时细胞形态学的特征不明显，难以明确诊断，应根据需要适当进行复查，在动态观察中才能明确诊断。

四、常用血细胞的化学染色

细胞化学染色是细胞学和化学相结合的一门技术，它以细胞形态学为基础，结合运用化学反应的原理观察细胞的化学成分及其变化。通过细胞化学染色有助于了解各种血细胞的化学组成及病理生理改变，从而鉴别血细胞的类型，对某些血液病的诊断、鉴别诊断、疗效观察和发病机制探讨等有重要意义。

（一）过氧化物酶染色

【参考区间】一般粒系和单核系细胞过氧化物酶（peroxidase，POX）染色阳性，并与细胞成熟有关，早期原粒和原单可呈阴性反应，分化好的原粒及其以下阶段细胞随细胞成熟而阳性

NOTE

反应增强，衰老的中性粒细胞阳性程度减弱。嗜酸性粒细胞为强阳性，单核细胞为弱阳性，嗜碱性粒细胞、淋巴细胞、有核红细胞和巨核细胞为阴性。

【临床意义】主要用于急性白血病类型的鉴别。通常阳性率 >0.03 考虑为急性髓性白血病，<0.03 考虑为急性淋巴细胞白血病；急性原粒细胞白血病，细胞分化较好时阳性率 >0.20，细胞分化较差时呈阴性反应；早幼粒细胞白血病呈强阳性反应。急性单核细胞白血病时呈弱阳性或阴性反应；急性淋巴细胞白血病则呈阴性反应。

（二）中性粒细胞碱性磷酸酶染色

【参考区间】中性粒细胞碱性磷酸酶（neutrophil alkaline phosphatase，NAP）主要存在于成熟阶段的中性粒细胞，故中性粒细胞为阳性，其他细胞除巨噬细胞外均呈阴性反应。NAP 染色阳性率为 0.30～0.70，阳性细胞积分值 35～100 分。

【临床意义】

1. 感染性疾病的鉴别　细菌感染尤其是化脓性感染时，NAP 活性显著增高；急性感染比慢性感染增高更明显；病毒性感染时 NAP 活性正常或略减低。

2. 某些血液病的鉴别

（1）鉴别慢性粒细胞白血病与类白血病反应：慢性粒细胞白血病的 NAP 活性明显降低，积分值常为 0，病情缓解时可恢复正常；类白血病反应的 NAP 活性极度增高。

（2）急性白血病类型鉴别：急性粒细胞白血病时 NAP 染色阳性细胞积分值减低；急性单核细胞白血病的 NAP 染色阳性细胞积分值一般正常或减低；急性淋巴细胞白血病的 NAP 染色阳性细胞积分值多增高。

（3）其他血液病的鉴别：再生障碍性贫血患者 NPA 染色的阳性率和积分值增高，病情缓解后可恢复正常；阵发性睡眠性血红蛋白尿患者 NAP 活性常减低；真性红细胞增多症患者的 NAP 活性常增高；继发性红细胞增多症患者 NAP 活性常无变化。

（三）酸性磷酸酶染色

【参考区间】粒细胞、单核细胞、淋巴细胞、巨核细胞、血小板、浆细胞、巨噬细胞酸性磷酸酶（acid phosphatase，ACP）染色呈阳性。

【临床意义】

（1）诊断毛细胞白血病：毛细胞 ACP 染色呈阳性或强阳性反应，而且 L- 酒石酸不能抑制其活性，称抗酒石酸酸性磷酸酶染色阳性，此反应具诊断价值。

（2）鉴别 T 淋巴细胞和 B 淋巴细胞：前者阳性，后者阴性或弱阳性。

（3）鉴别戈谢（Gaucher）病和尼曼 - 匹克（Niemann-Pick）病：前者阳性，后者阴性。

（四）氯乙酸 AS-D 萘酚酯酶染色

【参考区间】氯乙酸 AS-D 萘酚酯酶（naphthol AS-D chloroacetate esterase，AS-D NCE）染色，分化好的原粒细胞至成熟中性粒细胞、嗜碱性粒细胞及肥大细胞均呈阳性反应；嗜酸性粒细胞呈阴性或弱阳性反应；单核细胞绝大多数呈阴性反应；其他细胞如淋巴细胞、巨核细胞、血小板、浆细胞、幼红细胞呈阴性反应。

【临床意义】急性粒细胞白血病时原粒细胞和早幼粒细胞酶活性明显增强，AS-D NCE 染色呈强阳性反应；急性单核细胞白血病及急性淋巴细胞白血病时均呈阴性反应；急性粒 - 单核细胞白血病时，部分白血病细胞（粒系）呈阳性反应，而有些白血病细胞（单核系）呈阴

NOTE

性反应。

（五）α- 乙酸萘酚酯酶染色

【参考区间】α- 乙酸萘酚酯酶（alpha-naphthol acetate esterase，α-NAE）染色，各期粒细胞、淋巴细胞、幼红细胞多数为阴性，少数为阳性，阳性反应不能被氟化钠抑制；巨核细胞和血小板为阳性，阳性反应不能被氟化钠抑制；分化好的原单、幼单及成熟单核细胞为阳性，能被氟化钠抑制。

【临床意义】本染色法主要用于急性单核细胞白血病与急性粒细胞白血病的鉴别。急性单核细胞白血病细胞呈强阳性反应，单核细胞中的酶活性可被氟化钠抑制。急性粒细胞白血病时，呈阴性反应或弱阳性反应，阳性反应不被氟化钠抑制。

（六）过碘酸 - 雪夫（糖原）染色

【参考区间】过碘酸 - 雪夫（periodic acid-Schiff，PAS）染色，胞质中出现红色者为阳性反应。分化好的原粒细胞至成熟中性粒细胞、嗜酸性粒细胞、嗜碱性粒细胞、分化好的原单细胞至成熟单核细胞、巨核细胞呈阳性反应；分化差的原粒和原单、大多数淋巴系细胞、红系细胞呈阴性反应。

【临床意义】

1. 白血病的鉴别 ①急性淋巴细胞白血病、淋巴瘤白血病的 PAS 染色呈强阳性，其阳性物质常呈粗大颗粒或大块状。②慢性淋巴细胞白血病时，淋巴细胞显著增多，PAS 染色呈阳性反应。③急性红血病、红白血病等的幼红细胞的 PAS 染色显著增强，阳性反应物质呈粗大颗粒状。④急性单核细胞白血病时 PAS 染色弱阳性，呈弥漫性分布的细颗粒状。⑤急性原粒细胞白血病的 PAS 染色多为阴性。

2. 其他细胞增生性疾病

（1）慢性淋巴细胞增生性疾病：如传染性单核细胞增多症、传染性淋巴细胞增多症等及其他病毒感染时，淋巴细胞增多，但 PAS 染色为阴性或弱阳性。

（2）幼红细胞良性增生性疾病：如巨幼红细胞贫血、溶血性贫血等，幼红细胞的 PAS 染色多为阴性。

3. 某些细胞类型的鉴别 ①不典型巨核细胞 PAS 染色呈强阳性，霍奇金病 Reed-Sternberg 细胞的 PAS 染色多呈阴性或弱阳性。②尼曼 - 匹克病时，尼曼 - 匹克细胞的 PAS 染色一般为阴性或弱阳性；而戈谢病时，骨髓中戈谢细胞 PAS 染色呈阳性。

（七）铁染色

【参考区间】细胞外铁 +～++；细胞内铁阳性率 0.25～0.90，平均值为 0.65。

【临床意义】

（1）缺铁性贫血与非缺铁性贫血的鉴别：缺铁性贫血时细胞外铁减少甚至消失，铁粒幼细胞减少。非缺铁性贫血时细胞外铁和铁粒幼细胞正常或增高，如巨幼红细胞贫血、溶血性贫血等。感染性贫血时，如存在铁利用障碍，则细胞外铁正常或增高，但铁粒幼细胞减少。

（2）诊断铁粒幼细胞贫血：因血红蛋白合成障碍，铁利用不良，故细胞外铁显著增加，铁粒幼细胞增多，并出现环状铁粒幼细胞，常占幼红细胞的 0.15 以上。

（3）骨髓增生异常综合征（myelodysplastic syndrome，MDS）：在 MDS 的患者中，表现为难治性贫血伴环状铁粒幼细胞增多型时，铁粒幼细胞显著增多，且环状铁粒幼细胞 >0.15。

NOTE

（八）常见类型急性白血病的细胞化学染色结果

见表 13–5。

表 13–5 常见急性白血病的细胞化学染色结果

	急淋	急粒	急单
POX	–	+～+++	–～+
AS–D NCE	–	++～+++	–～+
α–NAE		–～++	++～+++
α–NAE+NaF		不被 NaF 抑制	被 NaF 抑制
NAP	增加	减少	
PAS	+，粗颗粒状或块状	–或+，弥漫性淡红色	–或+，弥漫性淡红色或细颗粒状

五、骨髓细胞免疫表型分析

细胞免疫表型（标记）分析也称细胞免疫分型检测，它是用单克隆抗体及免疫学技术对细胞膜表面和（或）细胞质存在的特异性抗原进行检测，借以分析细胞所属系列、分化程度和功能状态的一种方法。在基因的调控下，骨髓细胞在分化、发育和成熟过程中，细胞的免疫表型出现规律性的变化。正常的免疫标志表达出现异常，即可能导致骨髓与血细胞的功能减低、亢进或功能缺陷，甚至发生肿瘤性改变。因此骨髓细胞免疫表型分析对一些血液系统疾病、免疫系统疾病和肿瘤等的诊断、治疗以及预后判断等都有重要的临床意义。骨髓细胞的免疫表型分析已成为血液系统疾病及其相关疾病检查的重要手段。免疫表型分析一般是在全血细胞计数（CBC）或白细胞分类计数出现异常时，对异常细胞做进一步分析；另外，也可常规检查血液中免疫细胞亚群计数。同时对于造血干 / 祖细胞残留白血病细胞等较少的细胞，可根据其表达的特有免疫标志而准确地计数出来。

1. 急性白血病免疫表型分析　免疫表型分析对白血病的诊断、治疗和预后判断都有重要的意义，因此对每一例患者都有必要进行细胞免疫表型分析。

（1）细胞免疫表型分析是对白血病在形态学和细胞化学分型基础上的补充和深化，可将白血病进一步分为不同系列和分化阶段。

（2）识别生物学和预后相关的白血病亚型并达到诊断与治疗标准化。

（3）检测白血病细胞表达的某些与细胞黏附、增殖、分化、凋亡、耐药等相关蛋白成分。

（4）检测微量残留白血病细胞，进而有助于判断疗效和预后。

2. 慢性淋巴细胞增殖病（chronic lymphoproliferative disease，CLD）　对慢性 B 淋巴细胞白血病、B 幼淋巴细胞白血病、伴微绒毛淋巴细胞的脾淋巴瘤、外套细胞淋巴瘤、滤泡中心淋巴瘤、毛细胞白血病等，免疫表型分析对准确诊断起关键作用，包括对 CLD 的分类和 T 淋巴细胞或 B 淋巴细胞肿瘤的来源、微小残留白血病的检测。另外，在一些鉴别诊断中免疫表型分析也有重要作用，如鉴别 T 淋巴细胞增殖病与反应性淋巴细胞增多症（传染性单核细胞增多症等）。

3. 成熟淋巴细胞免疫表型分析　通过对机体免疫细胞亚群比例及其绝对计数分析，可判断机体的免疫功能状态，诊断 T 淋巴细胞或 B 淋巴细胞缺乏症、自然杀伤细胞增生症等。

4. 骨髓及血液中造血干 / 祖细胞计数　是造血干细胞移植必需的检查项目，尤其是判断采集经造血因子动员后外周血造血干细胞的最佳时间有重要价值。

5. 对不明原因的血液淋巴细胞增多或分类不明的细胞增多，进行血液或骨髓免疫表型分析，可诊断或排除血液系统及其相关疾病。

六、骨髓病理学检查

骨髓病理学检查又称骨髓活检，与骨髓涂片检查是相辅相成的，骨髓活检可有效提高骨髓异常性疾病诊断的准确率，可较全面而准确地了解骨髓增生程度，发现骨髓穿刺涂片检查不易发现的病理变化，对各种急慢性白血病和骨髓增生异常综合征有确诊和判定预后的意义，同时可协助诊断慢性骨髓增生性疾病，如真性红细胞增多症、原发性血小板增多症、骨髓纤维化等。

常见血液病的骨髓病理学检查结果分析如下：

（一）骨髓纤维化

骨髓纤维化（myelofibrosis，MF）是骨髓造血组织被纤维组织增生所代替，胶原纤维沉积伴肝、脾等器官髓外造血的一组疾病。临床特征为贫血，肝脾肿大，外周血中出现幼稚的粒细胞和（或）有核红细胞，骨穿“干抽”或增生低下。骨髓活检见到大量网状纤维组织是诊断本病的依据。根据骨髓纤维增生程度，将骨髓纤维化骨髓病理组织学分为三期，即全血细胞增生期、骨髓萎缩和纤维化期、骨髓纤维化和骨质硬化期。

（二）骨髓增生异常综合征

骨髓增生异常综合征（myelodysplastic syndrome，MDS）是一组造血干细胞克隆性疾病，骨髓出现病态造血，主要表现为外周血中血细胞减少，而骨髓细胞增生增多，并伴有细胞形态上的改变。骨髓病理学检查的特点有：

1. 造血组织面积增大（>0.50）或正常（0.30～0.50）。

2. 造血细胞定位紊乱　红系细胞和巨核细胞不分布在中央窦周围，而分布在骨小梁旁区或小梁表面；粒系细胞不分布于骨小梁表面，而分布在小梁间中心区，并有聚集成簇的现象。

3.（粒系）不成熟前体细胞异常定位（abnormal localization of immature precursors，ALIP）现象　原粒细胞和早幼粒细胞在小梁间中心区形成集丛（3～5 个细胞）或集簇（超过 5 个细胞）。每张骨髓切片上都能看到至少 3 个集丛和（或）集簇为 ALIP（+）。

4. 基质改变　血窦壁变性、破裂，间质水肿，骨改建活动增强，网状纤维增多等。

七、骨髓检查报告

根据骨髓象和血象检查结果，逐项详细填写及描述骨髓象、血象表现的特征，结合临床数据提出形态学诊断意见，供临床参考。目前国内骨髓报告单多数采用图文报告系统，骨髓细胞形态学检查图文报告单举例见表 13-6。

NOTE

表 13–6 骨髓细胞形态学检查图文报告单

姓名 ××× 性别 男 年龄 24 病室 血液内科 床号 ____ 病历号 ____
临床诊断 急性单核细胞性白血病 送检医师 ××× 标本编号 2015–0049
标本采集部位 右髂后上棘 采取日期 2015 年 5 月 20 日 染色方法 Wright 染色

细胞名称			血片百分比	骨髓片		
				均值	±SD	百分比
粒细胞系统		原粒细胞		0.42	0.42	
		早幼粒细胞		1.27	0.81	6.5
	中性	中幼		7.23	2.77	6.5
		晚幼		11.36	2.93	5.5
		杆状核		20.01	4.47	3.0
		分叶核	15	12.85	4.38	3.5
	嗜酸性	中幼		0.50	0.49	
		晚幼		0.80	0.64	
		杆状核		1.06	0.95	
		分叶核		1.90	1.48	
	嗜碱性	中幼		0.01	0.03	
		晚幼		0.02	0.03	
		杆状核		0.03	0.07	
		分叶核		0.16	0.24	
红细胞系统		原红细胞		0.37	0.36	
		早幼红细胞		1.34	0.88	3.5
		中幼红细胞		9.45	3.33	9.0
		晚幼红细胞		9.64	3.50	19.5
		早巨红细胞				
		中巨红细胞				
		晚巨红细胞				
淋巴细胞系统		原淋巴细胞		0.01	0.01	
		幼淋巴细胞		0.08	0.15	
		淋巴细胞	75	18.9	5.46	7.5
单核细胞系统		原单核细胞		0.01	0.02	2.0
		幼单核细胞	2	0.06	0.07	28.0
		单核细胞	8	1.45	0.88	4.0
浆细胞系统		原浆细胞		0.002	0.01	
		幼浆细胞		0.03	0.07	
		浆细胞		0.54	0.38	1.5
其他		组织细胞		0.16	0.20	
		内皮细胞		0.01	0.04	
		组织嗜碱细胞		0.02	0.03	
		吞噬细胞		0.18	0.19	
		分类不明细胞		0.02	0.04	
		异型淋巴细胞				
		淋巴瘤细胞				
共数有核细胞数						

【骨髓象图片】

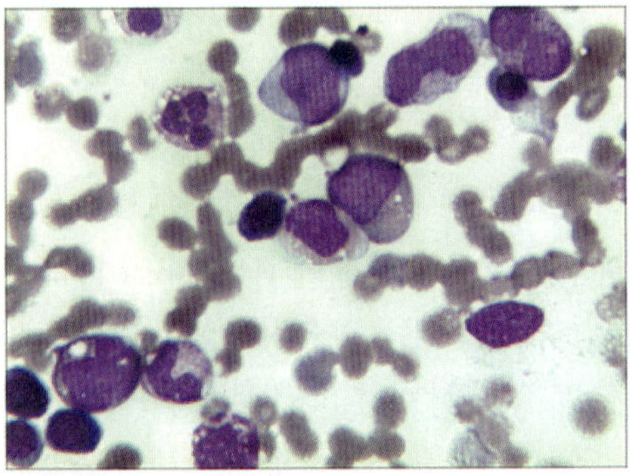

【骨髓片】

1. 骨髓小粒易见，涂片制备良好，染色良好。
2. 骨髓增生活跃，粒红比为 0.78 : 1。
3. 单核细胞占骨髓有核细胞的 0.34。
4. 粒系统占骨髓有核细胞的 0.25。
5. 有核红细胞占骨髓有核细胞的 0.32，以中晚幼红细胞为主，有核红细胞大小不等，浆嗜碱。成熟红细胞大小不等，直径多小于正常。
6. 全片可见巨核细胞 13 个，其中幼巨核细胞 1 个，颗粒型巨核细胞 9 个，产血小板巨核细胞 1 个，裸核型巨核细胞 2 个。成熟血小板易见，可见病理刺激型血小板。
7. 未见其他异常细胞及寄生虫。

【血片】

1. 涂片及染色良好。
2. 白细胞分类以淋巴细胞为主，可见幼稚单核细胞。
3. 成熟红细胞大小不等，多形态，部分细胞中央淡染区增大。
4. 成熟血小板易见，可见病理刺激型血小板。
5. 未见其他异常细胞及寄生虫。

【细胞化学染色】

α- 乙酸萘酚酯酶染色呈强阳性，能被 NaF 抑制。

【诊断意见及建议】

根据骨髓象及血象所见，结合临床数据，支持急性单核细胞性白血病诊断

检验日期 2015 年 5 月 21 日 检验者 ×××

八、常见血液病的细胞学特点

（一）缺铁性贫血

缺铁性贫血是指由于体内铁的需要量增加和（或）铁的吸收减少所致机体贮存铁消耗殆尽，又不能得到足够的补充，导致血红蛋白合成障碍的一种贫血。

【血象】①红细胞、血红蛋白均减少，以血红蛋白减少更为明显。②红细胞压积相应地减少，MCV、MCH、MCHC 均明显低于参考区间下限，RDW 增高。③轻度贫血时成熟红细胞的形态无明显异常。中度以上贫血才显示小细胞低色素性特征，红细胞体积减小，淡染，中央苍白区扩大。严重贫血时红细胞中央苍白区明显扩大而呈环形，并可见嗜多色性红细胞及点彩红细胞增多。④网织红细胞轻度增多或正常。白细胞计数和分类计数以及血小板计数一般正常。严重贫血时，白细胞和血小板可轻度减少。

【骨髓象】①骨髓增生活跃或明显活跃。②红细胞系统增生活跃，粒红比值减低，增生的红系细胞以中、晚幼红细胞为主，贫血严重时，中幼红细胞较晚幼红细胞更多。中度以上贫血时，细胞体积减小，胞质量少，着色偏嗜碱性。有时细胞边缘可见不规则突起，核畸形，晚幼红细胞的核固缩呈小而致密的紫黑色“炭核”（见图 13-7）。③粒系细胞和巨核细胞数量和形态均正常。④骨髓铁染色异常，表现为细胞外铁阴性，铁粒幼细胞小于 15%。

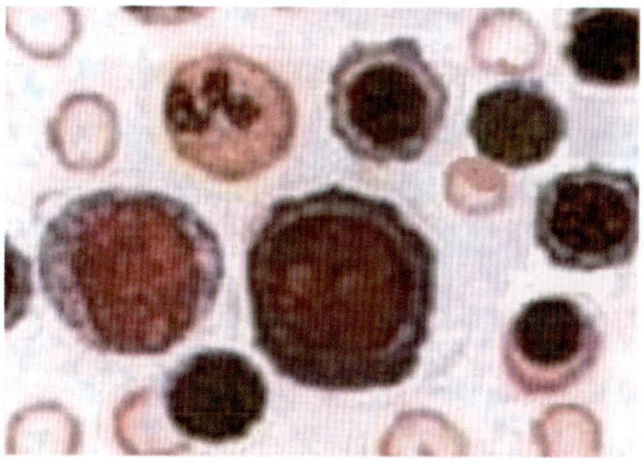

图 13-7　缺铁性贫血骨髓象

（二）巨幼细胞贫血

巨幼细胞贫血是由于叶酸和（或）维生素 B_{12} 缺乏，细胞 DNA 合成障碍引起的大细胞贫血，血液学典型特征是巨幼红细胞及巨幼粒细胞、核分叶过多。

【血象】大细胞正色素性贫血（MCV>100fL），红细胞、血红蛋白的减少不平行，红细胞减少更明显。血涂片上红细胞明显大小不均，以椭圆形大红细胞多见，着色较深，并可见嗜多色性红细胞、点彩红细胞、Howell-Jolly 小体、Cabot 环和有核红细胞。网织红细胞正常或轻度增多。白细胞计数正常或轻度减少，中性粒细胞胞体偏大，核右移，分叶可达 6～9 叶或以上。偶见中性中、晚幼粒细胞。血小板计数正常或减少，可见巨大血小板。

【骨髓象】①骨髓增生活跃或明显活跃。②红细胞系统明显增生，粒红比值减低或倒置，正常形态的幼红细胞减少或不见，由各阶段幼红细胞取而代之。原巨幼红细胞和早巨幼红细胞比例增高，有时可高达幼红细胞的 0.50。贫血越严重，红系细胞及巨幼红细胞的比例越高。巨幼红细胞系列的形态特征为胞体及胞核均增大，核染质纤细疏松呈细网状、胞质量丰富，细胞核发育落后于胞质，呈“核幼质老”。分裂型细胞多见。易见 Howell-Jolly 小体及点彩红细胞等。粒细胞系相对减少。③本病早期巨粒细胞先于巨幼红细胞出现，以巨晚幼粒细胞及巨杆状核粒细胞为多见，分叶核粒细胞有分叶过多现象，具有早期诊断意义。④巨核细胞数大致正常或增多，也可出现胞体巨大，核分叶过多，核质发育不平衡现象（图 13-8）。

巨幼细胞贫血病例经叶酸治疗后48～72小时，骨髓中巨幼红细胞系列可迅速转化为正常幼红细胞系，但巨粒细胞常持续1～2周后才逐渐消失。

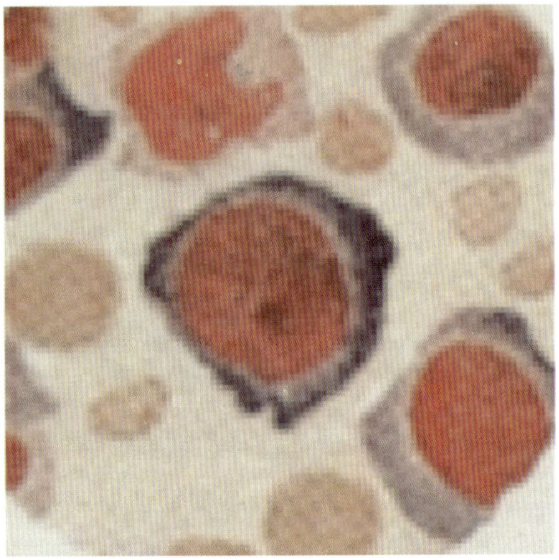

图 13-8 巨幼细胞贫血骨髓象

（三）再生障碍性贫血

再生障碍性贫血（aplastic animia，AA）简称再障，是一种因物理、化学、生物及某些不明原因使骨髓造血组织减少引起骨髓造血功能衰竭的疾病。主要临床表现为进行性贫血、出血、感染，无肝、脾、淋巴结肿大。根据临床表现和血液学特点可分为急性型和慢性型。

1. 急性再障 起病急，发展迅速，常在1年内死亡，以严重出血和感染为主要表现。

【血象】以全血细胞减少为主要特征，血红蛋白下降速度较快，多为正常细胞性贫血。网织红细胞、白细胞明显减少，淋巴细胞相对增高。外周血中一般不出现幼稚细胞。血小板明显减少，常 $<20\times10^9/L$。

【骨髓象】骨髓损害广泛，多部位穿刺显示下列变化。①骨髓增生极度低下。②粒、红、巨核系三系细胞均明显减少，且不见早期幼稚细胞，巨核细胞常缺如；淋巴细胞相对增高，可达0.80以上。③浆细胞比值增高，有时还可有肥大细胞（组织嗜碱细胞）、网状细胞增高（图13-9）。

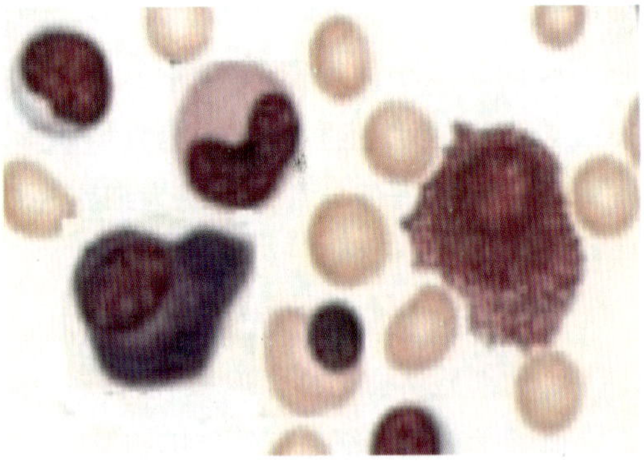

图 13-9 急性再障骨髓象

2. 慢性再障 起病和进展缓慢，以贫血和轻度皮肤、黏膜出血多见。病程多在4年以上。

【血象】全血细胞减少，血红蛋白下降速度较慢，呈正常细胞性贫血，网织红细胞、白细胞、中性粒细胞及血小板值常较急性再障为高。

【骨髓象】慢性再障的骨髓呈向心性发展，骨髓中有散在的增生灶，故不同部位骨髓穿刺结果差异较大，有时需多部位穿刺检查及配合骨髓活检，才能较可靠、明确地诊断。①骨髓多为增生减低。②巨核细胞、粒细胞、红细胞三系均不同程度减少，其中幼红细胞和巨核细胞减少明显。③巨核细胞减少常早期出现。④淋巴细胞相对增多，浆细胞、肥大细胞和网状细胞也可增高，但均比急性型为少。⑤有时可有中性粒细胞核左移及粒细胞退行性变等现象（图13-10）。

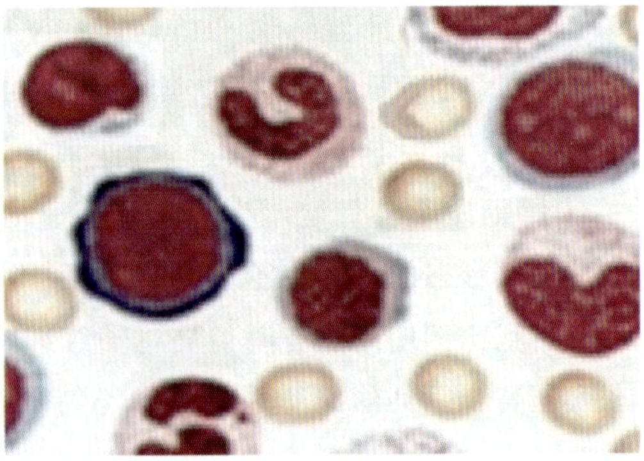

图 13-10 慢性再障骨髓象

NOTE

（四）白血病

白血病（Leukemia）是造血系统的一种恶性肿瘤。其特点为造血组织中白血病细胞异常增生与分化成熟障碍，并浸润其他器官和组织，使正常造血功能受抑制。临床表现有贫血，出血，感染，肝、脾、淋巴结肿大，骨痛等。根据病程特点、细胞分化程度、受累及的细胞特点可分为急性白血病（AL）及慢性白血病（CL）。急性白血病又可分为急性淋巴细胞白血病（acute lymphocytic leukemia，ALL）及急性髓细胞白血病（acute myeloblastic leukemia，AML），慢性白血病又可分为慢性粒细胞白血病（chronic myelocytic leukemia，CML）及慢性淋巴细胞白血病（chronic lymphocytic leukemia，CLL）等。

1. 急性淋巴细胞白血病　是由于 T 或 B 系的原始及幼稚淋巴细胞在骨髓中异常增生所致。ALL 分为 L_1、L_2 和 L_3 3 个亚型。

【血象】ALL 的血象中多数白细胞总数增多，常 >50×10^9/L，约 1/3 的成人患者可正常或者减少。其中原始和幼稚淋巴细胞增多，多数 >0.20，最高可达 0.90，易见破碎细胞，粒细胞减少或缺如。此外，血象中的血红蛋白、红细胞和血小板也减少。

【骨髓象】①骨髓有核细胞多数增生明显活跃或极度活跃，少数病例增生活跃。②淋巴细胞系过度增生，以形态异常的原始及幼稚淋巴细胞为主，成熟淋巴细胞较少见。③粒细胞、红细胞和巨核细胞系均受抑制，各阶段细胞都明显减少。④退化细胞明显增多，破碎细胞（蓝细胞）多见。

（1）L_1 型为原始和幼淋巴细胞，以小细胞为主（图 13–11）。

（2）L_2 型为原始和幼淋巴细胞，以大细胞为主，大小不均匀（图 13–12）。

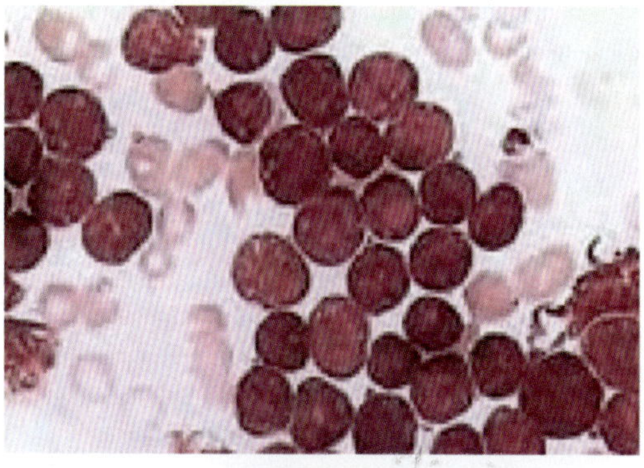

图 13–11　急性淋巴细胞白血病 L_1 型骨髓象

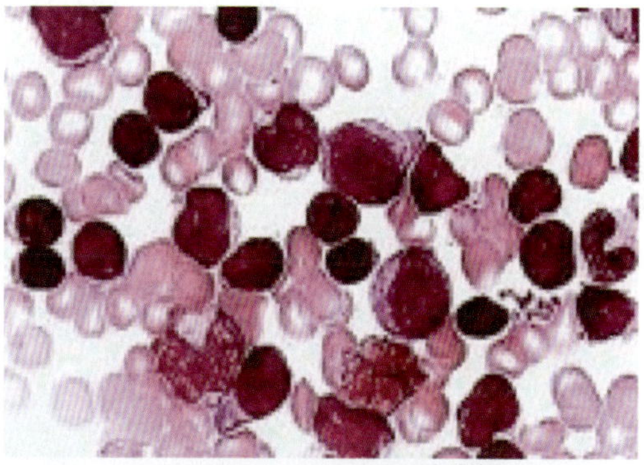

图 13–12　急性淋巴细胞白血病 L_2 型骨髓象

（3）L_3 型为原始和幼淋巴细胞，以大细胞为主，大小一致，细胞内有明显空泡，胞浆嗜碱性，染色深（图 13–13）。

2. 急性髓细胞白血病　分 8 个亚型，即 M_0～M_7。

【血象】血象中白细胞计数可正常、增高或减少。分类可见数量不等的原始和（或）幼稚细胞。而血红蛋白、红细胞及血小板明显减少。

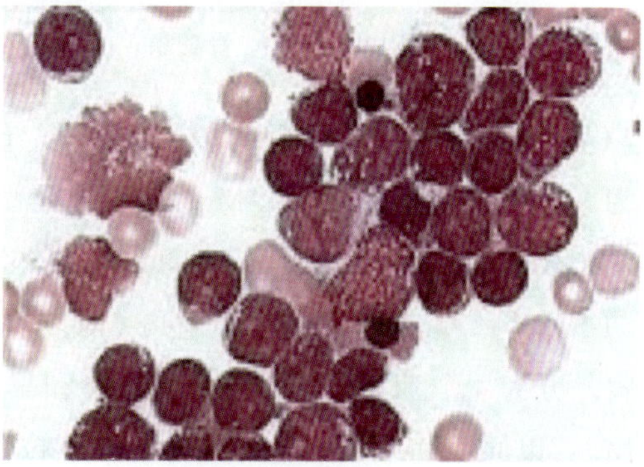

图 13–13　急性淋巴细胞白血病 L_3 型骨髓象

NOTE

【骨髓象】骨髓增生明显活跃或极度活跃，并出现大量白血病细胞，少数病例可增生活跃甚至减低。

（1）急性髓细胞白血病微分化型（M_0）：骨髓原始细胞≥0.30，可达 0.90 以上，无嗜天青颗粒及 Arer 小体，核仁明显，POX 染色为阴性或阳性细胞 <0.03，PAS 染色呈阴性（图 13-14）。

（2）急性粒细胞白血病未分化型（M_1）：原粒细胞占骨髓非红系有核细胞（NEC）的 0.90 以上，原粒细胞 POX 染色阳性率大于 0.03（图 13-15）。

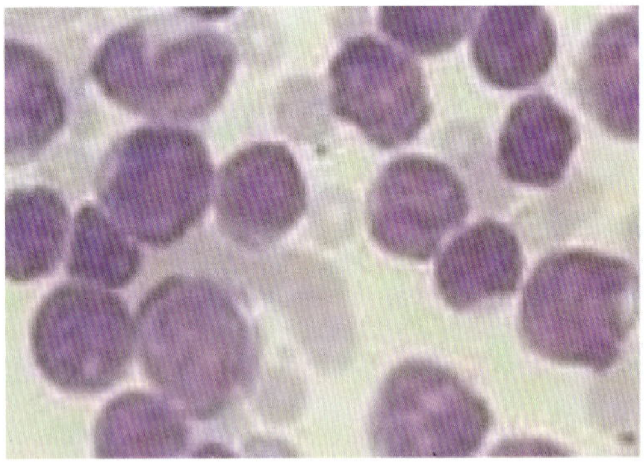

图 13-14 M_0 骨髓象

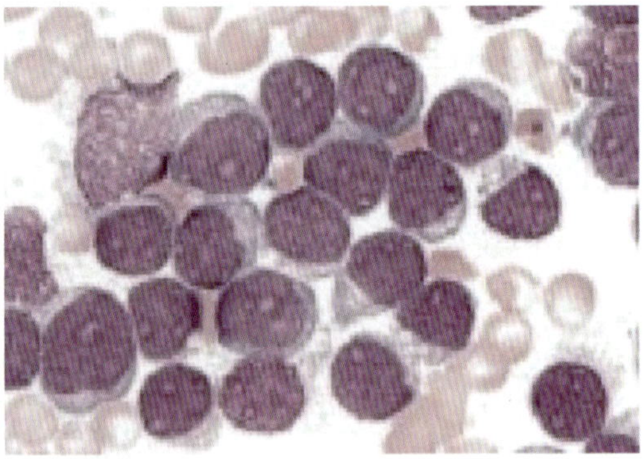

图 13-15 M_1 骨髓象

（3）粒细胞白血病部分分化型（M_2）：分为 M_{2a} 和 M_{2b} 两种亚型。M_{2a} 原粒细胞占 0.30～0.89（NEC），其他粒细胞 >0.10，单核细胞 <0.20。M_{2b} 以异常中性中幼粒细胞为主，所占比例≥0.30（NEC），POX 染色呈阳性反应，PAS 染色示多数原始细胞呈阳性反应，NAS-DAE 染色多数阳性，不被 NaF 抑制（图 13-16，图 13-17）。

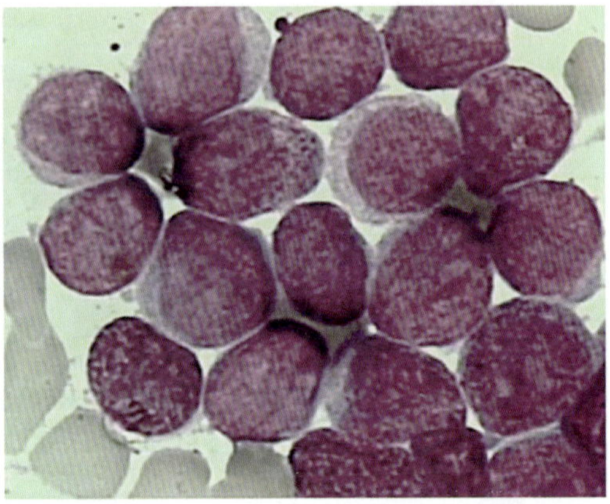

图 13-16 M_{2a} 骨髓象

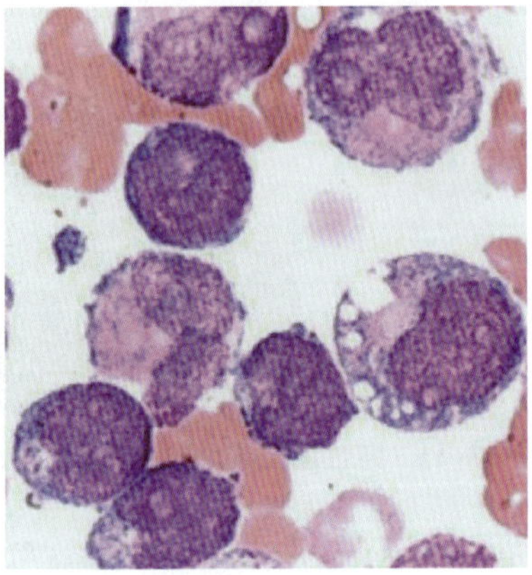

图 13-17 M_{2b} 骨髓象

（4）急性早幼粒细胞白血病（M_3）：以异常早幼粒细胞增多为主，所占比例≥0.30（NEC），分为 M_{3a} 和 M_{3b} 两种亚型，M_{3a} 为粗颗粒型，M_{3b} 为细颗粒型，POX 染色呈强阳性反应，NAS-DAE 染色呈强阳性，不被 NaF 抑制（图 13-18）。

（5）急性粒-单核细胞白血病（M_4）：是粒系和单核系两个系统同时恶性增生的急性白血病，分为 4 个亚型。① M_{4a}：以原始和早幼粒细胞增生为主，单核细胞系≥0.20（NEC）。② M_{4b}：以原、幼单核细胞增生为主，原粒和早幼粒细胞 >0.20（NEC）。③ M_{4c}：原始细胞既具粒细胞系又具单核细胞系形态特征者 >0.30（NEC）。④ M_{4Eo}：除具上述特点外，还有粗大而圆的嗜酸性颗粒及着色较深的嗜碱性颗粒，占 0.05～0.30（NEC）。POX 染色原、幼粒细胞呈阳性或强阳性反应，原单及幼单呈阴性或弱阳性反应，NAS–DAE 染色原始和幼稚细胞呈阳性反应，其中原粒不被 NaF 抑制，原单可被 NaF 抑制（图 13–19）。

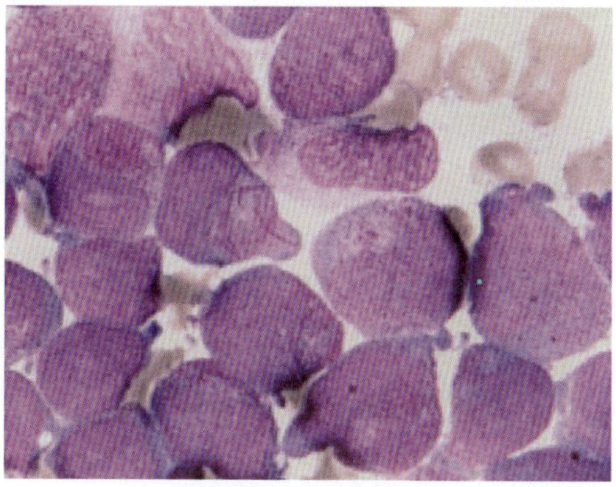

图 13–18 M_3 骨髓象

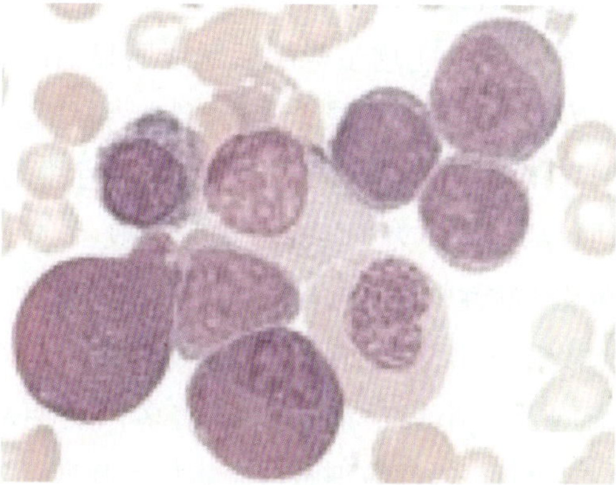

图 13–19 M_4 骨髓象

（6）急性单核细胞白血病（M_5）：原单 + 幼单≥0.30，分为 M_{5a} 和 M_{5b} 两个亚型，M_{5a} 原单≥0.80（NEC），M_{5b} 原单≤0.80（NEC），POX 染色原单及幼单呈阴性或弱阳性反应，NAS–DAE 染色原单及幼单呈阳性或强阳性反应，可被 NaF 抑制（图 13–20）。

（7）红白血病（M_6）：骨髓中幼红细胞≥0.50，原粒细胞（或原单 + 幼单）≥0.30（NEC），PAS 染色幼红细胞呈阳性或强阳性，POX 染色原始粒细胞呈阳性反应（图 13–21）。

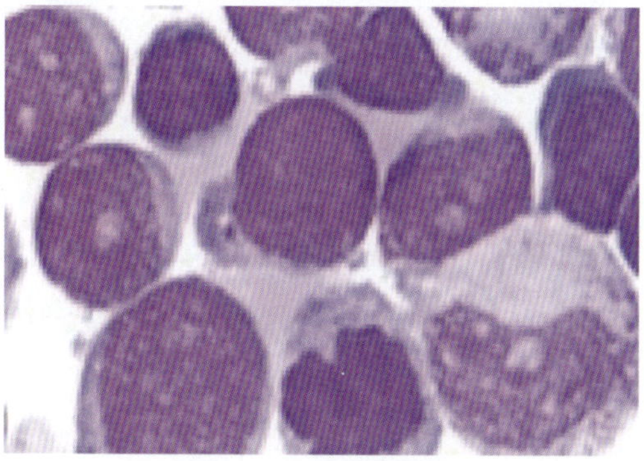

图 13–20 M_5 骨髓象

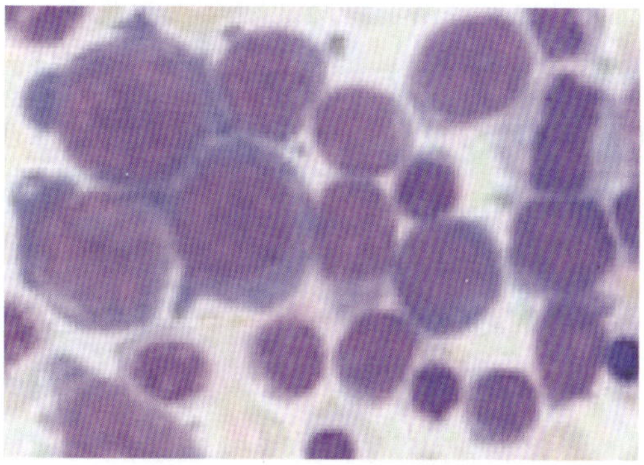

图 13–21 M_6 骨髓象

（8）急性巨核细胞白血病（M_7）：骨髓中原始巨核细胞≥0.30，粒系和红系细胞增生受抑制，PAS 染色阳性，α–NAE 染色呈阳性，不被 NaF 抑制，POX 染色呈阴性反应（图 13–22）。

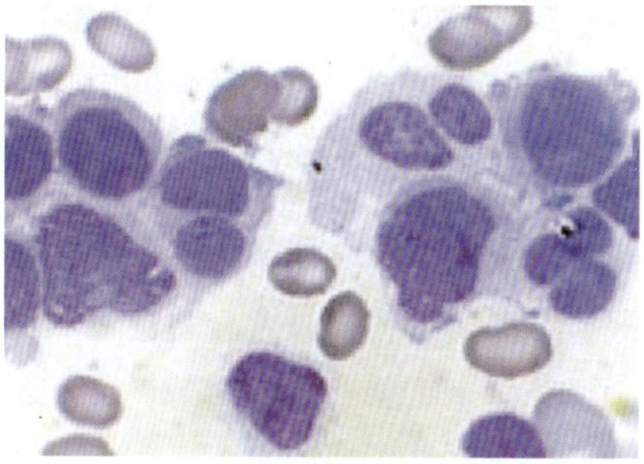

图 13–22 M_7 骨髓象

3. 慢性粒细胞白血病 慢性粒细胞白血病为起源于造血干细胞的克隆性增殖性疾病，以粒系细胞增生为主。多见于中年人，起病缓慢，突出的临床表现为脾明显肿大和粒细胞显著增高。病程一般为 1～4 年。

【血象】①血红蛋白及红细胞早期正常或轻度减少，随病情发展贫血逐渐加重，急变期呈重度贫血。一般为正常细胞性贫血，可见有核红细胞、嗜多色性红细胞及点彩红细胞。

NOTE

②白细胞显著增高为突出表现。疾病早期可在（20～50）×10^9/L，随后显著增高，多数在（100～300）×10^9/L，高者可达1000×10^9/L。③分类计数粒细胞比例增高，常0.90，以中性中幼粒以下各阶段细胞为主，嗜碱性及嗜酸性粒细胞常同时增多。④血小板早期增多或正常，疾病加速期及急变期，血小板可进行性下降。

【骨髓象】①增生极度活跃或明显活跃。以粒系为主，红系相对减少或受抑制，粒红比值显著增高，可高达10∶1～50∶1。以中性中幼粒、晚幼粒细胞增多为主，原粒细胞一般<0.10，嗜碱性及嗜酸性粒细胞常增多。粒细胞常见大小不一，核浆发育不平衡现象。核分裂象易见。②巨核细胞及血小板早期正常或增多，晚期减少（图13–23）。慢性粒细胞白血病病程晚期可发生急性变。

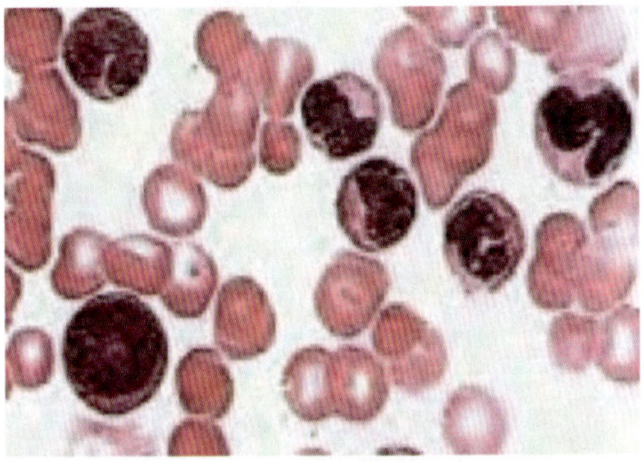

图13–23　慢性粒细胞白血病慢性期骨髓象

4. 慢性淋巴细胞白血病　慢性淋巴细胞白血病是淋巴细胞恶性增生性疾病，以小淋巴细胞在血液、骨髓和淋巴组织中不断聚集为主要表现，大多数为B淋巴细胞。

【血象】红细胞及血小板减少为晚期表现，并发自身免疫性溶血性贫血时贫血可加重。白细胞数增高，多在（15～100）×10^9/L之间，少数>100×10^9/L，淋巴细胞≥0.60，晚期可达0.90以上。血片中蓝细胞明显增多是慢淋的特点之一。

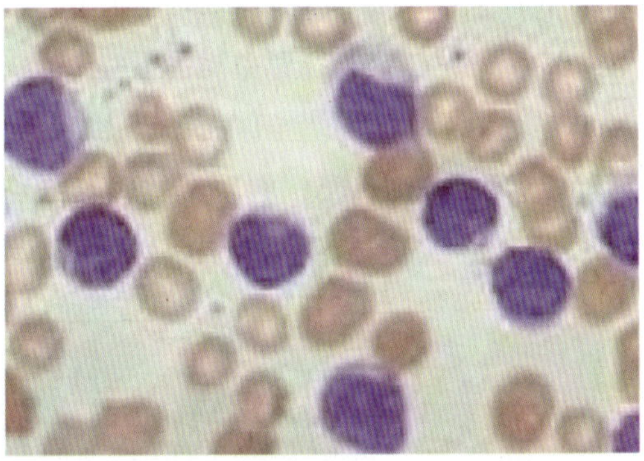

图13–24　慢性淋巴细胞白血病骨髓象

【骨髓象】①骨髓增生明显活跃或极度活跃。②淋巴细胞系显著增多，占0.40以上，以成熟小淋巴细胞为主，细胞形态与正常淋巴细胞形态相似，原始和幼稚淋巴细胞占0.05～0.10。③粒细胞系和红细胞系均减少，晚期巨核细胞减少（图13–24）。

（五）特发性血小板减少性紫癜

特发性血小板减少性紫癜（idiopathic thrombocytopenic purpura，ITP）是一种免疫性血小板过度破坏所致的出血性疾病，患者血液中含有抗血小板抗体，致使血小板破坏过多，并抑制巨核细胞产生血小板，引起皮肤黏膜出血。可分为急性型（aITP）和慢性型（cITP）两型。

【血象】①血小板计数减少，aITP<20×10^9/L，cITP多为（30～80）×10^9/L，MPV、PDW增加，以aITP增加更明显。外周血片可见大血小板、巨大血小板、畸形血小板等。②红细胞、血红蛋白、白细胞一般正常，严重出血或慢性反复出血者红细胞及血红蛋白常减少。

【骨髓象】①增生活跃或明显活跃。②如无严重出血，粒、红两系一般无明显异常。③巨核细胞系明显增生，出现成熟障碍，以幼稚型巨核

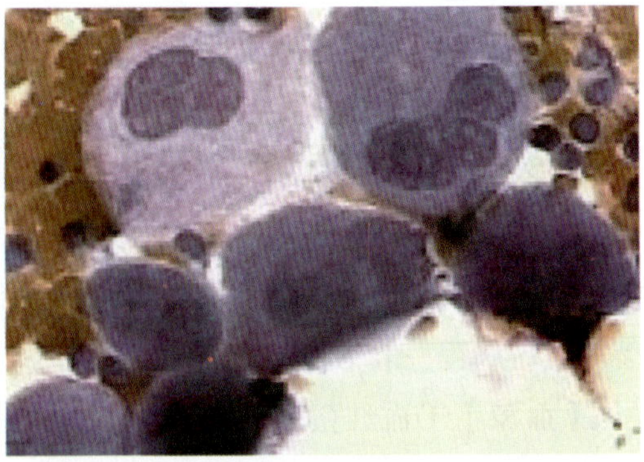

图13–25　特发性血小板减少性紫癜骨髓象

细胞（aITP）或颗粒型巨核细胞（cITP）居多，产生血小板的巨核细胞明显减少或缺如；巨核细胞胞质中颗粒减少，嗜碱性较强，胞质中可出现空泡、变性（图 13-25）。

第四节 血型鉴定与交叉配血试验

通常意义上的血型是指红细胞膜上的特异性抗原的类型，是一种遗传性状，但从广义上说，血型是指血液各种成分抗原的遗传性状，包括白细胞、血小板及某些血浆蛋白等的抗原成分的差异，并由它们共同构成血型系统。红细胞的血型是发现最早的人类血型，包括 30 个血型系统、4 个血型集合和高频及低频抗原组，其中 ABO 血型系统、Rh 血型系统与临床输血密切相关。

一、ABO 血型系统

ABO 血型系统是红细胞血型系统中最重要的一个系统，在临床中最为常用，也最为人们所熟知。ABO 血型系统就是根据红细胞膜上的抗原 A、B 来判断的。

（一）ABO 血型系统的抗原和抗体

人类红细胞膜上的抗原有三种，即 A 抗原、B 抗原和 H 抗原，H 抗原几乎存在于所有红细胞膜上，是形成 A、B 抗原的结构基础。ABO 血型由红细胞表面 A、B 抗原的有无来决定，总共分四型：A 型、B 型、AB 型和 O 型。ABO 血型系统的血清中存在针对自身红细胞所缺的 A 或 B 抗原产生的同种凝集素（天然抗体），A 型红细胞上具有 A 抗原，血清中有抗 B 抗体；B 型红细胞上有 B 抗原，血清中有抗 A 抗体；AB 型红细胞上有 A 和 B 抗原，血清中不含抗 A 和抗 B 抗体；O 型红细胞上不具有 A 和 B 抗原，血清中有抗 A 和抗 B 抗体。

ABO 血型系统中除了 A 型、B 型、AB 型和 O 型四种主要表现型以外，人群中还有一部分 A 和 B 血型的变异型，称为 ABO 亚型。A 亚型主要有 A_1 和 A_2 两种，B 亚型在人群中的数量和种类比 A 亚型少，A_2 是相对常见并且比较重要的一种亚型。需要注意的是不同亚型之间输血有可能会引起输血反应。

（二）ABO 血型系统的血型鉴定

ABO 血型的鉴定是利用抗原与抗体之间的反应来判断的。包括正定型和反定型。前者用标准血清鉴定被检者红细胞上的抗原，后者用标准的红细胞鉴定被检者血清中的抗体。只有这两种鉴定所得结果完全相符才能肯定其血型的类别（表 13-7）。

表 13-7 ABO 血型正反定型及结果解释

受检红细胞 + 标准血清			受检血清 + 标准红细胞			结果解释
抗 A 抗原血清	抗 B 抗原血清	抗 AB 抗原血清	A 型红细胞	B 型红细胞	O 型红细胞	
+	–	+	–	+	–	A
–	+	+	+	–	–	B
–	–	–	+	+	–	O
+	+	+	–	–	–	AB

注：“+”表示凝集反应阳性，“–”表示凝集反应阴性。

NOTE

（三）临床意义

每个人都具有ABO血型中的某种抗原及相应的抗体，其重要性与疾病的诊断与治疗无关，主要表现在以下几个方面：

（1）输血：血型鉴定是临床输血前的首要步骤，输血前必须准确鉴定供血者和受血者的血型，选择同型人的血液，并经交叉配血试验，证明完全相配合时才能输血。

（2）新生儿溶血病：母子ABO血型不合可引起新生儿溶血病。ABO溶血病多发生于母亲为O型而孕育的胎儿为A型或B型者。

（3）器官移植：如果供者与受者ABO血型不合，易引起急性排异反应，导致移植失败。

（4）其他：ABO血型检查还可用于亲子鉴定、法医学鉴定及某些疾病相关调查等。

二、Rh血型系统

Rh血型系统是最复杂的红细胞血型系统之一，其重要性仅次于ABO血型系统。

（一）Rh血型系统的抗原和抗体

Rh血型系统中的抗原主要有5种，其抗原性强弱依次为D、E、C、c、e，D的抗原性最强，其临床意义更为重要。Rh血型系统天然抗体（IgM）极少，绝大多数是通过输血或妊娠而产生的免疫性抗体（IgG）。常见的Rh血型系统抗体主要有5种，即抗D、抗E、抗C、抗c、抗e。临床上将表达D抗原的红细胞称为Rh阳性，不表达D抗原的红细胞称为Rh阴性。我国99.6%的人为Rh阳性，0.4%为Rh阴性，少数民族Rh阴性稍多（可达15.8%）。

（二）Rh血型系统的血型鉴定原则

Rh血型系统中有多种抗原，但临床上常用抗D血清检查有无D抗原来判断。

（三）临床意义

Rh血型系统的重要性在于抗Rh抗体引起的反应。当较大量的Rh阳性（D抗原阳性）细胞进入Rh阴性患者体内后，80%以上的Rh阴性患者2～5月内可检测到抗体，如再次免疫，3周内抗体浓度可达高峰。如果受血者或孕妇体内含有Rh抗体时，当再次遇到Rh阳性血液时，就会出现溶血性输血反应或新生儿溶血病。

三、白细胞抗原系统

白细胞抗原（human leucocyte antigen，HLA）是人类最主要的组织相容性复合物，又称组织相容性抗原。它是一种膜抗原，不仅为白细胞所特有，还存在于血小板、原纤维细胞以及胎盘、肾、脾、肺、肝、心、精子、皮肤等组织细胞上，在调节抗体免疫反应，破坏表达外来抗原的靶细胞方面有重要作用。白细胞抗原系统的遗传受控于第6号染色体短臂上紧密连锁的基因座，是一个复杂的多态性遗传系统。目前已发现它有140多种特异性抗原，通过不同的组合，人类可有上亿种不同组合的白细胞抗原型。白细胞抗原配型主要用于研究人类学以及与疾病的相关性，也用于器官移植及亲子鉴定。

四、血小板抗原及抗体

血小板表面具有复杂的血小板血型抗原，通常分为血小板非特异性抗原和特异性抗原。非特异性抗原与ABO血型系统和HLA有关。血小板特异性抗原（HPA）为血小板本身特有的抗原，主要有5个血型系统，分别为HPA-1～5，是由遗传决定的。血小板抗体包括同种抗体和自身抗体。血小板同种抗体是由输血、输血小板或妊娠等同种免疫反应产生。一旦患者血清中产生同种抗体，当再输入血小板后，可使输入的血小板迅速破坏，或缩短输入的血小板存活时间，造成输血后血小板减少症。或在输血后1周左右发生紫癜，称输血后紫癜。HPA系统的抗体多为IgG型，可通过胎盘引起新生儿血小板减少性紫癜。多数原发性血小板减少性紫癜患者血清中可检出血小板自身抗体。这种抗体可通过胎盘使新生儿发生一过性免疫性血小板减少症。

五、不规则抗体筛选

不规则抗体是指抗A、抗B以外的其他血型抗体。不规则抗体的存在会导致输血反应，轻者引起寒战、发热，影响治疗效果，重者破坏输入的不配合的红细胞或缩短其寿命，产生溶血性输血反应，危及病人生命。此外，对孕妇而言，不规则抗体会引起新生儿溶血病，影响新生儿脏器的发育，并使其智力发育受到伤害，严重者则会危及新生儿的生命安全。因此，对献血者的血清或血浆、需要输血治疗的患者以及孕妇进行不规则抗体筛查，对输血安全及减轻新生儿溶血病的程度是很必要。

六、交叉配血试验

交叉配血试验是在血型鉴定的基础上，进一步检查受血者和供血者血液中是否含有不相配的抗原和抗体成分，以避免血型鉴定错误导致输血后严重溶血反应的试验。输血前必须进行交叉配血试验，包括主试验和副试验两种：主试验为受血者血清加供血者红细胞悬液，主要是检查受血者血清中有无破坏供血者红细胞的抗体；副试验为供血者血清加受血者红细胞悬液，主要检查供血者血清中是否含有不合抗体。这两种配血均无凝集反应时为配血成功，配型不成功时不能输血。当病人危急时，没有相同的血型时，若只有副试验出现较弱的凝集反应可以少量输入，但若是主试验出现凝集反应则绝对不可以输血。

ABO血型系统的配血，对无输血史及妊娠史者，可只做盐水介质凝集试验。对有反复输血史及妊娠史者，尤其是有输血反应史或曾生育过有新生儿溶血病婴儿的妇女，则应做可检出IgG类血型同种抗体的交叉配血试验，如抗人球蛋白介质配血法，以防有不完全抗体而引起输血反应。在48小时内输入多名供血者的血液，除了进行受血者与各供血者的交叉配血外，还应坚持做供血者之间的交叉配血试验。

【复习思考题】

1. 血红蛋白和红细胞减少见于哪些疾病？
2. 血红蛋白和红细胞增多见于哪些疾病？
3. 中性粒细胞增多见于哪些疾病？
4. 中性粒细胞减少见于哪些疾病？
5. 嗜酸性粒细胞增多、减少分别见于哪些疾病？
6. 淋巴细胞增多见于哪些疾病？
7. 检测网织红细胞计数有什么临床意义？

8. 血沉增快有什么临床意义?

9. 溶血性贫血的筛查检测常用哪些指标?

10. 如何有的放矢地选用溶血性贫血的诊断试验?

11. 骨髓细胞学检查有何临床价值?

12. 再生障碍性贫血骨髓细胞学检查有何表现?

13. 白血病骨髓细胞学检查有何表现?

NOTE

第十四章　血栓与止血检测

【学习要求】

熟悉血管壁、血小板、凝血因子、抗凝物质、纤溶活性及血液流变学各项检查的参考值及临床意义。

熟悉弥散性血管内凝血的显性诊断和隐性诊断评分标准。

【学习方法】

结合生理学有关止血、凝血机制的基础知识，熟悉并理解凝血途径与机制，可以同时参考《内科学》中有关血友病、弥散性血管内凝血及免疫性血小板减少症等章节内容。

在生理状态下，血液在血管中循环流动，既不溢出血管之外（出血），也不凝固于血管之中（血栓形成），这有赖于完整的血管壁、有效的血小板以及凝血系统与纤溶系统之间的动态平衡。出血、血栓性疾病的发病机制十分复杂，可概括为：①血管壁的结构或功能异常；②血小板数量或功能的异常；③凝血因子异常；④病理性抗凝物质增多或抗凝系统减弱；⑤纤溶活性亢进或减弱。这些因素涉及血液的止血、凝血和纤溶机制。

（一）血管壁的作用

血管的止血作用表现为血管收缩、激活血小板（内皮细胞合成和释放的血管性血友病因子）、激活凝血系统和增高局部血黏度。血管壁又有抗血栓形成的能力，血管内皮细胞合成前列环素（PGI_2）、纤溶酶原激活物、蛋白聚糖和血栓调节素等活性物质，参与调节血管的收缩与舒张，抑制血小板的聚集，激活纤溶系统，保证血液在血管内畅通。

（二）血小板的作用

1. 黏附功能　血管受损时，血小板膜糖蛋白Ⅰb/Ⅸ，经血管性血友病因子（von Willebrand factor，vWF）介导，迅速黏附于暴露的胶原组织，对初期止血起重要作用。

2. 聚集功能　血小板与血小板之间的黏附，称为聚集。在活化血小板释放的ADP、肾上腺素、凝血酶等因子诱导下，更多的血小板通过膜糖蛋白Ⅱb/Ⅲa与纤维蛋白原结合，并由纤维蛋白原介导，血小板发生聚集，形成血小板栓子，起到临时堵塞止血作用。

3. 分泌（释放）功能　在各种诱聚剂作用下，血小板致密颗粒释放ADP、ATP、5-羟色胺、抗纤溶酶，α颗粒释放血小板第4因子（PF_4）、β血小板球蛋白（β-TG）、凝血酶敏感蛋白等，加速血小板聚集。

4. 促凝血活性　血小板的膜磷脂成分血小板第3因子（PF_3）提供凝血反应表面，增加凝血因子Ⅹa、Ⅴa、Ⅸa、Ⅷa的局部浓度，极大地加速凝血酶原的激活和凝血酶的形成，并参与形成凝血活酶复合物。

5. 血块收缩功能　血小板收缩蛋白（肌动蛋白和肌球蛋白）可使纤维蛋白网收缩，析出

NOTE

血清，使血栓更为坚固，从而起到持续止血的作用。

6. 维护血管内皮的完整性 血小板参与血管内皮细胞的再生、修复，增加血管壁的抵抗力，减低其通透性和脆性。

（三）凝血因子的作用

参与凝血过程的有关因子，统称为凝血因子。已知凝血因子有14个，多数按罗马数字编号。经典凝血瀑布学说认为，凝血系统的激活机制可分为内源性凝血途径和外源性凝血途径。内源性凝血途径由受损的血管内皮激活Ⅻ因子而被启动，并依次激活Ⅺ、Ⅸ、Ⅷ、Ⅹ因子；外源性凝血途径则从受损组织释放组织因子入血激活Ⅶ因子开始，然后激活Ⅹ，之后凝血过程进入共同途径，依次激活Ⅴ、Ⅱ、Ⅰ因子。近年的研究发现，内源性凝血系统不参与生理止血，而与病理状态下的炎症反应和休克有关；生理止血的启动因子是Ⅶ因子。故修正的凝血瀑布学说认为，凝血过程分为两个阶段，即启动阶段和放大阶段。

1. 启动阶段 由组织因子激活Ⅶ因子，启动外源性凝血途径，但由于组织因子通路抑制物（TFPI）的作用，仅产生少量凝血酶，不能完成凝血过程，故此阶段不能形成血栓。

2. 放大阶段 启动阶段形成的少量凝血酶激活血小板及Ⅺ因子，从而激活内源性凝血系统，形成更多的凝血酶，凝血酶的产生被内源性凝血途径正反馈性放大，最终生成足量凝血酶，从而有效激活纤维蛋白原，导致血液凝固。参与这一阶段的凝血因子众多，当Ⅷ、Ⅸ、Ⅺ因子含量严重减低如各型血友病或消耗性凝血因子降低时，可导致凝血障碍。

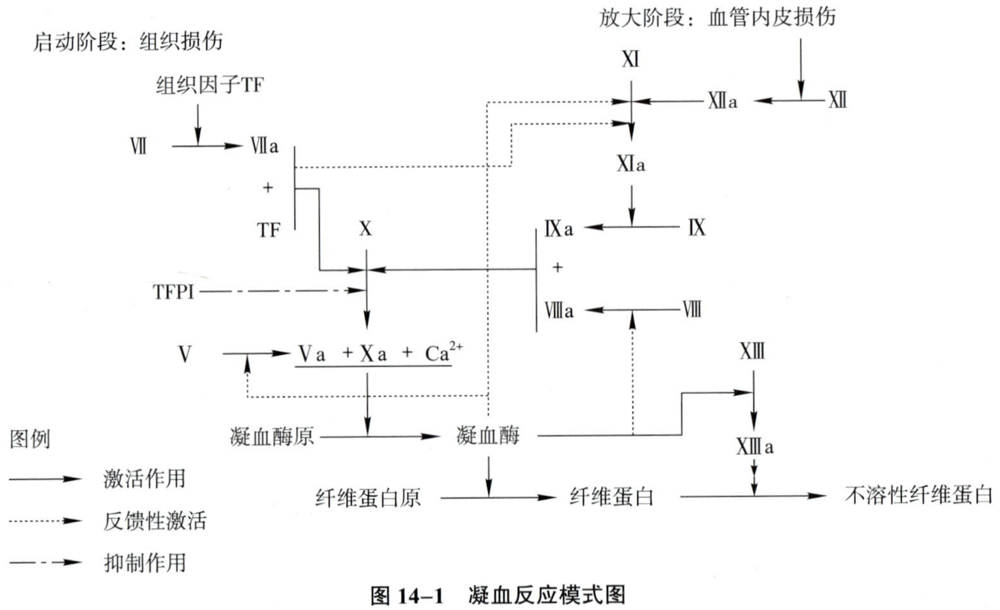

图14-1 凝血反应模式图

（四）抗凝血系统的作用

体内抗凝系统包括：①体液抗凝机制：血浆中最重要的抗凝因子是抗凝血酶，其抗凝活性占体内总抗凝作用的50%～67%，可灭活凝血酶及Ⅸa、Ⅹa、Ⅺa、Ⅻa因子等；其他抗凝物质还有肝素、肝素辅因子Ⅱ、蛋白C、蛋白S、组织因子途径抑制物、α_1抗胰蛋白酶和α_2-巨球蛋白等。②细胞抗凝作用：单核-巨细胞系统和肝细胞能吞噬并清除凝血酶原激活物、红细胞溶解产物、免疫复合物、内毒素及纤维蛋白（原）降解产物等促凝物质。

（五）纤维蛋白溶解（纤溶）系统的作用

血液凝固后，血管内皮细胞、受损组织可释放组织型纤溶酶原激活物（tPA）或尿激酶型纤溶酶原激活物（u-PA）入血，激活纤溶酶原，形成纤溶酶。Ⅻa 因子、凝血酶等也可激活纤溶系统。纤溶酶作用于纤维蛋白（原），使之降解成多种肽链碎片如 X、Y、D、E 等，统称为纤维蛋白（原）降解产物（FDP），其中，碎片 X（X'）、Y（Y'）、D、E（E'）具有较强的抗血小板聚集和抗凝血作用，可致血液呈低凝状态。纤溶酶还可水解凝血因子Ⅷ、Ⅸ、Ⅹ、Ⅺ、Ⅻ，起到抗凝作用。

为了抑制纤溶活性过度激活，血液中还有多种相应的纤溶抑制物，如纤溶酶原激活抑制物 -1 可灭活纤溶酶原激活物，α_2- 抗纤溶酶可灭活纤溶酶等，以保证凝血功能和纤溶活性之间的平衡。

（六）血液流变学改变

血液流变学是研究血液流动性和黏滞性、血液中有形成分（主要是红细胞和血小板）的聚集性和变形性以及血管黏弹性的科学。如果血液的流动性和黏滞性发生异常，可使血流缓慢、停滞或阻断，导致血液循环障碍，组织或器官便可因缺血、缺氧引起一系列病理变化或疾病。

第一节　血管壁检测

血管壁的完整性、通透性和脆性是血管止血功能的重要因素，同时血管内皮细胞合成或分泌多种促凝物质（如血管性血友病因子、内皮素等）和抗凝物质（如 6-K-$PGF_{1\alpha}$、凝血酶调节蛋白等），参与初期止血过程。

一、筛检试验

1. 出血时间测定

【原理】将皮肤毛细血管刺破后，出血自然停止所需的时间（初期止血时间），称为出血时间（bleeding time，BT）。其长短主要受血小板质、量，血管壁完整性、收缩力的影响，其次与凝血因子Ⅷ和 vWF 有关。

【参考值】测定器法：（6.9±2.1）分钟，超过 9 分钟为异常。

【临床意义】 出血时间延长见于：①血小板显著减少：如原发性及继发性血小板减少性紫癜。②血小板功能不良：如血小板无力症、巨大血小板综合征。③毛细血管壁异常：如维生素 C 缺乏症、遗传性出血性毛细血管扩张症。④某些凝血因子严重缺乏：如血管性血友病、弥散性血管内凝血。⑤药物影响：阿司匹林、肝素或溶栓药。

2. 毛细血管抵抗力试验（capillary resistance test，CRT，束臂试验） 毛细血管的结构或血小板质与量有缺陷时，则毛细血管的脆性或通透性增加。此时，若血管壁受到一定压力时即可破裂而发生出血点，其数目多少可反映毛细血管壁受累程度。在上臂用脉压带以被检查者收缩压和舒张压之间的压力加压，维持 8 分钟，然后观察前臂屈侧直径 5cm 圆圈内的出血点。

NOTE

【参考值】新出血点在 10 个以下。超过 10 个为阳性。

【临床意义】毛细血管脆性增加见于：①毛细血管壁异常：如遗传性出血性毛细血管扩张症、过敏性紫癜、单纯性紫癜、维生素 C 缺乏症及中毒性损害（如败血症、感染性心内膜炎、尿毒症、砷中毒）。②血小板量与质异常：如原发性或继发性血小板减少性紫癜、血小板无力症。③血管性血友病等。

二、诊断试验

1. 血管性血友病因子抗原（von Willebrand factor antigen，vWF：Ag）测定　vWF：Ag 是由血管内皮细胞合成和分泌的大分子糖蛋白多聚体，能结合血小板糖蛋白 Ⅰb/ Ⅸ与胶原蛋白，也能结合血小板糖蛋白 Ⅱb/Ⅲa 与纤连蛋白，是血小板的黏附和聚集反应的桥梁。

【参考值】Laurell 免疫火箭电泳法：94.1% ±32.5%；ELISA 法：70%～150%。

【临床意义】

（1）减低：见于血管性血友病，是诊断血管性血友病及其分型的指标之一。

（2）增高：见于血栓性疾病，如急性冠脉综合征、心绞痛、脑血管病变、糖尿病、肾小球疾病、大手术后、恶性肿瘤、免疫性疾病、感染性疾病、骨髓增生症等。

2. 血浆 vWF 瑞斯托霉素辅因子（vWF ristocetin cofactor，vWF：Rcof）测定　在瑞斯托霉素介导下，vWF 与血小板膜糖蛋白结合而发生聚集，与正常血小板对比，可计算样品的 vWF 活性。

【参考值】血小板凝聚法：50%～150%。

【临床意义】结合 vWF：Ag、F Ⅷ：C 检测，主要用于血管性血友病的分型诊断。

3. 6-K-PGF$_{1\alpha}$ 测定　6-K-PGF$_{1\alpha}$ 由血管内皮细胞合成和分泌，是血管内皮细胞的抗凝指标之一，它有抗血小板聚集和扩张血管的作用，起抗凝血作用。

【参考值】酶联法：（22.9±6.3）mg/L。

【临床意义】减低见于血栓性疾病，如急性心肌梗死、心绞痛、脑血管病、糖尿病、动脉粥样硬化、肿瘤转移、肾小球病变、周围血管血栓形成等。

4. 血浆内皮素 -1 测定

【参考值】酶联免疫吸附法（ELISA）：<5ng/L。

【临床意义】内皮素 -1（endothelin-1，ET-1）具有强烈缩血管活性，是血栓形成的易患因素之一。增高见于心肌梗死、心绞痛、高血压、动脉硬化、缺血性脑血管疾病和肾衰竭等。

5. 血浆凝血酶调节蛋白抗原测定　凝血酶调节蛋白抗原（thrombomodulin antigen，TM：Ag）是血管内皮细胞的抗凝指标之一，它表达于血管内皮细胞表面，与循环血液中的凝血酶形成 1：1 凝血酶调节蛋白 - 凝血酶复合物。该复合物激活蛋白 C 为活化蛋白 C，活化蛋白 C 有灭活因子Ⅷ a、Va 和激活纤溶活性的作用。

【参考值】放射免疫法（RIA）：血浆 TM：Ag 为 20～35μg/L。

【临床意义】TM：Ag 水平增高显示血管内皮细胞的抗凝作用增强，见于血栓性疾病，如糖尿病、心肌梗死、脑血栓、深静脉血栓形成、肺栓塞、弥散性血管内凝血、系统性红斑狼疮等。

NOTE

第二节　血小板检测

一、筛检试验

1. 血小板计数　见第十三章。

2. 血块收缩试验（clot retraction test，CRT）

【原理】在富含血小板血浆中加入 Ca^{2+} 和凝血酶，使血块凝固形成凝块，随之血小板释出血栓收缩蛋白（主要是肌动球蛋白），使纤维蛋白网退缩，挤出血清。血块收缩情况主要取决于血小板的量与质、纤维蛋白的浓度。检测析出血清的容积可反映血小板血块收缩能力。

【参考值】55%～77%。也可用血块开始收缩和完全收缩的时间表示，正常时于血凝后 0.5～1 小时开始收缩，18～24 小时达到完全收缩。

【临床意义】

（1）减低（<40%）：见于原发性血小板减少性紫癜、原发性血小板增多症、血小板无力症、红细胞增多症、低（无）纤维蛋白原血症、多发性骨髓瘤、原发性巨球蛋白血症。

（2）增高：见于先天性和获得性凝血因子Ⅷ缺陷症等。

二、诊断试验

1. 血小板相关免疫球蛋白测定　血小板相关免疫球蛋白（platelet associated Ig，PAIg）测定包括血小板相关免疫球蛋白 G（PAIgG）、M（PAIgM）和 A（PAIgA）测定。

【参考值】ELISA 法：PAIgG 0～78.8ng/10^7 血小板；PAIgM 0～7.0ng/10^7 血小板；PAIgA 0～2.0ng/10^7 血小板。流式细胞仪法：PAIgG<10%。

【临床意义】PAIg 增高是免疫性血小板减少的共同特征，见于原发性血小板减少性紫癜、输血后紫癜、新生儿免疫性血小板减少症、药物免疫性血小板减少性紫癜、系统性红斑狼疮、淋巴瘤、乙型病毒性肝炎等。原发性血小板减少性紫癜经有效治疗后 PAIg 水平下降，复发后，则又可升高。

2. 血小板膜糖蛋白Ⅱb/Ⅲa 自身抗体测定　应用单克隆抗体特异性血小板抗原固化法（MAIPA）或流式细胞仪法（FCM），与正常人对照，测定值超过均值加两个标准差为阳性。

【参考值】血小板表面：阴性。血清：阴性。

【临床意义】血小板膜糖蛋白Ⅱb/Ⅲa 自身抗体测定主要用于免疫性血小板减少症（ITP）的诊断，其敏感性和特异性高于血小板相关免疫球蛋白。

3. 血小板黏附试验（platelet adhesion test，PAdT）　生理情况下，血小板具有黏着于异物表面的功能，称血小板黏附功能。

【参考值】血小板黏附率：62.5%±8.61%（玻球法）。

【临床意义】血小板黏附率增高见于血栓前状态和血栓性疾病，如心肌梗死、心绞痛、脑血管病变、糖尿病、动脉粥样硬化等。血小板黏附率降低见于血管性血友病、血小板无力症、尿毒症、骨髓增生异常综合征、急性白血病和系统性红斑狼疮等。

NOTE

4. 血小板聚集试验（platelet aggregation test，PAgT） 血小板膜上存在着 ADP 受体，ADP 可使血小板聚集。外源 ADP 或血小板释放内源性 ADP 均可使血小板聚集。

【参考值】方法不同，参考值不同。现多用血小板聚集仪比浊法或血小板功能分析仪法。

【临床意义】血小板聚集功能增高见于血栓前状态和血栓性疾病，如心肌梗死、心绞痛、糖尿病、脑血管病变、高脂血症等。血小板聚集功能减低见于血小板无力症、血管性血友病、尿毒症、骨髓增生性疾病、急性白血病、原发性血小板减少性紫癜以及抗血小板药物治疗等。

5. 血小板 P 选择素测定 P 选择素（P selectin）或称血小板 α- 颗粒膜蛋白 -140（α-granule membrane protein-140，GMP-140）的含量可反映体内血小板的激活程度。

【参考值】酶标法：血小板膜表面 P- 选择素含量为（780±490）分子数 / 血小板，血浆中 P 选择素分子数为（1.61±0.72）$\times 10^{10}$/mL。

ELISA 法：血浆中 P 选择素含量为 9.4～20.8ng/mL。

【临床意义】增高见于急性心肌梗死、心绞痛、糖尿病伴血管病变、脑血管病变、深静脉血栓形成、系统性红斑狼疮、原发性血小板增多症、肾病综合征等。

6. 血小板促凝活性测定 血小板促凝活性（platelet procoagulant activity，PPA）是指血小板膜上的磷脂酰丝氨酸，它为因子 Xa、Va 及 Ca^{2+} 结合形成凝血酶原酶提供催化表面，后者使凝血酶原转变为凝血酶，凝血酶使血浆发生凝固。

【参考值】流式细胞术：阳性率 30%。

【临床意义】减低见于血小板第 3 因子缺陷症、血小板无力症、肝硬化、尿毒症、骨髓增生异常综合征、弥散性血管内凝血、服用抗血小板药物、急性白血病等出血性疾病。增高见于血栓病和血栓前状态。

7. 血浆血栓烷 B_2 测定 血浆血栓烷 B_2（thromboxane B_2，TXB_2）、血栓烷 A_2 均是花生四烯酸代谢的产物，有促血管收缩和促血小板聚集的作用。

【参考值】酶标法：（76.3±48.1）ng/L。

【临床意义】增高见于血栓前状态和血栓性疾病，如心肌梗死、心绞痛、糖尿病、动脉粥样硬化、肾小球疾病、高脂血症等。减低见于环氧酶或血栓烷 A_2 合成酶缺乏症，亦见于服用阿司匹林等抑制环氧酶或血栓烷 A_2 合成酶的药物后。

第三节 凝血因子检测

凝血因子是构成凝血机制的基础，它们参与二期止血过程。凝血因子测定分为促凝活性（F：C）测定和抗原含量（F：Ag）测定两种，前者在临床上更常用。

一、筛检试验

1. 活化部分凝血活酶时间测定

【原理】活化部分凝血活酶时间（activated partial thromboplastin time，APTT）测定是在受检血浆中加入 APTT 试剂（接触因子活化剂和部分磷脂）和 Ca^{2+} 后，观察其凝固时间。因用

NOTE

磷脂代替血小板的凝血活酶，不含组织因子，仅是凝血活酶的一部分，所以称部分凝血活酶试验。接触因子活化剂活化Ⅻ因子，启动内源性凝血途径，故本试验是反映内源性凝血系统各凝血因子（Ⅻ、XIII因子XIII除外）活性较为灵敏和最为常用的筛选试验。

【参考值】手工法：较正常对照延长10秒以上为异常，必须与正常对照值比较；仪器法：20～25秒。

【临床意义】

（1）APTT延长：见于因子Ⅷ、Ⅸ、Ⅺ、Ⅹ、Ⅴ、Ⅱ、PK（激肽释放酶原）、HMwK（高分子量激肽原）、纤维蛋白原缺乏以及弥散性血管内凝血后期继发纤溶亢进，尤其是Ⅷ、Ⅸ、Ⅺ因子缺乏（A、B型血友病，遗传性因子Ⅺ缺乏症）以及它们的抑制物增多。APTT也常用于监测普通肝素治疗和判断是否存在狼疮抗凝物质、凝血因子抗体等凝血因子抑制物。当APTT延长，可在患者血清中加入等量正常人血清，如果APTT延长不能纠正，说明存在凝血因子抑制物，如果可以纠正，说明原因是凝血因子缺乏。

（2）APTT缩短：见于血栓性疾病和血栓前状态，如弥散性血管内凝血早期、脑血栓形成或心肌梗死等，但灵敏度和特异度差。

2. 血浆凝血酶原时间测定　在被检血浆中加入Ca^{2+}和组织因子（TF或组织凝血活酶），观测血浆的凝固时间，称为血浆凝血酶原时间（prothrombin　time，PT）。TF激活因子Ⅶ和外源性凝血途径，故此试验受凝血因子Ⅰ、Ⅱ、Ⅴ、Ⅶ、Ⅹ量或质的改变的影响，是外源性凝血系统较为灵敏和最为常用的筛选试验。

【参考值】

（1）手工法和血液凝固仪法：11～13秒，超过正常对照值3秒以上为异常（必须与正常对照值比较）。

（2）凝血酶原时间比值（prothrombin ratio，PTR）：受检血浆PT/正常人血浆PT的比值为1.0±0.05（0.82～1.15）。

（3）国际正常化比值（international normalized ratio，INR）：由于不同批次生产的组织因子活性不同，PT会因为试剂批次产生差异，故每批次产品都被标注上国际灵敏度指数（international　sensitivity　index，ISI），一般为1.0±0.2。ISI越小，组织凝血活酶的灵敏度越高。样品INR值的计算公式：$INR=(PT_{患者}/PT_{正常人})^{ISI}$。

【临床意义】

（1）PT延长：见于：①先天性凝血因子异常：如因子Ⅱ、Ⅴ、Ⅶ、Ⅹ减少及纤维蛋白原减少。②获得性凝血因子异常：如严重肝病（大多数凝血因子由肝脏合成）、维生素K缺乏（可见于阻塞性黄疸，合成因子Ⅱ、Ⅶ、Ⅸ、Ⅹ需要维生素K）、弥散性血管内凝血后期、使用双香豆素类抗凝药物时。

（2）PT缩短：见于血液高凝状态时，如弥散性血管内凝血早期、脑血栓形成、心肌梗死、深静脉血栓形成、多发性骨髓瘤等。但敏感性和特异性差。

INR常被用来监测口服抗凝剂剂量，WHO推荐以2.0～2.5为宜，一般不超过3.0，不小于1.5。

NOTE

二、诊断试验

1. 血浆凝血因子Ⅷ、Ⅸ、Ⅺ、Ⅻ促凝活性测定

【参考值】仪器法：FⅧ：C为103%±25.7%；FⅨ：C为98.1%±30.4%；FⅪ：C为100%±18.4%；FⅫ：C为92.4%±20.7%。

【临床意义】

（1）增高：见于血栓前状态和血栓性疾病，如静脉血栓形成、肺栓塞、妊娠高血压综合征、肾病综合征、恶性肿瘤等。

（2）减低：①FⅧ：C减低见于血友病A、血管性血友病、血中存在Ⅷ因子抗体等。因子Ⅷ不在肝脏合成，故不受肝脏疾病影响。②FⅨ：C减低见于血友病B、肝脏病、维生素K缺乏症等。③FⅪ：C减低见于因子Ⅺ缺乏症、肝脏疾病等。④FⅫ：C减低见于先天性因子Ⅻ缺乏症、肝脏疾病等。

2. 血浆因子Ⅱ、Ⅴ、Ⅶ、Ⅹ促凝活性测定

【参考值】仪器法：FⅡ：C为97.7%±16.7%；FⅤ：C为102.4%±30.9%；FⅦ：C为103.0%±17.3%；FⅩ：C为103.0%±19.0%。

【临床意义】增高见于血栓前状态和血栓性疾病，尤其见于静脉系统血栓。减低见于遗传性因子Ⅱ、Ⅴ、Ⅶ和Ⅹ缺乏症。获得性减低见于肝病、维生素K缺乏症、吸收不良综合征、弥散性血管内凝血、口服抗凝剂等。

3. 血浆纤维蛋白原（fibrinogen，Fg）测定

【参考值】凝血酶比浊法：2～4g/L。

【临床意义】增高见于急性心肌梗死、系统性红斑狼疮、急性感染、急性肾炎、糖尿病、多发性骨髓瘤、休克、大手术后、妊娠高血压综合征、恶性肿瘤和血栓前状态等。减低见于弥散性血管内凝血、重症肝炎和肝硬化等。

4. 血浆因子ⅩⅢ定性试验 受检血浆中加入Ca^{2+}溶液，使纤维蛋白原变成纤维蛋白凝块，将此凝块置入5mol/L尿素溶液中，如果受检血浆缺乏因子ⅩⅢ，则形成的可溶性纤维蛋白凝块易溶于尿素溶液中。

【参考值】凝块溶解法：24小时内纤维蛋白凝块不溶解。

【临床意义】纤维蛋白凝块在24小时内，尤其在2小时内完全溶解，表示因子ⅩⅢ缺乏。见于先天性因子ⅩⅢ缺乏症和获得性因子ⅩⅢ明显减低，如肝病、系统性红斑狼疮、弥散性血管内凝血、非霍奇金淋巴瘤、恶性贫血、溶血性贫血等。

5. 可溶性纤维蛋白单体复合物测定 在凝血酶作用下，纤维蛋白原先后丢失纤维蛋白肽A和肽B，剩余的纤维蛋白单体可自行聚合成复合物，可溶解于尿素溶液，即为可溶性纤维蛋白单体复合物（soluble fibrin monomer complex，sFMC）。

【参考值】放射免疫法：（50.5±26.1）mg/L；ELISA：（48.5±15.6）mg/L。

【临床意义】sFMC是凝血酶生成的敏感和特异的分子标志物，增高见于弥散性血管内凝血、急性白血病、肝硬化失代偿期、恶性肿瘤、严重感染、严重创伤等。减低无临床意义。

NOTE

第四节　抗凝系统检测

抗凝系统检测包括临床上常用的病理性抗凝物质检测和生理性抗凝因子检测两部分。

一、病理性抗凝物质的检测

1. 血浆凝血酶时间（thrombin time，TT）及TT的甲苯胺蓝纠正试验　凝血酶时间检测是在受检血浆中加入“标准化”凝血酶溶液，测定开始出现纤维蛋白丝所需的时间。纤维蛋白原减少或抗凝物质增多，出现纤维蛋白丝所需的时间延长，再加入甲苯胺蓝，以中和肝素，如果延长的TT恢复正常或缩短，说明样品血浆含有肝素或肝素样物质；如果不能纠正，说明存在其他抗凝物质或缺乏纤维蛋白原。

【参考值】TT（手工法）：16～18秒；超过正常对照值3秒以上为延长；甲苯胺蓝纠正试验可使延长的TT缩短5秒以上。

【临床意义】TT延长见于低（无）纤维蛋白原血症、异常纤维蛋白原血症以及血中纤维蛋白（原）降解产物增高、血中有肝素或类肝素物质存在；在TT延长的样品中加入甲苯胺蓝，如果TT缩短5秒以上，说明样品中存在肝素或肝素类似物。

2. 血浆肝素定量检测　肝素与抗凝血酶结合为复合物，可以灭活凝血酶及活化因子X，而起到抗凝作用。

【参考值】0.005～0.1IU/mL。

【临床意义】肝素定量测定可以用来指导临床肝素剂量的调整。

3. 抗凝血因子X活性试验　此试验可以用来检测低分子量肝素的浓度。

【参考值】发色底物法：正常人为0IU/mL。

【临床意义】可作为调整低分子肝素用量的参考。预防血栓时以0.2～0.4IU/mL为宜；治疗血栓时以0.4～0.7IU/mL为宜。

4. 狼疮抗凝物质测定　本试验阳性见于有狼疮抗凝物质存在的患者，如系统性红斑狼疮、自发性流产、某些血栓性疾病以及抗磷脂抗体综合征等。

5. 抗心磷脂抗体测定　本试验阳性见于：①原发性抗磷脂抗体综合征，如动（静）脉血栓、自发性流产、免疫性溶血等。②继发性抗磷脂抗体综合征，如系统性红斑狼疮（阳性率70%～80%）、类风湿关节炎、急性脑血管疾病、免疫性血小板减少紫癜等。

二、生理性抗凝因子检测

1. 血浆抗凝血酶活性测定

【参考值】发色底物法：108.5%±5.3%。

【临床意义】抗凝血酶活性增高可导致出血，见于血友病、白血病、再生障碍性贫血、急性肝炎及使用抗凝药物等。减低可导致血栓形成，见于先天性和获得性抗凝血酶缺乏症（血栓前状态、血栓性疾病、弥散性血管内凝血和肝脏疾病等）。

2. 血浆蛋白C活性测定　蛋白C是一种依赖维生素K的天然抗凝因子。在凝血酶与凝血酶调节蛋白复合物的作用下，蛋白 C 转变为活化蛋白 C，后者灭活因子Ⅷ a、Ⅴ a 和促进纤溶活性，主要起到抗凝血作用。

【参考值】发色底物法：100.24% ±13.18%。

【临床意义】蛋白 C 活性减低可导致血栓形成。遗传性减低见于遗传性蛋白 C 缺陷症；获得性减低见于弥散性血管内凝血、肝病、手术后、口服抗凝剂及急性呼吸窘迫综合征等。

3. 血浆游离蛋白 S 抗原和总蛋白 S 抗原测定 总蛋白 S（total protein S，TPS）抗原包括游离蛋白 S（free protein S，FPS）抗原和与补体 C_4 结合的蛋白 S（C_4bp-PS）。

【参考值】免疫火箭电泳法：FPS 为 100.9% ±29.1%，TPS 为 96.6% ±9.8%。

【临床意义】游离蛋白 S 减低见于先天性和获得性蛋白 S 缺陷症。获得性蛋白 S 缺陷症见于肝病、口服抗凝剂和弥散性血管内凝血等。

4. 血浆凝血酶 - 抗凝血酶复合物测定

【参考值】酶标法：（1.45±0.4）μg/L。

【临床意义】本试验是反映凝血酶活性的试验。增高见于急性心肌梗死、不稳定型心绞痛、弥散性血管内凝血、深静脉血栓形成、脑梗死、急性白血病等。

第五节 纤溶活性检测

纤维蛋白溶解酶（纤溶酶）可酶解纤维蛋白（原），将血凝块溶解，具有抗凝血作用，测定纤维蛋白（原）的降解产物，可以反映纤溶活性。纤溶活性增强可致出血，纤溶活性减低可致血栓。

一、筛检试验

1. 优球蛋白溶解时间 经过酸化处理的血浆蛋白被称为优球蛋白，主要包含纤维蛋白原、凝血酶原、纤溶酶原等，但不含纤溶抑制物。

【参考值】加钙法：（129.8±41.1）分钟；加酶法：（157.0±59.1）分钟。一般认为短于 70 分钟或超过 120 分钟为异常。

【临床意义】本试验敏感性低，特异性高。

（1）缩短：表明纤溶活性增强，见于原发性纤溶亢进或继发性纤溶亢进（手术、创伤、变态反应、胎盘早期剥离、恶性肿瘤、急性白血病、弥散性血管内凝血和应用溶血栓药等）。

（2）延长：表明纤溶活性减低，见于血栓前状态、血栓性疾病和应用抗纤溶药等。

2. D- 二聚体（D-dimer，DD）定性试验 在继发性纤溶时，纤维蛋白（不是纤维蛋白原）被纤溶酶水解，先生成碎片 YD/DY、YY/DXD、DD/E 等中间产物，再进一步被纤溶酶分解为 DD 和 E 片段。DD 是继发性纤溶的标志。

【参考值】胶乳凝集法：阴性。ELIS 法：<200μg/L。

【临床意义】继发性纤溶症（如弥散性血管内凝血、恶性肿瘤、各种栓塞、心肝肾疾病等）为阳性或增高，而原发性纤溶症为阴性或不升高。本试验为鉴别原发性与继发性纤溶症的重要指标。DD 阴性是排除深静脉血栓和肺血栓栓塞的重要试验；阳性又是诊断弥散性血管内凝血

NOTE

和观察溶栓治疗的有用试验。本试验特异性低，敏感度高。

3. 血浆纤维蛋白（原）降解产物定性试验　纤维蛋白原和纤维蛋白受到纤溶酶作用后，形成多种肽链碎片，如片段 A、B、C、X、Y、D、E 等，统称为纤维蛋白降解产物〔fibrin（ogen）degradation products，FDP〕。

【参考值】ELISA 法：<5mg/L；胶乳凝集法：阴性。

【临床意义】FDP 阳性或增高是体内纤溶亢进的标志，见于原发性纤溶症和继发性纤溶亢进，但不能鉴别二者。继发性纤溶亢进见于弥散性血管内凝血、恶性肿瘤、急性髓细胞白血病 M3、各种栓塞、器官移植的排斥反应、心肝肾疾病、溶栓治疗等。

二、诊断试验

1. 血浆组织型纤溶酶原激活物活性测定

【参考值】发色底物法：0.3～0.6 活化单位 /mL。

【临床意义】

（1）增高：表明纤溶活性亢进，见于原发性纤溶和继发性纤溶等。

（2）减低：表明纤溶活性减弱，见于血栓前状态和血栓性疾病，如动脉血栓形成、深静脉血栓形成、高脂血症、缺血性脑卒中等。

2. 血浆纤溶酶原活性（plasminogen activity，PLG：A）测定

【参考值】发色底物法：75%～140%。

【临床意义】

（1）PLG：A 增高：表示纤溶活性减低，见于血栓前状态和血栓性疾病。如弥散性血管内凝血、前置胎盘、大手术后。

（2）PLG：A 减低：表示纤溶活性增高，见于原发性纤溶症、继发性纤溶症和先天性纤溶酶原缺乏症。可作为易栓症的指标之一。

3. 血浆纤溶酶原激活抑制物 –1 活性（plasminogen activator inhibitor–1，PAI–1）测定

【参考值】发色底物法：0.1～1.0 抑制单位 /mL。

【临床意义】PAI–1 增高表示纤溶活性减低，见于血栓前状态和血栓性疾病。PAI–1 减低表示纤溶活性增高，见于原发性和继发性纤溶。

4. 血浆鱼精蛋白副凝固试验（plasma protamine paracoagulation test，3P 试验）

【参考值】阴性。

【临床意义】本试验特异性强，敏感性低，是鉴别原发性纤溶症和继发性纤溶症的试验之一。①阳性：见于弥散性血管内凝血的早、中期，假阳性见于恶性肿瘤、大出血、败血症、创伤、大手术、肾小球疾病等。②阴性：见于正常人、晚期弥散性血管内凝血和原发性纤溶症。

5. 血浆纤溶酶 – 抗纤溶酶复合物测定

【参考值】ELISA 法：0～150ng/mL。

【临床意义】本试验是反映纤溶酶活性较好的试验。增高见于血栓前状态和血栓性疾病，如弥散性血管内凝血、急性心肌梗死、脑血栓形成、肾病综合征、肺梗死、深静脉血栓形成等。

第六节 血液流变学检测

一、全血黏度测定

【原理】在两个共轴双圆筒、圆锥－平板或圆锥－圆锥等测量体的间隙中放入一定量的被检全血，其中一个测量体静悬，另一个则以某种速度旋转，由于血液摩擦力的作用，带动静悬测量体旋转一个角度，根据这一角度的变化可计算出全血黏度（blood viscosity）。

【参考值】旋转式黏度计法：参考值见表 14–1。

表 14–1 全血黏度参考值

切变速度	全血黏度（mPa·s）	
	男	女
200/s	3.84～5.30	3.39～4.41
50/s	4.94～6.99	4.16～5.62
5/s	8.80～16.05	6.56～11.99

【临床意义】

（1）全血黏度增高：见于高血压病、冠心病、心肌梗死、脑血栓形成、高脂血症、糖尿病、恶性肿瘤、肺源性心脏病、真性红细胞增多症、多发性骨髓瘤、原发性巨球蛋白血症、烧伤等。

（2）全血黏度减低：见于贫血、重度纤维蛋白原和其他凝血因子缺乏症。

二、血浆黏度测定

【原理】一定体积的受检血浆流经一定半径和一定长度的毛细管所需的时间，与该管两端压力差，表示血浆黏度（plasma viscosity）。

【参考值】毛细管式黏度计法：男性（4.25±0.41）mPa·s，女性（3.65±0.32）mPa·s。

【临床意义】血浆黏度增高见于：①高球蛋白血症：如多发性骨髓瘤、巨球蛋白血症、类风湿关节炎、系统性红斑狼疮等。②血脂增高：如糖尿病、高脂血症等。

第七节 血栓弹力图

血栓弹力图（thromboela stogram，TEG）是血液标本在凝固过程中血栓弹力仪描绘出的特殊图形，动态反映了纤维蛋白的形成速度，溶解状态和凝固状态的坚固性、弹力度等指标的变化。血栓弹力图可以反映红细胞的聚集状态、红细胞的刚性、血凝的速度及纤维蛋白溶解系统活性的高低等。

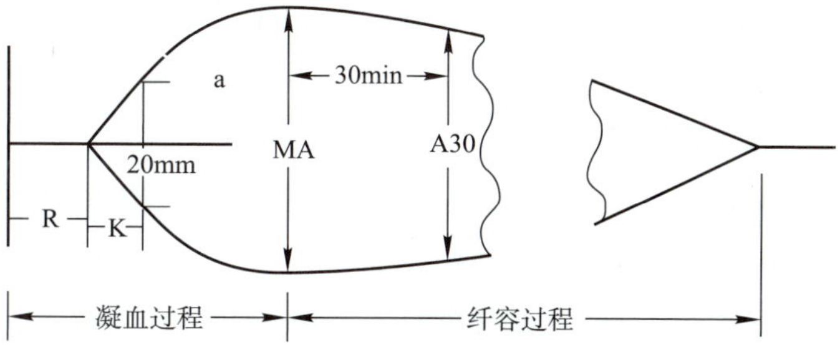

图 14-2　血栓弹力图

R：反应时间；K：凝固时间；MA：血栓形成的最大幅度；A30：MA 之后 30 分钟血栓幅度

【血栓弹力图监测指标】

（1）反应时间（R）指实验开始至纤维蛋白出现之前的时间，正常为 6～8 分钟，延长说明凝血障碍，缩短说明为高凝状态。

（2）K 时间指纤维蛋白出现至血栓幅度达到 20mm 时的时间，主要用以评估血栓达到某一强度的速度。K 值影响因素主要是纤维蛋白原及血小板。R+K= 凝血时间。

（3）α 角度指从血栓形成点作曲线最大弧度点切线，此切线与水平线的夹角，代表血栓形成的最大速度。影响因素主要是纤维蛋白原及血小板。

（4）最大幅度（MA）及最大弹力度（ME）反应血栓形成达到的最大强度或硬度及稳定性，受血小板影响最明显。

（5）MA 后 30 分钟血栓溶解剩余率 CL30=A30/MA×100%。 A30 即 MA 后 30 分钟血栓幅度。反应纤溶活性。

【临床意义】

（1）*血栓性疾病*：肾病综合征、尿毒症、冠状动脉粥样硬化性心脏病（冠心病）、心绞痛、心肌梗死、脑梗死（脑梗塞）、动静脉血栓形成等，R 值及 K 值明显减少，而 MA 值及 ME 值增大。

（2）*血小板异常性疾病*：原发性和继发性血小板减少症，R 和 K 值增大，而 MA 值和 ME 值降低。血小板功能异常性疾病则 MA 值明显降低。

（3）*凝血因子缺陷性疾病*：血友病类出血性疾病 R 值及 K 值显著增加，而 MA 值及 ME 值降低。

（4）*纤溶亢进性疾病*：原发性纤溶症、弥散性血管内凝血继发性纤溶，在突发纤溶时，TEG 可示纤溶的强度和速度。

第八节　检测项目的选择和应用

血栓与止血的检测主要用于临床有出血倾向、出血性疾病、血栓前状态和血栓性疾病的临床诊断、鉴别诊断、病情观察、疗效评价和预后判断，也用于抗栓治疗的监测。血栓与止血检查方法繁多，可先选择简单易行的筛选试验，再逐步做确诊试验。

一、一期止血缺陷试验的选择与应用

一期止血缺陷指血管壁和血小板异常所致的出血性疾病。

1. 筛选试验 选用血小板计数（Plt）和出血时间（BT）。检查结果分析如下：

（1）Plt 和 BT 都正常：多见于血管壁异常所致的出血性疾病，如过敏性紫癜、单纯性紫癜、遗传性出血性毛细胞血管扩张症和其他血管性紫癜。

（2）Plt 减少，BT 延长：为血小板减少性紫癜，如原发性或继发性血小板减少性紫癜。

（3）Plt 增多，BT 延长：多数为血小板增多症，如原发性或继发性血小板增多症。

（4）Plt 正常，BT 延长：见于：①血小板功能异常：如血小板无力症、PF_3 缺乏症、贮存池病；②某些凝血因子缺乏：如低（无）纤维蛋白原症、血管性血友病。

2. 诊断试验 怀疑血管壁异常，选用血管性血友病因子抗原、血管性血友病因子活性、6-酮-前列腺素 $F_{1\alpha}$、血浆内皮素-1、血浆凝血酶调节蛋白抗原等。血小板减少时，可选择骨髓穿刺涂片、骨髓活检、血小板寿命测定、血小板相关免疫球蛋白测定等。血小板功能异常时，可选择血小板黏附试验、血小板聚集试验、血块收缩时间、血小板 P 选择素、血浆血栓烷 B_2 测定等。

二、二期止血缺陷试验的选择与应用

二期止血缺陷指凝血因子缺乏和抗凝物质所致的出血性疾病。

1. 筛选试验 选用活化部分凝血活酶时间（APTT）和血浆凝血酶原时间（PT）测定。检查结果分析如下：

（1）APTT 和 PT 都正常：除正常人外，仅见于先天性和获得性因子ⅩⅢ缺乏症。

（2）APTT 延长，PT 正常：多数见于内源性凝血途径中一个或几个凝血因子缺乏，常见于血友病 A、血友病 B、因子Ⅺ缺乏症、弥散性血管内凝血、肝硬化等。

（3）APTT 正常，PT 延长：多数见于外源性凝血途径缺陷引起的出血性疾病，如遗传性因子Ⅶ缺乏症。

（4）APTT 和 PT 都延长：多数是由于共同凝血途径缺陷所引起的出血性疾病，如遗传性和获得性因子Ⅹ和Ⅴ、凝血酶原和纤维蛋白酶原缺乏症以及肝脏疾病、应用肝素等。

2. 诊断试验 怀疑凝血因子缺陷，选用血浆凝血因子Ⅷ、Ⅸ、Ⅺ、Ⅻ、Ⅱ、Ⅴ、Ⅶ、Ⅹ促凝活性及纤维蛋白原测定，因子定性试验，可溶性纤维蛋白单体复合物测定等。怀疑病理性或生理性抗凝物质异常，选用血浆抗凝血酶活性、蛋白 C 活性、游离蛋白 S 抗原和总蛋白 S 抗原、凝血酶-抗凝血酶复合物测定，必要时检测肝素定量等。

三、纤溶亢进性出血试验的选择与应用

纤溶亢进性出血指纤维蛋白（原）和某些凝血因子被纤溶酶降解所引起的出血。包括原发性纤溶和继发性纤溶两种。

1. 筛选试验 选用 FDP 和 D-二聚体。检查结果分析如下：

（1）FDP 和 D-二聚体均正常：表示纤溶活性正常，临床出血与纤溶无关。

（2）FDP 阳性，D-二聚体阴性：多数为原发性纤溶症或 FDP 假阳性，如肝病、术后大出血、重症弥散性血管内凝血、纤溶初期等。

（3）FDP 阴性，D-二聚体阳性：多数为继发性纤溶症或 FDP 假阴性，如弥散性血管内凝血、血栓形成和溶栓治疗等。

NOTE

（4）FDP 和 D- 二聚体均阳性：见于继发性纤溶，如弥散性血管内凝血和溶栓治疗等。

2. 诊断试验　可选血浆组织型纤溶酶原激活剂活性、纤溶酶原活性、纤溶酶原激活抑制物 -1 活性测定，鱼精蛋白副凝固试验，纤溶酶 - 抗纤溶酶复合物、D- 二聚体定量、FDP 定量测定等。

3. 弥散性血管内凝血（DIC）检查法　DIC 是一种发生在感染（败血症）、外科手术或创伤、恶性肿瘤、产科意外等许多疾病基础上，由致病因素激活凝血系统，导致全身微血栓形成，凝血因子被大量消耗并继发纤溶亢进，引起全身出血的综合征。发病早期凝血系统功能亢进，使血液处于高凝状态而导致弥漫性微血管内血小板聚集和血栓形成，其后消耗大量凝血因子和继发性纤溶亢进，临床表现为出血、栓塞、微循环障碍及溶血等。

诊断 DIC 需根据病人的临床资料和实验室检查综合判断。DIC 诊断目前推荐 ISTH/SSC 诊断评分系统。首先评估患者是否存在 DIC 相关病因，其次根据实验室检查结果计分，积分≥5 分，为显性 DIC，如果 <5 分，每 1～2 天重复积分，如≥5 分，为隐性 DIC。该评分系统如下：

显性 DIC 诊断：①危险评估：存在相关疾病记 2 分。②计分标准：血小板正常计 0 分，<100×10^9/L 计 1 分，<50×10^9/L 计 2 分；纤维蛋白标志物不升高计 0 分，轻度升高计 1 分，明显升高计 2 分；PT 延长 <3 秒计 0 分，3～6 秒计 1 分，>6 秒计 3 分；纤维蛋白原 >1g/L 计 0 分，<1g/L 计 1 分。③积分≥5 分可诊断，并每天重复积分。

隐性 DIC 诊断：如果积分 <5 分，1～2 天后重复评估，对比前一天结果，如果血小板降低、PT 延长、D- 二聚体升高、蛋白 C 活性降低、抗凝血酶活性降低分别计 1 分，相反变化计 -1 分，如果积分≥5 分，诊断隐性 DIC，并每天重复积分。

四、血栓前状态

血栓前状态是指血液有形成分和无形成分的生物化学和流变学发生某些变化，这些变化可反映血管内皮细胞受损或受刺激，血小板和白细胞被激活或功能亢进，凝血蛋白含量增高或被激活，抗凝蛋白的含量减少或结构异常，纤溶因子含量减低或活性减弱，血液黏度增高和血流减慢等一系列的病理状态。观察和诊断血栓前状态可从下列几方面考虑：

1. 基础疾病　有心脑血管疾病、静脉血栓形成、妊娠高血压综合征、肾病综合征、系统性红斑狼疮、糖尿病、严重创伤、大手术、恶性肿瘤和器官移植等。

2. 筛选试验　血小板增多，血小板聚集功能增强，活化部分凝血活酶时间和血浆凝血酶原时间缩短，纤维蛋白含量增多，全血和血浆黏度增高等。

3. 常用试验　①血管性血友病因子抗原：增高反映血管内皮细胞损伤。② β 血小板球蛋白：增高反映血小板被激活。③可溶性纤维蛋白单体复合物：增高反映凝血酶生成增多。④抗凝血酶活性：减低反映凝血酶的活性增强。⑤ FDP 和 DD：减少反映纤溶酶活性减低。

4. 特殊试验　①凝血酶调节蛋白和（或）内皮素 -1：增高反映血管内皮细胞受损。② P 选择素和（或）11- 去氢 - 血栓素 B：增高反映血小板被激活。③凝血酶原片段 1+2 和（或）纤维蛋白肽 A：增高反映凝血酶的活性增强。④凝血酶 - 抗凝血酶复合物：增高反映凝血酶的活性增强。⑤组织因子活性：增高反映外源凝血系统的凝血活性增强。⑥纤溶酶 - 抗纤溶酶复合物：减少反映纤溶酶活性减低。

【复习思考题】

1. 血管壁检测有哪些筛检试验？

2. 血小板相关免疫球蛋白测定有何临床意义？

3. 活化部分凝血活酶时间测定有何临床意义？

4. 血浆凝血酶原时间测定有何临床意义？

5. 纤溶活性检测有哪些筛检试验？如何鉴别原发性与继发性纤溶症？

6. 简述弥散性血管内凝血（DIC）诊断 ISTH/SSC 诊断评分系统（显性 DIC 诊断、隐性 DIC 诊断）。

第十五章　排泄物、分泌物及体液检查

【学习要求】

1. 掌握尿液、粪便一般性状检查、化学检查、显微镜检查。掌握尿沉渣计数、粪便细菌学检查的临床意义。掌握渗出液与漏出液的鉴别。

2. 熟悉尿液检查的标本采集与保存、泌尿系统常见疾病的尿液特点。熟悉痰液的一般性状检查、显微镜检查及细菌培养的临床意义。熟悉浆膜腔穿刺液的一般性状检查、化学检查、显微镜检及细菌学检查的临床意义。熟悉脑脊液检查的适应证、禁忌证及常见中枢神经系统疾病的脑脊液特点。

3. 了解尿液其他检查的临床意义。了解痰液检查的标本采集。了解生殖系统体液检查的临床意义。

【学习方法】

学习排泄物、分泌物及体液检查时应联系该代谢物的生理来源和代谢途径，掌握这些排泄物、分泌物及体液的组成，生理功能，以及与之相应的临床意义。根据体液分泌物的一般性状、化学成分、细胞形态特征等分析其变化与疾病的联系，初步明确哪个器官（系统）受累，进而寻找疾病诊断方向。重点理解各种蛋白尿的形成、累及的病变部位，从而更容易理解其临床意义。理解尿液红细胞形态受 pH 值、渗透压及红细胞来源的影响；管型的形成条件及各种管型出现的临床意义。学习浆膜腔积液时，要根据浆膜腔积液产生的原因及性质，理解渗出液与漏出液的主要区别。

第一节　尿液检查

尿液的生成包括肾小球滤过、肾小管和集合管重吸收和排泌。尿液的组成和性状反映机体的代谢状况，同时又受机体各系统功能状态的影响，其中最重要的是泌尿系统。因此尿液变化既可反映泌尿系统疾病，也对其他系统疾病的诊断、预后有重要意义。

1. 泌尿系统疾病的诊断和疗效观察　泌尿系统的炎症、结核、结石、肿瘤、肾衰竭及肾脏移植排斥反应时可引起尿液变化，治疗好转后尿液相应指标也随之改善，因此尿液检测是诊断泌尿系统疾病及疗效判断的首选项目。

2. 其他系统疾病的诊断　如糖尿病尿糖检查、急性胰腺炎尿淀粉酶检查、黄疸尿三胆检查、多发性骨髓瘤尿本－周蛋白检查等，均有助于相应疾病的诊断。

3. 用药监护　某些药物如氨基糖苷类抗生素、多黏菌素 B、磺胺类药物等，可致肾损害，因此用药前及用药过程中需检测尿液变化，以确保用药安全。

NOTE

一、标本采集与保存

尿常规检查一般以清晨首次尿为好，也可采用新鲜随机尿，并在留样半小时之内送检。成年女性应避开月经期，并防止阴道分泌物混入。尿细菌培养时，用肥皂水或碘伏清洗外阴或阴茎头后，留取中段尿 10～20mL 置无菌容器中，立即送检，2 小时内接种。24 小时尿用于尿蛋白、尿肌酐、电解质等定量检查，应冷藏保存或适当加入防腐剂（如甲醛、盐酸等）。

二、一般性状检查

（一）尿量

正常人尿量为 24 小时 1000～2000mL，尿量多少与饮水多少等有关；病理情况与肾脏损害及内分泌疾病等有关。

1. 尿量增多 24 小时尿量超过 2500mL，为多尿（polyuria）。生理性尿量增多见于水摄入过多或进食有利尿作用的食物（如咖啡、茶）等。病理性尿量增多可见于内分泌疾病如糖尿病、尿崩症，浓缩障碍的肾脏疾病如慢性肾盂肾炎、慢性肾间质肾炎、急性肾衰竭多尿期等。

2. 尿量减少 尿量少于 400mL/24h 或 17mL/h 为少尿（oliguria）；尿量少于 100mL/24h 为无尿（anuria）。少尿或无尿见于：①肾前性：各种原因引起的肾灌注不足，如休克、心衰、脱水等。②肾性：各种肾实质损伤，如急性肾小球肾炎、急性肾衰竭少尿期、慢性肾衰竭等。③肾后性：各种原因引起的尿路梗阻或排尿功能障碍（如结石、尿路狭窄、肿瘤等）。

（二）尿液外观

正常新鲜尿液呈淡黄色至深黄色，清澈透明，尿液颜色可受食物、尿色素、药物等影响。病理性尿液外观改变见于以下情况：

1. 血尿（hematuria） 呈淡红色、洗肉水样，可混有血凝块。血尿多见于泌尿系统炎症、结石、结核、肿瘤、外伤等，也可见于出血性疾病（如血友病、血小板减少性紫癜）。

2. 血红蛋白尿及肌红蛋白尿 ①血红蛋白尿（hemoglobinuria）：尿液呈浓茶色或酱油色，实验室检查尿液隐血试验为阳性而镜检无红细胞，多见于严重的血管内溶血（如蚕豆病、血型不合的输血反应、阵发性睡眠性血红蛋白尿等）。②肌红蛋白尿（myoglobinuria）：生理情况偶见于正常人剧烈运动后，病理情况常见于挤压综合征、缺血性肌坏死等。

3. 脓尿和菌尿 新鲜尿液呈白色混浊或云雾状，加热或加酸均不能使混浊消失。脓尿（pyuria）和菌尿（bacteriuria）是由于尿内含有大量细菌、脓细胞或炎性渗出物所致，见于泌尿系统感染如膀胱炎、肾盂肾炎等。

4. 乳糜尿 尿中混有淋巴液而呈乳白色，称为乳糜尿（chyluria）；若同时混有血液则为乳糜血尿（hematochyluria）。乳糜尿及乳糜血尿可见于丝虫病及肾周围淋巴管梗阻。

5. 脂肪尿 脂肪尿（lipiduria）为尿中出现脂肪小滴。用乙醚等抽提乳糜微粒、脂肪小滴，可使尿液变清。脂肪尿可见于脂肪挤压损伤、骨折和肾病综合征等。

6. 胆红素尿和尿胆原尿 胆红素尿（bilirubinuria）尿液深黄，振荡后出现黄色泡沫且不易消失，尿内含有结合胆红素，常见于阻塞性黄疸和肝细胞性黄疸。尿胆原尿（urobilinogenuria）为尿中尿胆原增加，常见于溶血性黄疸和肝细胞性黄疸。

NOTE

（三）气味

正常尿液的气味来自尿中挥发性酸。尿液长时间放置后，尿素分解可产生氨臭味。慢性膀胱炎及尿潴留时，新鲜尿液即有氨味。有机磷杀虫剂中毒者，尿液可有蒜臭味。糖尿病酮症酸中毒者，尿有烂苹果味。

（四）酸碱性

正常人尿液呈弱酸性，pH 值 5.0～7.0，平均 6.5。尿 pH 值降低，见于蛋白质摄入量多、代谢性酸中毒、高热、痛风及口服维生素 C 等酸性药物。尿 pH 值增高，见于代谢性碱中毒、肾小管性酸中毒、应用碳酸氢钠等碱性药物。

（五）尿比密

尿比密（specific gravity of urine，SG）是指在 4℃条件下，尿液与同体积纯水的质量之比。尿比密受尿中可溶性物质的量及尿量的影响。正常人尿比密 1.015～1.025，晨尿一般大于 1.020，婴幼儿尿比密偏低。尿比密增高，见于急性肾小球肾炎、肾病综合征、糖尿病、血容量不足等。尿比密降低，见于大量饮水、慢性肾小球肾炎、肾小管间质疾病、急性肾衰竭、慢性肾衰竭等。肾实质严重损害的终末期，尿比密固定于 1.010 左右，称为等张尿（isotonic urine，isosthenuria）。尿崩症时尿比密下降严重，常小于 1.003。

三、化学检查

（一）尿蛋白

健康成人经尿排出的蛋白总量为 0～80mg/24h。当尿液用常规定性方法检查蛋白呈阳性或定量检查持续超过 150mg/24h 或尿蛋白 / 肌酐比率 >200mg/g，称蛋白尿（proteinuria）。

1. 生理性蛋白尿（physiological proteinuria） 指泌尿系统无器质性病变，因发热、寒冷、剧烈运动、精神紧张、交感神经兴奋及血管活性物质刺激等所致的血流动力学改变，使肾血管痉挛、充血，导致肾小球毛细血管壁通透性增加，而暂时出现的蛋白尿。其特点是程度较轻〔定性检查不超过（+），定量检查不超过 120～500mg/24h〕，持续时间较短，解除诱因后消失。

2. 病理性蛋白尿（pathological proteinuria） 指因肾脏或肾外疾病所致的蛋白尿，其病因较多，且多为持续性蛋白尿。以下分述 6 种病理性蛋白尿。

（1）肾小球性蛋白尿（glomerular proteinuria）：是最常见的一种蛋白尿，为炎症等原因导致肾小球滤过膜通透性增加和（或）电荷屏障受损，血浆蛋白大量滤出，超过肾小管重吸收能力所致的蛋白尿。其特点常表现为量多，组分以大中分子量蛋白为主。见于原发性肾小球疾病如急性肾小球肾炎、急进性肾小球肾炎、隐匿性肾小球肾炎、慢性肾小球肾炎、肾病综合征和某些继发性肾小球疾病如糖尿病肾病及系统性红斑狼疮肾病等。

根据病变滤过膜损伤程度及蛋白尿的组分可将肾小球性蛋白尿分为两种：①选择性蛋白尿（selective proteinuria）：肾小球滤过膜损害较轻，以中分子量白蛋白为主，有少量小分子量蛋白，尿中无或很少大分子量蛋白质（IgG、IgA、IgM、补体 C_3），常见于微小病变型肾病。②非选择性蛋白尿（non-selective proteinuria）：肾小球滤过膜损害严重，尿内出现不同分子量的蛋白，尤其是 IgG、IgA、IgM、补体 C_3 等大分子量蛋白，见于各类原发或继发性肾小球疾病。蛋白尿选择性的判断，意义在于对肾脏病的诊断、治疗及预后评估，一般情况下非选择性蛋白尿治疗效果不佳，常提示预后不良。

NOTE

（2）肾小管性蛋白尿（tubular proteinuria）：肾小球滤过功能正常，但肾小管功能损害，导致近曲小管对低分子量蛋白质重吸收功能减退所产生的蛋白尿。常见于肾盂肾炎、间质性肾炎、中毒性肾病（如汞、镉、铋、庆大霉素、多黏菌素等）、肾移植术后及某些中药（如木通、马兜铃）过量等。

（3）混合性蛋白尿（mixed proteinuria）：肾脏疾病同时累及肾小球和肾小管而产生的蛋白尿。其特点为蛋白量多，以大中分子为主，见于慢性肾小球肾炎后期累及肾小管、间质性肾炎后期累及肾小球及可同时累及肾小球和肾小管的全身性疾病（如糖尿病、系统性红斑狼疮等）。

（4）溢出性蛋白尿（overflow proteinuria）：肾小球滤过与肾小管重吸收功能正常，但由于血浆中出现异常增多的低分子量蛋白质，超过肾小管重吸收能力，出现的蛋白尿。见于多发性骨髓瘤引起的轻链尿、血管内溶血引起的血红蛋白尿、大面积心肌梗死及挤压综合征引起的肌红蛋白尿。

（5）组织性蛋白尿（histic proteinuria）：尿液中含有由肾组织被破坏分解或肾小管代谢产生及炎症、药物刺激分泌的蛋白质。多为低分子量蛋白尿，以 Tamm–Horsfall（T–H）糖蛋白为主要成分，见于肾盂肾炎、尿路肿瘤等。

（6）假性蛋白尿（false proteinuria）：肾以外泌尿系统疾病（膀胱炎、尿道炎或尿道出血等）产生的脓、血、黏液等成分或阴道分泌物混入导致尿蛋白定性试验阳性。

（二）尿糖

尿中是否出现葡萄糖取决于肾血流量、肾糖阈和血糖浓度。正常人尿中可有微量葡萄糖（0.56～5.0mmol/24h），定性试验为阴性。当肾糖阈降低或血糖升高超过肾糖阈（8.89mmol/L）时，尿糖定性试验为阳性，称为糖尿，一般指葡萄糖尿（glucosuria）。除葡萄糖之外，尿中还可出现微量乳糖、半乳糖、核糖和果糖等，而临床关注的主要是葡萄糖。

1. 血糖增高性糖尿 血糖增高超出肾小管重吸收阈值，亦可同时伴有肾小管损伤而重吸收阈值降低。常见于糖尿病，也可见于库欣综合征、甲状腺功能亢进、胰腺炎及嗜铬细胞瘤等。

2. 血糖正常性糖尿 血糖正常，而肾小管病变、损伤，导致肾糖阈降低，也称肾性糖尿（renal glucosuria）。常见于慢性肾炎、间质性肾炎和肾病综合征等。

3. 暂时性糖尿 非病理因素引起的一过性糖尿。①生理性糖尿：如静脉大量输入葡萄糖或一次性大量进食碳水化合物等，可引起一过性血糖升高，尿糖阳性；②应激性糖尿：见于脑出血、颅脑损伤、急性心梗等应激情况，肾上腺素或胰高血糖素分泌过多，出现血糖升高，尿糖阳性。

4. 其他糖尿 非葡萄糖性糖尿。肾小管重吸收果糖、乳糖、半乳糖和核糖等的能力远低于葡萄糖，当上述糖类摄入过多或体内代谢紊乱生成过多时，可出现相应的糖尿。如哺乳期产生乳糖增多，可出现乳糖尿。

5. 假性糖尿 尿中具有还原性的物质可使班氏尿糖定性试剂出现阳性反应。还原性物质如维生素 C、尿酸、葡萄糖醛酸，或一些随尿液排出的药物如链霉素、异烟肼、阿司匹林、黄连、大黄等。

（三）酮体

NOTE

酮体（ketone bodies，KET）是β-羟丁酸、乙酰乙酸和丙酮的总称。三者是体内脂肪代谢的中间产物。当体内糖分解代谢不足时，脂肪分解活跃产生大量酮体，超过肝外组织利用速度，使血酮升高，酮体血浓度超出肾阈值即可出现酮尿（ketonuria）。

正常人定性检测尿酮体为阴性。糖尿病酮症酸中毒时常呈强阳性；妊娠剧吐、高热、过度节食等因脂肪分解增强均可出现酮体阳性；肝硬化、酒精性肝炎等因糖代谢障碍也可出现酮尿。

（四）尿胆红素与尿胆原

肝脏疾病及胆道梗阻时，血中结合胆红素升高，经过肾小球滤过后从尿中排出为尿胆红素。在胆红素肠肝循环中小部分尿胆原从肾小球滤过，经肾小管排出，即为尿中尿胆原。尿胆原与空气接触变成尿胆素。尿胆红素、尿胆原和尿胆素三者共称“尿三胆”。

尿胆红素增高，见于肝细胞性黄疸及阻塞性黄疸。肝细胞性黄疸尿胆原轻中度增高；溶血性黄疸尿胆原明显增高。尿胆原减少，见于阻塞性黄疸。

（五）尿白细胞酯酶

白细胞酯酶是存在于人体粒细胞内的一种酶类，该酶检测对泌尿道感染有辅助诊断意义。但不能检测出尿液中的单核细胞和淋巴细胞，故不适于免疫性肾病、泌尿系结核、急性淋巴白血病和肾移植排异反应时淋巴细胞增多的情况，该试验具有一定局限性。

（六）尿亚硝酸盐

正常尿液中存在适量硝酸盐，当泌尿道感染时，尿中某些细菌含有硝酸盐还原酶，可将硝酸盐还原为亚硝酸盐，此试验为阳性。感染检出率与细菌的种类有关，肠杆菌科细菌（大肠埃希菌、肺炎克雷伯菌等）、部分非发酵菌（铜绿假单胞菌）可呈阳性反应，部分革兰阳性球菌（如粪链球菌）呈阴性反应。本试验阳性提示尿路感染的可能，阴性则不能排除尿路细菌（无硝酸盐还原酶细菌）感染。

四、显微镜检查

尿沉渣检查是对尿液离心沉淀物中有形成分的分析，主要检查细胞、管型和结晶等。方法为新鲜混匀的尿液 10mL 离心，用玻片法检查。检查 10 个高倍视野（high power field，HP），计数 10 个视野所见到的最低数和最高数。以白细胞为例，+ 为 5～10/HP，++ 为 10～15/HP，+++ 为 15～20/HP，++++ 表示超过 20/HP。管型用高倍镜观察，但计数 20 个低倍视野，报告一个低倍视野（low power field，LP）的平均值，如 1～2/LP，记录结果。

（一）细胞

尿内常见多种细胞，见图 15–1。

1. 红细胞 尿沉渣中红细胞为浅黄色双凹圆盘状；碱性尿中红细胞边缘不规则；高渗尿中红细胞呈表面带刺的桑椹状；低渗尿中红细胞吸水胀大，甚或可有血红蛋白逸出，呈大小不等的空环形，称红细胞淡影（blood shadow）。

正常尿中无红细胞，若离心尿沉渣每高倍视野均有 1～2 红细胞，即为异常。若红细胞 ≥3/HP，尿外观无血色者，称为镜下血尿（microscopic hematuria）。尿内含血量较多，外观呈淡红色、红色甚或带有血凝块，称肉眼血尿（gross hematuria）。血尿常见于肾小球肾炎、尿路感染、肾结核、肾结石、狼疮性肾炎、紫癜性肾炎、血友病及泌尿系肿瘤等。

参考值：玻片法 0～3/HP。定量检查 0～5/μL。

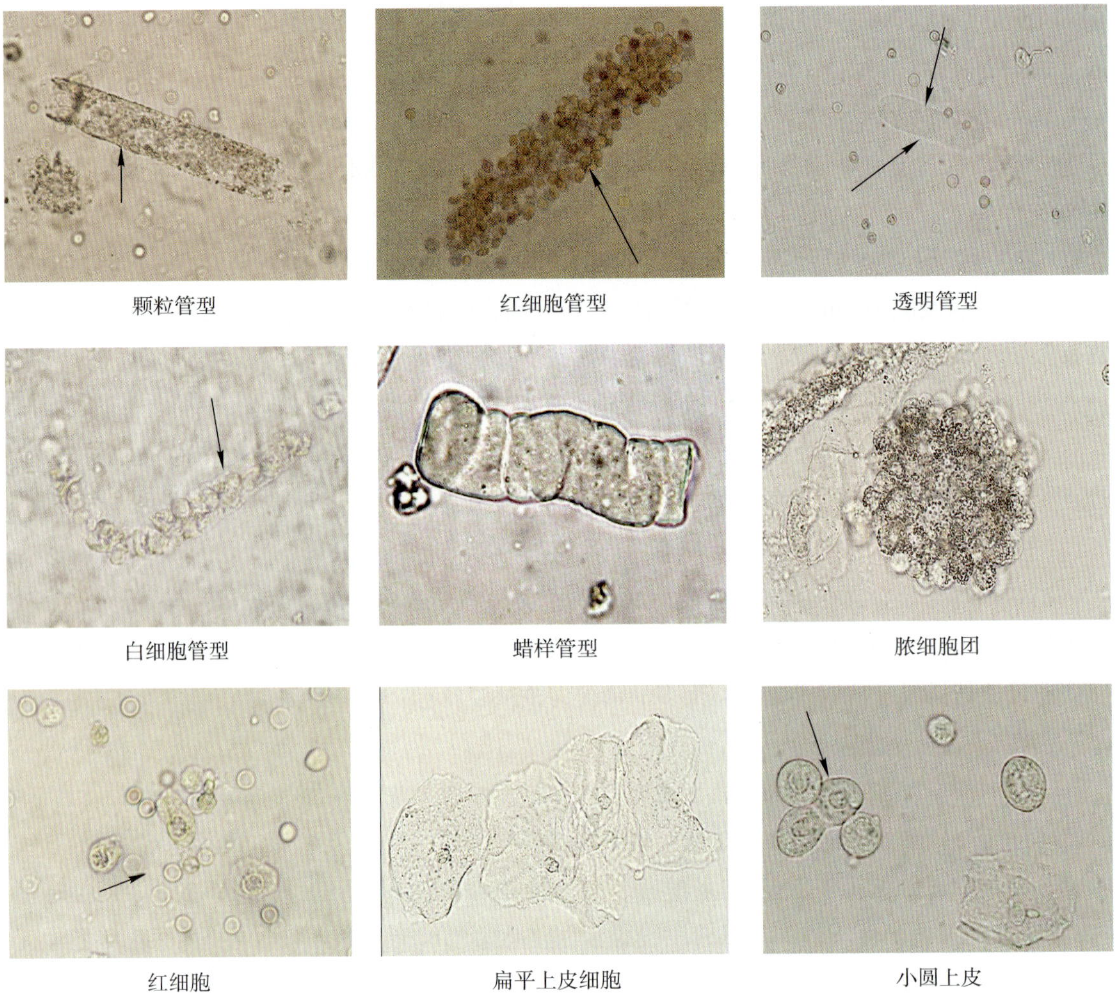

图 15-1 尿内常见的各种细胞和管型（图片摘自北京市临床检验中心）

2. 白细胞和脓细胞 新鲜尿中白细胞外形完整，无明显的退行性改变，胞核清楚，常分散存在，浆内颗粒清晰可见。尿中以中性粒细胞较多见，也可见到少量淋巴细胞和单核细胞。脓细胞外形不规则，结构模糊，胞质内充满粗大颗粒，核不清楚，细胞常聚集成团，为炎症过程中破坏或死亡的中性粒细胞。成人离心尿沉渣白细胞 0～5/HP。如每高倍视野超过 5 个，为白细胞或脓细胞增多，多见于泌尿系统感染，如肾盂肾炎、肾结核、膀胱炎或尿道炎等。成年女性患生殖系统炎症时，因有阴道分泌物混入尿内，除有成团脓细胞外，还可见多量扁平上皮细胞。

参考值：玻片法 0～5/HP。定量检查 0～10/μL。

3. 上皮细胞

（1）肾小管上皮细胞：来自远曲小管和近曲肾小管。尿中出现此细胞常提示肾小管病变，见于急性肾小管坏死、急性间质性肾炎、肾移植急性排异反应等。

（2）移行上皮细胞：①表层移行上皮细胞（大圆上皮细胞）：主要来自膀胱上皮表层、尿道和阴道上皮中层。②中层移行上皮细胞（尾形上皮细胞）：主要来自肾盂，有时来自输尿管。

正常尿中无或偶见移行上皮细胞，增多见于泌尿系统炎症；大圆上皮细胞见于膀胱炎，尾形上皮细胞见于肾盂肾炎、输尿管炎。

（3）扁平上皮细胞：来自尿道及阴道表层上皮，见于尿道炎。女性患者，如有大量扁平上皮细胞伴成堆中性粒细胞可能为白带污染。

（二）管型

管型（cast）是蛋白质、细胞或碎片在肾小管、集合管中凝固而成的圆柱形蛋白聚体。管型的形成条件：①蛋白尿存在；②肾小管具有浓缩和酸化尿液的功能；③具有可交替使用的肾单位，处于休息状态的肾单位尿液淤滞，有足够的时间形成管型。常见尿内各种管型形态如图 15-1。

1. 透明管型（hyaline cast） 为无色透明、内部结构均匀的圆柱状体，两端钝圆，偶尔含有少量颗粒。由于折光性低，需在暗视野下观察。正常人低倍镜下见不到或偶见。在运动、重体力劳动、心力衰竭、发热时可见少量；在肾病综合征、慢性肾炎等时明显增多。

2. 颗粒管型（granular cast） 为肾实质病变崩解的细胞碎片、血浆蛋白及其他有形物凝聚于糖蛋白基质上而成，颗粒常超过 1/3 管型体积，分为粗颗粒管型和细颗粒管型。粗颗粒管型见于慢性肾炎、肾盂肾炎或药物中毒等引起的肾小管损伤。大量细颗粒管型见于慢性肾炎或急性肾小球肾炎后期。少量细颗粒管型可见于正常人。

3. 细胞管型 管型基质中含有细胞，细胞所占体积超过管型体积的 1/3，称为细胞管型（cellular cast）。细胞管型常提示肾实质损害处于活跃期。按其所含细胞可分为：

（1）肾小管上皮细胞管型（renal tubular epithelium cast）：各种原因所致的肾小管损伤时出现，见于急性肾小管坏死、急性间质性肾炎、肾病综合征、慢性肾小球肾炎及重金属中毒（镉、汞、铋）等。

（2）红细胞管型（erythrocyte cast）：常与肾小球性血尿同时存在，常见于肾小球疾病如急性或慢性肾小球肾炎、狼疮性肾炎等。

（3）白细胞管型（leucocyte cast）：常见于肾盂肾炎、间质性肾炎等。

4. 脂肪管型（fatty cast） 管型基质中含有脂肪小粒或脂肪变性的上皮细胞占整个管型的 1/3 以上，常见于肾病综合征、慢性肾小球肾炎急性发作及中毒性肾病。

5. 蜡样管型 由颗粒管型、细胞管型在肾小管中长期停留变性后形成。蜡样管型（waxy cast）多提示有严重的肾小管变性坏死，预后不良，见于慢性肾衰竭、慢性肾小球肾炎晚期等。

6. 肾衰竭管型（renal failure cast） 由坏死脱落的上皮细胞碎片构成，在扩大的集合管内凝集而成。常见于急性肾衰竭多尿期，慢性肾衰竭时大量出现，提示预后不良。

7. 细菌管型（bacterial cast） 管型基质中含有大量细菌、真菌，见于感染性肾疾病。

8. 结晶管型（crystal cast） 管型基质中含盐类、药物等化学物质结晶。

（三）结晶体（crystal）

尿液较浓缩、偏酸性，低温下出现盐类结晶无临床意义。结晶体频繁出现于新鲜尿中并伴有较多红细胞应怀疑肾结石的可能。易在碱性尿中出现的结晶体有磷酸钙、碳酸钙和尿酸钙晶体等。易在酸性尿中出现的结晶体有尿酸、草酸钙、胆红素、酪氨酸、亮氨酸、胱氨酸、胆固醇、磺胺等。

（四）病原体

用无菌操作取清洁中段尿，做尿液直接涂片镜检，或细菌定量培养，或形态染色鉴定，均是检查尿液病原体的方法。①细菌定量培养：清洁中段尿定量细菌培养≥10^5/mL 为阳性，<10^4/mL 为污染，10^4～10^5/mL 应结合临床判断。②直接涂片镜检：无菌条件下每个油镜视野

见到 1 个以上细菌为阳性。病原体检查阳性，有助于泌尿系统感染（如肾盂肾炎、膀胱炎等）的诊断；找到抗酸杆菌有助于肾结核的诊断。

五、尿液的其他检查

1. 尿红细胞形态　用相差显微镜观察红细胞形态，可分辨肾小球源性血尿与非肾小球源性血尿。

（1）肾小球源性血尿（glomerular hematuria）：红细胞通过病变的肾小球基膜裂孔时受到挤压，再经各段肾小管中不同 pH 值和渗透压变化的影响，使红细胞出现大小不一、形态异常及血红蛋白含量变化，即红细胞呈多形性改变（红细胞非均一性），血尿为“非均一性血尿”。

（2）非肾小球源性血尿（non glomerular hematuria）：肾小球以下部位和泌尿通路上的出血，多因毛细血管破裂引起出血，故红细胞形态可完全正常（红细胞均一性），血尿为“均一性血尿”。

【临床意义】尿红细胞形态，多形性红细胞 >80% 时，提示肾小球源性血尿，见于各类肾小球疾病，应进一步明确诊断；多形性红细胞 <50% 时，提示非肾小球源性血尿，见于肾盂肾炎、膀胱炎、结石及肿瘤等。

2. 1 小时细胞排泄率　准确收集患者 3 小时的尿液，立即进行细胞计数，所得细胞数按 1 小时折算。

【参考值】白细胞：男性 $<7\times10^4$/h，女性 $<14\times10^4$/h。

红细胞：男性 $<3\times10^4$/h，女性 $<4\times10^4$/h。

【临床意义】急慢性肾炎红细胞增加。泌尿系感染，如急慢性肾盂肾炎及急性膀胱炎，白细胞增加。

3. 尿微量白蛋白测定　尿中白蛋白超过正常水平但低于常规方法可检出范围。当肾小球滤过膜损伤通透性增加，超出肾小管重吸收能力时，尿中白蛋白升高，用于了解尿中白蛋白早期微量变化。常用 24 小时尿白蛋白排泄总量，即尿白蛋白排泄率（urine albumin excretion rate，UAE）表示，也可用尿白蛋白 / 肌酐比值表示。

【参考值】免疫比浊法：尿白蛋白 <20mg/L，UAE<30mg/24h 尿（<20ug/min 尿）。

尿白蛋白 / 肌酐比值：（1.27±0.78）mg/mmoL。

【临床意义】主要用于早期肾损害的诊断，是糖尿病、高血压、系统性红斑狼疮等全身性疾病和原发性肾小球疾病早期肾损害的敏感指标。此外高血压、肥胖、高脂血症、剧烈运动及饮酒也可致微量白蛋白尿。

4. 尿特种蛋白　尿特种蛋白指尿 α_1 微球蛋白、β_2 微球蛋白、白蛋白、转铁蛋白、免疫球蛋白及补体 C_3。正常情况下肾小球基底膜对大中分子蛋白（免疫球蛋白、补体 C_3、白蛋白、转铁蛋白等）很难通过，对小分子蛋白（α_1 微球蛋白、β_2 微球蛋白）可自由通过，但几乎全部被肾小管重吸收，尿中极少。当肾小球病变时，因毛细血管壁增厚、变形、断裂、结构破坏，尿内可出现蛋白。检测尿特种蛋白主要是分析蛋白尿组分的性质，进行蛋白尿选择性和非选择性分析，从而有助于病情轻重、治疗效果及预后的判断。

【临床意义】①微小病变性肾病和肾小管疾病如急性肾盂肾炎、中毒性肾病等，表现为选择性蛋白尿。②肾小球损害，如各类肾小球肾炎、肾病综合征等，表现为非选择性蛋白尿。尿

IgM 增高，提示肾小球滤过膜损害严重、治疗效果及预后差。③整个肾单位受损，如慢性肾小球肾炎晚期、严重间质性肾炎累及肾小球以及慢性肾衰竭等，常出现混合性蛋白尿。

5. 尿纤维蛋白降解产物（FDP） 纤维蛋白原或纤维蛋白在纤维蛋白溶解酶作用下产生 FDP。肾小球病变时，由于局部凝血、微血栓形成，滤过膜通透性改变，尿中可出现 FDP。

【参考值】 FDP 阴性。

【临床意义】 ①原发性肾小球疾病尿内出现 FDP 并有进行性升高，说明肾脏病变在进行性发展，预后较差；同时提示肾小球内有局部凝血等变化，是抗凝治疗的指征。②尿 FDP 阳性还见于弥散性血管内凝血、原发性纤溶性疾病、肾肿瘤、泌尿系统感染、肾移植排斥反应等。

6. 尿溶菌酶（lysozyme） 溶菌酶来自单核细胞和中性粒细胞，是一种能溶解某些细菌的酶类。可通过肾小球基底膜，几乎全部被肾小管重吸收。当肾小管损伤时，重吸收减少，尿溶菌酶升高。

【参考值】 尿液：0～2mg/L。

【临床意义】 尿溶菌酶测定是肾小管重吸收功能的指标，炎症、中毒时升高，也是肾小管与肾小球病变的鉴别指标。也可用作预后判断，急性肾小管坏死时，尿溶菌酶持续升高，预后差；慢性肾小球肾炎、肾衰竭时升高，预后差。

六、尿液自动化仪器检测

尿液自动化分析仪具有操作简单、快速、灵敏度高、重复性好等优点。常用的有干化学尿分析仪和尿沉渣分析仪，但就尿液沉渣有形成分形态学识别而言，“金标准”仍然是显微镜镜检结果。

1. 干化学尿分析仪 是用干化学法检测尿中某些成分的自动化仪器，可同时检测酸碱度、蛋白、葡萄糖、酮体、隐血、胆红素、尿胆原、比密、红细胞、白细胞、维生素等项目。但影响干化学尿自动分析仪检测结果的因素较多，易出现假阴性或假阳性，因此本法一般仅用作初诊病人或健康体检的筛选试验。

2. 尿沉渣自动分析仪 综合应用流式细胞技术和电阻抗法，定量检测非离心尿中的有形成分。主要检测红细胞、白细胞、细菌、上皮细胞、管型、酵母菌、精子、结晶等，并做定量报告。

泌尿系统常见疾病的尿液检查特点见表 15-1。

表 15-1　泌尿系统常见疾病的尿液检查特点

病名	颜色	比重	蛋白定性	红细胞	白细胞	管型	蛋白尿性质
急性肾小球肾炎	深黄色或洗肉水样	1.020～1.030	+～++	多量，变形红细胞为主	少量	透明管型及细颗粒管型为主，可见红细胞及肾上皮细胞管型	肾小球蛋白尿
慢性肾小球肾炎	淡黄色	1.010～1.020	+～+++	少量，变形红细胞为主	少量	细、粗颗粒管型，偶见脂肪管型、蜡样管型	肾小球性蛋白尿，后期为混合性蛋白尿
肾病综合征	淡黄色	1.020～1.040	+++～++++	少量	少量	脂肪管型、颗粒管型	肾小球性蛋白尿（选择性或非选择性）
急性肾盂肾炎	淡黄或血色	1.010～1.020	+++～++++	少量或多量	多量	白细胞管型	肾小管性蛋白尿

NOTE

续表

病名	颜色	比重	蛋白定性	红细胞	白细胞	管型	蛋白尿性质
慢性肾盂肾炎	浅黄色	1.010～1.020	+～++	少量	多量	白细胞管型、粗颗粒管型	肾小管性蛋白尿，后期为混合性蛋白尿
急性膀胱炎	淡黄色或血色	1.010～1.020	-～+	少量或多量	多量	无	无或偶然性蛋白尿

第二节　粪便检查

粪便是食物在消化道内经消化的最终产物。粪便检测有助于了解消化道有无感染、出血、肿瘤，以及胃肠、肝、胆、胰腺等器官的功能状况。

一、标本采集

1. 留取新鲜标本，盛于干燥洁净容器内，不可混有尿液、消毒液或其他物质。细菌学检查时应盛于加盖无菌容器内立即送检。

2. 一般检查留取指头大小新鲜粪便即可，孵化血吸虫毛蚴应留取全部粪便。

3. 采集标本时，应挑取脓血及黏液部分涂片检查。外观无异常的粪便应从表面、深部多点取样检查。

4. 检查阿米巴滋养体，应于排便后迅速取样，立即送检，并注意保温。

5. 检查蛲虫卵需用软黏透明纸拭子，在清晨排便前由肛周皱襞拭取标本，立即镜检。

6. 化学法隐血试验，受食用动物血或肝脏、瘦肉、大量绿叶蔬菜以及铁剂影响，检测可出现假阳性，应注意避免。还应避免牙龈出血、鼻出血及月经血所引起的假阳性。

7. 无粪便又必须检测时，可经肛门指诊采集粪便标本。

二、检测项目

（一）一般性状检查

首先肉眼观察粪便标本，根据粪便性状常能做出初步判断。

1. 量　正常人大多每日排便 1 次，重量为 100～300g，随进食量、食物种类及消化器官功能状态而异。若食物以细粮及肉类为主者，粪质细腻而量少；进食粗粮而纤维含量又较多者，则粪便量较多。当胃肠、胰腺有病变或其功能紊乱时，则粪便次数及粪量可增多，也可减少。

2. 颜色与性状　正常成人的粪便因含粪胆素而呈黄褐色成形软便，婴儿粪便可呈黄色或金黄色糊状便。饮食、药物或病理原因影响，粪便可发生颜色和性状改变。

（1）水样便或糊状便：由肠蠕动亢进或肠黏膜分泌过多引起，见于各种感染性和非感染性腹泻，如急性胃肠炎、甲状腺功能亢进症等。大量黄绿色稀汁样便并含有膜状物时，见于伪膜性肠炎。大量稀水样粪便，可见于艾滋病患者伴发肠道隐孢子虫感染。红豆汤样便，见于出血坏死性肠炎。

（2）柏油样便（tarry stool）：为黑色稀薄、黏稠、发亮的粪便，形似柏油，见于各种原因引起的上消化道出血。应与某些食物或药物引起的黑便鉴别。食用含铁食物（动物血、肝）

或药物可使粪便呈黑色且隐血试验阳性；服用活性炭、铋剂后，也可出现黑便，但隐血试验阴性。

（3）黏液脓性及黏液脓血便：提示下消化道有病变，如痢疾、溃疡性结肠炎、结肠或直肠癌等。黏液、脓或血的多少，取决于炎症的类型及程度。黏液稀便见于肠壁受刺激或发炎时，如肠炎、急性血吸虫病等。阿米巴痢疾以血为主，呈暗红色稀果酱样；细菌性痢疾则以黏液及脓为主，脓中带血。

（4）鲜血便：见于下消化道出血，如痔疮、肛裂、直肠息肉及直肠癌等。鲜血于排便后滴落，常见于痔疮。鲜血附着于粪便表面，常见于其他疾病引起的下消化道出血。

（5）米泔水样便：粪便呈白色淘米水样，可含大量脱落肠黏膜，见于霍乱。

（6）白陶土样便：粪便呈灰白色，见于各种原因引起的阻塞性黄疸，也可见于服钡餐后、服硅酸铝后。

（7）细条样或扁平带状便：因直肠或肛门狭窄所致，多见于直肠癌。

（8）冻状便：呈黏冻状、膜状或纽带状，见于肠易激综合征，也可见于慢性痢疾。

（9）乳凝块：乳儿粪便中有黄白色乳凝块，或呈蛋花汤样便，常见于婴儿消化不良、婴儿腹泻。

3. 气味 正常粪便因含蛋白质分解产物，如吲哚、粪臭素、硫醇、硫化氢等而有臭味，肉食者味重，素食者味轻。慢性肠炎、胰腺疾病、直肠癌溃烂时粪便有恶臭。阿米巴痢疾粪便有血腥臭味。碳水化合物及脂肪消化或吸收不良时，粪便呈酸臭味。

4. 寄生虫体 蛔虫、蛲虫及绦虫节片等较大虫体，肉眼即可分辨；钩虫虫体常需将粪便冲洗过筛后，方可看到。服驱虫剂后排便，应检查粪便中有无虫体。驱绦虫后，应仔细寻找粪便中有无头节。

5. 结石 粪便中最常见且最重要的是胆石，其他还可见胰石、胃石和粪石等。结石常见于应用排石药物或碎石术后。

（二）显微镜检查

洁净玻片上加生理盐水，选择粪便的异常部分，或挑取不同部位的粪便做直接涂片检查。在涂片中如发现疑似包囊，则加碘液或其他染色液检查。显微镜下观察粪便中有形成分，有助于消化系统各种疾病的诊断。

1. 细胞

（1）白细胞：正常粪便中不见或偶见。白细胞增多见于肠道炎症，数量多少与炎症轻重及部位有关。小肠炎症时白细胞数量一般少于15/HP；结肠炎症如细菌性痢疾时，可见大量白细胞及成堆的脓细胞；过敏性肠炎、肠道寄生虫病（阿米巴痢疾或钩虫病）时，可见较多嗜酸性粒细胞。

（2）红细胞：正常粪便中无红细胞。下消化道炎症（如细菌性痢疾、阿米巴痢疾、溃疡性结肠炎）、外伤、肿瘤及其他出血性疾病时，可见红细胞。细菌性痢疾时红细胞少于白细胞，常分散存在，形态多正常。阿米巴痢疾时粪便中以红细胞为主，成堆存在，并有破碎现象。

（3）巨噬细胞：为比中性粒细胞大的单核细胞，内有吞噬颗粒或细胞碎屑。粪便中出现巨噬细胞，常见于细菌性痢疾、急性出血性坏死性肠炎，偶见于溃疡性结肠炎。

（4）肠黏膜上皮细胞：正常粪便中不易发现。结肠炎、假膜性肠炎、坏死性肠炎等时，上

NOTE

皮细胞增多。

（5）肿瘤细胞：乙状结肠癌、直肠癌患者的血性粪便涂片染色，可发现成堆的癌细胞，但形态多不典型。

2. 食物残渣 正常粪便中的食物残渣为已消化的无定形细小颗粒，仅可偶见淀粉颗粒和脂肪小滴等。

（1）淀粉颗粒：为大小不等的圆形或椭圆形颗粒。腹泻者粪便中可见到淀粉颗粒，慢性胰腺炎、胰腺功能不全时增多。

（2）脂肪小滴：可呈大小不等球状颗粒，碘染色为橘红色、红色。若显微镜下脂肪球个数超过 60/HP，表明为脂肪泻（steatorrhea）。急性或慢性胰腺炎、胰头癌、消化不良综合征、肠蠕动亢进、腹泻等，粪便脂肪小滴增多。

（3）结缔组织：胃蛋白酶缺乏时，粪便中出现较多结缔组织。

（4）植物细胞及纤维：肠蠕动亢进、腹泻时，植物细胞、肌肉及植物纤维增多。

3. 寄生虫和寄生虫卵 粪便检查是诊断肠道寄生虫病常用的病原学检查法。粪便中可见到寄生虫幼虫、成虫或节片，显微镜下可见蠕虫虫卵、原虫滋养体和包囊等，这些都是寄生虫感染的直接证据。粪便中常见人体寄生虫卵见图 15–2。

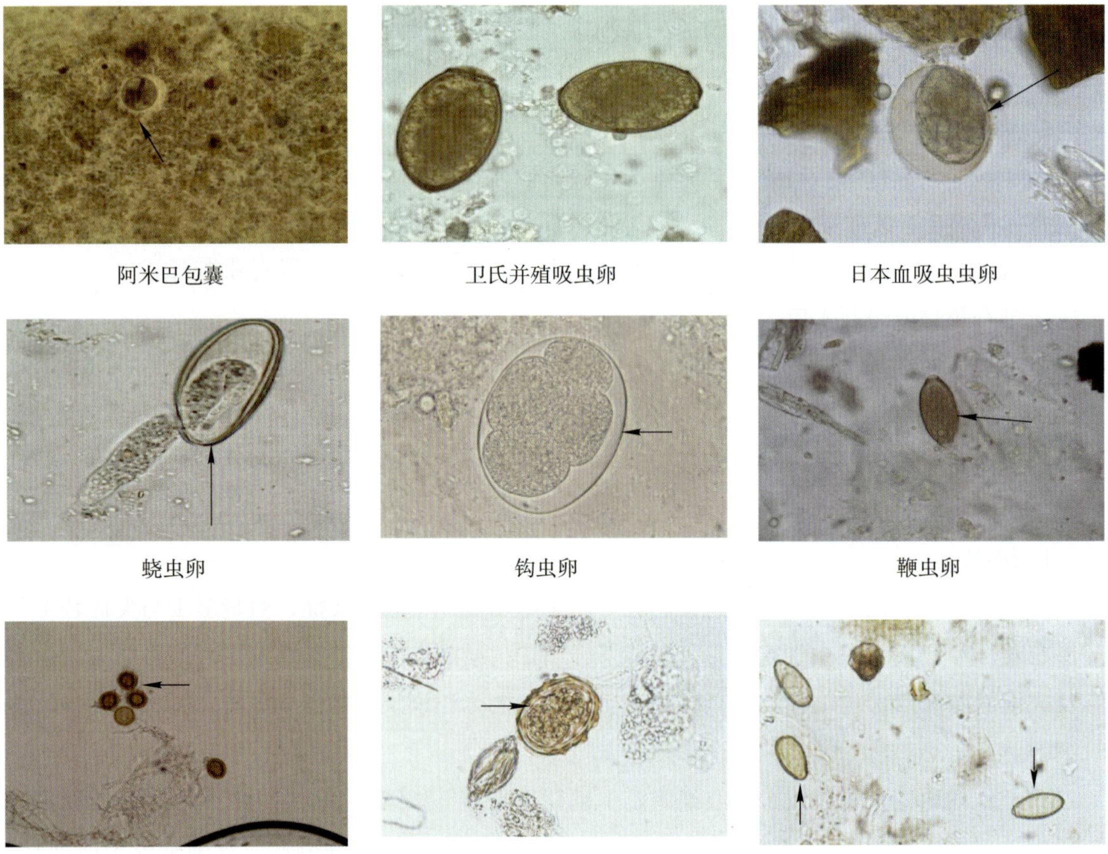

图 15–2 粪便中常见的人体寄生虫虫卵（图片摘自北京市临床检验中心）

（三）化学检查

主要是隐血试验。消化道少量出血时，红细胞被消化而分解破坏，由于肉眼及显微镜下均不能发现，故称为隐血（occult blood）。镜检不能发现，而必须用化学方法或免疫学方法检测，称为隐血试验（occult blood test，OBT）。化学法检测由于干扰因素多，临床应用受限。免疫法采用抗人血红蛋白抗体，不受动物血红蛋白干扰，试验前不需禁食肉类食物。目前实验室多采用双法联合检测，可相互补充验证，提高灵敏度和特异性。

正常人隐血试验阴性。消化道出血时，如消化性溃疡、消化道恶性肿瘤、肠结核、钩虫病等，本试验可阳性。上消化道出血时化学法比免疫法阳性率高，下消化道出血时免疫法比化学法灵敏度高。隐血试验对鉴别消化道疾病出血有一定意义，消化性溃疡呈间断阳性，阳性率40%～70%，消化道恶性肿瘤（如胃癌、结肠癌）持续阳性，阳性率可达95%。

（四）细菌学检查

检查肠道致病菌的主要方法为粪便直接涂片镜检和细菌培养。正常粪便中细菌极多，约占粪便净重的1/3。正常菌群主要是大肠埃希菌、厌氧菌和肠球菌，还可见产气杆菌、变形杆菌、铜绿假单胞菌。正常菌群消失或比例失调，可由大量应用抗生素引起。

疑为霍乱弧菌，应做悬滴试验，可见鱼群穿梭样运动的弧菌。疑为肠结核，可行粪便涂片抗酸染色查找抗酸杆菌，若能进行粪便培养则更有助于确诊。怀疑为伪膜性肠炎（pseudo membranous enteritis）时，粪便涂片镜检可见革兰阴性杆菌减少或消失，而念珠菌、葡萄球菌或厌氧性难辨芽孢梭菌增多。

第三节 痰液检查

痰液（sputum）是肺泡、支气管和气管所产生的分泌物。正常人痰液很少，只有当呼吸道黏膜和肺泡受刺激时，分泌物增多，可有痰液咳出。痰液检查对某些呼吸系统疾病如肺结核、肺吸虫病、肺肿瘤、支气管扩张症及慢性支气管炎等的诊断、疗效观察和预后判断有一定价值。

一、标本采集

痰液的一般检查应收集新鲜痰液，做细菌培养则应留取深咳晨痰。留痰前应先漱口，然后用力咳出气管深部痰液，注意避免混入唾液及鼻咽分泌物。做细胞学检测时，应收集上午9～10时的新鲜痰液，尽量送检含血的病理性痰液。做24小时痰量和分层检查时，患者须将痰收集于广口瓶内。昏迷患者可于清理口腔后，用负压吸引法吸痰。用纤维支气管镜检查，可直接从病灶处采集标本，质量最佳。

二、一般性状检查

1. 量 以24小时为准，正常人无痰或仅有少量泡沫痰。呼吸道病变时痰量可增多，见于肺炎、慢性支气管炎等；大量痰液见于支气管扩张症、肺脓肿、肺结核等。肺脓肿或脓胸破入支气管腔时，痰量突然增加并呈脓性。

2. 颜色 正常为无色或灰白色。红色或棕红色痰，提示痰液中含有血液或血红蛋白，见于肺癌、肺结核、支气管扩张等；粉红色泡沫样痰见于急性肺水肿，铁锈色痰见于肺炎链球菌肺炎，是由于血红蛋白变性所致；黄痰见于呼吸道化脓性感染，如肺炎、支气管扩张症、肺脓肿等；黄绿色痰见于铜绿假单胞菌感染；咖啡色痰见于阿米巴肺脓肿。

3. 性状

（1）黏液性痰：灰白色黏稠痰，见于肺炎早期、支气管炎和支气管哮喘等。

（2）浆液性痰：稀薄而有泡沫，见于肺淤血、肺水肿，因液体由毛细血管渗入肺泡所致。

（3）脓性痰：痰液黄色混浊，见于呼吸系统化脓性感染，如支气管扩张症、肺脓肿及脓胸向肺组织溃破等。痰液静置后分为三层，上层为泡沫，中层为黏液，下层为脓细胞及坏死组织。

（4）血性痰：痰中混有血丝或血块，见于肺结核、支气管扩张、肺癌、肺吸虫病等。

4. 气味 正常痰液无特殊气味。痰液带有血腥气味，见于各种原因所致的呼吸道出血，如肺结核、肺癌等。肺脓肿、支气管扩张症痰液有恶臭，往往有厌氧菌感染。

5. 异物 某些病理过程，常导致痰中出现一些异物。

（1）支气管管型（bronchial cast）：是由纤维蛋白、黏液等在支气管内形成的灰白色树枝状体，如混有血红蛋白则呈红色或红棕色。在新咳出的痰内常呈卷曲状或呈球形或呈块状，如将其浮于盐水中则迅速展开成树枝状。见于纤维蛋白性支气管炎、肺炎链球菌性肺炎和累及支气管的白喉。

（2）Dittrich 痰栓：是肺组织坏死的崩解产物，形似干酪或豆腐渣样，多见于肺坏疽、肺结核患者。取 Dittrich 痰栓小块做涂片，检查结核分枝杆菌阳性率较高。

（3）肺钙石（lung calculus）：可能为肺结核干酪样物质钙化形成，亦可由侵入肺内的异物钙化产生。

（4）库施曼（Curshman）螺旋体：由小支气管分泌的黏液形成，为淡黄色或灰白色富有弹性的丝状物，常卷曲成团，展开后呈螺旋状。常与夏科 - 雷登结晶、嗜酸性粒细胞同时出现。可见于支气管哮喘和某些慢性支气管炎。

（5）硫黄样颗粒（sulfur granule）：约粟粒大小，是放线菌的菌丝团，状若菊花，呈淡黄色或灰白色，形似硫黄，粗枝大叶，压片镜检可见密集的菌丝，通常见于肺放线菌病。

三、显微镜检查

1. 直接涂片检查 直接涂片镜下观察有形成分的种类、数量及形态变化。

（1）白细胞：痰中中性粒细胞（或脓细胞）增多，见于呼吸道感染；嗜酸性粒细胞增多，见于支气管哮喘、肺吸虫病等；淋巴细胞增多见于肺结核。

（2）红细胞：呼吸道疾病及出血性疾病引起的气管、支气管和肺出血，痰中可见多量红细胞。

（3）上皮细胞：鳞状上皮细胞来自口腔，增多见于咽炎、急性喉炎；柱状上皮细胞增多，见于支气管炎、支气管哮喘等。

（4）肺泡巨噬细胞（pulmonary alveolar macrophage）：吞噬含铁血黄素的巨噬细胞，称含铁血黄素细胞，又称心力衰竭细胞，见于心功能不全引起的肺淤血。吞噬炭粒者称为炭末细胞，见于吸入大量烟尘者及炭末沉着症。

（5）夏科 - 雷登（Charcot-Leyden）结晶：为无色透明两端尖的八面体，可能来自嗜酸性粒细胞，常见于支气管哮喘及肺吸虫病。

（6）寄生虫及虫卵：肺吸虫病痰中可查见肺吸虫卵；肺棘球蚴病痰中可发现棘球蚴；痰中找到溶组织阿米巴滋养体，可诊断阿米巴肺脓肿。

2. 染色涂片检查

（1）脱落细胞检查：连续多次用巴氏或 HE 染色法查找痰中脱落的癌细胞，有助于肺癌诊断。

（2）细菌学检查：一般细菌、真菌检查可用革兰染色，结核杆菌感染检查可用抗酸染色。

四、病原体培养

呼吸道感染性疾病应进行细菌、真菌和支原体的培养。痰细菌、真菌培养应连续 3 天留取深咳晨痰，并尽量在应用抗生素之前进行。

五、临床应用

1. 肺部感染性疾病　痰液性状可提示某些呼吸道感染性疾病。黄痰提示呼吸道化脓性感染（如肺炎、肺脓肿等）；黄绿色痰见于铜绿假单胞菌感染。取痰液涂片革兰染色，可大致识别细菌感染种类。细菌培养可鉴定菌种，并通过药物敏感试验，指导临床用药。

2. 开放性肺结核　痰涂片抗酸染色发现分枝杆菌，则可诊断为开放性肺结核，不仅指导治疗，还有助于控制传染源。集菌法进行分枝杆菌培养可了解分枝杆菌的生长繁殖能力，还可做菌种鉴定和药物敏感试验。

3. 肺癌　痰脱落细胞检查方法简单，无痛苦，易被患者接受，阳性是确诊肺癌的组织学依据，也是诊断肺癌的方法之一。纤维支气管镜直接吸取支气管分泌物做细胞学检查或将冲洗液沉淀涂片检查也有助诊断。

4. 肺部寄生虫病　如肺吸虫、阿米巴肺脓肿等的诊断。

第四节　浆膜腔积液检查

人体的胸腔、腹腔、心包腔，统称为浆膜腔。生理状态下腔内有少量液体起润滑作用，一般不易采集到。病理状态下浆膜腔内过多液体潴留，称为浆膜腔积液（serous membrane fluid）。检测浆膜腔积液的性质有助于疾病的诊断和治疗。

一、分类与发病机制

1. 漏出液　漏出液（transudate）为非炎性积液。形成的主要原因有：①血浆胶体渗透压降低：常见于肝硬化、肾病综合征、重度营养不良等；②毛细血管内流体静脉压升高：常见于慢性充血性心力衰竭、静脉栓塞；③淋巴管阻塞：常见于肿瘤压迫或丝虫病等，此时积液可以是乳糜样的。

2. 渗出液　渗出液（exudate）为炎性积液。由炎症导致血管通透性增加，以致血液中大分子物质及各种细胞成分渗出血管壁而形成。渗出液形成主要原因有：①感染性：各种病原体

（如化脓性细菌、分枝杆菌、病毒或支原体等）感染引起的浆膜腔积液；②非感染性：如外伤、化学性刺激（血液、尿素、胰液、胆汁和胃液），此外风湿性疾病、恶性肿瘤也可引起血管通透性增加而表现为渗出液。

二、标本采集

无菌操作穿刺积液部位取得标本。为防止细胞变性、出现凝块或细菌破坏溶解等，应及时送检。标本分为两份，一份加 3.8% 枸橼酸钠抗凝；一份不加抗凝剂，以观察能否自凝。

三、一般性状检查

1. 颜色 漏出液多为淡黄色。渗出液的颜色因病因不同而不同，如红色血性积液见于恶性肿瘤、结核性胸（腹）膜炎、出血性疾病、风湿性疾病、外伤等，淡黄色脓液见于化脓性细菌感染，绿色见于铜绿假单胞菌感染，乳白色乳糜液由胸导管或淋巴管阻塞引起。

2. 透明度 漏出液多清晰透明；渗出液因含有大量细胞和细菌而混浊。

3. 比重 漏出液比重多 <1.015；渗出液含有较多蛋白质及细胞，比重多 >1.018。

4. 凝固性 漏出液因纤维蛋白原含量少不易凝固；渗出液因含有纤维蛋白原及组织裂解产物等，常自行凝固或有凝块。

四、化学检查

1. 黏蛋白定性试验（Rivalta 试验） 黏蛋白是一种酸性糖蛋白，由浆膜上皮细胞产生，炎症刺激等因素可使黏蛋白分泌量增多，在酸性条件下可析出而产生白色沉淀，即黏蛋白定性试验阳性。渗出液中含多量黏蛋白，Rivalta 试验呈阳性反应；漏出液黏蛋白含量很少，多为阴性反应。

2. 蛋白定量试验 总蛋白定量是鉴别渗出液和漏出液最有价值的试验。漏出液蛋白总量常低于 25g/L，而渗出液的蛋白总量常在 30g/L 以上。蛋白质如在 25～30g/L，则需结合蛋白电泳检查确定其性质。

3. 葡萄糖测定 漏出液中葡萄糖含量与血糖相似；渗出液中葡萄糖含量常因细菌分解或炎症细胞的酵解而减少。化脓性浆膜腔积液中，葡萄糖含量明显减少甚至无糖。结核性、癌性及类风湿性浆膜腔积液，葡萄糖含量也减少。

4. 乳酸测定 浆膜腔积液中乳酸略高于血乳酸。感染性疾病时，因浆膜腔中细菌分解葡萄糖为乳酸，而使积液乳酸含量增高。乳酸测定有助于渗出液与漏出液的鉴别。当乳酸含量超过 10mmol/L 时，高度提示细菌感染。心功能不全、风湿性疾病及恶性肿瘤引起的积液，乳酸含量可轻度增高。

5. 乳酸脱氢酶（LDH） 化脓性胸膜炎 LDH 活性显著升高，癌性积液中度增高，结核性积液略升高。

6. 腺苷脱氨酶（ADA） 结核性积液 ADA 活性增加明显，癌性次之，漏出液最低。

五、显微镜检查

1. 细胞计数 ①红细胞计数：对渗出液与漏出液鉴别意义不大。当超过 100000×10^6/L 时，考虑恶性肿瘤、肺栓塞、结核及穿刺损伤等。②白细胞计数：漏出液白细胞数常低于 100×10^6/L；渗出液白细胞数常超过 500×10^6/L。

2. 细胞分类 漏出液中细胞主要为淋巴细胞和间皮细胞。渗出液因病因不同而表现为细胞增多的种类不同：①以中性粒细胞为主，见于化脓性感染及结核性积液的早期；②以淋巴细胞为主，多见于慢性炎症，如结核、肿瘤、梅毒及结缔组织病引起的积液；③嗜酸性粒细胞增多，常见于过敏性疾病和寄生虫病所致的积液；④以间皮细胞及组织细胞增多为主，提示浆膜受刺激或受损；⑤狼疮性浆膜炎积液中偶见狼疮细胞；⑥以红细胞为主，多见于恶性肿瘤和结核等。

3. 脱落细胞检测 怀疑原发性或继发性恶性肿瘤时，应在浆膜腔积液中查找癌细胞，找到癌细胞是诊断恶性肿瘤的有力证据。

4. 寄生虫检测 阿米巴病的浆膜腔积液中，可以找到阿米巴滋养体。乳糜液离心后需检查有无微丝蚴。

六、细菌学检查

经无菌操作离心沉淀，取沉淀物涂片镜检，查找病原菌，必要时可进行细菌培养鉴定、药物敏感试验，以供临床用药参考。

七、漏出液与渗出液鉴别要点

漏出液与渗出液的鉴别要点见表 15-2。

表 15-2 漏出液与渗出液的鉴别要点

	漏出液	渗出液
病因	非炎症所致	炎症、肿瘤或理化刺激
外观	淡黄，浆液性	不定，黄色、脓性、血性、乳糜性等
透明度	透明或微浑	多浑浊
比重	<1.015	>1.018
凝固性	不自凝	能自凝
黏蛋白定性	阴性	阳性
蛋白定量（g/L）	<25	>30
葡萄糖定量	与血糖相近	常低于血糖水平
积液 / 血清 LDH 比值	<0.6	>0.6
LDH（U/L）	<200	>200
pH 值	>7.4	<7.2
细菌学检查	阴性	可找到致病菌
细胞学检查	少量，并以淋巴细胞、间皮细胞为主	细胞数相对多，病因不同细胞种类不同
常见疾病	充血性心力衰竭、肝硬化、肾炎伴低蛋白血症	细菌感染、原发性或转移性肿瘤等

NOTE

第五节 脑脊液检查

脑脊液（cerebrospinal fluid，CSF）是存在于脑室和蛛网膜下腔的一种无色透明液体，由脑室系统脉络丛产生。正常成人脑脊液容量为120～180mL，平均150mL，新生儿为10～60mL。

脑脊液主要功能包括：①保护大脑和脊髓避免震荡损伤；②调节颅内压力；③参与大脑、脊髓的新陈代谢；④调节神经系统碱储量，维持酸碱平衡等。

生理状态下，血液和脑脊液之间存在血脑屏障，对物质的通过具有选择性。中枢神经系统炎症、水肿、出血、肿瘤、外伤、缺血和阻塞等都可以引起血脑屏障通透性增高，使得脑脊液性状、成分及颅内压发生改变。因此脑脊液检查对神经系统疾病的诊断、病情观察及预后判断均有重要意义。

一、适应证及标本采集

1. 适应证 ①有脑膜刺激征需明确诊断者；②疑有颅内出血者；③疑有中枢神经系统恶性肿瘤者；④有剧烈头痛、抽搐、瘫痪及昏迷等表现而原因未明者；⑤中枢神经系统手术前的常规检查；⑥中枢神经系统疾病需椎管内给药者。

2. 标本采集 一般通过腰椎穿刺术获得脑脊液标本，特殊情况下可采用小脑延髓池或脑室穿刺术。穿刺后先做压力测定，然后将脑脊液分别收集于3个无菌试管中，每管1～2mL。第一管做细菌学培养，该样本不得放入冰箱保存，第二管做化学和免疫学检查，第三管做一般性状检查和显微镜检查。如疑有恶性肿瘤，应另留一管做脱落细胞检查。收集脑脊液后应立即送检，一般不能超过1小时，以免放置过久细胞破坏、葡萄糖分解、病原菌破坏或溶解等影响检查结果。

二、检验项目

（一）一般性状检查

1. 颜色 正常脑脊液为无色透明液体。病理情况下脑脊液颜色改变如下：

（1）红色：主要见于穿刺损伤、蛛网膜下腔或脑室出血。穿刺损伤者第一管为血性，以后两管颜色逐渐变清，离心后上清液无色透明，红细胞沉于管底。蛛网膜下腔或脑室出血三管呈均匀血性，离心后上清液为淡红色或黄色。

（2）黄色：又称黄变症（xanthochromia），见于陈旧性蛛网膜下腔出血、脊髓肿瘤压迫引起的蛛网膜下腔梗阻。因脑脊液浓缩、血红蛋白破坏、蛋白量异常增高等引起脑脊液呈现黄色，见于结核性脑膜炎。此外，也见于血清中胆红素明显升高。

（3）米汤样：由白（脓）细胞增多引起，见于各种化脓性细菌感染引起的脑膜炎。

（4）微绿色：见于铜绿假单胞菌、肺炎链球菌等感染引起的脑膜炎。

（5）褐色或黑色：见于侵犯脑膜的中枢神经系统黑色素瘤。

2. 透明度 正常脑脊液清亮透明。病毒性脑膜炎、流行性乙型脑炎等，由于脑脊液中细胞轻度增加，脑脊液清亮透明或微浊。结核性脑膜炎时脑脊液细胞数中度增加，呈磨玻璃样。

化脓性脑膜炎时脑脊液中细胞数明显增加，呈脓样混浊。

3. 凝固物 正常脑脊液不形成薄膜及凝块。当纤维蛋白原及细胞数增加时，可使脑脊液中出现凝固物。脑脊液静置 1～2 小时即可出现凝块或沉淀物，见于急性化脓性脑膜炎；脑脊液静置 12～24 小时后，表面薄膜形成，见于结核性脑膜炎，取此薄膜涂片检查结核杆菌阳性率高。脑脊液呈黄色胶冻状，见于脊髓肿瘤引起的蛛网膜下腔阻塞。

4. 压力 正常成人卧位时脑脊液压力为 80～180mmH_2O 或 40～50 滴 / 分，随呼吸波动在 10mmH_2O 之内；儿童压力为 40～100mmH_2O。若压力超过 200mmH_2O，为脑脊液压力增高，见于颅内占位性病变、颅内感染、急性脑卒中（脑出血）等。若脑脊液压力低于 70mmH_2O，为脑脊液压力减低，主要见于蛛网膜下腔阻塞、脱水、休克、脑脊液分泌减少、循环衰竭等。

（二）化学检查

1. 蛋白质测定 在生理状态下，由于血脑屏障的作用，脑脊液中蛋白含量甚微，约为血浆蛋白含量的 0.5%。病理情况下可致脑脊液中蛋白质含量增加。测定脑脊液蛋白质有助于神经系统疾病的诊断。

【参考值】蛋白定性试验（Pandy 试验）阴性。

蛋白定量试验（腰池）：成人 0.15～0.45g/L，儿童 0.20～0.40g/L。

【临床意义】脑脊液中蛋白含量增加的原因有：①血脑屏障通透性增加：常见于颅内感染，如化脓性脑膜炎时蛋白显著增加，结核性脑膜炎时中度增加，病毒性脑膜炎时轻度增加；其他还见于颅内出血（蛛网膜下腔出血和脑出血等）、内分泌或代谢性疾病（尿毒症及脱水等）。②脑脊液循环障碍：如脑部肿瘤或蛛网膜下腔梗阻（脊髓肿瘤等）。③鞘内免疫球蛋白合成增加及血脑屏障通透性增加：如吉兰 – 巴雷综合征（Guillain–Barre syndrome）、多发性硬化、神经梅毒等。

2. 葡萄糖测定

【参考值】2.5～4.5mmol/L（腰池）。

【临床意义】脑脊液中葡萄糖含量取决于血糖高低，其含量约为血糖的 60%。脑脊液中葡萄糖含量降低主要由于病原菌或破坏的细胞释出葡萄糖分解酶，使糖无氧酵解增加，或血糖向脑脊液转送障碍，导致脑脊液中糖降低。常见于化脓性脑膜炎，脑脊液中葡萄糖含量可显著减少或缺如；结核性脑膜炎葡萄糖减少不如化脓性显著；病毒性脑膜炎葡萄糖含量多正常。

3. 氯化物测定

【参考值】120～130mmol/L（腰池）。

【临床意义】脑脊液中氯化物常随血清中氯化物的改变而变化，由于正常脑脊液中蛋白质含量较少，为了维持脑脊液和血液渗透压平衡，脑脊液中氯化物含量常较血浆为高（约高 20%），即 Donnan 平衡。此外，脑脊液氯化物浓度受血 pH 值、血脑屏障通透性影响。细菌性脑膜炎，特别是结核性脑膜炎，氯化物降低明显，可降至 102mmol/L 以下。其他中枢神经系统疾病，如病毒性脑膜炎、脑脓肿时氯化物多正常。严重呕吐、腹泻、水肿等造成血氯降低时，脑脊液中氯化物亦可减少。

4. 酶学测定 正常脑脊液中含有多种酶，但含量低于血清，绝大多数酶不能通过血脑屏障。当炎症、肿瘤、脑血管疾病时，由于脑细胞内酶的溢出或血脑屏障通透性增加，脑脊液中酶活性增高。

NOTE

（1）乳酸脱氢酶（lactic acid dehydrogenase，LDH）及其同工酶测定

【参考值】 成人 3～40U/L。

【临床意义】 ①鉴别细菌性脑膜炎与病毒性脑膜炎：细菌性脑膜炎脑脊液中的 LDH 活性多增高，同工酶以 LDH_4、LDH_5 为主；病毒性脑膜炎 LDH 活性多正常，同工酶以 LDH_1、LDH_2 为主。②鉴别颅脑外伤与脑血管疾病：颅脑外伤红细胞完整，脑脊液中 LDH 活性正常；脑血管疾病 LDH 活性多明显增高。③其他：中枢神经系统恶性肿瘤与脱髓鞘病进展期，脑脊液中 LDH 活性增高，而缓解期下降。

（2）肌酸激酶（creatine kinase，CK）测定

脑脊液中 CK 同工酶全部是 CK–BB，其活性约为血浆的 1/50。

【临床意义】 化脓性脑膜炎 CK–BB 明显增高，其次为结核性脑膜炎、出血性脑血管病及颅脑肿瘤，病毒性脑膜炎 CK–BB 正常或轻度增高，据此有利于中枢神经系统细菌性与病毒性感染的鉴别。

（3）天门冬氨酸氨基转移酶（aspartate aminotransferase，AST）测定

【参考值】 5～20U/L，其活性约为血清的 1/4。

【临床意义】 同肌酸激酶测定。

（4）溶菌酶（lysozyme，LZM）测定

正常人脑脊液中含量极低。结核性脑膜炎时，脑脊液中 LZM 活性增高显著，可达正常 30 倍；化脓性脑膜炎、病毒性脑膜炎也可升高。

（5）腺苷脱氨酶（ADA）测定

【参考值】 0～8U/L。

【临床意义】 结核性脑膜炎时 ADA 显著增高，用于本病的诊断及与化脓性脑膜炎的鉴别诊断。

（三）显微镜检查

1. 细胞计数 正常脑脊液中无红细胞，仅有少量白细胞。

【参考值】 成人（0～8）$\times10^6$/L；儿童（0～15）$\times10^6$/L。

2. 细胞分类 在高倍镜下分别计数单个核细胞（淋巴细胞及单核细胞）和多核细胞（中性粒细胞）。

【参考值】 淋巴细胞：成人 40%～80%，新生儿 5%～35%。

单核细胞：成人 15%～45%，新生儿 50%～90%。

中性粒细胞：成人 0～6%，新生儿 0～8%。

【临床意义】 脑脊液中细胞增多见于：

（1）感染性脑膜炎：化脓性脑膜炎细胞数增加显著，白细胞总数常超过 1000×10^6/L，以中性粒细胞为主。结核性脑膜炎细胞中度增加，多不超过 500×10^6/L，中性粒细胞、淋巴细胞及浆细胞同时存在是本病的特征。新型隐球菌性脑膜炎细胞数轻中度增加，以淋巴细胞为主。病毒性脑炎细胞数轻度增加，以淋巴细胞为主。

（2）脑寄生虫病：脑脊液中细胞数升高，以嗜酸性粒细胞为主。

（3）脑膜白血病：脑脊液细胞数可正常或稍高，以淋巴细胞为主，可见白血病细胞。

（4）脑室、蛛网膜下腔出血：脑脊液内可见多量红细胞。

（四）细菌学检查

用直接涂片法或离心沉淀后取沉淀物制成薄涂片。临床怀疑流行性脑脊髓膜炎或化脓性脑脊髓膜炎时，做革兰染色后镜检；如疑为结核性脑膜炎，做抗酸染色后镜检；如疑为新型隐球菌性脑膜炎则做墨汁染色，可见未染色的厚荚膜。必要时亦可用培养或动物接种法检查。常见脑、脑膜疾病的脑脊液特点见表 15–3。

表 15–3　常见脑、脑膜疾病的脑脊液特点

疾病	压力（mmH_2O）	外观	蛋白质定性	蛋白质定量（g/L）	细胞数及分类（$\times10^6$/L）	葡萄糖（mmol/L）	氯化物（mmol/L）	细菌
正常	侧卧位 80～180	无色透明	–	0.15～0.45	0～8，多为淋巴细胞	2.5～4.5	120～130	–
化脓性脑膜炎	显著升高	混浊，脓性，静置后可有凝块	++～++++	显著增加	显著增加，以中性粒细胞为主	明显减少	稍低	+
结核性脑膜炎	升高	微浊，磨玻璃样，置后有薄膜形成	++	增加	增加，早期以中性粒细胞为主，后期以淋巴细胞为主	减少	明显减少	抗酸染色可找到抗酸杆菌
病毒性脑炎或脑膜炎	稍升高	清澈或微浊	+	轻度增加	增加，早期中性粒细胞增多，后期以淋巴细胞为主	正常	正常	–
脑脓肿（未破裂）	升高	无色或黄色微浊	+	轻度增加	稍增加，以淋巴细胞为主	正常	正常	–～+
脑肿瘤	升高	无色或黄色	±～+	轻度增加	正常，或稍增加，以淋巴细胞为主	正常	正常	–
蛛网膜下腔出血	稍高	血性为主	+～++	轻度增加	增加，以红细胞为主	正常	正常	–

（五）免疫学检查

1. 免疫球蛋白检测　感染时免疫球蛋白合成量可明显增加，脑脊液中也可增加。

【参考值】 IgG 0.01～0.04g/L；IgA 0.001～0.006g/L；IgM 0.00011～0.00022g/L。

【临床意义】 IgG 增加见于多发性硬化症、结核性脑膜炎和梅毒性脑膜炎等。IgA 增加见于各种脑膜炎及脑血管疾病。正常脑脊液含 IgM 甚微，升高则提示近期中枢神经系统感染（如急性化脓性脑膜炎、急性病毒性脑膜炎）及多发性硬化症。

2. 结核性脑膜炎抗体检测　用 ELISA 法检测结核性脑膜炎患者血清及脑脊液中抗结核杆菌特异性 IgG 抗体，若脑脊液中抗体水平高于自身血清，提示结核性脑膜炎。用实时荧光定量 PCR 方法可检出脑脊液中微量结核杆菌，敏感性更高。

3. 乙型脑炎病毒抗原检测　用荧光素标记的特异性抗体检测细胞内乙型脑炎病毒抗原，有助于乙脑的早期诊断，但阳性率不高。

4. 单克隆抗体技术检测脑脊液中的癌细胞　脑脊液常规细胞学检查因癌细胞形态难以确定或假阴性时，采用单克隆抗体技术检测脑脊液中癌细胞，有助于癌性脑病的早期诊断及判定癌性细胞的组织来源。

（六）脑脊液蛋白电泳测定

【参考值】 前白蛋白 0.02～0.07；白蛋白 0.56～0.76；α_1 球蛋白 0.02～0.07；α_2 球蛋白

0.04～0.12；β 球蛋白 0.08～0.18；γ 球蛋白 0.03～0.12。

【临床意义】①前白蛋白增加：见于脑积水、脑萎缩及中枢神经系统变性疾病。②白蛋白增加：见于脑血管病变、椎管阻塞及脑肿瘤等。③ α_1 和 α_2 球蛋白增加：见于急性化脓性脑膜炎、结核性脑膜炎急性期、脊髓灰质炎等。④ β 球蛋白增加：见于动脉硬化、脑血栓等脂肪代谢障碍性疾病；若同时伴有 α_1 球蛋白明显减少或消失，多见于中枢神经系统退行性病变，如小脑萎缩或脊髓变性等。⑤ γ 球蛋白增加：γ 球蛋白增加而总蛋白量正常，见于多发性硬化和神经梅毒；两者同时增高，见于慢性炎症和脑实质恶性肿瘤；寡克隆蛋白带出现是神经系统内部能合成 IgG 的标志，对多发性硬化的诊断有重要价值，也可见于急性感染性多发性神经炎、视神经炎。

（七）髓鞘碱性蛋白测定

髓鞘碱性蛋白（myelin basic protein，MBP）是中枢神经系统髓鞘的重要组成蛋白，约占髓鞘蛋白质总量的 30%。MBP 可反映中枢神经系统有无实质性损害，是髓鞘脱失的重要指标。外伤和神经系统疾病时，因神经组织细胞破坏及血脑屏障通透性增加导致脑脊液 MBP 增加。脑脊液 MBP 检测对判断多发性硬化的病情严重程度、病程、预后和指导治疗有重要意义。此外，重度新生儿缺氧缺血性脑病、脑积水患者，脑脊液 MBP 也显著增高。

（八）Tau 蛋白测定

【参考值】诊断阿尔茨海默病的临界值为 375ng/L。

【临床意义】Tau 蛋白是含量最高的微管相关蛋白。从早期到晚期阿尔茨海默病患者，脑脊液 Tau 蛋白水平均增高，是诊断阿尔茨海默病的重要生物学标志物。

第六节　生殖系统体液检查

一、阴道分泌物检查

阴道分泌物（vaginal discharge）是女性生殖系统分泌的液体，主要由宫颈腺体和前庭大腺分泌，部分由子宫内膜和阴道黏膜分泌。阴道分泌物检测主要用于诊断女性生殖系统炎症、肿瘤及判断雌激素水平等。

1. 标本采集　一般采用生理盐水浸湿的棉拭子，自阴道深部、后穹隆或宫颈管口等处采集分泌物，用生理盐水直接涂片，或用 95% 乙醇固定后，检查阴道清洁度、肿瘤细胞和病原生物等。

2. 一般性状检查

（1）外观：正常阴道分泌物为白色、无味、稀糊状，其量多少与雌激素水平高低和生殖器官是否有感染有关。

（2）酸碱度：正常 pH 值 4.0～4.5。阴道分泌物 pH 值增高见于阴道炎，由于病原微生物消耗糖原，阴道杆菌酵解糖原减少，导致 pH 值增高；也见于幼女和绝经期女性。

3. 阴道清洁度　采用阴道分泌物生理盐水直接涂片后高倍镜检查，根据所含白细胞（或脓细胞）、上皮细胞、杆菌、球菌的多少分成Ⅰ～Ⅳ度。其结果判断和分度标准见表 15–4 阴道清洁度分度。

表 15-4　阴道清洁度分度

清洁度	杆菌	球菌	上皮细胞	白细胞或脓细胞	临床意义
Ⅰ	多量	无或少见	大量	0～5/HP	正常
Ⅱ	中等	少量	中等	5～15/HP	基本正常
Ⅲ	少量	多量	少量	15～30/HP	提示阴道炎
Ⅳ	无	大量	少量	>30/HP	较重阴道炎

4. 病原学检查　可直接涂片检查。阴道分泌物中常见的病原体有滴虫、真菌及性传播疾病病原体等。阴道滴虫呈梨形，比白细胞大 2 倍，顶端有鞭毛。阴道真菌在显微镜下见卵圆形孢子，找到阴道霉菌提示真菌性阴道炎。

5. 宫颈（阴道）脱落细胞学检查　子宫颈癌是妇科常见恶性肿瘤，发病率仅次于乳腺癌。脱落细胞绝大多数来自于子宫颈及阴道上皮细胞，宫颈（阴道）脱落细胞学检查传统采用刮片法、刷取法或吸取法制片。近年采用液基细胞学检查制备细胞学涂片，阴道分泌物涂片常用 Hematoxylin-Eosin（HE）和 Papanicolaou 染色检查。临床上主要用于诊断妇科恶性肿瘤、判断预后及了解卵巢的功能。

二、精液检查

精液（semen）是男性生殖系统的分泌物，由精子和精浆组成。睾丸曲细精管内的生精细胞在促性腺激素的作用下，最后发育成为成熟的精子。精浆是精子生存的介质和能量来源，能保障精子的存活和生理运动功能正常。

（一）标本采集

采样前至少禁欲 3 天，但不超过 7 天。用清洁干燥广口塑料或玻璃小瓶收集精液，采样后立即送检，温度在 20℃～37℃。因精子生成的日间变化较大，不能单凭一次检测结果做出诊断。如出现一次异常检测结果，应间隔 7～14 天后再采集标本检测。

（二）一般性状检查

1. 量　正常一次排精量 3～5mL，一次射精量与射精频度有关。精液量过多或过少是不育的原因之一。已数日未射精而精液量少于 1.5mL 者，称为精液减少（oligospermia）。精液减少不利于精子通过阴道进入子宫和输卵管，但不能肯定为男性不育症的原因。精液量减少至 1～2 滴，甚至排不出，称为无精液症（aspermia），常见于生殖系统结核、淋病和非特异性炎症等。一次射精的精液量超过 8mL，称为精液过多（polyspermia）。精液过多可导致精子数量相对减少而影响生育，常由于垂体促性腺激素分泌亢进、雄激素水平增高所致，也可见于长时间禁欲者。

2. 颜色和透明度　正常精液呈灰白色或乳白色，不透明，久未射精者可呈淡黄色，液化后为半透明样。精液呈鲜红色或暗红色，常见于生殖系统炎症、结核、肿瘤等，也可见于生殖系统损伤等。脓性精液呈黄色或棕色，常见于精囊炎、前列腺炎等。

3. 黏稠度和液化时间　刚射出的精液具有高度的黏稠性，呈胶冻样。30 分钟后自行液化。精液黏稠度减低似米汤，可见于先天性精囊缺如、精囊液流出受阻。液化时间延长或不液化常

NOTE

见于前列腺炎，因分泌纤溶酶减少所致。精液不液化，可抑制精子的活动力而影响生育。

4. 酸碱度 正常精液呈弱碱性，pH 值 7.2～8.0。精液可中和阴道的酸性分泌物，以维持精子的活动力。pH 值降低可降低精子活动力，不利于生育，常见于输精管阻塞、先天性精囊缺如、慢性附睾炎等。

（三）显微镜检查

先在显微镜下观察有无精子，若无精子，将精液离心后再检查，若仍无精子，则称为无精子症（azoospermia）；若仅见少量精子，称为精子缺乏（spermacrasia）。无精子症和精子缺乏是男性不育的主要原因，常见于睾丸结核、淋病、先天性睾丸下降不全等，也可见于输精管结扎术 6 周后。

若精液中有精子则可以继续进行以下显微镜检查：

1. 精子活动率和活动力

（1）*精子活动率*（sperm activate rate）：是在显微镜下观察 100 个精子，计数有活动力精子的百分率。正常人活动精子在排精 30～40 分钟内活动率为 80%～90%，至少应超过 60%，如果不活动精子超过 50%，应通过伊红 – 苯胺黑染色检测精子膜的完整性，评价活精子占精子总数的百分率（精子存活率）。活的但不活动的精子过多提示可能存在精子鞭毛结构缺陷；高百分率的不活动精子提示可能存在附睾病变。

（2）*精子活动力*（sperm motility）：是精子向前运动的能力，即活动精子的质量。精子活动力分级如下：①活动力良好：精子运动活泼有力，呈直线向前游动。②活动力较好：活动尚可，但游动方向不定，有时有回旋。③活动力不良：精子运动迟缓，原地打转或抖动。④无活力（死精子）：精子完全无活动力，加温后仍不活动。精子活动力不良为男性不育症的主要原因之一，常见于精索静脉曲张、生殖系统感染及应用某些抗代谢药物、抗疟药、雌激素等。

2. 精子计数 正常成年男性精子计数为（60～150）$\times 10^9$/L，受孕的最低限为精子计数 20×10^9/L，一次射精精子总数 4 亿～6 亿。连续 3 次精子计数的结果均低于 20×10^9/L，称为少精子症（oligozoospermia），常见于精索静脉曲张、先天性或后天性睾丸疾病、理化因素损伤、输精管或精囊缺陷及内分泌疾病等。

3. 精子形态 正常精子外形似蝌蚪，由头部、体部和尾部组成，长 50～60μm。凡是精子头部、体部和尾部任何部位出现变化，都认为是异常精子（abnormal sperm）。精液中异常形态精子超过 20% 为异常。生殖系统感染、外伤、高温、放射线、乙醇中毒、药物、工业废物、环境污染、激素失调、精索静脉曲张、睾丸及附睾功能异常等，均可引起异常形态精子增多。

4. 细胞学检查 正常精液中可有少量白细胞（一般低于 5/HP）、上皮细胞和极少量红细胞。白细胞增多见于前列腺炎、精囊炎、附睾炎等。红细胞增多见于睾丸肿瘤、前列腺癌等，此时精液中还可见肿瘤细胞。

（四）病原生物学检查

男性生殖系统任何部位的感染，均可从精液中检测到病原微生物。精液细菌培养，可检出的病原菌有葡萄球菌、链球菌、淋病奈瑟菌、类白喉杆菌；应用免疫学方法可检出解脲支原体抗体。精液中病原微生物毒素严重影响精子的生成和精子的活动力，导致男性不育。

（五）其他检查

检查精液化学成分和免疫学指标的变化，可以了解睾丸及附属性腺分泌功能，对男性不育

NOTE

症的诊断、治疗均有重要意义。

三、前列腺液检查

前列腺液是精液的重要组成成分，占精液的 15%～30%。前列腺液检测主要用于前列腺炎及前列腺增生、结石、结核和肿瘤的辅助诊断，也可用于性病的检测。

1. 标本采集　临床医师行前列腺按摩术后，采集标本于清洁载玻片上送检。

2. 一般性状检查　正常成人经一次前列腺按摩可采集的前列腺液为数滴至 2mL，呈淡乳白色、半透明的稀薄液体，pH 值 6.3～6.5。黄色脓性或混浊的前列腺液，见于前列腺炎；血性前列腺液，见于精囊炎、前列腺癌、前列腺结核和结石等。

3. 显微镜检查　在滴有前列腺液的载玻片上，非染色涂片直接高倍镜下观察白细胞、红细胞、卵磷脂小体，其次为上皮细胞、精子、淀粉样小体等。

（1）卵磷脂小体：为大小不一、圆形或卵圆形、有折光性的卵磷脂小体，均匀分布满视野。前列腺炎时，卵磷脂小体常减少，分布不均。炎症严重时，因巨噬细胞大量吞噬脂类，卵磷脂小体可消失。

（2）细胞：正常前列腺液中，平均红细胞低于 5/HP，白细胞低于 10/HP，上皮细胞少见。前列腺炎时，白细胞增多，成堆出现，甚至出现大量脓细胞，还可见大量上皮细胞、前列腺颗粒细胞。红细胞增多，常见于精囊炎、前列腺化脓性炎症、前列腺癌等病变，但应排除前列腺按摩过重导致的出血。前列腺癌时，如见到成堆出现的体积较大、分化不一、畸形的可疑细胞，应将涂片做瑞氏染色，以明确前列腺癌的诊断。

（3）淀粉样小体：为类圆形、微黄或褐色小体，约为白细胞的 10 倍，中心常含钙盐沉淀物，老年人较多出现，无临床意义。淀粉样小体如与胆固醇结合，可形成前列腺结石。

（4）精子：在按摩前列腺时，精囊受到挤压而排出精子，无临床意义。

（5）滴虫：在滴虫性前列腺炎时可检查到。

4. 病原生物学检查　直接涂片革兰染色以检查病原菌。前列腺、精囊腺感染时，检查出的致病菌以葡萄球菌最常见，其次是链球菌、大肠埃希菌和淋病奈瑟菌。抗酸染色有助于前列腺结核的诊断。如已确诊者，不宜进行前列腺按摩，以免引起感染扩散。直接涂片染色检查阳性率低，必要时可做细菌培养。

【复习思考题】

1. 病理性蛋白尿有几种类型？有何临床意义？
2. 病理性糖尿由哪些病因引起？
3. 显微镜检查红细胞形态的意义是什么？
4. 尿液沉渣白细胞增多的临床意义是什么？
5. 尿液中出现红细胞管型、白细胞管型、蜡样管型的临床意义是什么？
6. 粪便隐血试验阳性有何临床意义？
7. 痰液涂片抗酸染色有何临床意义？
8. 渗出液和漏出液的主要区别是什么？
9. 简述脑脊液采集的适应证和样本留取要求，各型脑脊液的主要鉴别要点是什么？

NOTE

第十六章 肝脏病常用的实验室检查

【学习要求】

1. 掌握血清总蛋白、白蛋白、球蛋白、血氨测定的临床意义，掌握胆红素代谢检查的临床意义及三种黄疸的实验室检查特点，掌握血清 ALT、AST 及其同工酶检查临床意义，掌握病毒性肝炎标志物测定的临床意义。

2. 熟悉血清蛋白电泳、血清前白蛋白、血浆凝血因子、阻塞性脂蛋白 X、胆汁酸、碱性磷酸酶及其同工酶、γ-GT、LDH 及其同工酶、GDH、单胺氧化酶、脯氨酰羟化酶、Ⅲ型前胶原氨基末端肽、Ⅳ型胶原及其分解片段测定的临床意义。熟悉肝脏病常用实验室检查的选择。

【学习方法】

1. 复习肝脏基本的生理、生化功能，肝脏合成蛋白质的种类、蛋白质生成时间，胆红素代谢过程，三种黄疸时代谢的变化等。注意血清酶活性变化的机制，不同组织酶分布的特点，酶检查的敏感性、特异性。

2. 学习肝炎病毒相关检测时，重点把握三类标志物即抗原、抗体、核酸检测代表不同的临床意义，尤其注意保护性抗体、非保护性抗体、早期产生的 IgM 抗体、后期产生的 IgG 抗体代表不同的临床意义。

肝脏是人体最大的腺体，具有肝动脉血以及门静脉血的双重血液供应，还有丰富的血窦。肝脏约有 1500 余种功能，主要包括：①蛋白质、糖、脂肪等物质代谢；②合成多种酶；③参与铁、铜、维生素和激素的代谢；④产生抗凝因子及纤溶因子；⑤胆红素代谢；⑥解毒功能，即通过氧化、还原、水解和结合等过程，对有害物质进行解毒及排泄。

在病理情况下，肝脏功能可以出现不同程度的损害。通过相关实验室检查，有助于：①判断有无肝脏损害及其严重程度；②判断肝功能状态并可对其进行动态观察；③黄疸的诊断与鉴别诊断；④肝脏疾患的病因诊断，如病毒性肝炎、肝癌的诊断等；⑤指导安全用药及大手术前的健康评估等。

第一节 蛋白质代谢功能的检查

肝脏是机体蛋白质代谢的主要器官。测定血清总蛋白及其各种蛋白质的含量或比例，可以了解肝脏在蛋白质代谢方面的功能。

一、血清总蛋白、白蛋白（A）、球蛋白（G）和 A/G 比值测定

【原理】90% 以上的血清总蛋白（serum total protein，STP）和全部的血清白蛋白（albumin，A）是由肝脏合成的。当肝实质受损时，蛋白合成能力下降，血清总蛋白和白蛋白减少。单核 - 吞噬细胞系统的库普弗（Kupffer）细胞受到刺激，γ 球蛋白产生增多。

【参考值】正常成人，血清总蛋白（双缩脲法）：60～80g/L；白蛋白（溴甲酚绿法）：40～55g/L；球蛋白：20～30g/L；A/G：1.5∶1～2.5∶1。

【临床意义】血清总蛋白高低主要受血清白蛋白水平影响。由于肝脏具有很强的代偿能力，且白蛋白半衰期较长（15～19 天），因此只有当肝脏病变达到一定程度或至一定病程后才能出现血清总蛋白或白蛋白改变。急性或局灶性肝损伤时 STP、A、G 及 A/G 多正常，因此，它常用于检测慢性肝损伤及其病情程度。

（1）血清总蛋白及白蛋白降低：主要见于白蛋白的产生不足、丢失及消耗过多或血液被稀释等情况。

1）肝细胞损害：常见于急性重型肝炎中后期、亚急性重型肝炎、慢性重型肝炎、慢性肝炎中度及重度、肝硬化、肝癌等，以及其他原因导致的肝损伤，如药物或中毒性肝损伤、缺血性肝损伤等。血清白蛋白的降低常伴有球蛋白增加，白蛋白的多少与正常肝细胞的数量成正比。如果白蛋白进行性降低，提示肝组织严重坏死且病情进展，预后不良；治疗后白蛋白上升，提示肝细胞再生，预后趋良。

2）肝外疾病：①蛋白丢失过多：如肾病综合征、蛋白丢失性肠病、严重烧伤、急性大失血等。②营养不良：如蛋白质摄入不足或消化吸收不良。③消耗或分解增加：如晚期恶性肿瘤、甲状腺功能亢进、皮质醇增多症、重症结核病、获得性免疫缺陷综合征（acquired immunodeficiency syndrome，AIDS）等。④血液稀释：如静脉输液过多、水钠潴留等。

（2）血清总蛋白及白蛋白增高：多见于各种脱水患者，由于血液浓缩，使得单位容积血清总蛋白及白蛋白的含量增加，此时全身总蛋白含量并无增加。

（3）血清总蛋白及球蛋白增高：血清总蛋白超过 80g/L 和（或）球蛋白超过 35g/L 称为高蛋白血症（hyperproteinemia）或高球蛋白血症（hyperglobulinaemia）。总蛋白增加主要由球蛋白增加引起，尤其是以 γ 球蛋白增高为主。常见于：①慢性肝病：如慢性病毒性肝炎、慢性酒精性肝病、肝硬化、自身免疫性肝炎、原发性胆汁性肝硬化等。② M 球蛋白血症：主要见于多发性骨髓瘤、淋巴瘤、原发性巨球蛋白血症等。③自身免疫性疾病：如类风湿关节炎、系统性红斑狼疮、风湿热等。④慢性感染性疾病：如结核病、疟疾、黑热病、麻风、AIDS 等。

（4）血清球蛋白降低：常见于：①免疫功能抑制，如长期应用糖皮质激素或免疫抑制剂；②先天性低丙种球蛋白血症；③血液稀释，如静脉输液过多、水钠潴留等。

（5）A/G 倒置：主要见于肝功能损伤严重的疾病，如慢性肝炎（中度及重度）、肝硬化、肝细胞癌等；也可见于其他能够引起球蛋白明显增加的疾病，如多发性骨髓瘤、淋巴瘤、原发性巨球蛋白血症等。

二、血清蛋白电泳

【原理】血清蛋白质在等电点（pH 7.0）时，负电荷与正电荷相等，在高于等电点（pH8.6）

NOTE

的溶液中，血清蛋白均带负电荷。由于各种蛋白质的分子量不同，所带负电荷多少不同，在电场中的泳动方向及速度也就不同。分子量小、带负电荷多者向阳极泳动速度大；分子量大、带负电荷少者向阳极泳动速度小。电泳后从阳极开始，依次为白蛋白、α_1 球蛋白、α_2 球蛋白、β 球蛋白及 γ 球蛋白五个区带（图 16–1）。

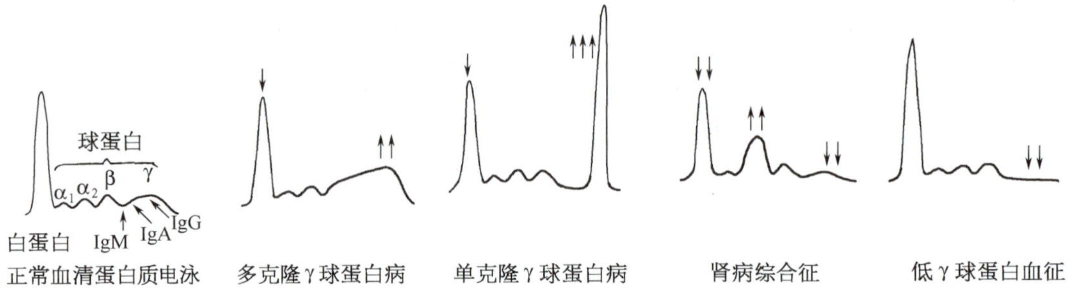

图 16–1 血清蛋白电泳

【参考值】醋酸纤维膜电泳法，白蛋白：0.62～0.71（62%～71%）；α_1 球蛋白：0.03～0.04（3%～4%）；α_2 球蛋白：0.06～0.10（6%～10%）；β 球蛋白：0.07～0.11（7%～11%）；γ 球蛋白：0.09～0.18（9%～18%）。

【临床意义】

（1）肝脏疾病：血清白蛋白及 α_1、α_2、β 球蛋白减少，γ 球蛋白增加，是肝病患者血清蛋白电泳的共同特征。γ 球蛋白增加是肝组织炎症刺激单核－吞噬细胞系统所致。

1）肝炎：急性期或病变较轻时，蛋白电泳可无明显变化；发病两周后或病情加重可出现白蛋白、α 及 β 球蛋白减少，γ 球蛋白增加。球蛋白增加的程度与肝炎的严重程度相平行。γ 球蛋白长时间持续上升，表明急性肝炎有转为慢性肝炎并向肝硬化发展的趋势。

2）肝硬化：白蛋白中度或重度减少，α_1、α_2 及 β 球蛋白也有降低倾向，而 γ 球蛋白则显著增加，最明显的蛋白电泳特征是出现 β–γ 桥（β 区与 γ 区连成一片）。

3）肝癌：常在肝硬化的基础上发生，故蛋白电泳结果与肝硬化相似，但 α_1 和 α_2 球蛋白常有增高，并可在白蛋白与 α_1 球蛋白之间出现一条甲胎蛋白区带。

（2）肾病综合征、糖尿病肾病：白蛋白降低；由于血脂增高，可致 α_2 及 β 球蛋白等脂蛋白增高；γ 球蛋白正常或相对较低。

（3）其他：浆细胞病（如多发性骨髓瘤、原发性巨球蛋白血症等）及结缔组织病等 γ 球蛋白常明显增高；先天性丙种球蛋白缺乏症 γ 球蛋白降低。

三、血清前白蛋白测定

【原理】前白蛋白（prealbumin，PAB）由肝细胞合成，分子量为 62000，比白蛋白小，电泳时在白蛋白前方呈现一条染色很浅的区带。前白蛋白半衰期仅 2 天，故它反映肝细胞损害比白蛋白早。

【参考值】放射免疫扩散法，1 岁：100mg/L；1～3 岁：168～281mg/L；成人：280～360mg/L。

【临床意义】本指标主要有助于肝脏疾病的早期诊断。

（1）降低：见于：①肝胆疾患：如肝炎、肝硬化、肝细胞癌及胆汁淤积性黄疸等，尤其对肝炎早期、急性重型肝炎等有特殊诊断价值；②营养不良或慢性消耗性疾病：如慢性感染、恶性肿瘤晚期、肾脏疾患丢失蛋白等造成的负氮平衡。

（2）增高：见于霍奇金病（Hodgkin's disease）。

四、血浆凝血因子及凝血抑制因子测定

除Ⅲ因子（组织因子）、vWF 及 Ca^{2+} 外，其他凝血因子都由肝脏合成。肝脏还合成许多凝血抑制因子，如抗凝血酶Ⅲ（AT-Ⅲ）、α_2 巨球蛋白、α_1 抗胰蛋白酶、C_1 脂酶抑制因子及蛋白C等。而纤维蛋白降解产物也在肝脏代谢。凝血因子的半衰期比血清白蛋白短得多，尤其是维生素K依赖因子（因子Ⅱ、Ⅶ、Ⅸ、Ⅹ），如因子Ⅶ的半衰期只有1.5～6小时，因此在肝功能受损的早期，血清白蛋白检测完全正常，而维生素K依赖的凝血因子即有明显降低，故血浆凝血因子检测有助于肝脏疾病的早期诊断，并对术前评估有无出血危险有重要意义。但凝血功能检查习惯上在血液学检查中进行介绍。

五、血氨测定

【原理】氨对中枢神经系统有高度毒性。体内80%～90%的氨主要在肝中合成尿素，经肾脏排出体外；一部分氨在肝、肾、脑等器官中与谷氨酸结合成谷氨酰胺；少部分氨在肾以铵盐形式排出。氨在肝脏中形成尿素是维持血氨正常的关键，当肝脏功能严重受损时，氨不能被充分解毒，导致血氨升高，是引起肝性脑病的重要原因。

【参考值】18～72μmol/L。

【临床意义】

（1）升高：见于：①严重肝脏损害：如重型肝炎、失代偿期肝硬化、晚期肝癌等，血氨升高是诊断肝性脑病的依据之一。②肝外因素：如上消化道大出血、休克、尿毒症、高蛋白饮食或剧烈运动后。

（2）降低：可见于低蛋白饮食、贫血等。

第二节　脂类代谢功能测定

血清脂类包括胆固醇、胆固醇酯、磷脂、甘油三酯及游离脂肪酸，均合成于肝细胞。当肝细胞损伤时，脂肪代谢发生异常，因此测定血浆脂蛋白及脂类成分，尤其是胆固醇及胆固醇酯的改变，是评价肝脏对脂类代谢功能的重要手段。

一、血清胆固醇和胆固醇酯测定

详见第十八章第二节血清脂质和脂蛋白检测。

二、阻塞性脂蛋白X测定

【原理】当胆道阻塞出现胆汁淤积时，胆汁逆流入血，血中出现大颗粒脂蛋白称为阻塞性脂蛋白X（Lipoprotein X，LP-X）。LP-X属异常的低密度脂蛋白。

【参考值】正常血清中 LP-X 为阴性。乙醚提取测磷法低于 100mg/L。

【临床意义】

（1）胆汁淤积性黄疸的诊断：为敏感和特异的指标，其含量与胆汁淤积程度相关。急性肝炎早期、肝癌、胆结石、原发性胆汁性肝硬化、肝内外梗阻性黄疸 LP-X 常升高。

（2）肝内、外阻塞的鉴别诊断：肝外淤积高于肝内淤积，恶性阻塞高于良性阻塞。一般认为其含量超过 2000mg/L 时提示肝外性胆道阻塞。

第三节　胆红素和胆汁酸代谢的检查

血液循环中衰老或受损的红细胞被单核 - 吞噬细胞系统吞噬分解为胆红素，占体内总胆红素的 80%～85%。其余 15%～20%来自含有亚铁血红素的非血红蛋白物质（如肌红蛋白、过氧化氢酶及细胞色素酶等）及骨髓中原位溶血产生的血红蛋白，这种胆红素称为旁路胆红素。上述胆红素未与葡萄糖醛酸结合称为非结合胆红素（unconjugated bilirubin，UCB）。非结合胆红素在血液中与白蛋白结合，随血流运送至肝脏，被肝细胞摄取后，在肝细胞浆中通过载体蛋白 Y 和 Z 运送至光面内质网（SER）内，在葡萄糖醛酸转移酶的作用下与葡萄糖醛酸结合成为结合胆红素（conjugated bilirubin，CB）。进入肠道的结合胆红素在肠道细菌的作用下，加氢还原为尿胆原（urobilinogen）或脱氢氧化为尿胆素（urobilin），大部分随粪便排出体外。少部分（约 20%）尿胆原被肠道吸收，经门静脉入肝再次转变为结合胆红素并随胆汁再次排入肠道，从而形成胆红素的肠肝循环。极少量经肠道重吸收的尿胆原可进入体循环，经肾脏从尿中排出体外。

溶血性黄疸时，红细胞破坏过多，血中 UCB 增加，通过胆道进入肠道的胆红素增加，经细菌作用生成尿胆原、粪胆原增加。阻塞性黄疸时，肝中 CB 反流进入血中，因而进入肠道减少，尿胆原、粪胆原减少。肝细胞性黄疸时，肝脏代谢血中 UCB 能力下降以及肝细胞损害，血液循环异常，CB 反流入血，使血中 CB 和 UCB 均增加。UCB 在水中的溶解度低，不能通过肾小球由尿液排出，而 CB 则相反，在水中的溶解度高，能通过肾小球由尿液排出，故尿中的胆红素是 CB。

一、血清总胆红素、结合胆红素及非结合胆红素测定

【参考值】血清总胆红素：成人　3.4～17.1mmol/L；新生儿 0～1 天 34～103mmol/L，1～2 天 103～171mmol/L，3～5 天 68～137mmol/L。结合胆红素：0～6.8mmol/L。非结合胆红素：1.7～10.2mmol/L。结合胆红素（CB）/ 总胆红素（STB）：0.2～0.4。

【临床意义】

（1）诊断黄疸及反映黄疸的程度：血清总胆红素定量检测可判断有无黄疸，且可准确直接地反映黄疸的程度。总胆红素 17.1～34.2μmol/L 为隐性黄疸；34.2～171μmol/L 为轻度黄疸；171～342μmol/L 为中度黄疸；超过 342μmol/L 为重度黄疸。

（2）鉴别黄疸的类型：①非结合胆红素增高、总胆红素升高：见于溶血性黄疸，如溶血性贫血（蚕豆病、珠蛋白生成障碍性贫血）、新生儿黄疸等；②结合胆红素、非结合胆红素、总

NOTE

胆红素均增高：见于肝细胞性黄疸，如急性黄疸型肝炎、慢性肝炎、肝硬化等；③结合胆红素增高、总胆红素升高：见于胆汁淤积性黄疸，如胆石症、肝癌、胰头癌等。

临床上还可依照结合胆红素与总胆红素比值进行黄疸的鉴别：①比值低于20%，提示为溶血性黄疸；②比值超过50%，提示为胆汁淤积性黄疸；③比值在20%～50%之间，提示为肝细胞性黄疸。

二、尿胆红素试验

【原理】结合胆红素为水溶性，可透过肾小球基底膜而在尿中出现。如血液中结合胆红素浓度超过肾阈值34.2μmol/L时，可由尿中排出。

【参考值】加氧法：阴性。定量：≤2mg/L。

【临床意义】尿胆红素阳性表明血结合胆红素增高。肝细胞性黄疸时，尿内胆红素轻中度增加；阻塞性黄疸时，明显增加；溶血性黄疸时，为阴性。碱中毒时肾脏排泄胆红素增加，尿中胆红素定性可阳性。

三、尿中尿胆原检查

【原理】在胆红素的肠肝循环过程中，正常情况下有极少量的尿胆原（urobilinogen）可进入体循环从肾脏排出。但受进食和尿液酸碱度的影响，在餐后或碱性尿中，因肾小管对尿胆原重吸收减少和肠道尿胆原生成增加，相反在酸性尿中则减少。

【参考值】定性：阴性或弱阳性（阳性稀释度在1：20以下）。定量：0.84～4.2μmol/（L·24h）

【临床意义】

（1）尿胆原增高：①溶血性黄疸时明显升高。②肝细胞性黄疸时增加。③高热、心功能不全等，由于尿量减少，尿胆原的含量可相对增加；顽固性便秘或肠梗阻时，自肠道回吸收的尿胆原增加，尿中尿胆原的排出亦可增加。

（2）尿胆原减少：①胆汁淤积性黄疸时，尿中尿胆原减少或消失。②新生儿及长期应用广谱抗生素时，因肠道菌群受到抑制，亦可使肠道内尿胆原产生减少。

四、正常人及常见黄疸的实验室检查鉴别

正常人及常见黄疸的实验室检查鉴别见表16–1。

表16–1　正常人及常见黄疸的实验室检查鉴别

	血清胆红素（μmol/L）				尿液		粪便	
	STB	UCB	CB	CB/STB	尿胆原	尿胆红素	颜色	粪胆原
正常人	3.4～17.1	1.7～10.2	0～6.8	0.2～0.4	（–）或（±）	（–）	黄褐色	正常
溶血性黄疸	↑↑	↑↑	↑	<0.2	（+++）	（–）	加深	↑
胆汁淤积性黄疸	↑↑↑	↑	↑↑↑	>0.5	（–）	（+++）	变浅或灰白	↓或消失
肝细胞性黄疸	↑↑	↑↑	↑↑	0.2～0.5	（+）	（++）	变浅或正常	↓或正常

NOTE

五、胆汁酸代谢检查

胆汁酸（bile acid，BA）是胆汁的主要成分，是肝细胞以胆固醇为原料合成的，随胆汁排泄进入肠道。经肠道细菌作用后，各种胆汁酸平均有95%被小肠重吸收，经门静脉进入肝脏。在肝细胞内，游离BA转变为结合BA，再随胆汁排入肠道，形成胆汁酸的“肠肝循环”。因此BA测定能比较特异地反映肝细胞合成、摄取及分泌功能，并与胆道排泄功能有关，它对肝胆系统疾病诊断的特异性和灵敏性高于其他指标。可做空腹或餐后2小时BA测定，后者更灵敏。

【参考值】总胆汁酸（酶法）：0～10μmol/L；胆酸（气－液相色谱法）：0.08～0.91μmol/L；鹅脱氧胆酸（气－液相色谱法）：0～1.61μmol/L；甘氨胆酸（气－液相色谱法）：0.05～1.0μmol/L；脱氧胆酸（气－液相色谱法）：0.23～0.89μmol/L。

【临床意义】胆汁酸增高见于：①肝细胞损害，如急性肝炎、慢性肝炎、肝硬化、肝癌、酒精性肝病等；②胆道梗阻，如肝内、肝外的胆管梗阻；③门体分流，肠道中次级胆汁酸经分流的门静脉系统直接进入体循环；④进食后血清胆汁酸一过性增高。

第四节　肝脏疾病常用的血清酶检测

肝脏是人体含酶最丰富的器官，这些酶在物质代谢及生物转化中发挥着重要作用。肝脏病变时，常导致血清酶浓度或活性发生明显变化。酶的活性与疾病诊断的相关性主要体现在：①存在于肝细胞内的酶在肝细胞损伤时释放入血，血清中其活性升高；②由肝细胞合成的酶在肝脏疾病时合成减少；③当胆道阻塞时，某些酶排泄受阻，致使血清中其活性升高；④与肝纤维组织增生有关的酶，在肝纤维化时在血清中的活性升高。因此，根据酶活性测定可以对肝脏的某些疾病进行诊断、鉴别诊断、病情观察、疗效判定和预后评估。

同工酶（isoenzymes）是指具有相同催化活性，但分子结构、理化性质及免疫学反应等不同的一组酶，又称同工异构酶。由于这些酶或存在于人体不同组织，或在同一组织、同一细胞的不同亚细胞结构内，因此同工酶的测定对肝胆系统疾病的诊断及鉴别诊断具有重要意义。

一、血清氨基转移酶及其同工酶测定

【原理】氨基转移酶是一组催化氨基酸与α-酮酸之间的氨基转移反应的酶类。用于肝功能检查的主要是丙氨酸氨基转移酶（alanine aminotransferase，ALT）和天门冬氨酸氨基转移酶（aspartate aminotransferase，AST）。ALT主要分布在肝脏，其次是骨骼肌、肾脏、心肌等组织中；AST主要分布在心肌，其次是肝脏、骨骼肌和肾脏等组织中。在肝细胞中，ALT主要存在于非线粒体中，AST主要（约80%）存在于线粒体内。ALT与AST均为非特异性细胞内功能酶，正常时血清的含量很低，但当肝细胞受损时，肝细胞膜通透性增加，胞浆内的ALT与AST释放入血浆，致使血清ALT与AST的活性升高。

AST在肝细胞中有两种同工酶，根据其存在部位不同分为上清液AST（supernatant AST,

ASTs）和线粒体 AST（mitochondrial AST，ASTm）。ASTs 存在于胞浆中，ASTm 存在于线粒体中。正常血清中的 AST 大部分为 ASTs，ASTm 不足 10%。当肝细胞受到轻度损害，未破坏至线粒体时，血清中 ASTs 漏出增加，而 ASTm 正常；如肝细胞严重损害，线粒体遭到破坏，ASTm 漏出增加，血清中 ASTm 升高，因此 ASTm 升高提示肝细胞损伤严重。

【参考值】连续监测法（37℃）：ALT5～40U/L；AST8～40U/L；AST/ALT≤1。

【临床意义】

（1）肝脏疾病

1）急性病毒性肝炎：ALT 与 AST 升高显著，可达正常上限的 20～50 倍甚至 100 倍，以 ALT 升高更为明显，AST/ALT<1。此项目是诊断急性病毒性肝炎的重要指标。转氨酶升高常较胆红素升高早，恢复期活性逐渐下降。急性病毒性肝炎转氨酶活性持续不降或正常后再上升，提示可能转为慢性。值得注意的是，转氨酶的升高程度与肝脏损伤的严重程度并不完全一致。

2）慢性病毒性肝炎：ALT 和 AST 正常或轻度升高（不超过正常上限的 3 倍），AST/ALT<1。如在慢性病程中 AST 显著升高，AST/ALT>1，提示慢性肝炎病情活动或恶化。

3）重型肝炎：ALT 与 AST 均升高，但 AST 升高更为显著。若病情进展，黄疸进行性加深，而酶活性升高不明显，称为“酶－胆分离（enzyme bile separation）”，提示肝组织坏死严重，预后不佳。

4）淤胆型肝炎：以胆红素升高为主，转氨酶活性常轻度升高。

5）肝炎肝硬化：血清转氨酶活性与肝细胞变性、坏死的程度有关，转氨酶活性越高，提示肝组织损伤程度越重。静止性肝硬化血清转氨酶活性多正常；活动性肝硬化血清转氨酶活性升高，且 AST/ALT>1。

6）非病毒性肝病：包括药物性肝炎、非酒精性脂肪性肝炎、肝细胞癌等非病毒性肝病，转氨酶活性正常或轻度升高，且 AST/ALT<1。在酒精性肝炎时，AST 显著升高而 ALT 升高不明显，这可能是因为酒精具有线粒体毒性，且抑制吡哆醛活性。

（2）急性心肌梗死：在急性心肌梗死 6～8 小时后 AST 开始升高，18～24 小时达高峰，此时血清 AST 水平可达正常上限的 4～10 倍，且与心肌梗死的范围和病变程度呈正相关，4～5 天可恢复正常。如再次升高，则提示梗死范围扩大或出现了新的梗死。

（3）其他疾病：骨骼肌疾病（如皮肌炎、进行性肌萎缩等）、肺梗死、肾梗死、胰梗死、休克及传染性单核细胞增多症等，转氨酶轻度升高。

（4）AST 同工酶变化：①急性病毒性肝炎：轻、中度急性肝炎，血清 AST 轻度升高，且以 ASTs 升高为主，ASTm 正常。②重型肝炎：血清 ASTm 升高。③其他肝病：中毒性肝炎、妊娠脂肪肝、肝动脉栓塞术后以及急性心肌梗死等，血清 ASTm 升高。

二、碱性磷酸酶及其同工酶测定

【原理】碱性磷酸酶（alkaline phosphatase，ALP）是在碱性环境下（pH 8.6～10.3）将磷酸酯水解成磷酸的非特异性酶类，主要分布于肝脏、骨骼、肾、小肠及胎盘中。血清中的 ALP 主要来源于肝细胞和成骨细胞并以游离的形式存在。肝脏中的 ALP 主要分布在肝细胞的血窦侧和毛细胆管侧的微绒毛上。肝内及来自肝外的 ALP 经胆汁排入小肠，当胆道阻塞时

ALP 排泄障碍，血清 ALP 活性升高，故胆汁淤积时血清 ALP 活性常显著升高。

碱性磷酸酶同工酶分为 ALP_1～ALP_6 六种类型。又因其来源不同，将 ALP_2、ALP_3、ALP_4、ALP_5 分别称为肝型、骨型、胎盘型和小肠型，ALP_1 是细胞膜组分与 ALP_2 的复合物，ALP_6 是 IgG 与 ALP_2 的复合物。

【参考值】 磷酸对硝基苯酚速率法（37℃），男性：1～12 岁 <500U/L，12～15 岁 <700U/L，25 岁以上 40～150U/L；女性：1～12 岁 <500U/L，15 岁以上 40～150U/L。

ALP 同工酶：成人以 ALP_2 为主，占总 ALP 的 90%，少量为 ALP_3，血型为 B 型和 O 型者血清中可有微量 ALP_5；儿童 ALP_3 增多，占总 ALP 的 60% 以上；妊娠晚期 ALP_4 增多，占总 ALP 的 40%～65%。

【临床意义】

（1）生理性增加：见于生长中的儿童（ALP_3）及妇女妊娠中晚期（ALP_4）。

（2）胆道阻塞：各种肝内、外胆管阻塞性疾病，如原发性胆汁性肝硬化、胰头癌、结石等引起的胆管阻塞，血清 ALP 活性显著升高，以 ALP_1 为主（癌性梗阻时均出现 ALP_1，ALP_1 超过 ALP_2），且平行于血清胆红素升高水平，故 ALP 也称作“胆汁淤积指示酶”。

（3）肝脏疾病：急性肝炎时，ALP_2 明显升高，ALP_1 轻度升高，ALP_1 低于 ALP_2；肝硬化患者 80% 以上 ALP_5 明显升高，可达 ALP 总量的 40% 以上。

（4）黄疸的鉴别诊断：①胆汁淤积性黄疸：血清 ALP 和胆红素水平明显升高，转氨酶升高不明显；②肝细胞性黄疸：ALP 活性可正常或稍高，血清胆红素中等程度升高，转氨酶活性显著升高；③肝内局限性胆道阻塞（如原发性肝癌、转移性肝癌、肝脓肿等）：ALP 活性明显升高，血清胆红素大多正常，转氨酶活性无明显升高。

（5）其他：骨骼疾病如纤维性骨炎、佝偻病、骨软化症、成骨细胞瘤及骨折愈合期等，ALP 均可升高，以 ALP_3 为主。慢性肾衰竭、充血性心力衰竭以及某些感染性疾病亦可升高。

三、γ- 谷氨酰转移酶及同工酶测定

【原理】 γ- 谷氨酰转移酶（γ-glutamyl transferase，γ-GT）是催化 γ- 谷氨酰基从谷胱甘肽转移到另一个肽或氨基酸上的酶。γ-GT 主要存在于细胞膜和微粒体上，在除肌细胞以外的所有细胞中均有分布，肾脏中含量最为丰富，其次是胰腺和肝脏。但血清中 γ-GT 主要来自肝胆系统，在肝内合成功能亢进或胆汁排出受阻时，血清 γ-GT 活性均可升高。

【参考值】 γ- 谷氨酰 -3- 羧基 - 对硝基苯胺法（37℃）：男性 11～50U/L，女性 7～32U/L。

【临床意义】

（1）肝脏疾病：①急性肝炎 γ-GT 中度升高。②慢性肝炎、肝硬化的非活动期，γ-GT 活性多正常，如持续升高，则表明病变活动或病情恶化。③原发性肝癌时，癌细胞合成 γ-GT，同时肝内阻塞诱发肝细胞产生大量 γ-GT，致使 γ-GT 活性明显升高，可达参考值上限的 10 倍以上。结合 AFP 检测可提高肝癌诊断正确率。④急慢性酒精性肝炎、药物性肝炎时，γ-GT 常呈中度以上升高。⑤脂肪肝 γ-GT 活性轻度升高。

（2）胆道疾病：原发性胆汁性肝硬化、原发性硬化性胆管炎、药物性肝内胆管淤积、胆石症以及肿瘤等所致的胆道阻塞性疾病，γ-GT 可升高至参考值上限的 5～30 倍。

（3）其他疾病：胰腺及前列腺的肿瘤，胰腺炎等炎症性疾病，γ-GT 活性亦可轻度升高。

四、谷氨酸脱氢酶测定

【原理】谷氨酸脱氢酶（glutamate dehydrogenase，GDH）仅存在于细胞线粒体内，并以肝脏中含量最高，其次为心肌和肾脏，少量存在于脑、骨骼肌和白细胞中。正常人血清 GDH 活性很低，肝细胞线粒体受损害时其活性显著升高，且升高幅度与线粒体受损程度有关，因此，GDH 活性测定可反映肝细胞线粒体的损害及肝小叶中央区的坏死，是反映肝实质受损的敏感指标。

【参考值】速率法（37℃）：男性 0～8U/L，女性 0～7U/L。

【临床意义】

（1）肝细胞中毒坏死：在卤烷、四氯化碳、砷化合物等所致的肝细胞中毒坏死时，GDH 升高最明显（可达参考值上限 10～20 倍）；在酒精中毒引起的肝细胞坏死时，GDH 亦升高较其他指标明显。

（2）慢性肝炎、肝硬化：慢性肝炎时 GDH 活性可升高，常较 ALT 升高明显（可达参考值上限 4～5 倍），其升高幅度与病情严重程度正相关。静止性肝硬化 GDH 活性可正常，活动性肝硬化随病程进展可明显升高。原发性胆汁性肝硬化时 GDH 常明显升高。

（3）急性肝炎：GDH 主要存在于肝小叶中央区的肝细胞线粒体内，其活性升高较 ALT 更能反映肝小叶中央区的坏死。

（4）肝癌、阻塞性黄疸：GDH 也可升高。

（5）其他疾病：GDH 活性显著升高通常是组织细胞严重受损的标志。急性右心衰、严重呼吸衰竭、肺栓塞引起的急性肺源性心脏病等疾病时，GDH 活性可显著升高。

五、单胺氧化酶测定

【原理】单胺氧化酶（monoamine oxidase，MAO）广泛分布于体内各组织器官，尤以肝、肾、胰、心等器官中含量最多。肝脏中的 MAO 来源于线粒体。MAO 可加速胶原纤维的交联，血清中 MAO 活性与体内结缔组织增生程度呈正相关。

【参考值】速率法（37℃）：0～3U/L。

【临床意义】

（1）肝脏病变：MAO 是诊断肝硬化的一项传统指标，其活性的高低可反映肝纤维化的程度，但特异性较差。

（2）肝外疾病：慢性充血性心力衰竭、糖尿病合并脂肪肝等疾病出现肝纤维化、甲状腺功能亢进症、系统性硬化症等，因纤维组织合成旺盛，MAO 可升高。

六、脯氨酰羟化酶测定

【原理】脯氨酰羟化酶（prolyl hydroxylase，PH）是早期参与胶原纤维合成的一种酶，它能将胶原 α- 肽链上的脯氨酸羟化为羟脯氨酸，后者参与胶原纤维的合成。在脏器或组织发生纤维化时，PH 的活性增加。肝纤维化时，肝脏胶原纤维合成亢进，血清 PH 水平升高，因此血中 PH 活性的测定可作为肝纤维化的早期诊断指标。

NOTE

【参考值】放射免疫（radioimmunoassay，RIA）法：（39.5±11.87）μg/L。

【临床意义】各种原因引起的肝纤维组织增生均可致PH活性升高，如中重度慢性肝炎、各种原因引起的肝硬化、肝细胞癌等。动态观察，活性升高提示肝组织坏死及纤维化程度加重；活性逐渐下降，提示治疗有效，疾病在康复过程中。

七、Ⅲ型前胶原氨基末端肽测定

【原理】Ⅲ型前胶原氨基末端肽（amino terminal of procollagen type Ⅲ peptide，PⅢP）是前胶原在肽酶的作用下生成的产物之一。在胶原的合成过程中，首先生成前胶原，前胶原又被肽酶切割分离为PⅢP和Ⅲ型胶原，部分PⅢP进入血中，是反映肝纤维化的常用检测指标。

【参考值】RIA法：均值为100ng/L，超过150ng/L为异常。

【临床意义】

（1）肝纤维化：急性病毒性肝炎、重度慢性肝炎、酒精性肝炎、肝硬化、肝硬化并发肝癌等，血清PⅢP含量均可升高，且与肝纤维化程度呈正相关，血清PⅢP水平可反映肝纤维化程度，是诊断肝纤维化和早期肝硬化的良好指标，且可弥补肝活检不能动态观察的不足。

（2）肝炎：急性病毒性肝炎时，血清PⅢP水平升高，并可随炎症消退而恢复正常，如持续升高则提示转为慢性。酒精性肝炎、慢性肝炎出现肝纤维化时，PⅢP均可明显增高。

八、Ⅳ型胶原及其分解片段（7S片段和NC_1片段）测定

【原理】Ⅳ型胶原（collagen Ⅳ，CⅣ）分布于肝窦内皮细胞下，是构成肝基底膜的主要成分。7S片段是CⅣ氨基末端的四聚体，NC_1片段是CⅣ氨基末端的二聚体。血清CⅣ、7S片段、NC_1片段主要从肝基底膜降解而来，而不是由胶原合成而产生，故可作为反映胶原降解的指标。CⅣ、7S片段和NC_1片段的不断增高，也是反映肝纤维化的早期指标。

【参考值】RIA法：血清Ⅳ胶原NC_1片段（5.3±1.3）μg/mL。

【临床意义】

（1）肝纤维化早期诊断：血CⅣ和7S、NC_1片段含量在反映肝细胞坏死和纤维化发展趋势方面优于PⅢP。肝病时，均增高，轻度、中度、重度慢性肝炎和肝硬化时，三者血清水平依次递增。

（2）用药疗效和预后判断：慢性丙型肝炎时，还可以预测干扰素、抗丙型肝炎病毒抗体的疗效。血清CⅣ超过250μg/mL时，干扰素治疗无效。

（3）其他：与基底膜相关的疾病如甲亢、糖尿病肾病、硬皮病等，也可出现CⅣ水平升高。

第五节 肝炎病毒相关检测

目前已确定的病毒性肝炎病原体有5种，即甲型肝炎病毒（hepatitis A virus，HAV）、乙型肝炎病毒（hepatitis B virus，HBV）、丙型肝炎病毒（hepatitis C virus，HCV）、丁型肝炎病毒（hepatitis D virus，HDV）和戊型肝炎病毒（hepatitis E virus，HEV）。新近发现的庚型肝炎

病毒（hepatitis G virus，HGV）、输血传播病毒（transfusion transmitted virus，TTV）及 Sen 病毒（Sen virus，SENV）等，由于这些病毒的嗜肝性及致病性尚未定论而至今没有归属于肝炎病毒。目前尚有 10% 左右的肝炎病例找不到病因，推测仍有未被发现的肝炎病毒存在。

肝炎病毒相关检测是诊断肝炎病毒感染尤其是病毒性肝炎的重要依据。目前临床上常用的检测方法有：①抗原检测：抗原检测阳性表示体内有该病原体存在，为该肝炎病毒现症感染；②抗体检测：抗体检测阳性表示为该肝炎病毒感染者，IgM 阳性常提示为现症感染，IgG 阳性提示为现症感染或既往感染。③核酸检测：常用聚合酶链式反应（polymerase chain reaction，PCR），检测肝炎病毒的 DNA 或 RNA，具有简便、快速、灵敏、特异等优点，阳性为现症感染的直接证据，对诊断与鉴别诊断、指导治疗及评价疗效等具有重要价值。

一、甲型肝炎病毒相关检测

HAV 属微小 RNA 病毒科，嗜肝病毒属，无囊膜，是一种直径为 27～32nm 的正 20 面体球状颗粒，内含一条单股正链线性 RNA 基因组。HAV 通过粪 – 口途径传播，感染后先在肠上皮细胞增殖，而后随血流侵入肝细胞，引起急性肝炎。机体感染 HAV 后，首先出现的是 IgM 抗体，继之出现 IgA 及 IgG 抗体。

【参考值】酶联免疫吸附试验（enzyme–linked immunosorbent assay，ELISA）、RIA 和 PCR 法：HAVAg、抗 –HAV IgM、抗 –HAV IgA、抗 –HAV IgG 及 HAV–RNA 均为阴性。

【临床意义】

（1）抗 –HAV IgM：发病后 1 周即可检出，2 周时达高峰，可持续 3～4 个月。阳性提示近期感染，是早期诊断甲型肝炎的特异性血清标志物。

（2）抗 –HAV IgG：发病后 1 个月左右血清中可检出，2～3 个月达高峰，可持久存在，是保护性抗体。急性期与恢复期双份血清（相隔 2～3 个月）抗 –HAV IgG 滴度呈 4 倍及以上升高对甲型病毒性肝炎有诊断意义，但无早期诊断意义。

（3）HAVAg：存在于发病前后各 2 周的粪便及发病前后各 1 周的血清中。HAVAg 阳性是 HAV 急性感染的直接证据。

（4）HAV–RNA：特异性强，对早期诊断甲型肝炎有意义。一般用于实验研究。

二、乙型肝炎病毒相关检测

HBV 属嗜肝 DNA 病毒。完整的 HBV 又称 Dane 颗粒，为直径 42nm 的球形结构，由外衣壳与核心构成（见图 16–2）。外衣壳厚约 7nm，含有乙型肝炎病毒表面抗原（hepatitis B virus surface antigen，HBsAg）、前 S_1 及前 S_2 抗原。HBsAg 是 HBV 吸附在肝细胞膜受体的主要成分，也是乙肝疫苗的主要成分。除去外衣壳后内为直径约 27nm 的病毒核心，核壳含有乙型肝炎病毒核心抗原（hepatitis B virus core antigen，HBcAg）与乙型肝炎病毒 e 抗原（hepatitis B virus e antigen，HBeAg）。核心内含有乙型肝炎病毒 DNA（HBV–DNA）和 DNA 聚合酶（DNA ploymerase，DNAP）。HBV 的传播途径主要包括血液、性接触传播和母婴传播。

HBsAg、HBeAg、HBcAg 可以刺激机体产生相应的抗体。抗原、抗体及 HBV–DNA 等检测为临床诊断与鉴别诊断乙肝病毒急慢性感染、了解病毒复制水平、判定抗病毒疗效等提供依据。

NOTE

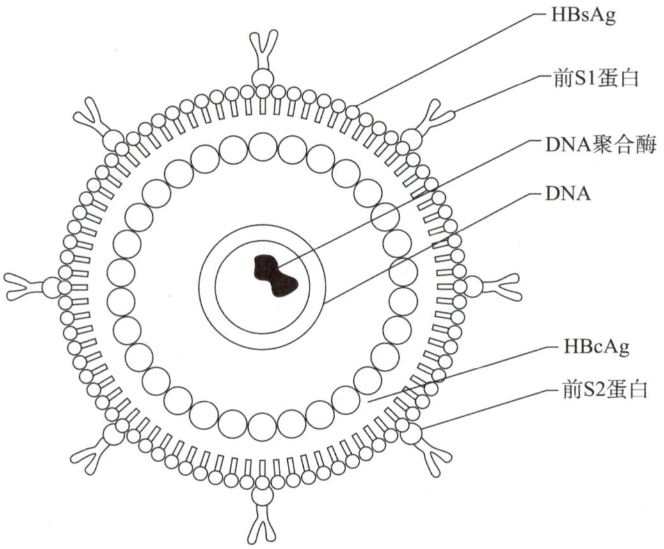

图 16-2　乙型肝炎病毒结构示意图

（一）乙肝病毒标志物检测

【参考值】 ELISA 法：HBsAg、抗 -HBs、HBcAg、抗 -HBc、HBeAg 以及抗 -HBe 均为阴性。

【临床意义】

（1）HBsAg 及抗 -HBs 测定：HBsAg 是 HBV 感染后最早出现的血清标志物，其阳性是 HBV 现症感染的标志，见于乙型肝炎潜伏期和急性期、慢性乙型肝炎、与 HBV 感染相关的肝硬化和肝癌以及 HBV 慢性携带者。

抗 -HBs 是感染 HBV 后机体产生的唯一保护性抗体，一般在发病后 3～6 个月 HBsAg 消失一段时间（空窗期）后出现。抗 -HBs 阳性表示机体对 HBV 有免疫力，见于急性 HBV 感染的恢复期、HBV 既往感染者及乙型肝炎疫苗有效接种后。

（2）HBcAg 及抗 -HBc 测定：HBcAg 存在于 Dane 颗粒核壳上，血液中无游离的 HBcAg，但除去 HBV 外衣壳后可测得。HBcAg 阳性提示患者血清中存在 HBV，见于 HBV 现症感染，且病毒复制活跃，传染性强。

抗 -HBc 为非保护性抗体，是反映肝细胞受到 HBV 侵害的可靠指标，阳性提示为 HBV 感染者，包括既往感染和现症感染。抗 -HBc IgM 阳性表示 HBV 现症感染，且复制活跃，传染性强。抗 -HBc IgG 与 HBsAg 并存表示现症感染；与抗 -HBs 并存则提示既往感染。

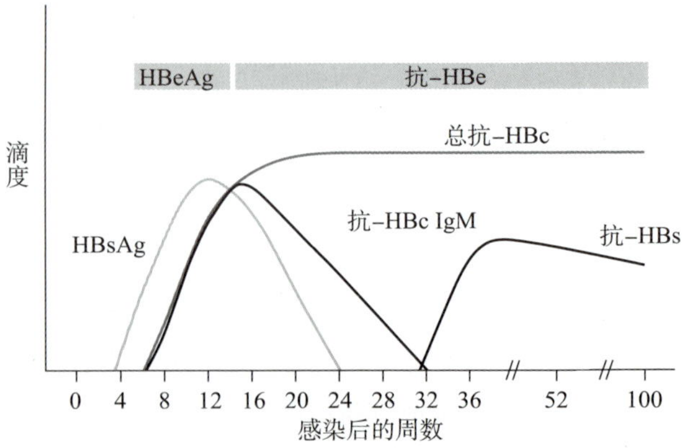

图 16-3　急性 HBV 感染 HBV 标志物变化示意图

（3）HBeAg 及抗 -HBe 测定：HBeAg 阳性常有 HBcAg 阳性，表示 HBV 在复制，传染性强。HBeAg 持续阳性，表明肝细胞损害严重，且可转化为慢性乙型肝炎或肝硬化。HBeAg 消失而 HBV 持续复制，见于前 C 基因发生变异者，此时传染性仍强，故 HBeAg 阴转的临床意义还要结合其他资料来综合判断。如果HBeAg转阴而抗HBe阳转，称为HBeAg血清学转换，说明HBV被清除或抑制，复制减少，传染性降低。

由于血清中HBcAg存在于Dane颗粒中，常规检测手段不能检出，故应用于临床的乙肝病毒标志物检查主要包括HBsAg、抗-HBs、HBeAg、抗-HBe及抗-HBc五项，俗称“两对半”。HBV感染后抗原抗体之间的变化是动态的（见图16-3，图16-4），且不除外基因变异的发生，因此还需参考临床和其他检测，做出综合判断。

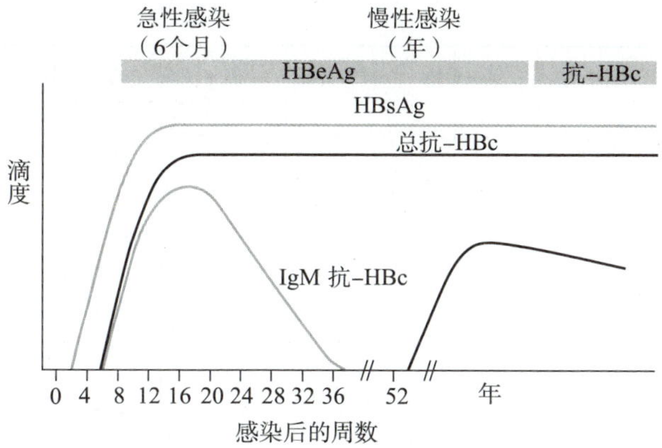

图16-4　慢性HBV感染HBV标志物变化示意图

（二）HBV-DNA测定

HBV-DNA是HBV存在的直接证据，也是判断HBV复制活跃与否及传染性强弱最直接的依据。

【参考值】 荧光定量PCR法：定性HBV-DNA阴性；定量测不出（低于5×10^2copies/mL）。

【临床意义】 HBV-DNA阳性是HBV现症感染的直接证据，较血清免疫学检查更敏感、更特异，且可反映HBV的复制水平及传染性，也是抗病毒治疗及疗效观察的指标，但其阴性不能除外HBV感染。

（三）前S_1蛋白（Pre-S_1）和前S_1抗体（抗-Pre-S_1）测定

Pre-S_1位于Dane颗粒的表面，参与HBV对肝细胞表面特异性受体的识别，反映HBV的活动和复制；抗-Pre-S_1是一种中和性抗体，可阻止HBV与肝细胞表面特异性受体的结合，从而阻止HBV入侵肝细胞。

【参考值】 ELISA或RIA法：Pre-S_1阴性，抗-Pre-S_1阴性。

【临床意义】 Pre-S_1阳性提示HBV现症感染。急性HBV感染中，如Pre-S_1持续阳性，提示有慢性化倾向；慢性感染中，Pre-S_1阳性提示病毒复制活跃，传染性强。抗-Pre-S_1阳性见于急性乙肝恢复早期，常表示HBV正在或已经被清除。

（四）前S_2蛋白（Pre-S_2）和前S_2抗体（抗-Pre-S_2）测定

Pre-S_2是HBV的表面蛋白成分，为HBV侵入肝细胞的主要结构，抗-Pre-S_2也是一种中和性抗体。

【参考值】 ELISA或RIA法：Pre-S_2阴性，抗-Pre-S_2阴性。

【临床意义】 Pre-S_2阳性提示HBV现症感染，且病毒复制活跃，传染性强；抗Pre-S_2阳性始见于乙肝恢复早期，表明HBV已被清除，预后良好。

HBV血清标志物检测常见结果的临床意义见表16-2。

表16-2　HBV血清标志物检测常见结果的临床意义

HBsAg	抗-HBs	HBeAg	抗-HBe	抗-HBc	HBV-DNA	临床意义
-	-	-	-	-	-	未感染过HBV
-	-	-	-	+	-	既往感染未能测出抗-HBs

NOTE

续表

HBsAg	抗 -HBs	HBeAg	抗 -HBe	抗 -HBc	HBV-DNA	临床意义
−	+	−	−	−	−	注射过乙肝疫苗，有免疫力，既往感染
+	−	−	−	+	+	急性 HBV 感染，慢性 HBsAg 携带者，有传染性
−	−	−	+	+	+	既往感染过 HBV，急性 HBV 感染恢复期，传染性低
+	−	+	−	+	+	“大三阳”，急性或慢性乙肝，HBV 复制，传染性强
+	−	−	+	+	+	“小三阳”，急性 HBV 感染趋向恢复，慢性 HBsAg 携带者，传染性低
−	+	−	+	+	+	急性 HBV 感染后恢复期，正在产生免疫性
−	+	−	−	+	−	急性 HBV 感染，恢复期
+	−	+	−	−	+	急性 HBV 感染早期，HBV 复制活跃
+	+	−	+	−	+	表面抗原、e 抗原变异

三、丙型肝炎病毒相关检测

HCV 属黄病毒属，为直径 30～60nm 的单股正链 RNA 病毒，主要通过血液和体液传播，也可通过母婴传播。HCV 主要在肝细胞内复制，引起的丙型肝炎虽较乙型肝炎轻，但更易转变为慢性。

【参考值】 斑点杂交试验及反转录 PCR 法：HCV-RNA 阴性。ELISA 及 RIA 法：抗 -HCV IgM 和抗 -HCV IgG 均阴性。

【临床意义】

（1）HCV-RNA：HCV-RNA 在血中出现较早，阳性提示 HCV 现症感染，病毒复制活跃，传染性强。HCV-RNA 也是丙型肝炎抗病毒治疗及疗效观察的指标。如 HCV-RNA 阴转，并持续检测不到，提示 HCV 复制受抑制或已被清除。

（2）抗 -HCV IgM 和抗 -HCV IgG：①抗 -HCV IgM 发病后 4 周即可阳性，持续 1～3 个月，是 HCV 现症感染的指标，阳性常见于急性丙型肝炎，如 6 个月内不能转阴提示转为慢性丙型肝炎；②抗 -HCV IgG 是 HCV 感染的指标，阳性提示为现症感染或既往感染。

四、丁型肝炎病毒相关检测

HDV 属代尔塔病毒属，为直径 35～37nm 的球形颗粒，其外衣为 HBsAg，内部含 HDAg 和 HDV-RNA。HDV 属缺陷病毒，须借助 HBV 外壳才能复制和感染。

【参考值】 RIA 和 ELISA 法：HDAg、抗 -HDV IgG 和抗 -HDV IgM 均阴性。RT-PCR 法：HDV-RNA 阴性。

【临床意义】

（1）HDAg 阳性提示 HDV 现症感染，常与 HBsAg 阳性同时存在，表示 HBV 与 HDV 同时感染或重叠感染，易加重病情或进展为重型肝炎。

（2）抗 –HDV IgM 阳性是 HDV 现症感染的标志。在 HBV 和 HDV 同时感染时，抗 –HDV IgM 常呈一过性升高；重叠感染时，抗 –HDV IgM 持续升高且稳定。

（3）抗 –HDV IgG 是 HDV 感染的标志，阳性提示为既往感染或现症感染。

（4）HDV–RNA 阳性提示丁型肝炎现症感染。

五、戊型肝炎病毒相关检测

HEV 是直径 27～38nm 的球形 RNA 病毒，通过粪 – 口途径传播，主要引起急性肝炎。

【参考值】 RIA 和 ELISA 法：抗 –HEV IgM、抗 –HEV 以及抗 –HEV IgG 均阴性。RT–PCR 法：HEV–RNA 阴性。

【临床意义】 抗 –HEV IgM 发病后 1～2 周即可出现，持续时间较短，阳性提示 HEV 急性感染，是早期诊断戊肝的特异性血清标志物。抗 –HEV IgG 急性期滴度开始升高，恢复期达顶峰，在血中可持续数年。抗 –HEV IgG 阳性提示 HEV 感染，常用于流行病学调查。血清抗 –HEV 滴度大于 1：20 提示 HEV 急性感染可能。HEV–RNA 是早期诊断 HEV 感染最敏感的检测指标。

第六节　肝脏病常用实验室检查的选择

由于肝脏功能复杂，疾病种类繁多，肝功能受损程度各不相同，加之目前尚缺乏能够完整和特异性地反映肝功能状态的检查方法，因此根据检查目的和适应证，优化组合检查项目显得非常重要。肝脏病常用检查项目选择原则如下：

1. 健康体格检查　与肝病相关的实验室检查可查 ALT、AST、γ–GT、A/G 及 AFP 等。必要时可查肝炎病毒标志物、血清总胆红素、ALP 及蛋白电泳等。

2. 黄疸患者　可查血清总胆红素、结合胆红素，尿中尿胆原和尿胆素，及 ALT、AST、γ–GT、ALP 等，以鉴别黄疸的类型。

3. 可疑原发性肝癌患者　应查血清 ALT、AST、γ–GT、AFP、总胆红素、结合胆红素及 ALP 等。

4. 可疑急性肝损伤患者　病毒性肝炎、药物性或中毒性肝炎等，需查血 ALT、AST、γ–GT、总胆红素、结合胆红素，尿中尿胆原、尿胆素等，怀疑为病毒性肝炎时还应检测肝炎病毒标志物和（或）基因等。

5. 可疑慢性肝炎患者　除急性肝损伤的检查内容外，应查血清总蛋白、A/G 及血清蛋白电泳等，必要时还应检查肝纤维化指标等。

6. 可疑肝纤维化及肝硬化患者　除慢性肝炎患者的检查内容外，还应检查 MAO、HA、PH、P Ⅲ P、C Ⅳ等。

7. 肝病用药选择及疗效判定　应根据患者肝病病情及病程的不同选择不同的检查项目并定期复查以动态观察。急性肝病时需查 ALT、AST、γ–GT、A/G、前白蛋白、总胆红素、结合胆红素测定及免疫球蛋白等；慢性肝病时，应检查 ALT、AST、血清总蛋白、A/G 及血清蛋

NOTE

白电泳等，必要时可检查 MAO、PH、P Ⅲ P、C Ⅳ及 PT、PTA 等；原发性肝癌应随访 AFP、γ-GT、ALP 及其同工酶等。

【复习思考题】

1. 何谓低蛋白血症？常见于哪些疾病？
2. 从实验室检查角度，如何鉴别三种黄疸？
3. 试述 ALT、AST 及其同工酶检查的临床意义。
4. 试述乙型肝炎抗原、抗体检查的临床意义。
5. 简述肝脏病常用实验室检查的选择原则。

第十七章 肾功能检查

【学习要求】

1. 掌握内生肌酐清除率、血肌酐、胱抑素 C、血尿酸、二氧化碳结合力测定的临床意义。

2. 熟悉肾小球滤过率、血尿素氮、α_1-微球蛋白、β_2-微球蛋白、昼夜尿比密、尿渗量、尿/血浆渗量比值测定的临床意义。

【学习方法】

1. 注意联系生理学、解剖学知识，复习肾小球滤过功能、近端肾小管重吸收功能、远端肾小管浓缩稀释功能，有助于掌握肾小球、肾小管功能检测相关指标的临床意义。

2. 学习时注意比较各检测项目的敏感性和特异性，从而更有助于临床解读。怀疑肾脏疾病，应先做尿液分析，然后合理选择肾功能指标进行检测。

肾脏的主要功能是生成尿液，排泄代谢产物，维持体内水、电解质、蛋白质、酸碱等代谢平衡；同时兼有内分泌功能，如生成肾素、促红细胞生成素、活性维生素 D 等，以调节血压、促进红细胞生成和调节钙磷代谢等。肾功能检查主要包括肾小球滤过和肾小管重吸收、浓缩稀释、酸化等功能检查。肾功能检查是判断肾脏疾病严重程度和预后、确定疗效和调整某些药物剂量的重要依据，但诊断肾脏疾病的敏感性较低。

一、肾小球功能检测

（一）肾小球滤过率测定

【原理与方法】单位时间内经肾小球滤过的血浆液体量即肾小球滤过率（glomerular filtration rate，GFR），是判断肾功能的准确指标。患者检查前 3 天停服任何利尿药物或静脉肾盂造影检查，检查前 30 分钟嘱患者饮水 500～800mL，排空膀胱，并记录患者的身高和体重。

^{99m}锝-二乙烯三胺五醋酸（^{99m}Tc-DTPA）几乎完全由肾小球滤过而清除，其最大清除率即为肾小球滤过率。用 SPECT 测定弹丸式静脉注射后双肾放射性计数率的降低，按公式自动计算 GFR，并可显示左右各侧 GFR，敏感性高。

【参考值】男性（125±15）mL/min，女性约低 10%。

【临床意义】GFR 降低见于各种原发性、继发性肾脏疾病，升高见于糖尿病早期、肢端肥大症和巨人症。

GFR 是反映肾功能最灵敏、最准确的指标，是目前国际公认的慢性肾脏病（CKD）分期的唯一依据。CKD 1 期（肾功能正常）不小于 90mL/min；2 期（轻度损害）60～89mL/min；3 期（中度损害）30～59mL/min；4 期（重度损害）15～29mL/min；5 期（终末期）小于 15mL/min。

NOTE

（二）内生肌酐清除率试验

【原理与方法】血肌酐分为外源性和内源性。前者来自于食物中肉类的分解，后者为体内肌酸的代谢产物。在控制外源性食物以及没有剧烈活动的情况下，每天内生肌酐的生成量非常恒定。单位时间内，肾脏能将一定量血浆中的内生肌酐全部清除出去，称为内生肌酐清除率（endogenous creatinine clearance，Ccr）。肌酐由肾排出，大部分经肾小球滤过，肾小管几乎不重吸收且排泌量也很少，故 Ccr 很接近 GFR。

（1）患者准备：每天饮水不少于 600mL，不饮茶或咖啡。连续 3 天低蛋白饮食（低于 40g/d）并禁食肉类，避免剧烈运动，试验前 24 小时禁止服用利尿剂。

（2）标本采集：于第 4 天晨 8 时将尿排净，然后收集记录 24 小时尿液，并加入甲苯 4～5mL 防腐。采血 2～3mL，与 24 小时尿液同时送检。

（3）测定：分别测定血、尿肌酐浓度。

（4）计算 Ccr：按以下公式计算：每分钟 Ccr= 尿肌酐浓度（μmol/L）× 每分钟尿量（mL）/ 血浆肌酐浓度（μmol/L）。

（5）排除个体差异，进行体表面积的矫正：由于每个人的肾大小不尽相同，每分钟排尿（或排肌酐）能力也有差异，为排除个体差异，可进行体表面积的校正。参考以下公式：

矫正清除率 = 实际清除率 ×1.73（标准体表面积，m^2）/ 受试者体表面积（m^2）。

受试者的体表面积（m^2）=0.0061× 身高（cm）+0.0128× 体重（kg）–0.1529。

【参考值】成人（体表面积以 1.73m^2 计）80～120mL/min。

【临床意义】

（1）判断肾小球功能损害的敏感指标：Ccr 降至 50mL/min 前，多数患者血清尿素、肌酐仍在正常范围。

（2）评价肾功能损害程度：根据 Ccr 将肾功能分为四期：51～80mL/min 为肾功能不全代偿期；20～50mL/min 为肾功能不全失代偿期（氮质血症期）；10～19mL/min 为肾衰竭期（尿毒症早期）；<10mL/min 为终末期肾衰竭（尿毒症晚期）。

（3）指导治疗：临床上常根据 Ccr 来制订治疗方案并调整治疗手段。Ccr 低于 50mL/min，应开始限制蛋白质摄入；Ccr 低于 30mL/min，氢氯噻嗪等利尿剂常无效；Ccr 低于 10mL/min，对襻利尿剂无效，应透析治疗。凡经肾代谢或排泄的药物，应根据 Ccr 降低程度来减少用药的剂量、间隔时间。

（三）血清肌酐测定

【原理】血清肌酐（creatinine，Cr）主要由肾小球滤过，肾小管排泌较少，血肌酐浓度取决于肾小球滤过功能。当肾实质损伤，GFR 降低到正常的 1/3 时，血肌酐浓度会逐渐上升。血肌酐测定的特异性较血清尿素氮测定高，但并非早期评估肾小球滤过功能受损的指标。

【参考值】男性 44～132μmol/L；女性 70～106μmol/L。

【临床意义】

（1）反映肾功能下降后毒素产物潴留：Cr 升高见于各种原因引起的肾小球滤过功能减退而毒素产物潴留。

（2）评估肾功能损害的程度：Cr 升高的程度与肾功能受损程度呈正相关，常作为慢性肾脏病临床分期的参考。肾功能不全代偿期，Cr 低于 133μmol/L；肾功能不全失代偿期，Cr

NOTE

133～221μmol/L；肾衰竭期，Cr 升到 221～442μmol/L；肾衰竭终末期，Cr 超过 442μmol/L。

（四）血清尿素氮测定

【原理】血尿素氮（blood urea nitrogen，BUN）是蛋白质代谢的终末产物，在肝中经鸟氨基酸循环生成，进入血液循环，主要经肾小球滤过，随尿排出。当肾实质受损时，GRF 降低，导致 BUN 浓度升高。BUN 较 Cr 升高早，但其特异性较差。

【参考值】成人 3.2～7.1mmol/L；儿童 1.8～6.5mmol/L。

【临床意义】

（1）肾性：见各种原因引起的器质性肾功能损害，原发性肾小球疾病，如肾小球肾炎、肾病综合征，继发性肾小球疾病，如狼疮性肾炎、紫癜性肾炎、中毒性肾病等。

（2）肾前性：充血性心力衰竭、肾动脉狭窄、急性失血、休克、脱水、烧伤等导致肾灌注减少，可导致 GFR 降低而使 BUN 增高。此外，蛋白质分解或摄入过多，如急性传染病、高热、上消化道大出血、大面积烧伤、大手术后、严重创伤和甲状腺功能亢进症、高蛋白饮食等也可导致 BUN 升高。

（3）肾后性：尿路结石、前列腺增生症、膀胱肿瘤等，尿液排出障碍，BUN 增高。

（4）BUN/Cr 的意义：有助于鉴别肾前性和肾实质性少尿。肾前性少尿（如心衰、脱水、肝肾综合征等所致的有效血容量下降，使肾血流量减少）Cr 升高，但很少超过 200μmol/L，BUN 可明显上升，BUN/Cr 常超过 10∶1；而肾实质性少尿，Cr 常超过 200μmol/L，BUN 与 Cr 同时升高，BUN/Cr 常不超过 10∶1。

（五）血 α_1－微球蛋白、β_2－微球蛋白测定

【原理】α_1－微球蛋白（α_1-microglobulin，α_1-MG）是肝细胞和淋巴细胞产生的小分子量（26000）糖蛋白，有结合型和游离型两种形式。β_2－微球蛋白（β_2-microglobulin，β_2-MG）是体内有核细胞包括淋巴细胞、肿瘤细胞、血小板、多形核白细胞产生的一种小分子球蛋白（分子量为 11800），广泛存在于血浆、尿、脑脊液、唾液及初乳中。游离型 α_1-MG 及 β_2-MG 可自由透过肾小球，并在近曲小管几乎全部被重吸收，在肾小管上皮细胞中分解破坏，仅微量从尿中排泄。正常人血中 α_1-MG、β_2-MG 浓度很低。

【参考值】成人血清游离 α_1-MG 10～30mg/L，β_2-MG 1～2mg/L。

【临床意义】

（1）判断肾小球滤过功能较灵敏的指标：Ccr 低于 100mL/min 时，血 α_1-MG 即可出现升高；Ccr 低于 80mL/min 时，血 β_2-MG 即可出现升高。二者升高幅度与肾功能损伤程度相一致，且比血 Cr 测定敏感。

（2）血清 α_1-MG 降低：见于严重肝实质性病变所致生成减少，如重症肝炎、肝坏死等。

（3）其他：在炎症（如肝炎、类风湿关节炎）和恶性肿瘤，血 β_2-MG 分泌释放增多，血 β_2-MG 可有不同程度的升高。

（六）血清胱抑素 C 测定

【原理】胱抑素 C（cystatin C，CysC）是半胱氨酸蛋白酶抑制蛋白 C 的简称，各种有核细胞均可表达，分泌量恒定，分子量 13000。CysC 能自由通过肾小球滤过膜，在近曲小管几乎全部被摄取、分解。当肾功能损害时，清除率降低，血中 CysC 潴留。

【参考值】0.6～2.5mg/L。

【临床意义】

（1）诊断肾脏损伤的敏感、特异指标：CysC 比 Cr、BUN 敏感性、特异性高。

（2）继发性肾病的风险性预测和病情观察：如糖尿病肾病、肝硬化伴肾功能损伤、高血压病肾损害等。

二、肾小管功能试验

肾小管具有强大的重吸收水分及某些物质的能力，还有选择性分泌和排泄一些物质的能力，其功能试验主要有近端肾小管和远端肾小管功能检测两大类。

（一）近端肾小管功能检测

1. 尿 β_2– 微球蛋白测定

【原理】在近端肾小管原尿中 99.9% 的 β_2–MG 被重吸收，并被肾小管上皮细胞中分解破坏，仅微量自尿中排出。尿中 β_2–MG 含量增加，反映肾小管重吸收功能减低。同时注意，肾小管重吸收血 β_2–MG 的阈值为 5mg/L，超过阈值时，出现非重吸收功能受损的大量尿 β_2–MG 排泄，因此应同时检测血 β_2–MG。只有血 β_2–MG 低于 5mg/L 时，尿 β_2–MG 升高才反映肾小管损伤。

【参考值】低于 0.3mg/L。

【临床意义】

（1）判断近端肾小管重吸收功能受损的敏感指标：尿 β_2–MG 升高见于肾小管 – 间质性疾病、药物或毒物所致早期肾小管损伤以及肾移植后早期急性排斥反应。

（2）鉴别上、下尿路感染：肾盂肾炎，尿 β_2–MG 增高；而单纯性膀胱炎时，尿 β_2–MG 不升高。

（3）协助诊断恶性肿瘤：如多发性骨髓瘤、慢性淋巴细胞白血病、肺癌、结肠癌等血清和尿 β_2–MG 均升高。

2. 尿 α_1– 微球蛋白测定

【原理】当近端肾小管受损，重吸收障碍，尿 α_1–MG 升高。

【参考值】成人低于 15mg/24h 尿。

【临床意义】

（1）评价近端肾小管功能：尿 α_1–MG 升高，是判断早期近端肾小管功能损伤的特异性、敏感性指标，且尿 α_1–MG 不受恶性肿瘤影响，酸性尿中不会出现假阴性，与尿 β_2–MG 比较，结果更可靠。

（2）在评估各种原因所致的肾小球和近端肾小管功能特别是早期损伤时，β_2–MG 和 α_1–MG 均是较理想的指标，尤以 α_1–MG 为佳。

（二）远端肾小管功能检测

1. 昼夜尿比密试验

【原理与方法】昼夜尿比密试验，又称莫氏试验（Mosenthal test）。正常尿生成过程中，远端肾小管对原尿有稀释功能，而集合管则具有浓缩功能，检测尿比密结合尿量可间接了解肾脏的稀释 – 浓缩功能。

受试日正常进食，但每餐含水量控制在 500～600mL，不再饮任何液体。晨 8 时排尿弃去，于10、12、14、16、18及20时，共留尿6次，为昼尿；自20时以后到次晨8时，全部尿液为夜尿。分别测定7个尿液标本的尿量和比密。

【参考值】 成人尿量1000～2000mL/24h，夜尿量少于750mL，昼尿量/夜尿量3∶1～4∶1；昼夜尿中至少1次尿比密超过1.018，最高与最低尿比密差超过0.009。

【临床意义】

（1）多尿、尿比密低、夜尿增多，提示肾小管浓缩功能障碍，见于慢性肾炎后期、急性肾衰多尿期、慢性肾盂肾炎、间质性肾炎，以及痛风性肾病、高血压病肾损害等继发性肾病。各次尿比密最高不超过1.018，最高与最低尿比密差低于0.009，提示肾小管浓缩与稀释功能严重受损。

（2）尿量明显增多伴尿比密均低于1.006，为尿崩症的典型表现。尿比密固定在1.010左右，称为等张尿，表明肾小管稀释和浓缩功能完全丧失。

（3）尿量少而比密增加见于急性肾小球肾炎，此时病变在肾小球，肾小球滤过率降低，而肾小管稀释浓缩功能相对正常。

2. 尿渗量、尿/血浆渗量比值测定

【原理与方法】 渗量（osmolality，Osm）即渗透压，代表溶液中全部溶质微粒的总数量，而与微粒的种类及性质无关。尿渗量（urine osmolality，Uosm）系指尿内全部溶质的微粒总数量而言。尿渗量和尿比重都能反映尿中溶质的含量，均与肾小管的浓缩－稀释功能密切相关，然而尿渗量不像比重那样受尿内大分子物质（葡萄糖和蛋白质等）的显著影响，故能更准确地反映肾小管的稀释－浓缩功能。

尿量基本正常者，晚餐后禁饮8小时，次晨空腹收集尿液，并采静脉血分离血清送检。少尿者只需临时性一次尿样检测。

【参考值】 禁饮后尿渗量600～1000mOsm/kgH_2O，平均800mOsm/kgH_2O。血浆渗量275～305mOsm/kgH_2O，平均300mOsm/kgH_2O。尿/血浆渗量比值为3∶1～4.5∶1。

【临床意义】

（1）判断肾小管浓缩功能：尿渗量小于600mOsm/kgH_2O，且尿/血浆渗量比值等于或小于1，表明肾小管浓缩功能障碍。尿渗量在300mOsm/kgH_2O左右时，即与血浆渗量相等，此为等渗尿，表示肾小管浓缩功能严重障碍，见于慢性肾盂肾炎、慢性肾炎、多囊肾、尿酸性肾病等。若尿渗量低于300mOsm/kgH_2O，称低渗尿，伴尿量显著增多，见于尿崩症等。

（2）鉴别肾前性或肾性少尿：肾前性少尿时，肾小管，浓缩功能正常，故尿渗量常高于450mOsm/kgH_2O；肾小管坏死致肾性少尿时，尿渗量常低于350mOsm/kgH_2O。

三、血尿酸测定

【原理】 尿酸（uric acid，UA）是核蛋白和核酸中嘌呤的代谢产物。约75%的尿酸由肾脏排出，其余在肝脏分解或随胆汁排泄。UA可自由通过肾小球，在近端肾小管原尿中90%的尿酸被重吸收。因此，血UA浓度受肾小球滤过功能和肾小管重吸收功能的影响。采血前3天严格禁止富含嘌呤的食物，以排除外源性饮食的干扰。

【参考值】 成人酶法血清（浆）尿酸浓度，男性150～416μmol/L，女性89～357μmol/L。

NOTE

【临床意义】

（1）增高：见于：①UA排泄障碍，如急慢性肾炎、肾结石、尿道阻塞、中毒性肾病等。②生成增加，如慢性白血病、多发性骨髓瘤、真性红细胞增多症等多种血液病及恶性肿瘤等。③进食高嘌呤食物过多。④药物影响，如长期使用抗结核药物吡嗪酰胺。

5%～15%高尿酸血症患者发展为痛风，原发性痛风常有阳性家族史，属多基因遗传缺陷。

（2）降低：见于各种原因导致的肾小管重吸收尿酸功能损害、重症肝病以及与尿酸生成有关的酶如黄嘌呤氧化酶等缺陷。

四、二氧化碳结合力测定

【原理】血浆二氧化碳结合力（carbon dioxide combining power，CO_2CP）代表了血浆中结合状态下二氧化碳含量。CO_2CP是静脉血分离血浆再与正常人肺泡气（PCO_2 40mmHg，PO_2 100mmHg）平衡后，测得的血浆中HCO_3^-所含二氧化碳的量。它可以间接反映碳酸氢钠的浓度。故在除外呼吸因素的前提下测定CO_2CP，能体现肾脏调节酸碱平衡的功能。

【参考值】22～31mmol/L。

【临床意义】

（1）CO_2CP降低：提示体内碱储备不足，见于代谢性酸中毒或呼吸性碱中毒。

1）代谢性酸中毒：①酸性代谢产物排泄减少：如各种原因引起的急慢性肾衰竭。②酸性物质产生增多：如糖尿病酮症酸中毒、休克及心跳呼吸骤停所致的乳酸性酸中毒等。③碱离子丢失过多：如严重腹泻、肠瘘所致大量碱性肠液丢失等。

临床上可根据CO_2CP进行酸中毒分度，以估计预后，指导治疗。通常CO_2CP降至18～22mmol/L为轻度酸中毒；13.47～18mmol/L为中度酸中毒；4.49～13.47mmol/L为重度酸中毒；低于4.49mmol/L为极度酸中毒。

2）呼吸性碱中毒：过度通气、换气，导致二氧化碳排除增多。常见于轻度支气管哮喘、脑炎、癔症等。

（2）CO_2CP增高：提示体内碱储备增加，见于呼吸性酸中毒及代谢性碱中毒。

1）呼吸性酸中毒：肺通气障碍，使血中二氧化碳大量潴留。常见于慢性阻塞性肺气肿、慢性肺源性心脏病、重症肺结核、肺纤维化等。

2）代谢性碱中毒：常见于幽门梗阻、急性胃炎所致剧烈呕吐，胃酸丢失过多；服过量碱性药物及大剂量使用排钾利尿剂引起的低钾、低氯性碱中毒等。

五、肾功能检测项目的选择

正常肾脏具有强大贮备能力，病变早期往往没有或少有症状和体征，故实验室检测对早期诊断肾脏病变有重要意义。但是多数肾功能检测项目特异性不强，因此必须熟悉各项肾功能试验的应用范围，结合临床选择必需的检测项目或进行项目组合。一般选择原则如下：

1. 常规检查或健康体检可检测尿一般项目；对于可疑或已经确诊的泌尿系统疾病患者，应进行尿沉渣检查。

2. 已经确诊患有糖尿病、高血压病、系统性红斑狼疮等可导致肾脏病变的全身性疾病患者，为尽早发现肾损害，宜选择和应用较敏感的尿微量白蛋白、血尿α_1-MG、β_2-MG及CysC。

3. 对主要累及肾小球或伴近端肾小管的疾病如肾小球肾炎、肾病综合征等，需要了解肾脏病变的程度，可选择 GFR、CysC、Ccr、血 Cr、BUN 和血尿 α_1-MG、β_2-MG 等项目。GFR、CysC、Ccr 比血 Cr、BUN 能更早反映肾小球滤过功能的变化。

4. 对主要累及肾小管的疾病，如肾盂肾炎、间质性肾炎，宜选择尿 α_1-MG、β_2-MG 及昼夜尿比密试验、尿渗量测定；动态观察 α_1-MG、β_2-MG 的变化，可反映肾移植术后排斥反应情况。

5. 急性或慢性肾衰竭时，动态检测肾小球和肾小管功能的组合试验。

【复习思考题】

1. 常用的肾小球功能检测有哪些项目？
2. 常用的肾小管功能检测有哪些项目？
3. 根据肾小球滤过率，如何对慢性肾脏疾病进行分期？
4. 试比较反映肾小球功能常用指标的敏感性和特异性。

第十八章 临床常用生化检查

【学习要求】

1. 掌握空腹血糖测定、口服葡萄糖耐量试验、血清胰岛素和胰岛素释放试验测定、糖化血红蛋白测定的临床意义。掌握总胆固醇测定、血清三酰甘油测定、高密度脂蛋白测定的临床意义。

2. 熟悉心脏病生物标志物检测、动脉血气分析与酸碱度测定的临床意义。

3. 了解血清C肽测定的临床意义；了解无机离子检测、维生素及微量元素测定的临床意义。

【学习方法】

1. 学习血糖及其代谢产物相关检测、血清脂质和脂蛋白检测时，要充分复习生理学、生物化学中关于血糖代谢、血脂代谢等基础知识，同时结合临床相关疾病的实验室检查特征，重点掌握相关疾病出现检测指标异常的机制，进而掌握有关检查的临床意义。

2. 心脏病生物标志物是辅助诊断心肌梗死、心肌炎、急性冠脉综合征以及心衰等的实验室检查指标的总称。传统采用心肌酶检查，近年来主要用更为敏感的蛋白类标志物（肌钙蛋白、肌红蛋白等）、炎性标志物、血栓形成标志物、粥样硬化斑块标志物、心肌缺血标志物及心脏功能标志物等。学习时要明确类别及机制，掌握临床意义。

3. 动脉血气分析与酸碱度测定在学习时，要复习体内酸碱平衡的调节机制，结合临床知识加以学习。无机离子检测、维生素及微量元素测定，主要了解其临床意义。

第一节 血糖及其代谢产物相关检测

一、空腹血糖测定

【原理】空腹血浆葡萄糖（fasting plasma glucose，FPG）反映基础胰岛素的分泌功能，是目前诊断糖尿病（DM）和判断糖尿病病情及控制程度的主要指标之一。正常情况下，进入与移出血液的葡萄糖相对平衡，血糖水平相当恒定。血糖的来源包括进食后肠道吸收、肝糖原分解或肝内糖异生等。血糖的作用有：①氧化供能，人类所需能量的50%～70%来自糖；②是构成人体结构和维持生理活性的主要成分，如糖和蛋白质结合形成的糖蛋白广泛存在于机体中。血糖的去路包括周围组织以及肝脏的摄取利用，转化为非糖物质等。肝脏是调节糖代谢的重要器官，胰岛素是体内唯一的降低血糖的激素，也是唯一同时促进糖原、脂肪、蛋白质合成的激素。胰高血糖素、糖皮质激素、肾上腺素、甲状腺激素、生长激素等是升高血糖的激素。

NOTE

【参考值】成人空腹血浆葡萄糖（酶法）：3.9～6.1mmol/L。

【临床意义】

（1）生理性变化：血糖升高见于餐后1～2小时、高糖饮食、剧烈运动及情绪激动等，常为一过性；血糖降低见于饥饿、妊娠、哺乳期以及长期剧烈运动等。

（2）病理性变化

1）FPG增高：6.1<FPG<7.0mmol/L，为空腹血糖受损（impaired fasting glucose，IFG）；FPG≥7.0mmol/L，称为高血糖症（hyperglycemia）。根据FPG水平将高血糖可分为轻度（7.0～8.4mmol/L）、中度（8.4～10.1mmol/L）和重度（>10.1mmol/L）。当FPG升高超过肾糖阈值（9.0mmol/L）即可出现尿糖阳性。高血糖见于：①糖尿病：为引起血糖升高的最常见原因，由胰岛素相对或绝对不足引起。具有糖尿病症状，FPG≥7.0mmol/L，可诊断为糖尿病。FPG<5.6mmol/L或随机血糖<7.8mmol/L，完全可以排除糖尿病。②其他内分泌疾病：如甲状腺功能亢进症、嗜铬细胞瘤、垂体前叶嗜酸性细胞腺瘤（巨人症或肢端肥大症）、肾上腺皮质功能亢进及垂体前叶嗜碱性细胞功能亢进等。③应激性高血糖：如颅内高压、颅脑外伤、中枢神经系统感染、急性心肌梗死等。④肝源性及胃肠性高血糖：见于严重肝损害，葡萄糖不能转化为肝糖原储存（肝源性高血糖）、胃切除病人肠道迅速吸收葡萄糖，则出现餐后高血糖。⑤其他：如应用噻嗪类利尿剂、口服避孕药、大量服用糖皮质激素、妊娠呕吐、脱水、缺氧、麻醉等。

2）FPG降低：FPG<2.8mmol/L称为低血糖症（hypoglycemia）。当FPG<1.7mmol/L时，可出现低血糖性昏迷。低血糖见于：①胰岛素增多性疾病，如胰岛细胞瘤或腺癌；②降糖药物过量，如胰岛素注射和口服降糖药物过量等；③缺乏抗胰岛素的激素，如生长激素、甲状腺激素、肾上腺皮质激素等；④肝糖原贮存缺乏的疾病，如急性肝坏死、急性肝炎、肝癌、有机磷杀虫剂中毒及慢性心力衰竭所致的肝淤血等均可出现自发性低血糖；⑤急性酒精中毒时抑制糖原异生、胃大部切除术后营养障碍，均可发生餐后低血糖。

二、口服葡萄糖耐量试验

【原理】口服葡萄糖耐量试验（oral glucose tolerance test，OGTT）是检查人体糖代谢调节机能的一种方法。正常人口服一定量葡萄糖后血糖暂时升高，并刺激胰岛素分泌增多，促使大量葡萄糖合成糖原加以贮存，在短时间内血糖即可降至空腹水平，此现象称为耐糖现象（sugar tolerance phenomenon）。OGTT常用于了解和观察糖代谢功能是否健全，对临床症状不明显或血糖升高不明显的可疑糖尿病者等疾病的诊断有重要意义。

【方法】WHO推荐的方法：非妊娠成人，将无水葡萄糖75g用250mL水溶解后5分钟内饮完。儿童按1.75g/kg计算，总量不超过75g。从饮第一口糖水开始计时，于0.5、1、2、3小时分别抽静脉血查血糖和留尿查尿糖（每次留尿前0.5小时应排尿一次并弃去），有条件者可在各时点同时查血浆胰岛素或C肽。要求试验前3天，受试者每日食物中含糖量不低于150g，且维持正常活动，停用影响试验的药物（如胰岛素）。

【参考值】酶法：FPG3.9～6.1mmol/L；OGTT 0.5～1小时血糖上升达高峰，一般在7.8～9.0mmol/L，峰值<11.1mmol/L；OGTT 2小时≤7.8mmol/L；OGTT 3小时后降至空腹水平。各次尿糖均为阴性。

NOTE

【临床意义】 OGTT 属于葡萄糖负荷试验，用此方法可以了解机体对葡萄糖代谢的调节能力，是诊断糖尿病和低糖血症的重要试验。临床上常用于诊断糖尿病、判断葡萄糖耐量减退（IGT）、鉴别尿糖和低糖血症，OGTT 还可用于胰岛素和 C 肽释放试验。

（1）糖尿病的诊断：临床上有以下条件者，即可诊断糖尿病：①具有糖尿病症状，FPG≥7.0mmol/L；② OGTT 2hPG≥11.1mmol/L；③具有临床症状，随机血糖≥11.1mmol/L，且伴有尿糖阳性者。临床症状不典型者，需要另一天重复检测确诊，但通常不主张做第三次 OGTT。

（2）糖耐量降低的诊断：糖代谢紊乱时，口服一定量葡萄糖则血糖急剧升高或升高不明显，但在短时间内不能降至空腹水平或原来的水平者，称为耐糖异常或糖耐量降低（impaired glucose tolerance，IGT）。IGT 时，FPG<7.0mmol/L，2hPG 为 7.8～11.1mmol/L，且血糖到达高峰的时间延长至 1 小时后，血糖恢复正常的时间延长至 2～3 小时以后，同时伴有尿糖阳性。IGT 约 1/3 可恢复正常，1/3 仍为 IGT，1/3 最终转为糖尿病。IGT 常见于 2 型糖尿病、甲状腺功能亢进症、肢端肥大症、皮质醇增多症及肥胖症等。而且 IGT 者可与高血压、高脂血症、肥胖同时存在，并易发生动脉粥样硬化。

（3）平坦型糖耐量曲线（smooth OGTT curve）：曲线特征是：① FPG 降低；②口服葡萄糖后血糖上升不明显，曲线低平；③ 2hPG 仍处于低水平状态。可由于胃排空延迟、小肠吸收不良引起，或腺垂体、肾上腺皮质功能减退，甲状腺功能减退及胰岛素分泌过多等引起。此时由于糖异生作用降低，组织对糖的氧化利用加强而表现为糖耐量增加。

（4）储存延迟型糖耐量曲线（storage delay OGTT curve）：曲线特征是口服葡萄糖后血糖急剧升高，提早出现峰值，且 >11.1mmol/L，而 2hPG 又低于空腹水平。这是由于胃切除病人肠道迅速吸收葡萄糖或严重肝损伤病人肝脏不能迅速摄取和处理葡萄糖而使血糖急剧增高。此时，又反应性引起胰岛素分泌增高，进一步致肝外组织利用葡萄糖增多，使 2hPG 明显降低。

（5）低血糖的鉴别：①功能性低血糖：FPG 正常，口服葡萄糖后出现高峰时间及峰值均正常，但 2～3 小时后出现低血糖，见于特发性低糖血症。②肝源性低血糖：FPG 低于正常，口服葡萄糖后血糖高峰提前并高于正常，但 2hPG 仍处于高水平，且尿糖阳性。常见于广泛性肝损伤、病毒性肝炎等。

糖尿病及其他高血糖的诊断标准见表 18-1。

表 18-1 糖尿病及其他高血糖的诊断标准（血糖浓度单位 mmol/L）

疾病或状态		静脉血浆	静脉全血	毛细血管全血
空腹血糖受损（IFG）	空腹	6.1 ～ 7.0	5.6～6.1	5.6～6.1
	服糖 2 小时	<7.8	<6.7	<7.8
糖耐量减低（IGT）	空腹	<7.0	<6.1	<6.1
	服糖 2 小时	7.8～11.1	6.7～10.0	7.8～11.1
糖尿病（DM）	空腹	≥7.0	≥6.1	≥6.1
	服糖 2 小时	≥11.1	≥10.0	≥11.1

三、血清胰岛素测定及胰岛素释放试验

【原理】 体内胰岛素由胰岛 B 细胞分泌，受血糖浓度的调控。糖尿病时，胰岛 B 细胞功能

障碍和胰岛素生物学效应不足（胰岛素抵抗），而出现血糖增高和胰岛素降低的调控障碍。在进行 OGTT 的同时，分别于空腹和口服葡萄糖后 0.5、1、2、3 小时检测血清胰岛素浓度的变化，称为胰岛素释放试验（insulin releasing test），用于反映胰岛 B 细胞的储备功能，有助于糖尿病的早期诊断、分型和指导治疗。

【参考值】空腹胰岛素：10～20mU/L。释放试验：口服葡萄糖后胰岛素高峰在 0.5～1 小时，峰值为空腹胰岛素的 5～10 倍。2 小时胰岛素 <30mU/L，3 小时后达到空腹水平。

【临床意义】血清胰岛素检测和胰岛素释放试验主要用于糖尿病的分型诊断及低血糖的诊断与鉴别诊断。

（1）*糖尿病分型诊断*：1 型糖尿病空腹胰岛素明显降低，口服葡萄糖后释放曲线低平。2 型糖尿病空腹胰岛素可正常、稍高或减低，典型 2 型糖尿病口服葡萄糖后胰岛素高峰于 2 小时或 3 小时出现，呈延迟释放反应。

（2）*胰岛 B 细胞瘤*：本病常出现高胰岛素血症，胰岛素释放呈高水平曲线，但血糖降低。

（3）*其他*：肝硬化、肥胖症、冠心病、肌营养不良、肾衰竭、肢端肥大症等血清胰岛素水平增高；腺垂体功能低下，肾上腺皮质功能不全或饥饿，血清胰岛素减低。

四、血清 C 肽测定及 C 肽释放试验

【原理】胰岛细胞的胰岛素原裂解成等分子的胰岛素和 C 肽（connective peptide）。胰岛素入血后，很快在肝、肾等组织内被胰岛素酶灭活，其半衰期仅 4.8 分钟。C 肽不被肝脏酶灭活，其半衰期为 10～11 分钟，故其在血中浓度可更好地反映胰岛 B 细胞储备功能。C 肽测定还有不受外来胰岛素影响的优点。

【参考值】空腹 C 肽：0.3～1.3nmol/L。C 肽释放试验：口服葡萄糖后 0.5～1 小时出现高峰，其峰值为空腹 C 肽的 5～6 倍。

【临床意义】C 肽检测常用于糖尿病的分型诊断，其意义同胰岛素。但在糖尿病胰岛素治疗过程中，C 肽可以真实反映胰岛 B 细胞分泌胰岛素的实际水平，是指导临床治疗中调整胰岛素用量的可靠指标。

（1）*增高*：胰岛 B 细胞瘤时空腹血清 C 肽增高，C 肽释放试验呈高水平曲线；肝硬化时血清 C 肽增高，且 C 肽 / 胰岛素比值降低。

（2）*降低*：①空腹血清 C 肽降低，见于糖尿病。② C 肽释放试验：口服葡萄糖后 1 小时血清 C 肽水平降低，反映胰岛 B 细胞储备功能不足。释放曲线低平提示 1 型糖尿病；释放曲线高峰延迟见于 2 型糖尿病（后期可呈低水平曲线）。③ C 肽水平不升高，而胰岛素增高，见于过量使用胰岛素等外源性高胰岛素血症。

五、血糖化血红蛋白检测

【原理】糖化血红蛋白（glycosylated hemoglobin，GHb）主要指血红蛋白 A_1（HbA_1）中的 HbA_{1c}，是血红蛋白（Hb）生成后以其 β 链末端氨基酸与葡萄糖进行缩合反应而形成的酮氨化合物中含量最高的（占 60%～80%）一种，其反应速度主要取决于血糖浓度及血糖与 Hb 的接触时间。由于糖化过程非常缓慢，且一旦形成不再解离，故 GHb 不受血糖浓度暂时波动的影响。GHb 水平与血糖浓度、高血糖持续时间成正比，反映测定前 2～3 个月的血糖水

NOTE

平，是糖尿病诊断和监控的重要指标。对高血糖特别是血糖和尿糖波动较大的患者，有独特的诊断意义。

【参考值】 HPLC 法：$GHbA_1$ 占血红蛋白总量的 5%～8%；$GHbA_{1c}$ 占血红蛋白总量的 3.6%～6%。比色法：GHb 含量为（1.41±0.11）nmol/L。

【临床意义】

（1）评价糖尿病控制情况：$GHbA_{1c}$ 增高，提示近 2～3 个月的糖尿病控制不良，$GHbA_{1c}$ 愈高，血糖水平愈高，病情愈重。因而 $GHbA_{1c}$ 可作为糖尿病长期控制的良好观测指标。

（2）筛查糖尿病：$GHbA_1$ 是血糖控制的"金标准"，$GHbA_1$<8%，可排除糖尿病；$GHbA_1$>9%，预测糖尿病的准确性为 78%，灵敏度为 68%，特异性为 94%；$GHbA_1$>10%，预测糖尿病的准确性为 89%，灵敏度为 48%，特异性为 99%。

（3）血管并发症的预测：由于 GHb 与氧的亲和力强，使组织与细胞缺氧，加速心脑血管并发症的形成。若眼睛内的晶体被糖化，可引发白内障；肾小球基底膜被糖化，可引起糖尿病肾病。$GHbA_{1c}$>10%，是心肌梗死预后不良的标志之一。循证医学研究表明，HbA_{1c} 降至 7% 时，糖尿病的微血管并发症明显降低。

（4）高血糖的鉴别：糖尿病性高血糖的 $GHbA_{1c}$ 水平多增高，应激性高血糖 $GHbA_{1c}$ 水平则正常。

六、糖化血清白蛋白检测

【原理】 糖化血清白蛋白（glycated albumin，GA）是葡萄糖与血清白蛋白发生非酶促糖化反应的产物，因白蛋白半衰期 17～19 天，故 GA 能反映糖尿病患者近 2～3 周内的平均血糖水平。对短期内血糖变化敏感，对处于治疗方案调整期、初发糖尿病、应激状态血糖波动变化较大的患者，GA 测定是较好指标，临床上用于评价糖尿病短期血糖监控及药物疗效等。

【参考值】 酮胺氧化酶法：糖化白蛋白占血清白蛋白比例为 10.8%～17.1%。

【临床意义】

（1）短期糖代谢控制情况的评价：GA 与 $GHbA_{1c}$ 是目前糖尿病患者血糖控制评估的重要指标。由于白蛋白在体内半衰期较短，同时白蛋白与糖的结合速度比血红蛋白更快，因而，GA 对短期内血糖变化的检测比 $GHbA_{1c}$ 灵敏。GA 是评价短期糖代谢控制情况的良好指标，尤其是对于糖尿病患者治疗方案调整后的疗效评价，GA 更有价值。

（2）特殊人群糖代谢的检测与评价：对于伴有妊娠、肾功能不全、肝硬化、缺铁性贫血的糖尿病患者，GA 更能及时、准确反映糖尿病患者的血糖控制水平。①妊娠期间胰岛素的抵抗力增加，$GHbA_{1c}$ 反映妊娠中血糖变化的时间跨度长，且容易受到贫血的影响，故 GA 是妊娠期间血糖检测的重要指标。②在糖尿病肾病及血液透析患者中，有红细胞寿命缩短或者幼稚红细胞与成熟红细胞比例的改变，导致 $GHbA_{1c}$ 降低。而糖尿病合并肾功能不全时 GA 明显升高，同时 GA 与肾功能具有一定相关性，可反映糖尿病患者的肾功能状况。③慢性肝病及肝硬化时，红细胞寿命因脾功能亢进而缩短，$GHbA_{1c}$ 可呈低值。此时，白蛋白寿命会因为白蛋白合成障碍而延长，故 GA 可为高值。④缺铁性贫血或铁缺乏状态时，$GHbA_{1c}$ 可以表现为高值。另外，运用铁剂治疗贫血时，血红蛋白合成亢进，$GHbA_{1c}$ 会表现为低值。因此，对于缺铁性贫血或铁缺乏状态，应用 GA 评估血糖控制情况比 $GHbA_{1c}$ 更合适。

NOTE

（3）应激性高血糖的鉴别：在应激性高血糖时，GA 和 $GHbA_{1c}$ 均不会增高，GA 和 $GHbA_{1c}$ 联合检测有助于判断高血糖的持续时间。

（4）糖尿病的筛查：同时检测 FBG 和 GA 可以提高糖尿病的筛检率，GA≥17.1% 可以筛检出大部分未经诊断的糖尿病。当 GA 异常时，提示糖尿病高危人群需进行 OGTT 试验。此时，对于 FBG 正常者的意义更加明显。

第二节　血清脂质和脂蛋白检测

血脂是血浆中脂质的总称，包括游离胆固醇（free cholesterol，FC）、胆固醇酯（cholesterol ester，CE）、三酰甘油（triglyceride，TG）、糖脂、游离脂肪酸等。FC 和 CE 称为总胆固醇（total cholesterol，TC）。

脂质不易溶于水，血浆脂质均以脂蛋白（lipoprotein，Lp）的形式存在并运转。脂蛋白中的蛋白质称载脂蛋白（apolipoprotein，Apo）。Lp 用密度梯度离心分为乳糜微粒（chylomicron，CM）、极低密度脂蛋白（very low density lipoprotein，VLDL）、低密度脂蛋白（low density lipoprotein，LDL）和高密度脂蛋白（high density lipoprotein，HDL）。乳糜微粒（CM）是最大的脂蛋白，CM 含脂质多达 98%～99%，蛋白质仅 0.5%～2%，其密度最低；而 HDL 则含蛋白质最多，达 50%。Apo 目前已发现且结构清楚的有 A、B、C、D、E、F、G、H、J 及（a）等十几大类。各种 Lp 及 Apo 又可分为若干亚型，其中脂蛋白（a）[lipoprotein（a），LP（a）] 是一种密度介于 LDL 和 HDL 之间的脂蛋白，为动脉粥样硬化的独立危险因素。

脂类代谢紊乱是指脂质和相关的酶、受体和基因变异或突变所致的代谢障碍综合性疾病，表现为血浆中一种或几种脂质高于正常，称为高脂血症（hyperlipidemia），可表现为高胆固醇血症（hypercholesterolemia）、高甘油三酯症（hypertriglyceridemia）或两者兼有的混合性高脂血症。脂类代谢紊乱涉及人体许多器官和组织，可引起血管动脉粥样硬化、肝功能障碍、内分泌失调、神经功能紊乱等一系列临床表现。脂质和脂蛋白检查有利于对脂类代谢紊乱性疾病进行诊断。

一、血清总胆固醇测定

【原理】TC 由 70% 的胆固醇酯和 30% 的游离胆固醇组成。血液中的胆固醇 10%～20% 从食物中摄取，其余主要由肝（70%～80%）和肾上腺等组织合成。胆固醇作为细胞膜的成分维持细胞的形态和功能，是类固醇激素和维生素 D 等的前体。胆固醇在肝脏中转化为胆汁酸，随胆汁排入肠道。TC 检测主要用于动脉粥样硬化的早期诊断和使用降脂药物治疗过程的监测。

【参考值】合适范围：<5.18mmol/L；边缘升高：5.18～6.19mmol/L；升高：≥6.22mmol/L。CE：2.34～3.38mmol/L。CE：FC=3：1。

【临床意义】TC 水平与年龄、性别、饮食及遗传等因素有关。年龄增长，TC 水平升高，但 70 岁以后不在上升甚至有所下降，中青年期女性低于男性，女性绝经后 TC 水平较同龄男性高；长期高胆固醇、高饱和脂肪酸摄入，可造成 TC 升高。

（1）TC 增高：是冠心病的危险因素之一，高 TC 者动脉硬化、冠心病的发生率较高。TC

NOTE

从 3.63mmol/L（140mg/L）开始，其水平的增加，缺血性心血管病发病危险增高。TC 边缘升高时，其缺血性心血管病的发病危险较 TC<3.63mmol/L 者增高 50% 左右，当 TC 增至 6.62 mmol/L 以上时，其缺血性心血管病的发病危险较 TC<3.63mmol/L 者增高 2 倍以上。TC 升高还见于甲状腺功能减退症、糖尿病、肾病综合征及长期高脂饮食、精神紧张或妊娠等。在胆汁淤积时，肝脏合成胆固醇能力增加，游离胆固醇增高明显。

（2）TC 降低：肝细胞受损时，胆固醇酯化障碍，血中 CE 减少。在肝细胞严重损害如肝硬化、爆发性肝功能衰竭时，血中 TC 也降低。TC 减低还见于甲状腺功能亢进症、严重贫血、急性感染和消耗性疾病等。

二、血清三酰甘油测定

【原理】三酰甘油（TG）是 1 分子甘油和 3 分子脂肪酸结合而成的酯，是人体内含量最多的脂类。人体中贮存大量的甘油，其中主要为 TG。TG 在血液中主要存在于前 β- 脂蛋白和乳糜微粒中，直接参与胆固醇及胆固醇酯的合成，为细胞提供和储存能量。TG 是动脉粥样硬化的独立危险因素和形成脂肪肝的主要原因。因受饮食因素影响较大，故应采空腹血送检。

【参考值】合适范围：<1.70mmol/L；边缘升高：1.70～2.25mmol/L；升高：≥2.26mmol/L。

【临床意义】

（1）TG 增高：见于原发性或继发性高脂蛋白血症，如 Ⅰ 型（乳糜微粒明显升高，表现为高 TG 血症和轻度升高的胆固醇）、Ⅳ型（VLDL 升高，伴有高 TG 和轻度升高的胆固醇）、Ⅴ型（乳糜微粒及 VLDL 升高，伴有明显增高的 TG 和高胆固醇）高脂血症。增高还见于冠心病、糖尿病、动脉硬化症、肥胖症、阻塞性黄疸、严重贫血、肾病综合征、甲状腺功能减退症以及长期饥饿或高脂饮食等。

（2）TG 降低：见于原发性 β- 脂蛋白缺乏症。还见于甲状腺功能亢进症、肾上腺皮质功能减退或肝功能严重低下等。

三、血清脂蛋白及载脂蛋白测定

用电泳法可将脂蛋白分为乳糜微粒、前 β- 脂蛋白、β- 脂蛋白和 α- 脂蛋白。其中 α- 脂蛋白泳动速度最快，其次为前 β- 脂蛋白、β- 脂蛋白，乳糜微粒在原点不动。脂蛋白（a）[lipoprotein（a），Lp（a）] 是一种特殊独立的血浆脂蛋白，密度介于 HDL 肯 LDL 之间，其脂质成分与 LDL 相似，与动脉粥样硬化有关。

1. 血清高密度脂蛋白 – 胆固醇（HDL–C）测定

【原理】HDL 由肝脏和小肠合成，是含蛋白质最多、体积最小、密度最大的脂蛋白。含脂质与蛋白各 50%，所含脂类以磷脂为多。HDL 中的载脂蛋白以 Apo–A_1 为主。HDL 有将周围组织中的胆固醇逆向转运至肝脏并转化为胆汁酸而清除的功能，因而，HDL 有抗动脉粥样硬化的作用。常规检查中，通过 HDL 中胆固醇（HDL–C）的含量间接反映 HDL 的水平。

【参考值】合适水平：≥1.04 mmol/L；升高：≥1.55mmol/L；减低：<1.04mmol/L。

【临床意义】HDL–C 具有抗动脉粥样硬化作用，与 TG 呈负相关，也与冠心病发病呈负相关。HDL–C 增高对防止动脉粥样硬化、预防冠心病的发生有重要作用。成年女性 HDL–C 高于男性（绝经后与男性相似），饮酒、运动、降脂药物（烟酸、贝特类、他汀类）、雌激素类药物可使 HDL-C 增高。增高还见于还可见于慢性肝炎、原发性胆汁性肝硬化等。

HDL-C<0.91mmol/L 为明显降低，多见于心脑血管病、糖尿病、肝炎、肝硬化等。

2. 血清低密度脂蛋白 - 胆固醇（LDL-C）测定

【原理】LDL 是胆固醇的主要携带者，LDL 向组织及细胞内运送胆固醇，直接促进动脉粥样硬化症的形成。LDL 中的载脂蛋白 95% 以上为 Apo-B100。

【参考值】合适范围：<3.37mmol/L；边缘升高：3.37～4.12mmol/L；升高：≥4.14mmol/L。

【临床意义】LDL-C 与冠心病发病呈正相关，是动脉粥样硬化的潜在危险因素。

3. 血清载脂蛋白 AI（Apo-AI）测定

【原理】载脂蛋白 AI（apo-lipoprotein AI，Apo-AI）由肝脏和小肠合成，是 HDL 的主要载脂蛋白成分（占 65%～75%），Apo-AI 可将组织细胞内多余的胆固醇运至肝脏处理，对防止动脉硬化的发生及发展有重要意义。

【参考值】男性：（1.42±0.17）g/L；女性：（1.45±0.14）g/L。

【临床意义】血清 Apo-AI 是诊断冠心病的敏感指标之一，其血清水平与冠心病发病率呈负相关，即血清 Apo-AI 越低，冠心病发病率越高。Apo-AI 减低见于家族性 Apo-AI 缺乏症、脂蛋白缺乏症、急性心肌梗死、糖尿病、慢性肝病、肾病综合征和脑血管病等。

4. 血清载脂蛋白 B（Apo-B）测定

【原理】载脂蛋白 B（apo-lipoprotein B，Apo-B）主要有 Apo-B100 和 Apo-B48 两种。Apo-B100 是肝脏合成和分泌富含 TG 的 VLDL 所必需的载脂蛋白，是 VLDL、中密度脂蛋白（IDL）和 LDL 的结构蛋白，参与脂质转运。在转运中 Apo-B100 是介导 LDL 与相应受体结合必不可少的配体。Apo-B48 为 CM 合成和分泌所必需，参与外源性脂质的消化吸收和运输。

【参考值】男性：（1.01±0.21）g/L；女性：（1.07±0.23）g/L。

【临床意义】血清 Apo-B 水平与动脉粥样硬化、冠心病发病呈正相关，Apo-B≥1.20g/L 是冠心病的危险因素。

5. 载脂蛋白 AI/B（Apo- AI/B）比值

【原理】Apo-A 为高密度脂蛋白的主要成分，Apo-B 为低密度脂蛋白的主要成分。HDL-C 降低或 LDL-C 升高，是导致动脉粥样硬化和冠心病发病的重要危险因子。

【参考值】1～2。

【临床意义】比值随年龄增长而降低。动脉粥样硬化、冠心病、糖尿病、高脂血症等可明显减低。

6. 血清脂蛋白（a）测定

【原理】Lp（a）与纤溶酶原的结构具有高度同源性，可抑制纤维蛋白水解并促进血栓形成，有促进动脉粥样硬化作用。

【参考值】0～300mg/L。

【临床意义】Lp（a）是一种特殊的血浆脂蛋白，是动脉粥样硬化的独立危险因素，其水平与遗传因素密切相关。Lp（a）升高见于动脉粥样硬化性心脑血管病、急性心肌梗死、家族性高胆固醇血症、糖尿病、大动脉瘤及某些癌症等。Lp（a）减低可见于肝脏疾病、酗酒、摄入新霉素等药物后。

NOTE

7. 小而密低密度脂蛋白（sdLDL）测定

【原理】LDL 具有异质性，由一系列大小、密度和化学组成各异的颗粒组成。LDL 的密度范围为 1.019～1.063，一般将 LDL 亚组分中颗粒较小（直径约 25nm）、密度较大（接近 1.06）的 LDL 称小而密 LDL（sdLDL）。sdLDL 在动脉粥样硬化的发生中起重要作用，是冠心病的危险因子。

【参考值】目前临床上尚无简便可靠的实用方法检测 sdLDL。

【临床意义】sdLDL 较 LDL 检查对诊断动脉粥样硬化的诊断更具有意义，临床上将高 TG、低 HDL 以及 sdLDL 增多合称为致动脉粥样硬化脂质三联症。

四、血脂异常危险分层

血脂异常是冠心病发病的危险因素，血清总胆固醇水平增高，不仅增加冠心病发病危险，也增加缺血性脑卒中发病危险。因此，全面评价心血管病的综合危险是预防和治疗血脂异常的必要前提。按照有无冠心病及其等危症，有无高血压，及其他心血管危险因素的多少，结合血脂水平，可综合评估心血管病的发病危险。《中国成人血脂异常防治指南 2007》将人群进行危险性高低分类，同时也可用于指导临床开展血脂异常的干预（表 18–2）。

表 18–2　血脂异常危险分层方案

危险分层	TC5.18 ~ 6.19mmol/L（200 ~ 239mg/dL）或 LDL–C3.37 ~ 4.12 mmol/L（130 ~ 159mg/dL）	TC≥6.22mmol/L（240mg/dL）或 LDL–C≥4.14mmol/L（160mg/dL）
无高血压且其他危险因素 <3	低危	低危
高血压或其他危险因素≥ 3	低危	中危
高血压且其他危险因素≥ 1	中危	高危
冠心病及其等危症	高危	高危

注：①其他危险因素包括年龄（男≥45 岁，女≥55 岁）、吸烟、低 HDL–C、肥胖和早发缺血性心血管病家族史等 5 项。②冠心病等危症：冠心病等危症是指非冠心病者 10 年内发生主要冠状动脉事件的危险与已患冠心病者同等，新发和复发缺血性心血管病事件的危险 >15%，下列情况属于冠心病等危症：a. 有临床表现的冠状动脉以外的动脉粥样硬化。b. 糖尿病。c. 有多种危险因素，其发生主要冠状动脉事件的危险相当于已确立的冠心病，心肌梗死或冠心病死亡的 10 年危险 >20%。③低危：10 年危险 <5%；中危：10 年危险 5%～10%；高危：冠心病（CHD）或 CHD 等危症，或 10 年危险 10%～15%；极高危：急性冠状动脉综合征（包括不稳定型心绞痛和急性心肌梗死）或缺血性心脏病合并糖尿病。④ HDL–C 是能够降低心血管病发病危险的因素，当个体的 HDL–C 水平≥155mmol/L（60mg/dL）时，其他危险因素的数目减“1”。

第三节　无机离子检测

血液中主要的电解质有钠、氯、钾、碳酸氢盐、镁、磷等，它们维持着细胞内外液的渗透压和酸碱处于平衡状态，维持着神经、肌肉的正常兴奋性。体内的一些微量元素如锌、铁、铜等含量虽低，但多是激素或酶的组成成分或是酶的激动剂，在体内发挥着重要作用。

一、血清钾测定

【原理】钾（potassium）是细胞内的主要阳离子，在维持细胞新陈代谢、保持细胞静息电位、调节细胞内外的渗透压、维持神经肌肉兴奋性、维持心肌正常功能和酸碱平衡等方面发挥重要作用。90% 的钾来源于食物，98% 的钾分布在细胞内，体内代谢的钾 90% 从肾脏排出。血清钾主要反映细胞外液钾离子的浓度，但钾离子在细胞内外液之间动态交换，因此，血清钾浓度的高低，亦反映细胞内的钾离子水平。

【参考值】 离子选择电极法：3.5～5.3mmol/L。

【临床意义】

（1）高钾血症：血钾 >5.3mmol/L 时，称为高血钾症（hyperkalemia）。见于：①排钾减少：如急慢性肾衰竭、肾上腺皮质功能减退症、螺内酯等保钾利尿剂的长期使用等。②血浆钾来源增多：如严重溶血或组织损伤致钾大量释放入细胞外液，亦见于摄入或注射大量钾盐、输入大量库存血等。③细胞内钾离子向细胞外移出增加：如组织缺氧或代谢性酸中毒、应用洋地黄或 β 受体阻滞剂等。血浆 pH 值每降低 0.1，血钾升高 0.6～0.8 mmol/L。

（2）低钾血症：血钾 <3.5mmol/L 时，称为低血钾症（hypokalemia）。血钾在 3.0～3.5mmol/L 者为轻度低血钾症；2.5～3.0mmol/L 者为中度低血钾症；低于 2.5mmol/L 者为严重低血钾症。低血钾症见于：①钾盐摄入不足：如长期低钾饮食、禁食或厌食等。②钾丢失过多：如严重呕吐、腹泻或胃肠减压；应用排钾利尿剂及肾上腺皮质激素；肾上腺皮质功能亢进或醛固酮增多症；某些慢性消耗性疾病（如恶性肿瘤），由于细胞分解过多，大量钾从尿液排出；代谢性碱中毒时肾脏排 H^+ 减少而排 K^+ 增多等。③钾在体内分布异常：如心功能不全、肾性水肿或大量输入无钾液体，使细胞外液稀释；大量应用胰岛素、碱中毒、家族性周期性麻痹、甲状腺功能亢进等时，钾向细胞内大量转移等。

二、血清钠测定

【原理】 钠（sodium）是细胞外液的主要阳离子，主要功能是维持细胞外液容量、渗透压和酸碱平衡，维持肌肉、神经正常应激性。食物中摄取的钠远远超过生理需要量，90% 多余者随尿排出。

【参考值】 离子选择电极法：137～147mmol/L。

【临床意义】

（1）高钠血症：临床上较少见。当血钠 >147mmol/L，并伴有血液渗透压过高者，称为高血钠症（hypernatremia）。可见于：①补盐过多，如过量输入含钠溶液或过多进食钠盐。②尿钠排出减少，如肾上腺皮质功能亢进、原发性醛固酮增多症等，肾小管重吸收钠增加。③脑外伤或急性脑血管病等引起的应激性高钠血症等。④水丢失过多或摄入不足的相对高钠。

（2）低钠血症：临床上较常见。血钠 <137mmol/L，称低高血钠症（hyponatremia）。见于：①胃肠道失钠：如幽门梗阻、呕吐、腹泻及胃肠道、胆道、胰腺手术后造瘘、引流等。②钠排出增多：如严重肾盂肾炎、肾小管严重损害、肾上腺皮质功能不全、糖尿病及应用利尿剂治疗等尿钠排出增多；大量出汗、大面积烧伤及创伤等皮肤失钠。③细胞外液稀释：主要是水钠潴留，水多于钠。见于：肝硬化失代偿期、急性或慢性肾衰竭少尿期；尿崩症、剧烈疼痛、肾上腺皮质功能减退等引起的抗利尿激素分泌过多；高血糖或使用甘露醇时，细胞外液高渗，而使细胞内液外渗引起的血钠减低。④消耗性低钠：在肺结核、肿瘤、肝硬化等慢性疾病时，细胞内蛋白质分解消耗致渗透压降低，细胞内水分外渗，导致血钠降低。

NOTE

三、血清氯化物测定

【原理】 氯（chloride）是细胞外液中的主要阴离子，血浆中的氯化物主要是氯化钠，血清 Cl^- 变化与 Na^+ 基本呈平行关系，而红细胞内的氯化物主要是氯化钾。机体通过膳食及食盐的形式摄入氯化钠，氯主要经肾随尿液排出。氯化物的主要功能包括调节机体的酸碱平衡、渗透压及水电解质平衡，参与胃液中胃酸的生成等。

【参考值】 96～108mmol/L。

【临床意义】

（1）低氯血症：血清氯 <96mmol/L，称为低氯血症（hypochloremia），临床多见。低钠血症常伴低氯血症。但当大量损失胃液时，失氯为主而失钠很少；若大量丢失肠液时，则失钠甚多而失氯较少。低氯血症可因：①氯丢失过多：如长期应用利尿剂、大量出汗、呕吐、腹泻、胃肠引流；慢性肾功能衰竭时磷酸盐、硫酸盐潴留，Cl^- 相对减少；肾小管 Cl^- 重吸收减少，如失盐性肾炎、阿狄森（Addison）病、呼吸性酸中毒（重吸收 HCO_3^- 增多，重吸收 Cl^- 减少）。②其他原因：包括代谢性酸中毒（Cl^- 向细胞内转移）、长期低（无）盐饮食以及大量饮水等。

（2）高氯血症：血清氯 >108mmol/L，称为高氯血症（hyperchloremia）。见于过量补充氯化钠、氯化钙及氯化铵溶液，高钠血症性脱水，肾衰竭，尿路梗阻或心力衰竭等所致的肾脏排氯减少，高血氯性代谢性酸中毒（Cl^- 向细胞外转移），过度换气所致的呼吸性碱中毒等。

四、血清钙测定

【原理】 钙（calcium）是人体含量最多的阳离子，99% 存在于骨骼中，血钙以蛋白质结合钙、复合钙（与阴离子结合）和游离钙的形式存在。血钙在维持神经肌肉应激性、腺体分泌以及一些酶系统的活性中起重要作用。血钙浓度受甲状旁腺激素、降钙素、1，25-$(OH)_2$-D_3 等的影响。磷酸盐（磷酸根离子）与钙离子易形成难溶的沉淀，可影响钙的吸收。钙主要随粪便（70%～90%）和尿液（10%～30%）排出体外。

【参考值】 血清总钙 2.2～2.7mmol/L；离子钙 1.10～1.34mmol/L。

【临床意义】

（1）低钙血症：血清总钙低于 2.2mmol/L，称为低血钙症（hypocalcemia），临床较多见。常见原因：①钙吸收减少：包括维生素 D 缺乏（如佝偻病），重型急性胰腺炎时脂肪酸与钙结合成钙皂影响吸收（常有低血钙和隐匿性抽搐），假性甲状旁腺功能亢进症（肾脏缺乏与甲状旁腺素结合的腺苷酸环化酶）等。②钙磷比例失调：见于肾衰竭时血磷增高、血钙下降（因血浆蛋白低离子化钙在酸中毒时相对增高，常不发生手足搐搦）及软骨病。③成骨作用增强：见于原发性及继发性甲状旁腺功能减退。

（2）血清钙增高：血清总钙超过 2.7mmol/L，称为高血钙症（hypercalcemia）。见于：①吸收及摄入增加：如大量应用维生素 D 及结节病时，可使肠钙吸收增加。还见于摄入钙过多及静脉用钙过量等。②溶骨增强：如甲状旁腺功能亢进症、多发性骨髓瘤、骨转移癌以及骨折后和肢体麻痹引起的急性骨萎缩等，促进骨盐溶解或引起骨质破坏、骨钙释放、血钙升高。③排出减少：见于急性肾衰竭时，钙排出减少，血钙升高。

五、血清无机磷测定

【原理】磷（phosphorus）约 87% 以不溶解的磷酸钙存在于骨骼中。血磷受年龄和季节影响。新生儿与儿童的生长激素水平较高，因此血磷水平较高；夏季受紫外线的影响，血磷的含量也较冬季为高。正常血磷与血钙有一定的浓度关系，即钙、磷浓度（mg/dL）乘积为 36～40。血磷的生理功能有：①以 $HPO_4^{2-}/H_2PO_4^-$ 为缓冲对调节酸碱平衡；②参与酶促反应和糖、脂类及氨基酸的代谢；③在保证细胞膜的结构和功能方面发挥重要作用；④是骨盐的主要成分。

【参考值】0.85～1.51mmol/L。

【临床意义】

（1）血清无机磷降低：见于：①摄入不足：如慢性酒精中毒、长期腹泻、长期静脉营养而未补磷等。②吸收减少和排出增加：如佝偻病、骨质软化症维生素 D 缺乏，肠道吸收磷减少而肾脏排磷增加；甲状旁腺功能亢进症时，磷从肾脏排出增多。③磷丢失：如血液透析、肾小管酸中毒及应用噻嗪类利尿剂等。④磷向细胞内转移增加：极化液治疗或高胰岛素血症时，糖利用增加，而糖代谢必须经过磷酸化作用，消耗大量无机磷酸盐。

（2）血清无机磷增高：见于：①吸收增加，如维生素 D 中毒时，小肠磷吸收增加，肾小管对磷的重吸收增加。②排出减少，如肾衰竭及甲状旁腺功能减退症时，肾脏排泄磷减少。③磷从细胞内释出，如酸中毒、急性肝坏死或白血病、淋巴瘤等化疗后。④多发性骨髓瘤及骨折愈合期等血磷升高。

六、血清镁测定

【原理】镁（magnesium）在细胞外液中的含量仅次于钠、钾、钙而居第四位。镁 50% 存在于骨骼，45% 存在于细胞内液，细胞外液占 5%。其主要生理作用是参与多种酶底物合成和作为酶的激动剂，降低神经肌肉兴奋性，参与代谢过程。食物中的镁主要在小肠吸收。肾脏是排镁的主要器官，肾小球滤过的 Mg^{2+} 大部分被肾小管重吸收，3%～6% 被肾脏排出。

【参考值】成人 0.75～1.02mmol/L；儿童 0.60～0.78mmol/L。

【临床意义】

（1）高镁血症：临床较少见。见于：①肾脏疾病，如急慢性肾衰竭时镁排出减少；②内分泌疾病，如甲状腺功能减退症、甲状旁腺功能减退症、Addison 病及未治疗的糖尿病酮症酸中毒等；③其他原因，如多发性骨髓瘤、严重脱水以及镁剂治疗过量等。

（2）低镁血症：常见。可因：①摄入不足，如长期营养不良、禁食、厌食或长期静脉营养又未注意补镁者；②消化道丢失过多，如严重的呕吐、腹泻，持续胃肠引流及脂肪泻，小肠切除等。③经肾排出过多，如大量使用利尿剂及肾炎多尿期，高钙血症使肾小管重吸收镁减少，甲状旁腺功能减退时肾小管重吸收减少，糖尿病、酒精中毒等亦可使镁排出增多。④其他原因，如血液透析及腹膜透析使镁过多丢失；急性胰腺炎在胰腺周围可形成镁皂；晚期肝硬化，可继发醛固酮增多症使镁排泄增加等。

血镁降低常伴有低钾血症，此时单纯补钾无效，必须补镁才能纠正低钾血症。低钾的原因可能是：镁缺乏使“钠泵”活性降低，细胞内 K^+ 进入血中，但低镁同时也促进了肾小管排钾

NOTE

增加，故可导致低血钾。

第四节　维生素及微量元素测定

一、维生素测定

维生素（vitamin）是机体所需要的微量营养成分，但在体内不能合成，或合成量不足，须由食物供给的一组低分子量有机物。维生素在调节物质代谢和维持生理功能等方面发挥着重要作用。根据溶解性，可分为水溶性维生素和脂溶性维生素。水溶性维生素包括B族维生素和维生素C，主要靠从食物中摄取。水溶性维生素在体内过剩时经尿排出，一般不会发生蓄积中毒。脂溶性维生素有维生素A、D、E、K，随脂类一同吸收，主要是通过胆汁随粪便排出。机体长期缺乏某种维生素时，就会产生物质代谢障碍，引起相应的维生素缺乏症。

1. 维生素A测定

【原理】维生素A（Vitamin A）主要存在于动物的肝脏中。植物中不含维生素A，但存在以β-胡萝卜素为主的维生素A原。维生素A的主要生理功能有：①构成视觉细胞的感光物质；②参与糖蛋白合成；③影响细胞分化，促进机体生长发育；④维持机体正常的免疫功能。

【参考值】高效液相色谱（HPLC）法，血液中：1～6岁0.70～1.40μmol/L（200～400μg/L）；7～12岁0.91～1.71μmol/L（260～490μg/L）；13～19岁0.91～2.51μmol/L（260～720μg/L）；成人10.5～2.80μmol/L（300～800μg/L）。

【临床意义】①当血液中维生素A<0.50μmol/L时，即为维生素A缺乏。在眼部表现为角膜干燥，暗适应能力减弱，严重时会发生“夜盲症”及角膜溃疡坏死甚至致盲。在皮肤表现为上皮组织干燥、粗糙、过度角化和脱屑。在全身可导致继发感染及影响生长发育。②维生素A可在肝内积蓄，长期大量服用会引起不良反应甚至中毒（血液维生素A>3.50μmol/L或肝脏储备>10000IU/g组织）。中毒症状包括骨痛、多鳞性皮炎、瘙痒、严重头痛、恶心、腹泻、肝脾肿大等。孕妇摄取过多易导致胎儿畸形。

2. 维生素B_1测定

【原理】维生素B_1（Vitamin B_1）又称硫胺素，主要存在于谷物和种子胚芽中，米糠、麦麸、豆类中含量丰富。食物中维生素B_1易被小肠吸收，经血液主要在肝脏和脑组织中生成活性型焦磷酸硫胺素（TPP）。TPP是α-酮酸氧化脱羧酶的辅酶，也是磷酸戊糖代谢途径中转酮氨酶的辅酶，并参与乙酰胆碱的合成和代谢，在神经传导中起一定作用。成人每日维生素B_1需要量为1.0～1.5mg。

【参考值】HPLC法：5～28nmol/L（血清）。

【临床意义】维生素B_1缺乏常发生于发热、外伤、妊娠或哺乳时，糖类摄入量增加或代谢率增强，以及长期食用高度精细加工的米、面等。维生素B_1缺乏可使体内α-酮酸氧化脱羧反应出现障碍，血中丙酮酸积聚，导致末梢神经和其他神经病变；可使核酸合成以及神经髓鞘中的磷酸戊糖代谢受影响；还可引起“脚气病”、食欲减退等，甚至出现浮肿、神经肌肉变性。过量使用维生素B_1可引起乏力、头痛、神经过敏、水肿等，还可导致烟酸缺乏。

3. 维生素 B_2 测定

【原理】维生素 B_2（Vitamin B_2）又称核黄素，广泛分布于酵母、肝、肾、蛋、奶及大豆等食物中。维生素 B_2 吸收时经小肠黏膜转变为黄素单核苷酸（FMN），在体细胞内可进一步生成黄素腺嘌呤二核苷酸（FAD）。FMN 和 FAD 是体内氧化还原酶的辅基，主要起氢的传递体作用。成人每日维生素 B_2 需要量为 1.2～1.5mg。

【参考值】HPLC 法：1.05～1.4μmol/L（血清）。

【临床意义】维生素 B_2 缺乏时，引起口角炎、唇炎、舌炎、阴囊皮炎、眼睑炎、角膜血管增生等。过量使用可引起肾功能障碍。

4. 维生素 B_6 测定

【原理】维生素 B_6（Vitamin B_6）分布广泛，自然界的维生素 B_6 存在于植物种子、谷类、肝、肉类及绿叶蔬菜中，对光和碱均敏感，高温下迅速被破坏。体内的维生素 B_6 有吡哆醇、吡哆醛及吡哆胺三种形式，人体内主要以磷酸酯形式存在。主要以 4– 吡哆酸的形式随尿排出。全身的维生素 B_6 约 70% 在肌肉磷酸化酶中。维生素 B_6 在体内主要以辅酶形式发挥作用，其中以磷酸吡哆醛（PLP）最为重要。PLP 是氨基酸代谢中转氨酶和脱羧酶的辅酶，由于能增进抑制性神经递质 δ– 氨基 –γ– 酮戊酸（ALA）合酶的辅酶，而 ALA 合酶是血红素合成的限速酶。PLP 还是糖原磷酸化酶的组成部分，参与糖原分解为 1– 磷酸葡萄糖的过程。

【参考值】荧光分光光度法：20～120nmol/L（血浆）。

【临床意义】维生素 B_6 缺乏可引起小儿惊厥、低血色素小细胞性贫血、血清铁增高、皮炎、唇炎、周围神经炎、黄尿酸尿症、高胱氨酸尿症、原发性胱硫醚尿症等。异烟肼能与磷酸吡哆醛结合，使其失去辅酶作用，故在应用该药同时，需补充维生素 B_6。过量使用可引起神经毒性，孕妇过量使用可累及胎儿。

5. 叶酸测定

【原理】叶酸（folic acid）又称维生素 M（维生素 Bc、维生素 B_9）。动物所需的叶酸可从食物中获取，叶酸在小肠上段被吸收。正常情况下人体内含叶酸 5～10mg，其中约 50% 存在于肝脏组织。每日从食物中摄取的叶酸约 10μg。叶酸缺乏的主要原因是摄入减少。叶酸缺乏时 DNA 合成受到影响，影响细胞分裂和再生，产生巨幼红细胞性贫血。甲氨蝶呤结构与叶酸相似，可影响四氢叶酸合成，进而影响胸腺嘧啶核苷酸的合成，因此有抗癌作用。叶酸有促进骨髓中幼细胞成熟的作用，人类如缺乏叶酸可引起巨红细胞性贫血以及白细胞减少症，对孕妇尤其重要。

【参考值】电化学发光法（ECL）：9.5～45.2nmol/L（美国建议值）或 4.5～20.7nmol/L（欧洲建议值）。

【临床意义】叶酸缺乏症的主要表现为巨幼红细胞性贫血，其他如舌炎、舌痛、舌乳头萎缩、舌面光滑、口角炎及食欲减退。妊娠前 1 个月及妊娠初 3 个月内口服叶酸可预防胎儿神经管畸形。长期服用抗癫痫药物如苯妥英钠、扑咪酮均可影响叶酸的吸收，乙胺嘧啶、异烟肼也有抑制二氢叶酸还原酶的作用，可引起叶酸缺乏，如长期服用此类药物，应考虑补充叶酸。

6. 维生素 B_{12} 测定

【原理】维生素 B_{12}（Vitamin B_{12}）是目前所知惟一含金属元素的维生素，广泛存在于动物类食品中。维生素 B_{12} 为机体维持正常代谢、DNA 合成再生所必需。

NOTE

【参考值】电化学发光法：176～660pmol/L（美国建议值）或 145～637pmol/L（欧洲建议值）。

【临床意义】正常膳食者，肝中储存的维生素 B_{12} 可供 6 年之需，故维生素 B_{12} 缺乏很少见。如因长期饮食缺乏肉类、年长者由于内因子产生不足或胃酸分泌减少可导致维生素 B_{12} 缺乏。临床上因胰腺功能低下、胃萎缩或胃切除术、肠损坏、肠内维生素 B_{12} 结合因子（内因子）损耗、体内产生针对内因子的自身抗体等，易形成维生素 B_{12} 缺乏。严重的维生素 B_{12} 缺乏可导致巨幼红细胞性贫血和不可逆的中枢神经脱髓鞘损害。

7. 维生素 C 测定

【原理】维生素 C（Vitamin C）又称为 L- 抗坏血酸，广泛存在于新鲜水果及绿叶蔬菜中。各种豆芽菜是维生素 C 的极好来源。维生素 C 可促进胶原蛋白合成，有利于伤口愈合，减低血管通透性，增强抗感染能力。维生素 C 参与胆固醇转化，参与芳香族氨基酸的代谢，并参与体内的氧化还原反应，如保护巯基，使红细胞中高铁血红蛋白还原成血红蛋白，保护维生素 A、B、E 等免遭氧化破坏等。维生素 C 还有抗病毒作用。成人每日维生素 C 的需要量为 60mg。

【参考值】荧光分光光度法：血浆总维生素 C 25～85μmol/L。

【临床意义】血浆总维生素 C<10μmol/L 为维生素 C 缺乏。维生素 C 缺乏可导致毛细血管破裂，引起坏血病，临床表现为皮下出血、肌肉脆弱等。还可引起牙齿易松动、骨骼脆弱以及创伤时伤口不易愈合等。另外，使用促肾上腺皮质激素时，肾上腺皮质激素合成加强，维生素 C 的含量显著下降；吸烟可造成血中维生素 C 降低；阿司匹林可干扰白细胞摄取维生素 C。维生素 C 过多可引起肾结石。

8. 维生素 D 测定

【原理】维生素 D（Vitamin D）是类固醇衍生物，主要包括维生素 D_2（麦角钙化醇，ergocalciferol）及维生素 D_3（胆钙化醇，cholecalciferol）。体内可由胆固醇转变成 7- 脱氢胆固醇，储存于皮下，在日光或紫外线照射下可转变为维生素 D_3。植物油和酵母中含有不被人体吸收的麦角固醇，在紫外线照射下可转变为能被人体吸收的维生素 D_2，所以称麦角固醇为维生素 D_2 原。食物中的维生素 D 在小肠被吸收后，经淋巴入血，与特异的载体蛋白结合，再在肝脏转化，在肾脏进一步羟化成 1,25- 羟化维生素 D_3。1,25- 羟化维生素 D_3 的靶细胞是小肠黏膜、肾脏和骨组织，主要作用是促进钙、磷的吸收，有利于骨的生成和钙化。

【参考值】HPLC 法：1,25- 羟化维生素 D_3 40～160pmol/L（血清）；25- 羟化维生素 D_3 35～150pmol/L（血清）。

【临床意义】维生素 D 缺乏或转化障碍时，儿童骨钙化不良，可引起佝偻病，成人可引起软骨病。长期服用维生素 D 超过需要量 10～100 倍时可引起中毒。急性中毒症状表现为食欲下降、恶心、呕吐、腹泻、头痛等，严重的骨化过度，血钙升高，钙化转移，尿钙过多，往往形成肾结石。

9. 维生素 E 测定

【原理】维生素 E（Vitamin E）分为生育酚（tocopherol）及生育三烯酚两类。自然界以 α- 生育酚分布最广，活性最高。维生素 E 与动物生殖功能有关，临床上常用维生素 E 治疗先兆流产和习惯性流产。维生素 E 还与血红素合成有关，因此孕妇、哺乳期妇女以及新生儿应适

NOTE

量补充维生素 E。此外，维生素 E 还能抑制血小板凝集，其作用与维生素 E 在体内能调节前列腺素和凝血噁烷（血栓素）形成有关。维生素 E 还能维持肌肉与周围血管正常功能，防止肌肉萎缩。成人每日维生素 E 需要量为 8～12α- 生育酚当量（α-tocophenol equivalente，α-TE。1α-TE=1.49IU）。

【参考值】HPLC 法：以 α- 生育酚计 <34μmol/L 。

【临床意义】维生素 E 一般不易缺乏，但某些脂肪吸收障碍性疾病可引起缺乏。主要表现为红细胞数量减少，寿命缩短，体外试验见到红细胞脆性增加，常表现为贫血或血小板增多症，偶尔可引起神经系统疾病。

10. 维生素 K 测定

【原理】维生素 K（Vitamin K）又称为凝血维生素。天然的有维生素 K_1 和维生素 K_2 两种形式，均为脂溶性维生素。人工合成的维生素 K_3 和维生素 K_4 溶于水，可口服和注射。维生素 K 在胆汁酸盐和胰脂肪酶作用下由空肠经淋巴吸收，在血液中随 β- 脂蛋白一起转运。维生素 K 是 γ- 羧化酶的辅助因子，维持体内 Ⅱ、Ⅶ、Ⅸ、Ⅹ凝血因子的正常水平。成人每日维生素 K 的需要量约为 100μg。

【参考值】分光光度法：0.29～2.64nmol/L。

【临床意义】当胆道阻塞或长期服用广谱抗微生物药物时，可引起维生素 K 缺乏。维生素 K 缺乏时表现为凝血时间延长，易出血。维生素 K 不能通过胎盘，新生儿肠道中无细菌，易发生出血现象，因此常对孕妇在产前或对新生儿补充维生素 K 以防出血。

二、微量元素测定

自然界中天然存在的 92 种元素中有 26 种为人体所必需，它们具有明显的营养及生理作用。凡含量超过人体体重万分之一的元素称为宏量元素，共 11 种，其中碳、氢、氧、氮元素占人体元素总重量的 96%，钙、磷、钾、硫、钠、氯、镁占 3.95%。人体中每人每天的需要量在 100mg 以下的元素称为微量元素，包括铁、锌、铜、碘、氟、锰、铝、钴、铬、硒、锡、硅、镍、钒、砷（目前有争议）共 15 种，占体重的 0.05%。微量元素多是激素或酶的组成成分或是酶的激动剂，与生长、发育、营养、健康、疾病、衰老等有密切关系。

（一）铁测定

铁是人体含量最多的微量元素。人体内的铁包括执行生理功能的铁和不执行生理功能的贮存铁两部分。执行生理功能的铁包括占 65% 的血红蛋白铁、占 5% 的组织内铁及仅占 0.15% 的血液中的转运铁。不执行生理功能的铁约占 25%，主要以铁蛋白或含铁血黄素等形式贮存于肝、脾及骨髓等组织的单核 - 吞噬细胞系统内。食物中的铁在十二指肠和小肠上段吸收，Fe^{3+} 还原为 Fe^{2+}，或形成铁的络合物，有利于铁的吸收。血红素中的铁多为可溶性铁，较易被肠黏膜吸收。在正常情况下铁主要由肾排泄。

1. 血清铁测定

【原理】血清铁（serum iron，SI）含量甚微，一部分与转铁蛋白结合，另一部分呈游离状态。当贮存铁较多的组织细胞变性、坏死时，细胞内贮存铁逸出，使血清铁增加。血清铁测定反映游离状态的铁。

【参考值】男性 10.6～36.7μmol/L，女性 7.8～32.2μmol/L，儿童 9～32.2μmol/L。

NOTE

【临床意义】生理情况下，男性高于女性。6周内的新生儿因溶血有暂时的血清铁升高；生长快速的婴儿、青少年，女性月经、妊娠及哺乳期，血清铁常降低；老年人趋向于减低。病理情况下：①增高：常见于铁利用障碍的再生障碍性贫血以及铅中毒、维生素 B_6 缺乏、铜缺乏、慢性酒精中毒等铁利用降低；铁释放增多的溶血性贫血、巨幼细胞性贫血及肝细胞损害（急性肝炎、中度慢性肝炎等）；铁剂治疗等。②降低：见于胃次全切除、长期腹泻等铁的摄入和吸收障碍；慢性失血、慢性感染继发的贫血等。③黄疸的鉴别：肝细胞性黄疸因肝损害血清铁含量升高；溶血性黄疸由于红细胞大量破坏，血红蛋白释放增加，血清铁显著升高；胆汁淤积性黄疸时多正常或降低。

2. 血清转铁蛋白（TF）检测

【原理】转铁蛋白（transferrin，TF）是一种能结合 Fe^{3+} 的糖蛋白，由肝细胞及单核-吞噬细胞合成，1mg的TF可结合1.25mg铁，主要起转运铁的作用。

【参考值】免疫比浊法：28.6～51.9μmol/L（2.5～4.3g/L）。

【临床意义】增高主要见于缺铁性贫血，还可见于妊娠和慢性失血等。降低见于遗传性转铁蛋白缺乏血症、炎症、感染、恶性肿瘤、营养不良、肾病综合征、肝病等。血清铁饱和度 <15%，结合病史可诊断缺铁，其准确性仅次于铁蛋白，比铁结合力和血清铁敏感。

3. 血清总铁结合力（TIBC）检测

【原理】铁吸收入血后，迅速与转铁蛋白结合进行转运或贮存。正常情况下血清铁仅能与1/3的转铁蛋白（TF）结合。每升血清中的全部转铁蛋白所能结合的最大铁量（饱和铁），称为总铁结合力（total iron binding capacity，TIBC）。

【参考值】男性50～77μmol/L，女性54～77μmol/L。

【临床意义】

（1）生理变化：新生儿减低，2岁以后达到成人水平；青年女性和妊娠期妇女可增高。

（2）病理变化：①增高：慢性缺铁的早期，在血清铁降低之前，血清TIBC即可增高；转铁蛋白合成增加，如缺铁性贫血、妊娠后期；铁蛋白从单核-吞噬细胞系统释放增加，如急性肝炎、肝细胞坏死。②降低：铁蛋白减少，如肝硬化、血色病；转铁蛋白丢失，如肾病综合征、脓毒血症；转铁蛋白合成不足，如遗传性转铁蛋白缺乏症；肿瘤、非缺铁性贫血、珠蛋白生成障碍性贫血、慢性感染等。

4. 血清铁蛋白（serum ferritin，SF）检测

【原理】铁蛋白是由蛋白质外壳（去铁蛋白）和铁核心（Fe^{3+}）形成的复合物。铁蛋白的铁核心具有强大的结合铁和贮备铁的能力，以维持体内铁的供应和血红蛋白的相对稳定。肝是合成铁蛋白的主要场所。SF与体内贮铁呈正相关，是诊断缺铁的敏感指标，对缺铁性贫血的敏感度为90%，特异度为85%。

【参考值】RIA法：男性15～200μg/L，女性12～150μg/L。

【临床意义】

（1）生理变化：SF在出生后1个月内最高，无性别差异。3个月后开始下降，9个月时最低。十几岁时开始出现性别差异，女性低于男性。妊娠时可有不同程度降低。

（2）病理变化：①增高见于：体内贮存铁增加，如原发性（特发性）血色病、继发性铁负荷过大（如依赖输血的贫血患者）；铁蛋白合成增加，如炎症或感染、恶性疾病（如急性粒细胞白血病、肝肿瘤、胰腺癌）、甲状腺功能亢进；组织内铁蛋白释放增加，如肝坏死、慢性肝病、脾和骨髓梗死、恶性肿瘤等。②降低见于：体内贮存铁减少，如缺铁性贫血、妊娠等；铁蛋白合成减少、维生素 C 缺乏等。

5. 血清转铁蛋白饱和度测定

【原理】血清转铁蛋白饱和度（transferrin saturation，Tfs）简称铁饱和度，可以反映达到饱和铁结合力的 Tf 所结合的铁量。以血清铁占 TIBC 的百分率表示，即转铁蛋白饱和度（Tfs）（%）= 血清铁 / 总铁结合力 ×100。

【参考值】33%～55%。

【临床意义】降低见于缺铁性贫血（Tfs<15%）、炎症等。增高见于铁利用障碍，如铁粒幼细胞贫血、再障；铁负荷过重，如血色病早期，贮存铁增加不显著，但血清铁已增加，Tfs 大于 70%，这是诊断的可靠指标。

6. 红细胞内游离原卟啉测定

【原理】血红素是原卟啉与铁在铁络合酶的作用下形成的。当铁缺乏时，红细胞内游离原卟啉（free erythrocyte protoporphyria，FEP）的含量增多。

【参考值】男性 0.56～1.00μmol/L，女性 0.68～1.32μmol/L。

【临床意义】增高见于缺铁性贫血、铁粒幼红细胞性贫血、阵发性睡眠性血红蛋白尿以及铅中毒所致贫血（铅抑制血红素的生成）等。明显降低见于巨幼红细胞性贫血，降低还见于恶性贫血及血红蛋白病等。

（二）铜测定

【原理】铜（cuprum）在成人体内含量为 100～150mg，广泛分布于全身各器官，肝和脑含量最高，心、肾、毛发等次之。铜在十二指肠吸收后，与血浆蛋白结合运行至肝，血清铜的 60% 与 α_2- 球蛋白结合为铜蓝蛋白，量相对恒定。铜随胆汁排出体外。铜的生理功能主要有：①影响中枢神经系统的结构和功能；②参与铁代谢与造血功能（铜蓝蛋白可催化 Fe^{2+} 变为 Fe^{3+} 便于转运）；③参与结缔组织合成，缺铜时可致骨质疏松、血管壁弹性张力降低；④催化黑色素合成及与体温调节、免疫功能、凝血、自由基清除等有关。

【参考值】血清中，男性 11～22μmol/L，女性 12.6～24.4μmol/L，儿童 12.6～29.9μmol/L。

【临床意义】

（1）增高：①肝胆系统疾病，如肝内外胆汁淤积、肝硬化、肝癌等；②风湿性疾病，如系统性红斑狼疮、类风湿关节炎、风湿热、强直性脊柱炎等；③其他，如贫血、甲状腺功能亢进症、各种感染、心肌梗死、妊娠等。

（2）降低：临床少见。可见于遗传性铜代谢疾病，如肝豆状核变性（Wilson 病）或门克斯（Menkes）病，以及肾病综合征、缺铜贫血综合征、烧伤、营养不良等。

（3）血清铁 / 铜比值：有助于黄疸类型的鉴别，铁 / 铜比值 >1 时多为肝细胞性黄疸，而铁 / 铜比值 <1 时，多见于胆汁淤积性黄疸。

（三）锌测定

【原理】锌（zincum）在成人体内含量为 2～3g，成人每日需要的锌为 15～20mg。锌吸收部位主要在小肠，血中的锌主要与白蛋白或运铁蛋白结合后运输，通过粪便、尿液、汗液等排出。锌是多种酶的功能成分或激动剂；可促进生长发育，促进核酸肌蛋白质的合成；参与免疫

NOTE

作用，促进维生素 A 的代谢和生理功能；锌还能维持正常的味觉。

【参考值】 11.6～23μmol/L（血清）。

【临床意义】

（1）增高：主要见于污染引起的锌中毒及甲状腺功能亢进症。

（2）降低：临床主要表现为厌食、生长发育缓慢、青春期性发育迟缓、性功能障碍、情绪冷漠、行为异常、异食癖、反复感染、伤口愈合缓慢及胎儿畸形等。摄入不足、吸收不良、妊娠及哺乳期需要量增加，以及反复失血、溶血，肝肾疾病和长期应用金属螯合剂、静脉注射谷氨酸盐等药物致锌丢失过多等是缺锌的常见原因。亦可因肠病性肢端皮炎（少见的常染色体隐性遗传病，表现为肢端皮肤损害、顽固性腹泻、脱发、生长障碍及免疫力降低等）引起。

（四）碘测定

【原理】 碘（iodine）在成人体内含 20～50mg。正常成人每日需碘 100～300mg，儿童每日每千克体重需 1μg。碘的吸收主要在小肠，吸收后的碘 70%～80% 被摄入甲状腺细胞内贮存和利用。碘的主要作用是参与甲状腺素的合成，可促进机体的蛋白质合成，促进生长发育等。碘主要经肾脏从尿液排出。

【参考值】 以血浆碘离子计：250μg/L。

【临床意义】 ①碘摄入过量：可引起高碘性甲状腺肿，临床表现为甲状腺功能亢进及一些中毒症状。②碘缺乏：可引起地方性甲状腺肿，严重时可引起发育停滞、痴呆。胎儿期缺碘可导致呆小病。

（五）硒测定

【原理】 硒（selenium）在成人体内含量为 14～21mg，成人每日的硒需要量为 30～50μg。硒主要在小肠吸收，血液中的硒主要与 α- 球蛋白和 β- 球蛋白结合，小部分与极低密度脂蛋白（VLDL）结合后运输。硒是谷胱甘肽过氧化物酶（GSH-Px）活性中心的组成成分，硒在人体抗氧化保护系统中起着必不可少的重要作用。硒还与人类某些疾病（如克山病）的发生有关。硒在保护细胞膜、增强维生素 E 的抗氧化作用、参与辅酶 A 和辅酶 Q 的合成等方面发挥重要作用。硒主要经尿液和汗液排出。

【参考值】 儿童：0.74～1.54μmol/L（血清）；成人：0.58～1.82μmol/L（血清），0.09～2.03μmol/L（尿液）。

【临床意义】

（1）过量：血清硒超过 5μmol/L 可引起中毒症状，见于工业性中毒、过量补硒等。地方性慢性硒中毒常表现为牙釉质破坏、贫血、营养不良及慢性关节炎，这与自然环境中硒含量过高有关。

（2）缺乏：可引起免疫功能低下，并可能与克山病和大骨节病的发病有关。患者脱离病区进入正常硒环境或口服亚硒酸钠治疗有效。一般认为，硒低于 0.15μmol/L 临床可出现肌肉无力的症状。

（六）氟测定

【原理】 氟（fluoride）在成人体内含量为 2～3g，成人每日氟的需要量为 0.5～1.0mg。氟主要经小肠和呼吸道吸收，吸收后的氟与球蛋白结合，小部分以氟化物形式运输。氟主要经肾脏从尿液排出。氟化物与人体生命活动及牙齿、骨骼组织代谢密切相关。氟是牙齿及骨骼不可

NOTE

缺少的成分，少量氟可以促进牙齿珐琅质对细菌酸性腐蚀的抵抗力，防止龋齿。成人体内含氟2～3g。

【参考值】0.5～10.5μmol/L（血浆）；10.5～168μmol/L（尿液）。

【临床意义】氟过量可引起氟骨症和氟斑牙，可致牙齿畸形、骨骼脱钙，并影响细胞、肾上腺、生殖腺等的功能。氟缺乏可引起骨质疏松，易发生骨折。

第五节　心脏病生物标志物检测

一、心肌坏死标志物测定

（一）血清酶及其同工酶测定

几乎所有的细胞活动进程都需要酶的参与。不同器官或组织所含的酶种类不同，同一种酶在不同器官或组织的含量也不同。据此，可作为诊断某一器官或组织损害的敏感指标。血中酶的浓度升高见于：①组织细胞受损时，细胞内的酶便逸出至血清中；②酶排出受阻而反流入血清中；③细胞功能活跃或亢进，使酶的合成增加。相反，细胞功能低下，酶合成减少，使用酶抑制剂，遗传性酶缺陷等原因，致血中相应酶的浓度减低。

1. 血清肌酸激酶测定

【原理】肌酸激酶（creatine kinase，CK）主要存在于胞质和线粒体中，以骨骼肌和心肌含量最多，其次是脑组织和平滑肌，肝脏、胰腺和红细胞中CK含量极少。正常人血清中CK含量甚微。

【参考值】酶偶联法：男性38～174U/L，女性26～140U/L。新生儿为成人的3～5倍，婴儿为成人的3倍，儿童和青少年相当于成人的上限。

【临床意义】

（1）心脏损害：①CK是早期诊断急性心肌梗死（AMI）的灵敏指标之一。AMI发病后3～8小时即明显增高，10～36小时达高峰（峰值高达正常人10～12倍），72～96小时后恢复正常。在AMI病程中，如CK再次升高，提示再次梗死。②病毒性心肌炎、其他心肌损伤（如创伤性心脏介入治疗），CK活性也明显升高。

（2）骨骼肌损伤：如假性肥大型肌营养不良症（又称Duchenne肌营养不良症）、急性脊髓灰质炎、皮肌炎等，患者血中CK亦增高。

（3）其他：如急性脑血管病、溶栓治疗、手术、甲状腺功能减低及剧烈运动等CK也可增高。

（4）CK减低：见于甲状腺功能亢进症、激素治疗及长期卧床等。

2. 肌酸激酶同工酶测定

【原理】CK分子是由M（肌型）和B（脑型）两个亚单位组成的二聚体，包含三种CK的同工酶，即CK-BB、CK-MB和CK-MM。CK-BB主要存在于脑、前列腺、肠和肺等组织；CK-MB主要存在于心肌中；CK-MM主要存在于骨骼肌和心肌中，又可分为MM_1、MM_2、MM_3亚型。MM_3是CK-MM在肌细胞中的主要存在形式。正常人血清中以CK-MM为主，

NOTE

CK-MB 少量（低于总活性 5%），CK-BB 极微量。

【参考值】CK-MM 活性 94%～96%；CK-MB 活性低于 5%；CK-BB 极少或无。

【临床意义】

（1）CK-MB：对 AMI 的诊断特异性和敏感性均很高，病后 3～8 小时即升高，9～30 小时达到高峰（高峰出现早者预后较好），48～72 小时恢复正常。特异性 92%～100%，是传统诊断 AMI 的“金标准”。其他心肌损害（如心肌炎、心包炎、慢性房颤等）、骨骼肌病变（如多发性肌炎、挤压综合征等）CK-MB 水平亦可增高。

（2）CK-MM：是检测骨骼肌损伤的特异指标，见于创伤、癫痫大发作的 48 小时内等。CK-MM 亚型活性增高对于 AMI 的早期诊断具有重要意义（$CK\text{-}MM_3/CK\text{-}MM_1>0.5$）。

（3）CK-BB：活性增高见于缺氧性神经系统疾病（48～72 小时脑脊液内升高），还见于肺、肠、胆囊、前列腺等部位的肿瘤及心脏创伤和手术、结缔组织病、休克、中毒等。

3. 肌酸激酶 CK-MB 异型测定

【原理】CK-MB 主要存在于心肌组织中，有 $CK\text{-}MB_1$、$CK\text{-}MB_2$ 两种异型。心肌细胞中以 $CK\text{-}MB_2$ 为主。

【参考值】$CK\text{-}MB_1<0.71U/L$；$CK\text{-}MB_2<1.0U/L$；$MB_2/MB_1<1.4$。

【临床意义】在诊断 AMI 时，$CK\text{-}MB_1$、$CK\text{-}MB_2$ 比 CK-MB 具有更高的灵敏度和特异性。在临界值（$CK\text{-}MB_1>0.71U/L$，$CK\text{-}MB_2>1.0U/L$，$MB_2/MB_1>1.5$）时，CK-MB 异型在发病后 2～4 小时诊断 AMI 的灵敏度为 59%，4～6 小时为 92%（CK-MB 为 48%）。在溶栓治疗中，$MB_2/MB_1>3.8$ 提示冠脉再通。

4. 血清乳酸脱氢酶测定

【原理】乳酸脱氢酶（lactate dehydrogenase，LD）广泛存在于人体各组织中，尤以心肌、骨骼肌和肾脏含量最高，红细胞中 LD 含量也极为丰富。在肝脏、脾脏、胰腺、肺脏和肿瘤组织含量亦高。

【参考值】连续检测法：104～245U/L。速率法：95～200U/L。

【临床意义】由于 LD 在人体组织中广泛存在，所以 LD 在诊断组织损伤时具有较高的灵敏度，但特异性较差。LD 活性升高见于急性心肌梗死，与 CK 比较升高慢（8～18 小时），高峰出现迟（24～72 小时），但持续时间长（6～10 天）。疾病中，LD 持续增高或再次增高，提示梗死面积扩大或再次出现梗死。也见于肝脏疾病、骨骼肌损伤、贫血、白血病等。

5. 乳酸脱氢酶同工酶测定

【原理】LD 是由 H 亚基（心型）和 M 亚基（肌型）组成的四聚体，因亚基组合不同包含 LD_1、LD_2、LD_3、LD_4 和 LD_5 5 种同工酶。心肌中 LD_1、LD_2 含量最高，肺和脾组织中 LD_3 含量最高，肝细胞中 LD_4 和 LD_5 含量最高，其次为骨骼肌。由于 LD 同工酶在组织分布中的特异性，其检测具有病变组织定位作用，临床意义较 LD 更大。

【参考值】LD_1 24%～34%；LD_2 35%～44%；LD_3 19%～27%；LD_4 0～5%；LD_5 0～2%。$LD_1/LD_2<0.7$。

【临床意义】

（1）心肌损害：①急性心肌梗死发病后血清 LD_1、LD_2 明显增高（12～24 小时有 50% 的患者增高，48 小时有 80% 的患者明显增高），而且以 LD_1 为主，$LD_1/LD_2>1$。②病毒性心肌炎、风湿性心肌炎及其他心肌损害时 LD_1、LD_2 亦增高，而在心律失常、心绞痛、心包炎时，血清 LD 同工酶谱无异常。

（2）肝脏疾病：在病毒性肝炎、肝硬化、原发性肝癌时，LD_5 和 LD_4 均升高，且 $LD_5>LD_4$；在胆管梗阻但未累及肝细胞时，$LD_4>LD_5$；恶性肿瘤肝转移时 LD_4、LD_5 均增高。

（3）其他疾病：大多数恶性肿瘤患者以 LD_5、LD_4、LD_3 增高为主，且其阳性率 $LD_5>LD_4>LD_3$。生殖细胞恶性肿瘤和肾脏肿瘤则以 LD_1、LD_2 增高为主；白血病病人以 LD_3、LD_4 增高为主；胃癌、结肠癌和胰腺癌以 LD_3 增高为主；肺癌 LD_3 增高；骨骼肌损伤、肌萎缩早期和皮肌炎时 LD_4、LD_5 升高；恶性贫血 LD 极度增高，且 $LD_1>LD_2$。

（二）心肌肌钙蛋白 T 及心肌肌钙蛋白 I 测定

肌钙蛋白（cTn）是由 3 个亚单位即肌钙蛋白 C、肌钙蛋白 I 及肌钙蛋白 T 组成的复合物。cTn 是目前用于急性冠脉综合征（ACS）诊断最特异的生化标记物，最早可在症状发作后 2 小时出现，且具有较宽的诊断窗：cTnT 5～14 天，cTnI 4～10 天。在诊断窗中，cTn 增高的幅度要比 CK-MB 高 5～10 倍。由于在无心肌损伤时 cTn 在血液中含量很低，因此也可用于微小心肌损伤（MMD）的诊断。cTn 还具有判断预后的价值，对冠状动脉疾患患者，只要 cTn 增高，应视为具有高危险性。心肌肌钙蛋白检测正逐步取代 CK-MB 成为 AMI 诊断的“金标准”。

1. 心肌肌钙蛋白 T 测定

【参考值】 0.02～0.13μg/L。0.2μg/L 为诊断临界值；超过 0.5μg/L 可以诊断 AMI。

【临床意义】

（1）诊断 AMI：是诊断 AMI 的确定性标志物。AMI 发病后 3～6 小时 cTnT 即升高，10～24 小时达峰值。诊断 AMI 的灵敏度为 50%～59%，特异性为 74%～96%，明显优于 CK-MB 和 LD。对非 Q 波性、亚急性心肌梗死或 CK-MB 无法诊断的患者更有价值。

（2）判断心肌微小损伤：不稳定型心绞痛病人在发生微小心肌损伤时，其他检测难以发现，只有检测 cTnT 才能确诊。心肌炎时 cTnT 升高程度与心肌受损程度成正比。

（3）评价其他可致心肌损伤因素：如肾衰竭患者反复血液透析、围手术期、经皮腔内冠状动脉成形术、甲状腺功能减退症、药物损伤及严重脓毒血症等，均可致心肌损伤，cTnT 可以评价心肌损伤的程度。

2. 心肌肌钙蛋白 I 测定

【参考值】 <0.2μg/L。1.5μg/L 为诊断临界值。

【临床意义】

（1）诊断 AMI：cTnI 对诊断 AMI 与 cTnT 无显著性差异。与 cTnT 比较，cTnI 具有较低的初始灵敏度和较高的特异性。AMI 发病后 3～6 小时，cTnI 即升高，14～20 小时达到峰值，5～7 天恢复正常。其诊断 AMI 的灵敏度为 6%～44%，特异性为 93%～99%。

（2）判断心肌微小损伤：用于诊断不稳定心绞痛时的微小心肌损伤。

（3）诊断急性心肌炎：cTnI 可出现低水平增高，其阳性率达 88%。

（三）血清肌红蛋白测定

【原理】 肌红蛋白（myoglobin，Mb）是肌肉内储存氧的蛋白质，是组成骨骼肌和心肌的主要蛋白质，正常人血清 Mb 含量极少。Mb 因分子量小，在心肌损伤后即释放入血，是早期诊断 AMI 的指标。

NOTE

【参考值】定性：阴性。定量（ELISA 法）：50～85μg/L。75μg/L 为诊断临界值。

【临床意义】

（1）诊断 AMI：在 AMI 发病后 30 分钟～2 小时升高，5～12 小时达到高峰，18～30 小时恢复正常。灵敏度为 50%～59%，特异性为 77%～95%。Mb 阴性，基本可以排除 AMI；疾病中，如 Mb 重新升高，应考虑为再梗死或者梗死延展。

（2）其他：Mb 增高还见于急性肌损伤、肌营养不良、肌萎缩、多发性肌炎、急性或慢性肾功能衰竭、严重充血性心力衰竭和长期休克等。

二、心力衰竭标志物（B 型心钠素）测定

【原理】心钠素（atrial natriuretic factor，ANF）又称心房肽素，是心房肌细胞分泌的一种循环激素，可利钠及利尿，抑制肾素－血管紧张素－醛固酮系统，抑制垂体后叶加压素的合成和释放，且具有舒张血管、降低血压、改善心功能作用。心钠素家族包括心房肽（atrial natriuretic peptide，ANP）、脑钠肽（brain natriuretic peptide，BNP）、C 型利钠肽（C–type natriuretic peptide，CNP）、树眼镜蛇利钠肽（dendroaspis natriuretic peptide，DNP）、血管利钠肽（vasonatrin peptide，VNP）和尿舒张素（urodilatin）。其中 B 型心钠素（BNP）最稳定，被作为心衰的诊断指标。心肌细胞所分泌的 BNP 先以其前体（pro–BNP）形式存在，当心肌细胞受到刺激时，在活化酶的作用下裂解为活性形式的 active–BNP（BNP）和非活性形式的 NT–pro–BNP。NT–pro–BNP 的生物学半衰期为 60～120 分钟，而 BNP 仅为 20 分钟。BNP 的释放与心衰程度密切相关。

【参考值】BNP 1.5～9.0pmol/L，判断值 >22pmol/L（100ng/L）。NT–pro–BNP<125pg/mL。

【临床意义】

（1）心衰的诊断、监测和预后评估：BNP 水平的升高对心衰具有极好的诊断价值，诊断心衰的 NT–pro–BNP 临界值建议：50 岁以下为 450pg/mL，50～70 岁为 900pg/mL，70 岁以上为 1800pg/mL。<300p/mL（非年龄依赖性）可基本排除心衰。临床上，NT–pro–BNP>2000pg/mL 可以确定心衰。

当治疗有效时，BNP 水平可明显下降，BNP 水平的持续升高或持续不降低，通常提示心衰未得到纠正或正进一步加重。

（2）AMI 的诊断和评估：发病早期（6～24 小时）BNP 水平即显著升高，1 周后达高峰（此时临床不一定有心衰表现）；BNP 水平还可以反应梗死面积和严重程度。

（3）对呼吸困难的鉴别：可通过测定 BNP 水平准确筛选出非心衰患者（如肺源性）引起的呼吸困难，由于其所具有的心肌特异性，BNP 水平测定就具有很高的阴性预测价值。

（4）心脏病高危人群的筛查：糖尿病、遗传性心脏病、高血压、既往心梗、风湿性心脏病已行换瓣手术患者，都应定期做 BNP 的检测，及时了解心脏功能状况，进而可减少慢性心衰的血管意外发生率。

（5）指导心脏病的治疗：因 BNP 是对容积敏感的激素，半衰期又短，可用于指导利尿剂及血管扩充剂的临床应用；BNP 检测还可用于心脏手术病人的术前、术后心功能评价，并帮助临床选择最佳手术时机。

NOTE

三、心脏疾病危险因素的临床生化检测

1. 同型半胱氨酸测定

【原理】同型半胱氨酸（homocysteine，HCY）是腺苷蛋氨酸酶水解反应的产物。正常时，血液中 HCY 经代谢并被降解为半胱氨酸（cysteine，Cys）。当机体新陈代谢出现障碍时，HCY 在体内集聚对血管内壁造成损害，导致动脉粥样硬化和冠心病的发生。因此，血 HCY 水平的检测可用于心血管病危险性评估。

【参考值】4.7～13.9μmol/L，平均 8.0μmol/L。

【临床意义】

（1）HCY 增高：提示动脉粥样硬化（AS）、心肌梗死（MI）、中枢血管疾病（CVD）、外周血管疾病（PVD）、脑卒中、痴呆症以及糖尿病（DM）大血管并发症等发生的危险性增加。

（2）HCY 减低：可降低 AMI 等缺血性心肌损伤和其他缺血性血管疾病的危险性。

2. 超敏 C 反应蛋白测定

【原理】C 反应蛋白（C-reactive protein，CRP）由肝细胞合成，是一种非特异性的急性时相蛋白，当细菌感染引起炎症、组织损伤和手术后，于炎症进程 6～12 小时血中浓度即可明显升高。CRP 也是心血管炎症病变的生物标志物，由于健康人体内 CRP 水平通常 <3mg/L，因此，筛查时应使用高敏感的方法检测（能测出 <3mg/L 的 CRP），即超敏 C 反应蛋白（high-sensitive CRP，hs-CRP）。

【参考值】超敏乳胶增强散射比浊法：血 hs-CRP<0.55mg/L。

【临床意义】hs-CRP 是心血管疾病危险性评估指标之一。在 0.56～1.0mg/L 为低危险性，1.0～3.0mg/L 为中危险性，超过 3.0mg/L 为高危险性。如果 hs-CRP>10.0mg/L，表明可能存在其他感染。

第六节　其他常用血清酶测定

一、血、尿淀粉酶（AMS）及同工酶测定

【原理】淀粉酶（amylase，AMS）主要来自胰腺和腮腺。来自胰腺的为淀粉酶同工酶 P（P-AMS），来自腮腺的为淀粉酶同工酶 S（S-AMS），其他少量的 AMS 来自心脏、肝脏等。AMS 主要用于急性胰腺炎的诊断和鉴别诊断。

【参考值】血清 AMS 总活性 148～333U/dL；尿液 100～1200U/dL。血清 P 型 30%～50%，S 型 45%～70%；尿液 P 型 50%～80%，S 型 20%～50%。

【临床意义】AMS 活性增高主要见于：

（1）急性胰腺炎：发病后 2～3 小时血清 AMS 开始升高（亦有 12 小时后升高者），12～24 小时达高峰，2～5 天后恢复正常。如持续升高达数周，常提示胰腺炎有反复或有并发症发生。尿 AMS 于起病后 12～24 小时开始升高，尿中 AMS 活性可高于血清中的 1 倍以上。尿 AMS 在 3～10 天后恢复到正常。当胰腺广泛坏死时，AMS 不再大量进入血中，血、尿

NOTE

AMS 均可不增高。急性胰腺炎而伴有肾衰竭时，AMS 排泄受阻，尿 AMS 也可不升高。

（2）其他：慢性胰腺炎时，血、尿 AMS 活性一般不增高，但如有急性发作则可有中等度增高。其他原因所致的胰管受阻如胆囊炎、胆石症、胰腺癌、胰腺外伤，以及流行性腮腺炎和胃肠穿孔等，血、尿 AMS 亦可升高，但增高程度不及急性胰腺炎明显。

（3）AMS 同工酶：急性胰腺炎和慢性胰腺炎急性发作时 P-AMS 增高；腮腺炎、肺癌、卵巢癌时 S-AMS 增高。

二、血清脂肪酶（LPS）测定

【原理】脂肪酶（lipase，LPS）主要由胰腺分泌而进入消化道。正常血液中，LPS 含量很少，且易被肾脏清除。当胰腺分泌亢进、胰腺受损或胰管梗阻时，LPS 可大量释放入血中，致使血清 LPS 水平升高。

【参考值】乳化液比浊法：0～110U/L。连续监测法：<220U/L。

【临床意义】LPS 主要用于急性胰腺炎的诊断和急腹症的鉴别诊断。①急性胰腺炎发病 4～8 小时内，血清 LPS 增高，24 小时达峰值，但与 AMS 比较升高较晚而持续时间长（10～15 天），故对急性胰腺炎后期诊断意义更大。血清 LPS 组织来源比 AMS 少，故对急性胰腺炎诊断的特异性优于 AMS，两者同时测定可使敏感性达 95%。②非胰腺炎的急腹症患者，其血清 AMS 升高而 LPS 正常。③慢性胰腺炎、空腹脏器穿孔、肠梗阻、腹膜炎、胆总管结石、胆总管癌、十二指肠溃疡患者血清 LPS 也可增高。

三、胆碱酯酶检测

【原理】胆碱酯酶（cholinesterase，ChE）有两种。一种存在于中枢神经系统灰质、交感神经节、运动终板和红细胞中，主要作用为水解乙酰胆碱，称为真性或特异性胆碱酯酶，又称全血胆碱酯酶或乙酰胆碱酯酶（AchE），用于诊断有机磷杀虫剂及神经性化学毒剂中毒。另一种存在于中枢神经系统白质、血清、肝脏、肠系膜、子宫和腺体中，生理意义不明，除水解乙酰胆碱外，还作用于其他胆碱酯类，称假性或非特异性胆碱酯酶，又称血清胆碱酯酶或酰基胆碱酯酶（SchE），用于诊断肝脏疾病。

【参考值】AchE 80000～120000U/L；SchE 30000～80000U/L。

【临床意义】

（1）AchE：降低主要见于有机磷杀虫剂和神经性化学毒剂中毒，ChE 活力与中毒程度呈负相关。升高见于精神分裂症、血管内溶血，神经管缺陷胎儿的羊水中 AchE 活力显著升高。

（2）SchE：由于 SchE 在肝脏合成后立即释放到血浆中，故 SchE 是评价肝细胞合成功能的灵敏指标，与白蛋白生成有密切关系，故测定血清 SchE 一般用作肝功能试验。血清 SchE 增加还见于肾病综合征、糖尿病、冠心病、Ⅳ型高脂蛋白血症、甲状腺功能亢进症、渗出性肠病、脂肪肝、遗传性非溶血性胆红素血症等。

四、超氧化物歧化酶（SOD）检测

【原理】超氧化物歧化酶（superoxide dismutase，SOD）广泛分布于组织细胞内，肝组织中活性最高，其次为红细胞，肾、心脏等含量较低。SOD 是消除自由基对机体损伤的关键酶。

NOTE

人体内存在的 SOD 按辅基不同分为 CuZn-SOD 和 Mn-SOD（存在于除红细胞之外的所有细胞内），红细胞内的 SOD 是一种铜蛋白（红细胞铜蛋白）。

【参考值】 全血 SOD 活性（比色法）5375～7975U/gHb；血清 SOD（维生素 B_2 羟胺比色法）52.4±8.9U/mL，其中 CuZn-SOD 35.4±7.9U/mL，Mn-SOD 17.0±3.6U/mL。

【临床意义】 SOD 与抗氧化、抗衰老和抗辐射损伤有关，在诊断上缺乏特异性。SOD 活性降低是衰老的原因，见于老年人、肝硬化、肝豆状核变性、免疫复合物病等。活性增高见于高血压、高血脂、冠心病及肝癌等。

五、酸性磷酸酶及其同工酶检测

【原理】 血清的酸性磷酸酶（acid phosphatase，ACP）主要来自于前列腺，称前列腺酸性磷酸酶（PAP），可被酒石酸抑制；还可来自骨、肝、脾、红细胞、血小板等，称非前列腺酸性磷酸酶，不被酒石酸抑制。男性 ACP 的 1/3～1/2 来自前列腺，女性 ACP 主要来自肝、红细胞、血小板。

【参考值】 ACP 总活性（比色法）：0.9～1.9U/L。比色法（磷酸对硝基酚法）：4.8～13.5U/L。酒石酸抑制 ACP：≤3.7U/L。PAP 活性（动态法）：0～2.6U/L。

【临床意义】

（1）前列腺疾患：ACP 增高主要用于诊断前列腺癌（可达参考值的数十倍）。还可见于前列腺增生症、前列腺炎。

（2）其他疾病：ACP 增高还见于骨病、肝脏病和血液病等。

第七节 动脉血气分析与酸碱度测定

血液气体和酸碱平衡稳定是体液内环境稳定、机体生理机能正常的一个重要保证。血中有生理效应的气体是氧和二氧化碳。血液气体分析可以了解氧的供应及酸碱平衡状况，是危重患者抢救和手术中监护的重要指标之一。血液气体分析的标本有采自于动脉血和静脉血两种，但临床上常用动脉血气分析（arterial blood gas analysis），两者的差别能更准确地判断组织气体代谢及其伴随的酸碱失调的状况。

血气分析测定标本采集的基本要求：①合理的采血部位（桡动脉、肱动脉、股动脉）；②严格隔绝空气，在海平面大气压（760mmHg）、安静状态下，采集肝素抗凝血；③标本采集后立即送检，若血标本不能及时送检，应在 0℃～4℃环境中保存小于 2 小时；④吸氧者若病情许可应停止吸氧 30 分钟后再采血送检，否则应标记给氧浓度与流量。

一、血气分析的指标

动脉血气分析指标中，血气分析仪可直接测定的有动脉氧分压、动脉二氧化碳分压、动脉氢离子浓度，再计算出其他多项指标，从而判断肺换气功能及酸碱平衡的状况。

1. 动脉血氧分压（PaO_2） 是动脉血液中物理溶解的氧分子所产生的压力。PaO_2 是判断机体有无缺氧的重要指标。正常值为 95～100mmHg。PaO_2 下降表示机体缺氧。根据 PaO_2 的

NOTE

高低将缺氧分为轻度（PaO_2<80mmHg）、中度（PaO_2<60mmHg）和重度（PaO_2<40mmHg）。当 PaO_2 在 60mmHg 以上时，由于氧合血红蛋白解离曲线近似水平线，动脉血氧饱和度为 90%，因此，临床上患者无明显缺氧症状。当 PaO_2<60mmHg 时，氧合血红蛋白解离曲线斜率变大，动脉血氧饱和度 <90%，患者会出现各种缺氧表现，因此，PaO_2<60mmHg 为诊断呼吸衰竭的主要指标。

引起 PaO_2 下降的原因有：①吸入气体氧分压过低，如高原缺氧等；②通气功能障碍，如慢性阻塞性肺疾病、严重气胸、大量胸腔积液、支气管哮喘发作期、严重胸廓畸形等；③换气功能障碍，如肺纤维化、急性呼吸窘迫综合征（ARDS）等；④通气 / 血流比例失调，如大叶性肺炎、肺栓塞等；⑤静脉血分流入动脉血，如右向左分流的先天性心脏病等。

2. 肺泡 – 动脉血氧分压差［P（A–a）O_2］ 是指肺泡氧分压（PAO_2）与动脉血氧分压（PaO_2）之差。P（A–a）O_2 是反映肺换气功能的主要指标。P（A–a）O_2 值受年龄影响，青年人为 15～20mmHg，随年龄增加 P（A–a）O_2 增大，但一般不超过 30mmHg。

P（A–a）O_2 增大提示肺换气功能障碍，见于：①肺弥散功能受损，如肺水肿、急性呼吸窘迫综合征；②静脉血分流入动脉血，如右向左分流的先天性心脏病。③通气 / 血流比例失调。

3. 动脉血氧饱和度（SaO_2） 指动脉血中血红蛋白的氧含量（实际氧含量）与氧容量（血红蛋白所能结合的最大氧容量）的比值，即 $SaO_2=\frac{HbO_2}{\text{全部 Hb}}\times100\%=\frac{\text{血氧含量}}{\text{血氧容量}}\times100\%$，其中 HbO_2 是血红蛋白结合的氧量。正常 SaO_2 为 95%～98%。

SaO_2 反映动脉血中氧与血红蛋白结合的程度，主要受血氧分压影响。SaO_2 与 PaO_2 的相关曲线，称氧合血红蛋白解离曲线。它受 pH 值、$PaCO_2$、温度和红细胞内 2，3 二磷酸甘油酸的影响。pH 值下降、$PaCO_2$ 增加、温度升高和 2，3–DPG 增加，则曲线右移，即氧合血红蛋白易释放氧以保证细胞有氧代谢正常进行；反之，曲线左移，氧合血红蛋白不易释放氧，故可使缺氧者的组织缺氧加重。

4. 混合静脉血氧分压（PvO_2） 为取自右心房、右心室或肺动脉的静脉（中心静脉）血的血氧分压，是反映组织缺氧程度的指标。正常 PvO_2 为 35～45mmHg，平均 40mmHg。PvO_2 下降说明机体缺氧或组织耗氧量增多；PvO_2 升高说明组织的氧利用有障碍，如氰化物中毒。

5. 动脉血氧含量（CaO_2） 是指 1L 动脉血液中实际含有氧的毫摩尔数，或 100mL 动脉血液中实际含有氧的毫升数，包括物理溶解的氧及化学结合的氧。通常情况下，物理溶解的氧非常少，可忽略不计。正常 CaO_2 为 8.55～9.45mmol/L（19～21mL/dL）。CaO_2 下降可导致机体缺氧，见于动脉血氧分压下降、贫血或血红蛋白异常等。

6. 动脉血二氧化碳分压（$PaCO_2$） 是指动脉血中物理溶解的二氧化碳分子所产生的压力。由于二氧化碳的弥散系数是氧的 20 倍，所以一般不会因为二氧化碳的弥散障碍而导致 $PaCO_2$ 升高。$PaCO_2$ 只反映肺泡通气状况，与肺泡通气量成反比。通气不足时，$PaCO_2$ 升高；通气过度则 $PaCO_2$ 下降。正常 $PaCO_2$ 为 35～45mmHg，平均 40mmHg。

$PaCO_2$ 升高见于：①Ⅱ型呼吸衰竭（高碳酸血症型），由于肺通气功能障碍，导致 $PaCO_2$>50mmHg，PaO_2<60mmHg。②呼吸性酸中毒或代偿后的代谢性碱中毒。$PaCO_2$ 降低提示肺通气过度，见于呼吸性碱中毒或代偿后的代谢性酸中毒。

NOTE

7. pH 值　是指血液中氢离子浓度的负对数值。它是反映机体酸碱平衡的重要指标。正常动脉血 pH 值为 7.35～7.45。

pH 值 <7.35 见于失代偿性酸中毒；pH 值 >7.45 见于失代偿性碱中毒。pH 值正常可见于以下三种情况：①酸碱平衡正常。②酸碱平衡紊乱，但代偿良好。③同时存在酸、碱中毒而相互抵消。

8. 碳酸氢盐　是指血浆中 HCO_3^- 含量。反映碳酸氢盐的指标有标准碳酸氢盐（standard bicarbonate，SB）和实际碳酸氢盐（actual bicarbonate，AB）。

（1）标准碳酸氢盐（SB）：指全血在标准条件下（38℃、血红蛋白氧饱和度 100%、$PaCO_2$ 40mmHg）所测得的碳酸氢盐浓度。正常为 22～27mmol/L。SB 不受呼吸因素（即 $PaCO_2$）影响，只受 HCO_3^- 的影响。

（2）实际碳酸氢盐（AB）：是指隔绝空气的血液标本，在实际的温度、$PaCO_2$ 和血氧饱和度的条件下测得的血浆 HCO_3^- 浓度。

正常人不存在二氧化碳排出过多及潴留，因此，AB=SB= 正常值。如 AB>SB 则表明有二氧化碳潴留，见于呼吸性酸中毒；AB<SB 则表明有二氧化碳排出过多，见于呼吸性碱中毒。如 AB=SB，且小于正常值，见于代谢性酸中毒；AB=SB，且大于正常值，见于代谢性碱中毒。

9. 缓冲碱（buffer bases，BB）　是指血液中一切具有缓冲作用的负离子碱的总和，包括血浆和红细胞中的 HCO_3^-、Hb^-、HbO_2^-、血浆蛋白和 HPO_4^{2-}。通常在标准状态下测定，故不受呼吸因素影响。正常 BB 为 45～55mmol/L。BB 下降见于代谢性酸中毒，BB 升高见于代谢性碱中毒。

10. 剩余碱（bases excess，BE）　是指在 38℃、$PaCO_2$　40mmHg、$SaO_2$100% 的情况下，用酸或碱将 1L 的全血或血浆滴定到 pH 值为 7.40 时所用的酸或碱的量，用 mmol/L 表示。需用酸者为正值，说明碱剩余；需用碱者为负值，说明碱缺失。正常 BE 值为（0±3）mmol/L。BE 的临床意义与 SB 基本相同。

11. 血浆二氧化碳总量（total plasma CO_2 content，$T-CO_2$）　指血浆中以各种形式存在的二氧化碳的总量。主要是结合形式的 HCO_3^-，少量是物理溶解的二氧化碳，还有极少量碳酸、氨甲酰基化合物。$T-CO_2$ 的正常范围为 23～31mmol/L。代谢性酸中毒和呼吸性碱中毒，$T-CO_2$ 下降；代谢性碱中毒和呼吸性酸中毒，$T-CO_2$ 增加。

12. 二氧化碳结合力（carbon dioxide combining power，CO_2CP）　要指血浆 HCO_3^- 中的二氧化碳含量。正常为 23～31mmol/L，其临床意义与 SB 基本相同。

13. 阴离子间隙（anion gap，AG）　是血浆中未测定的阴离子（undetermined anion，UA）与未测定的阳离子（undetermined cation，UC）的差值。未测定阳离子主要是 K^+、Ca^{2+}、Mg^{2+}，未测定阴离子主要包括乳酸、酮体、SO_4^{2-}、HPO_4^{2-}、蛋白质等。由于细胞外液阴离子与阳离子总数相等，AG 可由血 Na^+ 减去血 Cl^- 和 HCO_3^- 算出，故 $AG=Na^+-(Cl^-+HCO_3^-)$。

AG 正常范围是 8～16mmol/L。一般 AG>30mmol/L 时，肯定有酸中毒；AG 在 20～30mmol/L 时，酸中毒可能性很大；AG 在 17～19mmol/L 时，可能有酸中毒。

AG 增高见于 AG 增高型代谢性酸中毒，如乳酸酸中毒、糖尿病酮症酸中毒、水杨酸中毒等。也可见于与代谢性酸中毒无关的情况，如脱水、使用大量含钠盐的药物等。

NOTE

AG 降低在诊断酸碱失衡方面意义不大，见于低蛋白血症等。

二、常见酸碱平衡失衡的类型及病因

1. 代谢性酸中毒 常见病因有糖尿病酮症酸中毒、过度饥饿、酒精中毒、长期高热、严重感染、休克、肾衰竭、严重腹泻、肠瘘等。

2. 代谢性碱中毒 常见病因包括严重呕吐、幽门梗阻等导致的胃酸丢失，或大量使用利尿剂，严重低钾、低氯血症，库欣综合征或长期大量使用糖皮质激素等。

3. 呼吸性酸中毒 见于各种原因的通气不足。常见病因有慢性阻塞性肺疾病、肺心病、肺纤维化、严重支气管哮喘、各种病因的呼吸衰竭等。

4. 呼吸性碱中毒 可见于精神过度紧张时发生的过度换气，使用呼吸兴奋剂或呼吸机导致的过度通气，以及颅脑病变导致的过度换气等。

5. 呼吸性酸中毒合并代谢性碱中毒 常见于肺心病并发酸碱失衡时，也见于使用碱性药物过量，或使用利尿剂、糖皮质激素不当引起的低血钾、低血氯等。

6. 呼吸性酸中毒合并代谢性酸中毒 是肺心病并发酸碱失衡时的常见表现，还可见于各种病因的严重缺氧、休克，以及慢性阻塞性肺疾病、肺纤维化合并严重感染时。

7. 呼吸性碱中毒合并代谢性酸中毒 可见于肺心病并发酸碱平衡紊乱时，或癔症较长时间发作，过度换气同时合并感染发热等。

8. 呼吸性碱中毒合并代谢性碱中毒 是一种严重的碱中毒。临床虽然相对少见，但预后极差。可见于肝硬化合并肝肺综合征时。

常见酸碱平衡失衡的实验室检查结果及临床判断，见表 18–3。

表 18–3 常见酸碱平衡失衡的实验室检查结果及临床判断

	pH	$PaCO_2$	HCO_3^-	BE	AG	K^+	Cl^-
代谢性酸中毒	↓≈	↓≈	↓	–→	↑≈	↑	↑≈
代谢性碱中毒	↑≈	↑≈	↑	+→		↓	↓
呼吸性酸中毒	↓≈	↑	↑≈	≈或+→		↑	↓≈
呼吸性碱中毒	↑≈	↓	↓≈	≈或–→		↓	↑≈
呼酸合并代酸	↓↓	↑	↓≈	≈或–→	↑	↑	↑≈
呼酸合并代碱	↑≈↓	↑	↑↑	+→		↓	↓
呼碱合并代碱	↑↑	↓	↑≈	≈或+→		↓	↓≈
呼碱合并代酸	↑≈↓	↓	↓↓	–→	↑	≈	↑≈

注：AG：阴离子间隙；≈：接近正常；+：正值；–：负值；→：增大。

【复习思考题】

1. 糖尿病的诊断标准是什么？在什么情况下需要做口服糖耐量试验？其结果如何判定？
2. 简述糖化血红蛋白检查的临床意义。
3. 如何理解高脂血症？简述脂蛋白及载脂蛋白检查的临床意义。
4. 临床上诊断心肌损伤有哪些方法？心肌损伤生化标志物有哪些？临床意义如何？
5. 用动脉血气分析如何诊断和鉴别诊断酸碱代谢失衡？

第十九章 内分泌激素检测

【学习要求】

熟悉血清内分泌激素如总 T_4、FT_4、总 T_3、FT_3、甲状旁腺素、降钙素、皮质醇、醛固酮、肾素、睾酮、雌二醇、孕酮、促甲状腺激素、促肾上腺皮质激素和生长激素的临床意义。熟悉尿液 17- 羟皮质类固醇、17- 酮类固醇、游离皮质类固醇、醛固酮、香草扁桃酸测定的临床意义。

【学习方法】

1. 学习内分泌激素检测时，应复习生理学神经体液调节相关知识，理解下丘脑 – 垂体 – 靶腺轴之间的正 / 负反馈调节作用机制。理解人体通过内分泌系统的精细调节维持机体各系统的功能协调和内环境的稳定。

2. 学习时应重点理解甲状腺、肾上腺和性腺所分泌的激素种类、性质及作用特点，理解肾素 – 血管紧张素 – 醛固酮在机体的血压、水和电解质平衡调节方面所起的作用，掌握该激素分泌增多与减少的临床意义。

一、甲状腺激素检测

（一）血清总甲状腺素和游离甲状腺素测定

【原理】甲状腺素（thyroxine）又称四碘甲状腺原氨酸（3，5，3′，5′-tetraiodothyronine，T_4），是甲状腺分泌的主要激素，反映了甲状腺的分泌功能。甲状腺激素的合成、释放受垂体促甲状腺激素（TSH）的调节。外周血大部分 T_4 与甲状腺结合球蛋白（TBG）结合，称结合型 T_4，极少部分是具有生物活性的游离型甲状腺素（free thyroxine，FT_4），称游离型 T_4，结合型 T_4 与 FT_4 之和称总甲状腺素（TT_4）。结合型 T_4 只有转变为 FT_4 才能进入组织细胞发挥生理作用，因此 FT_4 较结合型 T_4 更有价值。

【参考值】TT_4：65～155nmol/L。FT_4：10.3～25.7pmol/L。

【临床意义】TT_4、FT_4 是判断甲状腺功能状态最基本的指标。TT_4 常受 TBG 浓度和结合力改变的影响，高水平的 TBG 可使 TT_4 增多。FT_4 不受血浆 TBG 的影响，直接测定 FT_4 对了解甲状腺功能状态比结合型 T_4 更有意义，是反映甲状腺激素活性的重要指标。

（1）增高：见于①甲状腺功能亢进症（简称甲亢）、某些急性甲状腺炎、甲状腺激素不敏感综合征；②妊娠、原发性胆汁性肝硬化以及口服避孕药或雌激素等，因 TBG 增高导致 T_4 升高。

（2）降低：见于：①甲状腺功能减低症（简称甲减）、缺碘性甲状腺肿、慢性淋巴细胞性甲状腺炎、低甲状腺素结合球蛋白血症等；②抗甲亢治疗中、甲状腺外科手术后、恶性肿瘤

NOTE

等；③甲状腺功能正常的患者服用苯妥英钠或卡马西平，可使血清 TT_4 或 FT_4 降低 30%。

（二）血清总三碘甲状腺原氨酸和游离三碘甲状腺原氨酸测定

【原理】 T_4 主要在肝脏中经过脱碘变为三碘甲状腺原氨酸（3，5，3′-triiodothyronine，T_3），T_3 的含量约为 T_4 的 1/10，而生理活性是 T_4 的 3～4 倍。血液中大部分 T_3 是与 TBG 结合的 T_3，极少部分是游离状态 T_3（FT_3），结合型 T_3 和 FT_3 称之为总 T_3（TT_3）。

【参考值】 TT_3：1.6～3.0nmol/L。FT_3：6.0～11.4pmol/L。

【临床意义】 TT_3、FT_3 是诊断甲状腺功能亢进症较为灵敏的指标。

（1）增高：①甲亢时 T_3 可高出正常人 4 倍，而 T_4 仅为 2.5 倍。某些甲亢病人血清 T_4 增高前往往已有 T_3 升高，因此 T_3 可作为甲亢复发的先兆；②甲亢危象、甲状腺激素不敏感综合征；③ T_3 型甲亢诊断的特异性指标：T_3 增高而 T_4 不增高是 T_3 型甲亢的特点；④妊娠、原发性胆汁性肝硬化以及口服避孕药或雌激素，因 TBG 增高导致 TT_3 升高。

（2）降低：见于①甲减；②低 T_3 综合征，其原因是在慢性消耗性疾病（代偿性肝硬化、晚期肿瘤、饥饿）等时，外周 T_4 转化 T_3 减少，此时 T_4 正常而 T_3 减少；③慢性淋巴细胞性甲状腺炎；④肾病综合征、肢端肥大症、应用糖皮质激素等，因 TBG 降低而导致 T_3 减少。

（三）血清反三碘甲状腺原氨酸测定

【原理】 血清 3，3，5′- 三碘甲状腺原氨酸（reverse triiodothyronine）又称反三碘甲状腺原氨酸（rT_3），是 T_4 在外周组织脱碘而生成。生理情况下，rT_3 含量极少，其活性小于 T_4 的 1/10，但也是反映甲状腺功能的指标之一。

【参考值】 放射免疫法：0.53～1.46nmol/L。

【临床意义】

（1）增高：①甲状腺功能判断及疗效观察，rT_3 与 T_3、T_4 在各类甲状腺疾病时的变化基本一致，但有时甲亢初期或复发早期仅有 rT_3 增高。②非甲状腺疾病，如 AMI、肝硬化、尿毒症、糖尿病、脑血管病、心力衰竭等 rT_3 也增高。③药物影响，如普萘洛尔、地塞米松等可使 rT_3 增高。

（2）减低：①甲减时 rT_3 明显减低，对轻型或亚临床型甲减诊断的准确性优于 T_3、T_4。②慢性淋巴细胞性甲状腺炎，rT_3 减低常提示甲减。③可鉴别甲减与非甲状腺疾病，是鉴别甲减与非甲状腺疾病时甲状腺功能异常的重要指标之一。甲减时 T_3 降低，rT_3 也减少，而肝脏疾病和使用一些药物（皮质类固醇、抗心律失常药等）引起的甲减，T_3 降低，但 rT_3 增加。

（四）血清甲状腺球蛋白测定

【原理】 血清甲状腺球蛋白（thyroglobuin，TG）是甲状腺滤泡上皮细胞分泌的一种大分子含碘糖蛋白，甲状腺激素 T_3 和 T_4 在 TG 上完成生物合成，并储存在滤泡腔中。血液中有低浓度 TG 提示有甲状腺组织存在，甲状腺全切除术后血液中则不能检测到。

【参考值】 化学发光法：<85μg/L。

【临床意义】 增高见于甲亢、甲状腺结节、甲状腺癌、亚急性甲状腺炎活动期、桥本甲状腺炎、Graves 病等。分化型甲状腺癌 TG 升高，髓样甲状腺癌不升高。

（五）甲状腺素结合球蛋白测定

【原理】 甲状腺素结合球蛋白（thyroxine binding globulin，TBG）是肝脏合成的酸性糖蛋白，也是人血浆中甲状腺激素的主要转运蛋白，可特异性地与 T_3、T_4 结合，将其运输至

NOTE

靶细胞。

【参考值】化学发光法：13～30mg/L（220～510nmol/L）。

【临床意义】主要用于评估 TT_4、TT_3 测定结果与 TSH 水平或临床症状不符的情况，或评估 TT_3、TT_4 与 FT_3、FT_4 检测结果的不一致。

（1）增高：见于①甲减：甲减时 TBG 增高，随病情好转，TBG 也逐渐恢复正常；②肝脏疾病：肝硬化、病毒性肝炎等，TBG 显著增高，可能与肝脏间质细胞合成、分泌 TBG 增多有关；③其他：Graves 病、甲状腺癌、风湿病、先天性 TBG 增多症、口服避孕药或大剂量雌激素治疗时，TBG 也可增高。

（2）降低：甲亢、家族性 TBG 减少症、肢端肥大症、肾病综合征、失蛋白性肠道疾病、恶性肿瘤和大剂量糖皮质激素治疗等，TBG 减低。

二、甲状旁腺激素检测

（一）甲状旁腺激素测定

【原理】甲状旁腺激素（parathyroid hormone，PTH）是甲状旁腺主细胞分泌的一种多肽类激素，主要调节血钙、磷水平。PTH 的主要生理作用是拮抗降钙素，动员骨钙释放，加快磷酸盐的排泄和维生素 D 的活化。血浆钙离子水平与血浆 PTH 水平成反比。

【参考值】化学发光法：12～88ng/L。

【临床意义】PTH 用于诊断和鉴别诊断甲状旁腺功能亢进和甲状旁腺功能减低，慢性肾病患者骨代谢的监测、疗效评估及骨营养不良危险程度的评估。

（1）增高：原发性甲状旁腺功能亢进症，PTH 增高，同时伴有高血钙和低血磷；继发性甲状旁腺功能亢进症，PTH 增高，伴有低血钙和高血磷，多见于维生素 D 缺乏、肾衰竭等。

（2）降低：见于甲状腺或甲状旁腺手术后、原发性甲状旁腺功能减退症。

（二）降钙素测定

【原理】降钙素（calcitonin，CT）是甲状腺滤泡旁细胞（C 细胞）分泌的一种多肽激素，主要作用是降低血钙和血磷，主要靶器官是骨骼，对肾脏也有一定的作用。CT 的分泌受血钙浓度的影响，当血钙浓度高时，CT 的分泌也增高。

【参考值】化学发光法：0～8.4pg/mL。

【临床意义】

（1）增高：①是诊断甲状腺髓样癌（C 细胞癌）的重要标志物，还见于甲状腺 C 细胞良性肿瘤及可分泌降钙素的肿瘤，如小细胞肺癌、结肠癌、乳腺癌等；②见于原发性甲状旁腺功能亢进、肾性营养不良、慢性肾衰以及恶性贫血等。

（2）减低：见于甲状腺切除术后、原发性甲状旁腺功能减低、绝经后骨质疏松。

三、肾上腺皮质激素测定

（一）尿 17– 羟皮质类固醇测定

【原理】尿 17– 羟皮质类固醇（urine 17–hydroxylcorticosteroids，17–OH）主要来自肾上腺糖皮质激素及其代谢产物，其含量高低可以反映肾上腺皮质功能。由于糖皮质激素的分泌有昼夜节律性变化，测定 24 小时尿中 17–OH 水平以显示肾上腺糖皮质激素的变化。

NOTE

【参考值】男性 13.8～41.4μmol/24h，女性 11.0～27.6μmol/ 24h。

【临床意义】

（1）增高：见于：①肾上腺皮质功能亢进症，如库欣综合征、异源 ACTH 综合征以及原发性肾上腺皮质肿瘤等；②甲亢、肥胖症、女性男性化、腺垂体功能亢进症等。

（2）降低：见于：①原发性肾上腺皮质功能减退（如 Addison 病）、腺垂体功能减退症等；②甲减、肝硬化等。

（二）尿 17- 酮类固醇测定

【原理】尿 17- 酮类固醇（urine 17-ketosteroids，17-KS）是雄激素代谢产物的总称。女性、儿童尿中 17-KS 主要来自肾上腺皮质，而男性 17-KS 约 2/3 来自肾上腺皮质，1/3 来自于睾丸。因此，女性、儿童尿中 17-KS 含量主要反映了肾上腺皮质功能，而男性尿中 17-KS 含量则反映了肾上腺和睾丸的功能状态。

【参考值】男性 34.7～69.4μmol/24h，女性 17.5～52.5μmol/24h。

【临床意义】17-KS 在反映肾上腺皮质功能方面不如 17-OH，但 11β- 羟化酶、3β- 羟化酶缺乏时，17-OH 多正常，而 17-KS 增高；当肾上腺腺癌伴有库欣综合征时，17-KS 较 17-OH 增高更明显。

（1）增高：见于：①肾上腺皮质功能亢进、增生和肿瘤；②垂体肿瘤；③药物使用，如雄激素、皮质激素和 ACTH 等；④睾丸间质细胞瘤。

（2）降低：见于肾上腺皮质功能减退症、垂体机能减退症、性腺机能减退、肝硬化、糖尿病等慢性消耗性疾病。

（三）血浆皮质醇和尿游离皮质醇测定

【原理】皮质醇（cortisol）主要由肾上腺皮质束状带及网状带细胞分泌。血浆中 90% 的皮质醇与血浆中的皮质醇结合球蛋白（corticosteroid binding globulin，CBG）及白蛋白相结合，极少量为具有生物活性的游离皮质醇（free cortisol，FC）。由于皮质醇分泌有昼夜节律性变化，一般检测上午 8 时、下午 4 时、午夜 2 时的血浆皮质醇浓度表示其峰浓度和谷浓度。24 小时尿游离皮质醇则不受昼夜节律性影响，更能反映肾上腺皮质分泌功能。血浆皮质醇和 24 小时尿游离皮质醇作为筛查肾上腺皮质功能异常的首选指标。

【参考值】血浆皮质醇浓度在上午 8 时浓度达到高峰，午夜浓度最低。

血浆：午夜 <25μg/L；上午 8 时 50～230μg/L；下午 4 时 30～160μg/L。

尿液：28.5～213.7μg/24h。

【临床意义】

（1）增高：①皮质醇增多症（库欣综合征）、肾上腺肿瘤、异源性 ACTH 综合征等疾病，表现为血浆皮质醇浓度增高，且正常昼夜节律消失；②非肾上腺疾病，如严重肝肾疾病、单纯性肥胖、应激状态及抑郁症时皮质醇增高；③妊娠及雌激素治疗，使肝脏合成 CBG 增加，血浆总结合皮质醇增高，但游离皮质醇正常，昼夜节律不变。

（2）降低：①继发性或原发性肾上腺皮质功能减退症；②先天性肾上腺皮质增生症；③药物影响：如镇静剂、抗癫痫药等可因加速皮质醇代谢而使其血浆水平减低；长期使用类固醇制剂可抑制肾上腺皮质分泌。

NOTE

（四）血浆和尿液醛固酮测定

【原理】醛固酮（aldosterone，ALD）是肾上腺皮质球状带细胞分泌的盐皮质激素，作用于肾脏远曲小管，调节机体水、电解质平衡，保钠排钾。ALD 浓度有昼夜节律变化，并受体位、饮食以及肾素－血管紧张素系统、垂体 ACTH 及心钠素等调控和影响。

【参考值】血浆：普通饮食，卧位 60～170ng/L，立位 65～300ng/L。低钠饮食，卧位 122～370ng/L。

尿液：普通饮食，6～25μg/24h。低钠饮食，17～44μg/24h。

【临床意义】

（1）增高：①原发性醛固酮增多症以及由于有效血容量减少、肾血流量减少所致的继发性醛固酮增多症，如心力衰竭、肾病综合征、肝硬化腹水、高血压及长期低钠饮食等；②长期服用避孕药。

（2）降低：①肾上腺皮质功能减退症、垂体功能减退、高钠饮食、妊娠高血压综合征等；②应用利舍平、甲基多巴、甘草、普萘洛尔等。

四、肾上腺髓质激素测定

（一）尿儿茶酚胺测定

【原理】儿茶酚胺（catecholamine，CA）包括肾上腺素、去甲肾上腺素和多巴胺，是肾上腺髓质、肾上腺能神经元及肾上腺外嗜铬组织合成分泌的激素，主要来源于交感神经和肾上腺髓质。测定 24 小时尿液 CA 含量不仅可以反映肾上腺髓质功能，也可以判断交感神经的兴奋性。

【参考值】71.0～229.5nmol/24h。

【临床意义】

（1）增高：①主要见于嗜铬细胞瘤，其增高程度可达正常人的 2～20 倍，但其发作期间儿茶酚胺多正常，应多次反复测定以明确诊断；②低血糖、精神高度紧张、重大外伤、高血压、甲状腺功能亢进症、肾上腺髓质增生等。

（2）降低：见于 Addison 病，也可见于使用哌替啶等药物。

（二）尿香草扁桃酸测定

【原理】香草扁桃酸（vanilmandelic acid，VMA）是肾上腺素和去甲肾上腺素的代谢产物。体内儿茶酚胺的代谢产物中有 60% 是 VMA，其性质较儿茶酚胺稳定，且 60% 的 VMA 由尿液排出，因此测定尿液 VMA 可以了解肾上腺髓质的分泌功能。由于 VMA 的分泌有昼夜节律性变化，故需收集 24 小时尿液用于测定 VMA。

【参考值】5～45μmol/24h。

【临床意义】VMA 主要用于观察肾上腺髓质和交感神经的功能。

（1）增高：①主要见于嗜铬细胞瘤的发作期、神经母细胞瘤、交感神经细胞瘤以及肾上腺髓质增生；②原发性高血压、甲状腺功能减低症。

（2）降低：甲状腺功能亢进症、原发性慢性肾上腺皮质功能减退症时，VMA 降低。

（三）血浆肾素测定

【原理】肾素（renin）是由肾脏肾小球旁细胞合成、贮存和分泌的一种蛋白水解酶，它作

NOTE

用于血管紧张素原产生血管紧张素Ⅰ（AⅠ）。AⅠ在转化酶的作用下形成血管紧张素Ⅱ（AⅡ）。肾素－血管紧张素－醛固酮系统在机体的血压、水和电解质平衡的调节上起着重要作用。血浆肾素活性（PRA）的测定是以血管紧张素Ⅰ产生的速率来表示的，血浆肾素多与醛固酮同时检测。

【参考值】 普通饮食：卧位，0.05～0.79ng/（mL·h）；立位，0.3～1.9ng/（mL·h）。

低钠饮食：卧位，1.14～6.13ng/（mL·h）。

【临床意义】

（1）肾素减低而ALD升高：是诊断原发性醛固酮增多症极有价值的指标。

（2）肾素升高而ALD减少：见于应用血管紧张素转化酶抑制剂治疗的高血压、心衰患者。

（3）肾素及ALD均升高：见于肾性高血压、水肿、心衰等。

（4）肾素和ALD均减低：见于严重肾脏病变。

（5）指导高血压治疗：对高肾素型原发性高血压，选用可拮抗血浆肾素功能的血管紧张素转化酶抑制剂以及可减少肾素分泌的β受体阻断剂，有较好的降压效果；而用可升高血浆肾素水平的血管扩张剂、钙通道阻滞剂等降压药，降压效果减弱。

五、性腺激素检测

（一）血浆睾酮测定

【原理】 男性睾酮（testosterone，T）主要由睾丸间质细胞合成，其次来自肾上腺皮质；女性睾酮主要来源于肾上腺皮质，少量来源于卵巢分泌。睾酮分泌具有昼夜节律性变化，上午8时为分泌高峰，测定上午8时的睾酮浓度对于评价男性睾丸分泌功能具有重要价值。

【参考值】 血清样本，男性1.75～7.81μg/L，女性<0.1～0.75μg/L。

血浆样本，男性1.68～7.58μg/L，女性<0.1～0.90μg/L。

【临床意义】

（1）增高：见于睾丸间质细胞瘤、男性性早熟、先天性肾上腺皮质增生症、肾上腺皮质功能亢进症、多囊卵巢综合征、女性肥胖、中晚期妊娠、女性多毛症以及使用雄激素等。

（2）降低：见于Klinefelter综合征（原发性小睾丸症）、垂体功能减退、性腺功能减退、Kallmann综合征（嗅神经－性发育不全综合征），也见于睾丸炎症、肿瘤、外伤和放射性损伤。

（二）血浆雌二醇测定

【原理】 雌二醇（estradiol，E_2）是雌激素的主要成分，主要由卵巢合成，少量由肾上腺分泌。E_2可促进女性生殖器官的发育和副性征的出现，并维持正常状态。

【参考值】 男性：青春期前7.3～36.7pmol/L，成人50～200pmol/L。女性：青春期前7.3～28.7pmol/L，卵泡期94～433pmol/L，黄体期499～1580pmol/L，排卵期704～2200pmol/L，绝经期40～100pmol/L。

【临床意义】

（1）增高：见于：①女性性早熟、男性女性化、卵巢肿瘤以及性腺母细胞瘤、垂体瘤等；②肝硬化、妊娠期；③男性随年龄增长，E_2水平也逐年增高。

（2）降低：见于：①各种原因所致的原发性性腺功能减退，如卵巢发育不全；②下丘脑和垂体病变所致的继发性性腺功能减退；③卵巢切除、青春期延后、原发性或继发性闭经、绝经、口服避孕药等。

（三）血浆孕酮测定

【原理】女性孕酮（progesterone，P）主要由卵巢的黄体产生，男性孕酮主要由肾上腺皮质产生的孕烯醇酮转化而来。

【参考值】女性：卵泡期0.5～4.5nmol/L；排卵期10.6～81.3nmol/L；黄体期14.1～89.1nmol/L；绝经期0.2～2.3nmol/L。

男性：0.9～3.9nmol/L。

【临床意义】成人肾上腺皮质分泌孕酮，育龄女性卵巢也分泌孕酮，所以血浆孕酮含量的测定，对判别肾上腺皮质、黄体和胎盘的功能有重要的意义，也是确定有无排卵和评价黄体功能状态的重要指标之一，对育龄女性孕情的观察也有一定意义。

（1）增高：见于妊娠、葡萄胎、排卵、卵巢肿瘤等。

（2）降低：见于黄体功能不良、胎盘功能低下、胎儿宫内发育迟缓、流产和胎儿死亡。

六、垂体激素测定

（一）血清促甲状腺激素测定

【原理】促甲状腺激素（thyroid stimulating hormone，TSH）是腺垂体分泌的重要激素，受下丘脑分泌的促甲状腺激素释放激素（TRH）调节，其主要功能是刺激甲状腺细胞的发育、合成和分泌甲状腺激素，TSH受甲状腺激素的负反馈调节。

【参考值】成年人0.27～4.2mIU/L，不同年龄有差异。

【临床意义】TSH是反映甲状腺功能变化的一项敏感指标，临床首选FT_3、FT_4和TSH联合测定评价甲状腺功能，在鉴别诊断原发性和继发性甲状腺疾病时尤其重要，TSH测定也是甲状腺功能亢进症、甲状腺功能减低症治疗时的疗效观察指标。

（1）增高：见于：①甲状腺激素分泌减少性疾病：如原发性甲状腺功能减低症、桥本甲状腺炎、单纯性甲状腺肿；②腺垂体功能亢进症：如异源性TSH分泌综合征、长期应用多巴胺拮抗剂等；③下丘脑功能紊乱所致的TRH分泌过多。

（2）降低：见于：①腺垂体功能减退及继发性甲状腺功能减低症；②各种原因的甲状腺功能亢进症，由于过多的甲状腺激素对腺垂体分泌TSH的反馈作用而致。

（二）促肾上腺皮质激素测定

【原理】促肾上腺皮质激素（adrenocorticotropic hormone，ACTH）是腺垂体细胞分泌的一种多肽激素，作用是刺激肾上腺皮质束状带及网状带增生和糖皮质激素及醛固酮的分泌。ACTH分泌受促肾上腺皮质激素释放激素（CRH）调节，并受血浆皮质醇浓度的反馈调节。

【参考值】早晨8时：25～100ng/L；下午4时：10～80ng/L。

【临床意义】

（1）鉴别皮质醇增多症：①肾上腺皮质肿瘤，血皮质醇浓度增高，而血ACTH水平极低；②双侧肾上腺皮质增生、垂体依赖性皮质醇增多症，ACTH常轻度升高；③异位ACTH综合征，ACTH含量明显增高，常超过200ng/L，常见于恶性肿瘤（肺癌、胰岛细胞癌）。

（2）鉴别肾上腺皮质功能不全：Addison病（原发性肾上腺皮质功能减退）患者的ACTH

值明显升高，而垂体功能障碍导致肾上腺皮质功能减退，ACTH 值降低。

（三）生长激素测定

【原理】生长激素（growth hormone，GH）由腺垂体嗜酸性粒细胞合成，其生理功能是促进生长发育，促进蛋白质合成及脂肪分解，升高血糖。GH 受下丘脑生长激素释放激素（GHRH）和生长激素释放抑制激素（GHIH）的控制。GH 分泌具有脉冲式节律，每 1～4 小时出现一次脉冲峰，睡眠后 GH 分泌明显增加，在熟睡后 1 小时达到高峰，因此在午夜采血测定 GH，并且同时进行动态检测。

【参考值】婴幼儿 15～40μg/L；2 岁儿童约 4μg/L；4 岁以上儿童及成人 0.5～5μg/L。女性略高于男性。

【临床意义】

（1）增高：见于：①垂体肿瘤所致的肢端肥大症及巨人症；②异源性 GHRH 或 GH 综合征；③手术、烧伤、低血糖症、糖尿病、肾衰竭等；④应用某些药物，如左旋多巴、普萘洛尔等。

（2）降低：见于：①垂体性侏儒症、垂体功能减退症、遗传性 GH 缺乏症、继发性 GH 缺乏症；②高血糖、皮质醇增多症、肥胖；③应用某些药物，如糖皮质激素、溴隐亭等。

（四）抗利尿激素测定

【原理】抗利尿激素（antidiuretic hormone，ADH）是下丘脑分泌的一种多肽激素，主要生理作用是促进肾远曲小管和集合管对水的重吸收，即具有抗利尿作用，从而调节有效血容量、渗透压和血压。刺激 ADH 的最主要因素是血液高渗状态、血容量和细胞外液量的减少。评价血浆 ADH 应同时测定血浆渗透压。

【参考值】1.4～5.6pmol/L。

【临床意义】

（1）增高：见于肾性尿崩症或抗利尿激素分泌异常综合征、脱水以及可产生异源性 ADH 的疾病如肺癌、胰腺癌等肿瘤。

（2）降低：见于中枢性尿崩症、肾病综合征、输入大量等渗溶液及妊娠期尿崩症等。

【复习思考题】

1. 血清总甲状腺素（TT_3、TT_4）和游离甲状腺素（FT_3、FT_4）增高与减低见于哪些疾病？
2. 甲状旁腺素增高或降低有何临床意义？
3. 血浆肾素和醛固酮联合检测对疾病诊断有何临床意义？
4. 血浆睾酮测定有何临床意义？
5. 血浆雌二醇测定有何临床意义？

第二十章　临床常用免疫学检查

【学习要求】

熟悉临床常用免疫功能检查（体液免疫检查、细胞免疫检查、感染免疫检查、肿瘤标志物检测、自身抗体检查及其他免疫检测）的临床意义。

【学习方法】

1. 复习免疫学基础知识，同时结合相关临床疾病加以运用。要注意学习免疫细胞、免疫分子的结构与对应功能的关系。对免疫学中的许多机制问题如抗原识别机制、淋巴细胞活化机制、抗体产生机制，各种临床常用免疫学检测技术的原理等，在充分理解的基础上掌握。

2. 要注意运用所学的免疫学知识认识、理解临床实际问题。如抗体、补体、吞噬细胞缺陷会导致的后果，细胞免疫功能缺陷临床会出现的表现，疫苗接种时要多次接种或加强接种，特异性 IgM 抗体的检出有助于某些传染病的早期诊断，而检测 IgG 抗体辅助诊断时要测其滴度升高程度并作动态观察。

第一节　体液免疫检查

一、血清免疫球蛋白测定

【原理】免疫球蛋白（immunoglobulin，Ig）是一组由浆细胞合成与分泌、具有抗体活性的球蛋白，存在于血液、体液、外分泌液及某些细胞（如淋巴细胞）膜上。Ig 参与机体体液免疫，有着十分重要的生理功能。应用免疫电泳和超速离心法，可将 Ig 分为 IgG、IgA、IgM、IgD 和 IgE。

IgG 占血清中 Ig 的 70%～80%，是唯一能够通过胎盘的 Ig。IgA 分为血清型与分泌型（sIgA），sIgA 在外分泌液系统中发挥其重要的免疫“屏障”功能。IgM 是分子量最大的 Ig，是机体受抗原刺激后最先产生的抗体，在机体早期的免疫防御中占有重要地位。IgD 在正常人血清中含量很低，有些抗核抗体、抗基底膜抗体、抗甲状腺抗体和抗链球菌溶血素“O”抗体等属于 IgD。IgE 是亲细胞抗体，在 I 型变态反应性疾病的发病中具有重要作用。

【参考值】免疫比浊法：成人 IgG 7.0～16.0g/L；IgA 0.7～5.0g/L；IgM 0.4～2.8g/L。双抗体夹心法：成人 IgD 0.0036～0.3g/L。酶联免疫吸附法（ELISA）：成人 IgE<100IU/mL。

【临床意义】

（1）Ig 增高

1）单克隆性增高：表现为 5 种 Ig 中，仅有某一种 Ig 增高。主要见于免疫增殖性疾病。

如原发性巨球蛋白血症时，IgM 单独明显增高；多发性骨髓瘤时可分别见到 IgG、IgA、IgD、IgE 增高，并据此分为 IgG 型、IgA 型、IgD 型和 IgE 型多发性骨髓瘤；过敏性皮炎、外源性哮喘及某些寄生虫感染可表现为 IgE 增高。

2）多克隆性增高：表现为 IgG、IgA、IgM 均增高。常见于各种慢性感染、慢性肝病、肝癌、淋巴瘤以及系统性红斑狼疮（IgG、IgA 或 IgG、IgM 同时升高）、类风湿性关节炎（IgM 增高为主）等自身免疫性疾病。

（2）Ig 减低：见于各类先天性和获得性体液免疫缺陷、联合免疫缺陷的患者及长期使用免疫抑制剂的患者。此时 5 种 Ig 均有降低。单一 IgA 降低常见于反复呼吸道感染者。

二、血清 M 蛋白测定

【原理】 M 蛋白（M protein）又称单克隆免疫球蛋白，是一种单克隆 B 淋巴细胞异常增殖时产生的、具有相同结构和电泳迁移率的免疫球蛋白分子片段，一般不具有抗体活性。

【参考值】 蛋白电泳法、免疫电泳法：阴性。

【临床意义】 血清中检测到 M 蛋白，提示患有单克隆免疫球蛋白增殖病，如多发性骨髓瘤、重链病、巨球蛋白血症、非霍奇金淋巴瘤、良性 M 蛋白血症等。

三、血清补体的检查

补体（complement，C）是存在于正常人和动物血清与组织液中的一组经活化后具有酶活性而不耐热的的蛋白质。补体系统由补体固有成分、补体调节成分和补体受体三部分组成。补体固有成分以非活化形式存在于体液中，可通过级联酶促反应而被激活。补体可经经典途径、旁路途径和甘露聚糖结合凝集素途径激活。补体活化过程中产生多种生物活性物质，介导不同的生物学效应，如调理吞噬、介导炎症、趋化白细胞、调节免疫应答和溶解清除免疫复合物等。

1. 总补体溶血活性测定

【原理】 总补体溶血活性（total hemolytic complement activity）主要反映补体经典激活途径的活化程度。被溶血素致敏的绵羊红细胞（抗原 - 抗体复合物）可激活补体传统途径，导致绵羊红细胞溶解。被测血清中的补体含量与溶血程度在一定范围内（20%～80% 溶血率）呈正相关，一般以 50% 作为溶血终点（即 CH50，一个 CH50 是指在单位条件下裂解 5×10^7 个致敏绵羊红细胞的补体量）较为准确。

【参考值】 试管法：5 万～10 万 U/L。

【临床意义】

（1）CH50 增高：见于各种急性炎症（风湿热急性期、结节性动脉炎、皮肌炎、伤寒、麻疹、肺炎、急性心梗、甲状腺炎、阻塞性黄疸等）、组织损伤和肿瘤（特别是肝癌），妊娠时亦可见升高。

（2）CH50 减低：临床意义更大。除先天性因素外，首先见于补体成分大量消耗和合成减少，如血清病、链球菌感染后肾小球肾炎、系统性红斑狼疮、自身免疫性溶血性贫血、类风湿关节炎、同种异体移植排斥反应以及慢性肝炎和重型肝炎、肝硬化等，其次见于补体大量丢失，如外伤、手术和大失血的病人。

2. 血清 C_3 测定

【原理】C_3 是一种 β_2 球蛋白，主要由肝细胞合成与分泌，是血清中含量最多的补体成分，补体激活的各种途径 C_3 均参与，因而可以反映出补体的活化情况。

【参考值】免疫比浊法：成人 0.85～1.70g/L。

【临床意义】

（1）C_3 增高：C_3 作为急性时相反应蛋白，在各种急性炎症、传染病早期、某些恶性肿瘤（以肝癌最明显）患者及排异反应时增高。

（2）C_3 减低：见于慢性肝病、肝硬化、肝坏死、营养不良（多见于儿童）等补体合成减少；系统性红斑狼疮活动期，急性链球菌感染后肾小球肾炎、基底膜增殖性肾小球肾炎、狼疮性肾炎（病毒性肾炎 C_3 含量不降低）、冷球蛋白血症、白血病化疗后、疟疾、血液进行体外循环后、大面积烧伤、大失血等补体消耗或丢失过多；还见于先天性补体缺乏。

3. 血清 C_4 测定

【原理】血清补体 C_4（complement，C_4）是一种多功能 β_1 球蛋白，由肝脏、巨噬细胞合成，参与补体的经典激活途径。

【参考值】免疫比浊法：成人 0.15～0.49g/L。

【临床意义】基本与 C_3 相似。血清 C_4 含量降低还见于自身免疫溶血性贫血、多发性骨髓瘤、IgA 肾病、遗传性血管神经性水肿、遗传性 C_4 缺乏症、遗传性 IgA 缺乏症等。

4. 补体 C_{1q} 检测

【原理】补体 C_{1q} 是构成补体 C_1 的重要组分。C_1 是由一个 C_{1q} 分子、两个 C_{1r} 分子和两个 C_{1s} 分子构成的钙离子依赖性复合物。临床主要检测 C_{1q}。

【参考值】免疫比浊法：0.025～0.05g/L。

【临床意义】C_{1q} 增高见于骨髓炎、类风湿关节炎、血管炎、硬皮病、痛风、活动性过敏性紫癜等。C_{1q} 降低见于系统性红斑狼疮、活动性混合性结缔组织病、重度营养不良、肾病综合征、肾小球肾炎、重症联合免疫缺陷等。

5. 补体旁路 B 因子检测

【原理】补体旁路 B 因子（factor B，BF）是一种不耐热的 β 球蛋白，是补体旁路活化途径中的一个重要成分，又称 C_3 激活剂前体。

【参考值】免疫比浊法：0.025～0.05g/L。

【临床意义】 增高见于某些自身免疫性疾病、肾病综合征、慢性肾炎、恶性肿瘤；减低见于肝病、急性肾小球肾炎、自身免疫性溶血性贫血。

第二节 细胞免疫检查

淋巴细胞是构成机体免疫系统的主要细胞群体，人体的淋巴细胞分为 T 细胞、B 细胞、K 细胞（killer cell）和 NK 细胞（natural killer cell）等细胞群。它们又分别有若干亚群，各有其特异的表面标志和功能。临床上各种免疫病均可出现不同群淋巴细胞数量和功能的变化。对它们进行检查可用以判断细胞免疫功能。

NOTE

一、T 淋巴细胞表面标志物检测

1. T 细胞花结形成试验

【原理】T 细胞表面具有特异性绵羊红细胞（SRBC）受体，可与绵羊红细胞结合形成玫瑰花结样细胞，称为红细胞玫瑰花结形成试验或 E 玫瑰花结形成试验（erythrocyte rosette formation test，E-RFT）。本试验所得花结的百分率，基本能反映被检标本中的 T 细胞占淋巴细胞的百分率。

【参考值】64.4%±6.7%。

【临床意义】

（1）升高：见于甲状腺功能亢进症、慢性淋巴细胞性甲状腺炎、传染性单核细胞增多症、重症肌无力、中度慢性肝炎、系统性红斑狼疮活动期及器官移植排斥反应等。

（2）降低：见于细胞免疫缺陷性疾病，如艾滋病、联合免疫缺陷病等，亦见于恶性肿瘤、系统性红斑狼疮、麻疹、流感等病毒感染，以及放疗、化疗和应用糖皮质激素等。

2. T 细胞转化试验（T lymphocyte transformation test）

【原理】T 淋巴细胞在抗原刺激下可转化为淋巴母细胞，可依照形态学方法计数求出转化的百分率。也可以用 ^{3}H-TdR 掺入法计算刺激指数（SI）。该试验反映 T 细胞的免疫功能。

【参考值】形态计数法：转化百分率为 60.1%±7.6%。^{3}H-TdR 掺入法：SI<2。

【临床意义】

（1）判定机体细胞免疫功能：转化率降低，见于细胞免疫缺陷或细胞免疫功能低下患者，如恶性肿瘤、重症结核、重症真菌感染、慢性肝病及接受放疗、化疗或应用免疫抑制剂治疗等。转化率增高偶见于唐氏（Down）综合征。

（2）判定疾病的疗效和预后：如恶性肿瘤经治疗后，T 细胞转化率升至正常，提示治疗有效，反之疗效差，预后不良。

3. T 细胞分化抗原测定

【原理】T 细胞是由一群功能不同的异质性淋巴细胞组成，在镜下按形态难以区分，可借助于细胞膜表面分子具有不同的抗原（CD 分子）进行区别。比较明确的表达在 T 细胞表面的 CD 分子有 CD_2、CD_3、CD_4、CD_8 等。应用这些细胞的单克隆抗体与 T 细胞表面抗原结合后，再与荧光标记二抗（兔或羊抗鼠 IgG）反应（免疫荧光法），再用荧光激活细胞分离仪（FACS）进行分析，计数 CD 阳性细胞的百分率。

【参考值】CD_3^+ T 细胞：61%～85%；CD_4^+ T 细胞：28%～58%；CD_8^+ T 细胞：19%～48%。CD_4^+/CD_8^+ 细胞比值：0.9～2.0。

【临床意义】

（1）CD_3^+ T 细胞：CD_3 是 T 细胞表面所特有的标志，能反映 T 细胞总数的变化。降低见于免疫缺陷性疾病，如艾滋病、联合免疫缺陷病等，亦见于恶性肿瘤、系统性红斑狼疮、采用放疗及化疗或应用免疫抑制剂等。升高见于甲状腺功能亢进症、慢性淋巴细胞性甲状腺炎、重症肌无力、中度慢性肝炎及器官移植后排斥反应等。

（2）CD_4^+ T 细胞：CD_4 属免疫球蛋白基因超家族的成员，辅助性 T 细胞（Th）表面表达 CD_4 分子。CD_4 分子是人类免疫缺陷病毒（HIV）的主要受体。CD_4^+ T 细胞降低见于某些病毒

NOTE

感染性疾病，如艾滋病、巨细胞病毒感染，也可见于全身麻醉、严重创伤及应用免疫抑制剂等。CD_4^+ T 细胞升高见于类风湿关节炎活动期。

（3）CD_8^+ T 细胞：CD_8 是抑制、杀伤性 T 细胞的标志，可特异性地杀伤携带致敏抗原的靶细胞。与 CD_4^+ T 细胞相反，升高提示免疫减低，如传染性单核细胞增多症、巨细胞病毒感染、慢性乙型肝炎等。CD_8^+ T 细胞减低提示免疫亢进，如类风湿关节炎、2 型糖尿病、重症肌无力、膜性肾小球肾炎等。

（4）CD_4^+/CD_8^+ 细胞比值：降低提示细胞免疫抑制，增高提示细胞免疫异常亢奋。器官移植后 CD_4^+/CD_8^+ 比值动态增高，预示可能发生排斥反应。

二、B 淋巴细胞表面标志物检测

B 淋巴细胞是机体免疫系统唯一产生抗体的细胞，其表面有多种表面抗原和表面受体。表面抗原主要包括 CD_{19}、CD_{20}、CD_{22} 等；表面受体主要包括 B 细胞抗原受体（BCR）、细胞因子受体（CKR）、补体受体（CR）及 Fc 受体等。

1. B 细胞膜表面免疫球蛋白检测

【原理】 B 细胞膜表面有一种特征性的免疫球蛋白（SmIg）。早期的前 B 细胞表达 IgM，成熟的 B 细胞表达 IgD、IgM 或 IgA、IgE 等。用荧光标记法求出各类 SmIg 细胞的百分数，其总和为血液中 B 细胞的百分率。

【参考值】 SmIg 阳性细胞：均值为 21%（16%～28%）。SmIgG 细胞：均值为 7.1%（4%～13%）；SmIgM 细胞：均值为 8.9%（7%～13%）；SmIgA 细胞：均值为 2.2%（1%～4%）；SmIgD 细胞：均值为 6.2%（5%～8%）；SmIgE 细胞：均值为 0.9%（1%～1.5%）。

【临床意义】 主要用于检测外周血 B 细胞的百分率。

（1）SmIg 阳性细胞降低：见于免疫缺陷性疾病，如先天性丙种球蛋白缺乏症（Bruton 综合征）、严重联合免疫缺陷病等。

（2）SmIg 阳性细胞升高：见于慢性淋巴细胞白血病、多毛细胞白血病和原发性巨球蛋白血症。巨球蛋白血症患者 SmIgM 阳性细胞可高达 78%。

2. B 细胞分化抗原测定

【原理】 B 细胞分化抗原有 CD_{19}、CD_{20} 和 CD_{22}，通过免疫荧光法、免疫酶标法或流式细胞术可检测 CD_{19}、CD_{20}、CD_{22} 等阳性细胞百分率和 B 淋巴细胞数。主要检测 CD_{19}。

【参考值】 CD_{19} 阳性细胞：11.74%±3.37%。

【临床意义】 CD_{19}^+ 细胞升高见于 B 细胞系统的恶性肿瘤，如急性淋巴细胞白血病、慢性淋巴细胞白血病、多发性骨髓瘤等；CD_{19}^+ 细胞降低见于体液免疫缺陷病及使用化疗或免疫抑制剂后。

三、自然杀伤细胞免疫活性测定

自然杀伤细胞（natural killer cell，NK）是机体重要的免疫细胞，不依赖抗体和补体，不仅直接杀伤靶细胞，抗肿瘤、抗病毒感染和免疫调节，而且在某些情况下参与超敏反应和自身免疫性疾病的发生，是机体在抗肿瘤免疫监视作用的第一道防线。

NOTE

1. 自然杀伤细胞活性测定

【原理】检测 NK 细胞的活性，主要用来研究不同疾病状态下 NK 细胞的杀伤功能。

【参考值】^{51}Cr 释放法：自然杀伤率为 47.6%～76.8%。胞质乳酸脱氢酶释放法：自然杀伤率为 27.5%～52.5%。荧光激活细胞分析仪（FACS）：自然杀伤率为流式细胞术法：8.1%～25.6%。

【临床意义】NK 细胞活性可作为判断机体抗肿瘤和抗病毒感染的指标之一。病毒感染早期、宿主抗移植物反应、使用免疫增强剂等，NK 细胞活性升高；在血液系统肿瘤、实体瘤、再生障碍性贫血、骨髓增生异常综合征、免疫缺陷病、艾滋病和某些病毒感染患者，NK 细胞活性减低。妊娠期间 NK 细胞活性也可下降。

2. 抗体依赖性细胞介导的细胞毒测定

【原理】K 细胞表面具有 IgG 的 Fc 受体，当靶细胞表面结合有特异性抗体时，其 Fc 段活化，能与 K 细胞表面的 Fc 受体结合，从而触发对靶细胞的杀伤或破坏，这一过程即抗体依赖性细胞介导的细胞毒（antibody dependent cell mediated cytotoxicity，ADCC）作用，凡具有 IgG 的 Fc 受体的细胞均具有 ADCC 效应。

【参考值】^{51}Cr 释放法：^{51}Cr 释放率 <10% 为阴性，10%～20% 为可疑阳性，≥20% 为阳性；溶血空斑法：低于 5.6% 为阴性。

【临床意义】本试验反映 K 细胞的免疫活性。①增高：见于抗体介导的 2 型变态反应性疾病，如自身免疫性血小板减少症、自身免疫性溶血性贫血、免疫性粒细胞缺乏症、甲状腺功能亢进症、移植排斥反应等。②降低：见于慢性消耗性疾病，如恶性肿瘤、免疫缺陷病、慢性肝炎、肾衰竭等。

四、细胞因子检测

细胞因子（cytokine，CK）是由免疫细胞分泌的具有生物活性的小分子蛋白物质的统称（不包括免疫球蛋白、补体和一般生理性细胞产物）。在免疫应答过程中，CK 在免疫调节、炎症应答、肿瘤转移等生理和病理过程中起重要作用。在病理状态下，细胞因子会出现异常性表达，表现为细胞因子及其受体的缺陷，检测细胞因子及其相应受体可了解免疫活性细胞及其他细胞的免疫功能。

1. 白细胞介素 -2 活性测定

【原理】白细胞介素 -2（interleukin-2，IL-2）主要由 CD_4^+T 细胞产生，又为 T 细胞增殖所必需，故称为 T 细胞生长因子。IL-2 可促进 T 细胞增殖，促进 B 细胞增殖、分化和 Ig 分泌，活化巨噬细胞等。

【参考值】^{3}H-TdR 掺入法：5～15kU/L。

【临床意义】系统性红斑狼疮患者的 IL-2 产生与 IgG 产生呈负相关，系统性红斑狼疮时 IL-2 产生低下。产生低下还见于活动性类风湿关节炎、艾滋病、持续性全身性淋巴瘤、1 型糖尿病、活动性内脏利什曼病、尖锐湿疣等。接受免疫抑制剂治疗的患者和老年人 IL-2 的产生明显下降。

2. 白细胞介素 -6 检测

【原理】白细胞介素 -6（IL-6）是由单核 - 巨噬细胞、T 细胞和内皮细胞产生的细胞因子，在机体的免疫应答、骨髓造血及炎症反应中均起重要作用。

【参考值】血清或血浆中 <10ng/L。

【临床意义】IL-6 升高见于：①多克隆 B 淋巴细胞激活或自身免疫性疾病：如类风湿关节炎、艾滋病、系统性红斑狼疮、Reiter 综合征、硬皮病、酒精性肝硬化、膜性增生性肾小球性肾炎、银屑病；②淋巴细胞系肿瘤：如多发性骨髓瘤、淋巴瘤、霍奇金病、Kaposi 肉瘤、心脏黏液瘤、宫颈癌；③其他：烧伤、急性感染、移植排斥反应。

3. 白细胞介素 -8 检测

【原理】白细胞介素 -8（IL-8）由单核 - 巨噬细胞、成纤维细胞、上皮细胞和内皮细胞等多种细胞产生，其主要生物活性是激活中性粒细胞。

【参考值】血浆中 <10ng/L。

【临床意义】IL-8 升高见于慢性斑状牛皮癣患者的鳞屑中、类风湿关节炎和麻风患者的关节滑液中、自发性肺纤维化和急性呼吸窘迫综合征患者支气管灌洗液中。另外，IL-8 还与败血症休克、内毒素血症、输血溶血反应等密切相关。

4. 白细胞介素 -2 受体检测

【原理】 白细胞介素 -2 受体（IL-2R）主要存在于 T 细胞表面，与 IL-2 结合活化 T 细胞，在抗感染免疫应答中起重要作用。

【参考值】血清或血浆中可溶性 IL-2R<1000U/mL。

【临床意义】

（1）血液系统疾病：白血病及淋巴系统恶性疾患，如病毒感染引起的成人 T 淋巴细胞白血病、毛细胞白血病、慢性 B 淋巴细胞白血病和复发期霍奇金病患者，血清 IL-2R 均明显升高。

（2）免疫缺陷病：艾滋病及其相关综合征患者，血清 IL-2R 也明显升高。

（3）器官移植：异体移植后发生排斥反应的 IL-2R 水平明显高于存活稳定者。

（4）自身免疫病：如活动期系统性红斑狼疮、T 细胞红皮病及麻风病患者 IL-2R 升高。

（5）实体瘤：随病情进展，肿瘤恶性度增高，IL-2R 也升高。

5. 肿瘤坏死因子测定

【原理】肿瘤坏死因子（tumor necrosis factor，TNF）有 α 和 β 两种类型，TNF-α 主要来源于激活的单核细胞和巨噬细胞；TNF-β 主要由激活的淋巴细胞产生。TNF-α 和 TNF-β 均能与相同的受体结合，生物学活性极其相似。TNF 主要在抗肿瘤、诱导移植物抗宿主排斥反应、诱导破骨细胞对骨质吸收、影响脂肪及糖代谢等方面有作用。

【参考值】酶免疫测定法：（4.3±2.8）μg/L。

【临床意义】TNF 增高对恶性肿瘤及感染性疾病的病情观察有价值：①恶性肿瘤及免疫性疾病，如肝癌、慢性类风湿关节炎、多发性硬化症、肾移植等。②细菌感染，如革兰阴性杆菌或脑膜炎球菌引起的弥漫性血管内凝血、中毒性休克等。③病毒感染，如重型肝炎、艾滋病等。

6. 干扰素测定

【原理】干扰素（interferon，IFN）是宿主细胞受病毒感染后单核细胞和淋巴细胞产生的非特异性防御细胞因子，具有抗病毒、抗肿瘤、免疫调节、控制细胞增殖的作用。

【参考值】ELISA 法：1～4kU/L。

NOTE

【临床意义】增高见于系统性红斑狼疮、非活动性类风湿关节炎、恶性肿瘤早期、急性病毒感染、再生障碍性贫血等。减低见于乙肝病毒携带者、哮喘、活动性类风湿关节炎等。

7. 细胞黏附分子检测

【原理】细胞黏附分子（cell adhesion molecule，CAM）是众多介导细胞间或细胞与细胞外基质间相互接触和结合分子的统称。CAM是免疫应答、炎症反应、凝血、肿瘤转移以及创伤愈合等一系列重要生理和病理过程的分子基础。

CAM包括选择素（selectin）家族（L选择素、P选择素、E选择素）、整合素（intergrin）超家族（β_1整合素、β_2整合素）、免疫球蛋白超家族、Ca^{2+}依赖型家族、细胞黏附分子超家族（如CD_{44}等）。

【检测方法】黏附分子在细胞膜上表达极微，常用灵敏的方法检测，如ELISA、细胞直接黏附法、间接细胞黏附法、免疫荧光发、免疫印迹技术、化学发光法、RIA法、ABC法等。

【临床意义】某些疾病时，黏附分子的表达或脱落增加，可致血清中可溶性黏附分子的水平显著升高。

（1）可溶性L选择素：在败血症和HIV感染患者血清中，可溶性L选择素水平比正常人分别高2～3倍，反映了体内白细胞的活化。

（2）可溶性P选择素：阵发性睡眠性血红蛋白尿（PNH）和血栓性血小板减少性紫癜患者血清中可溶性P选择素水平显著升高。

（3）可溶性E选择素：感染、肿瘤、糖尿病等多种疾病患者血液中，可溶性E选择素水平高于正常人，其中以脓毒败血症患者最高，并与疾病的严重程度和预后相关，可溶性E选择素水平持续升高的患者往往死亡率高。

（4）可溶性细胞间黏附分子-1（sICAM-1）：黑色素瘤细胞培养上清液中sICAM-1水平明显升高，可抑制NK细胞的细胞毒效应；在体内，sICAM-1水平升高与黑色素瘤病情的发展及其他肿瘤的肝脏转移相平行。在神经系统炎症性疾病患者的脑脊液、类风湿关节炎的滑膜积液、卵巢癌患者的腹水、间质性肺炎患者的肺泡灌洗液中，都可以检测到sICAM-1。

（5）可溶性血管细胞黏附分子-1（sVCAM-1）：肿瘤与炎症患者的血清中sVCAM-1可高于正常人水平，在肾脏移植患者血清中sVCAM-1与肌酸水平变化趋势一致，全身性红斑狼疮患者血清中sVCAM-1与其病情活动程度相吻合。

（6）层粘连蛋白（laminin，LN）：LN属结构性蛋白，存在于基底膜的透明层中，是基膜所特有的非胶原糖蛋白，与肝纤维化形成有重要关系，是门脉高压发生的主要基础。血清LN水平常与Ⅳ型胶原、透明质酸等相平行，在肝纤维化尤其是门脉高压诊断方面有重要价值。另外，LN与肿瘤浸润转移、糖尿病等有关。

第三节　感染免疫检测

病原体及其代谢产物（抗原）刺激人体免疫系统可产生相应的抗体，对抗原、抗体进行检测，有利于感染性疾病的诊断。包括：①特异性试验，即所用的抗原为病原体特异性抗原（整个病原体、病原体成分或产物），为较常用的方法；②非特异性试验，即有一部分抗体检

NOTE

测使用病原体的共同抗原，这类试验为非特异性试验。非特异性试验阳性率和敏感性高，但假阳性率也高，主要用于筛选性试验。特异性试验阳性率和敏感性低，但可靠性高，可用于确诊。

一、细菌感染免疫检测

（一）抗链球菌溶血素“O”测定

【原理】抗链球菌溶血素“O”（anti-streptolysin“O”，ASO），是A群溶血性链球菌感染后，机体免疫系统所产生的对应性抗体，属IgG。ASO能溶解人类和一些动物的红细胞。加一定量的链球菌溶血素“O”（抗原）于倍比稀释的被检血清中，如被检血清中存在ASO（抗体），则可使加入的链球菌溶血素“O”失去溶解红细胞的能力。

【参考值】乳胶凝集法（LAT）：ASO<500U。

【临床意义】

（1）ASO升高：常见于A群溶血性链球菌感染及感染后免疫反应所致的疾病，如感染性心内膜炎及扁桃腺炎，风湿热、链球菌感染后急性肾小球肾炎等。ASO在溶血性链球菌感染1周后开始升高，4～6周达高峰，并可持续至病愈后数月到数年。高胆固醇血症、巨球蛋白血症及多发性骨髓瘤病人，ASO也可增高。

（2）ASO假阴性：见于：①免疫反应低：ASO产生少或不产生，此时应检查与溶血性链球菌感染有关的其他抗体，如抗透明质酸酶、抗链激酶等。②免疫抑制：如感染早期就应用大量抗生素或糖皮质激素，此时，其他抗体也多不升高。

（二）伤寒与副伤寒的血清学检查

伤寒沙门菌属于沙门菌的D群，副伤寒甲、乙、丙沙门菌分别属于沙门菌属中的A、B、C群，均为G^-杆菌。机体感染伤寒、副伤寒沙门菌1周后，逐渐产生相应抗体，第4周血清中抗体达高峰。伤寒杆菌有菌体抗原“O”、鞭毛抗原“H”，感染后机体产生“O”和“H”抗体；副伤寒甲和副伤寒乙也有菌体“O”抗原，感染后机体产生“O”抗体，副伤寒甲、乙、丙分别有鞭毛“A”“B”“C”抗原，感染后机体产生“A”“B”“C”抗体。“O”抗体为IgM类抗体，出现较早，持续约半年；“H”抗体为IgG类抗体，出现较晚，持续时间长达数年，且消失后易受非特异性抗原刺激而能短暂地重现。

1. 肥达反应

【原理】肥达反应（Widal reaction，WR）是检测患者血清中有无伤寒、副伤寒沙门菌抗体的一种反应。将被检血清倍比稀释后在生理盐水介质中进行凝集价测定。

【参考值】“O”凝集价<1∶80；伤寒“H”凝集价<1∶160；副伤寒A、B、C凝集价<1∶80。

【临床意义】

（1）正常人因隐性感染或预防接种，血清中可含有一定量的相关抗体，其效价随地区不同而有差异。

（2）伤寒的诊断：“O”“H”抗体均升高则有助于诊断伤寒杆菌感染。若抗体“H”升高而“O”不升高，则有可能是预防接种或是非特异性的“回忆反应”。若抗体“O”升高而“H”不升高，则可能是伤寒类感染的早期。

NOTE

（3）副伤寒的诊断："O" 和 "A" 抗体增高，有助于诊断副伤寒甲；"O" 和 "B" 抗体增高，有助于诊断副伤寒乙；"C" 抗体增高，有助于诊断副伤寒丙。

（4）假阴性：10% 的伤寒病人，肥达反应始终阴性。可能的原因是发病早期已大量应用有效抗菌药物，或应用皮质激素类免疫抑制剂，或者体液免疫功能不足。

2. 酶联免疫吸附试验

【原理】以伤寒沙门菌脂多糖（内毒素的主要成分）为抗原，用间接酶联免疫吸附试验（enzyme-linked immunosorbent assay，ELISA）检测伤寒患者血清中的特异性 IgM 抗体，有助于伤寒的早期诊断。"Vi（virulence）" 抗原存在于伤寒沙门菌表面，可以阻止伤寒沙门菌 "O" 抗原与其相应抗体的凝集反应。当体内有伤寒沙门菌存在时就有一定量的 "Vi" 抗体存在，细菌清除后抗体亦随之消失，故测定 "Vi" 抗体有助于检出伤寒带菌者。

【参考值】ELISA 法：IgM 抗体为阴性或滴度 <1∶20；"Vi" 抗体滴度 <1∶20。

【临床意义】抗伤寒沙门菌脂多糖的 IgM 型抗体，于发病 1 周后即见明显升高，故有早期诊断价值，此时肥达反应大多呈阴性反应。如果 "Vi" 抗体滴度 >1∶20，有助于检出伤寒慢性带菌者。

3. 胶乳凝集试验（latex agglutination test，LAT）

【原理】用伤寒沙门菌 "Vi" "H" "O" 的高效价抗血清致敏胶乳颗粒，产生胶乳抗体，用此抗体与患者稀释的血清混合后，若患者血清中含有伤寒沙门菌 "Vi" "H" "O" 抗原，则可出现凝集颗粒而为阳性。

【参考值】正常人为阴性。

【临床意义】LAT 敏感性高，阳性早于肥达反应和特异性 IgM 型抗体试验。伤寒早期，尿中也有特异性抗原，故可借尿液胶乳凝集试验阳性而做出诊断。LAT 对诊断未能产生抗体的伤寒患者更为适用。

（三）流行性脑脊髓膜炎免疫学测定

【原理】流行性脑脊髓膜炎是由脑膜炎奈瑟菌所致。通过对急性期病人脑脊液、血清和尿中脑膜炎双球菌群特异抗原和抗体的测定，可以辅助流脑的临床诊断。

【参考值】抗体测定（间接血凝试验和 ELISA 法）：阴性。抗原测定（对流免疫电泳法、乳胶凝集试验、RIA 和 ELISA 法）：阴性。

【临床意义】脑膜炎奈瑟菌抗原的测定可用于流行性脑脊髓膜炎的确诊。感染 1 周后，抗体逐渐增高，2 个月后逐渐下降。接受疫苗接种者高抗体效价可持续 1 年以上。

（四）结核分枝杆菌抗体和 DNA 测定

【原理】机体感染结核分枝杆菌后，体内可产生结核特异性抗体（TB-Ab）。用免疫学方法检测 TB-Ab，或用 PCR 方法检测结核分枝杆菌的 DNA 有助于结核分枝杆菌感染的诊断。

【参考值】胶体金或 ELISA 法：TB-Ab 阴性。PCR 法：结核分枝杆菌 DNA 阴性。

【临床意义】TB-Ab 阳性率为 80%～90%，表示有结核分枝杆菌感染，其灵敏度和特异性可达 90%，优于痰涂片和细菌培养等方法。PCR 检测 DNA 特异性更强，灵敏度更高，但应防止污染引起的假阳性。

（五）幽门螺杆菌抗体测定

NOTE

【原理】用斑点反应板上的固相胃幽门螺杆菌混合抗原与血清中的幽门螺杆菌抗体

（helicobacter pylori antibody，Hp-Ab）形成复合物，胶体金标记抗人 IgG 抗体再与复合物结合，形成肉眼可见的红色圆斑点。

【参考值】金标免疫斑点法：阴性。

【临床意义】Hp-Ab 阳性见于胃、十二指肠幽门螺杆菌感染，如胃炎、消化性溃疡等，其敏感性大于 90%，特异性为 85%。Hp-Ab 阳性也可见于胃癌等。

二、病毒感染免疫检测

1. 汉坦病毒抗体 IgM 测定

【原理】汉坦病毒（Hantavirus，HTV）是肾综合征出血热的病原体。抗 -HTV IgM 是感染 HTV 后出现于患者血清中的一种特异性抗体。

【参考值】IFA、ELISA 法：阴性。

【临床意义】人体感染 HTV 2～3 天后，即可在血清中检出抗 -HTV IgM，7～10 天达高峰（阳性率可达 95%），其后开始下降。所以检测抗 -HTV IgM 有助于肾综合征出血热的早期诊断。抗 -HTV IgG 在病后 2 周出现，可持续多年，可用于回顾性诊断及流行病学调查。

2. 流行性乙型脑炎病毒抗体 IgM 测定

【原理】流行性乙型脑炎病毒（EPBV）是披膜病毒科黄病毒属中的一种 RNA 病毒。人感染 EPBV 后，早期可产生特异性 IgM 抗体。

【参考值】ELISA 法：阴性。

【临床意义】急性乙型脑炎患者血清中特异性 IgM 抗体于发病后第 3～4 天出现，2 周阳性率达高峰。检测特异性 IgM 抗体有助于乙型脑炎的早期诊断。乙型脑炎病后检测其中和抗体（2 个月时达高峰，可持续 5～15 年），有助于流行病学调查。

3. 柯萨奇病毒抗体和 RNA 测定

【参考值】间接血凝试验、IFA 或 ELISA 法：IgM 和 IgG 均为阴性。PCR 法：RNA 阴性。

【临床意义】IgM 特异性抗体阳性提示现症感染。特异性 IgG 为中和抗体，阳性提示既往感染。该方法测定的敏感性为 85%，特异性 95%。Cox -RNA 阳性的诊断意义更大。

4. 轮状病毒抗体和 RNA 测定

【参考值】PCR 法：RNA 阴性。胶乳凝集试验或 ELISA 法：抗原阴性。金标免疫斑点法或 ELISA 法：IgM 和 IgG 阴性。

【临床意义】轮状病毒 A（普通轮状病毒）主要侵犯婴幼儿，轮状病毒 B（成人腹泻轮状病毒）可引起青壮年胃肠炎的暴发流行。婴幼儿腹泻约有 50% 是由轮状病毒所致，常呈 IgM 阳性，提示现症感染；IgG 阴性提示既往感染；PCR 检测轮状病毒 RNA 具有特异性。

5. 麻疹病毒抗体测定

【参考值】ELISA 法：阴性。

【临床意义】麻疹发病后 5 天产生特异性抗体 IgM。麻疹病毒 IgM 阳性，有助于麻疹的早期诊断。病后机体产生的 IgG 有终身的免疫力。检测麻疹病毒 IgG，可了解机体的免疫力，用于评估麻疹减毒活疫苗的免疫效果。

6. 脊髓灰质炎病毒抗体测定

【参考值】ELISA 法：阴性。

NOTE

【临床意义】机体感染该病毒后数天，血清一次出现IgM、IgG。IgG为中和抗体，有阻止病毒向中枢神经系统扩散的作用，对同型病毒具有免疫力，在体内持续时间较长。脑脊液或血清中特异性IgG抗体升高4倍以上，或IgM阳性，有助于脊髓灰质炎的诊断。

7. 严重急性呼吸综合征（SARS）病毒抗体和RNA测定

【参考值】IFT、ELISA法：阴性。RT-PCR法：阴性。

【临床意义】SARS病毒抗体阳性，提示现症感染或曾感染过SARS病毒。RT-PCR测定病毒RNA，对早期诊断有重要意义，阳性表示已感染了SARS病毒，有传染性。

三、寄生虫感染免疫检测

1. 日本血吸虫抗体测定

【参考值】ELISA和胶乳凝集法（LAT）：IgE为0～150IU/L，IgG、IgM为阴性。环卵沉淀法：正常人为阴性。

【临床意义】日本血吸虫抗体测定的敏感性高（94.1%～100%），假阳性率较低，可为临床诊断、考核治疗效果、检测疫情等提供可靠依据。IgE、IgM阳性提示病程处于早期，是早期诊断的指标；IgG阳性提示疾病已是恢复期，曾有过血吸虫感染，可持续数年。

2. 囊虫抗体测定

【参考值】ELISA法：血清<1∶64为阴性；脑脊液<1∶8为阴性。间接血凝法：血清<1∶128为阴性；脑脊液<1∶8为阴性。

【临床意义】IgG阳性见于囊虫病，其中脑囊虫病占60%～80%。此外，可用作流行病学调查。

四、性传播疾病免疫学检查

1. 梅毒血清学检查

【参考值】反应素定性试验：快速血浆反应素试验（RPR）、不加热血清反应素试验（USR）、美国性病研究实验室（VDRL）试验均为阴性。

特异性抗体确诊试验：梅毒螺旋体血凝试验（TPTA）和荧光螺旋体抗体吸附试验（FTA-ABS）均为阴性。

【临床意义】

（1）定性试验用于梅毒的初筛，一期梅毒阳性率约为70%，二期梅毒可达100%，三期梅毒阳性率较低。因上述试验的抗原为非特异性，所以一些非梅毒疾病如系统性红斑狼疮、类风湿关节炎、硬皮病、麻风等可出现假阳性。孕妇亦可阳性。

（2）在定性试验阳性的前提下，特异性抗体试验阳性即可确诊为梅毒。

2. 淋球菌血清学测定及DNA测定

【参考值】血清学检查协同凝集试验阴性；PCR定量淋球菌DNA试验阴性。

【临床意义】淋球菌血清学测定是检测淋球菌的初筛试验，本试验灵敏度高，阳性表示可能受到淋球菌感染。疑为淋球菌感染时，分泌物涂片革兰染色显微镜下检测淋球菌和淋球菌DNA测定有利于确诊。

3. 艾滋病（AIDS）病毒抗体及 RNA 测定

【参考值】筛选试验：ELISA 和快速蛋白印迹法（RWB）均为阴性。确诊试验：蛋白印迹法（WB）和逆转录酶聚合酶链反应（RT-PCR）法检测 HIV-RNA 均为阴性。

【临床意义】当机体感染 HIV 数周到半年后，患者体内可出现抗 -HIV 抗体。筛选试验敏感性高但特异性差，常有假阳性。确诊试验有利于 AIDS 的确诊和早期诊断。临床上抗 -HIV 阳性，又具有体重减轻 10% 以上、持续发热达 38℃ 1 个月以上、持续腹泻 1 个月以上、卡氏肺囊虫肺炎、卡波西（Kaposi）肉瘤、明显霉菌或其他条件致病菌感染任何一项者，可诊断为艾滋病。

五、TORCH 感染免疫检测

TORCH 感染是指在妊娠期以病毒为主的微生物，包括弓形虫（Toxoplasm）、其他微生物（Others，包括 EB 病毒、水痘 - 带状疱疹病毒、HIV 等）、风疹病毒（Rubella virus）、巨细胞病毒（Cytomegaoviyns）、单纯疱疹病毒（Herpes simplex virus），通过胎盘或产道引起的宫内感染，直接影响胚胎、胎儿的发育，严重危害优生优育。

1. 风疹病毒检测　风疹是由风疹病毒（RV）引起的儿童病患，是一种症状较轻的出疹性疾病。但孕妇若在妊娠头 3 个月内感染风疹病毒，易引起胎儿畸形。因此，对早孕妇女进行风疹病毒特异性 IgM、IgG 抗体监测有重要意义。

【参考值】IgM、IgG 抗体均为阴性。

【临床意义】IgM、IgG 抗体均为阴性，应列为易感者，可注射疫苗保护。检测血清中 IgM 抗体阳性，表示近期感染，均应做妇产科咨询后决定是否治疗性流产或继续妊娠。仅有 IgG 抗体阳性，应注意观察其滴度变化，低滴度且无变化者为既往感染，比较患者急性期和恢复期 IgG 抗体滴度，如明显升高 4 倍或以上，则具有诊断近期风疹病毒感染的意义。

2. 单纯疱疹病毒检测　单纯疱疹病毒（HSV）属疱疹病毒科，有 HSV- Ⅰ和 HSV- Ⅱ两型。HSV 原发感染后，机体最先出现 IgM，随后出现 IgA 及 IgG，抗体能防止病毒播散，但不能阻止复发。

【参考值】间接血凝试验、ELISA 法：阴性。

【临床意义】检出特异性 IgM 阳性或双份血清特异性 IgG 抗体效价上升 4 倍或 4 倍以上，提示 HSV 近期感染。本试验不能区分 HSV- Ⅰ型与 HSV- Ⅱ型。

3. 巨细胞病毒检测　巨细胞病毒（CMV）属人类疱疹病毒组 DNA 病毒。围生期感染巨细胞病毒是引起胎儿畸形的主要原因之一，还可引起早产、胎儿宫内发育迟缓等。

【参考值】ELISA 法：阴性。

【临床意义】抗 -CMV 测定，双份血清抗体水平呈 4 倍或 4 倍以上增长时，有诊断意义。特异性抗 -CMV　IgM 阳性，为 CMV 近期感染的指标。

4. 弓形虫抗体检测　弓形虫感染是一种人畜共患疾病，广泛分布于世界各地。弓形虫抗体有 IgM 和 IgG 两型。

【参考值】IFA、ELISA 法：阴性。

【临床意义】IgM 型抗体阳性提示现症感染；IgG 型抗体阳性一般提示既往感染。

第四节 肿瘤标志物检测

肿瘤标志物（tumor marker）是某一肿瘤组织特异性地表达或分泌，而在正常组织或其他肿瘤组织不表达或低表达（低分泌）的蛋白质类、糖类、酶类、IGg、核糖核酸和激素类物质，主要用于肿瘤诊断、肿瘤预后判断、治疗后随访、化放疗敏感性判断等。

一、蛋白质类肿瘤标志物检测

1. 血清甲胎蛋白测定

【原理】 甲胎蛋白（alpha fetoprotein，AFP）由胎儿肝细胞和卵黄囊合成，其浓度从胎龄6周后逐渐上升，至16～20周达高峰，然后逐渐下降，出生后1个月降至正常成人水平。AFP的生成量与胎儿肝脏或出生后的肝脏再生时分裂细胞数呈正相关，是诊断肝细胞癌的重要指标。

【参考值】 放射免疫法（RIA）：血清 <25μg/L（25ng/mL）。

【临床意义】

（1）原发性肝癌：AFP是诊断肝细胞癌特异的标志物，血清中AFP 300μg/L可作为原发性肝癌的诊断阈值。但也有10%～30%病人，AFP不增高或增高不明显，可能与瘤体大小、分化程度有关。

（2）病毒性肝炎、肝硬化：受损的肝细胞修复再生时，具有产生AFP的能力（常 <200μg/L）。重型肝炎时，若见AFP增高，则提示肝细胞再生；反之，则提示肝细胞大量坏死，预后不良。

（3）妊娠：妊娠3～4个月后，AFP上升，7～8个月达高峰（<400μg/L），分娩后约3周即恢复正常。孕妇血清中AFP异常升高，有可能为胎儿神经管畸形。

（4）其他：先天性胆管闭锁、生殖腺胚胎性肿瘤等，血中AFP也可增加。

2. 癌胚抗原测定

【原理】 癌胚抗原（carcinoembryonic antigen，CEA）最初发现于成人结肠癌组织中，是一种富含多糖的蛋白复合物。胚胎期主要存在于胎儿的消化管、胰腺及肝脏，出生后组织内含量极低。恶性肿瘤患者的血清中可发现CEA含量有异常升高。

【参考值】 ELISA和RIA法：血清 <5μg/L。

【临床意义】 CEA测定无特异性，也缺乏早期诊断价值，临床主要用于：

（1）消化器官癌症的诊断：CEA升高主要见于结肠癌、胃癌、胰腺癌等。CEA随病程的进展而升高。

（2）鉴别原发性和转移性肝癌：原发性肝癌CEA升高者不超过9%，而转移性肝癌CEA阳性率高达90%，且绝对值明显增高。

（3）其他：肺癌、乳腺癌、膀胱癌、尿道癌、前列腺癌等CEA亦可增高。CEA轻度增高也可见于溃疡性结肠炎、肝硬化、阻塞性黄疸以及吸烟者和老年人。

3. 鳞状上皮细胞癌抗原测定

【原理】 鳞状上皮细胞癌抗原（squamous cell carcinoma antigen，SCC）是一种糖蛋白，是

肿瘤相关抗原 TA-4 的亚型。SCC 存在于子宫、子宫颈、肺、头颈等鳞状上皮细胞癌的细胞浆中，特别在非角化癌的细胞中，含量更丰富，是较好的鳞癌肿瘤标志物。

【参考值】RIA、CLIA 法：≤1.5μg/L。

【临床意义】血清中 SCC 水平升高，可见于 83% 的宫颈癌、25%～75% 的肺鳞状细胞癌、30% 的Ⅰ期食道癌、89% 的Ⅲ期食道癌，也见于卵巢癌、子宫癌和颈部鳞状上皮细胞癌。临床上常用于监测上述恶性肿瘤的治疗效果、复发、转移或评价预后。

4. 组织多肽抗原测定

【原理】组织多肽抗原（tissue polypeptide antigen，TPA）是一种非特异性肿瘤标志物。血清中 TPA 增高主要用于辅助诊断迅速增殖的恶性肿瘤，且在恶性肿瘤的疗效观察上敏感性较高。

【参考值】RIA 法：血清 <130U/L。

【临床意义】恶性肿瘤患者血清 TPA 水平均可显著升高，与肿瘤发生部位和组织类型无相关性。多见于膀胱转移细胞癌，其次见于前列腺癌、乳腺癌及消化道恶性肿瘤等。恶性肿瘤经治疗好转后，TPA 水平降低；若 TPA 再次增高，提示有肿瘤复发。TPA 与 CEA 同时检测可有利于恶性与非恶性乳腺病的鉴别诊断。急性肝炎、胰腺炎、肺炎及妊娠后期等血清中 TPA 亦可升高。

5. 前列腺特异抗原及游离前列腺特异抗原测定

【原理】前列腺特异抗原（prostate specific antigen，PSA）是前列腺上皮细胞分泌的丝氨酸蛋白酶。PSA 是目前最重要也是最精确的临床应用的肿瘤标记物。血清中总的 PSA（t-PSA）有 80% 以各种形式结合存在，称复合 PSA（c-PSA）；20% 的 PSA 以未结和的形式存在，称为游离 PSA（f-PSA）。在前列腺癌时，前列腺腺管破坏导致血清 t-PSA 水平明显升高，但在良性前列腺疾病时 t-PSA 也升高。t-PSA、f-PSA 均升高，f-PSA/t-PSA 比值降低，则可考虑诊断前列腺癌，提高了诊断的特异性和正确性。

【参考值】RIA 法和 CLIA 法：血清 t-PSA<4.0μg/L；f-PSA<0.8μg/L；f-PSA/t-PSA 比值 >0.25。

【临床意义】

（1）PSA 是高度的前列腺组织特异抗原，血清 t-PSA 升高 >4.0μg/L 的诊断阳性率在 50%～80%。应用 f-PSA/t-PSA 比值测定更有诊断价值，当 f-PSA/t-PSA 比值 <10% 提示前列腺癌，当 f-PSA/t-PSA 比值 >25% 提示前列腺增生，其特异性达 90%，准确性 >80%。手术后 t-PSA 降至正常，若再次升高，应考虑肿瘤的复发与转移。

（2）约有 5% 的前列腺癌患者，t-PSA 在正常范围，但前列腺酸性磷酸酶（PAP）升高，因此，两者同时测定，有利于前列腺癌的诊断准确性。另外，肾癌、膀胱癌、肾上腺癌、乳腺癌等 t-PSA 也有不同程度的升高。采血前进行导尿或前列腺按摩，也可导致 t-PSA 升高。

6. 异常凝血酶原测定

【原理】在缺乏维生素 K 的情况下，肝细胞不能合成正常的依赖维生素 K 的凝血因子（Ⅱ、Ⅶ、Ⅸ、Ⅹ），只能合成无凝血功能的异常凝血酶原（abnormal prothrombin，APT）。肝细胞癌时，生成大量的 APT。APT 测定是反映肝细胞癌的一种标志物。

【参考值】<20μg/L。

NOTE

【临床意义】

（1）APT 增高，见于 90% 以上的肝细胞癌，均值可高达 900μg /L。40%～50% 转移性肝癌也见 APT 升高，但其均值较低。

（2）甲胎蛋白（AFP）水平较低的肝细胞癌，APT 往往升高，因此同时检测 AFP 和 APT 能将低 AFP 型肝癌的诊断率由 48% 提高到 68%。此外，APT 轻度升高还见于慢性肝炎和维生素 K 缺乏症等，此时补充维生素 K 后可得以纠正。

二、糖脂肿瘤标志物检测

1. 癌抗原 15–3 测定

【原理】癌抗原 15–3（cancer antigen 15–3，CA15–3）是一种乳腺癌相关抗原，属糖蛋白，对乳腺癌的诊断及术后随访监测有一定的价值。

【参考值】RIA 法和化学发光免疫分析法（CLIA）：血清 <25 000U/L。

【临床意义】乳腺癌时 30%～50% 的患者可见 CA15–3 明显升高，但在早期乳腺癌时，它的阳性仅为 20%～30%。乳腺癌治疗后复发及乳腺癌转移后阳性率可达 80%。

其他恶性肿瘤，如转移性卵巢癌、结肠癌、支气管肺癌、原发性肝癌等，CA15–3 也有不同程度的升高。妊娠妇女，血清 CA15–3 水平也可增高。

2. 癌抗原 125 测定

【原理】癌抗原 125（cancer antigen 125，CA125）为一种糖蛋白性肿瘤相关抗原，是卵巢癌的相关抗原。

【参考值】RIA 和 ELISA：男性及 50 岁以上女性 <2.5 万 U/L；20～40 岁女性 <4.0 万 U/L（RIA）。

【临床意义】卵巢癌病人血清 CAl25 水平明显升高，其阳性率可达 97%，故 CAl25 对诊断卵巢癌有较大临床价值，尤其对观察治疗效果和判断复发较为灵敏。其他癌症，如宫颈癌、乳腺癌、胰腺癌、胆道癌、肝癌、胃癌、大肠癌、肺癌等，也有一定的阳性反应。

3. 癌抗原 19–9 测定

【原理】癌抗原 19–9（cancer antigen 19–9，CA19–9）是胰腺和胆道系统的恶性肿瘤的相关标志物。

【参考值】RIA、CLIA、ELISA 法：<37000U/L（血清）。

【临床意义】CA19–9 测定有助于胃肠道恶性肿瘤的诊断，尤其对胰腺癌有较高的敏感度及特异性（胰腺癌早期，当特异性为 95% 时，敏感性可达 80%～90%）。连续监测 CA19–9 对病情进展、手术疗效、预后估价及复发的早期发现都有重要价值。此外，对消化道良恶性疾病鉴别诊断（如胰腺癌与胰腺炎、胃癌与胃溃疡）也有一定价值。

4. 癌抗原 50 测定

【原理】癌抗原 50（cancer antigen 50，CA50）是缺乏器官特异性的广谱肿瘤标志物，与 CA19–9 有一定的交叉抗原性，临床可用于胰腺癌的辅助诊断。

【参考值】免疫放射度量分析（IRMA）、CLIA 法：<20000U/L（血清）。

【临床意义】增高主要见于胰腺癌（阳性率 87%），其次见于胆（管）囊癌、原发性肝癌、卵巢癌、结肠癌、乳腺癌、子宫癌等。在慢性肝病、胰腺炎、胆管病时，CA50 也升高。

5. 癌抗原 72-4 测定

【原理】癌抗原 72-4（cancer antigen 72-4，CA72-4）是胃肠道和卵巢肿瘤的标志物，对诊断胃癌的特异性优于 CA19-9 和 CEA。

【参考值】CLIA、RIA、EuSA 法：<6.7μg/L（血清）。

【临床意义】增高主要见于卵巢癌（阳性率 67%），其次可见于大肠癌、胃癌、乳腺癌和胰腺癌。与 CAl25 联合检测，可提高卵巢癌的检出率。与 CEA 联合检测，可以提高诊断胃癌的敏感性和特异性。

三、酶类肿瘤标志物检测

1. 前列腺酸性磷酸酶测定

【原理】前列腺酸性磷酸酶（prostatic acid phosptlatase，PAP）是由成熟的前列腺上皮细胞合成及分泌的糖蛋白。前列腺癌时，癌细胞产生的 PAP 由于腺体导管破坏，直接被吸收入血液循环。

【参考值】RIA、CLIA 法：≤2.0μg/L。

【临床意义】血清 PAP 浓度明显增高见于前列腺癌，其升高程度与癌瘤发展基本呈平行关系。前列腺肥大、前列腺炎时，血清 PAP 也可升高。

2. 神经元特异性烯醇化酶测定

【原理】神经元特异性烯醇化酶（neuron specific enolase，NSE）存在于神经组织和神经内分泌组织中。NSE 在脑组织细胞的活性最高，外周神经和神经分泌组织的活性水平居中，非神经组织、血清和脊髓液含量较低。它被发现在与神经内分泌组织起源有关的肿瘤中，特别是在小细胞肺癌（SCLC）中有过量的 NSE 表达。

【参考值】RIA、ELISA 法：<15μg/L（血清）。正常红细胞中含 NSE，标本溶血影响检测结果。

【临床意义】血清 NSE 升高主要见于小细胞肺癌（肺鳞癌、腺癌、大细胞癌的 NSE 水平较低），是小细胞肺癌诊断、鉴别诊断及监测放疗、化疗效果的重要指标；增高还见于神经母细胞瘤（灵敏度 90%），以及少数非小细胞肺癌（NSCLC）、甲状腺髓样癌、嗜铬细胞瘤、转移性精原细胞癌、黑色素瘤、胰腺内分泌瘤等。

3. α-L- 岩藻糖苷酶（AFU）测定

【原理】α-L- 岩藻糖苷酶（α-L-fucosidase，AFU）广泛存在于人体组织细胞、血液和体液中。在原发性肝癌患者血清中增高，是原发性肝癌的标志物之一。

【参考值】ELISA 法和分光光度连续检测法：234～414μmol/L。

【临床意义】血清 AFU 增高主要用于原发性肝癌的诊断（阳性率 81.2%），与 AFP 联合检测可提高原发性肝癌诊断阳性率（93.1%）；增高还见于转移性肝癌、肺癌、乳腺癌、卵巢癌、子宫癌以及肝硬化、慢性肝炎、消化道出血等。

四、激素类肿瘤标志物检测

1. 人绒毛膜促性腺激素测定

【原理】人绒毛膜促性腺激素（human chorionic gonadotropin，HCG）是由胎盘的滋养层细

NOTE

胞分泌的一种糖蛋白，是检测早孕的重要指标，正常妇女受孕后 9～13 天 HCG 即明显升高，8～10 周达到高峰，然后缓慢下降，并维持在较高水平，直到足月分娩，胎儿娩出后 2 周降到正常水平。

【参考值】RIA、CLIA 法：男性 5.0U/L；女性绝经前为 7.0U/L，绝经后为 10.0U/L。

【临床意义】

（1）HCG 增高：见于葡萄胎、绒毛膜上皮细胞癌，可高达 100 万 U/L；也可见于精原细胞瘤、畸胎瘤；还见于异位 HCG 分泌肿瘤（如胃癌、胰腺癌、肺癌、结肠癌、肝癌、卵巢癌、消化系统类癌等）。脑脊液中 HCG 增高，提示上述肿瘤有中枢神经系统转移。

（2）HCG 降低：见于流产、异位妊娠等。

2. 降钙素测定

【原理】降钙素（calcitonin，CT）是由甲状腺的滤泡旁细胞（C 细胞）分泌的多肽激素，主要功能是降低血钙和血磷，主要靶器官是骨骼，对肾脏也有一定的作用。CT 的分泌受血钙浓度的调节，当血钙浓度增高时，CT 的分泌也增高。CT 与甲状旁腺激素（PTH）对血钙的调节作用相反，共同维持着血钙浓度的相对稳定。

【参考值】RIA：男性 0～14ng/L；女性 0～28ng/L。

【临床意义】增高对起源于滤泡旁细胞的甲状腺髓样癌的诊断、判断手术疗效和观察术后复发等有重要意义。也见于恶性肿瘤，如燕麦细胞癌、肺癌、胰腺癌、子宫癌、前列腺癌等，及某些异位内分泌综合征、严重骨病、肾脏疾病、嗜铬细胞瘤等。减低见于甲状腺手术切除、重度甲状腺功能亢进等。

五、肿瘤标志物检查项目的选择

同一种肿瘤可含多种标志物，而一种标志物可出现在多种肿瘤。选择特异标志物或最佳组合有利于提高肿瘤诊断的阳性率（表 20–1）。动态检测有利于良性和恶性肿瘤的鉴别，也有利于复发、转移和预后判断。

表 20–1　肿瘤标志物的选择

肿瘤＼标志物	AFP	CEA	PSA	PAP	NSE	hcG	CA19–9	CA50	CA125	CA15–3	CA72–4	CA242	TPA	SCC	AFU
原发性肝癌	a														a
胃癌		b					c				a				
食管癌		c												c	
结肠癌		a					b					c			
胰腺癌		c					a	b				b			
胆道癌							a	b							
小细胞肺癌					a										
非小细胞肺癌		b												c	
绒毛膜上皮细胞癌						a									
前列腺癌			a	a											
干细胞肿瘤	a					a									

续表

肿瘤＼标志物	AFP	CEA	PSA	PAP	NSE	hcG	CA19-9	CA50	CA125	CA15-3	CA72-4	CA242	TPA	SCC	AFU
卵巢癌									a		b				
乳腺癌		b								a					
膀胱癌													b		
宫颈癌		c												b	
耳鼻喉肿瘤		c												b	

注：a 为首选指标，b 为补充指标，c 为次补充指标。

第五节　自身抗体检查

由各种原因造成的机体B细胞针对自身组织成分产生的抗体，称为自身抗体（autoantibodies）。自身抗体可以是生理性的，也可以是病理性的。正常人体内存在自身抗体，但滴度很低。机体的免疫系统对自身抗原发生免疫应答，产生自身抗体和（或）自身致敏淋巴细胞的现象，称为自身免疫。当自身抗体和（或）自身致敏淋巴细胞攻击自身靶抗原细胞和组织，使其产生病理改变和功能障碍时，即形成自身免疫性疾病（autoimmune disease，AID）。自身抗体的检查，对自身免疫性疾病的诊断、疗效观察均具有重要意义。

一、抗核抗体检测

抗核抗体（anti-nuclear antibody，ANA）是以细胞的核成分为靶抗原的自身抗体的总称，无器官及种族特异性。依其与细胞核不同抗原成分起反应而分为抗核蛋白抗体、抗双链 DNA 抗体、抗单链 DNA 抗体等。

1. 抗双链 DNA 抗体测定　抗双链 DNA 抗体（double stranded DNA antibody，dsDNA）的靶抗原在 DNA 双股螺旋结构框架上。抗双链 DNA 抗体是系统性红斑狼疮的特征性标志抗体（图 20-1）。

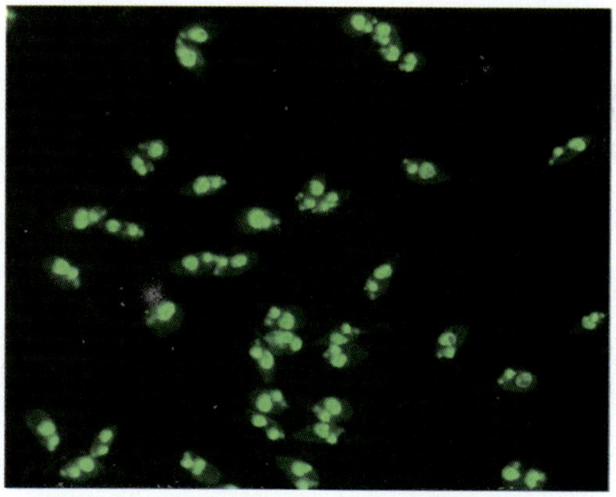

图 20-1　抗双链 DNA 抗体（绿蝇短膜虫）

【参考值】健康人阴性。

【临床意义】抗双链 DNA 抗体阳性对系统性红斑狼疮的特异性较高，活动期阳性率可达 95%～100%，但其敏感性仅为 30%～50%。对系统性红斑狼疮合并狼疮性肾炎的诊断具有重要意义。肾炎、血管炎、慢性肝炎、类风湿关节炎、干燥综合征等，该抗体亦可出现阳性。

2. 抗 Sm 抗体测定　抗史密斯（Sm）抗体是一种位于细胞核中的 RNA 结合蛋白。抗 Sm 抗体最早在红斑狼疮患者 Stephanie Smith 体内检出。抗 Sm 抗体仅发现于系统性红斑狼疮患者中，是系统性红斑狼疮的血清标志抗体（图 20-2）。

NOTE

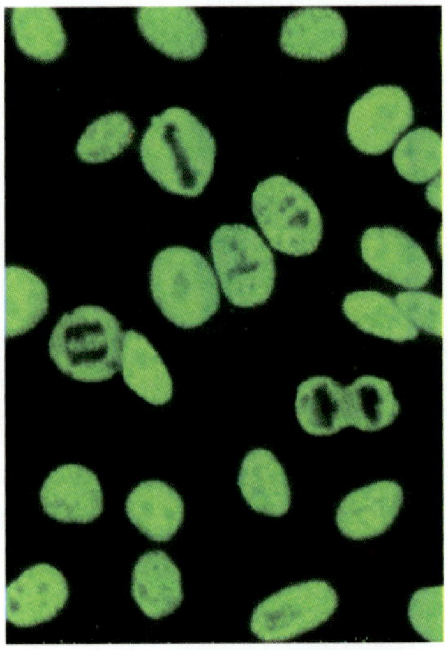
图 20-2　抗 Sm 抗体细颗粒型

【参考值】健康人阴性。

【临床意义】抗 Sm 抗体为系统性红斑狼疮所特有，特异性达 99%，但敏感性较低，平均为 30%。抗 Sm 抗体水平与系统性红斑狼疮的活动程度、各种临床表现、治疗与否无关。

3. 抗组蛋白抗体测定　组蛋白是细胞核内最丰富的蛋白质，相应抗体称抗组蛋白抗体（anti-histonic antibody，AHA）。

【参考值】健康人阴性。

【临床意义】AHA 可在多种自身免疫性疾病中出现，无诊断特异性。系统性红斑狼疮患者阳性率为 50%（活动期可达 90%）。药物性狼疮（DIL）时，AHA 阳性率可达 95%。

4. 抗核糖核蛋白抗体测定　核糖核蛋白（ribonucleoprotein，RNP）是指包含有 RNA 的核蛋白，相应抗体即为抗 RNP 抗体。

【参考值】健康人阴性。

【临床意义】阳性几乎见于所有混合性结缔组织病（MCTD）患者。系统性红斑狼疮患者的阳性率为 30%～40%，并常与抗 Sm 抗体相伴出现。低滴度阳性可见于多种风湿病、进行性全身性硬化症（PSS）、皮肌炎等。

5. 抗 SSA/Ro 抗体测定　抗 SSA 抗体和在系统性红斑狼疮患者血清中检测到的抗 Ro 抗体为同一抗原。干燥综合征（Sjogren syndromes）有 SSA、SSB、SSC 三种不同的自身抗体，SSA、SSB 仅见于原发性干燥综合征，SSC（后又命名为类风湿关节炎核抗原，RANA）。

【参考值】健康人阴性。

【临床意义】阳性在干燥综合征中出现率最高（敏感性 88%～96%），还见于类风湿关节炎（3%～10%）、系统性红斑狼疮（24%～60%）。在下列疾病中也有很高的阳性率，如亚急性皮肤性狼疮（70%～90%）、新生儿狼疮（>90%）、补体 C_2/C_4 缺乏症（90%）。抗 SSA/Ro 抗体阳性的系统性红斑狼疮年轻患者常对光敏感，而原发性胆汁性肝硬化及慢性活动性肝炎患者，则很少出现光敏感现象。

6. 抗 SSB 抗体测定　在系统性红斑狼疮患者的血清中发现的抗 La 抗体和在干燥综合征患者血清中检测出的抗 SSB 抗体为同一抗原。其抗原为 RNA- 蛋白复合体，只存在于胞核中。

【参考值】健康人阴性。

【临床意义】多数情况下 SSB/La 抗体与 SSA/Ro 抗体同时出现。抗体阳性率较高的疾病有干燥综合征（71%～87%）、新生儿狼疮综合征（75%）及其伴有先天性心脏传导阻滞（30%～40%）。阳性率较低的见于系统性红斑狼疮（9%～35%）、单克隆丙种球蛋白病（15%）等 。

7. 抗核点抗体测定　分少核点型（1～5 个）和多核点型（5～20 个），前者靶抗原是 p80 盘曲蛋白，后者靶抗原是 Sp100 和 PML（早幼粒细胞性白血病）。

【参考值】健康人阴性。

NOTE

【临床意义】少核点型多见于进行性系统性硬化症、干燥综合征，也可见于系统性红斑狼疮和原发性胆汁性肝硬化（PBC）等。多核点型常与抗线粒体抗体（AMA）并存，多见于PBC，特别是对于AMA阴性的PBC患者更有临床意义。

8. 抗核膜抗体测定　真核细胞核膜有三层：内膜，外膜，中间是Lumenal腔、核孔复合物以及核板层。抗核膜抗体（anti-nuclear membrane antibody）又称抗核周因子（anti-perinuclear factor，APF），主要有抗核孔复合物和板层素（lamin）两种抗体，前者少见。

【参考值】健康人阴性。

【临床意义】抗板层素抗体阳性见于肝炎、血细胞减少和抗心磷脂抗体阳性、皮肤白细胞裂解性血管炎或脑血管炎三联征。也可见于系统性红斑狼疮、线条型硬皮病和自身免疫性肝病。

9. 抗硬皮病-70抗体测定　抗硬皮病-70（Scl-70）抗体首先在皮肤弥漫型多发性系统性硬化症（PSS）患者血清中发现。该抗体是硬皮病弥漫型较为特异的抗体，并常预示着预后不良。

【参考值】健康人阴性。

【临床意义】抗Scl-70抗体在PSS病人的阳性率为30%～40%，但其特异性可达100%。抗Scl-70抗体阳性表示病情进展较迅速，皮肤病变往往弥散广泛，易发生肺间质纤维化和指骨末端吸收。重症弥漫性PSS抗Scl-70抗体阳性率高达75%。有雷诺现象的患者存在抗Scl-70抗体，提示可能发展为PSS。抗Scl-70抗体还与恶性肿瘤有明显相关。

10. 抗原纤维蛋白抗体测定　硬皮病血清中的抗核仁型抗体（AnoA）的靶抗原是34kD的核仁蛋白（位于致密核仁纤维区）。

【参考值】健康人阴性。

【临床意义】该抗体为硬皮病所特有，多见于无关节炎症状但有骨骼肌和小肠受累的年轻人。

11. 抗着丝点抗体（ACA）测定

【参考值】健康人阴性。

【临床意义】可见于50%～96%的局限性硬皮病患者。在CREST综合征（指端硬皮病伴钙化、雷诺现象、食道蠕动障碍和毛细血管扩张症）可达98%，是CREST综合征的标记性抗体。ACA阳性与血管炎、肺受累有关，不随病情变化而波动，而且多提示预后相对较好。

二、抗胞质抗体检测

1. 抗线粒体抗体测定　抗线粒体抗体（anti-mitochondria antibody，AMA）是一组以线粒体内、外膜蛋白为靶抗原的自身抗体，主要是IgG。首先发现于原发性胆汁性肝硬化患者血清中，无器官特异性，也无种族特异性。AMA检测主要用于肝脏自身免疫病的诊断。

【参考值】IFA法：阴性（血清滴度<1∶10）。正常人群阳性率<10%。

【临床意义】AMA阳性多见于慢性肝炎、肝硬化和原发性胆汁性肝硬化（PBC）。PBC常伴有高滴度的AMA，原发性胆汁性肝硬化无症状者AMA阳性率为90.5%，有症状者为92.5%。病程早期就出现AMA是本病的特点。临床上，出现胆总管阻塞和肝外阻塞时AMA为阴性，故AMA可作为原发性胆汁性肝硬化和肝外胆道阻塞性肝硬化的鉴别诊断指标之一。

2. 抗肌动蛋白抗体测定　肌动蛋白是细胞的一种重要骨架蛋白，是横纹肌肌纤维中的一种主要蛋白成分，也是肌肉细丝及细胞骨架微丝的主要成分。

【参考值】健康人阴性。

【临床意义】抗肌动蛋白抗体阳性见于各种慢性肝脏疾病，如慢性活动性肝炎、肝硬化、原发性胆汁性肝硬化、Ⅰ型自身免疫性肝炎等。也见于重症肌无力、克罗恩病、长期血液透析者。Ⅰ型自身免疫性肝炎 60%～90% 有 IgG 型肌动蛋白抗体，且效价高。

3. 抗 Jo-1 抗体测定

【参考值】健康人阴性。

【临床意义】抗 Jo-1 抗体对多发性肌炎和间质性肺纤维化有高度特异性，抗体效价与疾病活动性相关。多发性肌炎、Jo-1 抗体阳性及 HLA/-DRw52 标志，称为 Jo-1 综合征。该综合征的主要临床表现为多发性肌炎、多关节炎和肺间质损害。

三、抗组织细胞抗体检测

1. 抗肾小球基底膜抗体测定 肾小球基底膜（GBM）是由肾小球毛细血管内外透明层及中间致密层构成的网状结构，以糖蛋白为主体。自身抗原在 GBM 中，其抗体为抗肾小球基底膜抗体。肺泡基底膜与 GBM 化学成分相似，且两者具有交叉抗原性。自身抗原存在于 GBM、肺、晶状体、耳蜗、脑及睾丸中。

【参考值】健康人为阴性。

【临床意义】抗 GBM 抗体是抗基底膜抗体型肾小球肾炎的特异抗体，包括肺出血 - 肾炎综合征（Good-Pasture 综合征）、急进型肾小球肾炎及免疫复合物型肾炎。抗 GBM 抗体阳性的患者约 50% 病变局限于肾脏，另 50% 有肾脏和肺部病变，仅有肺部病变者非常少见。

2. 抗胃壁细胞抗体测定 抗胃壁细胞抗体（parietal cell antibody，PCA）首次于恶性贫血患者血清中发现，PCA 是器官及细胞特异性自身抗体，其靶抗原定位于壁细胞分泌小管微绒毛的膜内，是胞浆内的微粒体部分和胞质膜上的一种脂蛋白。此抗体可直接与促胃液素受体结合。

【参考值】健康人阴性。

【临床意义】恶性贫血（PA）合并萎缩性胃炎者 80%～100%PCA 阳性，不并发恶性贫血的萎缩性胃炎 40%～60% 阳性，甲状腺功能亢进症、淋巴细胞性甲状腺炎、糖尿病、缺铁性贫血均为阳性。另外，PA 患者 50%～75% 可见Ⅰ型抗体（IFA 法），30%～50% 可见Ⅱ型抗体。PCA 也见于许多胃黏膜萎缩、某些缺铁性贫血、十二指肠溃疡、艾迪生病、甲状腺疾病和青少年型糖尿病患者等。大约 1/3 的甲状腺炎患者有 PCA。

3. 抗甲状腺抗体测定

（1）抗甲状腺球蛋白抗体测定：抗甲状腺球蛋白抗体（anti-thyroglobulin antibodies，ATG）首先发现于自身免疫性甲状腺炎（桥本甲状腺炎等）患者，是人各种自身抗体中最典型的器官特异性抗体。

【参考值】间接血凝法：滴度≤1∶32。ELISA 和 RIA 法：阴性。

【临床意义】ATG 阳性见于慢性淋巴细胞性甲状腺炎及甲状腺功能亢进症，也可见于亚急性甲状腺炎、重症肌无力、肝脏疾病，较少见于甲状腺癌。

（2）抗甲状腺过氧化物酶抗体测定：抗甲状腺微粒体抗体（anti-thyroid microsome

NOTE

antibody，ATMA）是针对甲状腺微粒体的一种抗体，靶抗原为甲状腺过氧化物酶（thyroid peroxidase，TPO），抗 TPO 抗体检查可以代替 ATMA 抗体检查。

【参考值】健康人阴性。

【临床意义】阳性多见于甲状腺功能亢进症和慢性淋巴细胞性甲状腺炎患者，IgG 型抗 TPO 抗体常见于桥本甲状腺炎，其水平与疾病活动期相关。也见于甲状腺腺瘤、亚急性甲状腺炎、单纯性甲状腺肿、系统性红斑狼疮。正常人也有一定阳性率。

4. 抗胰岛细胞抗体测定　抗胰岛细胞抗体（pancreatic islet cell antibody，PICA）属器官特异性抗体，是胰岛 β 细胞损伤的标志。

【参考值】间接免疫荧光法：阴性。

【临床意义】高效价 PICA 与胰岛 β 细胞功能破坏有关，是 1 型糖尿病最有价值的血清学指标。

5. 抗精子抗体测定　男性的血睾屏障可使精子与免疫系统隔离。精子或其可溶性抗原逸出，可导致机体产生抗精子抗体（anti-spermatozoa antibody，ASAb）。女性生殖道的酶系统能降解进入的精子抗原。该酶系统的缺陷可产生抗精子抗体。

【参考值】健康人阴性。

【临床意义】AsAb 滴度增高是造成免疫性不孕的重要原因，女性不孕 10%～30% 是 AsAb 阳性所致。男性梗阻性无精症，AsAb 阳性率可高达 60%。

6. 人抗心肌抗体测定　人抗心肌抗体（human anti-myocardial antibody，AMA）是由于人类心肌受损后释放出心肌抗原，引起机体产生的自身抗体。

【参考值】健康人阴性。

【临床意义】许多心脏疾患和免疫功能有关，在细菌感染，部分心肌变性、坏死，长期冠状动脉痉挛缺血时，患者血中常出现心肌抗体。AMA 阳性见于心肌炎、心力衰竭、风湿热、重症肌无力、克山病、心肌病、心肌梗死后综合征、心脏手术后和心包切开综合征。此外，0.4% 的正常人和某些风湿性心脏病患者也可见此抗体。

四、其他自身抗体检测

1. 类风湿因子测定　类风湿因子（rheumatoid factor，RF）发现于类风湿关节炎（RA）患者血清中。类风湿因子是由于感染因子（细菌、病毒等）引起体内产生的以变性 IgG（一种抗体）为抗原的一种抗体，故又称抗抗体。有 IgG、IgA、IgM、IgD、IgE 五型，无种族特异性。用乳胶凝集试验测出的主要是 IgM 型。

【参考值】乳胶凝集试验：阴性；血清稀释度 <1：10。

【临床意义】类风湿关节炎病人，约 80%RF 阳性，且滴度常 >1：160。系统性红斑狼疮、硬皮病、皮肌炎等风湿性疾病，感染性疾病如传染性单核细胞增多症、感染性心内膜炎、结核病等，RF 也可阳性，但其滴度均较低。人体内普遍存在着类风湿因子，并起着一定的生理作用。1%～4% 的正常人可呈弱阳性反应，尤以 75 岁以上的老年人多见。

2. 抗中性粒细胞胞质抗体测定　抗中性粒细胞胞质抗体（anti-neutrophil cytoplasmic antibodies，ANCA）代表一族抗中性粒细胞胞质成分的抗体谱。ANCA 最早发现于坏死性肾小球肾炎患者血清中，现已证实该抗体是系统性血管炎的血清标志性抗体，对血管炎的诊断、分

NOTE

类及预后具有较重要的意义。

【参考值】间接免疫荧光法：阴性。

【临床意义】

（1）C-ANCA 阳性见于多种血管炎，对 Wegener 肉芽肿的诊断特异性高，敏感性强。

（2）P-ANCA 阳性主要见于多发性微动脉炎，其效价与疾病的活动性相关。也见于风湿性和胶原性血管炎、溃疡性结肠炎等。

3. 抗心磷脂抗体测定 抗心磷脂抗体（anti-cardiolipin antibody，ACA）是一种以血小板和内皮细胞膜上带负电荷的心磷脂作为靶抗原的自身抗体，常见于系统性红斑狼疮（SLE）及其他自身免疫性疾病。

【参考值】ELISA 法：阴性；P/N≥2.1 为阳性。

【临床意义】SLE 患者中阳性率高，阳性率滴度高低与病情程度相关。ACA 阳性见于系统性红斑狼疮、类风湿关节炎、自发性流产、免疫性血小板减少及病毒（如腺病毒、风疹病毒、水痘病毒、腮腺炎病毒等）感染性疾病等。少数健康老年人可呈阳性。

4. 抗乙酰胆碱受体抗体测定 抗乙酰胆碱受体抗体（anti-acetylcholine receptor antibodies，AchRab）是针对运动肌细胞上乙酰胆碱受体的一种自身抗体。它可结合到运动肌细胞的乙酰胆碱受体上，破坏运动终板，使神经－肌肉间的信号传递发生障碍，致运动无力。

【参考值】健康人阴性。

【临床意义】AchRab 对诊断重症肌无力（MG）有重要意义，敏感性和特异性均较高，约 90% 的患者呈阳性（其他眼肌障碍患者均为阴性）。临床上，也可作为重症肌无力疗效观察的指标。阳性也见于胸腺瘤患者。假阳性见于肌萎缩侧索硬化症患者用蛇毒治疗后。

5. 抗环瓜氨酸肽抗体测定

抗环瓜氨酸肽抗体（anti-cyclic citrullinated peptide antibodies，抗 CCP 抗体）是环状聚丝蛋白的多肽片段，是以 IgG 型为主的抗体，对类风湿关节炎（RA）具有很好的敏感性和特异性，且抗 CCP 抗体阳性的 RA 病人骨破坏较抗 CCP 抗体阴性者严重。

【参考值】 ELISA 法：>20U 为阳性。

【临床意义】抗 CCP 抗体阳性是 RA 早期诊断的特异性（98%）指标，其敏感性 68%～75%，即使是 RA 早期患者，敏感度也有 40%～60%。与 RF 联合检测，可提高 RA 诊断的敏感性。抗 CCP 抗体阳性的 RA 较阴性者更易发展为多关节损伤。

第六节 其他免疫检测

一、循环免疫复合物测定

【原理】免疫复合物（IC）是抗原、抗体相结合的产物。IC 有 3 种形式：大的 IC（沉降系数 >19S）、中等的 IC（约为 19S）和小的 IC（<19S）。小的 IC 游离于血液、体液中，为一种可溶性 IC，又称循环免疫复合物（circulation immunocomplex，CIC）。测定 CIC 对免疫复合物疾病的诊断、疗效观察、预后判断，均有重要意义。

【参考值】聚乙二醇（PEG）沉淀试验：血清浊度 <8.3。速率散射比浊法：血清浓度 0～1.5μg/mL。

【临床意义】CIC 为非特异性诊断指标，阳性可见于：①自身免疫性疾病，如系统性红斑狼疮、类风湿关节炎、部分肾小球肾炎、血管炎等；②急性链球菌感染后肾炎、感染性心内膜炎等；③恶性肿瘤、器官移植及变态反应等。与其他有关试验一起检查，可提高疾病的诊断率，如膜增殖性肾炎时，CIC 阳性并伴补体降低及 C_3 裂解产物存在。

二、冷球蛋白测定

【原理】冷球蛋白（cryoglobulin，CG）是指温度低于 30℃时易自发沉淀，加温后又可溶解的免疫球蛋白（不包括冷纤维蛋白原、C 反应蛋白与清蛋白的复合物、肝素沉淀蛋白等具有类似特征的血清蛋白）。当血中含有冷球蛋白时，称为冷球蛋白血症（cryoglobulinemia）。

【参考值】阴性或低于 80mg/L。

【临床意义】冷球蛋白分为 3 型：Ⅰ型为单克隆型，多见于多发性骨髓瘤、淋巴瘤、原发性巨球蛋白血症、慢性淋巴细胞性白血病，实际上是一种特殊类型的 M 蛋白血症。Ⅱ型为混合单克隆型，多见于类风湿关节炎、干燥综合征、淋巴增殖性疾病、血管炎、特发性冷球蛋白血症。Ⅲ型为多克隆型，多见于类风湿关节炎、传染性单核细胞增多症、干燥综合征、巨细胞病毒感染、慢性中重度肝炎、急性病毒性肝炎、链球菌感染后肾炎、原发性胆汁性肝硬化、感染性心内膜炎等。

三、C 反应蛋白（CRP）测定

C 反应蛋白（C reactive protein，CRP）是一种能与肺炎链球菌胞壁上的 C 多糖体起沉淀反应的急性时相蛋白质。CRP 由肝脏产生，能激活补体，促进吞噬，并具有免疫调节作用。

【参考值】定性试验：阴性。免疫扩散法：正常人血清中 <10mg/L。

【临床意义】CRP 是急性时相反应极灵敏的指标。检测的意义在于：①早期诊断某些疾病：如各种急性化脓性感染、组织坏死（如心肌梗死、严重创伤、烧伤、大手术等）、恶性肿瘤、结缔组织疾病、器官移植急性排斥等；②鉴别细菌与病毒感染：细菌感染时 CRP 升高，病毒感染时 CRP 正常；③风湿热活动期和稳定期的鉴别：风湿热急性期或有活动性时，CRP 含量可高达 200mg/L，经治疗好转至无活动性时，CRP 含量逐渐降到正常；④鉴别功能性与器质性疾患：功能性疾患血清 CRP 含量正常，器质性疾患则有不同程度的 CRP 升高。CRP 与血沉比较，CRP 与血沉均属非特异性指标，但 CRP 更敏感，更有利于早期诊断和动态观察，且不受贫血、妊娠、高球蛋白血症等的干扰，也不受放疗、化疗、糖皮质激素治疗的影响。

第七节　移植免疫检查

移植是指将一个个体的细胞、组织或器官用手术或其他方法移植到自身或另一个体某一部位的过程。临床有自体移植、同系移植（如同卵双生的移植或纯系动物的移植）、同种（异体）移植和异种移植，其中后两者易引起排斥反应。引起移植排斥的抗原为组织相容性抗原，人类的组织相容性抗原称为人类白细胞抗原（human leukocyte antigen，HLA），是移植排斥的分子基础。HLA 复合体位于人第 6 对染色体的短臂上，共有 6 个座位，即 HLA-A、HLA-B、HLA-C、HLA-DR、HLA-DQ、HLA-DP。每个座位上均有很多等位基因，为共显性复等位基因。目前已确定 HLA 复合体共有 372 个等位基因，每个基因编码一种特异性抗原，主要表达在细胞膜上，或以游离状态存在于血液和体液中。HLA-A、HLA-B、HLA-C 座位上的基因编码的抗原成分称为Ⅰ类抗原。Ⅰ类抗原是一种膜糖蛋白，存在于所有有核细胞的膜上，以淋巴细胞上的密度最大，是组织排斥反应的主要抗原。Ⅱ类抗原是由 HLA-DR、HLA-DQ、HLA-DP 座位基因所编码的抗原，它是由两条糖基化的跨膜多肽链构成，分别称为 α 链和 β 链，其抗原特异性主要与 β 链有关。Ⅱ类抗原主要表达在 B 淋巴细胞、巨噬细胞和其他抗原递呈细胞上，与免疫应答及免疫调节有关。

一、HLA DNA 分型

目前常用的 DNA 分型方法有序列特异性引物 -PCR（PCR-SSP）、限制性片段长度多态性 - 聚合酶链反应（PCR-RFLP）、单链构象多态性 - 聚合酶链反应（PCR-SSCP）、序列特异性寡核苷酸 - 聚合酶链反应（PCR-SSO）等。

【参考范围】根据以上 HLA DNA 分型技术，分析器官移植的供体和受体之间 HLA 位点的差异，如位点及碱基顺序完全相同、位点相同但单个或数个碱基顺序不同、位点不同等。

【临床意义】供体和受体之间 HLA 位点及碱基顺序是否一致，决定着移植器官是否能长期成活。位点不同可导致急性排斥反应，位点相同但单个或数个碱基顺序不同可导致慢性排斥反应或急性排斥反应。

二、HLA 细胞学分型

1. HLA-D 抗原的检测 已知型别的 HLA-D 纯合子分型细胞经过适当处理，如放射线照射或丝裂霉素 C 干预后，失去免疫应答能力但仍保持刺激能力，将该细胞和受检细胞进行混合淋巴细胞培养，如受检细胞受到刺激后不发生增殖反应，表明它具有与纯合子分型细胞相同的 HLA-D 抗原。

【参考范围】以反应细胞对刺激细胞反应低下者为阳性。

【临床意义】HLA-D 纯合子分型细胞可以鉴定供、受体的 HLA-D 抗原，而供、受体的 HLA-D 抗原是否一致，影响着器官移植的是否成功。

2. HLA-DP 抗原的检测 以被检者淋巴细胞为刺激细胞，以预致敏的淋巴细胞为反应细胞，进行混合淋巴细胞培养，用 ^{3}H-TdR 掺入法观察反应细胞的增殖情况。

【参考范围】反应细胞对刺激细胞反应升高者为阳性。

【临床意义】选择相同 HLA-DP 抗原的供、受体，是器官移植成功的前提条件之一。

三、血清学分型技术

1. 微量细胞毒试验 取已知 HLA 分型的血清，加入被检者淋巴细胞，在补体的参与下充分作用，根据淋巴细胞的死活判定其表面是否具有与分型血清中抗体相对应的抗原。

NOTE

【参考范围】计算阳性细胞（死细胞）加以判断：8 分：76%～100%；6 分：51%～75%；

4分：26%～50%；2分：11%～25%；1分：0～10%。通常以>50%（即>6分）为阳性；>80%为强阳性。

【临床意义】供、受体具有相同的HLA是防止移植器官排斥反应的基本条件之一。

2. 特定细胞群反应抗体检验　特定细胞群反应抗体（PRA）的判定是将已知抗原的淋巴细胞与患者血清及补体共同孵育，如患者血清中含有能与淋巴细胞表面特异性结合的抗体，在补体存在的情况下，可发生细胞溶解作用，从而判断患者的免疫状态及HLA抗体的特异性。

【参考范围】PRA值 = 阳性孔数目 / 样品孔数目 ×100%。如细胞群包括了绝大部分HLA的58个人细胞，抗原抗体反应后有18个人细胞溶解，其PRA值为18/58×100%=31%。正常应<10%。

【临床意义】实体器官移植前应检测受体血清是否存在PRA及其致敏程度。PRA值在11%～50%时为轻度致敏，PRA值超过50%时为高度致敏。PRA值越高，移植器官的存活率越低。

3. 淋巴细胞毒交叉配型试验　将分离纯化的供者淋巴细胞，加入受者的血清及兔补体，观察淋巴细胞死亡百分率。

【参考范围】只有阳性者死细胞百分率必须比对照血清高出30%，而对照血清的死细胞百分率小于30%时，才可判定存在淋巴细胞毒反应。

【临床意义】在移植前检查受者血清中是否存在抗供者抗原的预成抗体极为重要，这种抗HLA抗体具有细胞毒性，能引起移植体的超急性排斥反应。

【复习思考题】

1. 试述免疫球蛋白的作用及分类。
2. 简述T细胞分化抗原测定的意义。
3. 简述TORCH试验包括的项目和意义。
4. 补体C_3测定有何意义？
5. 何谓肿瘤标志物？分哪几类？诊断肝癌的标志物有哪些？
6. 不同自身抗体检查有什么主要临床意义？

NOTE

第二十一章 临床常见病原体检查

【学习要求】

1. 掌握临床常见病原体的种类及其感染的临床意义；掌握临床常见性传播疾病的检查指标及其临床意义；掌握医院感染的概念及其常见临床类型。

2. 熟悉临床病原体检查的基本方法；熟悉医院感染的常见病原体；熟悉临床常见耐药病原体及其耐药机制。

3. 了解医院感染的监测方法；了解病原体耐药性的检查方法。

【学习方法】

1. 与基础医学相结合。学习病原体检查标本时，注意联系生理学相关知识，如各种体液的产生机制；学习感染性疾病病原体检查时，注意联系病原生物学相关知识，如微生物分类及其基本特点；学习病原体检查方法时，注意联系分子生物学相关知识，如 PCR 原理等。基于基础医学知识，理解病原体检查的相关概念。

2. 与临床医学相结合。学习性传播疾病病原体检查时，注意联系各种性传播疾病的临床特征；学习医院感染病原体检查时，注意联系呼吸道感染、泌尿道感染等疾病的临床特点。与临床医学相结合，记忆病原体感染的临床意义。

临床病原体有 500 种以上，主要包括各种微生物和寄生虫，而微生物包括病毒、细菌、真菌、支原体、衣原体、立克次体、螺旋体和放线菌等，其中病毒、细菌和真菌最为常见。临床病原体检查指利用各种实验方法查明各种感染的病原体，明确感染的发生与性质，以早期诊断，及时治疗，并防止病原体扩散。临床病原体检查对于感染性疾病的预防、诊断、治疗及预后判断至关重要。临床病原体检查的一般原则是：采用正确的方法采集和运送标本；采用恰当的方法进行检查；结合其他临床资料做出诊断；结合诊断结果指导临床用药和治疗。

第一节 概 述

一、标本采集和运送

标本的质量是病原学检查的基本要素。标本的采集、运送、处理和储存直接影响检查结果，任何环节处置不当，都可能使结果出现误差或错误，甚至导致临床的误诊误治。所有病原体检查的标本都应该在无菌操作、防止污染的原则下认真进行采集和运送，标本采集后应尽快送检。所有标本都应被视为传染品，对具有高度危险性的标本要有明显标识。用后的标本应按

NOTE

要求做消毒处理，容器要做消毒、毁形或焚烧等处理。

1. 血液 怀疑为菌血症、败血症或脓毒血症患者，一般在发热初期和高峰期使用抗菌药物前采集。以无菌法由肘正中静脉穿刺采样，成人每次10～20mL，婴儿及儿童每次1～5mL。必要时24小时内在不同时间、不同部位采血标本3次，可提高血培养的阳性率。标本采集之后最好在床边接种，否则应置盛有抗凝剂的无菌瓶中送检。每份标本均应同时做需氧菌及厌氧菌培养。

2. 尿液 尿液标本一定要留取清洁中段尿，不仅要务必清洁外阴，而且要叮嘱患者留取中段尿，一般采集尿液标本10～20mL，置于无菌容器内送检。对于排尿困难者，可导尿留取标本；需厌氧培养者，可采用膀胱穿刺法收集，无菌厌氧小瓶运送。务必注意尿液中不可加入防腐剂。

3. 粪便 尽可能取含脓血或黏液的粪便，置于清洁容器中送检，不可混有尿液、消毒液等其他物质。对于排便困难者或婴儿，可用直肠拭子采集，拭子置于有保存液的试管内送检。对于传染性腹泻患者，常需采集3次不同时间的粪便送检培养。根据要检测细菌的不同，选用合适的运送培养液，以提高阳性检出率。例如，对于霍乱弧菌、副溶血弧菌引起腹泻的粪便标本，应采用碱性蛋白胨水或卡－布（Cary–Blair）运送培养液。

4. 呼吸道标本 包括痰液、咽拭子、鼻咽拭子及通过气管支气管收集的标本（支气管肺泡灌洗液等）等。鼻咽拭子和鼻咽灌洗液可供鼻病毒、呼吸道合胞病毒、肺炎衣原体等多种呼吸道常见病原体检测。痰液标本应在医护人员指导下留取，嘱患者清洗口咽，咳出深部痰液，置于无菌容器中送检。用符合要求的痰液标本涂片镜检，应≤10个鳞状上皮细胞/LP，并≥25个白细胞/LP。常规培养应于2小时内送检并及时接种。

5. 生殖道标本 包括生殖道分泌物、疱疹液、脓液、前列腺液及精液等。对于一般性传播疾病，常取尿道口分泌物、外阴糜烂面病灶边缘分泌物、阴道宫颈口分泌物或前列腺液等；对于生殖道疱疹，可穿刺抽取疱疹液；对于盆腔脓肿患者，可于直肠子宫凹陷处穿刺取脓。标本收集后可于4℃保存，如存储超过24小时，应于－70℃存放。淋病奈瑟菌需保温送检。

6. 其他标本

（1）脑脊液：脑膜炎奈瑟菌等脑膜炎病原体对外环境抵抗力较弱，易死亡，故脑脊液标本应床边接种，或立即保温送检。

（2）胸水、腹水和心包穿刺液：由于含菌量常较少，标本采集量宜大，标本接种于血培养瓶中，也可经抗凝、离心处理后再接种培养。

（3）眼、耳部标本：一般用拭子采样。根据病种和病情不同，亦可于局部麻醉后取角膜刮屑、鼓膜穿刺采样等。

（4）创伤、组织标本：采集部位应先清除污物并消毒皮肤。损伤面积较大的创伤，应从不同部位采集多份标本。如果标本较少，应加无菌等渗盐水防止干燥。

（5）脓肿标本：清洁皮肤后，对于开放性脓肿，宜用无菌拭子采取脓液及病灶深部分泌物；对于封闭性脓肿，则以无菌干燥注射器穿刺取样；疑为厌氧菌感染者，取样后立即排净注射器内空气，针头刺入无菌橡皮塞后送检。

NOTE

二、标本的实验室质量评估标准

标本送至病原微生物实验室后，工作人员应根据标本信息、采集方式、时间、部位、运送方式等对标本进行质量评估，判定标本是否合格，以决定是否接收。

实验室应建立严格的标本接收和拒收准则，其要点如下：

1. 基本信息　标本须注明姓名、性别、年龄、采集日期（或时间）、临床诊断、标本名称、检验项目等基本信息，并应有病情及治疗说明。不接收无标签标本。

2. 时间　应仔细核对标本采集、送检日期（或时间）。用于细菌学检验的标本不应超过24小时存放，而病毒学检验的标本可于4℃存放2～3天。一般不接收延误标本。

3. 容器　检查送检容器是否完好，若有破损或渗漏等，不予接收。

4. 运送　标本储存、运送方式不当，不予接收。尤其应注意厌氧培养标本及某些对环境温度敏感的病原体标本的送检方式。

5. 污染　被污染的标本，不予接收。

6. 标本量　标本量明显不足的标本，一般不予接收。如标本量少且不易取得，要在采集后15～30分钟内送检。

7. 特殊标本　对于烈性传染病标本的采集和运送应严格按相关规定执行，应有完善的防护措施，附详细的采样及送检记录，由专人护送。

三、检查方法

临床病原体的检查方法包括病原学方法、免疫学方法及分子生物学方法等。

（一）病原学方法

包括直接显微镜检查、分离培养和鉴定等。

1. 直接显微镜检查　是病原体检查中的基本方法之一，包括不染色显微镜检查、染色显微镜检查、荧光显微镜检查及电镜检查等。其中电镜检查不是临床应用的常规方法。

（1）涂片不染色显微镜检查：主要用于检查活体细菌的动力及运动状态。采用悬滴法或压滴法，在不染色状态下借助暗视野或相差显微镜观察病原体的形态和运动方式等。

（2）涂片染色显微镜检查：将标本涂片染色，于光学显微镜下观察病原体的形态、染色性或宿主细胞内包涵体的特征。革兰染色和抗酸染色是病原体检查最常用的染色方法。

（3）荧光显微镜检查：有些病原微生物的标本经荧光染色后可直接检出，如结核分枝杆菌、麻风分枝杆菌和白喉棒状杆菌等。形态学和免疫学相结合的荧光免疫技术可特异性地检测出某些病原微生物的存在。

2. 病原体的分离培养和鉴定　是病原学检查中确诊的关键步骤，也是药敏试验的基础。细菌、真菌及病毒的分离培养技术日臻成熟。

（1）可人工培养的病原体：主要包括细菌、真菌、放线菌和支原体等。分离培养是感染性疾病的重要诊断方法。根据临床症状、体征以及病原体的镜下特征做出病原学初步诊断后，标本经接种前处理，接种于适当的培养基，在适当的孵育条件下培养。形成菌落后，根据菌落性状、细菌形态、染色特性、生化及免疫反应特点等，鉴定分离菌，也可借助于微量鉴定系统快速鉴定。同时做药物敏感试验以寻找敏感的抗菌药物。

（2）不可人工培养的病原体：主要包括病毒、衣原体、立克次体和螺旋体等。可将标本接种易感动物、鸡胚或细胞培养。接种动物后，根据动物感染范围、动物发病情况及潜伏期，初步推测为某种病原体。接种于鸡胚的病毒，根据不同接种途径所形成的特殊病灶及敏感性进行病原体初步鉴定。细胞培养的病毒，可依据细胞病变的特点，红细胞吸附、干扰现象，血凝性质等，缩小鉴定病毒的范围，最终用免疫学方法鉴定。

（二）免疫学方法

免疫学方法包括病原体抗原和抗体的检查。检测血清中的抗原或抗体，又称血清学试验。病原体的免疫学方法具有较高的敏感性和特异性，尤其对于难以培养的病原体，常依赖免疫学方法，如免疫凝集试验、免疫沉淀试验、标记免疫技术及免疫组化技术等，不同的检测方法，敏感性、特异性及重复性等也不相同。临床应用最广泛的是酶联免疫吸附试验（ELISA）。病原体抗原一般在病程的潜伏期或发病早期即可阳性，而抗体略晚。抗原比抗体更有诊断价值。

1. 病原体抗原检查 指用已知抗体检测标本中的未知相应抗原。抗原检查广泛用于各种感染性疾病的早期快速诊断。检测细菌不同的抗原构造可对细菌进行分型，如利用抗血清与菌液的直接凝集试验可将不同的志贺菌准确分型。对于活细胞内增殖的病原体，利用单克隆抗体检测血液中的特异性抗原，有利于相应疾病的诊断，如检测乙肝病毒表面抗原以诊断乙肝病毒感染。近年来开展的蛋白质芯片（protein chips）是随着蛋白质组学的发展而出现的蛋白质及多肽分析的新技术，可以同时对多种病原体特异性抗原进行检测。

2. 病原体抗体检查 指用已知抗原检测标本中的未知相应抗体。人体感染病原体后经过一定时间后可产生特异性抗体。由于 IgM 型抗体产生最早且半衰期较短，通常用于感染性疾病的现症感染诊断及早期诊断；而 IgG 抗体产生较晚且半衰期较长，通常用于感染性疾病的既往感染诊断，也可用于追溯性调查或人群免疫力水平的调查。

（三）分子生物学方法

分子生物学方法指检查病原体核酸，包括 DNA 和 RNA。病原体核酸检测不仅可用于目前尚不能或很难分离培养的病原体检测，而且还可用于检测核酸变异，尤其在病毒感染性疾病的诊断与研究方面得到了广泛应用。临床常用的核酸检测技术如下：

1. 聚合酶链反应（polymerase chain reaction，PCR） 是临床应用最广泛的分子生物学技术。PCR 是一种体外基因扩增技术，可在短时间内将标本中微生物的相应基因扩增至几百万倍，故可检出极其微量的微生物核酸，具有很高的敏感性和特异性，目前已经应用于临床多种病原体的快速检测。

2. 分子杂交技术 指利用核酸变性和复性的性质，使具有一定同源序列的两条单链核酸在一定条件下按照碱基互补配对原则发生特异性结合，形成相对稳定的异质双链的过程，是基因诊断领域最常用的基本技术之一。用特异的细菌或病毒的核酸序列做探针，与组织细胞杂交，可确定是否有病原体的感染。

3. 基因芯片（gene chips）技术 是由传统分子杂交技术发展而来的新高通量核酸分析技术，能同时分析几十万、上百万种核酸分子，其本质是分子杂交技术的集成化、微型化。由于可同时检测大量核酸靶点，临床上可用于对可能感染的多种病原体同时进行筛查及耐药基因筛查。

第二节 感染性疾病常见病原体检查

感染性疾病指各种病原体侵入机体引起的疾病，具有传染性的感染性疾病又称传染病。目前感染性疾病的流行特点如下：①疾病谱变迁：新发传染病不断出现而经典传染病死灰复燃。新发传染病如获得性免疫缺陷综合征、肠出血性大肠杆菌腹泻、严重急性呼吸综合征、疯牛病、埃博拉出血热、人禽流感、中东呼吸综合征等；经典传染病如梅毒、结核病、霍乱等。②病原体耐药变异增加：多重耐药菌株不断出现，导致抗感染的治疗逐渐困难。③条件致病菌感染及医院感染增加：源于侵入性检查与治疗、肿瘤的放疗与化疗及器官移植等。

临床病原体检查对感染性疾病的正确诊断、合理用药、及时预防及有效控制十分重要。

一、细菌感染检查

细菌是临床上最常见的原核细胞微生物，也是临床最常见病原体之一。细菌感染检查指从临床送检的各种标本中寻找、分离、培养和鉴定细菌，并进行药物敏感试验。细菌感染性疾病一度严重威胁人类生命健康，直至抗生素出现，病原检查可明确病因。

1. 检查

（1）病原学方法：包括直接显微镜检查和细菌分离培养鉴定。例如，尿道分泌物革兰染色检查淋病奈瑟菌以诊断淋病；痰液抗酸染色检查结核分枝杆菌以诊断结核病；血液细菌培养寻找致病菌以诊断菌血症、败血症及脓毒血症等。

（2）免疫学方法：机体针对感染的细菌可产生特异性抗体，如检查血液幽门螺杆菌抗体以诊断幽门螺杆菌感染等。

（3）分子生物学方法：检查细菌 DNA，如用 PCR 技术检测脑脊液结核分枝杆菌等。

此外，新近开展的一些微量鉴定系统及自动化细菌培养与鉴定系统因其快速、简便、准确，已在临床上被广泛应用。

2. 临床意义 细菌培养是临床最重要、最常用的细菌感染诊断方法，是细菌感染性疾病诊断的“金标准”。针对许多临床常见致病菌，已建立十分成熟的培养技术。细菌感染检查是细菌感染性疾病病原学诊断、抗菌药物合理使用、流行病学调查及医院感染监控的依据。药物敏感试验对于寻找敏感药物，从而指导临床用药、减少耐药性发生至关重要。

二、病毒感染检查

病毒是在活细胞内增殖的非细胞型微生物，是临床最常见病原体之一，目前发现对人类致病的病毒有 500 多种。病毒感染检查指从临床送检的各种标本中检出病毒并准确鉴定，指导临床合理用药。由于尚无针对病毒的特效药，病毒感染性疾病比细菌感染性疾病危害更大。

1. 检查

（1）免疫学方法：如采用酶联免疫吸附试验（ELISA）检测各种肝炎病毒的抗原和抗体。

（2）分子生物学方法：如采用反转录 PCR（RT-PCR）技术检测艾滋病毒 RNA 等。

（3）病原学方法：通过动物接种、鸡胚接种及细胞培养可实现病毒的分离、培养和鉴定。

NOTE

2. 临床意义　免疫学和分子生物学方法是临床最常用的病毒感染诊断方法，细胞培养法是病毒检查的“金标准”，但尚未在临床广泛开展。病毒感染检查是病毒感染性疾病诊断、治疗、预防、流行病学调查及医院感染的依据。根据检查结果，结合流行病学资料及临床表现等，可做出诊断。

三、真菌感染检查

真菌是以腐生或寄生方式摄取养料的真核细胞型微生物，目前发现对人类致病的真菌有150余种，真菌感染引起真菌病。真菌感染检查指从临床标本中检出真菌并准确鉴定，并指导临床合理用药。由于宿主免疫防御功能下降，临床上真菌感染逐年增多。

1. 检查

（1）*病原学方法*：包括直接显微镜检查和分离培养鉴定。镜检可见真菌孢子及菌丝的形态；将真菌接种于沙氏培养基或血平板，在适当条件下培养，可见真菌菌落性状及菌丝和孢子形态，并鉴定菌种。

（2）*其他方法*：如真菌抗原检测、真菌核酸检测及动物实验等。

2. 临床意义　真菌感染主要的临床检查方法是病原学方法，其他检查方法临床应用较少。真菌分离培养鉴定是真菌病诊断的“金标准”。真菌感染检查是真菌病诊断、治疗、预防、流行病学调查及医院感染的依据。临床常见深部真菌有白色念珠菌及新型隐球菌等；常见浅部真菌有皮肤癣真菌等。

四、寄生虫感染检查

人体寄生虫虫种总数超过700种，临床常见的有30多种，包括原虫、蠕虫及医学节肢动物等。寄生虫侵入宿主后可在宿主体内寄生、发育而致感染。寄生虫感染引起的疾病称寄生虫病。寄生虫感染检查指从临床标本中检出寄生虫并进行鉴定。

1. 检查

（1）*病原学方法*：即检获病原体，包括虫体和虫卵。每种寄生虫都在某个特定生活阶段通过一定生活方式排离宿主，据此从感染者血液、组织液、排泄物、分泌物或活组织涂片中可检查出不同生活阶段的寄生虫。

（2）*其他方法*：若难以检获病原体，可采用免疫学方法或分子生物学方法。如对于组织中或器官内寄生的寄生虫，不易取得标本，可采用免疫学方法检查体内的特异性抗体或抗原，但不具有确诊价值。

2. 临床意义　检获病原体是诊断寄生虫病最可靠的方法。寄生虫感染检查是寄生虫病诊断、治疗、预防及流行病学调查的依据。实验诊断是寄生虫病确诊的主要依据。

五、其他病原体感染检查

1. 支原体感染　支原体是能在人工培养基上生长繁殖的最小的原核细胞微生物。支原体检查的主要方法是病原学方法，但由于胞体小、无细胞壁、高度多形性、革兰染色不易着色等，直接显微镜检查常无意义，分离培养和鉴定是确诊支原体感染的主要依据。不同种支原体在培养基中生长速度不一，解脲支原体和人型支原体生长较快，肺炎支原体生长较慢，培养后

NOTE

观察典型菌落形态可做出初步鉴定，用特异性抗血清做生长抑制试验（GIT）或代谢抑制试验（MIT）可进一步确诊。此外，DNA 探针、荧光 PCR 等快速检测技术业已应用于临床。临床常见的支原体有肺炎支原体、解脲支原体及人型支原体等。肺炎支原体可导致呼吸道感染，如支气管炎，约 1/3 可致肺炎；解脲支原体和人型支原体可导致非淋病性尿道炎。

2. 衣原体感染 衣原体是不能在人工培养基上生长的并具有独特发育周期的原核细胞微生物。衣原体感染人体后，可在细胞质内形成包涵体，显微镜检查包涵体，对衣原体感染诊断有参考价值。由于严格活细胞内寄生，与病毒类似，通过动物接种、鸡胚接种及细胞培养可实现衣原体的分离、培养和鉴定。用荧光标记衣原体单克隆抗体，可快速确定感染衣原体的血清型。DNA 探针技术、荧光定量 PCR 等可用于衣原体感染的诊断和流行病学调查。衣原体感染诊断的“金标准”是细胞培养法，而免疫学方法和分子生物学方法是临床常规检查方法。临床常见的衣原体有沙眼衣原体、肺炎衣原体及鹦鹉热衣原体等。沙眼衣原体可引起沙眼、包涵体结膜炎及泌尿生殖道感染；肺炎衣原体和鹦鹉热衣原体可导致呼吸道感染。

3. 立克次体感染 立克次体是不能在人工培养基上生长的严格宿主细胞内寄生的原核细胞微生物，大小介于细菌和病毒之间，革兰染色阴性。检查方法有直接镜检法、细胞培养法、PCR 法及免疫学方法。临床上诊断斑疹伤寒、恙虫病等立克次体感染的最常用方法是外斐试验。临床常见的立克次体有普氏立克次体、莫氏立克次体及恙虫病东方体等。普氏立克次体可引起流行性斑疹伤寒，莫氏立克次体可导致地方斑疹伤寒，而恙虫病东方体可导致恙虫病。

4. 螺旋体感染 螺旋体是细长、柔软、弯曲呈螺旋状的运动活泼的原核单细胞生物，基本结构与细菌类似，但在细胞壁与细胞膜之间有轴丝，在生物学上的位置介于细菌与原虫之间。由于多数螺旋体尚不能人工培养，临床广泛采用免疫学方法、分子生物学方法和直接显微镜检查。采用 ELISA 法检测患者血清的特异性抗体是常用的免疫学诊断方法。用 PCR 技术可快速检出螺旋体特异基因片段，现已成为临床常用的检测方法。在暗视野显微镜下观察，见到运动活泼的螺旋形体是诊断的主要依据。临床常见螺旋体有钩端螺旋体和苍白密螺旋体梅毒亚种（梅毒螺旋体）等。钩端螺旋体可引起人畜共患病钩端螺旋体病，梅毒螺旋体可导致常见的性传播疾病梅毒，伯氏疏螺旋体能引起人类莱姆病。

第三节　性传播疾病病原体检查

性传播疾病（sexually transmitted disease，STD）简称性病，指主要通过直接或间接性接触而传播的传染病。STD 包括梅毒、淋病、艾滋病、软下疳、性病淋巴肉芽肿、非淋菌性尿道炎、生殖器疱疹、尖锐湿疣、生殖器念珠菌病、细菌性阴道病及滴虫病等二十余种，其中梅毒、淋病和艾滋病为乙类传染病。STD 主要侵犯皮肤、性器官乃至全身脏器，已成为世界性的严重公共卫生问题。由于所有 STD 均由病原体感染引起，所以病原体检查对于 STD 的预防、诊断、治疗、预后判断、监测控制甚至对于优生优育等至关重要。STD 的诊断包括病史、体格检查及实验室检查等，实验室检查可为疾病的诊断提供确诊的依据。

NOTE

一、获得性免疫缺陷综合征病原体检查

获得性免疫缺陷综合征（acquired immunodeficiency syndrome，AIDS）是由人类免疫缺陷病毒（human immunodeficiency virus，HIV）感染引起的 STD，又称艾滋病。HIV 主要侵犯 CD_4^+T 细胞，导致细胞免疫缺陷。HIV 主要通过性接触、血液和母婴传播。AIDS 多数由 HIV-1 型引起，HIV-2 型 AIDS 主要在西非地区流行。

（一）病原学检查

病原学检查包括病毒分离培养及电镜检查病毒颗粒。病毒分离培养是检查 HIV 感染最准确的方法，一般培养外周血单个核细胞（PBMC）以检查是否 HIV 感染。

病毒分离培养法特异性强，尤其对于判定抗原或抗体检测为阴性的 HIV 感染者和 HIV 感染者（母亲）所生新生儿是否感染 HIV 有重要临床意义。但其敏感性差，操作复杂费时，费用较高，且必须在特定的生物安全防护三级实验室中进行，故不适合作为临床常规检查方法。

（二）免疫学检查

免疫学检查包括抗 HIV-1 和抗 HIV-2 抗体检查及 p24 抗原检查。HIV 感染机体后，p24 抗原在急性感染期就可出现，而血清 HIV 抗体在感染 3～8 周后方可检出。ELISA 和胶体金免疫法是临床常用方法，而蛋白印迹法常作为 HIV 抗体的确证方法。

HIV 抗体阳性是 HIV 感染的临床诊断依据。但要注意，HIV 感染人体后，HIV 抗体需经 3～8 周后方可检出，这一段时间称窗口期。在窗口期，HIV 复制水平较高，传染性较强。窗口期的检查依赖于 HIV 核酸及抗原检查。p24 抗原阳性经中和试验确认后也可作为 HIV 感染的诊断依据。

（三）分子生物学检查

HIV 基因组是两条相同的正链 RNA，每条长 9.2～9.8kb，有 3 组共 9 个基因。其中 *gag* 和 *pol* 基因变异较少，*env* 基因变异较大。HIV 核酸检查的临床常用方法是 RT-PCR，高灵敏度的实时荧光 PCR 能在 HIV 感染后两周内检测到 HIV RNA。

分子生物学检查可作为 HIV 感染的早期诊断和辅助诊断依据。通常检查血液 HIV 抗体可正确判断 HIV 感染，但在某些情况下难以判定。①免疫学标志尚未出现的患者：如 HIV 感染窗口期，HIV 抗体阴性但 HIV RNA 阳性。②免疫学检查结果不典型的患者：如检查结果似是而非。③重度免疫缺陷的患者：高度怀疑 HIV 感染而 HIV 抗体阴性。④判定 1.5 岁以下婴儿的 HIV 感染：HIV 抗体可能源于母体，以 HIV RNA 检查确证是否感染。此外，核酸检查可通过病毒载量直接反映病情进展，并用于 AIDS 的病程监控、指导治疗、疗效判定及预后判断等。

此外，HIV 感染还有以下检查方法：① CD_4^+ 细胞计数；②机会性感染病原体的检测，如肺孢子菌、隐球菌、其他真菌、弓形虫、肝炎病毒、巨细胞病毒、EB 病毒、细菌等；③卡波西肉瘤（Kaposi's sarcoma）、淋巴瘤等恶性肿瘤的检查等。

二、梅毒的病原体检查

梅毒（syphilis）是由苍白密螺旋体（Treponema pallidum，TP）梅毒亚种引起的 STD。梅毒主要通过性接触和母婴传播，但也不排除非性接触传播。人是梅毒的惟一传染源，梅毒螺旋

体几乎可使人体的任何器官发生病变，临床上可表现为一期梅毒，以硬下疳为主；二期梅毒，以皮肤和黏膜损害为主；三期梅毒，以全身脏器损害为主。

（一）病原学检查

由于不能在无活细胞的人工培养基中生长繁殖，TP 的病原学检查主要包括直接暗视野显微镜检查、免疫荧光染色和镀银染色法检查。TP 革兰染色阴性，但不易着色，镀银染色呈棕褐色。

病原学检查是诊断早期梅毒惟一快速、可靠的方法，尤其对已出现硬下疳而梅毒血清反应呈阴性者意义更大。可采集皮肤黏膜损害部位的渗液或肿大的淋巴结穿刺液检查。

（二）免疫学检查

人感染 TP 后，可产生两类抗体，即特异性抗 TP 抗体和非特异性抗 TP 抗体，后者又称反应素。反应素是机体针对 TP 或组织细胞释放的类脂或脂蛋白而产生的抗体。检测特异性 TP 抗体的试验又称 TP 抗原试验，包括 TP 血细胞凝集试验（TPHA）、TP 明胶颗粒凝集试验（TPPA）及荧光螺旋体抗体吸收试验（FTA-ABS）等。检测反应素的试验又称类脂抗原试验，包括性病研究实验室试验（VDRL）、快速血浆反应素环状卡片试验（RPR）及甲苯胺红不加热血清反应素试验（TRUST）等。

免疫学方法是临床诊断梅毒的常用方法，对潜伏期梅毒诊断尤为重要。类脂抗原试验是梅毒感染筛查试验，还可用于 TP 疗效的监测，反复感染时，抗体滴度较高。TP 抗原试验是 TP 抗体的确证试验，但阳性反应不能说明是正在感染还是既往感染，因此不能作为 TP 现症感染的诊断依据，也不能用于疗效监测。

（三）分子生物学检查

常采用 PCR 技术检测 TP 的 DNA。

基因诊断技术的特异性、敏感性均优于免疫学方法。适用于梅毒孕妇羊水、新生儿血清及脑脊液标本。

此外，TP 感染检查还包括脑脊液检查法。主要用于神经梅毒的诊断、治疗及判断预后。脑脊液淋巴细胞$\geqslant 10\times10^6$/L、蛋白量 0.5～1g/L、VDRL 试验阳性等有诊断价值。PCR 检测脑脊液梅毒螺旋体 DNA，可以快速准确诊断神经梅毒。

三、淋病病原体检查

淋病（gonorrhea）是由淋病奈瑟菌（Neisseria gonorrhoeae）引起的发病率最高的 STD。淋病奈瑟菌简称淋球菌，主要通过性接触传播，人类是其惟一宿主。

（一）病原学检查

病原学检查包括直接显微镜检查和分离培养与鉴定。①直接显微镜检查：经涂片革兰染色，淋球菌呈革兰阴性，肾形，成双排列并凹面相对。②分离培养：在巧克力平板经 24 小时培养，淋球菌形成直径 0.5～1.0mm、灰白色、有光泽、凸起的菌落。

人体感染淋球菌后，2～14 天后出现临床症状，男性发生急性尿道炎，继发附睾炎、前列腺炎等。女性发生宫颈炎，继发子宫内膜炎、输卵管炎等。此外还有口咽淋病、肛门直肠淋病、新生儿结膜炎等。直接显微镜检查对于男性淋病的诊断价值较大，阳性率可达 95%，若发现中性粒细胞内的淋球菌，一般可临床诊断。对于女性淋病，由于阴道宫颈处杂菌较多，最好同时做细菌培养检查。淋球菌培养是淋病诊断的“金标准”。因此女性患者及症状轻或无症状的男性患者，均以淋球菌培养为准。

（二）其他方法

1. 免疫学检查　采用 ELISA 或免疫荧光技术检测分泌物中的淋球菌抗原。

2. 分子生物学检查　怀疑为淋球菌感染但淋球菌培养阴性者，可用 PCR 技术检测淋球菌 DNA 以协助诊断。由于易出现假阳性，临床上不用作常规检查。

四、非淋菌性尿道炎病原体检查

非淋菌尿道炎（non-gonococcal urethritis，NGU）是由沙眼衣原体（Chlamydia trachomatis，CT）、解脲支原体（Ureaplasma urealyticum，UU）和人型支原体（Mycoplasma hominis，MH）等淋球菌以外的病原体引起的 STD。主要通过性接触传播。NGU 发病率呈上升趋势，在西方国家已成为发病人数最多的性病。

（一）病原学检查

病原学检查包括直接显微镜检查和分离培养与鉴定。

（1）直接显微镜检查：主要用于检查 CT，CT 可在敏感细胞中增殖形成包涵体，对临床标本做涂片、姬姆萨染色或碘染色，如发现有一定数量的典型包涵体即可做出诊断。

（2）分离培养与鉴定：① CT 培养：将标本接种于鸡胚卵黄囊或传代细胞，培养后可见 CT 包涵体；② UU 培养：UU 在 pH 5.5～6.5 含有酚红和尿素的液体培养基中，37℃ 24 小时可使液体由黄色变红色。在固体培养基上 2～4 天，可形成“T”株（tiny strain）；③ MH 培养：在固体培养基可形成“油煎蛋”样菌落。

CT 是最常见的 NGU 病原体，是男性 NGU 的主要病因，也是沙眼的病原体。UU 和 MH 在多数成人下生殖道中可分离到，但在 NGU 人群的分离率远高于正常人群。CT 包涵体的检查主要适用于新生儿眼结膜炎刮片的检查，对 NGU 检查不敏感。分离培养是诊断 NGU 病原体感染的“金标准”。

（二）分子生物学检查

常采用实时荧光 PCR 技术，检测 NGU 病原体的 DNA。

核酸检测有助于 NGU 病原体感染的早期诊断和及时治疗，对于提高疾病检出率、控制疾病传播和改善生活质量有重要意义。

此外，NGU 病原体感染检查还包括免疫学方法，如从分泌物中提取 CT 抗原，而后采用胶体金免疫技术检测抗原，简便快捷。

五、其他 STD 病原体检查

（一）生殖器疱疹

生殖器疱疹（genital herpes）是由单纯疱疹病毒（herpes simplex virus，HSV）引起的常见 STD。病原体主要是 HSV-2 型，少数为 HSV-1 型。HSV-2 感染的典型症状是生殖器疱疹，感染部位出现斑疹与丘疹，随后成群小水疱、脓疱与溃疡，可伴发热、腹股沟淋巴结肿大及排尿困难等。由于反复发作，对病人的健康和心理影响较大。

NOTE

1. 检查

（1）病原学方法：①细胞学检查：涂片标本姬姆萨染色，镜下可见特征性的多核巨细胞或核内病毒包涵体。此法简单、快速、便宜，可广泛应用，但敏感性只有培养法的40%～50%。②分离培养：标本接种于敏感细胞（如兔肾细胞）培养3～5天，病毒感染细胞出现肿胀、融合等病变。此法特异性强，敏感性取决于标本的质量，所需技术条件高，价格昂贵。

（2）其他方法：① HSV 抗原：标本涂片后，采用单克隆抗体免疫荧光技术或酶免疫技术检测 HSV 抗原，敏感性为培养法的 80%。② HSV 抗体：检测血清 HSV IgM 或 IgG 抗体。③ PCR：检测皮损内 HSV DNA，敏感性和特异性均很高。

2. 临床意义 HSV 感染在人群较为普遍，通常是隐性感染，但也可引起显性感染，如生殖器疱疹，孕妇的流产、早产、死胎和畸胎等。快速诊断有助于及早治疗并减少传播。HSV-2 感染是 HSV-1 感染的 4 倍。病毒分离培养是诊断 HSV 感染的“金标准”，但临床最常用的方法是免疫学方法，IgM 抗体阳性有临床诊断价值，IgG 抗体感染后长期存在，常用于血清流行病学调查，一般不用作临床诊断。

（二）尖锐湿疣

尖锐湿疣（condyloma acuminatum）是由生殖器人乳头瘤病毒（human papilloma virus，HPV）引起的皮肤黏膜良性新生物。通过直接或间接的性接触传播。

1. 检查 ①醋酸白试验：在可疑的受损皮肤上用 5%醋酸涂抹或敷贴，3～5 分钟有尖锐湿疣的皮肤局部发白为阳性。该试验特异性不高，对尖锐湿疣的诊断与指导治疗有一定价值。② HPV 抗原：可对病原进行组织定位，但敏感度不高。③病理组织学检查：可见表皮过度角化、大量泡化细胞等。④ PCR：检测 HPV DNA。

2. 临床意义 典型的尖锐湿疣根据病史和临床表现，一般可做出诊断。临床表现不典型者，需实验室检查。病理组织学检查是临床最常用的方法，是诊断 HPV 感染的重要证据。

（三）软下疳

软下疳（chancroid）是由杜克雷嗜血杆菌感染引起的 STD。主要表现为发生于生殖器部位的多个痛性溃疡，多伴有腹股沟淋巴结化脓性病变。

1. 检查 ①直接涂片：从溃疡或横痃处取材涂片，革兰染色，镜下见到革兰阴性短杆菌，呈长链状排列，多条链平行，似“鱼群状”，可考虑为杜克雷嗜血杆菌。此法敏感性及特异性均较低。②细菌培养：在选择性培养基上接种，培养杜克雷嗜血杆菌阳性，可确诊为软下疳。③ PCR：检测杜克雷嗜血杆菌 DNA。

2. 临床意义 涂片发现革兰染色阴性链杆菌，结合临床症状，一般可做出诊断，但确诊需细菌分离培养和鉴定。

第四节 医院感染常见病原体检查

医院感染（nosocomial infection）又称医院获得性感染（hospital acquired infection）或院内感染，指在医院活动期间获得的感染，包括在医院内发生以及在医院内获得而在医院外发生的感染，不包括入院前已开始或入院时已处于潜伏期的感染。感染对象包括一切在医院内活动的人员，如患者、医务人员、访客、陪客和探视者等，主要是前两者。住院患者免疫力低下或接受侵入性的诊断和治疗等，成为易感人群；医务人员与陪住人员由于密切接触住院患者，也成为易感人群。医院环境、未彻底消毒灭菌的医疗器械及某些治疗措施为病原体感染创造了条件。医院感染成为当今医学领域中的重要问题。

下列情况属于医院感染：①无明确潜伏期的感染，规定入院 48 小时后发生的感染为医院感染；有明确潜伏期的感染，自入院时起超过平均潜伏期后发生的感染为医院感染。②本次感染直接与上次住院有关。③在原有感染基础上出现其他部位新的感染（除外脓毒血症迁徙灶），或在原感染已知病原体基础上又分离出新的病原体（排除污染和原来的混合感染）的感染。④新生儿在分娩过程中和产后获得的感染。⑤由诊疗措施激活的潜在性感染，如疱疹病毒、结核杆菌等的感染。⑥医务人员在医院工作期间获得的感染。

下列情况不属于医院感染：①皮肤黏膜开放性伤口只有细菌定植而无炎症表现。②由于创伤或非生物性因子刺激而产生的炎症表现。③新生儿经胎盘获得的感染。④患者原有的慢性感染在医院内急性发作。

一、医院感染的临床类型

1. 下呼吸道感染　是最常见的临床类型。多发生在吞咽及咳嗽反射减弱、意识障碍、气管插管或气管切开等情况时，以革兰阴性杆菌最多见。对危重患者、免疫抑制状态患者、免疫力衰弱患者的威胁较大。临床可出现发热、咳嗽、咯痰、胸痛等，X 线检查可为阴性，下呼吸道痰液培养和药敏试验有助于诊断并找到有效药物。

2. 尿路感染　多见于有尿路器械操作史的患者，常由于保留导尿系统交叉污染而造成导管外上行性感染，以革兰阴性杆菌多见。尿液培养和药敏试验有助于诊断并找到有效药物。下列情况一般可诊断：①患者出现无症状菌尿，细菌培养阳性，细菌计数 $>10^5$/mL；②细菌培养阴性，但有发热及尿道综合征，尿沉渣白细胞 >10/HP；③本有尿路感染，入院后细菌培养发现新的细菌。

3. 手术切口感染　①外源性感染：更多见，如医务人员手指皮肤的接触传播；②内源性感染：如腹部手术、妇科手术等伤口感染的病原体常来源于自身正常菌群。分泌物培养和药敏试验有助于诊断并找到有效药物。

4. 其他　①血液感染：主要为菌血症，可由静脉内输液、血液透析等引起，也可由于外科手术、下呼吸道感染或皮肤感染导致，血液培养可以诊断。②静脉插管及针刺部位感染：局部可见化脓性改变，分泌物培养有助于诊断。③胃肠道感染：主要见于使用抗生素所致的肠炎。

二、医院感染的病原体

1. 常见病原体　几乎所有病原体都可以导致医院感染，常见病原体如下：①革兰阳性球菌：葡萄球菌、链球菌及肠球菌等；②革兰阴性杆菌：大肠埃希菌、阴沟肠杆菌、肺炎克雷伯菌、铜绿假单胞菌、鲍曼不动杆菌、嗜肺军团杆菌等；③专性厌氧菌：脆弱拟杆菌、梭菌属某些种；④其他杆菌：产单核李斯特菌、结核分枝杆菌等；⑤病毒：肝炎病毒、水痘－带状疱疹病毒、流感病毒、单纯疱疹病毒、巨细胞病毒、轮状病毒等；⑥真菌：念珠菌、隐球菌、组织

NOTE

胞浆菌、球孢子菌、曲霉菌等；⑦寄生虫：卡氏肺孢子虫等；⑧其他：支原体、放线菌等。其中最常见的病原体是大肠埃希菌、铜绿假单胞菌、肺炎克雷伯菌、鲍曼不动杆菌及金黄色葡萄球菌等。

2. 病原体特点　①条件致病：医院感染病原菌多为正常菌群的移位菌或对某些环境有特殊适应性的条件致病微生物。如大肠埃希菌本为肠道正常菌群，易黏附于泌尿道而导致泌尿系感染。②多重耐药：医院感染病原菌多具有耐药性甚至多重耐药性。与社区感染病原菌相比，医院感染病原菌的耐药性更强、耐药谱更广。

3. 病原体来源　医院感染包括外源性感染和内源性感染。外源性感染又称交叉感染，指由患者本身以外的病原体引起的感染，如患者间、患者与医务人员间的交叉感染，常见来源有其他患者、医院工作人员、陪护者、探视者及未彻底消毒的医疗器械、血液、血制品等。内源性感染又称自身感染，指由患者本身携带的微生物引起的感染，如正常菌群由于异位寄生、机体免疫力低下及抗菌药物不合理应用等原因导致的自身感染。

三、医院感染的监测

1. 医院环境的监测　污染的环境是引起医院感染的危险因素，必须定期对空气、物体表面、医务人员手部和消毒灭菌效果等进行监测。空气中细菌污染的监测采用空气采样器或沉降法采样，计算 1 立方米空气中的细菌数；物体表面细菌污染可采用棉拭子或压印法采集，计算出每平方厘米的细菌数；医务人员手部细菌可用棉拭子或 Rodac 平皿压印法检查，计算出每平方厘米的细菌数。其卫生标准见表 21–1。

表 21–1　各类环境中空气、物体表面、医务人员细菌总数卫生学标准

环境类别	适用范围	空气（CUF/m^3）	物体表面（CUF/cm^2）	医务人员（CUF/cm^2）
Ⅰ	①	≤10	≤5	≤5
Ⅱ	②	≤200	≤5	≤5
Ⅲ	③	≤500	≤10	≤10
Ⅳ	④	—	≤15	≤15

注：①层流手术室、层流病房。②普通手术室、产房、婴儿室、重症监护病房等。③儿科病房、妇产科检查室、注射室、换药室、治疗室、化验室及各类普通病房等。④传染科及病房。

2. 消毒效果的监测　消毒灭菌效果监测指高压蒸汽的灭菌效果、紫外线杀菌效果及化学消毒剂消毒效果的监测。①利用嗜热脂肪杆菌（ATCC7953 或 SSIK31 株）作为高压蒸汽的灭菌指标。②枯草芽孢杆菌黑色变种（ATCC9372）作为紫外线杀菌效果监测指标。③化学消毒剂的监测包括消毒剂使用过程中污染细菌的监测和消毒剂应用效果的监测，目的是了解所使用的消毒剂的细菌污染程度和消毒剂的最小杀菌浓度，判定杀菌率和杀菌指数。

第五节　病原体耐药性检查

耐药性是指细菌对抗菌药物所具有的相对抵抗性。抗菌药物是目前临床使用最为广泛的药物，但由其所造成的“抗生素压力（antibiotic pressure）”使原来占优势的敏感菌株被抑制或杀灭，原来劣势的固有耐药菌株或诱导出的获得性耐药菌株则繁衍成为优势菌株，给临床感染控制带来了严峻的挑战。自从人类发现青霉素以来，在成功抗感染的同时，从未停止过与细菌耐药性的斗争。细菌耐药性是临床抗感染治疗最棘手的问题之一。了解细菌耐药发生机制和耐药性监测是决定抗菌治疗成功的关键。

一、耐药性及其发生机制

1. 常见耐药病原体 细菌与病毒均出现耐药株。①革兰阴性杆菌：产超广谱β-内酰胺酶（extended spectrum beta-lactamase，ESBL）的大肠埃希菌、肺炎克雷伯菌；多重耐药的铜绿假单胞菌、不动杆菌属细菌、嗜麦芽窄食单胞菌；产Ⅰ类β-内酰胺酶的阴沟肠杆菌、产气肠杆菌等。②革兰阳性球菌：耐甲氧西林葡萄球菌（methicillin resistant Staphylococcus，MRS）〔包括耐甲氧西林的金黄色葡萄球菌（methicillin resistant Staphylococcus aureus，MRSA）和耐甲氧西林的凝固酶阴性葡萄球菌（methicillin resistant Staphylococcus coagulase negative，MRSCoN）〕、耐青霉素的肺炎链球菌（penicillin resistant Streptococcus pneumonia，PRSP）、耐万古霉素的肠球菌（vacomycin resistant Enterococcus，VRE）和高耐氨基糖苷类抗生素的肠球菌等。③其他细菌：多重耐药的结核分枝杆菌（multiple drug resistance Tuberculosis，MDRTB）对异烟肼、利福平等抗结核病的常规治疗药物均耐药，已成为结核病控制面临的巨大挑战。④耐药病毒株：如HBV发生耐药变异，对核苷类似物抗病毒药物（如拉米夫定、替比夫定和阿德福韦等）产生耐药。

2. 耐药机制 细菌耐药性变异是指细菌对某种抗菌药物由敏感变为耐药的变异。耐药机制研究对于正确选用抗菌药物、合理制定抗菌药物使用指南并有效阻止耐药性发展至关重要。细菌的耐药机制主要有：①细菌产生灭活抗生素的各种酶：如β-内酰胺酶、氨基糖苷修饰酶等。②细菌改变药物作用靶位：如青霉素结合蛋白（PBP）改变使β-内酰胺类抗菌药物无法与之结合；DNA拓扑异构酶改变使奎诺酮类抗菌药物无法与之结合等。③细菌限制抗菌药物进入或对药物主动外排：如外膜孔蛋白（porins）减少、丢失或变异，主动外排泵（efflux pumps）将药物泵出胞外等。④细菌生物膜的形成：使药物进入细菌的过程受阻。

二、耐药性的检查及临床应用

细菌耐药性检查的常用方法有定性的纸片扩散法、定量的稀释法和E试验法。对某些特定耐药菌株的检测，除药物敏感试验外，还要附加特殊的酶检测试验、基因检测等方法。

（一）药物敏感试验

1. K-B纸片琼脂扩散法（Kirby-Bauer disc agar diffusion method） 临床最常用，由Kirby和Bauer建立，将含有定量抗菌药物的纸片贴在已涂布待检菌的M-H琼脂平板上，置35℃孵育16～18小时，测量抑菌环直径。参照临床和实验室标准协会（Clinical And Laboratory Standards Institute，CLSI）标准判读结果，按敏感（susceptable，S）、中介（intermediate，I）和耐药（resistance，R）三个级别报告。S：测试菌能被测定药物常规剂量抑制；I：测试菌能在体内药物浓度较高的部位被抑制或被超过常用量所增加的血药浓度抑制；R：测试菌不能被组织或血液中抗菌药物的常规剂量抑制。

2. 稀释法 用于定量测试抗菌药物对某一细菌的体外活性，包括肉汤稀释法和琼脂稀释法两种。临床常用肉汤稀释法，先以水解酪蛋白液体培养基将抗生素进行不同浓度稀释，而后种入待检菌，置35℃孵育24小时，以不出现肉眼可见细菌生长的最低药物浓度为该药物的最低抑菌浓度（minimal inhibitory concentration，MIC），参照CLSI标准判读结果。琼脂稀释法可同时检测多种被检菌，为WHO推荐方法。

3. E试验 又称为浓度梯度纸条扩散法（gradient diffusion method），是将稀释法和扩散法结合而设计的一种简便、精确测定MIC的方法。在涂布被检菌的平板上放置内含干化、稳定、浓度呈指数梯度分布的商品化抗菌药物塑料试条，置35℃孵育16～18小时，抑菌环和试条横向相交处的读数刻度为被检菌的MIC。参照CLSI标准判读结果。

4. 耐药筛选试验 以单一药物、单一浓度测定细菌的耐药性。常用于监测MRS、VRE及高耐庆大霉素或链霉素的肠球菌。

5. 折点敏感试验 折点（breakpoints）指具体的MIC值，是CLSI根据MIC的频度、细菌耐药的机制、抗菌药物的药动学和药效学、临床的相关性做出的，并不断根据临床资料更新折点的界定。折点敏感试验用特定抗生素浓度——折点MIC来界定S、I和R。S表明测试的抗菌药物可以使用，可能达到临床效果；I表示这个范围的该抗菌药物在常规剂量下疗效不理想，高浓度下可能有效；R表示此种情况下该抗菌药物不能用于此菌株的治疗。

（二）耐药菌监测试验

1. MRS的筛选测定 常用苯唑西林纸片扩散法或稀释法检测。MRS包括MRSA和MRCNS，具有多重耐药性，对全部β-内酰胺类抗菌药物，包括青霉素族和头孢菌素族以及临床常用的其他多种抗菌药物耐药，是目前医院感染的重要病原菌。

2. 高耐氨基糖苷类抗生素肠球菌的筛选测定 常采用纸片扩散法和微量肉汤稀释法。肠球菌对低水平氨基糖苷类抗生素呈天然耐药，临床可选用高水平氨基糖苷类抗生素进行联合治疗。但若对高水平氨基糖苷类耐药，则说明联合无效，与作用于细胞壁的抗菌药物如氨苄西林、青霉素及万古霉素无协同杀菌作用。因此，高耐药株筛选有助于临床调整或重新确定治疗方案。

3. PRSP的筛选测定 常采用纸片扩散法或肉汤稀释法测定。肺炎链球菌是社区获得性肺炎的主要病原菌，抗菌治疗常首选青霉素。但近年来肺炎链球菌对青霉素的耐药率在逐年上升，且常为多重耐药。若对1μg/片的苯唑西林敏感，则通常对青霉素类、头孢菌素类及碳青霉烯类等药物敏感。

4. β-内酰胺酶检测 细菌产生的β-内酰胺酶能裂解青霉素类和头孢菌素类抗生素的β-内酰胺环，使其失去抗菌活性。常采用产色头孢菌素法测定，其阳性提示对青霉素类、头孢菌素类等β-内酰胺类抗生素耐药。

5. ESBL检测 细菌在持续的各种β-内酰胺类抗菌药物的选择压力下，由质粒介导产生活跃的、不断变异的新的β-内酰胺酶，称ESBL。ESBL的产生是肠杆菌科细菌对β-内酰胺类抗菌药物产生耐药的主要机制之一，其预防与治疗已成为临床医生需要面对的重要问题，如肺炎克雷伯菌、铜绿假单胞菌、大肠埃希菌、阴沟肠杆菌等引起的临床感染。常采用CLSI制定的纸片扩散法或稀释法进行筛选试验和确证试验。产ESBL菌株对所有青霉素类、头孢菌素类及单环类药物耐药。

NOTE

（三）病原体耐药基因的测定

细菌耐药基因决定了耐药性。耐药基因的检测可早期检测出病原菌的耐药性，对病原菌的耐药性具有确诊意义，比常规方法检测更准确，可作为考核其他耐药性检测方法的“金标准”。检测方法有 PCR、PCR- 限制性片段长度多态性（PCR-RFLP）分析、PCR- 单链构象多态性（PCR-SSCP）分析、生物芯片技术和自动测序技术等。随着检测方法的不断完善及标准化，病原菌耐药基因的直接检测将成为病原菌耐药性检测的主要方法。

【复习思考题】

1. 正常时，哪些标本应是无菌的？哪些是有菌的？
2. 简述临床上诊断艾滋病、淋病及梅毒的常用指标。
3. 简述临床上医院感染的常见临床类型。
4. 如何对医院环境进行感染监测？
5. 列举临床常见的耐药病原体。

NOTE

第四篇　器械诊断

第二十二章　心电图检查

【学习要求】

1. 掌握心电图各波段的组成和命名、心电图导联与导联轴及心电图的测量方法；掌握心房异常和心室肥大、心肌缺血及心肌梗死、各种常见心律失常的心电图特征及临床意义；掌握心电图的分析方法。

2. 熟悉心电图各波段的正常范围及其变化的意义；熟悉心电图检查申请单、报告单书写要求及心电图的临床应用。

3. 了解电解质紊乱及药物所致心电图改变的特征与临床意义；了解心电图导联与导联轴的原理；了解动态心电图与心电图运动负荷试验的方法、适应证、禁忌证与临床意义。

【学习方法】

1. 重实践，多练习。学会心电图操作方法，学会心电图的测量方法；多做识图练习。阅读典型异常心电图，既增强识图能力，又加深对心电图理论知识的理解和各种数值的记忆。

2. 对比学习，启发思维。从机制、表现、临床意义等方面比较学习，如左右心房肥大，左右心室肥大，心房扑动与心房颤动，左、右束支传导阻滞，室上性心动过速与室性心动过速，早搏与异搏等异同。

3. 把握重点、难点，学习简繁有度，有所侧重。心电图各波段的含义，心电图各导联主要反映什么部位的变化，心电轴的临床意义，心肌梗死的特征性变化，早搏、房室传导阻滞、房颤是重点。心电轴的概念、心电向量环、波的方向、钟向转位、心室肥大产生机制、代偿间歇、折返现象是难点。

4. 做好小节，强化重点。要善于归纳、比较、总结，把握要点。如房室传导阻滞，一度为单纯 PR 间期延长，二度 I 型为文氏现象，二度 II 型为 PR 间期固定、QRS 波群部分漏搏，三度为房室分离。又如三种早搏，室早 QRS 波群宽大畸形、代偿间歇完全，房早 P 波变形、PR 间期大于 0.12 秒，交界区早搏有逆行 P 波、逆行 P 波与 QRS 波群有三种关系。再如心房扑动 F 波，心房颤动 f 波，RR 间距绝对不一致等。

第一节　心电图基本知识

NOTE

心脏是维持血液循环的动力泵，也是能自行产生电激动的器官。心肌细胞的电激动是触发心脏机械性收缩反应的始动因素。在电激动过程中所产生的微小生物电流（心电）可经人体组织传导到体表。如将测量电极放置在人体的一定部位，连接一个装有监测、放大和描记装置的仪器（心电图机），即可把每一心动周期的心脏电活动变化描记成连续的曲线图形，此即为心电图（electrocardiogram，ECG）。

一、心电图各波段的组成和命名

正常的心电活动始于窦房结，在兴奋心房的同时经结间束传导至房室结（激动在此延搁 0.05～0.07 秒），然后沿希氏束（又称房室束）、左右束支、浦肯野纤维顺序传导，直至兴奋心室肌。这种先后有序的电激动的传导，引起一系列的电位变化，形成心电图上的相应波和段。

一般每个心动周期包括四个波（P 波、QRS 波群、T 波、U 波）、三个段（PR 段、ST 段、TP 段）、两个间期（PR 间期、QT 间期）和一 J 点（即 QRS 波群终末与 ST 段起始的交接点）（图 22-1）。

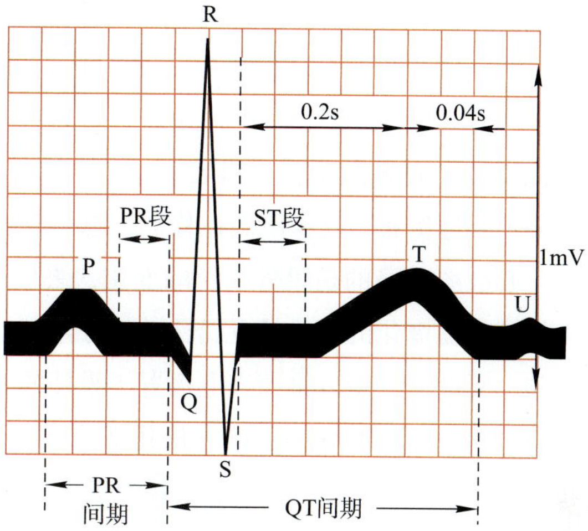

图 22-1　心电图各波、段及间期示意图

P 波：反映左、右心房去极化过程的电位和时间变化。

PR 段：主要反映电激动通过房室交界区产生的微弱电位变化。

PR 间期：反映激动从窦房结发出后经心房、房室交界、希氏束、束支及浦肯野纤维网传到心室肌所需要的时间，即自心房去极化开始至心室去极开始的时间。

QRS 波群：反映左、右心室去极化过程的电位和时间变化。

ST 段：反映左、右心室早期缓慢复极化过程的电位和时间变化。

T 波：反映左、右心室晚期快速复极化过程的电位和时间变化。

QT 间期：反映左、右心室去极化与复极化全过程的时间。

U 波：产生机制未完全明了，一般认为代表心室肌的后继电位，亦有人推测可能与心室乳头肌或心室中浦肯野纤维的复极有关。

二、心电产生原理

1. 去极与复极　心肌细胞电活动的产生，主要由于心肌细胞在去极化与复极化过程中，心肌细胞膜内、外离子跨膜运动引起的膜电位变化。心肌细胞内的阳离子主要是 K^+，阴离子主要是蛋白质阴离子（A^-）；心肌细胞外的阳离子主要为 Na^+、Ca^{2+}，阴离子主要为 Cl^-。心肌细胞处于静息状态时，膜外带正电荷，膜内带同等数量的负电荷，此时膜内电位约为 -90mV，即为静息电位（resting potential），这种静息电位状态称为极化状态。当心肌细胞受外来刺激或内在变化而兴奋时，膜内电位迅速上升至 +20～+30mV，膜电位转变为内正外负的状态，称为去极化（depolarization），此即动作电位的 0 期。去极完毕，膜电位恢复到原来的静息电位，称为复极（repolarization），此过程即为动作电位的 1、2、3、4 期。

NOTE

2. 电偶学说与动作电位扩布　电偶（dipole）是由两个电量相等、电性相反、距离很近的电荷组成的整体。正电荷称电源，负电荷称电穴。已去极化的心肌细胞“内正外负”，邻近未去极化的心肌细胞“内负外正”，两者之间产生电位差形成了电偶，从而产生“局部电流”，使未去极的心肌细胞受刺激而除极，如此继续，心电激动就会沿着心肌纤维不断地扩布，就像电偶在移动，总是电源在前，电穴在后（图 22-2）。

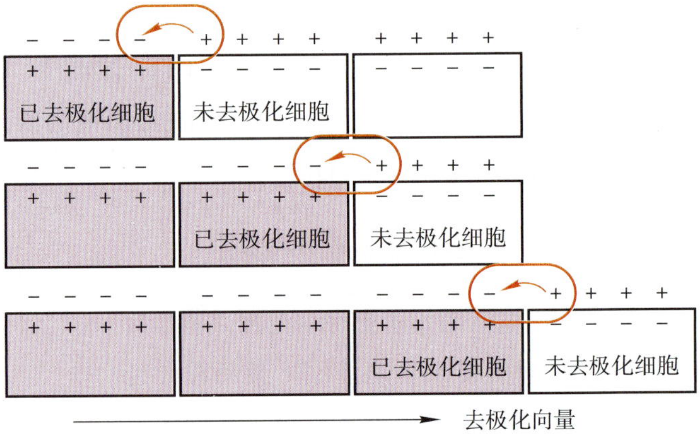

图 22-2　电激动在心肌纤维的扩布

心电图记录的是膜外电位的变化，去极化与复极化的产生是电偶沿着细胞膜移动的结果，去极化与复极化的方向是电偶移动的方向。单个心肌细胞在静息状态下，膜外均带正电，无电位差，无电流产生，将探查电极置于膜外的一端，仅记录到零电位，描记出等电位线（基线）。心肌细胞开始去极化时，已去极化部分膜电位转为“内正外负”，相邻未去极化部分仍为“内负外正”，膜外产生了电位差，就产生了电流，电源在前，电穴在后，在面对正电荷（即去极化方向）的探查电极上描记出向上的波，而在背对去极化方向的电极上描记出向下的波。一系列的电偶沿着细胞膜扩布，使动作电位沿细胞膜传播至整个细胞引起整个细胞的兴奋。当心肌细胞全部去极化完毕，膜外均带负电，电位差消失，描记的曲线回到等电位线。单个心肌细胞一般先去极化的部位先复极化。复极化开始时，先复极化的部分恢复“内负外正”，未复极化的部分“内正外负”，膜外再次形成电位差，电流方向与去极化时相反，电穴在前，电源在后，因此同一电极上记录到向下的复极化波形。复极化完毕，膜外均带正电，电位差消失，描记的曲线再次回到等电位线（图 22-3）。

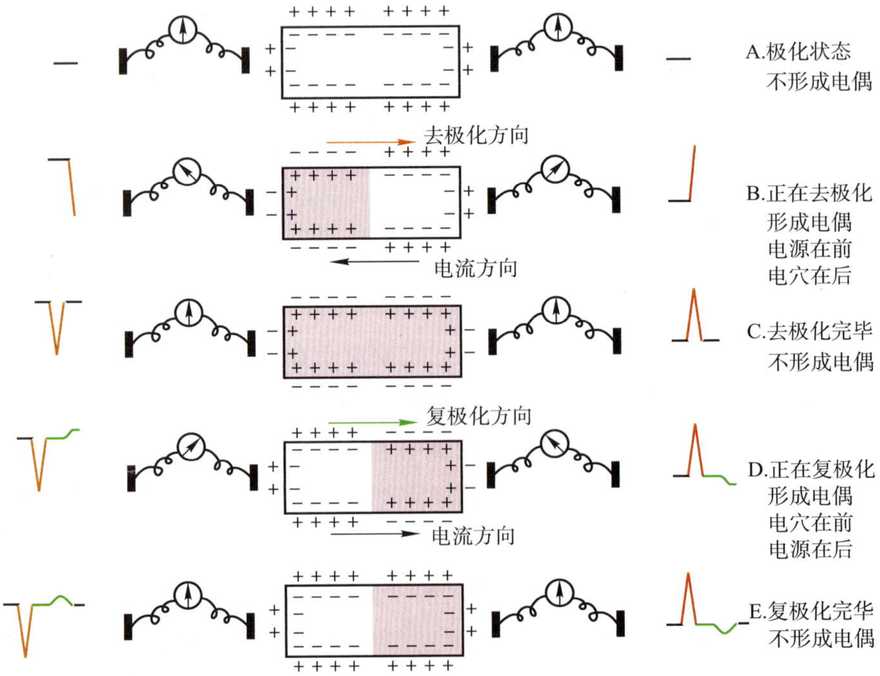

图 22-3　单个心肌细胞去极化与复极化的膜外电位变化

3. 心电向量　由于心肌激动的过程中参与的心肌细胞不断变化，电偶产生的电量的强度和方向也在不断变化，这种既有大小又有方向的心电物理量称为心电向量（electrocardial vector）。心电向量用箭矢表示，箭头所指表示方向，箭杆长度表示大小。心电向量的方向由负指向正，与去极方向是相同的，因此在面对心电向量的探查电极上记录到向上的波形，而在背对心电向量的探查电极上记录到向下的波形。多个心肌细胞同时去极会产生多个大小、方向不同的心电向量，按照物理的"合力"原理将它们综合起来，用平行四边形法或头尾相接法求得，称为综合心电向量（图 22–4）。

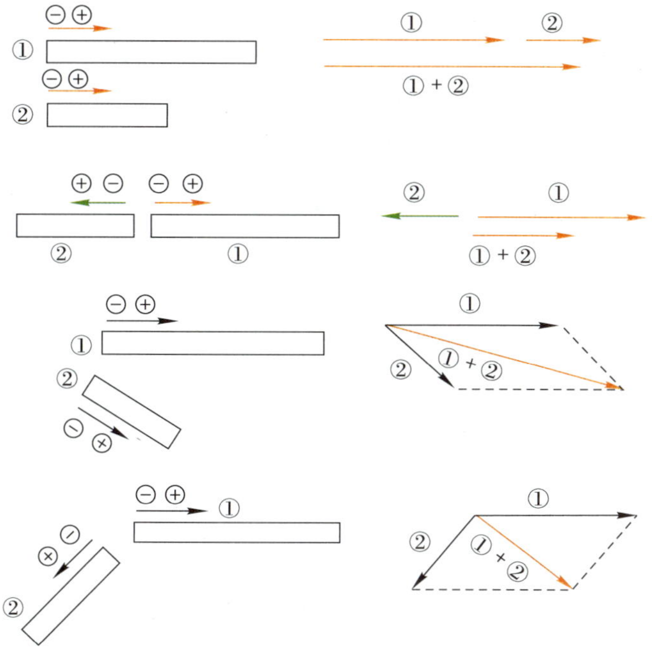

图 22–4　心电向量的综合

单个心肌细胞而言，复极化与去极化的电偶向量是相反的，相应记录的心电波的方向也是相反的。但对于整个心室肌而言，心内膜先于心外膜去极化，因此去极化综合向量是从心内膜指向心外膜。而心室肌复极化时，心外膜复极化较心内膜早，复极化方向则是由心外膜指向心内膜，先复极化的心外膜心肌细胞"膜外为正"，未复极化的心内膜心肌细胞"膜外为负"，因此，复极化向量由心内膜指向心外膜（与复极化方向相反）。其确切机制尚不明确，可能与压力、温度、供血等因素造成心外膜下心肌复极化速度较心内膜下心肌快有关。由于去极化向量与复极化向量方向相同，在同一探查电极上就记录到方向相同的去极化波与复极化波，即心电图上 T 波一般与 QRS 主波方向相同（图 22–5）。

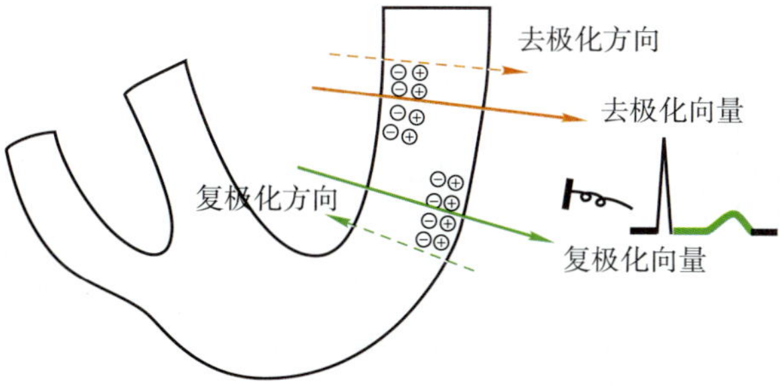

图 22–5　整体心室肌去极化、复极化的心电向量与心电图的关系

NOTE

4. 容积导电与体表心电位强度　人体的60%是体液，故可把人体看做一个容积导体（盐溶液）。心脏相当于人体中的电池（一对电偶），形成容积导电。根据容积导电原理，心脏激动产生的电流，通过体液、组织传导，形成一个心电场。在体表不同部位放置探查电极，则探测到不同强度的心电位，所描记出的心电图波形方向及振幅高低均有不同。导电容积中任一点的电位（V）高低与下列因素有关：与心肌细胞的数量（厚度）、电动势（E）成正比，与探查电极至电偶中心的距离（r）的平方成反比，与探查电极方位角度（θ）的余弦成正比（图22-6），即：$V=E\cdot\cos\theta/r^2$。

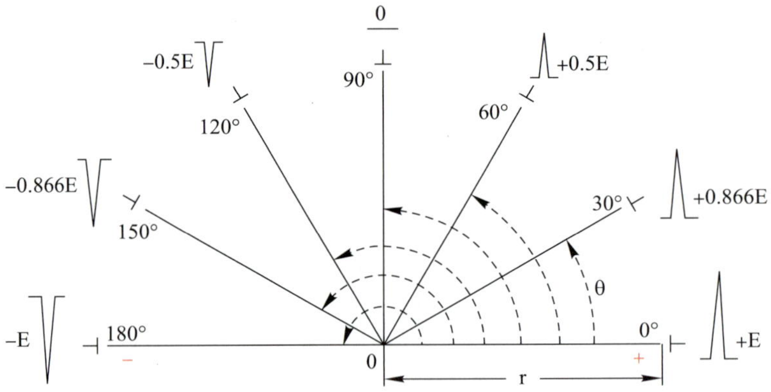

图22-6　心电位强度与其方位角θ的关系示意图

三、心电图导联与导联轴

将两个电极放置在人体表面的任意两点，分别用导线与心电图机相连接，即能记录出心电变化的曲线。为了不同患者或同一患者不同时间的心电图比较，统一规定安放电极的位置及其与心电图机的连接线路，这种记录心电图的电路连接方式，称为心电图的导联（lead）。

（一）常规12导联

目前国际通用的导联体系为常规12导联体系。

1. 标准肢体导联　标准肢体导联（standard limb leads）是双极肢体导联，反映两个肢体之间的电位差（图22-7）。

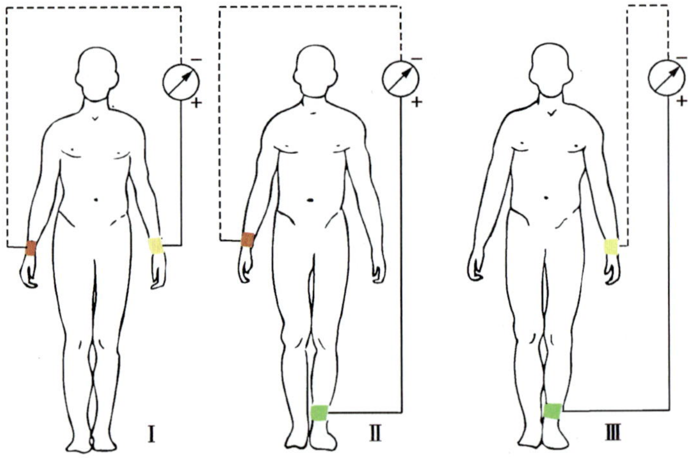

图22-7　标准肢体导联的连接方法

Ⅰ导联：心电图机正极接左上肢（L），负极接右上肢（R）。主要反映左心室尤其左室侧壁的电位变化。

Ⅱ导联：心电图机正极接左下肢（F），负极接右上肢。主要反映左心室尤其左室下壁的电位变化。

Ⅲ导联：心电图机正极接左下肢，负极接左上肢。主要反映左心室尤其左室下壁的电位变化。

2. 加压肢体导联　如左、右上肢和左下肢的三个电极，分别通过 5000Ω 电阻，再连接到一点，此点称为中心电端（central electrode）。中心电端的电位在整个心脏激动过程的每一瞬间始终稳定接近于零。将心电图机的负极与中心电端相连接，构成无关电极（保持零电位），而正极连接探查电极并分别接于右上肢、左上肢与左下肢，即构成所谓单极肢体导联 VR、VL、VF，其记录所得的电位可反映该探查电极所对应部位心肌的实际电位。如将中心电端与探查电极所在肢体的连线断开，由剩下的另外两个肢体电极相连构成中心电端，则可使所记录到的波形振幅（电压）增大 50%，从而便于观察，此即为加压肢体导联（augmented limb leads）（图 22-8）。

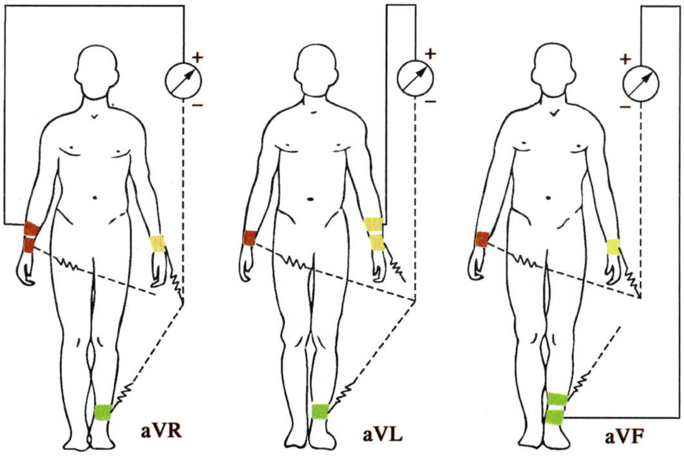

图 22-8　加压肢体导联的连接方法

加压右上肢导联（aVR）：探查电极置于右上肢并与心电图机正极相连，左上、下肢连接构成无关电极并与心电图机负极相连。主要反映右心室的电位变化。

加压左上肢导联（aVL）：探查电极置于左上肢并与心电图机正极相连，右上肢与左下肢连接构成无关电极并与心电图机负极相连。主要反映左心室尤其左心室侧壁的电位变化。

加压左下肢导联（aVF）：探查电极置于左下肢并与心电图机正极相连，左、右上肢连接构成无关电极并与心电图机负极相连。主要反映左心室尤其左室下壁的电位变化。

标准肢体导联Ⅰ、Ⅱ、Ⅲ和加压肢体导联 aVR、aVL、aVF，统称为肢体导联（limb leads）。

3. 胸导联　也称心前导联（precordial leads）。连接方式是将心电图机的负极与中心电端连接，正极与放置在胸壁一定位置的探查电极相连。这种导联连接方式，探查电极距心脏很近，因此心电图波形振幅较大。胸导联探查电极安放位置与主要作用如下（图 22-9）。

NOTE

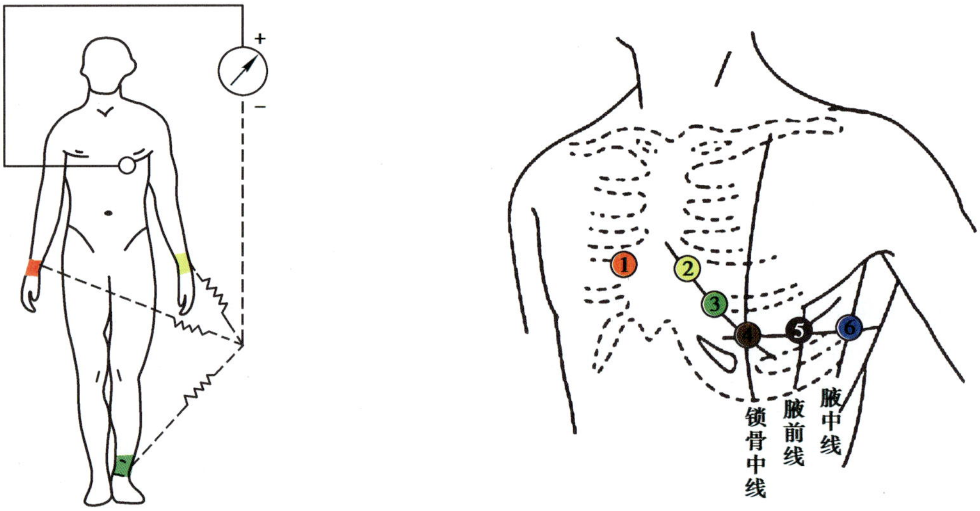

图 22-9 胸导联的连接方式及探查电极的位置

V_1 导联：胸骨右缘第 4 肋间。

V_2 导联：胸骨左缘第 4 肋间。V_1、V_2 导联反映右心室的电位变化。

V_3 导联：V_2 与 V_4 连线的中点。

V_4 导联：左锁骨中线与第 5 肋间相交处。V_3、V_4 导联反映室间隔及其附近的左、右心室的电位变化。

V_5 导联：左腋前线 V_4 水平处。主要反映左心室，尤其是前侧壁的电位变化。

V_6 导联：左腋中线 V_4 水平处。主要反映左心室，尤其是侧壁的电位变化。

在某些情况下，还需附加某些选用的胸导联，以弥补常规胸导联之不足。如：临床诊断右心病变常需选用 V_{3R}～V_{6R} 导联，探查电极置于右胸部与 V_3～V_6 对称处。诊断后壁心肌梗死，常选用 V_7（左腋后线 V_4 水平处）、V_8（左肩胛线 V_4 水平处）和 V_9（左脊旁线 V_4 水平处）导联。

各导联电路的选择装置都安装在心电图机内，只要把电极安置妥当，导线连接正确，按动导联选择键，即可接通该导联的电路。心电图机上的导联电极一般均以固定颜色表示，惯例是红色者接右上肢，黄色者接左上肢，绿（或蓝）色者接左下肢，黑色者接右下肢，连接胸壁各点的电极从 V_1～V_6 分别为红、黄、绿、棕、黑、紫色。

（二）导联轴

某一导联正、负电极之间假想的连线，称为该导联的导联轴（lead axis）。导联轴的方向，就是从该导联的负极指向正极的方向。

1. 肢体导联轴 根据 Einthoven 提出的等边三角形学说，假定人体是一个大而均匀的容积导体，右上肢、左上肢和左下肢为等距离的三个点，而且这三个点与心脏的距离也相等，连接这三个点即成为躯干额面上的一个等边三角形，其三条边就代表三个标准导联（Ⅰ、Ⅱ、Ⅲ）的导联轴。再从三角形的中心点 O（相当于心电偶中心，即零电位点或中心电端）画三条分别垂直于三条边的直线，则将三个导联轴都平分为二：Ⅰ导联轴左侧为正，右侧为负；Ⅱ、Ⅲ导联轴下方为正，上方为负（图 22-10）。

在同一等边三角形内也可作三条分别垂直于三个边的对角线来代表三个加压肢体导联的导联轴。aVR 导联轴右上方为正，aVL 导联轴左上方为正，aVF 导联轴下方为正（图 22-10）。

NOTE

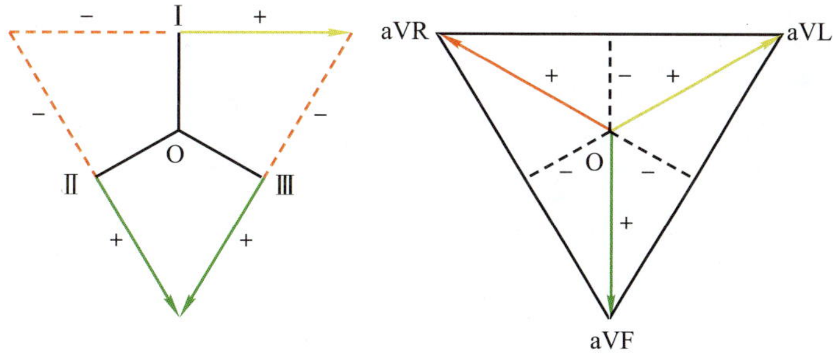

图 22-10　标准肢体导联的导联轴（左）和加压肢体导联的导联轴（右）

以上六个肢体导联的导联轴都位于人体额面，为了更清楚地表明其相互之间的方向关系，将三个标准导联的导联轴平行移动，使之与 aVR、aVL、aVF 的导联轴一并通过三角形的中心“O”点，就构成了额面六轴系统，常简称为六轴系统（图 22-11）。此坐标系统采用 ±180°的角度标志，左侧为 0°，顺钟向为正，逆钟向为负。每一导联轴从中心“O”点处分为正、负两段（正侧段以实线表示，负侧段以虚线表示），相邻两轴之间的夹角均为 30°。

2. 胸导联轴　胸导联各探查电极所放置的部位基本上在心脏的同一水平面（即横面）上，按上述方法也可画出各胸导联的导联轴，即横面六轴系统（图 22-11），近探查电极侧为正，以实线表示，另一侧为负，用虚线表示。V_2 与 V_6 之间的夹角为 90°，V_1、V_2、V_4、V_5、V_6 各轴之间的夹角均为 30°，V_3 平分 V_2 与 V_4 的夹角。

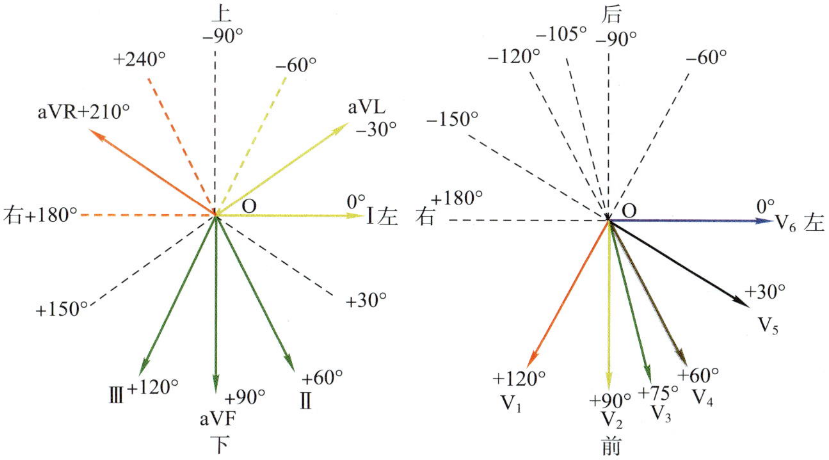

图 22-11　额面六轴系统（左）和胸导联的导联轴（右）

常规心电图导联中，六个肢体导联反映心脏在额面（上下、左右）的电位变化，而六个胸前导联则反映心脏在横面（左右、前后）的电位变化。导联轴的用途就在于它可以使我们运用几何学投影的原理来确定心电向量在各导联产生电位变化的规律。

（三）心电向量环与心电图的关系

1. 心电向量环　按照物理学“合力”的原理，每一瞬间产生的所有心电向量，依次反复综合，形成瞬间综合心电向量。每一心动周期有无数个瞬间综合向量，将这些瞬间综合向量的箭尾均放置在中心点 O，自 O 点开始按其产生的时间先后顺序排列，连接循序出现的各个瞬间综合向量的顶端所构成的环形轨迹，称为心电向量环（vectorcardiographicloop）（图 22-12）。每一个心动周期中心房除极、心室除极和复极的一系列瞬间心电综合向量构成了 3 个空间向量环，即 P 环、QRS 环、T 环（图 22-13）。

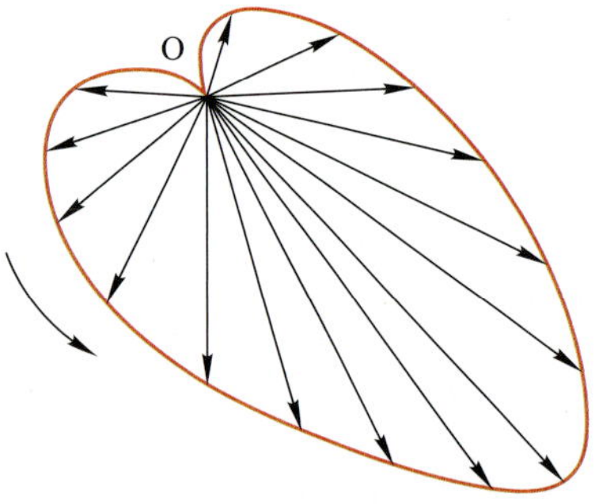

图 22-12 心电向量环的形成

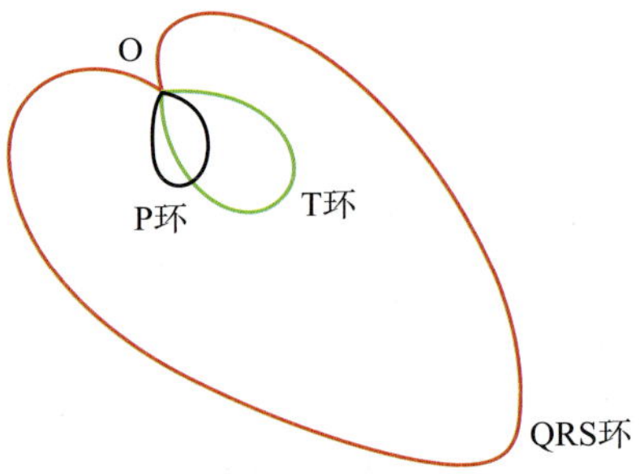

图 22-13 P 环、QRS 环、T 环示意图

2. 心电向量环的第一次投影——心电向量图 心脏是个立体结构，形成的空间心电向量环是一个具有一定大小、一定空间方位和运行方向的空间立体图形，可以利用其在三个互相垂直的平面（额面、横面和右侧面）上的投影来表达，描记为心电向量图，此即空间向量环的第一次投影（图 22-14）。

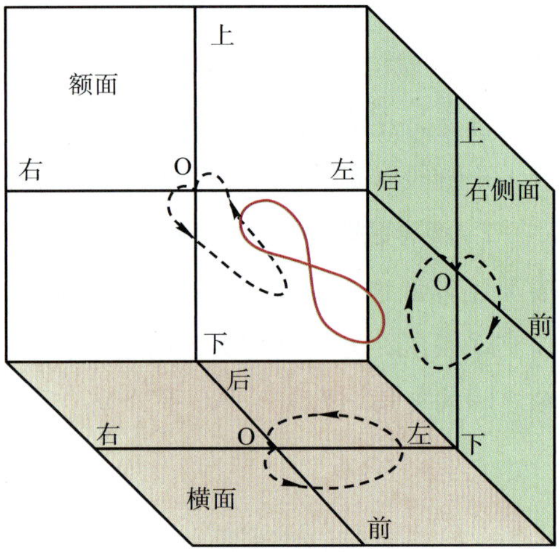

图 22-14 空间向量环在三个平面上的投影

3. 心电向量环的第二次投影——心电图 平面图形的向量环又可以通过向该平面的相应坐标轴——各导联轴的投影来表达。额面心电向量环在各肢体导联轴上的投影，描记为各肢体导联的心电图（图 22-15）；横面心电向量环在各胸导联轴上的投影，描记为各胸导联的心电图。此即心电向量环的第二次投影（图 22-16）。

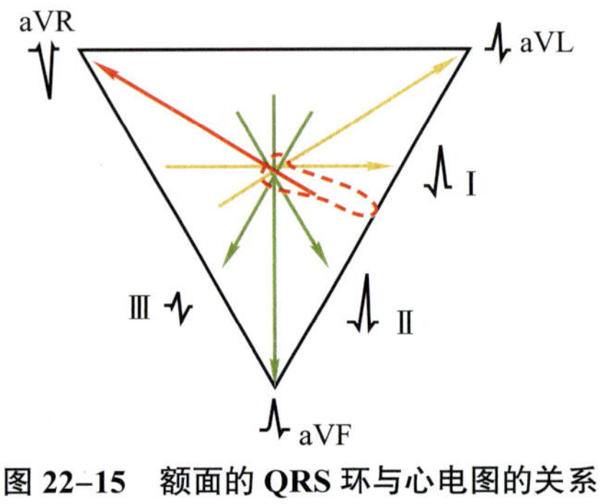

图 22-15 额面的 QRS 环与心电图的关系

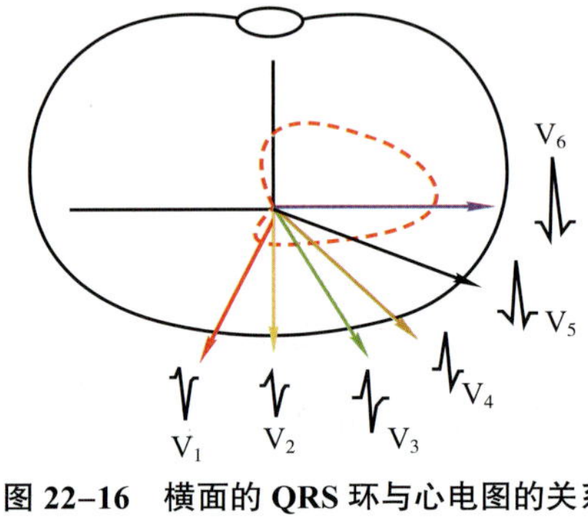

图 22-16 横面的 QRS 环与心电图的关系

四、特殊导联

1. 食管导联 将金属探查电极置于食管内的导联方式称为食管导联（esophageal lead）。食管导联的电极标示为 E，为准确表示电极在食管内的位置，还要标明电极距门齿的距离，此数值标在 E 的右下角，如 E_{25} 表示食管电极距门齿 25cm。电极到达心脏水平处所记录到的心电图为食管导联心电图，相当于在心房和心室的表面描记。探查电极在距门齿 15～25cm 处的图形主要反映心房电位变化，在距门齿 40～50cm 处的图形主要反映左心室后壁电位变化。因能清楚显示窦性 P 波与异位 P′波，故有助于鉴别复杂的心律失常，如鉴别房性早搏伴心室内差异

性传导与室性早搏，鉴别宽 QRS 室上性心动过速与室性心动过速等，对室后壁心肌梗死的判断也有一定诊断价值。

2. 心腔内导联　将顶端带有电极的导管经静脉插入心房或心室的导联方式，称为心腔内导联。心腔内导联可在不同部位记录到具有特征性的单极心电图，即心腔内心电图。心腔内心电图有助于确定导管电极起搏治疗的定位、复杂心律失常的鉴别以及心脏电生理研究。

例如，房室结和希氏束兴奋时的电位很小，不能反映在一般的体表心电图。采用带多电极的心导管，经静脉插至右心房三尖瓣附近，经适当心电放大及频率过滤，并用较快的纸速方可记录到反映希氏束兴奋过程的图形，即希氏束心电图（His bundle electrogram），主要用于：①房室传导阻滞的定位，确定心室激动源于房室交界区抑或心室。②诊断预激综合征。③诊断其他疑难心律失常。

3. 监护导联　危重患者需长时间连续观察心电变化时，常安置监护导联。电极多置于前胸，但尽量不要放在左下胸，以备紧急抢救时做胸外挤压、心内注射以及电击除颤安放电极。比较常用的有：

（1）MCL_1 导联：正极在 V_1 位置，负极在左肩，地线（G）在右肩。此导联记录 P 波清楚，又便于区分左、右束支阻滞和来自左、右心室的期前收缩。

（2）MCL_6 导联：将 MCL_1 导联的正极置于 V_6 位置，即成 MCL_6 导联。QRS 波群主波向上，振幅较高，心肌缺血阳性检出率较高。

（3）CM_5 导联：双极导联正极（左下肢电极）置于 V_5 位置，负极（右上肢电极）置于胸骨柄 V_5 水平处，用Ⅱ导联记录。

（4）CC_5 导联：双极导联正极（左下肢电极）置于 V_5 位置，负极（左上肢电极）置于 V_5R 处，用Ⅲ导联记录。

4. 动态心电图导联　详见本章第八节。

第二节　心电图测量方法

一、心电图记录纸组成

心电图记录纸是由纵线和横线交织而成的正方形小格（边长为 1mm）组成（图 22-17）。横向距离代表时间，用以计算各波和各间期的时间。常规心电图的纸速为 25mm/s，所以每小格（1mm）代表 0.04 秒。纵向距离代表电压，用以计算各波振幅的高度和深度。输入定准电压使曲线移位的距离决定每小格的电压，如定准电压 1mV 使曲线移位 10mm 时，则每小格（1mm）代表 0.1mV。若在描记时发现波形过大，可将定准电压调整为 1mV 相当于 5mm，此时每小格则代表 0.2mV。

NOTE

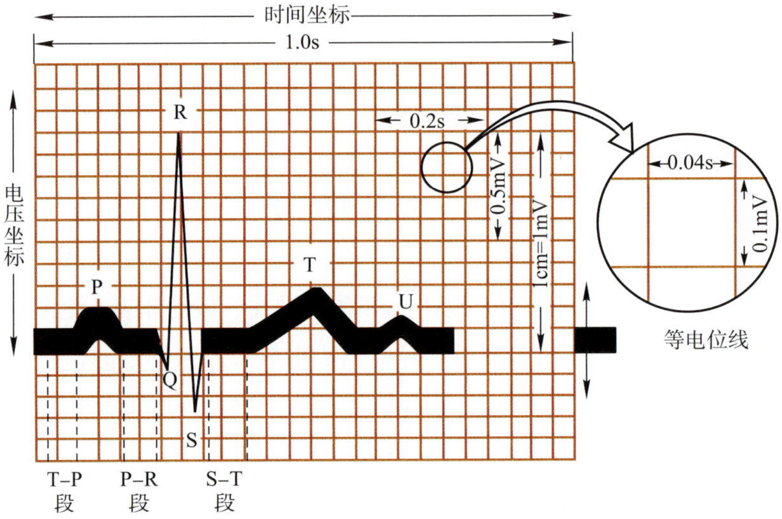

图 22–17　心电图记录纸的组成及标准电压曲线

二、心率计算方法

测量 PP 或 RR 间距，以秒（s）为单位，被 60 除即可求出心率。若有心律不齐者，则需连续测量 5～10 个 RR 或 PP 间距，取其平均值，然后算出心率，即：心率（次 / 分）=60/RR（或 PP）间距平均值（秒）。

为简便起见，临床上经常测出 RR（或 PP）间距平均值后查表（见附篇Ⅱ心电图常用表）求得心率。

三、心电图各波段的测量方法

1. 各波振幅（电压）的测量　测量向上的波应自等电位线（基线）的上缘垂直量到波的顶点，测量向下的波应自等电位线的下缘垂直量到波的底端。若为双向 P 波，上下振幅的绝对值之和为其电压数值（图 22–18）。

2. 各波时间的测量　选择波形比较清晰的导联，从波的起始部的内缘量到终末部的内缘。若为双向 P 波，应测量该波两个方向总的时间。P 波及 QRS 波群时间，应选择十二个导联中最宽的 P 波及 QRS 波进行测量。

3. R 峰时间（R peak time）的测量　从 QRS 波群的起点量到 R 波顶点与等电位线的垂直线之间的距离。如 R 波有 R′波或切迹，则以最后的 R′波或第二峰的顶点为准。一般只测 V_1

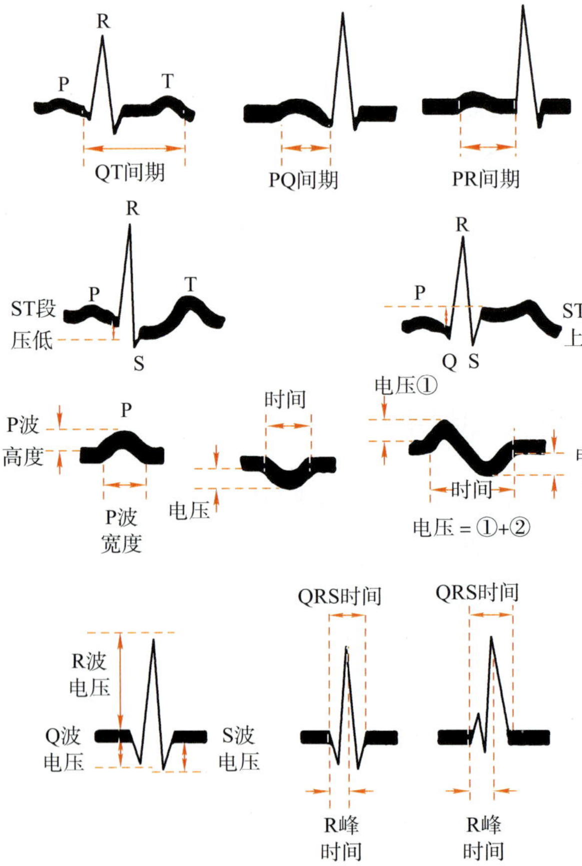

图 22–18　心电图各波段、间期的测量

和 V_5 导联。R 峰时间代表心室肌去极时激动自电极下局部心内膜面到达心外膜面所需的时间。

4. 各间期的测量

（1）PR 间期：选择有明显 P 波和 R 波的导联（一般多选Ⅱ导联），自 P 波起点量至 QRS 波群的起点。

（2）QT 间期：选择 T 波较清晰、QT 间期最长的导联，通常在 V_2、V_3 导联测量；但如果 V_2、V_3 导联比其他导联长 0.04 秒以上，可能测量有误，应结合其他导联确定 QT 间期值。若心律不规则时，取 3～4 个 QT 间期的平均值。

5. ST 段偏移的测量　测量 ST 段抬高的程度，应自等电位线上缘垂直量至 ST 段上缘；测量 ST 段压低的程度，应自等电位线的下缘垂直量至 ST 段的下缘。测量时应选择基线较平直的导联，一般应与 TP 段相比较，如因心动过速等原因 TP 段不明显时，可与 PR 段相比较。斜行向上的 ST 段，以 J 点作为判断 ST 移位的依据；斜行向下的 ST 段，则应在 J 点后 0.06～0.08 秒处进行测量。

6. 12 导联同步心电图记录的测量　各波时间和间期的测量有如下规定：测量 P 波和 QRS 波群时间，应从 12 导联同步心电图中最早的 P 波起点测量至最晚的 P 波终点以及从最早的 QRS 波群起点测量至最晚的 QRS 波群终点。测量 PR 间期，应从 12 导联同步心电图中最早的 P 波起点测量至最早的 QRS 波群起点。测量 QT 间期，应从 12 导联同步心电图中最早的 QRS 波群起点测量至最晚的 T 波终点。其余同上。

四、心电轴的测定

心室去极过程中全部瞬间综合向量进一步综合而成的总向量（平均心电向量），称为平均 QRS 心电轴（the mean QRS electrical axis of the heart），简称心电轴（cardiac electric axis）。这一立体向量在心电图中通常指它投影在额面上的心电轴，用额面平均心电轴与Ⅰ导联轴正侧段所构成的夹角的度数，来标记心电轴的方向。

1. 测定方法

（1）目测法：根据Ⅰ与Ⅲ导联 QRS 波群的主波方向，可估测心电轴的大致方位：若Ⅰ、Ⅲ导联 QRS 主波均向上，为心电轴不偏；若Ⅰ导联的主波向上，Ⅲ导联的主波向下，为电轴左偏；若Ⅰ导联的主波向下，Ⅲ导联的主波向上，则为电轴右偏；若Ⅰ、Ⅲ导联 QRS 主波均向下，则为不确定电轴（图 22-19）。

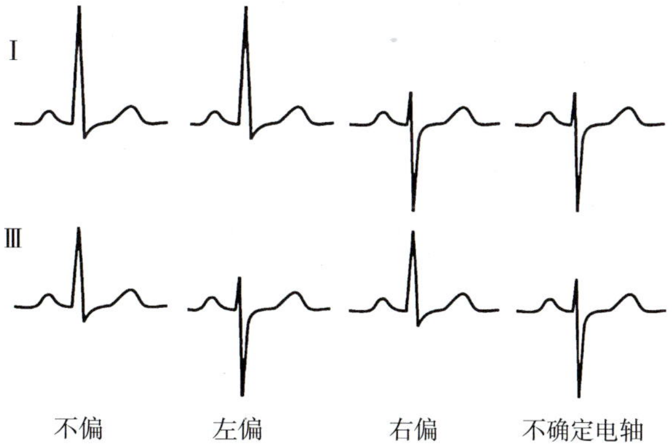

图 22-19　心电轴的目测法

（2）振幅法：分别测算出Ⅰ、Ⅲ导联 QRS 波群振幅的代数和（R 波为正，Q 与 S 波为负），然后将其标记于Ⅰ、Ⅲ导联轴的相应位置，并由此分别作Ⅰ、Ⅲ导联轴的垂直线，两垂直线相交点与电偶中心点的连线，即为所求之心电轴。测出该连线与Ⅰ导联轴正侧段的夹角，即为心电轴的度数（图 22-20）。

NOTE

（3）查表法：较上述做图方法更为简便、准确的是根据计算出来的Ⅰ、Ⅲ导联QRS振幅的代数和直接查表（附篇Ⅱ），即得出心电轴的度数。此法为临床广泛使用。

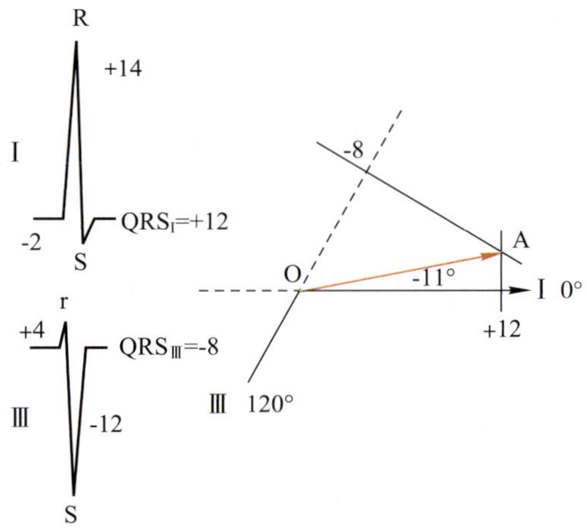

图 22-20 振幅法测定心电轴

2. 临床意义 心电轴的偏移一般与心脏在胸腔内的解剖位置、两侧心室的重量比、激动在心室内的传导状态以及年龄、体型等因素有关。正常心电轴在0°～+90°之间（世界卫生组织规定在–30°～+90°之间）。心电轴在+30°～+90°之间，表示电轴不偏。0°～+30°为电轴轻度左偏，0°～–30°为中度电轴左偏，–30°～–90°为电轴显著左偏。+90°～+120°为电轴轻度或中度右偏，+120°～+180°为电轴显著右偏。–90°～–180°既往称为极度电轴右偏，近年被定义为不确定性电轴（indeterminate axis）（图22-21）。

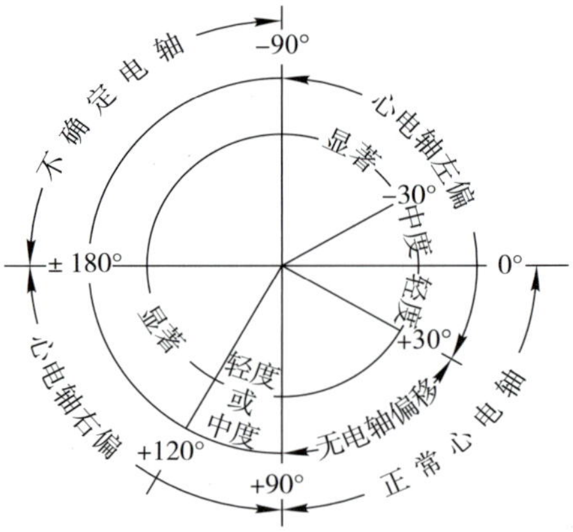

图 22-21 心电轴的正常范围与偏移

心电轴轻度右偏，不一定是病态，可见于正常婴幼儿、垂位心脏、肺气肿和轻度右心室肥大。心电轴显著右偏，多为病态，可见于左束支后分支传导阻滞、右心室肥大，也可见于左心室起源的室速、广泛心肌梗死等。

心电轴轻度或中度左偏，不一定是病态，可见于妊娠、肥胖、腹水、横位心脏和轻度左心室肥大。心电轴显著左偏，多为病态，见于左束支前分支传导阻滞、左心室肥大，也可见于右心室起源的室速等。

第三节 心电图各波段的正常范围及其变化的意义

一、P 波

P波反映左、右心房去极化的时间和电位变化。

1. 形态 正常P波在多数导联呈钝圆形，可有轻微切迹，但双峰间距<0.04秒（图22-22）。

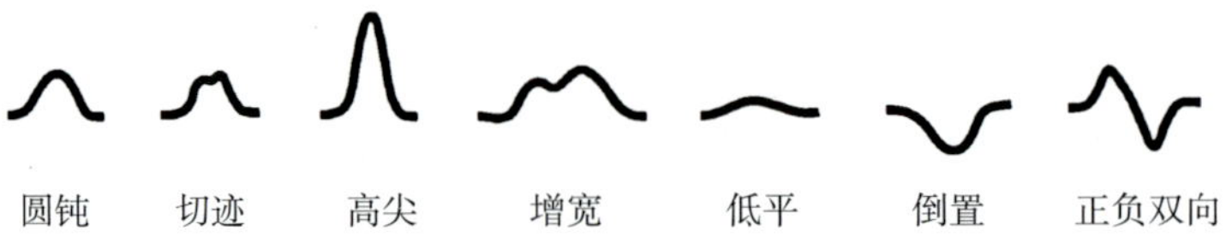

图 22-22 P 波的形态

2. 方向 窦性P波在aVR导联倒置，Ⅰ、Ⅱ、aVF和V_4～V_6导联直立，其余导联可以直立、低平、双向或倒置。若P波在aVR导联直立，Ⅱ、Ⅲ、aVF导联倒置，称为逆行P′波

NOTE

（retrograde P wave），表示激动起源于房室交界区或心房下部。

3. 时限　正常 P 波时间≤0.11 秒。P 波时间 >0.11 秒，且切迹双峰间距≥0.04 秒，表示左心房异常。心房内传导阻滞是心房异常的一种，表现为 P 波增宽，而不伴左心房（P 波后半部分）或右心房（P 波前半部分）的振幅增高。

4. 振幅　肢体导联 <0.25mV，胸导联 <0.20mV。右心房异常时可见 P 波电压增高、形态高尖。P 波低平一般无病理意义。

二、Ta 波

Ta 波是心房复极波。正常 Ta 波的电压较 P 波显著为小，方向与 P 波相反。由于电位很低，时间上又与 QRS 波群及 ST 段重叠，故不易察觉。仅在房室传导阻滞、心房肥大等情况下方可见到。心动过速时 Ta 波可加深，致使 PR 段下斜或 ST 段的 J 点压低。

三、PR 段与 PR 间期

PR 段为 P 波终点至 QRS 波群起点的线段，反映心房复极化过程及房室结、希氏束、束支的电活动，一般呈零电位而显示为等电位线。PR 间期指从 P 波起点至 QRS 波群起点的时间，又称房室传导时间（atrioventricular conduction time），代表从心房开始激动到心室开始激动的一段时间（又称 PQ 间期）。成人心率在正常范围时，PR 间期为 0.12～0.20 秒。PR 间期随心率及年龄而异，年龄小或心动过速时 PR 间期较短，老年人或心动过缓时较长，但最长不超过 0.22 秒。PR 间期的正常最高值可查表 22-1。

表 22-1　年龄、心率与 PR 间期最高限度表（秒）

心率（次 / 分）	70 以下	71 ~ 90	91 ~ 110	111 ~ 130	130 以上
成年人	0.20	0.19	0.18	0.17	0.16
14～17 岁	0.19	0.18	0.17	0.16	0.15
7～13 岁	0.18	0.17	0.16	0.15	0.14
1.5～6 岁	0.17	0.165	0.155	0.145	0.135
0～1.5 岁	0.16	0.15	0.145	0.135	0.125

PR 间期超过正常最高值，称为 PR 间期延长，见于一度房室传导阻滞。PR 间期 <0.12 秒，称为 PR 间期缩短，见于房室交界性心律或心室预激（图 22-23）。

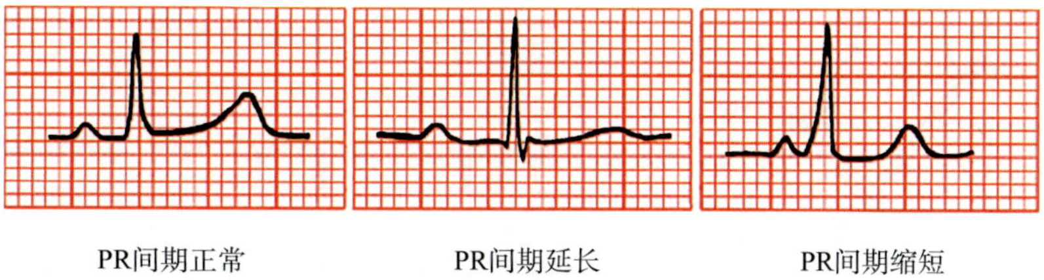

图 22-23　PR 间期示意图

四、QRS 波群

QRS 波群反映左、右心室去极电位和时间的变化。

1. 命名原则 QRS波群中第一个向上的波，称为R波；R波之前向下的波，称为Q波；R波之后向下的波，称为S波；S波之后再出现的向上的波，称为R′波；R′波之后再出现的向下的波，称为S′波；如整个QRS波群完全向下者，称为QS波。心电图上QRS波群形态可为单相（如R、QS型）、双相（如QR、qR、rS、Rs型）或三相（如qRs、rSR′型）。大、小写字母的表示，是根据各波振幅的大小（通常以0.5mV为界）而定（图22–24）。

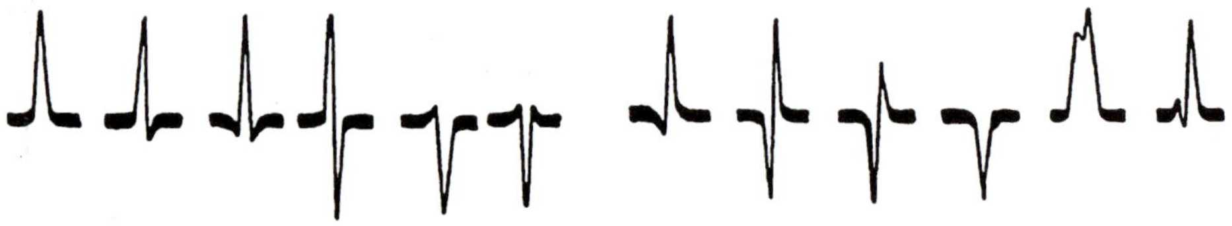

图22–24 QRS波群的命名

2. 时限 正常成人QRS波群时限为0.06～0.10秒，儿童为0.04～0.08秒，随年龄增长逐渐接近成人。QRS波群的时限如在正常范围内，通常被称为室上性QRS波群，提示引起心室兴奋的激动来源于希氏束分叉以上。QRS波群时限≥0.12秒称宽QRS波群，主要见于室性QRS波群（产生QRS波群的激动来源于希氏束分叉以下），亦可见于室上性激动伴心室内传导阻滞、心室预激等情况。R峰时间（R peak time）旧称类本位曲折时间或室壁激动时间，指QRS波群起点至R波顶端垂直线的间距。正常R峰时间在V_1、V_2导联一般不超过0.04秒，在V_5、V_6导联一般不超过0.05秒。R峰时间的延长，对于心室肥大及室内传导阻滞的诊断有重要意义。

3. 形态与振幅

（1）胸导联：正常胸导联，V_1、V_2导联多呈rS型，R/S<1，$R_{V1}<1.0mV$。右心室肥大时可见V_1的R波增高；V_5、V_6导联以R波为主（可呈qR、Rs、qRs或R型），R/S>1，$R_{V5}<2.5mV$。左心室肥大患者可见左胸导联R波增高。V_3、V_4导联呈RS型，R/S接近于1，称为过渡区波形。正常成人胸导联自V_1至V_5，R波逐渐增大，而S波逐渐变小（图22–25），但一般$R_{V6}>R_{V5}$。若过渡区（V_3、V_4导联）图形（RS型）出现于V_5、V_6导联，右心室波形出现在过渡区，提示心脏沿长轴发生顺钟向转位（从心尖往上看），此时右心室向前、向左旋转；若过渡区图形出现于V_1、V_2导联，左心室波形出现在过渡区，提示心脏沿长轴发生逆钟向转位，此时左心室向前、向右旋转（图22–25）。顺钟向转位可见于右心室肥大，逆钟向转位可见于左心室肥大。但这种转位图形亦可见于正常人。

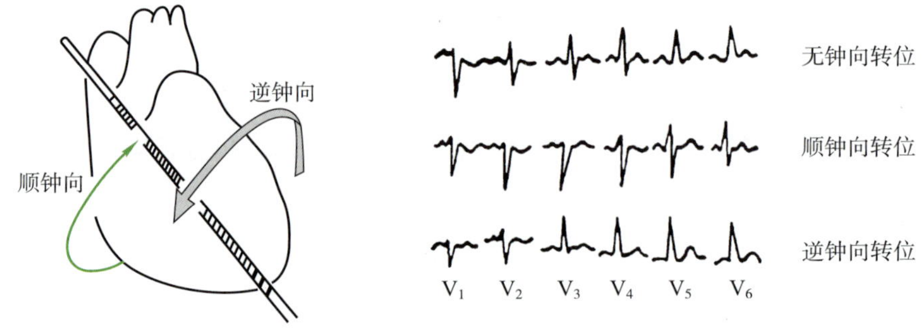

图22–25 心脏沿长轴转位示意图

（2）肢体导联：aVR导联的QRS波群主波向下，可呈Qr、rS、rSr′或QS型，$R_{aVR}<0.5mV$，超过此值常提示右心室肥大。aVL和aVF导联QRS波群形态多变，可呈qR、qRs或Rs型，也

可呈 rS 型，R_{aVL}<1.2mV、R_{aVF}<2.0mV，如超过此值，提示左心室肥大。Ⅱ导联常表现为 QRS 波群主波向上，Ⅰ、Ⅲ导联上 QRS 波群形态则随 QRS 平均电轴而变化。

若六个肢体导联中，每个 QRS 波群正向波与负向波电压的绝对值之和均小于 0.5mV，和（或）每个胸导联的 QRS 波群正负向波电压的绝对值之和均小于 0.8mV，称为低电压（low voltage）（图 22-26）。常见于肺气肿、心包积液、全身水肿、心肌梗死、心肌炎、心肌病、缩窄性心包炎、胸腔积液、气胸等，也可见于少数正常人。

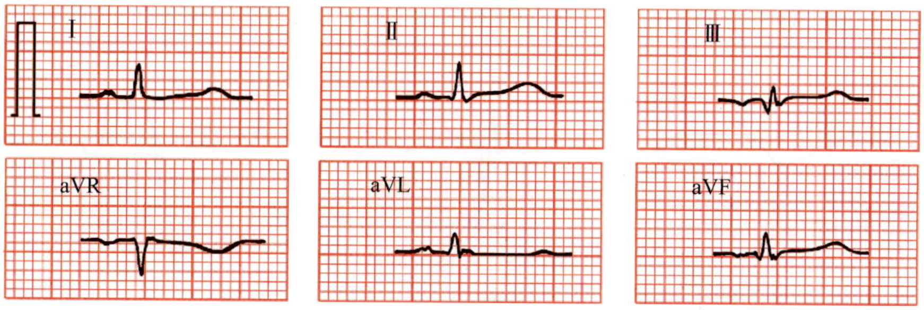

图 22-26　肢导联低电压

4. Q 波　正常时，aVR 导联可呈 Qr 或 QS 型，有时Ⅲ导联 Q 波时限可达 0.04 秒。V_1、V_2 导联不应有 q 波，但可呈 QS 型，V_5、V_6 导联常可见正常范围内的 q 波。其余导联 Q 波的时间≤0.03 秒，深度≤同导联 R 波振幅的 1/4。加深加宽超过正常范围的 Q 波，称为异常 Q 波，见于心肌梗死、心肌炎、心肌病、急性肺动脉栓塞等。

五、J 点

QRS 波群终末部与 ST 段起始部的交接点，称为 J 点。反映心室肌早期快速复极化（1 期）的电位变化。J 点大多在等电位线上，但常随 ST 段偏移而发生移位。有时可因心室去极化尚未完全结束而部分心室肌已开始复极化，称为早复极，多为正常心电图的变异。心电图上表现为：连续两个导联 J 点抬高（≥0.1mV）和（或）R 波降支切迹（≥0.1mV，即 J 波）或粗顿，在下侧壁导联（Ⅱ、Ⅲ、aVF、I、aVL、V_4～V_6）明显。还可因心动过速等原因，使心房复极化与心室去极化同时进行，导致心房复极波（Ta 波）重叠于 QRS 波群后段而引起 J 点下移（图 22-27）。

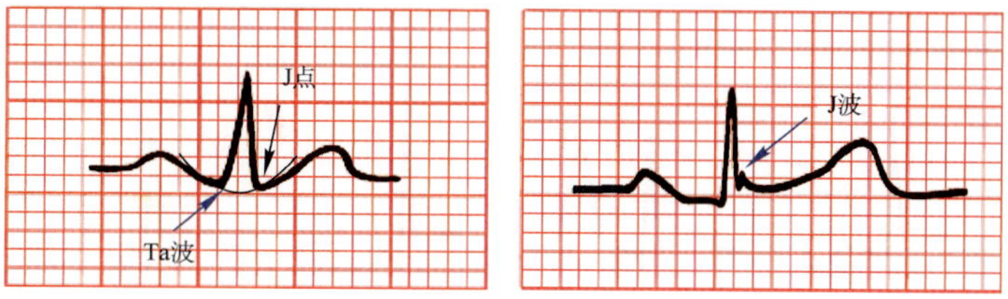

图 22-27　Ta 波、J 波

六、ST 段

ST 段反映左、右心室早期缓慢复极化（2 期）的电位和时间的变化。正常 ST 段多为一等电位线，可有轻度偏移，任何导联 ST 段压低应 <0.05mV。压低的 ST 段与 R 波顶点的垂线形成的夹角等于 90°者，称为水平型 ST 段压低；夹角大于 90°者，称为下斜型 ST 段压低。ST 段

NOTE

抬高常发生在 V_2、V_3 导联，V_2 导联更常见，但男性应 <0.2mV，女性应 <0.15mV，其他导联均不应超过 0.1mV。某些正常年轻人，部分导联 J 点上移，ST 段呈凹面向上抬高，其后有直立的 T 波，通常称之为早期复极，属正常变异。

ST 水平型压低及下斜型压低对诊断心肌缺血有较大的临床意义。ST 段压低也可见于低血钾、洋地黄作用、预激综合征、心室肥大及室内传导阻滞等。相邻导联 ST 段上抬超过正常范围且弓背向上，常见于急性心肌梗死、变异型心绞痛、室壁瘤；若为弓背向下抬高，则见于急性心包炎（图 22-28）。

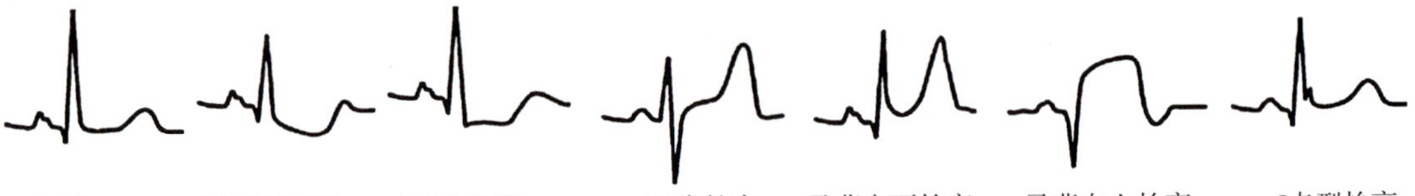

图 22-28　ST 段移位的各种形态

七、T 波

T 波反映心室快速复极（3 期）的电位和时间变化。

1. 形态　正常 T 波是一个不对称的宽大而光滑的波，前支较长，后支较短。

2. 方向　正常情况下，T 波的方向大多与 QRS 波群主波的方向一致。aVR 导联 T 波倒置，Ⅰ、Ⅱ、V_4～V_6 导联 T 波直立，其余导联 T 波可直立、双向、低平或倒置。但若 V_1 导联 T 波直立，则 V_2～V_6 导联 T 波不应倒置；若 V_3 导联 T 波倒置，则 V_1、V_2 导联不应直立，否则视为异常。多数正常人 V_1～V_6 导联 T 波直立。在幼儿，V_4 导联 T 波仍可能倒置，但 V_5 等左胸导联中，不论年龄，一概不应有倒置的 T 波。

3. 振幅　在以 R 波为主的导联中，T 波不应低于同导联 R 波的 1/10。胸导联的 T 波有时可高达 1.2～1.5mV（V_2～V_4），但 V_1 导联的 T 波一般不应 >0.4mV。若胸导联上 T 波均直立，V_5 导联的 T 波不应低于 V_1 导联的 T 波。

在以 R 波为主的导联中，T 波低平、双向或倒置常见于心肌缺血、心肌损害、低血钾、洋地黄作用、心室肥大、支传导阻滞及预激综合征等。两支对称的深倒的 T 波，称为“冠状 T 波”，是心肌缺血的特征；T 波轻度增高无临床重要性，若显著增高，则见于急性心肌梗死早期（超急期）与高血钾等（图 22-29）。

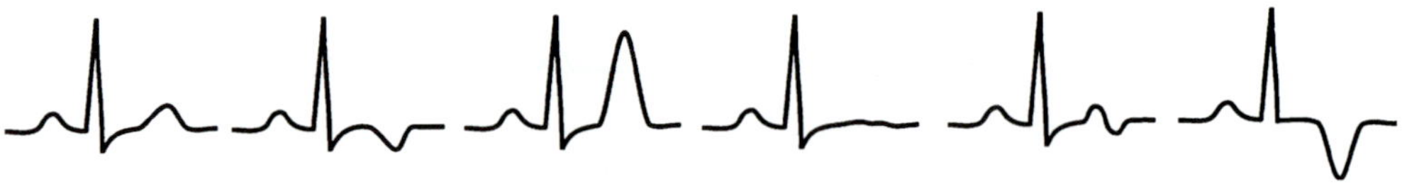

图 22-29　T 波的形态

ST-T 共同反映心室复极化情况。ST-T 改变分为原发性与继发性两种：凡心室去极化程序正常而 ST-T 异常者，称为原发性 ST-T 改变，多提示心肌损害；心室去极化程序异常而 ST-T 随之发生相应改变者，称为继发性 ST-T 改变，不一定有心肌的损害，如室性 QRS 波群、束支传导阻滞、心室预激等。除了上述原因，还有许多其他因素可以造成 ST-T 改变，包

NOTE

括：①生理因素，如体位、体温、过度通气、焦虑、食物（葡萄糖）、心动过速、神经源性影响、体育锻炼、年龄等；②药物学因素，如洋地黄、抗心律失常药物和抗精神失常药物；③心包疾病；④心脏外疾病，如电解质紊乱、脑血管意外、休克、贫血、过敏反应、感染、内分泌失调、急腹症、肺栓塞等。

八、QT 间期

QT 间期是从 QRS 波群的起点到 T 波终点，代表心室去极化与复极化所需要的总时间。心率 60～100 次 / 分时，QT 间期的正常范围在 0.32～0.44 秒之间。女性的 QT 间期略较男性为长。

QT 间期受心率影响大，心率越快，QT 间期越短，反之则越长。故常用校正的 QT 间期（QT-rate correction，QTc 间期），Bazett 计算公式：$QTc=QT/\sqrt{RR}$，公式中 QT 为实测的 QT 间期，RR 间期以秒（s）为单位。线性回归函数法计算心率校正的 QTc 间期，优于 Bazett 公式计算。QT 间期延长的判断标准：女性 QTc 间期≥0.46 秒，男性 QTc 间期≥0.45 秒；QTc 间期缩短的判断标准：男性或女性均为≤0.39 秒。

QT 间期延长有重要意义，常见于心肌缺血、心肌损害、心室肥大、心室内传导阻滞、低血钙、低血钾及胺碘酮、奎尼丁等药物影响。QT 间期显著延长伴 T 波异常可出现严重心律失常（如长 QT 综合征可诱发尖端扭转型室速）。QT 间期缩短，见于高血钙和洋地黄效应等。

九、U 波

U 波是 T 波后 0.02～0.04 秒时出现的一个振幅很小的波，U 波方向与 T 波方向一致，电压低于同导联的 T 波。一般以胸导联（尤其 V_3）较清楚。心率快时 U 波振幅降低或消失，心率减慢时 U 波振幅增高。T 波与 U 波之间有等电位线（TU 段），但在病理情况下 U 波可与 T 波连接或融合，以致于不易与双向或有切迹的 T 波区别。

U 波 >0.1mV，就应怀疑升高，当 U>T/2 时则肯定为升高。U 波明显升高见于血钾过低，也可见于服用奎尼丁、洋地黄、肾上腺素等药物之后。V_2～V_5 导联 U 波倒置属于异常，可一过性出现于急性心肌缺血、高血压和急性脑血管病时。

第四节　心房异常和心室肥大

一、心房异常

正常情况下，心房激动起源于窦房结，先引起右心房去极化，再通过房间束达左心房，此时两心房同时去极化，最后左心房剩余部分去极化。因此，P 波的前部分主要反映右心房去极化，后部分主要反映左心房去极化。V_1 导联上，P 波前一部分的正向波的高度（mm）与宽度（s）的乘积，称为起始 P 波指数（initial P index，IPI），反映右心房去极化的电位变化，正常 <0.03 mm・s。终末负向波的振幅与时间乘积，称为 V_1 导联 P 波终末电势（P wave terminal electromotive force V_1，Ptf_{V1}），反映左心房去极化的电位变化，正常≥-0.02mm・s。心房异常（atrial abnormality）与多种左右心房的解剖、生理异常有关，如心房肥大、容量或压力负荷过

NOTE

度、劳损、心房内或心房间传导缺损等，都可在心房（或 P 波）异常中起作用，这些因素常联合在一起而无法区别。因此，采用心房异常的称谓更贴切。心房异常时，心房除极向量增大，传导迟延，表现为 P 波电压增高与时间延长（图 22–30）。

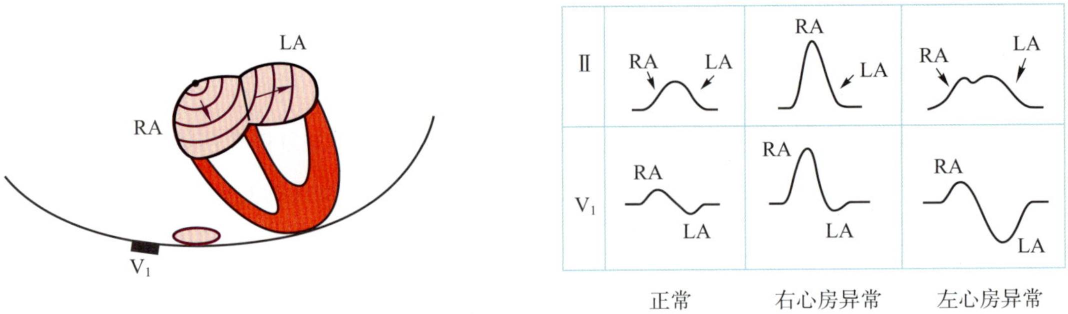

图 22–30　心房去极顺序及心房肥大的心电图表现

（一）右心房异常

右心房异常（right atrial abnormality）时，右心房去极化电压增高，时间延长。当两心房同时去极化时，增高的右心房去极化电压重叠到正常左心房去极化电压之上，导致 P 波电压明显增高。右心房去极化时间虽然延长，但一般与稍后去极化的左心房去极化时间重叠，不会延迟到左心房去极化终止之后，故右心房异常仅表现为 P 波电压增高，而无时间延长。

右心房异常的心电图特征为（图 22–31）：

（1）P 波电压增高：肢体导联上电压≥0.25mV，在Ⅱ、Ⅲ、aVF 导联明显；在胸前导联 V_1、V_2 上 P 波电压≥0.15mV，如 P 波呈双向时，其振幅的算术和≥0.20mV 或 IPI>0.03mm·s。

（2）P 波形态高尖，在下壁导联尤为突出。

（3）P 波电轴右偏超过 75°。

（4）在 QRS 波群低电压的情况下，P 波高尖且振幅超过同导联 R 波的 1/2 即可诊断。

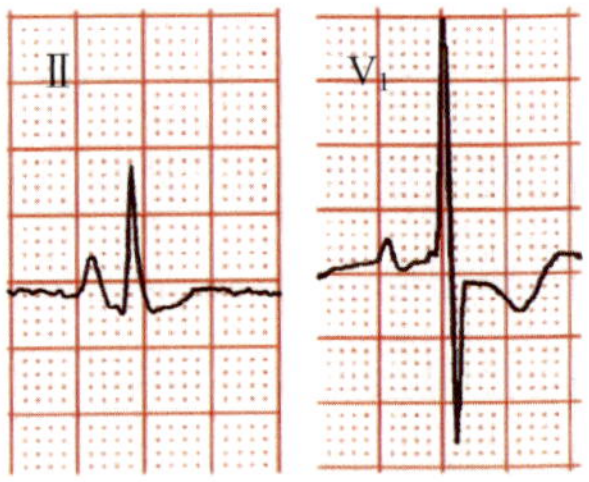

图 22–31　右心房异常

引起右心房异常的病因，常见于肺源性心脏病、肺动脉狭窄，因此高尖的 P 波，传统称为“肺型 P 波”（pulmonary P wave）。也可见于法洛四联症、房间隔缺损等先天性心脏病，或三尖瓣病变。

（二）左心房异常

正常情况下，左心房开始和结束去极化的时间都晚于右心房。左心房异常（left atrial abnormality）时去极化时间延长，电压增高，表现为 P 波时间延长及后半部分电压增高。延后去极化的左心房导致正常情况下几乎重叠的右、左心房双峰分离，形成 P 波双峰或切迹。V_1 导联上 P 波电压增高，呈先正后负双向 P 波，终末部分明显增深。

左心房异常的心电图特征（图 22–32）：

（1）P 波增宽，时限≥0.12 秒，呈前低后高双峰型，峰间距≥0.04 秒，以Ⅰ、Ⅱ、aVL、V_4～V_6 导联明显。

（2）V_1 导联上 Ptf_{V1}≤–0.04mm·s，即 P 波终末部的负向波变深、变宽。

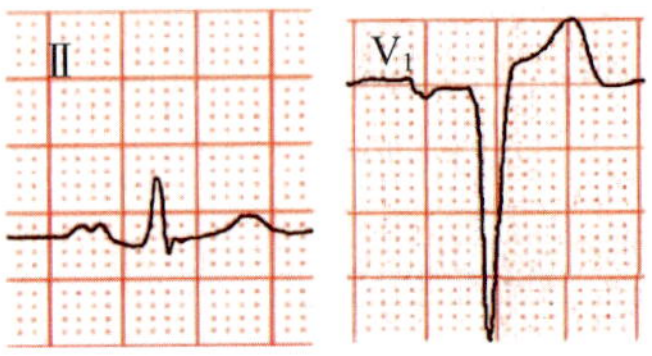

图 22–32　左心房异常

（3）P 波电轴左偏，在 –30°～–45°。

另外，P 波时间延长，但 PR 间期无改变，故 PR 段相对缩短，致使 P/PR 段比值（Macruz 指数）增大，往往 >1.6，这一标准有一定的参考价值。

上述 P 波改变最早被发现于二尖瓣狭窄的患者，故旧称其为“二尖瓣型 P 波（mitral P wave）”。左心房扩大是常见的左心房异常的原因。P 波异常如出现在左心疾患的患者则往往提示左房负荷增加，左室舒张末压增加和左心功能不全。此外，P 波异常还可以见于房内结间束传导阻滞等。单纯依靠心电图难以进行上述的病因鉴别，因此需结合临床其他资料加以判断。

（三）双侧心房异常

双侧心房异常（combined atrial abnormality）时，各自增大的去极化向量均可表现出来，不会互相抵消。因此，P 波不仅增宽呈双峰型，而且电压增高。

双侧心房异常的心电图特征为：

（1）Ⅱ、Ⅲ、aVF 导联 P 波增宽，时限≥0.12 秒，电压≥0.25mV，双峰间距≥0.04 秒。

（2）V_1 导联 P 波呈双向，前部向上高尖，后部向下宽钝，IPI、Ptf 超过正常范围。

双侧心房异常见于严重器质性心脏病、风心病联合瓣膜病变、左至右分流的先天性心脏病和扩张型心肌病等。

二、心室肥大

心室肥大（ventricular hypertrophy）的心电图改变与下列病理因素有关：①心肌细胞增多、心肌纤维增粗及心脏至胸壁的距离变近，故肥大侧心室去极化向量增大，心室去极化综合向量的方向偏向肥大侧，心电图表现为同侧电压增高，心电轴偏向肥大侧。②心室肥厚、心室腔扩大及心肌纤维变性，影响传导功能，使心室去极化时间延长，心电图表现为 QRS 波群时间增宽、R 峰时间延长、QT 间期延长。③心室肥大时去极化时间延长，心外膜下心肌去极化尚未结束心内膜下心肌已开始复极化，导致继发性 ST–T 改变；当伴有冠心病心肌缺血，或严重心肌肥厚、心肌纤维化引起相对性心肌缺血时，又可导致原发性 ST–T 改变，心电图表现为 ST 段压低和 T 波倒置（图 22–33）。

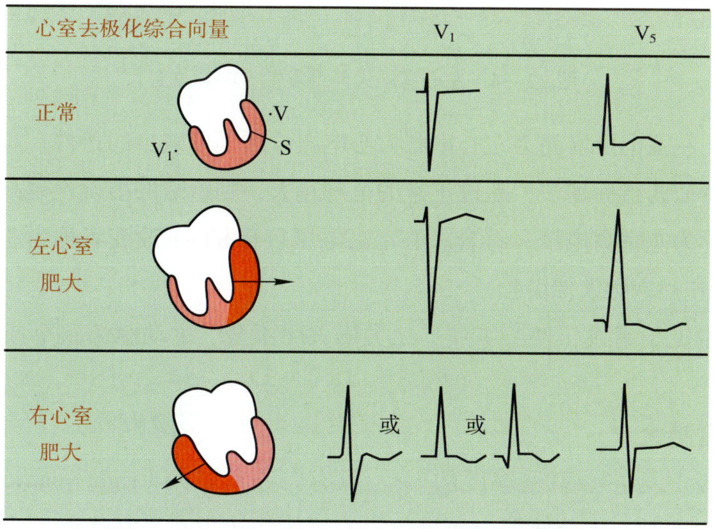

图 22–33　左、右心室肥大的机制及心电图表现

NOTE

上述心电图表现是左、右心室电激动的综合表现，存在左、右心腔相反方向的心电向量相互抵消而致心电图仍在正常范围之内。并且心脏去极化、复极化向量的方向与大小还会受到不同的心外因素的影响。因此，心电图诊断心室肥大存在局限性，需结合其他临床资料综合分析判断。

（一）左心室肥大

左心室肥大的心电图特征为（图 22–34）：

（1）QRS 波群电压增高：①胸导联：Rv_5 或 Rv_6>2.5mV，Sv_1 或 Sv_2>2.9mV，R_{V5} 或 R_{V6}+S_{V1}>3.5mV（女）或 4.0mV（男）。②肢体导联：R_I>1.5mV，R_{II}>2.5mV，R_{aVL}≥1.2mV，R_{aVF}>2.0mV，R_I+S_{III}>2.5mV。③ Cornell 电压标准：R_{aVL}+Sv_3>2.0mV（女）或 2.8mV（男）。

（2）额面 QRS 电轴左偏，一般不超过 –30°。

（3）QRS 波群时限延长，一般不超过 0.11 秒，V_5 或 V_6 导联 R 峰时间延长≥0.05 秒。

（4）ST–T 异常：在 R 波为主的导联（如 V_5 或 V_6），ST 段下斜型压低≥0.05mV，T 波低平、双向或倒置，而以 S 波为主的导联（如 V_1）T 波反而直立。

（5）QT 间期延长，或伴左心房异常 P 波。

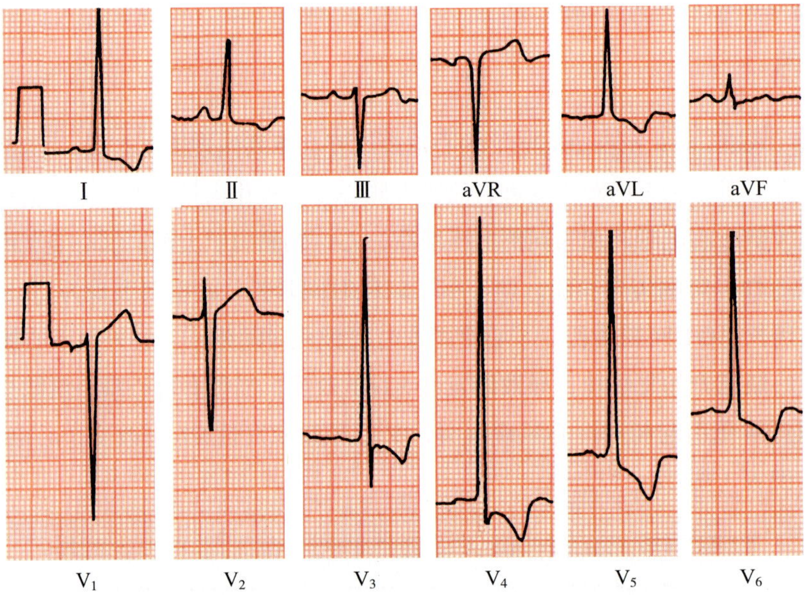

图 22–34 左心室肥大伴继发性 ST–T 改变

上述特征中，左室电压增高为左心室肥大心电图诊断不可缺少的条件，其他项可作为辅助指标。符合上述特征的指标越多，超过正常的范围越大，则诊断的准确性越高。仅有左室电压增高的表现者，称为左室高电压；符合左心室高电压且有 ST–T 改变者称为左心室肥大继发性 ST–T 异常，旧称左心室肥大伴劳损。

左心室肥大常见于高血压性心脏病、二尖瓣关闭不全、主动脉瓣狭窄或关闭不全、心肌病、冠心病等。

（二）右心室肥大

正常右心室壁只为左心室壁厚度的 1/3，只有右心室肥大（right ventricular hypertrophy，RVH）达到相当程度时，才会使综合向量由左心室优势转为右心室优势，右心室肥大时向量向右前下明显增大，使位于右室面导联（V_1、V_2、aVR）的 R 波增高，而位于左室面导联（I、 aVL、V_5、V_6）的 S 波变深。在额面电轴上几乎无一例外地表现为 QRS 电轴右偏。由于右心室肥大很少能超过正常左心室壁厚度，所以整个心室去极化时间并不延长，但右室 R 峰时间可见延长。同左心室肥大一样，右心室肥大也影响和延缓了去极化过程，使复极化过程发生变化而出现 ST–T 变化。

右心室肥大的心电图特征为（图 22–35）：

（1）心电轴右偏≥+90°，重症可 >110°。

（2）QRS 波群电压增高：R_{V1} 或 R_{V3R}>1.0mV，R_{aVR}>0.5mV，$R_{V1}+S_{V5}$>1.05mV（重症 >1.2mV）。

（3）QRS 波群形态改变：V_1 导联 R 波振幅增大，R/S>1，呈 R 型或 Rs 型，重度右室肥大可使 V_1 导联呈 qR 型（除外心肌梗死），V_5 导联 R/S<1 或 S 波加深。aVR 导联以 R 波为主，R/q 或 R/S>1，V_1 或 V_{3R} 导联呈 RS、rSR′、R 或 qR 型。

（4）继发性 ST–T 改变：V_1、V_2 或 V_{3R} 导联 ST 段压低 >0.05mV，T 波低平、双向或 T 波倒置。

（5）V_1 导联的 R 峰时间 >0.035 秒，但 QRS 波群时间并不延长。

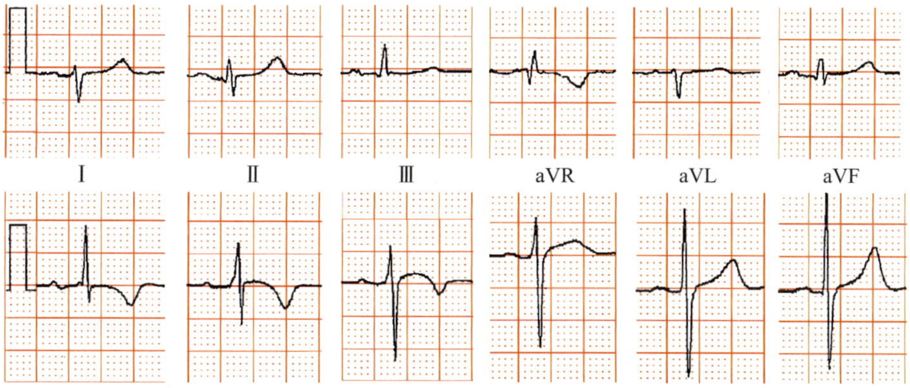

图 22–35　右心室肥大

另外，右心室肥大的患者常合并右心房异常 P 波。上述指标中，QRS 波群电压增高和形态改变以及电轴右偏是诊断右心室肥大的可靠条件，其他各项仅具参考意义。心电图对诊断明显的右心室肥大准确性较好，但敏感性较差。

右心室肥大常见于慢性阻塞性肺疾病、二尖瓣狭窄、肺动脉狭窄、动脉导管未闭、房间隔缺损、室间隔缺损等。

（三）双侧心室肥大

双侧心室肥大（biventricular hypertrophy）的心电图表现可有以下三种：

（1）大致正常心电图：两侧心室的电压同时增高，互相抵消所致。

（2）单侧心室肥大心电图：只表现出占优势侧心室肥大，以左心室肥大图形出现的机会多。

（3）双侧心室肥大心电图：心电图同时显示左、右心室肥大的心电图证据。在诊断左室肥大基础上具备以下条件之一：① V_5 或 V_6 导联 R/S<1；② QRS 心电轴右偏；③几个导联出现高振幅的 RS 图形；④合并右心房异常。或在诊断右室肥大的基础上，V_2～V_4 导联出现高 R 波及深 S 波，且 R+S>6.0mV，提示左心室肥大存在。

NOTE

双侧心室肥大见于二尖瓣狭窄合并关闭不全、二尖瓣合并主动脉瓣病变、扩张型心肌病、先天性心脏病如室间隔缺损、动脉导管未闭等。

第五节 心肌缺血与心肌梗死

心肌的血供来源于冠状动脉。当冠状动脉血流量相对或绝对减少而不能满足心肌代谢需要称为心肌缺血。如果心肌缺血时间过长，心肌细胞糖原储备完全耗尽，心肌发生不可逆的损害，则导致心肌坏死。冠状动脉粥样硬化导致的冠状动脉管腔狭窄或阻塞或（和）冠状动脉痉挛是造成心肌缺血（myocardial ischemia）和心肌梗死（myocardial infarction）的主要原因。心电图是临床诊断心肌缺血和梗死常用的检查方法。

一、心肌缺血及坏死的基本图形

如果冠状动脉发生闭塞，随着时间的推移会在心电图上先后出现缺血、损伤、坏死 3 种类型的基本图形。这些图形出现在面对梗死区的导联上，主要表现为心肌去极和复极的异常。

（一）缺血型 T 波改变

正常情况下，心室肌复极过程是从心外膜开始向心内膜方向推进的。心肌缺血缺氧早期，细胞能量供给锐减，细胞膜损害导致离子通透性改变，K^+ 外流增多，从而使缺血部位心肌细胞复极时间延迟。通常缺血最早出现在心内膜下，此时复极仍从心外膜下开始，但电位差明显增大，形成面对缺血区的导联出现双支对称的“高耸 T 波（towering T wave）”（图 22–36）。若缺血发生心外膜下（或透壁性），心外膜下心肌整个除复极时间明显延迟，则复极由心内膜下向心外膜下进行，复极顺序发生异常，面对缺血区的导联出现“T 波倒置”。倒置 T 波尖深，双支对称，称“冠状 T 波（coronary T wave）”。

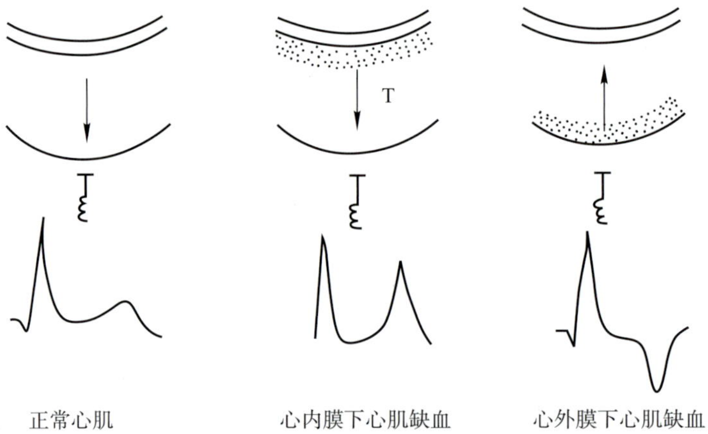

图 22–36 缺血型 T 波改变

（二）损伤型 ST 段移位

随着心肌缺血时间延长、程度加重，将进一步发生心肌损伤（myocardial injury）。心电图出现面对损伤区导联 ST 段移位。损伤型 ST 段移位可表现为 ST 段抬高或 ST 段压低两种类型。心内膜下心肌损伤时，ST 向量背离心外膜面而指向心内膜面，ST 段呈下斜型或水平型下降；心外膜下心肌损伤时（包括透壁性心肌缺血），ST 向量指向心外膜面，ST 段呈损伤型抬高（图 22-37）。

发生透壁性心肌缺血时，心电图往往表现为心外膜下缺血（T 波深倒置）或心外膜下损伤（ST 段抬高）类型。有学者把引起这种现象的原因归为：①透壁性心肌缺血时，心外膜缺血范围常大于心内膜；②由于检测电极靠近心外膜缺血区，因此透壁性心肌缺血在心电图上主要表现为心外膜缺血改变。

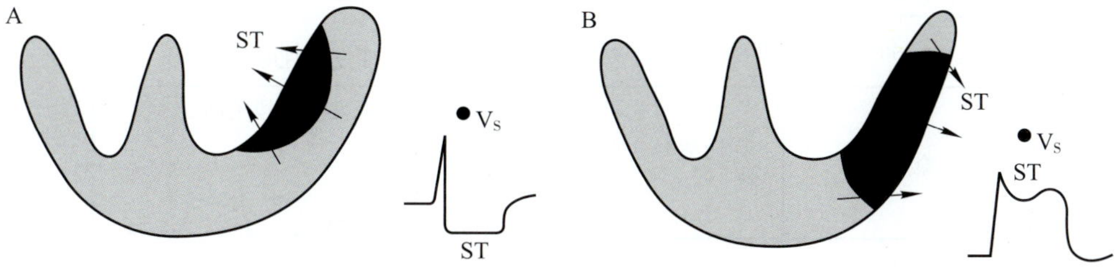

图 22-37　损伤型 ST 段移位

A. 心内膜下心肌损伤 ST 向量指向受累心脏内层和心腔，对应导联记录到 ST 段下移

B. 缺血累及外层心室（透壁或心外膜下心肌）ST 向量指向心腔外，对应导联 ST 段抬高

目前多数学者认为急性心肌缺血发生 ST 段抬高是由于心肌损伤电流（injury currents）所致。“损伤电流说”学说认为，心肌缺血可对心肌细胞的电生理特性产生时间依赖性的影响。急性缺血可降低静息膜电位水平，降低 0 期去极速度并缩短动作电位时间（病理性早期复极）。这些电生理改变在缺血心肌和正常心肌之间产生电收缩期与电舒张期的电位差，形成损伤电流，在体表心电图上产生 ST 段的漂移（图 22-38）。电收缩期与体表心电图的 QT 间期相当，而电舒张期与体表心电图的 TQ 段相当。在电收缩期，损伤区心肌细胞因为早期复极和（或）不完全去极而相对带正电荷，以及动作电位上升速度降低，引起动作电位幅度和去极速度降低。损伤电流向量指向损伤区，导致原发性 ST 段抬高。在电舒张期，缺血部分心肌去极，损伤电流向量背离部分除极的缺血损伤区，导致原发性 TQ 段下移，TQ 段作为判断 ST 段有无偏移的基线，其下移使得 ST 段显得抬高（继发性 ST 段抬高）。ST 段抬高即可能是由于基线下移和 ST 段主动抬高的总和（图 22-39）。至于心肌缺血时出现的 ST 段抬高和压低两种情况是否均可由此机制解释，目前尚有争论。部分学者主张两者均由心肌损伤电流所致，仅由于缺血部位与探查电极方位不同而出现不同类型的 ST 段偏移。而部分学者则认为 ST 段抬高者由于细胞膜损伤比 ST 段压低者更严重，故而产生损伤电流。

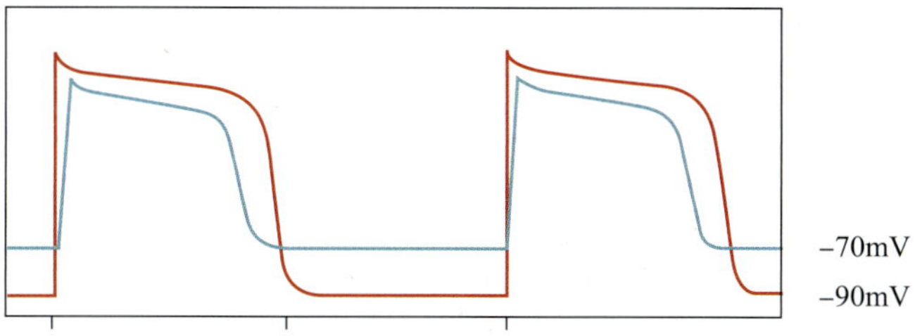

图 22-38　损伤电流的产生机制

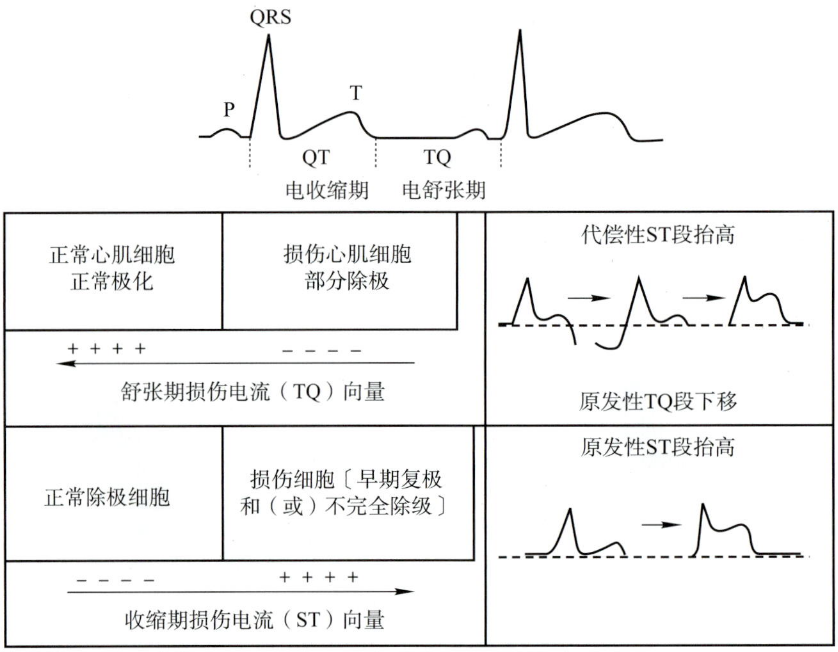

图 22-39 缺血性 ST 段抬高的产生机制

心肌缺血和梗死导致的 ST 段抬高或压低通常出现在两个或两个以上的相邻导联上。ST 段压低在任何导联不应超过 0.05mV。心肌缺血发作时，原有 ST 段压低者，在原有基础上再压低≥0.10mV。原有 ST 段抬高者，ST 段可暂时回到基线，或压低≥0.10mV。ST 水平型压低及下斜型压低对诊断心肌缺血有较大的临床意义。ST 段抬高的标准目前说法不一，一般认为相邻导联新发 ST 段 J 点抬高在 V_2、V_3 导联男性≥0.2mV，女性≥0.15mV，和（或）其他导联≥0.1mV 为异常。ST 段弓背向上的抬高并随时间推移出现动态变化对急性心肌梗死诊断有重要意义。

值得注意的是，ST-T 改变只是非特异性心肌复极异常的共同表现。除冠心病外，其他心血管疾病（如心肌病、心肌炎、瓣膜病、心包炎等）及许多心电异常（如显性预激综合征、束支阻滞、室性心律失常、室性起搏心律等）也可出现 ST-T 改变。低钾、高钾等电解质紊乱、药物（洋地黄、奎尼丁等）以及自主神经调节障碍也可影响 ST-T。因此在根据 ST-T 改变做出“心肌缺血”或“冠状动脉供血不足”的心电图诊断前，必须结合临床资料进行鉴别诊断。

（三）坏死型 Q 波

持久的缺血使心肌细胞在损伤的基础上进一步发生变性、坏死，已坏死的心肌丧失了电活动，坏死区心肌不产生心电向量，而坏死区周围正常心肌仍照常进行去极与复极，产生一个与梗死部位相反的综合向量。正常的心室去极首先从室间隔开始，QRS 波群的起始部（0.03～0.04 秒）体现室间隔去极过程。因心肌梗死主要发生于室间隔及左心室壁内膜下心肌，引起 QRS 波起始的心室去极向量背离坏死区，产生“坏死型”图形。主要表现为面向坏死区的导联出现病理性 Q 波（时间≥0.03 秒，振幅≥1/4 R）或 QS 型，往往同时伴有 R 波振幅降低，甚至 R 波消失而呈 QS 型（图 22-40）。出现 Q 波的导联反映了心肌梗死的部位。一般来说，Q 波的宽度和深度代表了心肌坏死的范围和深度。出现 Q 波的导联越多，心肌梗死的范围越广。

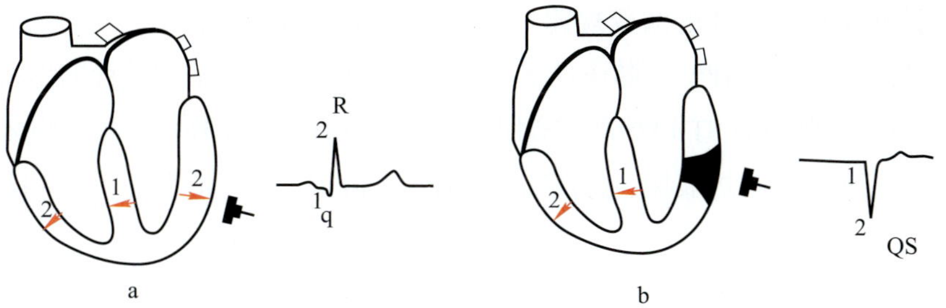

图 22-40　坏死性 Q 波的产生机制

a. 正常心肌去极顺序：室间隔向量 1 产生 q 波，左右心室综合去极向量 2 产生 R 波
b. 心肌坏死区域外电极只能记录相反的除极向量

二、心肌梗死

心肌梗死是在冠状动脉粥样硬化基础上，发生冠状动脉血供急剧减少或中断，使相应心肌严重而持久缺血导致的心肌坏死。急性心肌梗死根据 ST 段是否抬高分为 ST 段抬高型心肌梗死（ST-segment elevation myocardial infarction，STEMI）和非 ST 段抬高型心肌梗死（non-ST-segment elevation myocardial infarction，NSTEMI）。ST 段抬高型心肌梗死指 2 个或 2 个以上相邻导联出现 ST 段抬高；非 ST 段抬高型心肌梗死指心电图上只有 ST 段压低和（或）T 波倒置或无 ST-T 异常。

（一）ST 段抬高型心肌梗死

1. ST 段抬高型心肌梗死的图形特点　发生心肌梗死后，随着时间推移在心电图上可先后出现缺血型 T 波改变、损伤型 ST 段移位和坏死型 Q 波改变 3 种类型的图形而呈现心肌梗死特征性的改变。此 3 种类型的心电图改变常综合反映在面对梗死室壁的导联上，而在背离梗死区的导联上，则表现为大致相反的图形，一般称为“对应性改变”。

当冠状动脉的一个较大分支突然发生了阻塞时，受损的心肌中心处将发生坏死，坏死外周心肌损伤较轻，呈损伤型改变，再靠外边的心肌，由于四周侧支循环供给了一部分血液，受损更轻，呈现缺血改变。因此，如果在一份心电图上看到缺血型、损伤型、坏死型特征的综合图形，则心肌梗死诊断基本成立（图 22-41）。

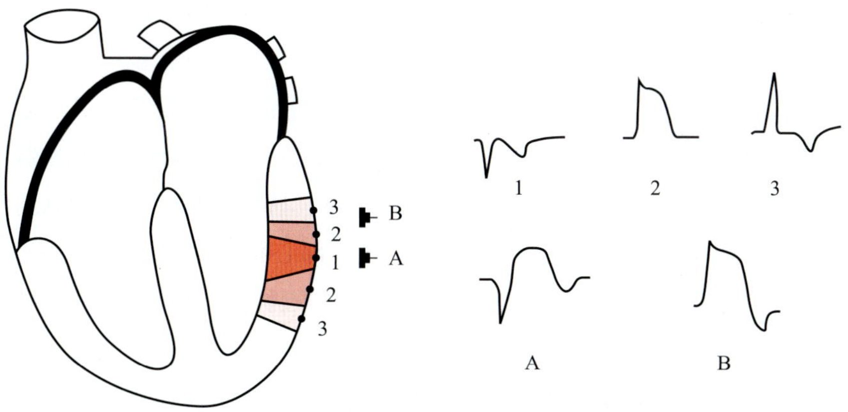

图 22-41　急性 ST 段抬高型心肌梗死心电图特点

1. 为直接置于中心坏死区心外膜处的电极及记录到的坏死图形
2. 为直接置于严重损伤区心外膜处的电极及记录到的损伤图形
3. 为直接置于外周较轻的缺血区心外膜处的电极及记录到的缺血图形

A：位于坏死区中心的体表电极记录到的缺血和损伤、坏死图形
B：位于坏死区周围的体表电极记录到的缺血、损伤图形

2. ST 段抬高型心肌梗死的演变规律　心肌梗死的心电图图形除了具有特征性的改变之外，其演变也具有一定的规律性。随访观察心电图的演变过程，对心肌梗死的诊断及其病情的估计具有重要意义。典型的 ST 段抬高型心肌梗死有其特有的演变规律。根据临床、病理以及其他特征，心肌梗死可分为进展期、急性期、愈合期和陈旧期四个时期（图 22–42）。

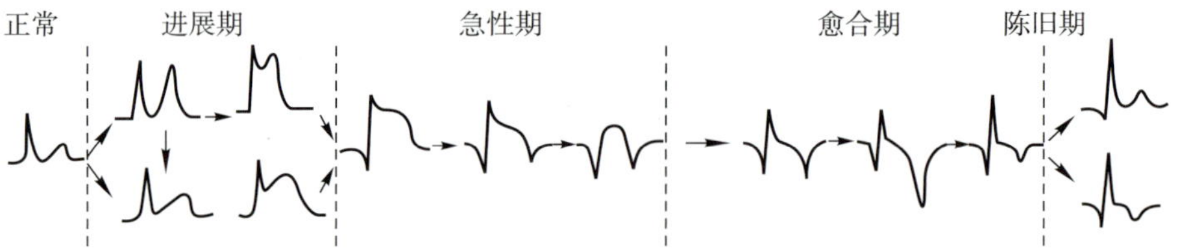

图 22–42　典型心肌梗死的图形演变过程及分期

（1）进展期：见于急性心肌梗死发生后数分钟或数小时内。主要表现为缺血性 T 波及损伤性 ST 段的图形演变。心电图可见：① T 波高耸。② ST 段斜行上升。③尚未出现坏死性 Q 波。④有时可见急性损伤性阻滞：R 峰时间≥0.045 秒，R 波升支可有切迹。

（2）急性期：此期开始于梗死后数小时或数日，可持续 6 小时～7 天。此期坏死型 Q 波、损伤型 ST 段抬高和缺血型 T 波倒置可同时并存及演变。以病理性 Q 波或 QS 波出现为进入急性期的特征。心电图可见：①病理性 Q 波或 QS 波。② ST 段逐渐升高呈弓背型，并可与 T 波融合成单向曲线，继而 ST 段向等电位线逐渐下降。③ T 波由直立逐渐演变为对称性倒置（图 22–43）。

（3）愈合期：发生于梗死后 7～28 天，主要是坏死（Q 波）及缺血（T 波）图形。以 ST 段恢复至基线为进入愈合期的特征。此期主要演变为缺血型倒置 T 波的动态变化。心电图特点为：①抬高的 ST 段基本恢复至基线。② T 波的动态变化：逐渐加深，又逐渐变浅，直到恢复正常或趋于恒定不变的 T 波倒置。③坏死型 Q 波持续存在。

（4）陈旧期：梗死发后数月或数年，主要是坏死的图形。以异常图形稳定不变为进入陈旧期的标志。表现为：①恒定的 Q 波或 QS 波。② ST 段与 T 波恢复正常或 T 波倒置（或低平）不再变化（图 22–44）。

由于近年来临床溶栓及冠脉介入手术的开展，闭塞的冠状动脉及时再通，大大缩短了各期的进程，并可使其心电图表现不再呈现上述典型演变过程。

3. 心肌梗死的定位诊断　冠状动脉对心肌的血液供应呈区域性分布，某一冠状动脉闭塞引起其所供应的某部分心肌发生坏死，故其心电图改变呈节段性。因此，缺血型损伤很少局限在某一导联，而至少应出现在相邻两个或两个以上导联。临床上以左冠状动脉前降支发生阻塞的机会为最多（引起左室前壁、心尖及室间隔前 2/3 部心肌梗死），其次为右冠状动脉（引起左室后下壁、室间隔后 1/3 部及右心室心肌梗死）和左冠状动脉回旋支（引起左室侧壁，或累及左室后壁和室间隔后部心肌梗死）。心肌梗死的部位主要根据心电图坏死型图形（异常 Q 波）出现于哪些导联而做出判断。在急性心肌梗死早期，尚未出现坏死型 Q 波时，心肌梗死的部位可根据 ST 段抬高或压低以及 T 波异常（增高或深倒置）出现的导联来判定。由于发生心肌梗死的部位多与冠状动脉分支的供血区域相关，因此，根据心电图确定的梗死部位大致可以确定梗死相关的血管病变（表 22–2）。

表 22-2 心肌梗死部位与相关动脉

部位	对应导联	供应血管
前间隔	V_1、V_2、(V_3)	左前降支
前壁	(V_2)、V_3、V_4、(V_5)	左前降支
广泛前壁	V_1、V_2、V_3、V_4、V_5、V_6	左前降支
侧壁	Ⅰ、aVL、V_5、V_6	左前降支的对角支或左回旋支
正后壁	V_7、V_8、V_9	左回旋支或右冠
下壁	Ⅱ、Ⅲ、aVF	右冠或左回旋支
右室	(V_1)、V_{3R}、V_{4R}、V_{5R}	右冠

临床上单纯右心室梗死（right ventricular infarction）很少见，右心室梗死往往合并左室下、后壁梗死。由于常规的十二导联心电图不能提供右心室梗死的依据，因此对急性下壁或下后壁心肌梗死应常规做 V_{3R}～V_{6R} 导联检查，其中任一导联 ST 段抬高超过 0.1mV 均提示右心室梗死，尤以 V_{4R} 导联更有价值。出现 ST 段抬高的导联越多，诊断右心室梗死的特异性越高。如果 V_1 导联 ST 段抬高而 V_2 导联 ST 段不抬高或压低，也提示右心室梗死。同时应注意发现临床右心功能不全的体征与血液动力学障碍。

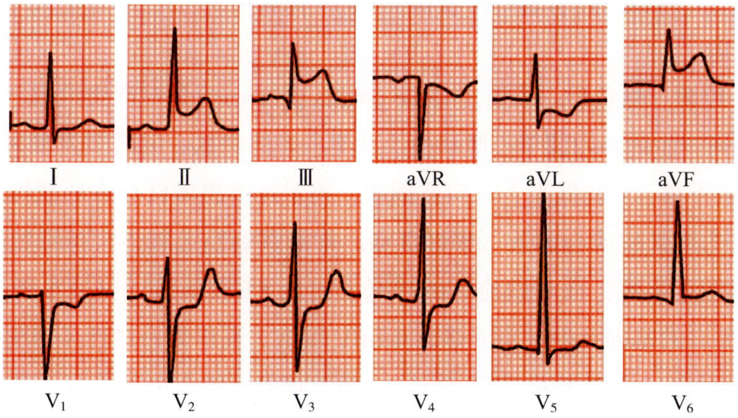

图 22-43 急性下壁心肌梗死

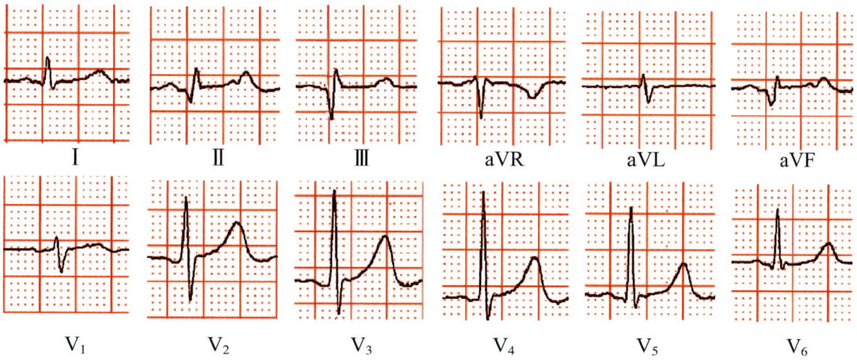

图 22-44 陈旧性下壁心肌梗死

（二）非 ST 段抬高型心肌梗死

非 ST 段抬高型心肌梗死指 STEMI 以外的所有心肌梗死，急性心内膜下心肌梗死、小灶性心肌梗死等较常见。患者可有长时间的胸痛，伴有心肌酶及 TnI 的阳性，而心电图上无明显 ST 段抬高或虽有抬高而未达标准，心电图通常表现为只有 ST 段压低和（或）T 波倒置或无

ST–T 异常（图 22–45）。

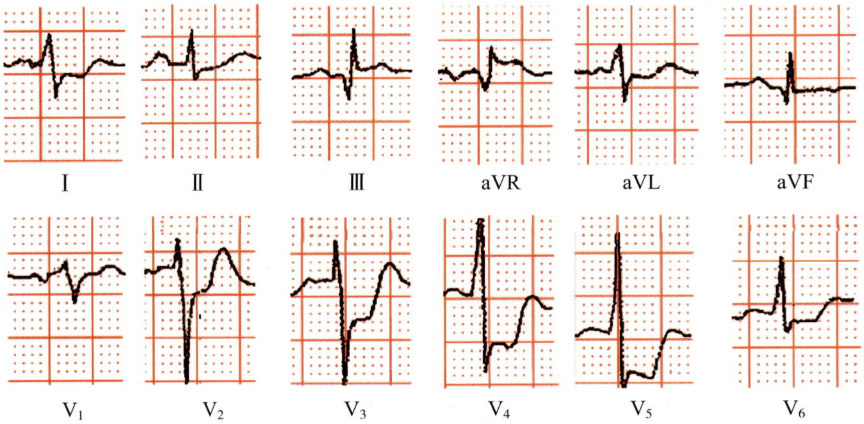

图 22–45　非 ST 段抬高型心肌梗死

三、冠状动脉供血不足

心肌缺血在临床上可表现为急性和慢性冠状动脉供血不足。急性冠状动脉供血不足多表现为心绞痛和一过性心电图 ST–T 缺血性改变；慢性冠状动脉供血不足的患者常常无特殊的临床症状，心电图上有相对稳定且持续时间较长的 ST–T 改变。

（一）心绞痛

1. 稳定型心绞痛　稳定型心绞痛（stable angina pectoris）是在严重的固定狭窄基础上由于心肌耗氧量增加而产生的心内膜下心肌缺血。此类患者的静息心电图多表现为正常，部分患者可能有轻度 ST 段下移，T 波低平、双向或倒置，提示此类患者已存在心肌慢性供血不足。心绞痛表现为突发的胸骨后或心前区压榨性疼痛，常牵涉到左上肢，可持续数分钟。伴随心绞痛的症状，心电图可出现：面对缺血区的导联上出现 ST 段下移，可呈水平型或下斜型压低 ≥0.1mV，或在原有的基础上进一步下移达 0.1mV 以上。发作为一过性（持续时间常在 1 分钟以上，多在 3～5 分钟，一般不超过 30 分钟），随着缺血缓解心电图恢复正常或缺血发作前状态。ST 段下移的幅度和持续的时间常反映心肌缺血的程度。T 波改变在反映心肌缺血的特异性方面不如 ST 段明显，但如果与平时心电图进行比较，如有明显差别，也具有诊断意义。

2. 不稳定型心绞痛　不稳定型心绞痛（unstable angina pectoris）的病理生理特点为动脉粥样斑块不稳定，表面破裂糜烂而使血栓形成、血管收缩，导致血管不完全堵塞。目前多将静息型心绞痛、初发型心绞痛和恶化型心绞痛归为不稳定心绞痛的三大临床类型。静息心绞痛（rest angina pectoris）的胸痛发作于休息时，持续时间通常超过 20 分钟。初发型心绞痛（new-onset angia pectoris）指 1～2 个月内新发的心绞痛，很轻的体力活动即可诱发。恶化型心绞痛（accelerated angina pectoris）指在相对稳定的劳力性心绞痛基础上在发作程度、持续时间及发作频次方面逐渐加重。虽然它们各自的临床表现特点不同，但心肌缺血的心电图表现相似。大多数患者胸痛发作时有一过性的 ST 段抬高或压低，T 波低平导致，其中 ST 段的动态改变（≥0.1mV 的抬高或压低）是严重冠状动脉疾病的表现。不稳定型心绞痛的心电图改变会随着症状的缓解而完全或部分消失。但是如果心绞痛反复发作或可出现异常 Q 波，提示严重缺血导致一定范围的心肌顿抑，如果症状反复或持续时间较长，心电图改变持续 12 小时以上，则提示可能发生非 ST 段抬高型心肌梗死。

变异型心绞痛（variant angina pectoris）属于不稳定型心绞痛的特殊类型，多为单纯冠状动脉痉挛引起，亦可能由原有的冠状动脉粥样硬化的基础上产生痉挛所致。变异型心绞痛发作常与体力活动和情绪波动无关，心绞痛疼痛的程度较一般心绞痛剧烈，持续时间较久，往往在夜晚、凌晨或白天的同一时间发作。心电图表现为：① ST 段抬高的同时往往伴有对应导联 ST 段压低的改变，ST 段抬高有时呈单向曲线，但发作后可恢复正常；② T 波增高相当常见，发作时 T 波可由原来低平变为直立，严重者可见在 ST 段抬高的同时，T 波高尖，有时 T 波增高更为显著。可能伴有 QRS 波改变（R 波增高、变宽及 S 波幅度减小）、U 波倒置及一过性室性心律失常或房室传导阻滞。

不稳定型心绞痛与非 ST 段抬高型心肌梗死、ST 段抬高型心肌梗死并称急性冠状动脉综合征（acute coronary syndrome，ACS），是一组有关急性严重心肌缺血甚至坏死的一系列疾病谱的总称。为了早期诊断及治疗，目前临床上常用 ST 段抬高型 ACS 和非 ST 段抬高型 ACS 分类。

（二）慢性冠状动脉供血不足

慢性冠状动脉供血不足通常是严重、多支、弥漫性冠状动脉供血不足，同时又有丰富的侧支循环形成，使心脏处于长期的慢性缺血过程中。此类患者平时多无典型的心绞痛发作，心电图改变也是长期的、相对稳定的异常变化。这些变化的敏感性和特异性相对较低，有时仅依据心电图的异常改变难以做出慢性冠状动脉供血不足的正确诊断。

慢性冠状动脉供血不足引起的慢性心肌缺血主要是心内膜下心肌缺血，心电图约有 2/3 呈现 ST–T 异常改变：ST 呈缺血型（水平型或下垂型）压低≥0.05mV，或近似缺血型压低 >0.075mV，以缺血型压低较有诊断意义。T 波主要表现为低平（在以 R 波为主的导联上，T 波振幅小于 1/10 同导联 R 波振幅）、双向（尤其是先负后正）或倒置而呈现“冠状 T 波”。

上述慢性冠状动脉供血不足的心电图改变是非特异性的，且具易变性，其 ST–T 改变时有时无，时轻时重，故须追踪观察，前后对比。同时应结合患者年龄、血压、血脂、血糖及其他辅助检查资料，全面分析，并排除其他原因所致的 ST–T 类似改变，方能做出正确诊断。

第六节　心律失常

人的正常心律为窦性心律（sinus rhythm），即心脏的激动源自窦房结，经窦房交界处传向结间束与房间束激动心房，引起心房收缩，再沿房室结、希氏束、左右束支、浦肯野纤维下传激动心室，引起心室收缩。窦房结的激动频率、激动在各部位的传递顺序及速度符合一定的规律。

正常心律的心电图表现为：①激动起源于窦房结。由于一般心电图机描记不出窦房结激动电位，故以窦性激动发出后引起的心房激动波（P 波）的特点来推测窦房结的活动。如果 P 波在Ⅰ、Ⅱ、aVF、V_4～V_6 导联直立，aVR 导联倒置，此类 P 波称之为“窦性 P 波”。窦性 P 波是激动起源于窦房结的标志。②窦性 P 波规律发生，PP 间期基本匀齐，静息状态下窦性 P 波的频率为 60～100 次 / 分。③ P 波与 QRS 波群顺序发生，PR 间期 0.12～0.20 秒。窦房结发出的激动，凡经正常房室传导途径下传心室者，其房室传导时间不应短于 0.12 秒。④ QRS 时限 0.06～0.10 秒，提示引起心室兴奋的激动来源于希氏束分叉以上，并且在心室内的传导正常。

NOTE

心脏激动的起源部位、频率、节律，激动传导的顺序、路径、速度、方向，其中任意一项发生异常，都称为心律失常（arrhythmia）。器质性心脏病患者约 90% 以上有心律失常。心律失常在正常人群中也可见。按心律失常的发生原理，可分为激动起源异常和传导异常两大类。

- 心律失常
  - 激动起源异常
    - 窦性心律失常（过速、过缓、不齐、停搏）
    - 异位心律
      - 被动性：逸搏与逸搏心律（房性、交界性、室性）
      - 主动性
        - 过早搏动（房性、交界性、室性）
        - 阵发性与非阵发性心动过速（房性、交界性、室性）
        - 扑动与颤动（心房、心室）
  - 激动传导异常
    - 生理性传导障碍：干扰与房室分离
    - 病理性传导障碍
      - 窦房阻滞
      - 房内阻滞
      - 房室阻滞（一度、二度、三度）
      - 室内阻滞（左、右束支及左束支分支）
    - 意外传导：超常传导、空隙现象、维登斯基现象
    - 捷径传导：预激综合征

一、窦性心律失常

（一）窦性心动过速

成人窦性心律的频率 >100 次 / 分时，称为窦性心动过速（sinus tachycardia）。心电图表现为（图 22–46）：

（1）窦性 P 波在Ⅰ、Ⅱ、aVF、V_4～V_6 导联直立，aVR 导联倒置。

（2）窦性 P 波规律发生，P 波频率多在 100～160 次 / 分之间（PP 或 RR 间期 <0.60 秒）。

（3）有时可伴有继发性 ST–T 改变。

临床意义：①生理性：正常人在运动、精神紧张、饮茶、饮酒时；②病理性：常见于发热、甲状腺功能亢进症、贫血、失血、心力衰竭等；③药物性：阿托品、肾上腺素等药物作用。

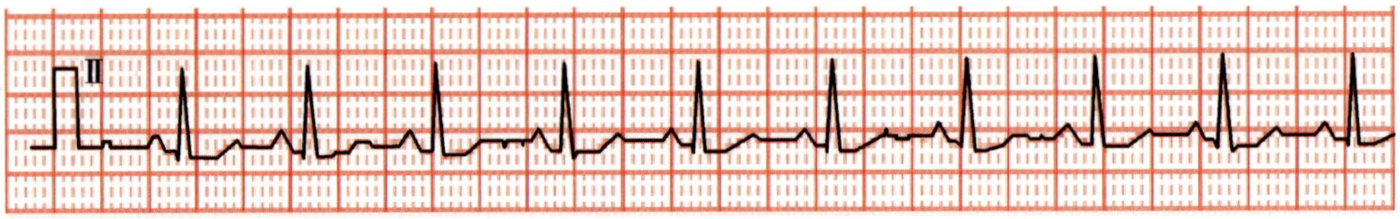

图 22–46 窦性心动过速

（二）窦性心动过缓

成人窦性心律的频率 <60 次 / 分时，称为窦性心动过缓（sinus bradycardia）。心电图表现为（图 22–47）：

（1）窦性 P 波在Ⅰ、Ⅱ、aVF、V_4～V_6 导联直立，aVR 导联倒置。

（2）窦性 P 波规律发生，频率在 60 次 / 分以下（PP 或 RR 间期 >1 秒），通常不低于 40 次 / 分。

临床意义：①生理性：正常人安静及睡眠时、老年人及运动员；②病理性：窦房结功能障

碍、颅内压增高、阻塞性黄疸、甲状腺功能减退症等；③药物性：β 受体阻滞剂、洋地黄、钙通道拮抗剂、胺碘酮等药物作用。

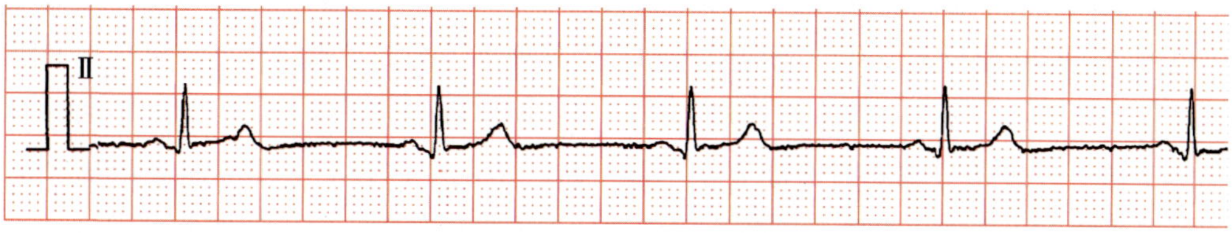

图 22-47　窦性心动过缓

（三）窦性心律不齐

窦性心律的起源未变，但节律显著不匀齐，称为窦性心律不齐（sinus arrhythmia）。窦性心律不齐常与窦性心动过缓同时存在。心电图表现为（图 22-48）：

（1）窦性 P 波在Ⅰ、Ⅱ、aVF、V_4～V_6 导联直立，aVR 导联倒置。

（2）在一次心电图记录中，最长的 PP 间距与最短的 PP 间距之差 >0.12 秒。

临床意义：如果窦性心律在吸气时频率加快，呼气时减慢，屏气时心律不齐消失，称为呼吸性窦性心律不齐，属于生理现象，常见于青少年及自主神经功能不稳定者。如果屏气后窦性心律不齐仍然存在，称为非呼吸性窦性心律不齐，其原因考虑为窦房结自律性强度不断变化，多见于器质性心脏病病人。

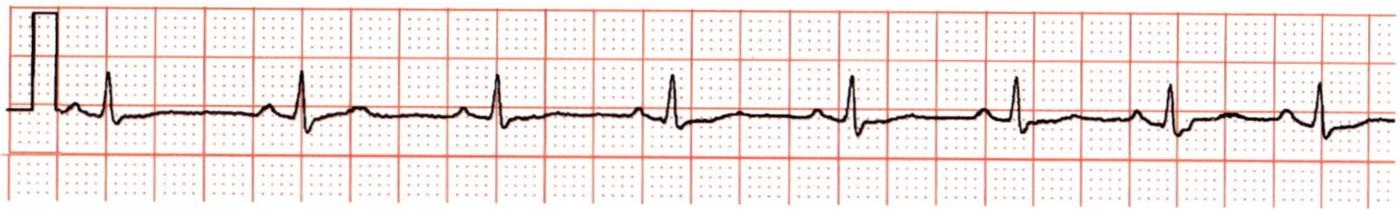

图 22-48　窦性心律不齐

（四）窦性停搏

窦房结在一段时间内暂时停止发放冲动，导致心房和心室活动相应停止的现象，称为窦性停搏（sinus arrest），亦称窦性静止。在心电图上表现为（图 22-49）：

（1）在规则的 PP 间距规则的心电图记录中，突然出现一个或多个显著延长的 PP 间距。

（2）长 PP 间距与基本的窦性 PP 间距之间无整倍数关系。

（3）较长时间的窦性停搏后可出现窦性心律，也可出现房室交界性逸搏或室性逸搏。长时间的窦性停搏若无逸搏出现，则可致长时间心脏停顿，病人可出现头晕、昏厥甚至阿 - 斯综合征（Adams-Stokes syndrome）发作。

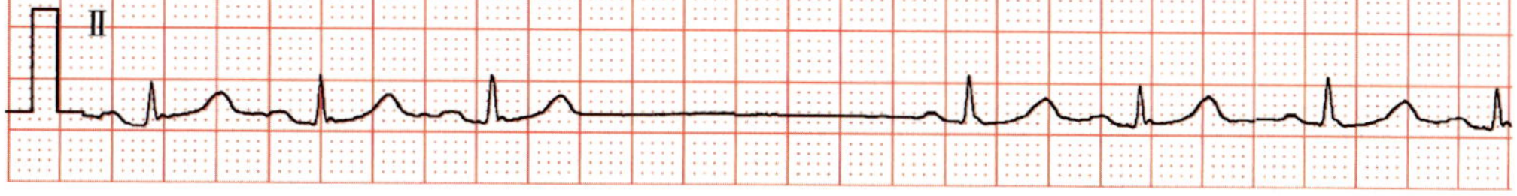

图 22-49　窦性停搏

窦性停搏可由迷走神经张力过高、洋地黄与胺碘酮等药物作用、高血钾、心肌炎、心肌病、冠心病等引起，是病态窦房结综合征（sick sinus syndrome，SSS）的主要表现之一。

NOTE

（五）窦房阻滞

因各种原因导致的窦房结周围组织不应期延长，使窦房结发出的激动传出到达心房的时间延长或不能传出，导致心房心室停搏，称为窦房阻滞（sinoatrial block）。窦房传导阻滞可暂时出现，也可持续存在或反复发作。窦房阻滞和心脏其他部位的传导阻滞相同，可根据其阻滞程度的轻重分为三度：一度传导阻滞时激动均能下传，但出现传导延缓，二度传导阻滞时有部分激动不能下传，三度传导阻滞时激动完全不能下传。但由于体表心电图不能显示窦房结电活动，因而无法确立一度窦房阻滞的诊断，同样亦使三度窦房阻滞与窦性停搏鉴别困难。体表心电图只能对二度窦房阻滞做出诊断。二度窦房阻滞分为两型。

1. 二度Ⅰ型窦房阻滞（文氏型阻滞） 表现为窦房结的激动向心房传导的时间逐渐延长，最后传导中断。PP 间期出现特征性的逐渐缩短，最后突然延长，该长 PP 间期短于基本 PP 间期的两倍。但是，二度Ⅰ型窦房阻滞在普通心电图上和窦性心律不齐相鉴别非常困难，检查时需患者屏住呼吸以排除呼吸对心律的影响（图 22–50）。

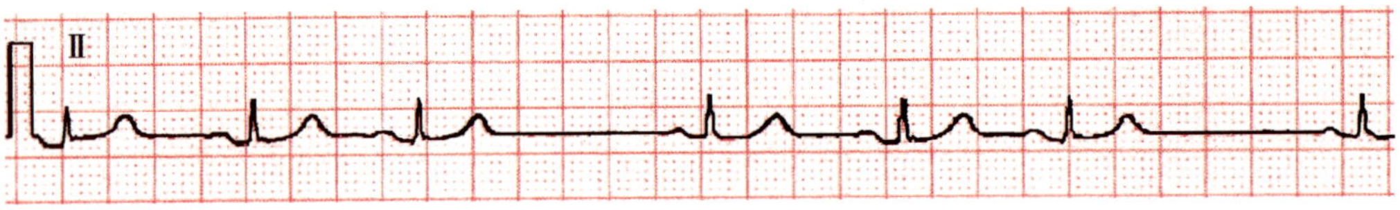

图 22–50　二度Ⅰ型窦房阻滞

2. 二度Ⅱ型窦房阻滞 心电图表现为长 PP 间期为基本 PP 间期的整倍数。窦房阻滞后亦可出现逸搏（图 22–51）。

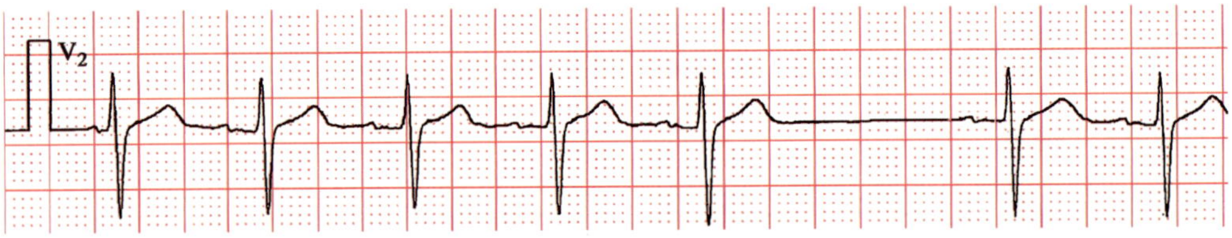

图 22–51　二度Ⅱ型窦房阻滞

（六）病态窦房结综合征

窦房结及其周围组织病变导致其功能减退，产生多种心律失常，并引起头晕、黑矇、晕厥等临床表现，称为病态窦房结综合征（sick sinus syndrome，SSS）。凡能引起窦房结缺血、纤维化、炎症、退行性变者均可能是病因，如冠心病、心肌炎、窦房结退行性变、心肌淀粉样变性等。主要的表现有：

（1）持续而显著的窦性心动过缓：心率 <50 次 / 分，且不易用阿托品等药物纠正。常伴有窦性停搏或窦房阻滞。

（2）心动过缓 – 心动过速综合征（bradycardia–tachycardia syndrome）：在显著窦性心动过缓基础上，常出现房性快速性心律失常（房速、房扑、房颤等）。由于房性快速性心律失常均发生在缓慢性心律失常的基础上，可以定义为原发性窦房功能障碍伴继发性房性快速性心律失常，又称为“慢快综合征”。

（3）双结病变：若病变同时累及房室交界区，可出现窦房结阻滞与房室结阻滞并存，或发生窦性停搏时长时间不出现交界性逸搏，称为双结病变。

有些患者平时不伴有症状性窦性心动过缓和窦性停搏，但有各种主动性的房性快速性心律失常，主要是频发房性期前收缩、短阵房扑和阵发性房颤。心律失常发生前为正常窦性心律，在各种房性快速性心律失常终止后出现一过性的窦房结功能的明显抑制，从而出现 RR 长间歇，临床见头昏、胸闷、黑矇，可以出现晕厥症状。可以定义为原发性房性快速性心律失常伴继发性窦房结功能障碍，又称“快慢综合征”

二、过早搏动

过早搏动（premature beats）是指起源于窦房结以外的异位起搏点提前发出的激动所引起的一次（或两次）心脏搏动，又称期前收缩。过早搏动常发生在窦性心律中，也可发生于心房颤动或其他异位心律的基础上，是临床最常见的心律失常。根据异位搏动发生的部位，可分为房性、交界性及室性过早搏动。

异位搏动与其前窦性搏动之间的时距称配对间期（coupling interval），又称联律间期，反映期前收缩的提前程度，也是判断单源、多源性期前收缩和并行心律等的重要依据。某些频发的期前收缩可见一定的配对规律：每个窦性心搏后均跟着一个过早搏动，连续发生 3 次或 3 次以上，称为二联律（bigeminy）；每 2 个窦性心搏后出现 1 次过早搏动，或 1 个窦性心搏后出现 2 次过早搏动，连续发生 3 次或 3 次以上，称为三联律（trigeminy）；1 个窦性心搏后出现 2 次过早搏动，称为成对的过早搏动（couplets of premature complexes）。

提前出现的异位搏动代替了一个正常窦性搏动，其后出现一个较正常心动周期为长的间歇，称代偿间歇（compensatory pause）。在基础心律为心房颤动的情况时，期前收缩后面较长的间歇称为“类代偿间歇”。

根据期前收缩出现的频率，可分为偶发（≤5 次 / 分）和频发（≥6 次 / 分）两种。

过早搏动常由如下原因引起：①功能性：可见于正常人、自主神经功能失调患者、精神紧张、疲劳、吸烟、饮酒、喝咖啡等。②器质性心脏病：如风心病、冠心病、肺心病、心肌病、二尖瓣脱垂等患者。③药物性：应用洋地黄、奎尼丁、三环抗抑郁药等。④其他：甲状腺功能亢进症、电解质紊乱（如低血钾）、缺氧、麻醉、手术、心脏的直接机械刺激（如心导管检查、心脏手术等）。偶发期前收缩或发生多年而无其他临床表现者，大多无重要意义。影响其预后的重要因素在于患者有无器质性心脏病基础及其类型。如急性心肌梗死时的室性期前收缩可发展为室速或室颤而导致原发性心脏骤停。发生于风湿性心脏病、甲状腺功能亢进症及冠心病的频发、多源性房性期前收缩常常是心房颤动的先兆。

（一）室性过早搏动

起源于束支分叉以下的异位起搏点所引起的过早搏动，称为室性过早搏动（premature ventricular beat）。心电图表现为（图 22-52）：

（1）提前出现的、宽大畸形的 QRS 波群，时限通常≥0.12 秒，其前无相关 P 或 P′波。室性过早搏动在心室内的去极顺序与正常明显不同，且在心室内的传导缓慢，故 QRS 波群形态宽大畸形。由于激动起源于心室，故首先出现 QRS-T 波群，其前无相关 P 或 P′波。室性异位激动很少能逆传至心房，如偶然逆传至心房，逆行 P 波（P′）位于 QRS 波群之后。

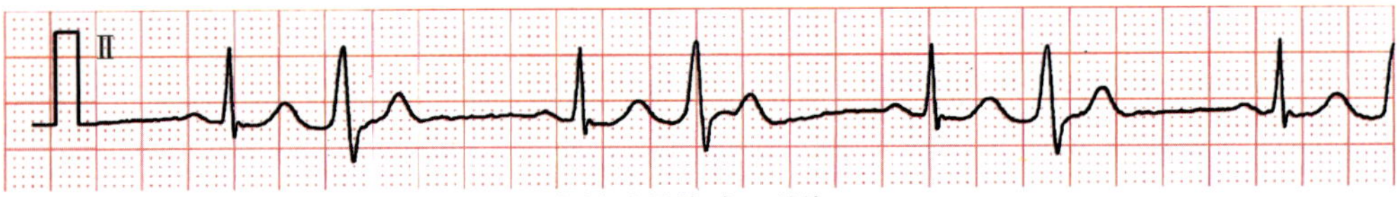

室性过早搏动二联律

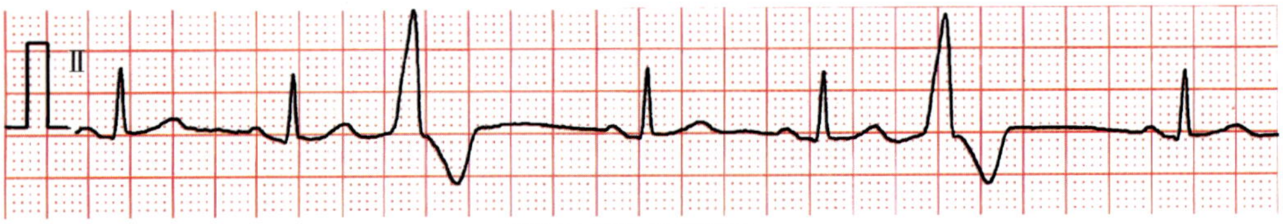

室性过早搏动三联律

图 22-52 室性过早搏动

（2）T 波方向与 QRS 波群的主波方向相反。由于去极异常导致复极障碍，故 ST 段与 T 波呈继发性改变，T 波与主波方向相反。

（3）有完全性代偿间歇，即过早搏动前后的两个窦性 P 波间距等于正常 PP 间距的两倍。室性异位起搏点距窦房结远，且激动逆向传导困难，因而提早发生的室性异位激动很难逆传到心房并侵入窦房结，故窦房结仍按其固有节律发放激动，从而形成完全性代偿间歇。但有时在心率较慢的情况下，可能在相邻的两个窦性激动之间插入一个室性过早搏动，称为间位性（或插入性）室性过早搏动，此时便不再有代偿间歇（图 22-53）。

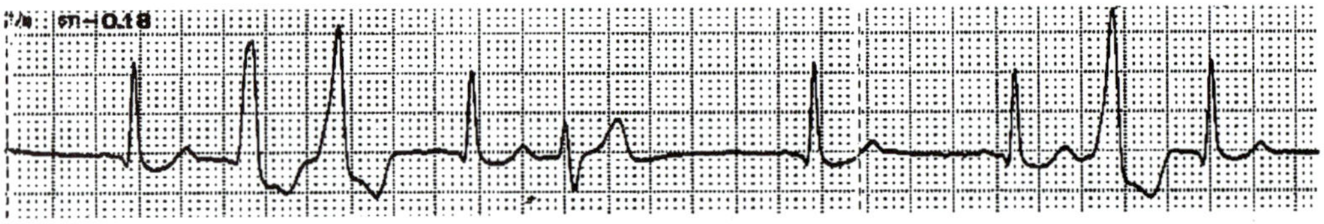

图 22-53 成对的室性过早搏动、多源性室性过早搏动、间位性室性过早搏动

在同一导联中，过早搏动的形态及联律间期均相同，表示过早搏动来自同一异位起搏点，称为单源性过早搏动（monophyletic premature beat）。同一导联中，出现两种或两种以上形态不同且联律间期不等的过早搏动，表明激动来自两个或两个以上异位节律点，称为多源性过早搏动（multifocal premature beat）（图 22-53）。若过早搏动的形态虽异，但联律间期相等，则称为多型性过早搏动（polytypism premature beat）（图 22-54），其临床意义与多源性过早搏动相似。若过早搏动的形态相同但联律间期不等，当注意观察各异位搏动间的距离是否存在某一最小公倍数或者是否存在室性融合波，而考虑并行收缩型期前收缩（parasystolic premature complexes），提示心脏内还存在一个或多个异位起搏点，与主导心律同时存在并竞争控制心室。如果室性过早搏动恰好落在前一窦性心搏的易损期（T 波顶点及其附近），称为“R′on T”型室性过早搏动（图 22-55）。“R′on T”型室早与多源性室性过早搏动，均易引发阵发性室性心动过速或心室颤动，临床值得注意。

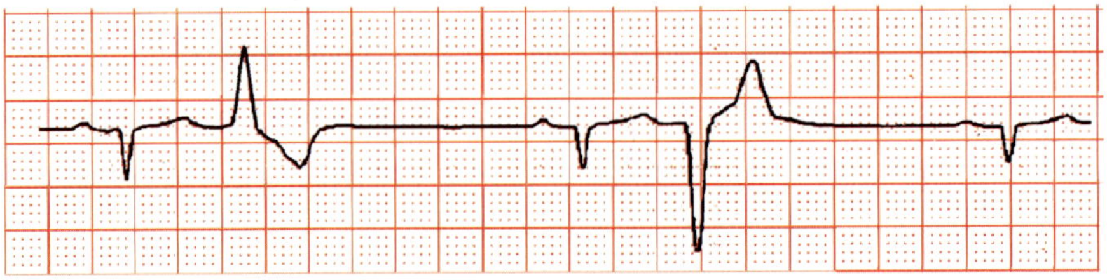

图 22-54 多型性室性过早搏动

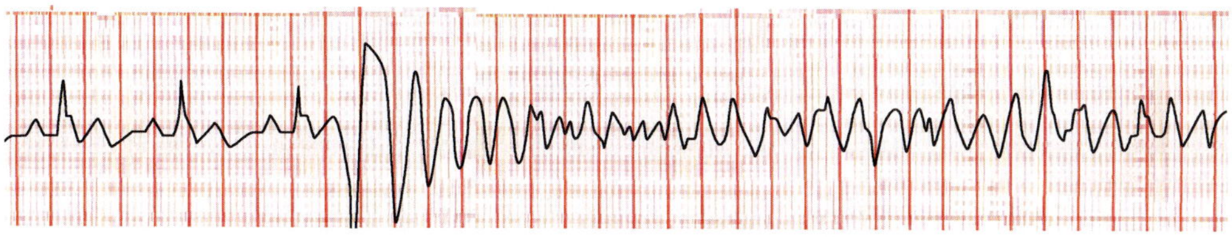

图 22-55 “R′ on T”型室性过早搏动引起心室颤动

（二）房性过早搏动

起源于除窦房结外的心房任何部位的过早搏动，称为房性过早搏动（premature atrial beat）。其心电图表现为（图 22-56）：

（1）提前出现的异位 P′波，其形态与窦性 P 波不同。P′ 波形态与窦性 P 波不同，是因为房性异位激动使得心房去极过程与正常窦性激动时不一样所致。

（2）房性过早搏动可呈现三种房室传导方式：①正常下传：表现为房性 P′波后随室上型 QRS 波群。由于房性异位激动必须经过传导速度最慢的房室结下传心室，其房室传导途径与窦性激动相同，故 P′R 间期≥0.12 秒。有时房性期前收缩明显提前发生，激动下传时，房室交界区仍处于相对不应期，可出现房室传导延缓，P′R 间期可超过 0.20 秒。②房性期前收缩未下传：如房性异位激动下传时，恰逢房室交界区或心室处于绝对不应期，可使房性 P′ 波后没有 QRS 波群。③伴心室内差异传导：如果提早的房性冲动传到房室传导系统时，由于束支的反应性不一致，一侧束支已脱离不应期，而另一侧束支仍处于不应期，冲动只能沿一侧束支下传，则引起 QRS 形态异常增宽而呈现束支阻滞图形（图 22-57）。

（3）代偿间歇多不完全。由于房性异位激动常易逆传侵入窦房结，使其提前释放激动，引起窦房结节律重整，因此房性过早搏动的代偿间歇多不完全性，即过早搏动前后两个窦性 P 波的间距小于正常 PP 间距的两倍。

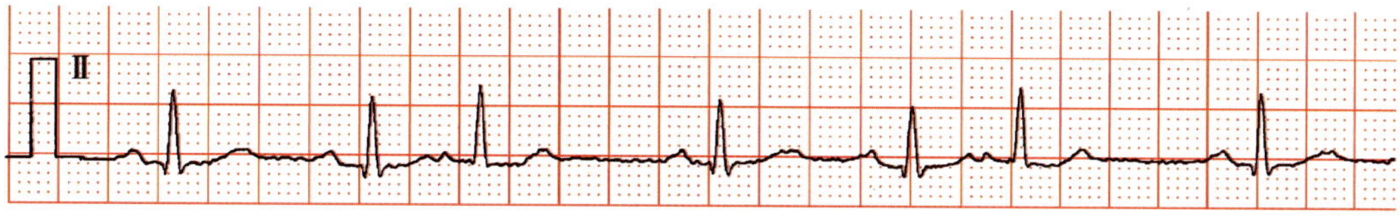

图 22-56 房性过早搏动三联律

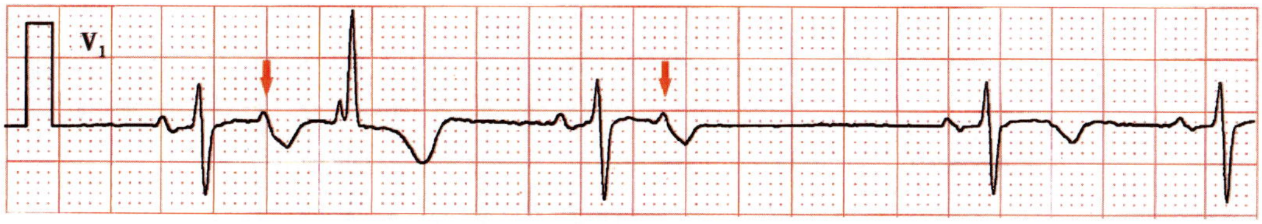

图 22-57 房性过早搏动未下传及伴心室为差异传导

第一个箭头所示 P′波心室内差异传导，第二个箭头所示 P′波未下传

在同一导联中，如果房性早搏的 P′波形态不一，联律间期不等，则称为多源性房性早搏，往往是心房颤动的先兆。

（三）交界性过早搏动

起源于房室交界区（房室结与希氏束）的过早搏动，称为交界性过早搏动（premature junctional beat）。心电图表现为（图 22-58）：

（1）提早出现室上性 QRS 波群。由于异位激动产生于房室交界区，故异位激动在心室内

NOTE

的传导过程与窦性激动者相同激动，因此提早出现的 QRS 波群形态基本正常。

（2）提早出现的 QRS 波群之前或之后可有逆行 P 波（P′），也可见不到 P′ 波。P′ 波与 QRS 波群的关系取决于激动传入心房、心室时的速度。激动先上传至心房，则 P′ 在 QRS 波群之前，P′R 间期 <0.12 秒；激动先下传至心室，则 P′ 在 QRS 波群之后，RP′ 间期 <0.20 秒；激动同时传至心房与心室，心房与心室同时去极，则 P′ 可被 QRS 波群掩盖。

（3）大多为完全性代偿间歇。房室交界区的激动虽能逆传至心房，但往往不能侵入窦房结，窦房结不能被提早去极，仍按原来的节律发出冲动，故代偿间歇多数完全。

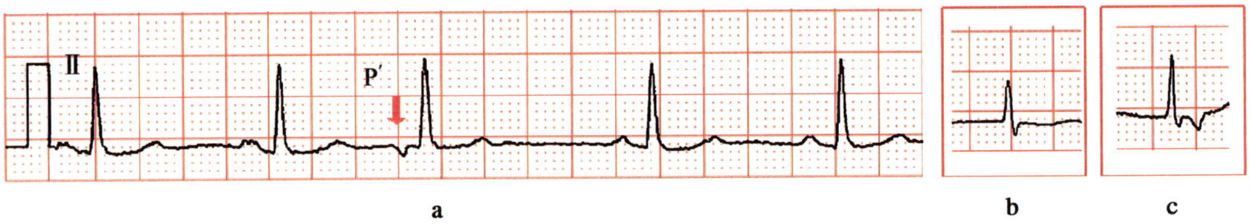

图 22-58　交界性过早搏动

a：交界性早搏，P′ 波在 QRS 波群前，P′-QRS<0.12 秒；b：P′ 波隐藏在 QRS 波群中；c：P′ 波在 QRS 波群后

三、异位性心动过速

异位性心动过速（ectopic tachycardia）是指异位节律兴奋点兴奋性增高或折返激动引起的快速异位心律，也有小部分心动过速与触发活动有关。根据异位节律点的部位，可以将心动过速分为室上性心动过速及室性心动过速。

（一）室上性心动过速

从广义上说，室上性心动过速是泛指起源在心室以上或折返途径不局限于心室的一切快速心律。但我们通常所说的室上性心动过速一般不包括快速性窦性心律失常及房颤、房扑，而特指房性心动过速与交界性心动过速。在不伴有束支传导阻滞或旁路前传时，室上性心动过速的 QRS 波时限一般≤0.10 秒。室上性心动过速的心电图表现为（图 22-59）：

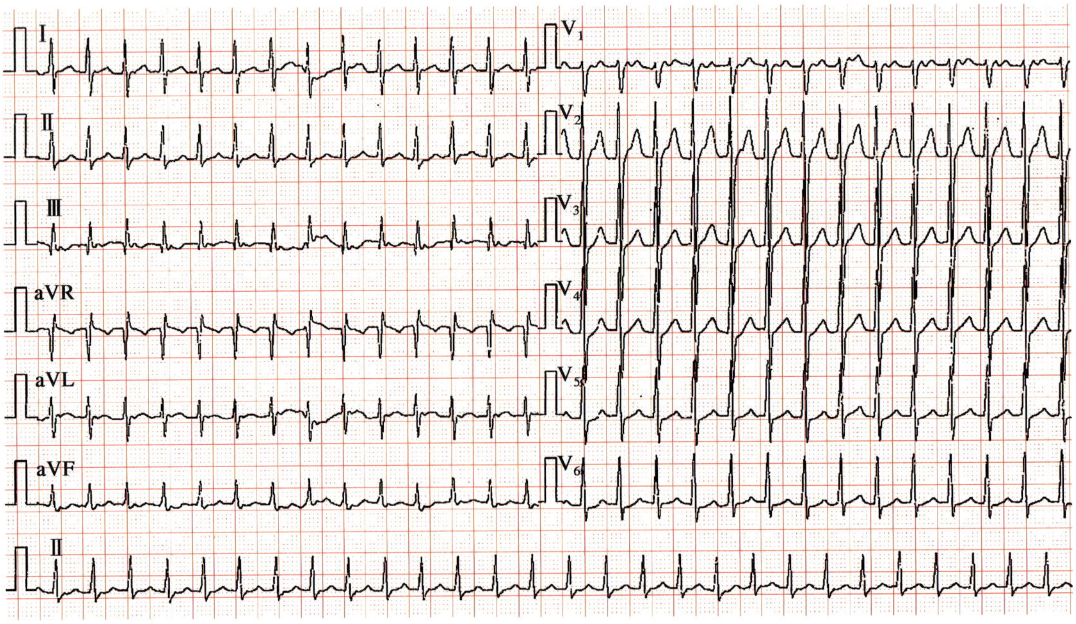

图 22-59　阵发性室上性心动过速

（1）心动过速发作时 QRS 波频率大多数为 150～250 次 / 分。

（2）节律一般绝对规则。

（3）QRS 波群形态基本正常（伴心室内差异性传导或原有束支传导阻滞时 QRS 波群增宽）。

（4）ST–T 可无变化，或呈继发性 ST 段下移和 T 波倒置。

室上性心动过速在心电图上的表现可相当于期前收缩的连续状态（期前收缩连续发生 3 次或 3 次以上）。室上性心动过速的心电图上如能确定房性 P′ 波存在，且 P′R 间期≥0.12 秒，则可称为房性心动过速（atrial tachycardia）。如在 QRS 波之前或之后发现逆行 P 波（有时重叠于 QRS 中不可见），则可诊断为交界性心动过速（junctional tachycardia）。由于在心率很快时，P′ 或 P 波往往重叠于其他波形中难以分辨，故常统称为室上性心动过速。

临床心脏电生理研究已证实，心房和房室交界区自律性升高引起的房性和交界性心动过速在室上性心动过速的发生中仅占很小部分，而折返激动则是室上性心动过速的主要发生机制。折返机制的共同点是期前收缩刺激可以诱发也可以终止心动过速，其心动过速具有突发突止的特点，呈阵发性，故此类心动过速常被特称为阵发性室上性心动过速（paroxysmal supraventricular tachycardia，PSVT）。临床上最常见的是房室结双径路引发的房室结折返性心动过速（AVNRT）及旁路引发的房室折返性心动过速（AVRT）（见本章后文心室预激），此两者引发的心动过速约占室上性心动过速的 90%。

折返（reentry）是指心脏激动进入环形传导途径，并又回到或指向激动的起始部位的现象。折返激动的形成与持续，一般需要以下基本条件：①心脏至少两个部位的传导性与不应期各不相同，相互连接形成一个闭合的折返环；②折返环的一条通道在一定条件（如适时的过早搏动）下发生单向传导阻滞；③另一通道传导减慢，使原先发生传导阻滞的通道有足够的时间恢复兴奋性；④原先传导阻滞的通道再次激动，从而完成一次折返。以 AVNRT 为例，房室结在部分人群中存在传导速度和不应期截然不同的传导通路，即快径路（β 径路）与慢径路（α 径路）。快径路传导速度快而不应期长，慢径路传导速度缓慢而不应期短。这两条通路使房室结出现纵向的功能性分离，即房室结双径路。一般情况下，窦性激动同时沿 α、β 径路前传至心室，由于 β 径路传导速度快，故循慢径路前传的部分激动抵达共同通道时遭遇由快径路下传激动所造成的不应期而受阻。由于快径路不应期较慢径路长，如果在快径路尚处于有效不应期而慢径路已经脱离不应期时出现一个适时的激动，则此激动由慢径路前向下传，经共同通道下传至心室。由于慢径路传导缓慢，使原先处于不应期的快路径获得足够时间恢复兴奋性，在下传激动抵达共同通道时，激动经快径路返回心房，产生单次心房波。同时，如果此时慢径路已脱离了前次激动的不应期，则可使经快径路逆传至心房的激动再次沿慢径路下传激动心室形成折返。若反复折返，便可形成房室结折返性心动过速（图 22–60）。激动沿慢径路前传、快径路逆传（慢 – 快型房室结折返性心动过速）是 AVNRT 的常见类型，偶尔也可发生快径路前传、慢径路逆传（快 – 慢型房室结折返性心动过速）的情况。

AVNRT 及 AVRT 常见于心脏无器质性病变的患者，多由于情绪波动、精神紧张、过度疲劳、吸烟饮酒过度等而诱发。自律性增高引起的心动过速则多见于器质性心脏病患者，如风湿性心脏病、冠心病、慢性肺源性心脏病、甲状腺功能亢进症等，亦常见于急性感染、缺氧、低血钾和洋地黄中毒。同一导联中如异位 P′ 波呈多种形态（至少 3 种），P′R 间期超过 0.12 秒，且多变，心房率超过 100 次 / 分，有时伴有不同程度的房室传导阻滞，则称为多源性紊乱性房

NOTE

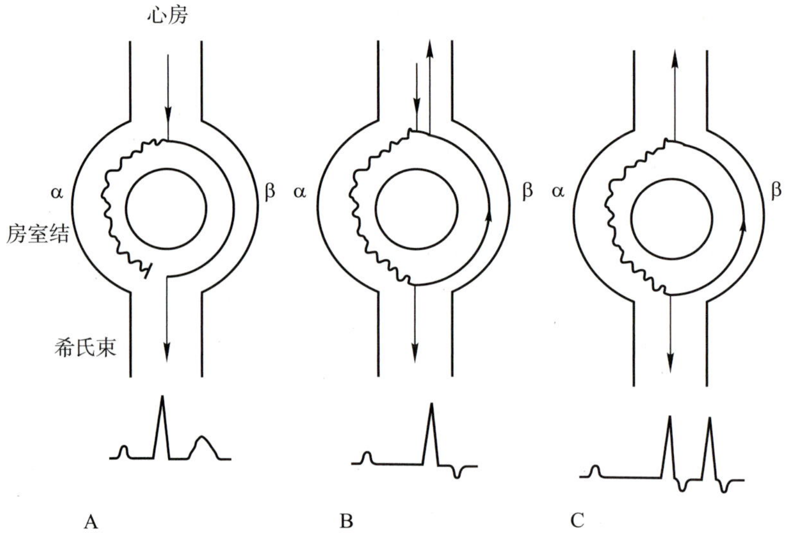

图 22-60　房室结双径路及房室结折返性心动过速机制

A. 窦性心律时激动沿β路径前传至心室，PR 间期正常。激动同时循α路径前传，但遭遇不应期未能抵达希氏束；B. 房性期前收缩受阻于β路径，由α路径缓慢传导至心室，PR 间期延长。由于传导缓慢，β路径有足够时间恢复兴奋性，激动经β路径逆向传导返回心房，完成单次折返，产生一个心房波；C. 心房回波再循α路径前传，折返持续，引起房室结内折返性心动过速

性心动过速。常由多源房性过早搏动发展而来，并为心房颤动的前奏，可见于肺源性心脏病和洋地黄中毒。

（二）室性心动过速

3个或3个以上室性过早搏动连续出现，频率大于100次/分，即为室性心动过速（ventricular tachycardia，VT），简称室速。室性心动过速的发生机制与心室自律性增高、折返激动、后去极及触发活动有关。其心电图表现如下（图 22-61）：

（1）相当于一系列连续的室性过早搏动（连续3次或3次以上），频率多在100～250次/分，RR 大致相等，节律可略有不齐。

（2）QRS 波群畸形、增宽，时间≥0.12 秒，T 波方向与 QRS 主波方向相反。

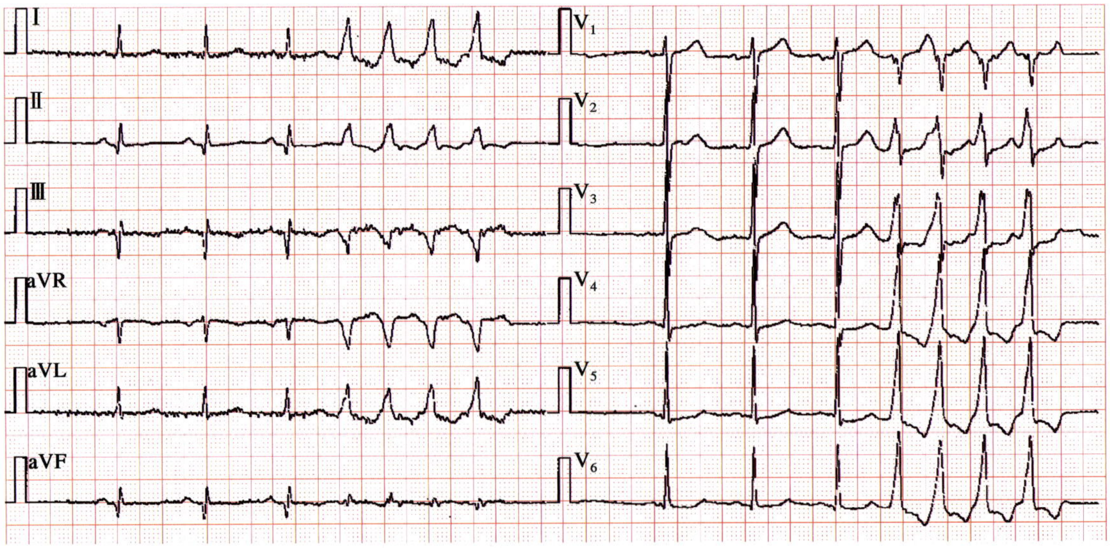

图 22-61　室性心动过速

（3）有时可见房室分离。如能发现窦性P波，则窦性P波的频率比QRS波群的频率明显缓慢，P波与QRS波群之间无固定关系。这是由于室性心动过速时，异位起搏点的频率较窦性频率快，窦性激动下传到心室常遇到心室的不应期，使窦房结只能控制心房而心室则由室性异位起搏点控制，从而形成房室分离（atrioventricular dissociation）。如能确定此房室分离现象，可明确室性心动过速的诊断。但在具体心电图上，可能由于P波被QRS波群掩盖而不易发现这一诊断条件。

（4）偶可发生心室夺获（ventricular capture）或室性融合波（ventricular fusion beat）。出现心室夺获或室性融合波，是判断室性心动过速可靠的依据。心室夺获是指从心房传下来的激动（常为窦性激动），偶可落在心室的反应期引起的正常形态的QRS波群，心电图表现为形态正常的QRS波群提早出现，其前有相关的P波。如果心室夺获时室性异位激动又几乎同时激动心室的另一部分，则产生室性融合波（又称不完全性心室夺获），心电图表现为QRS波群提早出现，其前有相关的P波，QRS波群形态介于心室夺获与室性异位QRS波群之间。

室速持续时间不超过30秒且自发终止者，称为非持续性室速（nonsustained ventricular tachycardia）；室速持续时间超过30秒，或虽未到30秒但已导致严重血液动力学障碍者，称为持续性室速（sustained ventricular tachycardia）。QRS波群形态单一者，称为单形性室速（monomorphic ventricular tachycardia）；QRS波群呈多种形态者，称为多形性室速（polymorphic ventricular tachycardia）。尖端扭转型室速（torsade de pointes，TDP）是一种特殊类型的多形性室速，其QRS波群围绕基线上下扭转，伴有QT间期延长（图22-62）。临床上常表现为反复发作阿－斯综合征，其治疗与一般室性心动过速不同，故应予以重视。

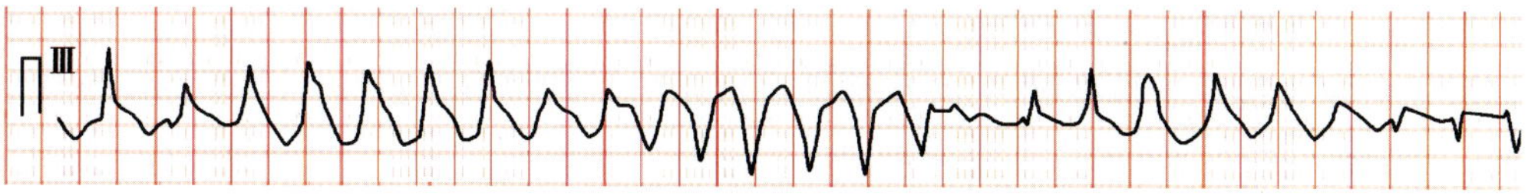

图22-62　尖端扭转型室速

室性心动过速绝大多数发生于器质性心脏病患者，最常见于冠心病，也可见于其他心脏病、代谢障碍、药物毒性及先天性QT间期延长综合征等，偶可见于无心脏病者。有基础器质性心脏病、室速频率快（超过160～200次/分）、多形性室速、持续性室速、QT间期延长者，常伴有严重的血液动力学障碍，预后亦较差。室速如诱发室颤，将立即危及患者生命。

四、扑动与颤动

扑动与颤动是发生于心房或心室的较异位性心动过速频率更为快速的主动性异位心律。扑动波快而规则，颤动波更快且不规则。起源于心房者称心房扑动或心房颤动；起源于心室者称心室扑动或心室颤动。扑动与颤动发生的主要电生理基础为心肌兴奋性增高，不应期缩短，同时存在一定的传导障碍，形成环形激动与多发微折返激动。

（一）心房扑动

心房扑动（atrial flutter）简称房扑。典型房扑的发生机制为房内大折返环路激动。房扑大多为阵发性，少数可呈持续性。总体而言，心房扑动不如心房颤动稳定，常可转为心房颤动或窦性心律。心电图特点为（图22-63）：

（1）P 波消失，代之以间距匀齐、波形一致、呈锯齿状的连续心房扑动波（F 波），F 波间无等电位线，频率 250～350 次 / 分，在Ⅱ、Ⅲ、aVF 导联上明显。

（2）心室节律可规则，也可不规则。房扑的房室传导比例以 2∶1 或 4∶1 多见。房室传导的比例固定时，心室律规则。房室传导比例不固定时，心室律不规则。

（3）QRS 波群形态和时限一般正常，也可因室内差异性传导而增宽。

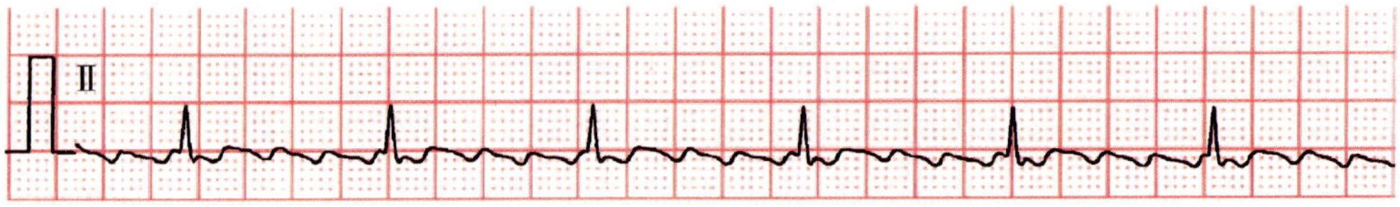

4∶1房室传导

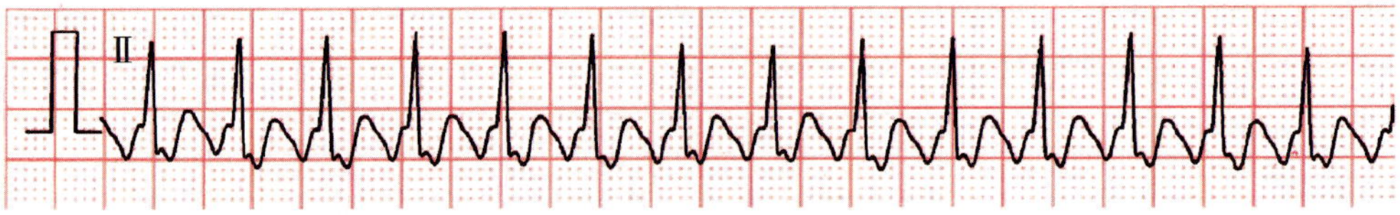

2∶1房室传导

图 22-63 心房扑动

心房扑动绝大多数见于心脏有显著病变者，如风湿性心脏病、冠心病、高血压性心脏病、甲状腺功能亢进症等，少见于无器质性心脏病者，也常见于房颤用奎尼丁、胺碘酮或普鲁卡因胺治疗过程中。

（二）心房颤动

心房颤动（atrial fibrillation）简称房颤，是临床上很常见的心律失常。发生心房颤动的机制比较复杂，多数可能由数量不等的杂乱的微折返环所致。近年的研究发现，一部分房颤可能是局灶触发机制（起源于肺静脉）。心房颤动可以是阵发性也可为持续性。心电图特点为（图 22-64）：

（1）P 波消失，代之以一系列大小不等、间距不均、形态各异的心房颤动波（f 波），其频率为 350～600 次 / 分，通常在 V_1 导联最清楚，其次为Ⅱ、Ⅲ、aVF 导联。

（2）RR 间距绝对不匀齐，即心室律完全不规则。

（3）QRS 形态正常或因室内差异传导而增宽畸形。

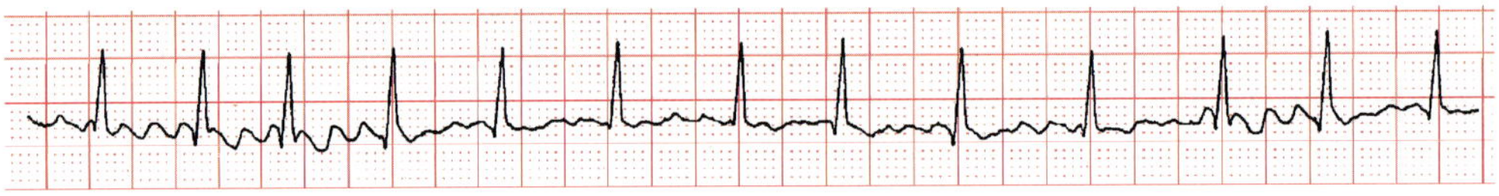

图 22-64 心房颤动

心房颤动绝大多数见于器质性心脏病变，以往以风湿性心瓣膜病最常见，其中以二尖瓣狭窄占首位，也可见于高血压性心脏病、冠心病、甲状腺功能亢进症、慢性缩窄性心包炎、洋地黄中毒等。少数病例有阵发性或持续性房颤而无器质性心脏病的证据，临床称为孤立性心房颤动。心房颤动的危害在于：①心室搏动极不匀齐而引起心悸、乏力等症状；②心房失去协调一致的收缩，使左室舒张末期容量及心输出量明显减少，可诱发或加重心力衰竭；③长期的心房颤动还可导致心房内附壁血栓形成，血栓脱落往往造成动脉栓塞尤其是脑栓塞。

（三）心室扑动与心室颤动

心室颤动（ventricular fibrillation，Vf）是室性快速异位心律最后、最严重的阶段，为猝死最常见的原因，往往是心脏停跳前的短暂征象。心室扑动（ventricular flutter，VF）是室性心动过速与室颤之间的过渡型，往往是室颤的前奏，故临床一旦出现室扑就需按室颤紧急抢救。

1. 心室扑动　心室扑动常为一过性，如未能及时恢复正常，便会迅速转为心室颤动。心电图表现为（图 22–65）：QRS–T 波群消失，代之以连续、快速而相对规则的大振幅的波形，不能将 QRS 波与 ST 段及 T 波区分，形态类似正弦波。频率为 150～250 次 / 分。

2. 心室颤动　心室颤动的心电图表现为（图 22–65）：QRS–T 波群完全消失，代之以形状不一、大小不等、极不规则的低小波，频率为 250～500 次 / 分。最初的颤动波常较粗大，以后逐渐变小，如抢救无效最终将变为等电位线，提示心脏电活动停止。

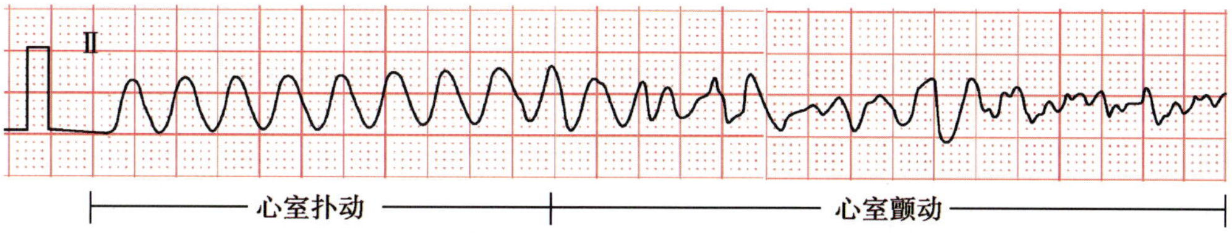

图 22–65　心室颤动

心室扑动发生时，心室肌可能有快而微弱的收缩，但心脏实际已基本失去泵血功能；心室颤动时则心室肌发生更快而不协调的乱颤，致心脏泵血功能完全丧失，患者迅即出现意识丧失、心音及大动脉搏动消失、血压测不到、全身抽搐、呼吸停止，抢救不及时则迅速死亡。常见于冠心病尤其是急性冠脉综合征，以及其他器质性心脏病，也可见于触电、药物中毒、严重酸碱平衡失调和电解质紊乱等。各种器质性心脏病与其他疾病临终前循环衰竭所发生的心室颤动，称为继发性室颤，一般难以逆转，而突然意外地发生于无循环衰竭基础的原发性室颤，经及时而积极的抢救则可能恢复。

五、房室传导阻滞

心脏任何部位的心肌不应期延长所引起的激动传导延缓或阻断，统称为心脏传导阻滞（heart block）。根据其发生部位的不同，分为窦房传导阻滞、房内传导阻滞、房室传导阻滞和室内传导阻滞；按传导阻滞程度可分为一度（传导延缓）、二度（部分激动传导发生中断）和三度（传导完全中断）。房室传导阻滞（atrioventricular block，AVB）是临床上常见的心脏传导阻滞，可发生在不同水平。房室结和希氏束（常统称为房室交界区）是常见的传导阻滞部位。传导阻滞部位愈低，潜在节律点的稳定性愈差，危险性也就愈大。

一度和二度 I 型房室传导阻滞偶见于正常人迷走神经张力过高或无明显心脏病的老年人，较多见于风湿性心脏炎、病毒性心肌炎、急性感染、房间隔缺损、缺氧及高血钾、洋地黄、奎尼丁、β 受体阻滞剂等药物作用，多为功能性或病变位于房室结或希氏束近端，较少引起临床症状，预后较好。二度 II 型房室传导阻滞及以上者则多为器质性损害，常见于冠心病、心肌病，也可以是先天性或原发性传导系统退行性改变，病变多在希氏束远端及其以下，预后较差，临床常有明显症状如头晕、心悸，甚至出现阿 – 斯综合征（Adams–Stokes syndrome）发作。房室传导阻滞可以是暂时性的，也可以是永久性的。发生于一些急性或可逆情况（如急性

NOTE

感染、电解质紊乱、药物毒性反应等）的房室传导阻滞，往往是暂时性的，当相应的病因去除后可逐渐恢复正常。而扩张型心肌病、原发性传导系统退行性变以及其他慢性器质性心脏病所导致者，常是不可逆的、永久性的，患者往往症状明显，甚至有猝死的危险，常需要安装人工心脏起搏器。

（一）一度房室传导阻滞

由于房室传导组织某个部位的相对不应期延长，引起房室间的传导延缓，但每次心房激动仍能传入心室。心电图表现为（图 22–66）：

（1）窦性 P 波规则出现，每个窦性 P 波后都有 QRS 波。

（2）PR 间期延长：PR 间期≥0.21 秒（老年人 >0.22 秒）；或 PR 间期超出相应年龄和心率的最高值；或在心率未变的情况下 PR 间期较前一次的心电图延长 0.04 秒以上。

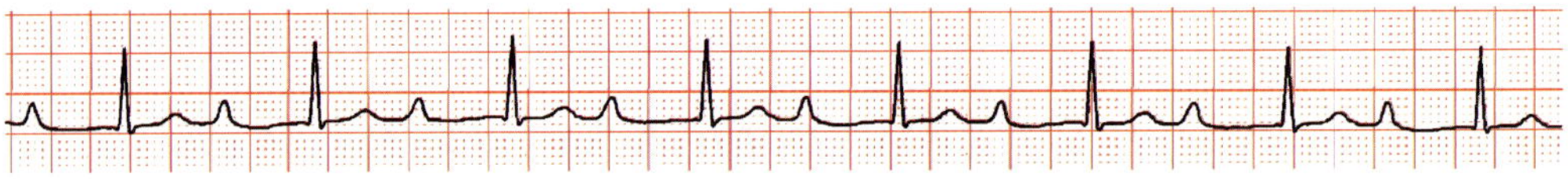

图 22–66 一度房室传导阻滞

（二）二度房室传导阻滞

房室传导组织病变区域的不应期延长，致使心房激动的一部分落在不应期内而不能传入心室，形成心电图上部分 P 波后面 QRS 波群的脱漏现象。通常用心房和心室激动次数的比例来表示房室之间的传导情况，例如 3∶2 房室传导，表示 3 次心房激动只有 2 次传入心室，有 1 次未能下传。根据心电图的不同表现，二度房室阻滞通常分为两型，即二度Ⅰ型和二度Ⅱ型，前者常见。

1. 二度Ⅰ型房室传导阻滞 又称莫氏（Mobitz）Ⅰ型或文氏型传导阻滞，由房室交界区的文氏现象（Wenckebach phenomenon）导致。文氏现象指心脏传导系统任何部位的传导逐次减慢，随后发生一次脱漏，并呈现周而复始的规律。文氏现象发生于房室交界区产生文氏型房室传导阻滞。房室传导组织绝对（有效）不应期与相对不应期均延长，而绝对不应期延长较轻，激动在绝对不应期内完全不能传布，而在相对不应期内发生递减传导，传导速度减慢。在一个文氏周期中，第 1 个下传的 P 波引起的不应期延长，使第 2 个 P 波抵达房室传导组织时，后者尚处于相对不应期内，所以 PR 间期延长，第 3 个 P 波便落在相对不应期的更早阶段，PR 间期更延长，循此下去，直到最后一个 P 波落在前一激动的绝对不应期内而完全不能下传，发生一次心室脱漏。经过心室漏搏的长间歇后，房室传导组织的兴奋性有所恢复，故长间歇后的第 1 个 P 波又能以缩短的 PR 间期下传心室。在文氏周期中，虽然每搏 PR 间期的延长是进行性的，但是其每次的增加量是递减的（至少每个周期中前几个搏动符合此规律），最大增量一般发生在文氏周期的第二个下传搏动。由于心室周期（RR 间期）是由基本窦性周期（PP 间期）和当时的 PR 间期增量所决定的，因此，在窦性心律规则的情况下，在 PR 间期进行性延长时，RR 间期便逐渐缩短。由于心搏脱落的长间歇含有最短的那个 PR 间期，长间歇必然等于或短于任何两个最短的 RR 间期之和。所以文氏型房室传导阻滞的特点亦可概括为：PR 间期逐渐延长乃至脱落，RR 间期渐短突长，RR 长间歇必然等于或短于任何两个最短的 RR 间期之和。

典型文氏型传导阻滞的心电图表现为（图 22–67）：

（1）窦性 P 波规则出现。

（2）房室传导的文氏现象及周期：PR 间期进行性延长（但 PR 间期的增量逐渐减少），直至出现一次心室漏搏，其后 PR 间期又恢复为最短，再逐渐延长，直至再次出现心室漏搏。此现象周而复始形成文氏周期。房室传导比例常为 3∶2、4∶3、5∶4 等。

（3）RR 间期逐渐缩短突然长间歇。

（4）心室漏搏所致的最长 RR 间期，短于任何两个最短的 RR 间期之和。

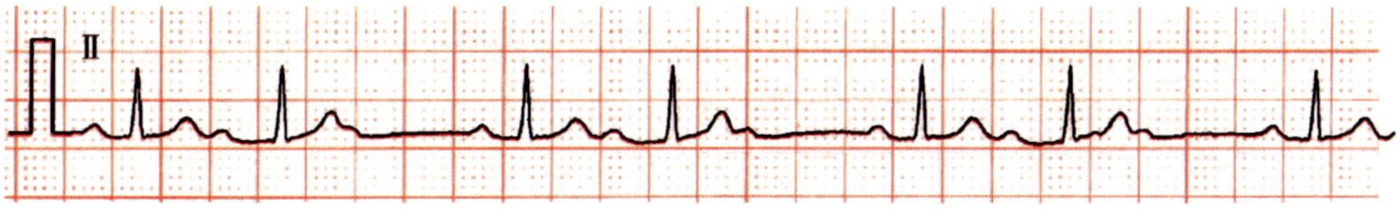

图 22-67　二度Ⅰ型房室传导阻滞（3∶2 房室传导）

2. 二度Ⅱ型房室传导阻滞　又称莫氏Ⅱ型房室传导阻滞。此型房室传导系统的阻滞部位较低，大多在房室束分叉以下。房室传导系统绝对不应期延长，而相对不应期正常（少数延长），对心房传来的激动只能以“完全能或完全不能”的方式进行传导，出现 PR 间期恒定而周期性 QRS 脱漏。心电图表现为（图 22-68）：

（1）窦性 P 波规则出现。

（2）PR 间期恒定（正常范围或延长）。

（3）QRS 波群呈周期性或不定期性地成比例地脱漏，房室传导比例常为 3∶2、4∶3 等。

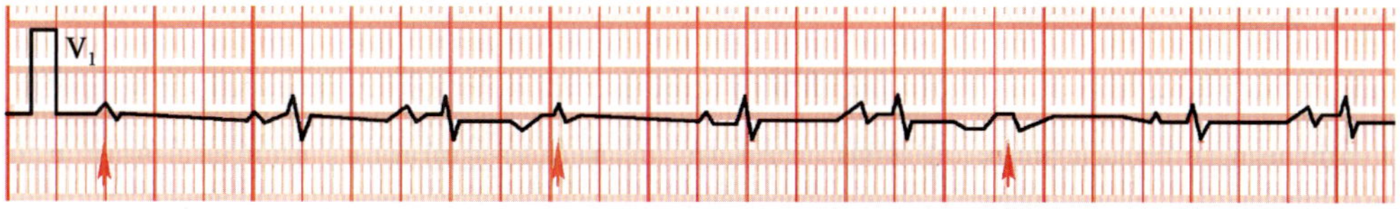

图 22-68　二度Ⅱ型房室传导阻滞（3∶2 房室传导）

固定的 2∶1 房室传导阻滞是二度房室传导阻滞的一个特殊类型，无法根据 PR 间期的变化来区分Ⅰ型或Ⅱ型（图 22-69）。房室传导比例呈 3∶1 或 3∶1 以上（连续 2 个或 2 个以上 P 波后面无 QRS 波群）者，又称为高度房室传导阻滞。其房室传导比例以 4∶1、6∶1、8∶1 多见，而 3∶1、5∶1、7∶1 少见（图 22-70）。

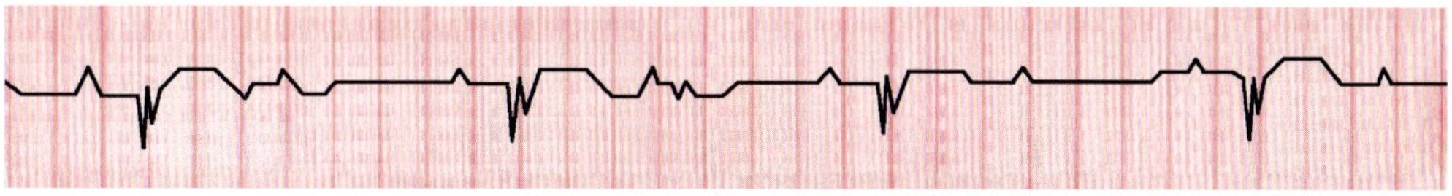

图 22-69　二度房室传导阻滞（2∶1 房室传导）

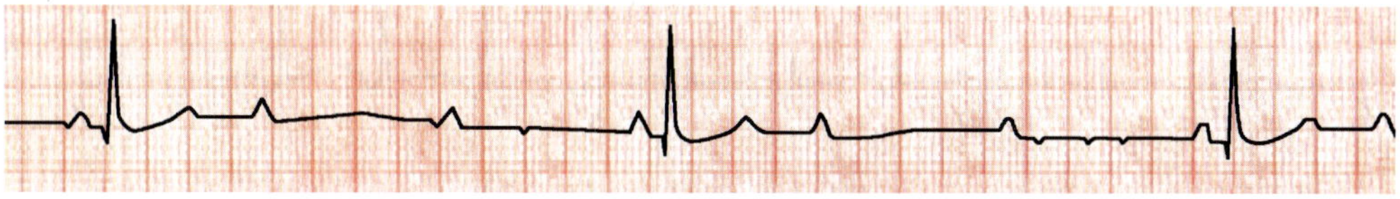

图 22-70　高度房室传导阻滞

（三）三度房室传导阻滞

房室传导组织的绝对不应期极度延长，以致所有室上性激动都落在此绝对不应期内而不能下传心室，称为三度房室传导阻滞，又称完全性房室传导阻滞。心电图表现为（图 22–71）：

（1）*房室分离*：来自房室交界区以上的激动完全不能通过阻滞部位，心房与心室分别由两个起搏点控制，心房由窦房结或房性异位起搏点控制，心室则由房室交界区或心室的潜在起搏点控制。P 波与 QRS 波群各自独立，互不相关，呈现完全性房室分离（complete atrioventricular dissociation）。

（2）*逸搏心律*：QRS 波群的形态和时间主要取决于逸搏部位。如阻滞部位以下的潜在起搏点位于希氏束附近，则心室率一般为 40～60 次 / 分，QRS 波群正常，称为交界性逸搏；如位于传导系统的远端，则心室率一般为 20～40 次 / 分，QRS 波群宽大畸形，此系室性逸搏。以交界性逸搏心律为多见。如出现室性逸搏心律，往往提示发生阻滞的部位较低。

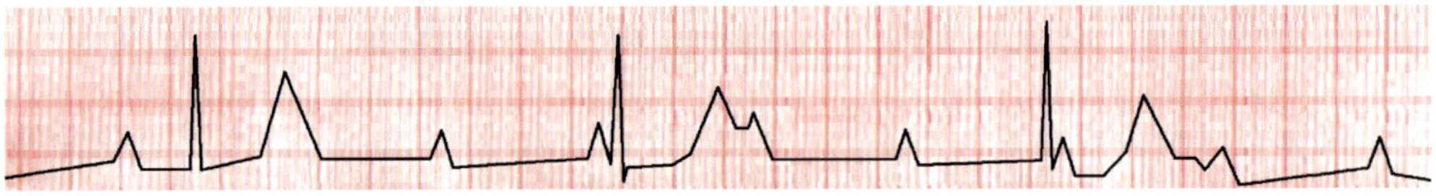

图 22–71　三度房室传导阻滞、交界性逸搏心律

六、室内传导阻滞

室内传导阻滞（intraventricular block）是指室上性激动下传心室，在心室内的传导出现异常，引起 QRS 波群形态和（或）时限异常，包括右束支、左束支及左束支分支阻滞。一侧束支阻滞时，激动从健侧心室跨越室间隔后再缓慢地激动阻滞一侧的心室，在时间上可延长。

（一）右束支传导阻滞

右束支较左束支细长且由单侧冠状动脉分支供血，故容易受损，在临床上发生右束支传导阻滞（right bundle branch block，RBBB）较多见。右束支传导阻滞时，激动沿左束支下传，室间隔中 1/3 处去极与正常一样，仍由左向右进行，接着通过普肯耶纤维正常快速激动左室，最后通过缓慢的心室肌传导激动右室。因此 QRS 波群前半部接近正常，主要表现在后半部 QRS 时间延迟、形态发生改变。完全性右束支传导阻滞的心电图表现为（图 22–72）：

（1）V_1 导联呈 rsR′型或粗钝宽大的 R 型，或 R 波升支有切迹，V_5、V_6 导联呈 qRs 型或 Rs 型，S 波宽钝。Ⅰ及 aVL 导联有宽钝的 S 波，aVR 导联呈 QR 型或 qR 型。

（2）QRS 时间≥0.12 秒，多在 0.12～0.14 秒，VAT_{V1}≥0.05 秒。

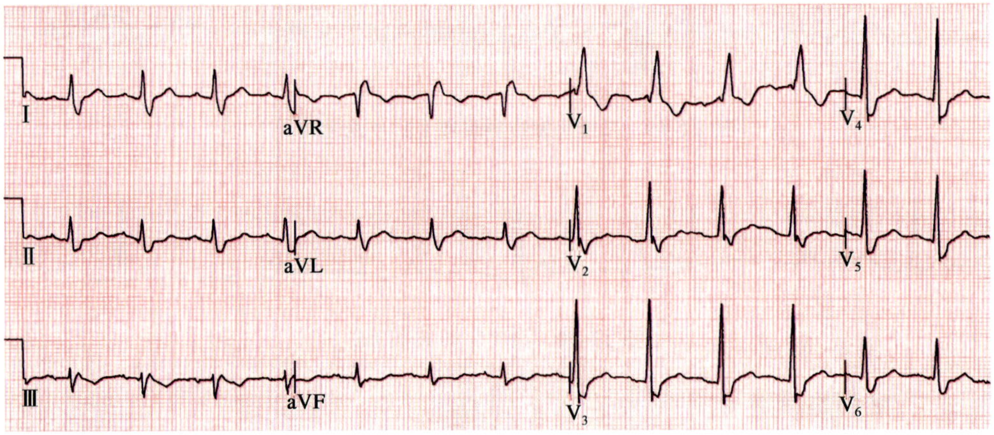

图 22–72　完全性右束支传导阻滞

（3）V_1、V_2 导联 ST–T 继发性改变。

若有以上相似的图形，但 QRS 波群时间 <0.12 秒者，则为不完全性右束支传导阻滞。

右束支传导阻滞可见于正常人，但更常见于器质性心脏病患者。①儿童发生的右束支传导阻滞，常见于结构性心脏病；②急性冠状动脉综合征并发右束支传导阻滞，是第一间隔支水平以上部位闭塞的表现，提示心肌损伤或坏死面积大，预后差；③发生右束支传导阻滞以后，原发性 ST– T 改变部分或完全被掩盖；④右束支与左束支传导阻滞并存，可导致阻滞型心室停搏；⑤各种大手术后突然发生的右束支传导阻滞，应高度警惕急性肺栓塞；⑥应用抗心律失常药物以后发生的右束支传导阻滞，提示药物毒性反应；⑦法洛四联症根治术后发生的右束支传导阻滞是常见的并发症。

（二）左束支传导阻滞

左束支粗而短，由双侧冠状动脉分支供血，不易发生传导阻滞，如有发生，大多为器质性病变所致。左束支传导阻滞（1eft bundle branch block，LBBB）时，激动沿右束支下传至右室前乳头肌根部才开始向不同方面扩布，引起心室去极顺序从开始就发生一系列改变。由于左室壁较右室壁厚，因而激动扩布较右束支传导阻滞时更为迟缓。去极程序与正常不同，复极过程亦发生改变。完全性左束支传导阻滞的心电图表现为（图 22–73）：

（1）V_1、V_2 导联呈 rS 或呈宽而深的 QS 型，Ⅰ、V_5、V_6 导联呈平顶、宽钝、切迹的 R 波。

（2）QRS 波群时间≥0.12 秒，VAT_{V5}≥0.06 秒。

（3）继发性 ST–T 改变，V_5、V_6 导联 ST–T 方向与 QRS 波群主方向相反。

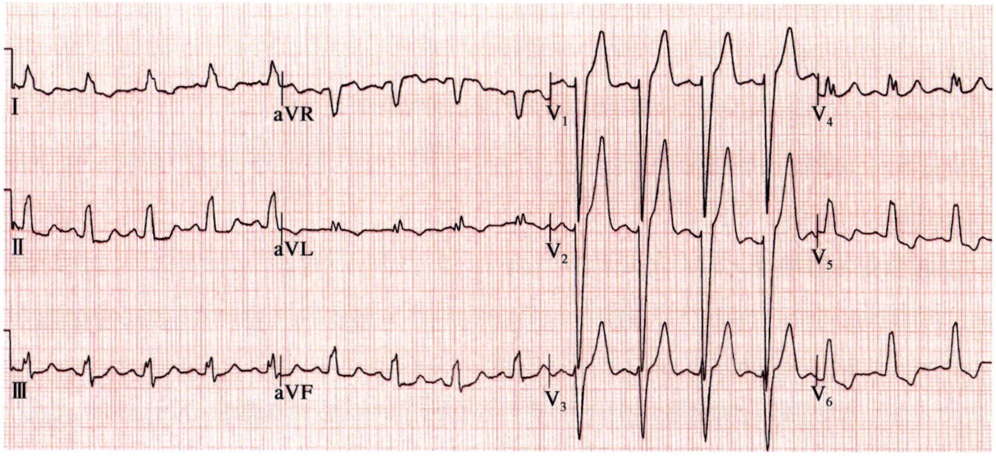

图 22–73　完全性左束支传导阻滞

若出现上述相似的图形，但 QRS 波群时间 <0.12 秒，称不完全性左束支传导阻滞。因心电图表现不易与左心室肥大及某些正常变异相区别，故临床很少做此诊断。

左束支传导阻滞的发生远较右束支传导阻滞为少。常见于冠心病、高血压性心脏病、主动脉瓣病变等所致的左心室病变，亦可见于各种心肌炎和心肌病等，仅极少数不能从病理上找出原因。

（三）左束支分支传导阻滞

左束支自房室束分出后，又分为两个较大的分支及一个不太恒定的间隔支，其末梢相互吻合，互相交织成为普肯耶纤维网。两个较大的分支中，一支沿左心室内膜下向前上方呈扇形展开，分布于前乳头肌及前侧壁，称为左前分支；另一支沿左心室内膜下向后下方呈扇形展开，分布于后乳头肌及左室膈面，称为左后分支。正常情况下，激动主要通过这两个分支向左室内膜传布。当某种病理改变损伤二者之一时，便产生左束支分支传导阻滞。左前分支细长，位于压力较高的血液流出道，仅由左冠状动脉前降支供血，容易受损而发生传导阻滞；而左后分支较粗，位于压力较低的流入道，又有左前降支及右冠状动脉双重血供，故其传导阻滞较少见。

1. 左前分支传导阻滞　左前分支传导阻滞（left anterior fascicular block，LAFB）时，左室激动只能通过左后分支传导，先激动室间隔后下部及左室后下壁，然后通过浦肯野纤维再激动左室前上壁，使整个心室去极。心电图表现为（图 22–74）：

（1）QRS 平均电轴显著左偏，达 –45°～–90°。

（2）QRS 波群形态改变：Ⅰ、aVL 导联呈 qR 型，且 q≤0.02 秒；Ⅱ、Ⅲ、aVF 导联呈 rS 型，$R_{aVL}>R_{Ⅰ}$，$S_{Ⅲ}>S_{Ⅱ}$。

（3）QRS 波群时间≤0.11 秒，无明显增宽。

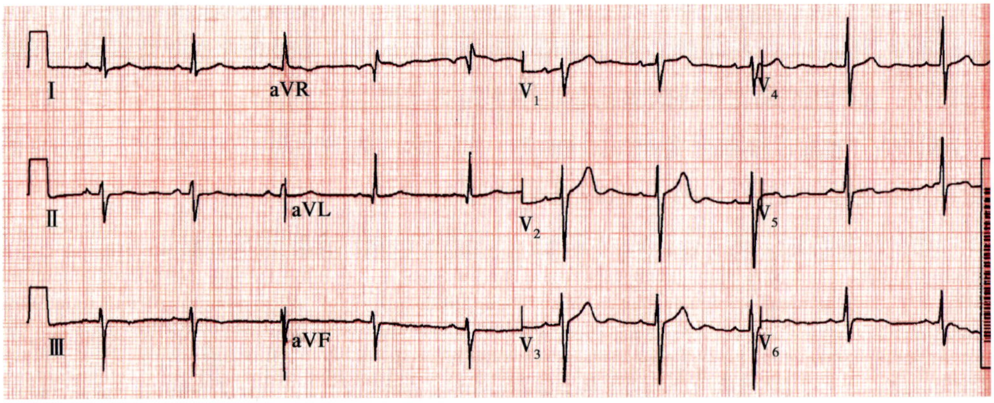

图 22–74　左前分支传导阻滞

左前分支传导阻滞的常见原因有冠心病、高血压、先心病、心肌病等。少数人也可以无器质性心脏病。

2. 左后分支传导阻滞　左后分支传导阻滞（left posterior fascicular block，LPFB）时，左室激动只能沿左前分支传导，首先激动室间隔左前半部及左室前侧壁，然后通过普肯耶纤维绕向左后分支的支配区，再激动左室后下壁，使整个心室去极。心电图表现如下：

（1）QRS 平均电轴显著右偏，90°～120°，除外肺气肿、慢性肺源性心脏病、右心室肥大、高侧壁心肌梗死及垂位心脏等可引起电轴右偏的情况。

（2）QRS 波群形改变：Ⅰ、aVL 导联呈 rS 型，Ⅱ、Ⅲ、aVF 导联呈 qR 型，q 波时间≤0.02 秒，$R_{Ⅲ}>R_{Ⅱ}$，$S_{aVL}>S_{Ⅰ}$。

（3）QRS 波群时间轻度延长，但一般≤0.11 秒。

左后分支传导阻滞虽少见，然而一旦发生往往提示有较弥漫的心肌损害，常与右束支传导阻滞同时发生，并容易发展为完全性房室传导阻滞。引起左后分支传导阻滞的常见疾病有冠心病尤其是心肌梗死、高血压病等，其意义几乎与左束支传导阻滞相同。

七、逸搏与逸搏心律

NOTE

当高位起搏点激动停止或延缓发放激动或者激动传导受阻时，作为一种保护性措施，低位起搏点会代之发出一个或一串激动。如果低位起搏点仅发出 1～2 个激动，称为逸搏（escape beat），连续 3 个或 3 个以上逸搏形成的节律称为逸搏心律（escape rhythm）。逸搏的 QRS 波群形态特点与各部位相应的过早搏动相似，二者的差别是过早搏动提前发生，为主动节律，而逸搏则在长间歇后出现，属被动节律。临床上以房室交界性逸搏最为多见，室性逸搏次之，房性较少见。

（一）交界性逸搏心律

交界性逸搏心律是最常见的逸搏心律，见于病态窦房结综合征以及三度房室传导阻滞等情况，其 QRS 波群呈交界性搏动特征，频率一般为 40～60 次 / 分，慢而规则。

（二）室性逸搏心律

室性逸搏心律多见于双结（窦房结及房室结）病变或发生于束支水平的三度房室传导阻滞。其 QRS 波群呈宽大畸形，频率一般为 20～40 次 / 分，慢而规则，亦可以不十分规则。

八、心室预激

预激是指激动经正常房室传导系统以外的先天性房室附加通道（简称旁路）下传的一种异常房室间传导现象，属于捷径传导。由于旁路的传导速度快，因此经旁道下传的部分激动提早兴奋心室的一部分，引起部分心室肌提前激动，其余心室肌由经正常房室传导途径下传的激动兴奋，表现为一系列心电图异常。

预激的附加传导路径已经被组织学证实，可分为以下 3 类（图 22-75）：①房室旁道（Kent 束）：大多位于左、右两侧房室沟或间隔旁，直接连接心房肌和心室肌。此种旁道最为常见。②房结旁道（James 束）：连接心房与房室结下部或希氏束的纤维束。③结室、束室旁道（Mahaim 纤维）：连接房室结下部、希氏束或束支近端至室间隔肌部的纤维束。不同患者可有不同的旁道，同一患者亦可有多条旁道。

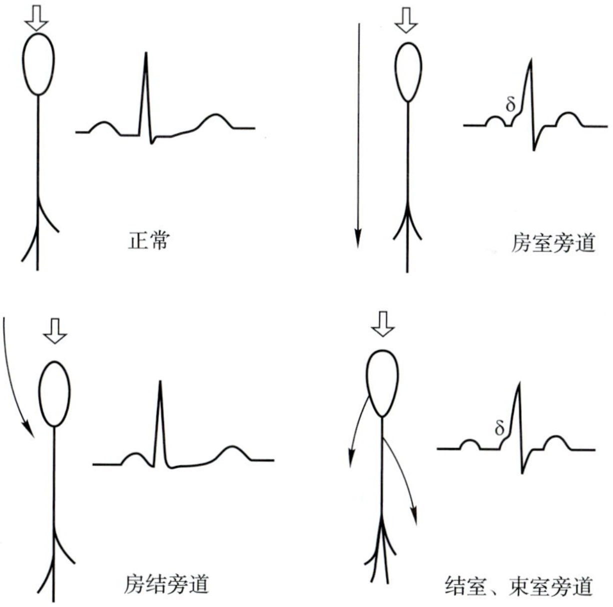

图 22-75　预激旁道

预激系先天性疾病，本身不引起症状。但由于旁路的存在，冲动易在旁路和正常下传通路间形成折返而产生心动过速。这种以异常房室传导途径为病理基础，以异常心电生理表现和（或）并发多种快速性心律失常为特征的临床综合征，称为预激综合征（pre-excitation syndrome）。具有预激心电图表现者，心动过速的发生率为 1.8%，并随年龄增长而增加。其中大约 80% 心动过速发作为房室折返性心动过速，15%～30% 为心房颤动，5% 为心房扑动。如果预激合并心房颤动则可引起极快的心室率，甚至引发室颤而危及生命。近年，采用导管射频消融术已可对预激综合征进行根治。

NOTE

（一）WPW 综合征

WPW 综合征（Wolff-Parkinsion-While syndrome）又称为经典型预激综合征。由 Kent 束传导参与，临床上最常见。心电图表现为：

（1）PR 间期缩短，<0.12 秒。有时窦性 P 波常与预激波融合，以致 PR 段消失。

（2）QRS 增宽，>0.12 秒。QRS 起始部粗钝，有预激波（δ 波，delta 波），终末部分正常；QRS 波宽度及 δ 波的大小与预激成分的多少有关，少数 QRS 波的宽度可 <0.12 秒。

（3）PJ 间期正常 <0.27 秒。

（4）常有继发性 ST-T 改变，以 R 波为主的导联 ST 段下降，T 波低平、双向或倒置。

根据心电图上预激波和 QRS 波群主波的方向可将心室预激分为两型：① A 型：预激波和 QRS 波群主波方向在右胸导联和左胸导联均向上，一般为左侧旁路（图 22-76）。② B 型：预激波和 QRS 波群主波方向在右胸导联向下、左胸导联向上，大多为右侧旁路（图 22-77）。

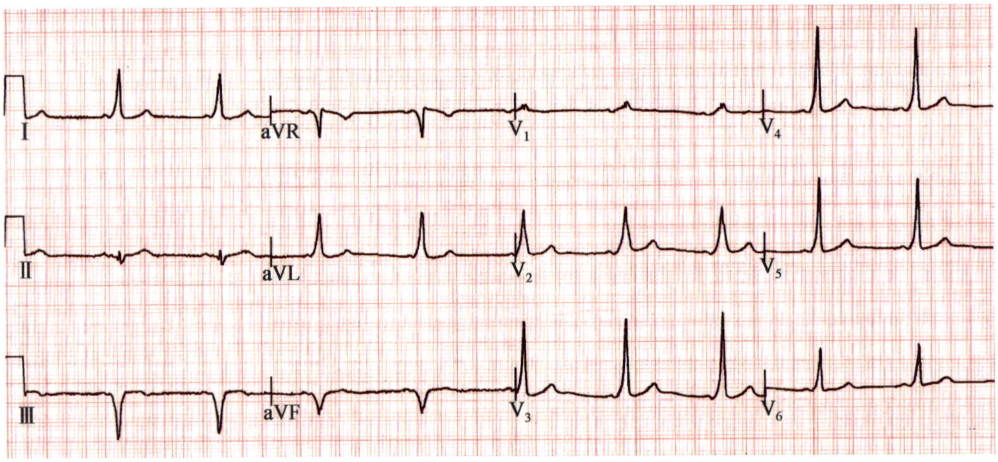

图 22-76 A 型预激

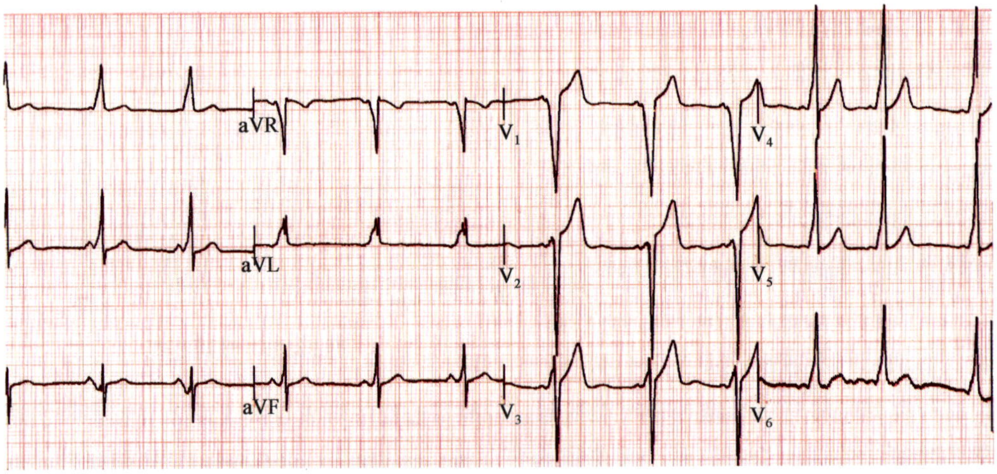

图 22-77 B 型预激

还有部分患者的房室旁道没有前向传导功能，仅有逆向传导功能，心电图上 PR 间期正常，QRS 起始部无预激波，但可反复发作房室折返性心动过速（AVRT），此类旁道称之为隐匿性旁道。

NOTE

（二）LGL 综合征

LGL 综合征（Lown-Ganong-Levine syndrome）又称短 PR 综合征。由绕过房室结的房结旁道（James 束）参与形成，心电图表现为（图 22-78）：

（1）PR 间期少于 0.12 秒。

（2）QRS 波群正常，无预激波。

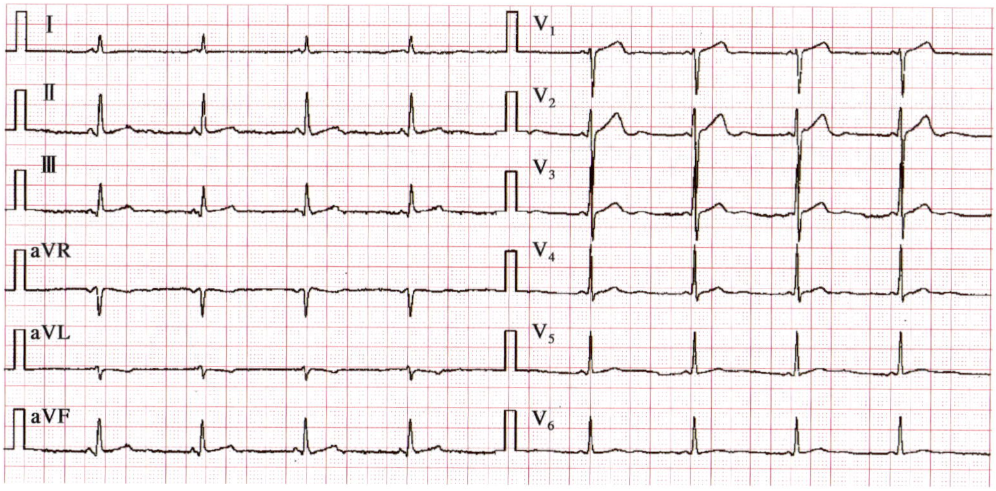

图 22-78　LGL 综合征

（三）Mahaim 型预激

Mahaim 纤维是一种特殊的房室旁道，具有类房室结样特征，传导缓慢，呈递减性传导。部分激动自房室结下部或希氏束近端提前激动部分心室肌，故心电图表现为：① PR 间期≥0.12 秒。② QRS 综合波起始波有 δ 波，但 δ 波小。③ QRS 时间≥0.12 秒，但增宽轻微。Mahaim 型预激可以引发宽 QRS 波心动过速，并呈左束支图形。

第七节　电解质紊乱及药物所致心电图改变

一、电解质紊乱

电解质紊乱是指血清电解质浓度的变化超出正常范围。这种变化会影响心肌的去极、复极及电激动的传导，但心电图改变与血清电解质水平并不完全一致。如同时存在多种电解质紊乱，相互之间的影响可能加重或抵消心电图改变，因此，心电图改变必须结合临床表现和实验室检查进行判断。钾离子、钙离子异常在临床常见，且心电图变化也较明显。

（一）低血钾

正常血钾为 3.5～5.5mmol/L。血钾浓度 <3.5mmol/L 时，称为低血钾（hypokalemia）。血钾过低使细胞膜对钾离子的通透性降低，主要影响心室复极，由此引起 ST-T、U 波、QT 间期的改变。另外，还可使心肌自律性、兴奋性增高，传导延缓，从而引起窦性心动过速、期前收缩、异位心动过速、室内传导阻滞和房室传导阻滞等。心电图表现为（图 22-79）：

（1）ST 段压低，T 波低平或倒置。

NOTE

（2）U 波增高，以 V_2、V_3 导联最显著，可 >0.1mV。有时 U>T，或重叠于 T 波顶峰以后，像 T 波有切迹呈骆驼背状（双峰），或 T、U 波融合。

（3）T 与 U 波重叠难分时，则 QT 间期实为 QU 间期而显得延长。

（4）严重低血钾可出现各种心律失常，常见频发、多源室性期前收缩，严重时可发生尖端扭转型室速。

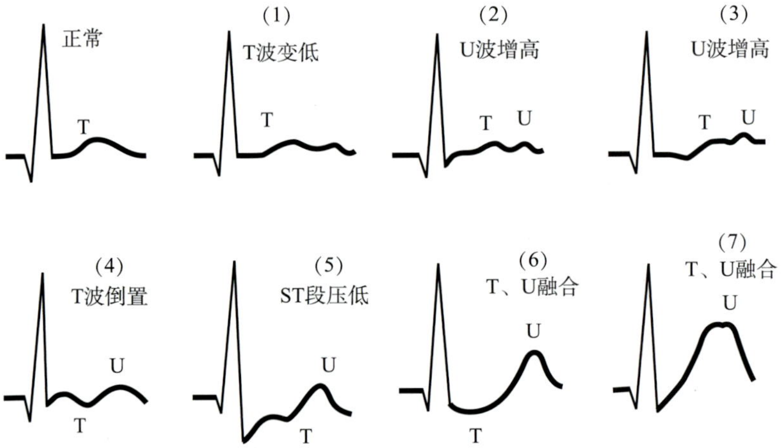

图 22-79 低血钾时的心电图的演变

（二）高血钾

血钾 >5.5mmol/L 时，称为高血钾（hyperkalemia）。高血钾时，心肌去极缓慢，心肌自律性降低，兴奋性先升高后降低，激动传导延缓，复极过程缩短。伴随血钾升高心电图表现为（图 22-80）：

（1）血钾 >5.5mmol/L 时，即可出现 QT 间期缩短，T 波高尖，其升支与降支对称，基底部变窄，即所谓“帐篷状”T 波。

（2）当血钾 >6.5mmol/L 时，可出现 QRS 波群增宽，PR 及 QT 间期延长，R 波降低，S 波加深，ST 段压低。

（3）当血钾 >7.0mmol/L 时，QRS 波群进一步增宽，PR 及 QT 间期进一步延长，P 波增宽，振幅减小。

（4）当血钾 >8.5mmol/L 时，P 波消失，可出现“窦室传导”（sino-ventricular conduction），其产生机制是心房肌纤维受抑制不能接受窦房结发出的激动，但激动可直接经三个结间束通过房室结区传入心室。当血钾 >10mmol/L 时，即可出现缓慢、规则、越来越宽大的 QRS 波，甚至与 T 波融合成正弦波状。高血钾可引起室性心动过速、室性逸搏心律、心室扑动或颤动甚至心脏停搏。

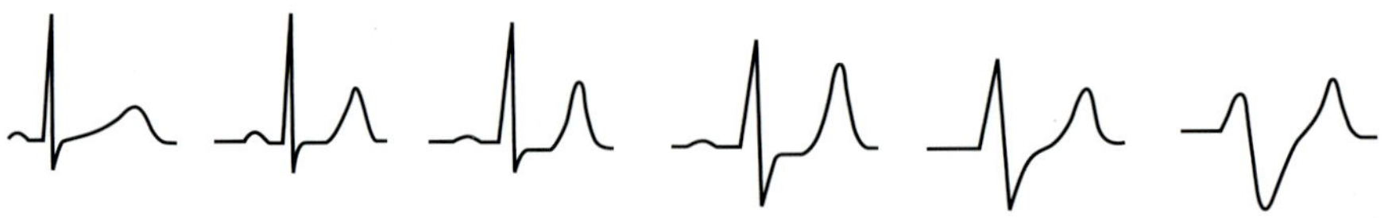

图 22-80 高血钾的心电图的演变

（三）低血钙

钙离子主要存在于细胞外液，正常人血清钙浓度为2.25～2.75mmol/L。当血钙<2.25mmol/L时，称为低血钙（hypocalcemia）。血钙过低使心室肌动作电位2相延长，心肌收缩力减弱，心室的机械收缩时间延长。心电图上表现为：ST段平直延长，T波宽度正常，总的QT间期延长。合并高钾血症时ST段延长，T波高尖；合并低钾血症时ST段延长压低，T波低平增宽，U波突出。伴有心肌病变的情况下T波低平或倒置（图22-81）。

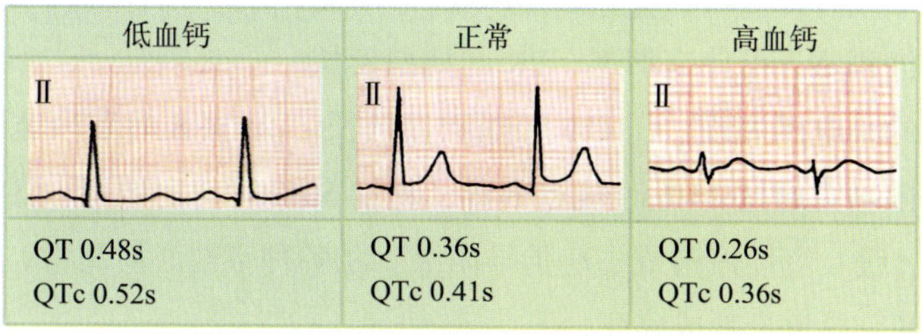

图22-81　低血钙、高血钙的心电图改变

（四）高血钙

当血钙>2.75mmol/L时，称为高血钙（hypercalcemia）。高血钙使心室肌的动作电位2相缩短，心肌收缩力加强，加速心肌的复极过程。心电图表现为：ST段缩短或消失，QT间期缩短，严重者可出现窦性停搏、窦房传导阻滞、室性期前收缩或室性心动过速（图22-81）。高血钙对心电图ST-T的影响几乎与洋地黄类似，因此使用洋地黄时须避免同时使用钙剂。

二、药物影响

（一）洋地黄

洋地黄对心电图的影响可分为治疗剂量时所致的洋地黄效应和中毒时所致的心律失常表现两类。

1. 洋地黄效应（digitalis effect）　洋地黄可直接作用于心室肌，使其动作电位的2相缩短乃至消失，并减少3相坡度，使心室去极后立即快速复极而致水平位置的ST段消失；并且使心室近内膜部分心肌复极完成先于近外膜部分而出现一个与QRS波相反的ST-T波。其特征心电图表现为：①ST-T变化：ST段在以R波为主的导联下斜型压低，T倒置或双向。斜行下垂的ST段与T波倒置部分融合成为倒置而形状不对称的特征图形，前支与后支几乎成直角而呈“鱼钩状”改变（图22-82）。②QT间期缩短。使用一定剂量的洋地黄制剂即可出现上述心电图改变，因此洋地黄影响不能视为洋地黄的毒性反应。并且ST-T改变程度与洋地黄剂量并无一定联系，而与个体差异、原有的基础心电图等因素有关。

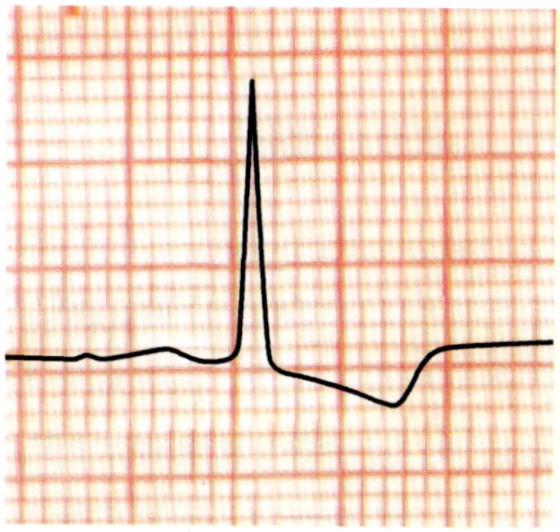

图22-82　鱼钩状改变

2. 洋地黄中毒（digitalis toxicity，digitalism）　各种心律失常是洋地黄中毒的主要表现。常见的心律失常有频发性（二、三联律）及多源性室性期前收缩，严重者可发生室性心动过速甚至室颤。阵发性房速伴不同比例的房室传导阻滞、阵发性交界性心动过速伴房室脱节，也是

NOTE

较常见的洋地黄中毒表现。还可表现窦性心动过缓、窦性停搏及窦房传导阻滞、心房扑动、心房颤动及各种程度的房室传导阻滞，其中高度或完全房室传导阻滞是洋地黄严重中毒的表现。

（二）奎尼丁

奎尼丁属Ⅰ A类抗心律失常药物，奎尼丁可降低细胞膜的通透性，抑制钠离子内流和钾离子外流，延缓心肌细胞的去极与复极，抑制心肌自律性，减慢激动传导，延长心肌的不应期，是治疗多种心律失常的常用药物。

奎尼丁治疗剂量时的心电图表现：① QRS 波群增宽，QT 间期延长；② T 波低平或倒置；③ U 波增高；④ P 波稍宽，可伴有切迹，PR 间期稍延长。

奎尼丁中毒时的心电图表现：① QT 间期明显延长。② QRS 时限增宽，增宽的程度与剂量去正比，QRS 时限增宽超过 25% 时接近中毒，超过 50% 时肯定中毒。③各种程度的房室传导阻滞、窦性心动过缓、窦性停搏或窦房传导阻滞。④各种室性心律失常，严重者出现尖端扭转型室速，甚至室颤，导致晕厥或猝死。

（三）其他药物

临床上常用的Ⅲ类抗心律失常药物如胺碘酮及索他洛尔，由于其阻断钾通道与延长复极，心电图上可表现窦性心动过缓、QT 间期延长。

致心律失常作用（proarrhythmia effect）是指抗心律失常药物引起新的心律失常或原有心律失常的恶化。致心律失常作用与药物的正常药理作用密切相关，但不一定呈剂量依赖性。可能机制是药物引起复极延长，早期后去极致尖端扭转性室速，减慢心室内传导，及易于折返。可见于用药的早期，亦可见于长期用药的过程中。抗心律失常药物在抗心律失常同时，也增加了致心律失常的机会，因此使用抗心律失常药物的过程中，必须定期检查心电图。

第八节 动态心电图与心电图运动负荷试验

一、动态心电图

动态心电图（ambulatory electrocardiography，AECG；dynamic electrocardiography，DECG）是指连续记录 24 小时或更长时间的心电图。该项检查首先由美国学者 Holter 于 20 世纪 60 年代初期应用于临床，故又称之为 Holter 监测。动态心电图可提供受检者 24 小时的动态心电活动信息，因此常可检测到常规心电图检查不易发现的一过性异常心电图改变，还可以了解患者的症状、活动状态及服用药物等与心电图变化之间的关系，因此已成为临床上广泛使用的无创性心血管病诊断手段之一。

动态心电图仪主要由记录系统和回放分析系统组成。受检者身上固定的电极通过导联线与记录器连接，记录器有磁带式和数字固态式等类型（图 22-83）。记录器佩带在受检者身上，可以连续记录和储存 24 小时或更长时间的两通道或三通道心电信号。回放系统能自动对记录器记录到的 24 小时心电信号进行分析。分析人员通过人机对话对计算机分析的心电图资料进行检查、判定、修改和编辑，打印出异常心电图图例以及有关的数据和图表，做出诊断报告。

监测导联由单导联、三导联发展到了十二导联同步实时监测。电极一般均固定在躯体胸部。导联的选择应根据不同的检测目的而定。十二导联动态心电图的电极放置部位与运动负荷试验的电极放置部位一致（图 22-84）。

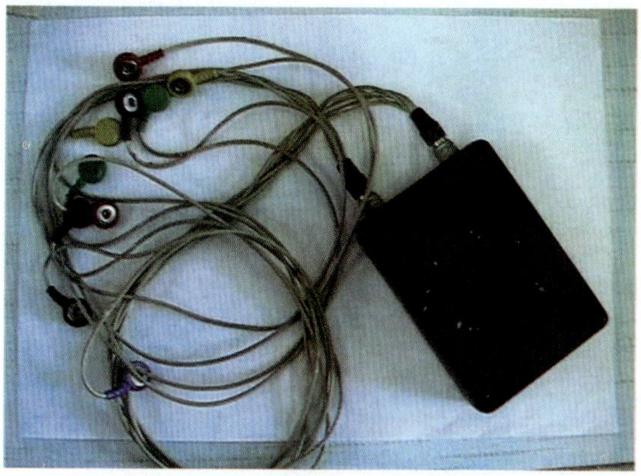

图 22-83　动态心电图记录器

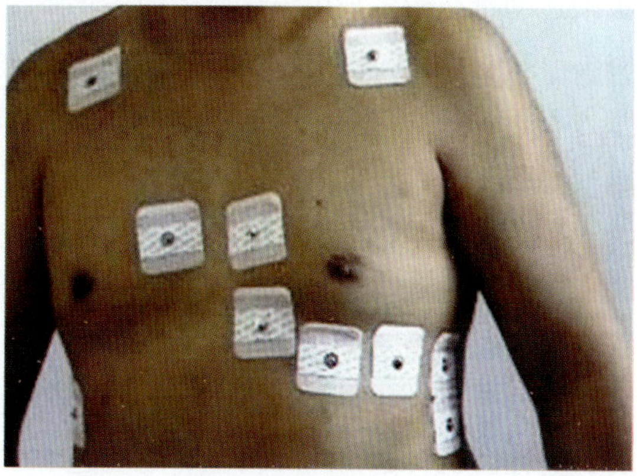

图 22-84　改良十二导联动态心电图导联位置

1. 适应证　①评定患者心悸、气促、头昏、晕厥、胸痛等症状的性质。②对心律失常进行定性和定量分析，对心律失常患者进行危险性评估。③心肌缺血的诊断和评价，是发现无症状心肌缺血的重要手段。④心肌缺血及心律失常药物疗效的评价。⑤心脏病患者预后的评价。⑥选择安装起搏器的适应证，评定起搏器的功能，检测与起搏器有关的心律失常。⑦用于医学科学研究和流行病学调查。

2. 注意事项

（1）应要求患者在佩带记录器检测过程中写好日志，按时间记录其活动状态和有关症状。一份完整的生活日志对于正确分析动态心电图资料具有重要参考价值。

（2）动态心电图常受监测过程中患者体位、活动、情绪、睡眠等因素的影响，有时在生理与病理之间难以划出明确的分界线。因此，对动态心电图检测到的某些结果，还应结合病史、症状及其他临床资料综合分析以做出正确的诊断。

（3）动态心电图属回顾性分析，并不能了解患者即刻的心电变化。由于导联的限制，尚不能反映某些异常心电改变的全貌。对于心脏房室大小的判断、束支传导阻滞、预激综合征的识别以及心肌梗死的诊断和定位等，仍需要依靠常规十二导联心电图检查。

二、心电图运动负荷试验

心电图运动负荷试验（ECG exercise test）是一项用以检查是否存在冠状动脉供血不足的试验方法，其方法简便实用、无创伤、相对安全，一直被公认为是一项重要的临床心血管疾病检查手段。

（一）运动试验的生理和病理基础

生理情况下，运动时为满足肌肉组织需氧量的增加，心率相应加快，心排出量相应增加，而必然伴随心肌耗氧量增加，冠状动脉血流量增加。心肌耗氧量与心率快慢、心室大小、室壁张力、室内压力增加速度及心室射血时间有关。临床一般以心率或心率与收缩压的乘积来反映心肌耗氧量情况。当冠状动脉发生病变而狭窄到一定程度时，患者在静息状态下可以不发生心肌缺血，但当运动负荷增加伴随心肌耗氧量增加时，冠状动脉血流量不能相应增加，即引起心肌缺血缺氧，患者可以表现为心绞痛和（或）心电图上出现心肌缺血等异常改变。

NOTE

（二）运动负荷量的确定

运动负荷量分为极量与亚极量两档。极量是指心率达到自己的生理极限的负荷量。这种极限运动量一般多采用统计所得的各年龄组的预计最大心率为指标。亚极量是指心率达到85%～90%最大心率的负荷量，在临床上大多采用亚极量负荷试验。最大心率粗略计算法为：最大心率 =220- 年龄。例如，55 岁的受检者最大心率为 220-55=165（次 / 分），亚极量负荷试验的心率应为 165×85%=140（次 / 分）。

（三）心电图运动试验方法

目前采用踏车运动试验和平板运动试验两种方法。

1. 踏车运动试验（bicycle ergometer test） 让患者在装有功率计的踏车上做踏车运动，以速度和阻力调节负荷大小，负荷量分级依次递增。负荷量以 kg · m/min 计算，每级运动 3 分钟，男性由 300kg · m/min 开始，每级递增 300kg · m/min，女性由 200kg · m/min 开始，每级递增 200kg · m/min，直至心率达到受检者的预期心率。运动前、运动中及运动后多次进行心电图记录，逐次分析做出判断。

2. 平板运动试验（treadmill exercise test） 这是目前应用最广泛的运动负荷试验方法。让受检者在活动的平板上走动，根据所选择的运动方案，仪器自动分级，依次递增平板速度及坡度以调节负荷量，直到心率达到受检者的预期心率，分析运动前、中、后的心电图变化以判断结果（图 22-85）。近年的研究表明，无论何种运动方案，达到最大耗氧值的最佳运动时间为 8～12 分钟，延长运动时间并不能增加诊断准确性，强调运动方案的选择应根据受检者不同的具体情况而定。

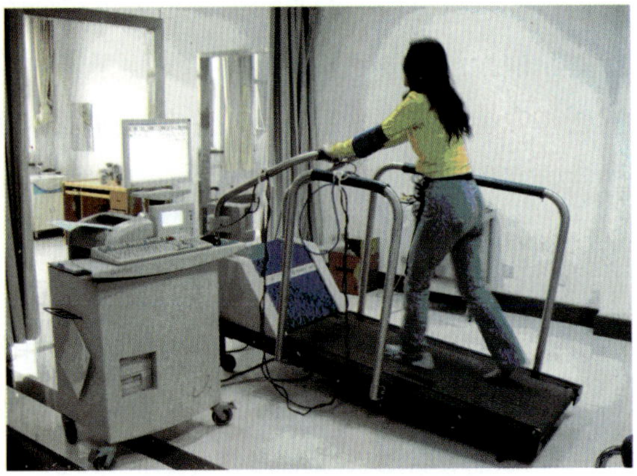

图 22-85 平板运动试验

运动试验前应描记受检者卧位和立位十二导联心电图并测量血压作为对照（图 22-86）。运动中通过监视器对心率、心律及 ST-T 改变进行监测，并按预定的方案每 3 分钟记录心电图和测量血压一次。在达到预期亚极量负荷后，使预期最大心率保持 1～2 分钟再终止运动。运动终止后，每 2 分钟记录一次心电图，一般至少观察 6 分钟。如果 6 分钟后 ST 段缺血性改变仍未恢复到运动前图形，应继续观察至恢复。

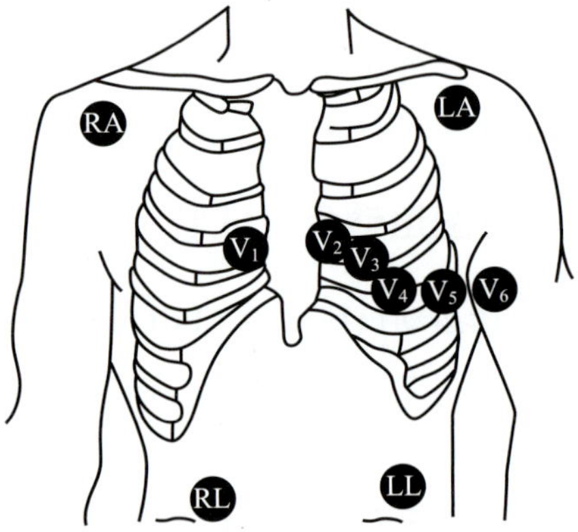

图 22-86 运动试验十二导联电极放置部位
RA、LA、RL、LL 为肢体导联电极，V_1～V_6 为胸导联电极部位

（四）运动试验的适应证和禁忌证

1. 适应证 ①对不典型胸痛或可疑冠心病患者进行鉴别诊断；②评估冠心病患者的心脏负荷能力；③评价冠心病的药物或介入手术治疗效果；④进行冠心病易患人群流行病学调查筛选。

NOTE

2. 禁忌证 ①急性心肌梗死或心肌梗死合并室壁瘤；②不稳定型心绞痛；③心力衰竭；④中、重度瓣膜病或先天性心脏病；⑤急性或严重慢性疾病；⑥严重高血压患者；⑦急性心包炎或心肌炎；⑧肺栓塞；⑨严重主动脉瓣狭窄；⑩严重残疾不能运动者。

在运动过程中，虽尚未达到适宜的试验终点，而出现下列情况之一时，应终止试验：①运动负荷进行性增加而心率减慢或血压下降者；②出现室性心动过速或进行性传导阻滞者；③出现眩晕、视力模糊、面色苍白或发绀者；④出现典型心绞痛或心电图出现缺血型 ST 段下降≥0.2mV 者。

（五）运动试验结果的判断

判断踏车或平板运动试验的阳性标准为：①运动中出现典型的心绞痛。②运动中心电图出现 ST 段下斜型或水平型下移≥0.1mV，持续时间大于 1 分钟。少数患者运动试验中出现 ST 段抬高≥0.1mV。如果运动前患者心电图有病理性 Q 波，此 ST 段抬高多为室壁运动异常所致。如果运动前患者心电图正常，运动中出现 ST 段抬高提示有透壁性心肌缺血，多为某一冠状动脉主干或近段存在严重狭窄，或冠状动脉痉挛所致。

在评价运动试验结果时，应特别注意不能将心电图运动试验阳性与冠心病的诊断混为一谈，心电图运动试验假阳性者为数不少，尤其见于女性。另一方面运动心电图阴性者不能肯定排除冠心病，应结合临床其他资料进行综合判断。

第九节 心电图的分析方法及应用价值

一、心电图分析方法与步骤

1. 将各导联按Ⅰ、Ⅱ、Ⅲ、aVR、aVL、aVF 及 V_1～V_6 的顺序排列，标明受检者姓名、年龄、检查时间，检查各导联心电图标记有无错误，纸速、电压是否准确，有无个别导联电压减半或加倍，有无伪差，有无导线松脱或断线、导联连接错误。常见的伪差有交流电干扰、肌肉震颤、基线不稳。如左右手互换，可使Ⅰ导联 P-QRS-T 波均呈倒置。

2. 找出 P 波，根据 P 波有无、形态、顺序及与 QRS 波群的时间关系，确定基本心律是窦性心律还是异位心律。通常 P 波在Ⅱ、V_1 导联最清楚。

3. 测定 PP 或 RR 间距，计算心房率或心室率。在每一个 P 波后面均有 QRS 波群者，心房率等于心室率，只要计算心室率即可。而有明显心律不齐，心房率与心室率不相等者，则应分别计算心房率与心室率。

4. 顺序观察各导联的 P 波、QRS 波群、T 波及 U 波，注意它们的形态、方向、电压和时间，判断 ST 段有无移位。

5. 观察Ⅰ、Ⅲ导联，测量 QRS 平均心电轴。观察 QRS 波形在胸导联的形态，确定有无心脏顺钟向或逆钟向转位。

6. 测量 PR 间期和 QT 间期。测量 PR 间期应注意，在快速心率或 PR 间期延长的病例中，P 波常受前面一个心动周期 T 波干扰，应仔细核对。没有 PR 间期的（如心房颤动或房室分离），PR 间期一栏可以不填写。PR 间期有规律性改变的（如文氏现象）可以将最短的与最长

NOTE

的注明。测量 QT 间期应注意勿将异常明显的 U 波误计在 T 波内。有时各个导联 T 波平坦或者很低小，不易看清其终点，应加以说明。

7. 比较 PP 间距和 RR 间距，必要时测定 V_1、V_5 导联 R 峰时间，找出房律与室律的关系，注意有无提前、延后或不整齐的 P 波和 QRS 波群，以判定异位心律和心脏传导阻滞的部位。

8. 综合心电图所见，结合被检查者的年龄、性别、病史、体征、临床诊断、用药情况以及过去心电图检查资料等，判断心电图是否正常，做出心电图诊断。根据临床和心电图诊断的需要，可延长、重复描记，或加做某些导联，如疑有右室肥大时加做 V_{3R}，对于心前区疼痛时 ST–T 异常者应重复描记。

9. 熟悉梯形图的使用。梯形图（ladder shaped diagram）以图解的方式描绘激动的发生及传导过程，是分析复杂心律失常的常用方法。在心电图下方画数条横线分别代表窦房结（S）、窦房交界区（S–A）、心房（A）、房室交界区（A–V）和心室（V），另配以适当符号来分别表示激动的起源、激动的传导等（图 22–87）。

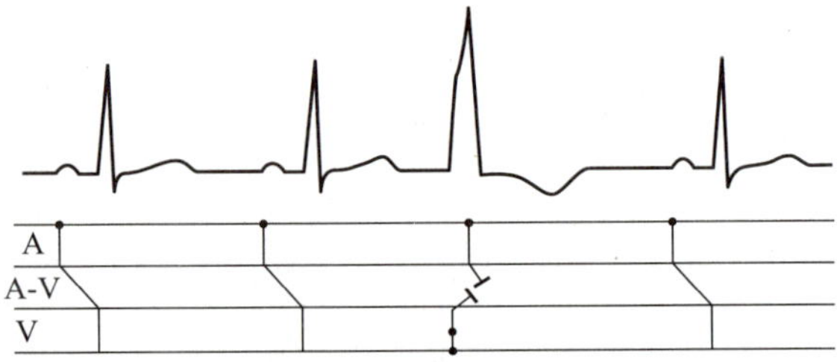

图 22–87　梯形图

二、心电图检查申请单、报告单书写要求

1. 申请单　申请单由医师填写，轻者到心电图室检查，危重者可床边检查，并在申请单左上角注明“床旁”或“急”。申请内容包括姓名、性别、年龄、门诊号或住院号、病区及床号、原心电图号、简要病史、诊断、用药史（如洋地黄、奎尼丁等）、申请医师及申请日期。各项内容均须正确填写，如有特殊要求，可另行注明。

2. 报告单　一般心电图报告应包括以下几项内容：①基本心律及类别；②有无心电轴左偏或右偏及偏移的度数；③有钟向转位时可标明；④心电图特征性改变；⑤心电图是否正常；⑥以往有记录者应做比较，结合临床提供心电图结论，必要时建议复查及复查的时间。心电图报告应及时发出。报告一般两份，一份入病历，一份留心电图室存档。

心电图检查结果，一般可归纳为四类：①正常心电图。②大致正常心电图：仅在个别导联上出现 QRS 波群切迹，ST 段轻微压低或 T 波稍低平等改变。③可疑心电图：指在若干导联上出现轻度异常改变，或有一项特殊改变而不能肯定异常者，应说明可疑之处，如疑有左室肥大等。④不正常心电图：指心电图肯定异常者，应写出具体心电图诊断，如左室肥大、急性前壁心肌梗死、完全性右束支传导阻滞等。

3. 心电图存档　心电图室应建立登记本，按检查次序每人只编一号，多次检查者，在检查号后依次编连号，以便汇集归档。建立姓名、病名及心电图分类卡片，以利资料整理、检索及查阅。如向心电图室借阅有关资料，应办理借阅手续，妥善保管，及时归还。

三、心电图的临床应用

（一）心电图的主要应用范围和价值

1. 心电图是检查心律失常最常用的方法，不但可确诊体格检查中所发现者，且可确诊体格检查无法发现者。

2. 诊断心肌梗死及急性冠状动脉供血不足，并能估计梗死部位、范围及相关动脉，观察其演变过程、分期及预后，心肌缺血的有无、部位及持续时间。

3. 判定有无心房异常、心室肥大，从而协助某些心脏病的诊断，如瓣膜心脏病、肺源性心脏病、高血压心脏病及先天性心脏病等。

4. 协助诊断心肌损伤、心肌炎及心肌病。

5. 协助诊断心包疾病，包括急性及慢性心包炎。

6. 协助诊断电解质紊乱，如血钾、血钙及血镁的过高或过低。

7. 观察某些药物对心脏的影响，包括治疗心血管疾病的药物如洋地黄、抗心律失常药物，及对心肌有损害的药物如抗肿瘤药物等。

8. 心电图已广泛应用于心脏外科手术、心导管检查、人工心脏起搏、电击复律、心脏复苏及其他危重病症的监护，以便及时发现心率及心律的变化、心肌缺血情况，从而做出相应处理。

9. 心电图作为一种电信息的时间标记，又是做其他一些检查所不可缺少的，如描记超声心动图、心音图、阻抗血流图等进行心功能测定和心脏电生理研究时，常需与心电图同步描记，以利于确定时相。

（二）心电图诊断的局限性

1. 某些心电图改变并无特异性。同样的心电图改变可见于多种心脏病，只能提供诊断参考，如左心室肥大可见于高血压心脏病、主动脉瓣疾病、二尖瓣关闭不全，亦可见于冠心病。

2. 某些心血管疾病，心电图可以正常。如瓣膜病及原发性高血压的早期，可能病变未能达到一定程度；当双侧心室肥大时，因心电向量互相抵消，心电图也可正常。故心电图正常并不能完全排除心脏病变的存在。

3. 心电图异常也不能肯定有心脏病。因为影响心电图改变的原因很多，如电解质紊乱、药物作用等，都可引起心电图异常；有些异常心电图亦见于健康人，如偶发早搏。

4. 心电图对心脏病的病因不能做出诊断。例如，心电图上有明确的左心室肥大，临床医生只是多获得一项资料来发现此种病理变化或了解其程度，但左心室肥大的原因，却不能从心电图上直接得到解答。

5. 心电图不能反映心脏的贮备功能。心电图可反映心肌的兴奋性、传导性和自律性，而与心肌机械收缩性无关。有时临床上病人已有严重心力衰竭，而心电图检查结果可能正常或与心衰前相比并无改变；而有时心电图有显著异常，临床上却并无心脏功能减退的迹象。

【复习思考题】

1. 心电图是如何通过心电向量的两次投影而形成的？
2. 心电图有哪些波段？它们的正常形态、电压或时限是多少？如何进行准确的测量？
3. 比较左、右心房异常的心电图特征。
4. 比较左、右心室肥大的心电图特征。
5. 双心房异常的心电图特点有哪些？
6. 双心室异常的心电图特点有哪些？

7. 心肌梗死的三种心电图基本图形特点是什么?
8. ST 段抬高型心肌梗死的心电图演变特点是什么?
9. 如何通过心电图对心肌梗死做出完整的诊断（包括定性、分期及定位)?
10. 典型心绞痛的心电图表现是什么?
11. 常见的快速性心律失常有哪些? 它们的诊断标准是什么?
12. 常见的缓慢性心律失常有哪些? 它们的诊断标准是什么?
13. 高血钾、低血钾、高血钙、低血钙分别会对心电图产生什么样的影响?
14. 洋地黄效应和洋地黄中毒的心电图表现分别是什么?
15. 心电图运动试验的适应证、禁忌证及阳性标准是什么？
16. 心电图的临床应用与局限性是什么?

NOTE

第二十三章 肺功能检查

【学习要求】

1. 掌握肺功能检查（通气功能检查、换气功能检查、小气道功能检查）的临床意义；掌握肺功能检查的适应证和禁忌证。

2. 熟悉肺功能检查项目的合理选用及结果判断。

3. 了解肺功能检查的检查原理、技术要求及操作程序。

【学习方法】

1. 学习肺功能检查时，注意联系解剖学、生理学和病理生理学中呼吸系统的相关知识，将现代物理、化学的有关知识与呼吸功能的作用机制结合起来，同时查阅多个心肺系统疾病的概念、内涵，重点理解相关疾病出现肺功能指标异常的机制，从而有助于掌握肺功能检查的临床意义。

2. 学习肺通气功能检查时，将临床解剖和生理功能中的呼吸运动与肺量计检查的原理联系起来；学习换气功能检查时，与气体分布、气体交换、氧气的输送联系起来；学习小气道功能检查时，与小气道有关组织器官形态学变化、气道阻力变化结合起来，有助于掌握临床意义。

肺功能检查是运用呼吸生理知识和现代检查技术探索人体呼吸系统功能状态的一种检查技术，是临床上对胸肺疾病诊断、严重程度、治疗效果和预后评估的重要检查手段，是呼吸系统疾病的必要检查之一。

临床上常用的肺功能检查包括肺容量检查、肺量计检查、支气管激发试验、支气管舒张试验、肺弥散功能检查、气道阻力检查及运动心肺功能检查等。本章只简要介绍肺功能检查中通气功能检查、换气功能检查、气道阻力测定、气道反应性测定（支气管激发试验、支气管舒张试验）等常用检测项目。

肺功能检查的适应证：①鉴别呼吸困难、慢性咳嗽的原因；②诊断支气管哮喘、慢性阻塞性肺疾病；③评价肺功能损害的性质和类型以及严重程度，判断预后；④胸腹部手术及其他手术的术前评估；⑤评定药物或其他治疗方法的疗效；⑥职业性肺疾病劳动力鉴定；⑦鉴别气道阻塞的类型等。

肺功能检查的禁忌证：①近 3 个月患心肌梗死、脑卒中、休克、严重心功能不全、心律失常、不稳定型心绞痛、未控制的高血压、主动脉瘤；②大咯血、气胸及呼吸道传染性疾病；③癫痫发作；④严重甲状腺功能亢进症；⑤不能配合肺功能检查的患者等。

注意事项：尽管肺功能检查中并发症的发生率非常低，但是医护人员仍需引起重视，在肺功能检查之前需要详细了解病史，掌握检查的相关禁忌证，以避免或减少不良事件的发生。

NOTE

第一节 通气功能检查

肺通气功能检查是呼吸功能检查中最基本的检查项目，分为肺容量检查和通气功能检查。

一、肺容量检查

肺容量是指肺内气体的含量，即呼吸道与肺泡的总容量，反映了外呼吸的空间。呼吸过程中，随着呼吸肌肉运动、胸廓扩张和回缩，肺容量随之发生变化。肺容量是肺通气和换气功能的基础，具有重要的临床意义。肺容量指标包括 4 个基础容积，即潮气容积（VT）、补吸气容积（IRV）、补呼气容积（ERV）和残气容积（RV）。基础肺容积的组合则构成 4 个常用的肺容量，即深吸气量（IC）、肺活量（VC）、功能残气量（FRC）和肺总量（TLC）。残气容积和肺总量需先测出功能残气量后通过计算得出（图 23–1）。

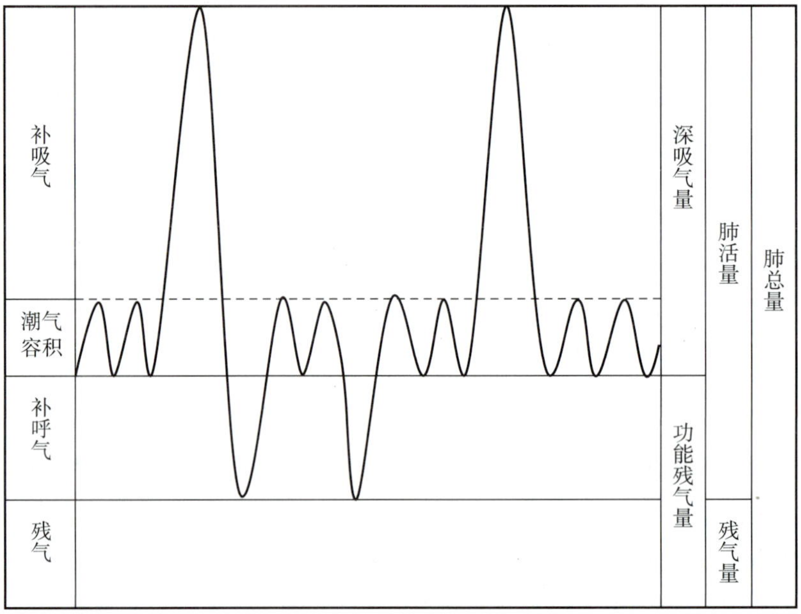

图 23–1 肺容量的组成及其相互关系

测定方法：将测试环境校准为正常体温、标准大气压、饱和水蒸气状态（body temperature pressure saturated，BTPS）并用定标筒校正肺量计。肺量计校正后嘱受检者取坐位，上鼻夹，将含口器与肺量计相连，平静呼吸 5 次后测定肺活量。

1. 潮气容积（tidal volume，VT） 指在平静呼吸的基础上，每次吸入或呼出的气量。正常成人约 500mL。VT 受吸气肌功能的影响，呼吸肌功能不全时 VT 减少。

2. 补吸气容积（inspiratory reserve volume，IRV） 指平静吸气末再尽力吸气所能吸入的最大气量。正常成人男性约 2160mL，女性约 1400mL。IRV 受吸气肌功能的影响，呼吸肌功能减退时 IRV 减少。

3. 补呼气容积（expiratory reserve volume，ERV） 指平静呼气末再尽力呼气所能呼出的最大气量。正常成人男性（1609±492）mL，女性（1126±338）mL。ERV 可随呼气肌功能的

NOTE

改变而发生变化，呼吸肌功能减退时 ERV 减少。

4. 残气容积（residual volume，RV） 指补呼气后仍残留于肺内的气量，残气容积可保证一部分肺泡处于开放状态，以利于机体继续进行气体交换（弥散呼吸）。正常成人男性（1615±397）mL，女性（1245±336）mL。正常情况下，残气容积与肺总量的比值（RV/TLC）≤35%，当 RV 增大，RV/TLC>40%，提示肺内充气过度，见于肺气肿、支气管哮喘发作等。RV 减少，见于急性呼吸窘迫综合征（ARDS）及限制性通气功能障碍疾病。

5. 深吸气量（inspiratory capacity，IC） 指平静呼气末用力吸气所能吸入的最大气量，IC=VT+IRV。正常成人男性（2617±548）mL，女性（1970±381）mL。正常情况下，IC 应占肺活量的 2/3 或者 4/5。呼吸肌功能减退时 IC 减少，限制性通气功能障碍与阻塞性通气功能障碍时 IC 也可减少。

6. 肺活量（vital capacity，VC） 指尽力吸气后所能呼出的最大气量。VC=IC+ERV 或者 VC=VT+IRV+ERV。右肺肺活量占全肺肺活量的 55%。

测定方法分为一期肺活量测定法和分期肺活量测定法。一期肺活量是指深吸气末尽力呼气所呼出的全部气量（即深吸气量加补呼气量，IC+ERV），又称为一次慢呼气肺活量。分期肺活量是指相隔若干次平静呼吸分别测定的深吸气量加补呼气量（图 23-2）。

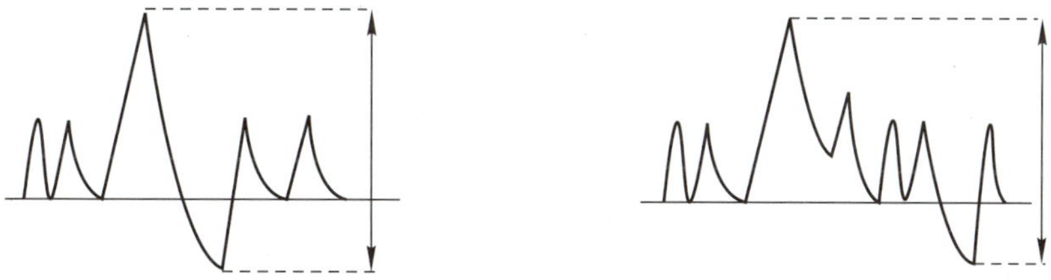

图 23-2 一期肺活量和分期肺活量

成人男性（4217±690）mL，女性（3105±452）mL。正常人 VC 实测值应不低于预计值的 80%，其中 60%～79% 为轻度降低，40%～59% 为中度降低，低于 40% 为重度降低。VC 下降可见于各种疾病引起的限制性通气功能障碍，如胸廓、胸壁、胸膜的病变以及肺实质病变致肺顺应性下降。VC 下降也可见于严重的阻塞性通气功能障碍、呼吸肌功能障碍，如慢性阻塞性肺疾病、支气管哮喘、膈肌麻痹等。

7. 功能残气量（functional residual capacity，FRC） 指平静呼气后肺内所含气量。FRC=RV+ERV。FRC、RV 均不能由肺量计直接测得，需应用氦气或氮气分析方法间接测定。

测定方法包括密封式氦稀释法和氮稀释法。

（1）密封式氦稀释法：包括重复呼吸法和一口气法两种，其中前者多用。重复呼吸法：首先在空气冲洗后的肺量筒内充入定量氦与空气混合气（10%）。嘱受检者坐位平静呼吸至功能残气量，重复呼吸 7～10 分钟，使肺内与肺量计内气体充分混合，达到氦浓度平衡后再持续 1 分钟，至平均呼吸末达到测定终点。休息 20 分钟后重复一次，要求两次容积差 <5%。然后根据初始氦浓度、平均后的氦浓度与已知的肺量计容积计算出 FRC。

（2）氮稀释法：包括密闭式与开放式重复呼吸法和开放式氮稀释法三种，其中前者多用。密闭式氮稀释法：首先在冲洗后的肺量筒内冲入纯氧 5000mL。嘱受检者取坐位，重复呼吸 7 分钟，使肺量计内的氧与肺内氮充分混合达到平衡，再取肺量计中气样测定氮浓度，计算 FRC。

正常成人男性（3112±611）mL，女性（2348±479）mL。FRC 反映胸廓弹性回缩力与肺弹性回缩力之间的关系。正常情况下二者力量相等而互相抵消。FRC 约占 TLC 的 40%。在生理上起着稳定肺泡气体分压作用，减少了同期间歇对肺泡内气体交换的影响。FRC 增加见于肺弹性减退性疾病如阻塞性肺气肿、气道阻塞性疾病如支气管哮喘等。FRC 减少见于肺组织病变，如肺炎、肺不张、肺水肿、肺间质性病变，以及胸廓、肺限制性疾病，如胸廓畸形、大量腹水、腹部巨大肿瘤、气胸、大量胸腔积液、广泛胸膜病变等。长期从事体力劳动者和体育运动员的 FRC 增大属于生理性。

8. 肺总量（total lung capacity，TLC） 指深吸气后肺内所含有的气体总量。TLC=VC+RV。正常成人男性约 5020mL，女性约 3460mL。TLC 减少见于广泛肺部疾病，如气胸、胸腔积液、肺纤维化、肺水肿、肺不张、肺叶切除术后等。在肺气肿时，TLC 可正常或增加，主要取决于残气量和肺活量的增减情况。

必须指出，肺功能受年龄、身高、体重、性别、种族、体力活动或工种、生存环境、吸烟等多种因素影响，不同国家或同一国家不同区域的参考值均有差异，因此推荐根据肺功能室的地理位置选取预计值方程。应尽量选取相似人群的参考值方程。如选用国外参考值，应加用矫正系数。

二、通气功能检查

通气功能是指在单位时间内随呼吸运动出入肺的气量和流速，又称为动态肺容量。

（一）肺通气量

1. 每分钟静息通气量（minute ventilation，VE） 指静息状态下每分钟吸入或呼出肺内的气量。由潮气容积（VT）乘以每分钟呼吸次数（R）而测得。正常男性（6663±200）mL，女性（4217±160）mL。VE>10L/min，提示通气过度，可造成呼吸性碱中毒；VE<3L/min，提示通气不足，可造成呼吸性酸中毒。平静呼吸的潮气容积中，约 25% 依赖肋间肌的收缩，75% 依赖膈肌运动完成。故潮气容积的大小不仅与性别、年龄、身高、体表面积有关，且受胸廓与膈肌运动的影响。

检测方法：嘱受检者安静卧床休息 15 分钟（平静呼吸），将已调试好的肺量计与之相接进行测定。重复呼吸 2 分钟，同时记录呼吸曲线与自动氧耗量。选择呼吸曲线平稳、基线呈水平状态、氧摄取曲线均匀的 1 分钟，计算 VE，并经 BTPS 校正。

2. 肺泡通气量（alveolar ventilation，VA） 指在静息状态下每分钟吸入气量中能达到呼吸性细支气管及肺泡进行气体交换的有效通气量。潮气容积为 500mL，存留在呼吸性细支气管以上气道中的气体，不参与气体交换，称为解剖无效腔（即死腔气），约 150mL。已进入肺泡的气量可因局部肺泡毛细血管血流不足，不能进行气体交换，则形成肺泡无效腔。解剖无效腔加上肺泡无效腔，合称生理无效腔（dead space ventilation，VD）。肺泡通气量 VA=（VT-VD）×R。正常人生理无效腔与解剖无效腔基本相等。生理无效腔增大，肺泡通气量必然下降。VA 反映了有效通气量，每分钟通气量减少或无效腔比例增大均可引起 VA 降低。肺泡通气量不足时，动脉血气分析检查可见氧分压下降，二氧化碳分压升高，主要见于严重的肺气肿、呼吸中枢病变（延髓病变）等。

3. 最大自主通气量（maximal voluntary ventilation，MVV） 指单位时间内用最大的速度和幅度重复最大自主呼吸所得到的通气量，通常单位时间取 1 分钟。可用来评估肺组织弹性、气道阻力、胸廓弹性和呼吸肌的力量，是临床上常用于通气功能障碍、通气功能储备能力考核的指标。

（1）测量方法：有密闭式与开放式两种。开放式只适用于大规模筛查。密闭式测定方法：受检者取立位，上鼻夹，将含口器与肺量计相连，平静呼吸 4～5 次后，以最大呼吸幅度、最大呼吸速度持续呼吸 12 秒或 15 秒，要求其间的呼吸次数达 10～15 次。休息 10 分钟后再重复一次。注意事项：①测定全过程中，技术人员应对受检者发出及时的指令与持续的辅导与鼓励，争取受检者的配合；②严重心肺疾病和咯血患者不宜做此项检测；③部分患者可出现过度通气造成的不适，如头晕、手指麻木等，在检查过程中需严密监测受试者的变化，必要时延长重复测试的间隔。

（2）计算方法：选择呼吸速度与幅度基本一致的持续达 12 秒（或 15 秒）的曲线段，将 12 秒吸入或呼出气量乘以 5，得每分钟最大通气量（15 秒的测定结果则乘以 4）。要求两次测得的结果差异 <8%，且应取其中最大值作为实测值。实测值低于预计值的 80% 则提示 MVV 降低。正常成人男性（104±2.71）L/min，女性（82.5±2.17）L/min。

（3）临床意义：MVV 降低见于阻塞性通气功能障碍，如阻塞性肺气肿；限制性通气功能障碍，如胸廓、胸膜、大面积肺实变、弥漫性肺间质疾病；呼吸肌功能不全。也用作通气储备能力考核指标，常用于胸部手术术前判断肺功能状态，预计肺合并症发生的风险，以及职业病劳动能力鉴定。

$$\text{通气储量}\%=\frac{\text{最大通气量}-\text{静息通气量}}{\text{最大通气量}}\times 100\%$$

MVV95% 以上为正常，低于 86% 提示通气功能储备不佳，低于 70% 提示通气功能严重损害。60%～70% 为气急阈。

（二）用力肺活量

用力肺活量（forced vital capacity，FVC）指深吸气至肺总量（TLC）位后以最大力量及最快速度所能呼出的全部气量。正常人 FVC=VC。FVC 由于不受时间限制，故对阻塞性通气障碍的诊断作用有限。因此，肺功能检测时常更侧重一些由 FVC 衍变出来的单位时间呼气流速指标，常用的有第 1 秒钟用力呼气容积、最大呼气中段流量、呼气流量峰值，用力肺活量预计值的推算公式（Morris 等提出）为：男性 FVC（L）=［0.055× 身高（cm）-0.025× 年龄］-4.24，女性 FVC（L）=［0.045× 身高（cm）-0.024× 年龄］-2.85。

1. 第 1 秒用力呼气容积（forced expiratory volume in one second，FEV1.0） 指最大吸气至 TLC 位后，开始呼气第 1 秒之内的快速呼出量。正常人 3 秒内可将肺活量全部呼出，第 1、2、3 秒所呼出气量各占 FVC 的百分率正常分别为 83%、96%、99%（图 23-3）。常以 $FEV_{1.0}$ 占 FVC 或 VC 的百分比（$FEV_{1.0}$/FVC% 或 $FEV_{1.0}$/VC%）表示，简称一秒率。

测定方法：仪器预先准备，要求肺量计筒容积大于 7L，积聚时间至少达 10 秒，流量 12L/s 时的阻力为 1.5cmH_2O/（L·s）。嘱受检者取立位，与肺量计连接后，做最大吸气至肺总量位，屏气 1 秒钟后以最大力量、最快速度呼气至残气量位，持续、均匀、快速呼尽。重复两次，然后选择最佳曲线进行计算。

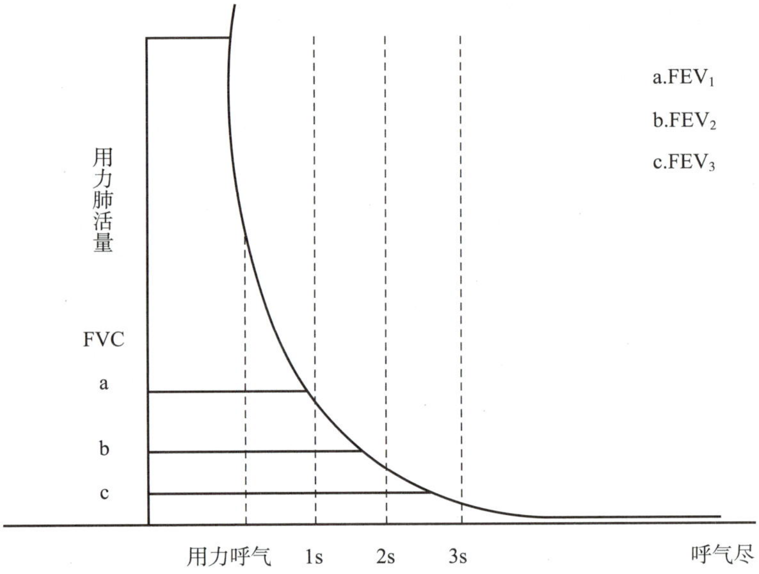

图 23-3 用力肺活量曲线

参考值：$FEV_{1.0}$/FVC% 为 80%，$FEV_{3.0}$/FVC% 为 99%。

临床意义：$FEV_{1.0}$/FVC%<70% 提示阻塞性通气功能障碍，见于慢性阻塞性肺疾病和支气管哮喘发作期。限制性通气功能障碍时，$FEV_{1.0}$/FVC% 正常甚至增加。

2. 最大呼气中段流量（maximal mid-expiratory flow，MMEF） 是根据用力肺活量曲线而计算得出的用力呼出 25%～75% 平均流量。

测定方法：将用力肺活量起止两点间平均分为四等份，用力呼出中期 50% 肺活量所需的时间，称为最大呼气中段时间（mid expiratory time，MET）。中期 50% 肺活量除以最大呼气中段时间，称为最大呼气中段流量，即 MMEF= 0.5FVC/MET。

成人参考值：男性（3452±1160）mL/s，女性（2836±946）mL/s。

临床意义：MMEF 主要取决于 FVC 非用力依赖部分，即呼气流量随用力程度达到一定限度后，尽管继续用力，但流量固定不变，与用力无关。MMEF 主要受小气道直径影响，比 $FEV_{1.0}$/FVC% 能更早反映小气道阻塞情况，因此 MMEF 可作为评价早期小气道阻塞的指标。MMEF 下降反映小气道阻塞，见于慢性阻塞性肺疾病。

（三）通气功能检查临床应用

临床上通气功能测定是肺功能测定的基本内容，是一系列肺功能检查中的初筛项目。根据上述各项指标，可对通气功能做出初步判断，判断肺功能状况和通气功能障碍类型。

1. 通气功能障碍的常见类型及其肺功能特点 以上通气功能检查主要反映大气道（内径 >2.0mm）通气的状况。通气功能障碍一般分为阻塞性、限制性、混合性 3 种类型（见表 23-1），其中阻塞性通气功能障碍的特点以流速降低为主，限制性通气功能障碍以肺容量减少为主。

表 23-1 3 种类型的通气功能障碍的通气功能指标鉴别比较

	FVC	$FEV_{1.0}$/FVC%	MVV	RV	FRC	RV/TLC%
阻塞性	正常或↓	↓↓	↓↓	↑↑	↑↑	↑
限制性	↓↓	正常或↑	正常或↓	↓↓	↓↓	正常或↑
混合性	↓	↓	↓	不等	不等	不等

NOTE

2. 肺通气功能障碍的程度 见表 23-2。

表 23-2 肺通气功能障碍的程度分级

严重程度	$FEV_{1.0}$ 占预计值百分比
轻度	≥70%
中度	60%～69%
中重度	50%～59%
重度	35%～49%
极重度	<35%

（四）支气管舒张试验与支气管激发试验

1. 支气管舒张试验 通过给予支气管舒张药物的治疗，观察阻塞气道的舒缓反应的方法，称为支气管舒张试验。

适应证：①有合并气道阻塞的疾病，如支气管哮喘、慢性阻塞性肺疾病、弥漫性泛细支气管炎、过敏性肺泡炎等；②有气道阻塞征象，需排除非可逆性气道阻塞，如上气道阻塞。

禁忌证：①对已知支气管舒张剂过敏者，禁用该类舒张剂；②患有严重心功能不全者慎用 $β_2$ 受体激动剂；③有青光眼、前列腺肥大排尿困难者慎用胆碱能受体拮抗剂。

注意事项：为避免舒张药物对试验结果的影响，舒张试验前应停用影响试验结果的药物及避免相关的影响因素。

试验方法：首先测定被检者的基础肺功能（$FEV_{1.0}$、FVC），然后吸入支气管舒张剂，再复查用药后肺功能。

结果评定：$FEV_{1.0}$ 和（或）FVC 用药后较用药前增加≥12%，且绝对值≥200mL，则为支气管舒张试验阳性。当一次支气管舒张试验出现阴性结果时，并不表示气道阻塞一定是不可逆的或支气管舒张剂治疗无效，需仔细分析原因，必要时重复检查。

临床意义：①慢性阻塞性肺疾病的诊断及严重程度分级；②支气管哮喘的诊断；③评价某种支气管舒张药物的疗效，以指导用药。

2. 支气管激发试验 指通过化学、物理、生物等人工刺激，使支气管平滑肌收缩，并通过肺功能检查指标的变化来判定支气管是否缩窄及其程度的方法，是检测气道高反应性最常用、最准确的临床检查。支气管激发试验有助于哮喘的诊断及鉴别诊断；判断哮喘的严重程度；分析哮喘的治疗效果；研究气道疾病的发病机制。

适应证：①临床上疑诊哮喘；②慢性咳嗽查因；③反复发作的胸闷、呼吸困难；④评估哮喘的治疗效果；⑤变应性鼻炎；⑥其他需要评价气道反应性的疾病。

禁忌证：①对吸入诱发剂明确过敏者；②妊娠、哺乳期妇女；③不能解释的荨麻疹；④曾有过致死性哮喘发作、哮喘发作或急性加重期。

注意事项：为防止和减少药物影响，试验前应停止使用支气管舒张剂 2～3 天。

试验方法：激发试验有手捏式雾化吸入法、定量雾化吸入法、2 分钟潮气呼吸法和 5 次呼吸法。

步骤：①首先测定被检者的基础肺功能，如 $FEV_{1.0}$、呼气峰值流量（PEF）和比气道传导率（sGaw），以 $FEV_{1.0}$ 最常用；②吸入生理盐水重复检测肺功能；③由低浓度到高浓度

NOTE

（剂量）按不同方法吸入激发剂，每个浓度吸入后分别测定 $FEV_{1.0}$，直至吸药后 $FEV_{1.0}$ 较基础值下降≥20% 或吸入药物达到规定的最高浓度时或出现明显不适；④结束试验，吸入适量支气管舒张剂。气道反应性检查过程中可能出现因气道痉挛引起的咳嗽、气促、喘鸣等症状，有些患者可能会出现声嘶、咽痛、头痛等症状，这些症状多数经休息 15～30 分钟后可自行缓解。若出现支气管激发试验阳性且伴明显气促、呼吸困难，此时应吸入支气管舒张剂以缓解症状。

结果评定：①定性判断：支气管激发试验阳性：$FEV_{1.0}$、PEF 较基础值下降≥20% 或 sGaw 下降≥35%。②定量判断：根据累计激发剂量（PD）或激发浓度（PC）来定量判断气道反应性。PD_{20} 为使 $FEV_{1.0}$ 较基础值下降 20% 的累积激发剂量，PC_{20} 为使 $FEV_{1.0}$ 较基础值下降 20% 的累积激发浓度。依据 PD_{20} 和（或）PC_{20} 可对气道反应性的严重程度进行分级。

临床意义：支气管激发试验阴性者可考虑排除哮喘。但阳性者并不一定就是哮喘，其他疾病，如慢性支气管炎、变应性鼻炎、支气管扩张症及长期吸烟者，也可能出现气道高反应性，表现为支气管激发试验阳性，需结合临床及其他检查进行判断。

第二节　换气功能检查

外呼吸进入肺泡内的氧通过肺泡毛细血管进入血液循环，与此同时血液中的二氧化碳通过弥散排到肺泡，这个过程即“换气”过程，也称为“内呼吸”。肺换气功能与气体在肺内分布状态、通气量、血流量、通气 / 血流比值及气体的弥散等因素有密切的关系。

一、气体分布

气体交换的基本单位是肺泡，但正常人肺内气体分布不均匀，存在着区域性差异，这与气道阻力、肺顺应性、胸腔内压的变化有关。但当有阻塞性气道病变时，肺泡通气不足，则导致气体分布明显不均匀，通气不足的肺泡区域的通气 / 血流比值下降，导致静 – 动脉样分流效应，引起低氧血症。

吸入气体分布不均匀，常由不均匀的气流阻力与不均匀的顺应性引起。不均匀的气流阻力见于支气管痉挛或受压引起的气道局部阻塞；不均匀的顺应性见于肺淤血、肺纤维化、肺气肿、肺水肿、胸腔积液等。

二、通气 / 血流比值

有效的肺泡气体交换要求肺泡通气量和肺血流量不但充足，而且要二者在数量上比例适当。健康人肺泡通气量约每分钟 4L，肺血流量约每分钟 5L，通气 / 血流比值（ventilation/perfusion，V/Q）为 0.8。V/Q 的测定方法较多，大多是通过动脉血气分析项目来计算相关指标进行推断，如测定肺泡 – 动脉氧分压差〔$P_{(A-a)}O_2$〕。$P_{(A-a)}O_2$ 增大，可见于 V/Q 比例严重失调。V/Q 大于 0.8 说明肺泡无效腔气增多，临床上可见于肺动脉栓塞等。V/Q 小于 0.8 提示有无效血流灌注，导致静 – 动脉样分流效应，见于支气管痉挛与阻塞、阻塞性肺不张、肺炎、肺水肿、急性呼吸窘迫综合征（ARDS）等。V/Q 比值严重失调，会导致换气功能障碍，可引起缺氧，但常无二氧化碳潴留。

三、弥散功能

反映弥散功能的指标称为肺弥散量（pulmonary diffusing capacity，D_L）。肺弥散量是指肺泡膜两侧气体分压差在 1mmHg 的条件下，每分钟透过肺泡膜的气体量（mL）。肺的气体弥散主要是氧气和二氧化碳的弥散，一般不存在二氧化碳弥散障碍。直接计算氧气的弥散量，方法复杂，而一氧化碳与血红蛋白的结合力比氧气大 210 倍，故一氧化碳成为临床上测定肺弥散功能的理想气体。

测定方法：有一口气呼吸法、恒定状态法、重复呼吸法等。临床上最常用一口气呼吸法测定肺一氧化碳弥散功能（D_LCO　single-breath method，D_LCO-sb）。

成人参考值：男性 18.23～38.41mL/（mmHg · min），女性 20.85～23.9mL/（mmHg · min）。

临床意义：肺弥散量受年龄、性别、身高、体重、吸烟、血红蛋白、运动、体位等因素影响，一般男性大于女性，成人大于儿童，卧位大于立位，运动时大于静息时。若肺弥散量低于正常预计值的 80%，则提示有弥散功能障碍。D_L 降低见于：①弥散距离增加，如间质性肺疾病、肺水肿；②肺泡破坏引起肺毛细血管床减少，如肺水肿、肺叶切除；③肺血管病，如肺动脉高压、肺栓塞等；④贫血等引起血红蛋白下降。D_L 升高，见于肺毛细血管流量增加，如世居高原、运动、肥胖、平卧体位等。

第三节　小气道功能检查

小气道是指在吸气状态下，内径≤2mm 的气道。小气道总的横断面积大（100cm^2 以上），因此气流阻力小（占气道总阻力的 20% 以下）。临床上小气道容易发生反复的慢性炎症，比大气道更易阻塞。当其发生病变时临床上可无症状和体征，普通的肺功能检测也无异常改变。当其病变出现临床症状和大气道阻力增加时，则病变已较重。小气道功能检查能早期发现小气道疾病，从而有助于慢性阻塞性肺疾病的早期诊断。

一、闭合容积和闭合总量

闭合容积（closing volume，CV）指从平静呼气至残气位时，肺低垂部位小气道开始闭合时所能继续呼出的气体量。小气道开始闭合时的肺内存留气量，则称为闭合总量（closing capacity，CC），CC=CV+RV。CV 与 CC 是反映小气道功能的重要指标。

成人参考值：正常人 CV（闭合气量）/VC（肺活量）% 和 CC（闭合总量）/TLC（肺总量）% 随年龄增加而增加，30 岁为 13%，40 岁为 16%，50 岁为 20%，CC/TLC%<45%。

临床意义：小气道有病变时，低垂部小气道可提前闭合于功能残气位，因而 CV 与 CC 增大。慢性阻塞性肺疾病、吸烟、大气污染等往往是引起小气道疾病的常见原因。

二、最大呼气流量 - 容积曲线

最大呼气流量 - 容积曲线（maximal expiratory flow-volume curve，MEFV），也称 V-V 曲

NOTE

线，是反映小气道功能的指标。

临床意义：一般以 50%VC 和 25%VC 时的呼气瞬时流量（Vmax50 和 Vmax25）作为检测小气道阻塞的指标。Vmax50 和 Vmax25 受性别、年龄、身高的影响。如两项指标的实测值与预计值之比小于 70%，且 Vmax50/Vmax25<2.5，则提示小气道功能障碍。

三、最大呼气中段流量

最大呼气中段流量（MMEF）也是反映小气道功能的指标。

四、频率依赖性肺顺应性

肺顺应性是指单位压力改变时所引起肺的容积变化，反映肺组织的弹性。肺顺应性分为静态肺顺应性与动态肺顺应性两种。正常人的肺顺应性不受呼吸频率影响，故静态肺顺应性与动态肺顺应性基本一致。但小气道有病变时，随着呼吸频率加快，肺顺应性下降，此现象为频率依赖性肺顺应性（frequency dependence of dynamic compliance，FDC）。目前认为 FDC 是检测小气道疾病最敏感的指标。

检测时，常分别检测每分钟 20 次呼吸频率时的肺顺应性（C_{ldyn20}）与每分钟 60 次呼吸频率时的肺顺应性（C_{ldyn60}）。正常人 $C_{ldyn60}/C_{ldyn20} \geqslant 0.75$，如 <0.75 则反映小气道病变。

【复习思考题】

1. 肺功能检查的适应证和禁忌证有哪些？
2. 通气功能障碍的常见类型及其肺功能特点？
3. 支气管激发试验的结果评定与临床意义？
4. 支气管舒张试验的结果评定与临床意义？
5. 反映肺弥散功能的常用指标是什么？肺弥散功能障碍临床常见哪些疾病？
6. 小气道功能检查包括哪些内容？临床意义如何？

第二十四章　内镜检查

【学习要求】

1. 熟悉胃镜、肠镜、支气管镜、膀胱镜和腹腔镜检查的适应证及禁忌证。
2. 了解胃镜、肠镜、支气管镜、膀胱镜和腹腔镜检查的注意事项。

【学习方法】

观看各种内镜检查录像片，增加感性认识。

内镜是一种光学仪器，由体外经过人体自然腔道或体表切口送入体内，对体内疾病进行检查，可以直接观察到脏器内腔病变，确定其部位、范围，可进行照相、活检或刷片，并可进行某些治疗。从早期用于诊断，到日益成为介入治疗不可或缺的工具之一，一个多世纪以来，内镜技术的发展及革新给医学进步和创新带来了革命性的变化。以胃镜为例，自 1869 年德国医生 Kussmaul 从吞剑师那里得到启发，首次成功地用长 56cm、直径 13mm 的金属管观察胃以来，胃镜经历了由硬式至可曲式，由纤维胃镜至电子胃镜的发展历程。1957 年美国医生 Hirchowz 首先使用了纤维胃镜，开创了内镜检查的时代；1983 年美国研发出第一台电子胃镜，提高了图像分辨率，与计算机图文处理系统结合后具有固定画面、摄影、录像功能，有利于记录及会诊、教学。日本学者进行了大量的实践和改进。内镜的用途也产生了划时代的改变，内镜从单纯的内镜下检查发展到镜下治疗，随着各种内镜附件的发明和使用，如活检钳、圈套器、高频电刀、氩气刀、支架等，形成了新兴的治疗内镜（therapeutic endoscopy）领域，目前已成为腔内疾病诊断和治疗的先进手段，开创了微创治疗新纪元。

根据同样原理制成的内镜还有结肠镜、小肠镜、十二指肠镜、支气管镜、胆道镜、膀胱镜、腹腔镜、胸腔镜等，此外结合交叉学科技术发展的新型内镜技术如胶囊内镜、放大内镜、色素内镜、超声内镜、共聚焦内镜等，大大提高了内镜的诊治范围及深度，有效提高了早期肿瘤的检出率。内镜不仅能对大肠、小肠、胆管、胰管等部位进行大体、细胞及亚细胞器等检查及治疗，尚可延伸到对呼吸系统、泌尿系统、生殖系统、胸腹腔病变进行诊断治疗。

以色列 Given 影像公司于 1999 年研制出世界上第一个可吞咽的胶囊内镜，也称无线胶囊内镜，于 2001 年 8 月应用于临床。胶囊内镜由胶囊、信号接收系统及工作站构成。检查时，患者吞下一个含有微型照相装置的胶囊，随胃肠道蠕动，以 2 帧 / 秒的速度不间断拍摄，所获取的消化道腔内图像信息被同时传给信号接收系统，然后在工作站上显示。胶囊内镜能动态、清晰地显示小肠腔内病变，它的出现是消化内镜技术发展史上的又一个里程碑，开启了全小肠可视性检查的先河，为消化道的无创可视性检查带来了革命，从一项探索性检查新技术发展成小肠疾病的一线诊断工具。

小肠镜较之胶囊内镜在于具有吸引及注气的功能，对病变的观察更清晰，并且发现病变后可以取活检及进行内镜下治疗。小肠镜分为经肛及经口途径进行小肠检查，但因其难以观察全小肠，病变的阳性检出率低于胶囊内镜；且由于检查耗时长，患者比较痛苦。因此，多在胶囊内镜初筛发现小肠病变后，需要活检明确病变性质或内镜治疗时才采用经口和（或）经肛小肠镜检查。

超声内镜（endoscopic ultrasonography，EUS）是将内镜和超声相结合的消化道检查技术。将微型高频超声探头安置在内镜顶端，当内镜插入体腔后，在内镜下直接观察消化道黏膜病变的同时，进行超声实时扫描，可以获得胃肠道层次结构的组织学特征及周围邻近脏器的超声图像，从而进一步提高了内镜和超声的诊断水平。与体表超声相比较，它缩短了超声源与成像器官之间的距离及声路，降低了声衰减，并排除了骨骼、脂肪、含气部位的影响，可以获得最清晰的回声成像。在EUS的引导下，可对病灶穿刺活检、肿瘤介入治疗、囊肿引流及施行腹腔神经丛阻断术等。

共聚焦激光显微内镜（confocal laser endomicroscopy，CLE）是将共聚焦激光显微镜探头整合于电子内镜的头端而成，可以在进行普通白光内镜观察的同时，实时提供消化道黏膜表面至纵轴下一定深度的横断面的显微结构图像，通过对消化道黏膜进行单点逐层扫描，显示放大1000倍的高分辨率组织学结构图像，从而使内镜医师完成“光学活检”和即时组织学诊断，提高消化道黏膜病变的诊断率。CLE对Barrett食管相关的瘤变、胃黏膜肠上皮化生、上皮内瘤变和胃癌具有较高的诊断价值。

目前，电子内镜的发展已形成一个崭新的诊治领域，称为内镜学（endoscopicology）。

一、上消化道内镜检查

上消化道内镜是应用最早、进展最快的内镜检查，包括胃镜、十二指肠镜，是食管、胃、十二指肠疾病最常用和最准确的检查方法。十二指肠镜主要用于胆胰疾病检查，在此介绍胃镜检查。

【适应证】

食管、胃、十二指肠疾病诊断不明者，均可进行此项检查。主要适应证如下：

1. 原因不明的吞咽困难、烧心、上腹部疼痛、不适、饱胀、食欲下降等上消化道症状。
2. 不明原因的上消化道出血。早期检查不仅可获病因诊断，还可同时进行镜下止血。
3. 食管、胃黏膜病变和疑有肿瘤者，X线钡餐检查不能确诊或不能解释。
4. 消化性溃疡、萎缩性胃炎、术后胃、反流性食管炎、Barrett食管等需要随访观察的病变。
5. 手术后随访或药物治疗前后疗效对比观察。
6. 需进行内镜下治疗的患者，如镜下止血、异物取出、食管静脉曲张硬化剂注射与套扎、食管狭窄的扩张治疗、支架置入、上消化道息肉摘除及早癌的内镜下切除等。

【禁忌证】

1. 严重心肺疾患，如急性心肌梗死、心力衰竭、严重心律失常、哮喘发作期、严重呼吸功能不全等。
2. 上消化道大出血生命体征不稳定者。
3. 休克、昏迷等危重状态者，精神不正常不能配合检查者。

NOTE

4. 咽部急性炎症者。

5. 主动脉瘤。

6. 腐蚀性食管炎急性期。

7. 疑有胃肠穿孔者。

8. 传染性疾病属相对禁忌证。开放性肺结核、病毒性肝炎等活动期不宜进行检查。必须检查者，可用专用胃镜，并严格消毒。

大多情况下，上消化道内镜检查的禁忌证是相对的。对恐惧或精神紧张者，术前应与患者充分沟通而得到患者配合。对有心、脑、肺部疾患或有心功能不全、心律失常，而又须行胃镜检查的患者，应详细了解病情并做出判断，术前应用药物治疗，并在术中予心电、血压、血氧饱和度监测，准备好抢救药品，以保证安全。对精神病患者，在病情平稳能合作时可行检查，不能配合检查但确有内镜检查适应证，应在专科医师或麻醉医师协助下完成检查。

【术前准备】

1. 患者应空腹至少 8 小时以上。胃排空延缓者需禁食更长时间。幽门梗阻或出血患者，术前可予胃管洗胃，以使视野清晰。

2. 核对患者姓名、性别、年龄。

3. 与患者沟通，做好解释工作，消除其恐惧心理，以取得患者的配合。

4. 有高血压、冠心病及心律失常者，术前应测血压，进行心电图检查，如有禁忌证应暂缓检查。

5. 注意询问有无局麻药过敏史。镇静或全身麻醉要求专门人员及设备，并行心电、血压、血氧饱和度监测，备好抢救物品与药品。患者需有人陪同。

6. 咽喉部局部麻醉，多用喷雾法、麻醉去泡混合剂口服法。检查前 5～10 分钟，吞服含 1% 丁卡因胃镜胶浆（10mL）或 2% 利多卡因喷雾咽部 2～3 次。前者兼具麻醉及润滑作用，目前应用较多。

7. 告知患者检查前应去除活动假牙，解开领扣，放松腰带。

8. 镇静剂一般无需使用。过分紧张者可用地西泮 5～10mg 肌注或静注。内镜下治疗时，为减少胃蠕动，可于术前 10 分钟用山莨菪碱 10mg 或阿托品 0.5mg 肌注。

9. 可口服去泡剂，用二甲硅油去除胃、十二指肠黏膜表面泡沫，使视野更加清晰。

10. 检查胃镜及配件，如电源、光源、通气、送水阀及吸引装置，操纵部调节钮角度，监视器屏幕影像系统等。内镜室应备有监护设备、氧气及急救药品。

【并发症】

1. 一般并发症 包括咽痛、喉头痉挛、腮腺肿大、下颌关节脱位、食管贲门黏膜撕裂等。

2. 严重并发症

（1）心搏骤停、心肌梗死：在插镜时刺激迷走神经兴奋或低氧血症所致。一旦发生，立即停止检查，积极抢救。

（2）消化道穿孔：多因术者进镜操作粗暴，盲目插镜，或患者消化道黏膜由于病变过于薄弱，或胃镜下治疗如内镜下黏膜下剥离术（endoscopic submucosal dissection，ESD）、经口内镜肌切开术（peroral endoscopic myotomy，POEM）等导致。

（3）吸入性肺炎：多因呕吐物由气管进入肺部所致。

NOTE

（4）低氧血症：多由于内镜压迫或患者憋气所致，停止检查后给予吸氧可迅速好转。

【术后处理】

1. 术后出现胸背部或上腹部剧痛，应行 X 线摄片除外食管、胃肠穿孔。

2. 检查后 1～2 小时，待麻醉作用消失后，才能进食，当日进温凉流质或半流质饮食。

3. 拔镜后如有咽部疼痛不适或声嘶，可局部用药。

4. 检查后嘱患者若有剧烈腹痛、黑便、呕吐，即来就诊。

5. 镇静或麻醉患者，须在复苏室复苏，无不良反应才可离院。

【临床应用】

胃镜除可对食管、胃黏膜表面做直接肉眼观察外，还可同时做黏膜病理活组织检查。可应用色素内镜、放大内镜、共聚焦内镜等使病变部位与周围结构对比增强，轮廓更加清晰，显示消化道黏膜的腺管开口和微细血管等细微结构变化，获取更准确样本，从而提高消化道早期肿瘤检出率。常见上消化道疾病的胃镜表现如下：

1. 慢性胃炎

（1）慢性非萎缩性胃炎：黏膜红斑、出血点（斑）。红斑可成点状、片状或条状分布，可局限存在，也可呈弥漫分布。黏膜粗糙伴或不伴水肿、充血渗出等。

（2）慢性萎缩性胃炎：黏膜红白相间，白相为主，皱襞变平或消失，部分黏膜血管显露。萎缩性胃炎伴增生时，黏膜可呈颗粒状或结节状。

2. 消化性溃疡　可位于食管、胃、十二指肠等部位，以十二指肠球部及胃窦部多见。内镜下可分为活动期、愈合期和瘢痕期。

（1）活动期：溃疡呈圆形或椭圆形凹陷，多数直径小于 2cm，底部附以白苔或血痂，周围黏膜多有充血、水肿。

（2）愈合期：溃疡缩小、变浅，白苔边缘光滑变薄，溃疡周围充血、水肿减轻或基本消失，可见再生的上皮，并可见黏膜皱襞集中，达溃疡边缘。

（3）瘢痕期：溃疡消失被再生上皮覆盖，黏膜皱襞呈放射状集中。

3. 肿瘤　我国食管癌、胃癌高发，胃镜是最佳的早期诊断方法。早期胃癌仅累及黏膜或黏膜下层，肿瘤可表现为微小的隆起或凹陷、红斑等，易被忽视，可结合染色胃镜、放大胃镜、超声胃镜等技术，准确活检，做出诊断。

进展期食管癌、胃癌镜下可分为隆起型、溃疡型、浸润型，识别并无困难。溃疡型胃癌以胃窦多见，与良性溃疡比较，癌性溃疡大而不规则，一般大于 2cm，周边多呈结节样隆起，质硬，底部不平，苔污秽。其中“皮革胃”表现为胃壁僵硬、增厚，扩张受限，缺乏蠕动，极易被忽视。

二、下消化道内镜检查

下消化道内镜包括乙状结肠镜、结肠镜和小肠镜，以结肠镜应用较多，可达回盲部至末段回肠，了解部分小肠和全结肠病变，在此介绍结肠镜检查。

【适应证】

1. 不明原因的便血或持续大便潜血阳性者。

2. 大便习惯改变，或有腹痛、腹块、消瘦、贫血等征象，怀疑有结肠、直肠及末段回肠病变者。

3. 钡剂灌肠检查结肠有狭窄、溃疡、息肉、癌肿、憩室等病变，需进一步确诊者。

4. 转移性腺癌、血肿瘤标志物升高（CEA、CA199 等），需寻找原发病灶者。

5. 溃疡性结肠炎、克罗恩病等肠道炎症的诊断与随访。

6. 内镜下治疗，包括镜下止血、息肉切除、结肠早癌镜下治疗、整复肠扭转和肠套叠、结肠狭窄扩张及支架置入解除肠梗阻等治疗。

7. 结肠癌术前确诊，术后随访；息肉摘除术后随访。

8. 大肠癌高危人群普查。

【禁忌证】

1. 严重心肺功能不全、休克、腹主动脉瘤、急性腹膜炎、肠穿孔等。

2. 肛门、直肠严重狭窄。

3. 急性重度结肠炎，如重症溃疡性结肠炎、多发性结肠憩室炎。

4. 曾有腹腔或盆腔手术史，腹膜炎或腹部放疗史，腹腔内粘连者。

5. 妊娠期妇女，不合作的患者，昏迷或肠道准备不良的患者。

6. 高热、衰弱、剧烈腹痛和血液动力学不稳定者。

【术前准备】

肠道准备是结肠镜检查成功的前提。

1. 对患者做好解释工作，说明检查的必要性及安全性，消除患者恐惧心理。

2. 检查前 1 日进流质饮食，检查当晨禁食。

3. 肠道清洁有多种方法，可于检查前 3 小时嘱患者饮主要含氯化钠的平衡电解质液 3000～4000mL，或主要含磷酸缓冲液的清肠液，饮用总量可少于 1000mL，达到同样清肠效果。也可用 20% 甘露醇 500mL 加入葡萄糖盐水 1000mL 中混合口服。

4. 阅读结肠镜申请单，简要询问病史，做必要体检，了解检查的指征，有否禁忌证。

5. 术前用药。可于术前 5～10 分钟用山莨菪碱 10mg 肌注，以减少肠蠕动。对情绪紧张者可肌注地西泮 5～10mg 和（或）哌替啶 50mg。

6. 检查室应备有监护设备及抢救药物，以备不时之需。

7. 检查结肠镜及配件，同胃镜准备。

【术后处理】

1. 检查结束后，尽量抽气以减轻腹胀。嘱患者稍事休息，观察患者有无腹胀、腹痛、腹部压痛，无异常者 15～30 分钟后可离院。

2. 做息肉切除及止血治疗者，应留院观察数日，进半流食和休息 3～4 天，必要时应用抗生素数天。

3. 活检或术中出血较多者，除镜下止血外，需随诊或观察，必要时予以止血药物。

【并发症】

1. 肠穿孔 结肠镜检查后出现剧烈腹痛、腹胀，肝浊音界消失，应立即做腹部透视，如有膈下游离气体即为肠穿孔，应立即内镜处理或外科手术。

2. 肠出血 可能因插镜损伤、活检过深或电凝止血不足引起，操作中应予注意。

3. 肠系膜裂伤 罕见于操作粗暴，有腹腔内粘连时易造成肠系膜裂伤。少量出血可保守

NOTE

治疗，大量出血时应剖腹探查，并做相应处理。

4. 心脑血管意外 由于检查时过度牵拉刺激了迷走神经引起反射性心律失常，甚至心搏骤停。

【临床应用】

结肠病变内镜下的主要表现是炎症、溃疡及肿物。

1. 溃疡性结肠炎 内镜下可见结肠弥漫性炎症。黏膜充血、水肿、糜烂、溃疡，表面有脓苔或渗出物，形态多样。黏膜粗糙，拭之易出血，常伴炎性息肉形成。

2. 克罗恩病 镜下见跳跃式分布的纵行或阿弗他（Aphthous）溃疡，阿弗他溃疡可由感染、变态反应引起，但对早期活动期克罗恩病诊断有重要意义。溃疡周围黏膜正常或呈鹅卵石样增生，可有大小不等的炎性息肉，或伴肠腔狭窄。

3. 结肠良性肿瘤 以结肠腺瘤多见，隆起型居多，可有蒂、亚蒂或无蒂，部分表现为匍匐状。

4. 结肠恶性肿瘤 大肠癌诊断标准以肠镜加病理组织学检查为依据。以息肉型（或肿块型）最多，其次为溃疡型和浸润型。早期结肠癌多来源于腺瘤恶变，结肠镜检查是诊断和随访的主要手段。

三、支气管镜检查

支气管镜检查是支气管、肺和胸腔疾病诊断、治疗和抢救的一项重要手段，已在临床广泛应用，先后经历了传统硬质支气管镜、纤维支气管镜和现代电子支气管镜、超声支气管镜共用的三个历史阶段。支气管镜管径细，可弯曲，易插入段支气管和亚段支气管，可在直视下做活检或刷检，亦可做支气管灌洗（bronchial lavage，BL）和支气管肺泡灌洗（bronchoalveolar lavage，BAL），行细胞学或液性成分检查。电子支气管镜已成为气管、肺和胸腔疾病诊断、治疗和急救的重要手段。近几年超声支气管镜问世，对于观察病变部位大小、肿瘤侵及部位、血管结构鉴别及引导支气管壁针吸活检术有重要意义。

【适应证】

1. 咯血或痰中带血，需明确出血部位和咯血原因者；或原因和病变部位明确，但内科治疗无效或反复大咯血需局部止血治疗者。

2. X线胸片或CT示块影、阻塞性肺炎，疑为肺癌者；或X线胸片阴性，但痰肿瘤细胞学阳性者。

3. 肺弥漫性病变、肿块或孤立性结节，需钳取或针吸肺组织做病理切片或细胞学检查者。

4. 不明原因的肺不张或胸腔积液者。

5. 不明原因的喉返神经麻痹和膈神经麻痹者。

6. 不明原因的持续性咳嗽或局限性喘鸣者，反复发作或吸收缓慢的肺炎。

7. 取肺深部细支气管的分泌物做病原学培养，以避免口腔污染。

8. 了解病变范围，确定外科手术方式，评价治疗效果等。

9. 用于治疗，如取支气管异物、肺化脓症吸痰及局部用药、手术后痰液潴留吸痰，肺癌局部瘤体的注药、冷冻、激光治疗等。气道狭窄患者，可在纤维支气管镜下行球囊扩张或放置支架等介入治疗。

【禁忌证】

1. 对麻醉药过敏以及不能配合检查者。

2. 颈椎畸形或气管狭窄无法进镜者。

3. 有严重心肺功能不全、严重心律失常、频发心绞痛者。

4. 极度衰弱不能耐受检查者。

5. 出凝血功能严重障碍者。

6. 严重高血压病或主动脉瘤有破裂危险者。

7. 新近有上呼吸道感染或高热、哮喘发作、大咯血者需控制症状后再考虑做支气管镜检查。

【术前准备】

1. 检查前需要详细询问患者病史及完善辅助检查，测量血压及进行心肺功能检查。

2. 告知患者及知情同意。将支气管镜检查过程中可能出现的不适及需配合之处向患者提供口头或书面指导，可以提高其对操作的耐受性。所有患者在接受检查前须书面告知相关风险，并签署知情同意书。检查过程须有家属陪同，以便在不良事件发生时能及时进行医患间的沟通。

3. 检查前须拍摄 X 线正侧位片，必要时行胸部 CT 检查，以明确病变部位。

4. 准备支气管活检的患者，应在检查前检测血小板计数、凝血酶原时间和部分凝血活酶时间。

5. 对年老体弱、心肺功能不佳者术前应做心电图及肺功能检查。

6. 需要静脉应用镇静剂者，应在给药前建立静脉通道，并保留至术后恢复期结束。

7. 支气管镜检查前 4 小时开始禁食，检查前 2 小时开始禁饮水。

8. 术前半小时内肌肉注射阿托品 0.5mg 和地西泮 10mg。

9. 局部麻醉常用 2%利多卡因溶液，可咽喉喷雾，也可在纤维支气管镜插入气管后滴入或经环甲膜穿刺注入。

【并发症】

1. 出血较常见。术中或术后可表现为鼻出血或痰中带血，一般量少，能自行止血，不必处理。出血量大时可局部止血或全身止血药物治疗。

2. 支气管或喉头痉挛。

3. 阻塞性肺疾病患者及支气管肺泡灌洗后的患者，易继发肺部感染。

4. 低氧血症。

5. 有结核播散及肿瘤气管、支气管内种植转移的风险。

6. 在支气管或肺活检后，极少数患者可出现气胸或纵隔气肿。

【术后处理】

1. 术后禁食禁饮 2 小时，以防误吸。

2. 注意观察病人有无发热、咯血、声嘶或咽喉疼痛、胸痛等不适症状。

3. 2 小时后试饮水无呛咳，方可进温凉流质或半流质饮食。鼓励病人轻轻咳出痰液和血液，如有声嘶或咽喉疼痛，可给雾化吸入。

NOTE

【临床应用】

1. 协助疾病的诊断　主要用于肺部感染性病变、弥漫性肺部间质性病变的诊断，通过其冲洗液、痰液常规检查可做细菌、结核的培养提供病原学依据。对活动性出血的咯血患者，可确定出血部位、明确性质，同时可清除血块并止血。对肺癌诊断阳性率亦较高，尤其是管内增殖型及管壁浸润型，亦能发现极其微小甚至肉眼看不到的肿瘤和黏膜下所隐藏的肿瘤。

2. 协助疾病的治疗　在各种原因引起的呼吸衰竭因分泌物黏稠阻塞气道时，可利用直接插镜进行床边吸痰，常可取得良好效果；也常常用其来取异物。因炎症、肿瘤等致气道狭窄，可在支气管镜下介入治疗，如球囊扩张、安置支架、冷冻、微波等。

四、膀胱尿道镜

膀胱尿道镜检查主要用于膀胱及尿道疾病的诊断，还可通过膀胱镜向输尿管插管对上尿路疾病进行检查，是诊断和治疗泌尿系疾病的常用方法。

【适应证】

1. 经过一般检查及B超、X线检查等手段，仍不能明确诊断的膀胱、尿道及上尿路疾患。
2. 诊断膀胱尿道肿瘤并活检。
3. 需要进行输尿管插管，以备逆行尿路造影，或收集上尿路尿做特殊检查或作为盆腔手术的术前准备等。
4. 明确膀胱、尿道的结石、畸形、狭窄、异物、瘘等。
5. 经膀胱尿道镜进行治疗，如取异物、活检、电灼、电切、输尿管扩张、肾盂内灌药等。
6. 原因不明的反复泌尿系感染。

【禁忌证】

1. 泌尿生殖系的急性炎症或妇女月经期、妊娠期，原则上不做膀胱镜检查。
2. 尿道狭窄、包茎、尿道内结石嵌顿，膀胱镜无法插入者。
3. 膀胱容量小于50mL。
4. 有全身出血性倾向的患者，应避免做此项检查。
5. 体质极度虚弱、心肺衰竭者。
6. 由于骨、关节疾病，因体位关系不能进行检查者。

【术前准备】

1. 术者熟悉病情　详细了解病史及辅助检查情况，明确检查目的，可有利于器械准备。若术前不了解病情，检查时可能造成漏诊或误诊。

2. 患者准备　对患者说明检查的必要性及安全性，检查中可能造成的不适或痛苦，消除患者恐惧心理，取得患者的配合。

3. 器械准备　检查前各项器械准备很重要，要严格消毒灭菌。

【注意事项】

如该次膀胱尿道镜检查失败，或诊断不明，应避免1周内重复检查，因膀胱黏膜充血水肿尚未消退，不能反映真实情况。为避免感染，术中要注意严格无菌操作。

【并发症】

1. 血尿　膀胱镜检查后常有血尿发生，为术中损伤黏膜所致，可有肉眼血尿。嘱其多饮水，适当限制运动，一般 3～5 天后即止。

2. 发热 尿路原有感染或者尿道插入困难时可引起尿道热，一般几天内消退。

3. 尿道损伤 多发生在尿道有梗阻病变的患者，如前列腺增生或尿道狭窄。

4. 尿痛 由于损伤尿道或膀胱黏膜而致尿痛，一般不严重。

5. 膀胱损伤 不多见，多发生于膀胱容量明显缩小时，如挛缩膀胱。

【术后处理】

1. 术后观察患者生命体征及排尿情况、尿色。

2. 施行椎管内麻醉或静脉麻醉患者需禁食 6 小时，可适当应用抗生素预防感染。

3. 术后嘱多饮水，2 天内有尿道不适、肉眼血尿，不需特殊处理；如 2 天后上述情况仍未缓解，嘱随诊。

4. 保持外阴清洁，预防感染，2 周内禁止性生活。

5. 注意休息，12 小时内尽量减少活动。

6. 如有尿路感染，可用抗生素。

【临床应用】

1. 协助疾病诊断 膀胱镜可以观察到膀胱内情况，如炎症、结石、肿瘤等。还可通过输尿管插管，可插至肾盂，分别搜集两侧尿液，进行常规检查和培养，对上尿路疾病进行检查。静脉注入靛胭脂溶液，观察两侧输尿管的排蓝时间，可以分别估计两侧肾功能；经导管向肾盂或输尿管注入 12.5% 碘化钠造影剂，施行逆行肾盂造影术，可以了解肾、肾盂和输尿管的情况。

2. 治疗 如膀胱内有出血点或乳头状瘤，可通过膀胱镜电灼；膀胱内结石可用碎石器碎后冲洗；膀胱内小异物和病变组织可用异物钳或活组织钳取出；输尿管口狭窄，可通过膀胱镜用剪开器剪开或用扩张器进行扩张。

五、腹腔镜

腹腔镜通过腹壁切口插入内镜对腹腔内病变进行诊断和治疗，是未来手术发展的一个必然趋势。许多过去的开放性手术现在已被腔内手术取而代之，增加了手术选择机会，并能以微小的创伤、很轻的痛苦，在直观下获取诊断依据，使诊断与手术一体化，大大拓宽了现代腹腔镜的应用范围。

腹腔镜优点：①手术安全；②患者创伤小、出血少、疼痛轻、进食早、恢复快；③通过配合常规器械，解决了腹膜后间隙手术中遇到的无腔隙、解剖部位及标记不清的难题；④使用一次性用品很少，住院时间短，患者费用低。

【适应证】

腹腔镜的应用范围较大，可用于外科急腹症、慢性腹痛的诊断及处理，腹部外伤的诊断，腹部肿瘤的诊断与分期、诊断性组织活检等。

在治疗方面，腹腔镜外科已不仅局限于胆囊切除，而且逐渐扩展到胆管切开取石、胆管癌切除、脾切除、肝叶切除、胃穿孔缝合修补、胃高位迷走神经切断、阑尾切除、左或右半结肠切除、直肠癌根治术、疝修补术等。妇科疾病的治疗如卵巢囊肿剥除、盆腔粘连分解、输卵管通液、子宫肌瘤切除、宫颈息肉切除等。泌尿科的精索静脉曲张结扎、盆腔淋巴结清扫、肾切

NOTE

除、肾囊肿去顶等手术。

【禁忌证】

1. 严重的心、肺、肝、肾功能不全。

2. 盆腔、腹腔巨大肿块 肿块上界超过脐孔水平或妊娠子宫大于16孕周，子宫肌瘤体积超过4孕月，盆腔、腹腔可供手术操作空间受限，肿块妨碍视野，建立气腹或穿刺均可能引起肿块破裂。

3. 弥漫性腹膜炎伴肠梗阻 由于肠段明显扩张，气腹针或套管针穿刺时易造成肠穿孔的危险。

4. 腹部疝或横膈疝 人工气腹的压力可将腹腔内容物压入疝孔，引起腹部疝的嵌顿。腹腔内容物经膈疝进入胸腔，可影响心肺功能。

5. 严重盆腔粘连 多次手术如肠道手术、多发性子宫肌瘤剥除术等，造成重要脏器或组织周围致密、广泛粘连，如输尿管、肠曲的粘连，在分离粘连过程中易造成重要脏器或组织的损伤。

6. 缺乏经验的手术者。

【术前准备】

1. 术前详细了解病史，包括心肺功能、有无药物过敏及凝血功能障碍等。

2. 术前谈话，并签署知情同意书。

3. 术前备皮，嘱患者检查前一天洗澡，并清洁脐孔内污垢。

4. 手术前一天晚餐以清淡、易消化食物为主；保证充足睡眠，必要时可使用镇静药物。

5. 术前评估包括常规生化全套，肝炎标记物检测，HIV及梅毒抗体，腹部B超及CT等。

6. 术前禁食6小时。

7. 严格器械准备，严格无菌，在全麻下进行手术。

【注意事项】

术中注意患者生命体征，如呼吸、血压、心率及意识状态。若发现病变复杂，存在术前误诊、漏诊，或发生了难以通过腹腔镜完成的并发症，应及时转为开腹手术。

【并发症】

1. 腹腔镜特殊并发症

（1）气腹相关并发症：如皮下气肿、气胸、气栓以及二氧化碳吸收引起的并发症。

（2）穿刺并发症：如血管损伤及脏器损伤。

（3）能量器械相关并发症：如电热损伤。

2. 手术相关并发症 包括出血、膀胱输尿管损伤以及胃肠道损伤等。

3. 其他并发症 包括麻醉并发症、神经损伤、切口疝等。

【术后处理】

1. 术后6小时内，应采取去枕平卧位，头侧向一边，以防呕吐物阻塞呼吸道。

2. 每过半小时应为患者翻身一次，按摩其腰和腿部，以促进血液循环。

3. 手术6小时后，可让患者进少量流质软食，如稀米汤、面汤等，不要给患者饮甜牛奶、豆奶粉等，以防出现肠胀气。术后第2天，患者可进半流质食物，如米粥、汤面条、蒸蛋糕等。

NOTE

4. 手术当日液体输完即可拔掉导尿管，鼓励病人下床活动。手术后1周内适量活动，有助于身体早日复原。

5. 手术1周后即可去掉腹部敷料，可淋浴，并逐渐恢复正常活动。

【临床应用】

腹腔镜检查可看到腹膜、肝、脾、膈肌、胃前壁和幽门部、胆囊、胰腺、肠管系膜及妇科的有关器官，已成为内、外、妇科的有效诊断手段。还可通过腹腔镜在直视下进行一些简单的治疗。此项技术较开腹探查简便安全。

1. 诊断性腹腔镜　不明原因腹痛的病因检查；对盆腔肿块的定位定性、分期和治疗后的复查；探查不育症的病因；明确生殖器官畸形的分类；探究内分泌或内分泌疾患等。

2. 手术性腹腔镜　如胆囊手术、阑尾手术、消化道穿孔修补术、计划生育手术、组织活检术、粘连分解术、子宫内膜异位症保守性手术、宫外孕手术、附件手术、子宫手术、卵子采取、盆腔脓肿引流术等。

【复习思考题】

1. 内镜发展历程给我们哪些启示？
2. 简述胃镜、结肠镜、支气管镜检查的适应证和禁忌证。

第二十五章　脑电图及脑电地形图检查

【学习要求】

1. 熟悉脑电波的式样、正常脑电图的特点、异常脑电图的特点。
2. 熟悉脑电图的检查方法；熟悉脑电地形图的原理。
3. 了解脑电图产生的原理。

【学习方法】

1. 复习神经解剖学、神经生理学中有关脑电的知识，有助于更好地理解脑电图学的知识。
2. 学习时要理论结合实际，从而更有助于临床解读。

一、脑电图检查

脑电是大脑皮层神经细胞的一种自发性电活动，记录头皮上两点之间或头皮与无关电极或特殊电极之间的电位差，放大并经荧光屏显示或经各种描记方式记录的脑电曲线，即为脑电图（electroencephalogram，EEG）。

脑电图检查是通过记录脑的自发性生物电活动而了解脑功能的一种无创性生物物理检查方法，既可了解脑生理功能，又能反映脑病理变化，并可帮助了解脑部疾病和其他疾病引起的脑功能改变，为临床诊断的重要辅助手段之一。

【产生原理】

1. 脑电活动的起源　脑电活动是大脑皮层神经元活动的产物。目前，多数人认为突触后电位是 EEG 形成的基础，更确切地说，从脑表面所记录到的脑电活动是大脑内无数神经元的胞体和树突的突触后膜活动时所产生的兴奋性突触后电位（EPSP）与抑制性突触后电位（IPSP）所引起的细胞外电场变化的综合结果。

2. 脑电活动节律性的产生　脑电活动中自发性节律放电的机制，至今尚未完全明了。现在认为，大脑皮层电活动的节律性是由丘脑的节律性所决定的。以微电极在丘脑的神经元作细胞内记录，无论是短暂由外周冲动传入丘脑或逆行刺激丘脑向皮层发出的投射纤维，均可使丘脑神经元周期性地发生去极化并伴随细胞放电，随后出现 IPSP，并且同时放电暂停。大量试验表明，这种 IPSP 与经过抑制性中间神经元的返回性抑制有关。其后，由于抑制后反跳，丘脑神经元又进入兴奋状态，从而周期性地交替出现兴奋与抑制过程，因此丘脑向大脑皮层发放的冲动便是间歇性脉冲。这就是大脑皮层节律性电活动的根本原因。

【脑电图机】

脑电图机是将极其微弱的脑生物电信号进行多级放大，并记录下来的一种装置。除常规的描记仪外，还可附加声光刺激器、自动频率分析装置、电视监测及录像装置。利用电视监测及录像装置可将病人的状态及 EEG 情况同时记录下来。还可用动态记录装置连续记录患者 24 小时脑电活动，这对于发作性疾病尤其是夜间发作者及观察睡眠 EEG 变化很有益处。现代脑电图机还可以同步记录其他各种生命体征及生物电（如呼吸、脉搏、心电、肌电等），这对于同时掌握被抢救与治疗的患者身体各部分功能是十分有益的，常用于危重患者监护。

【检查方法】

根据国际脑电图学会的建议，头皮脑电图记录采用 10～20 系统电极放置法（图 25–1），参考电极通常置于双耳垂。此外，还有颅内皮层电极脑电监测，可直接记录皮层或深部电信号。导联组合可采用单极和双极的连接方法。

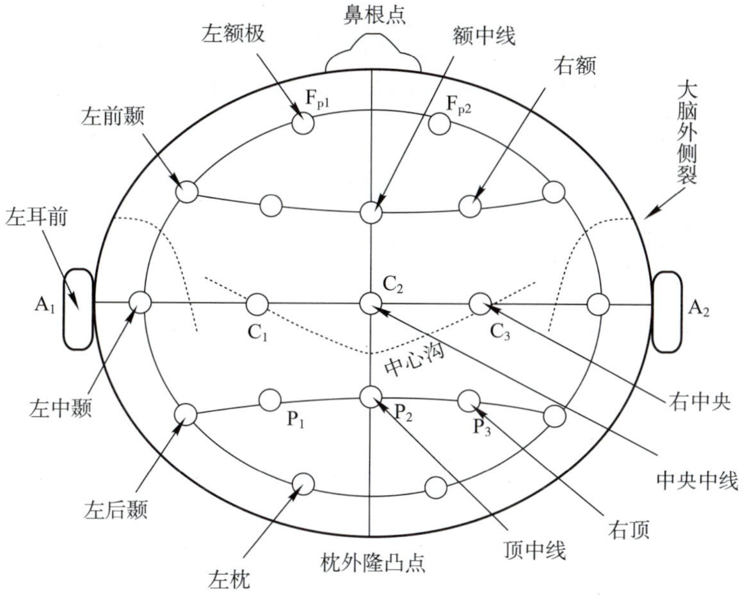

图 25–1　脑电图记录示意图

【诱发试验】

脑电图诱发试验是通过各种生理性或非生理性的方式诱发异常波，特别是癫痫样波的出现，以提高脑电检测的阳性率。有些患者在安静、闭目、觉醒状态下记录的脑电图无异常或轻度异常，给予患者某种刺激，改变大脑兴奋水平或改变患者的生理、生化学条件，有时可以诱发出潜在异常或使已经存在的异常更加显著。常用的诱发试验有以下几种：睁–闭眼试验、过度换气试验、闪光刺激、睡眠诱发等。

对于有些诊断非常困难的癫痫患者，还可采用两种或两种以上诱发方法，以提高异常波的检出率，称联合诱发试验。

1. 睁–闭眼试验　正常人在视觉通路完整的情况下，闭眼无视觉刺激传入，枕区视觉皮层表现为 α 节律；睁眼时视觉刺激传入可使枕叶皮层活动增强，α 节律阻滞，出现去同步化的低波幅快波。检查是在清醒状态下脑电描记过程中让患者闭目放松，每隔 10 秒左右让患者睁眼 3～5 秒，反复 2～3 次。主要观察枕区节律的反应，以了解大脑的机能状态，诱发癫痫样放电，鉴别癔病、诈病等情况。

2. 过度换气试验　正常人在持续过度换气时，肺内二氧化碳排出增多，出现低碳酸血症和轻度呼吸性碱中毒，此时神经元的兴奋性增高，惊厥阈值降低，癫痫患者容易引发出癫痫样放电甚至临床发作。检查是在清醒、闭目状态下进行连续3分钟的深呼吸，呼吸频率在20次/分左右。过度换气能有效诱发3Hz棘慢波节律暴发并伴有失神发作。

3. 闪光刺激 闪光刺激是直接兴奋枕叶视觉皮层，刺激通过视觉通路传到枕叶皮层，在外侧膝状体水平与丘脑、脑干网状结构形成联系，进而投射到大脑皮层广泛区域，这是形成异常光敏性反应或光惊厥反应的解剖生理基础。测试时患者取坐位，将闪光刺激器的闪光灯置于患者眼前30cm处，节律性闪光刺激持续10秒，前5秒睁眼，后5秒闭眼，前后两次至少间隔7秒，给予不同的频率刺激。可发现光敏性反应和光敏性癫痫。

4. 睡眠诱发 睡眠时脑干网状结构上行激活系统受到抑制，大脑皮层和边缘系统固有的电活动释放，浅睡期纺锤的同步化机制可激活发作间期癫痫样放电。检查应至少包含清醒阶段及一个完整的睡眠周期，分为自然睡眠、药物诱导睡眠、剥夺睡眠。很多癫痫样放电能被睡眠激活，部分患者仅在睡眠中发作，因此睡眠诱发可明显提高癫痫的检出率。

【脑电波的式样】

1. 频率 频率（frequency）是指相同周期的脑电波在1秒内重复出现的次数。其单位为次/秒，即Hz。临床脑电图分析的脑电波频率范围在0.1～100Hz，主要在0.3～70Hz之间，将脑电波频率分为若干频率组，称为频带，用希腊字母命名为α波、β波、θ波、δ波、γ波。任何一种脑电波连续数个发放都可称为活动；频率和波形大致恒定的脑电波连续3个以上出现称节律。

（1）α波：频率在8～13Hz之间的脑电波为α波（图25-2），波幅平均20～100μV。是构成脑电图的最基本要素。α波以枕、顶、后颞区明显。α波在清醒、安静、闭目时即出现，波幅先由小逐渐变大，再由大逐渐变小，如此反复而形成梭状。睁开眼睛或接受其他刺激时，α波立即消失而呈现快波，这一现象称为α波阻断。当再次安静闭眼时，则α波又重现。同一成人在同一次记录过程中，α的频率变化在两侧半球对应区域不能超过1Hz，全头的频率变化不应超过2Hz。

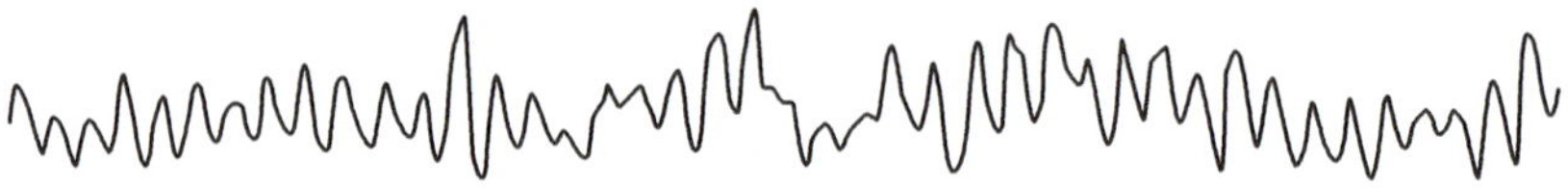

图25-2 脑电图α波

（2）β波：频率14～30Hz，波幅在5～30μV，分布较广泛，以颞、中央、额区较明显（图25-3）。约有6%的正常人脑电图可以β波为主。

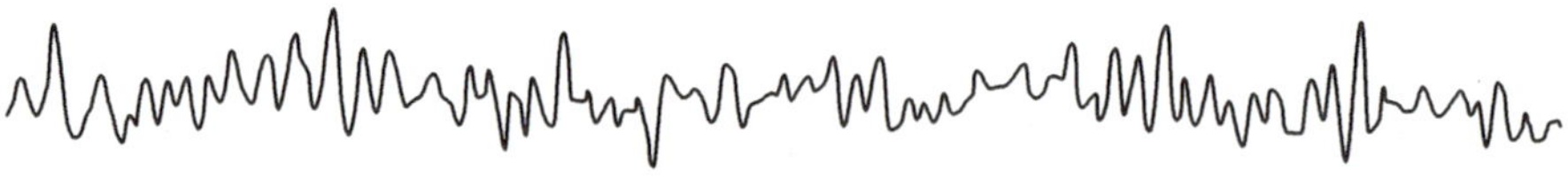

图25-3 脑电图β波

（3）θ波：频率4～7.5Hz，正常清醒状态时仅有少量散在低幅θ波，主要分布在额、中央、颞、顶区，青少年及成人常在睡眠状态下出现（图25-4）。

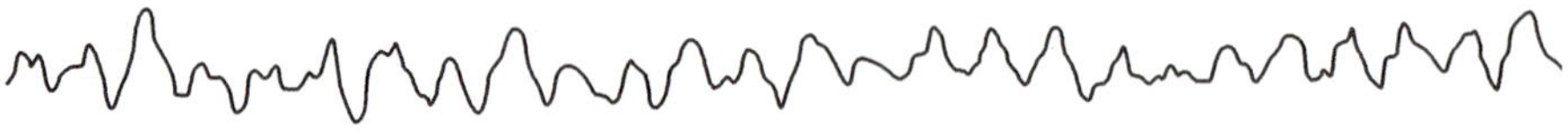

图25-4 脑电图θ波

NOTE

（4）δ 波：频率 0.3～3.5Hz，正常可散在出现于额区，指数 <5%。成人常在睡眠状态出现（图 25-5）。

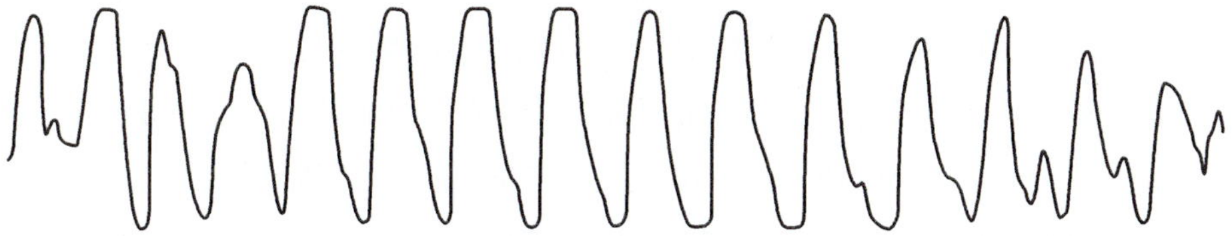

图 25-5　脑电图 δ 波

（5）γ 波：频率大于 30Hz，波幅在 25μV 以下，多见于额、颞区。

2. 波幅　波幅（amplitude）是两个电极之间电位差的大小，也就是电压的高低，是指波顶到波底的垂直高度。用微伏（μV）表示。临床上将波幅分为低、中、高、极高 4 个级别。成人低波幅低于 25μV，中波幅 25～75μV，高波幅 75～150μV，极高波幅超过 150μV。

3. 波形　波形（wave form）指在一个波的周期内电位差的变动形式，即波的形状。常见的脑波波形有：

（1）正弦样波：波的上升支及下降支清楚光滑，波顶和波底较圆钝，似正弦曲线，负相与正相成分基本相当。正常 α、θ、δ 波都为正弦样波。

（2）双相波：脑电波沿基线向上向下各偏转一次，形成正负或负正双相。

（3）三相波：脑电波沿基线上下偏转三次，形成"负－正－负"三相，频率多在 1.5～2.5Hz，一般为中至高波幅慢波。

（4）棘波：波顶尖锐，形似尖钉，每个波持续时限在 20～70 毫秒以下，波幅多大于 100μV，多以负相为主。是大脑皮层神经元的一过性超同步化放电，为皮层兴奋性异常增高的表现。

（5）尖波：波顶尖而波底宽，上升支较陡，下降支较缓，时限在 70～200 毫秒。其形成机制与棘波相同，区别在于神经元同步化程度有差异。

（6）复合波：指由两个或两个以上的波组成的不可分割的整体。其中多见的棘慢、尖慢复合波是由棘波或尖波后紧跟一个慢波组合而成的一种特殊类型的癫痫发作波。多棘慢复合波是指在两个或两个以上的棘波之后紧跟着慢波的综合波，其中棘波、尖波由兴奋性突触后电位构成，慢波为抑制性突触后电位的总和。

（7）重叠波：是在较慢的脑电波上重叠以波幅较低、频率较大的波，当重叠波的切迹深度达主峰的 2/3 时应视作两个波。如在 θ 波上重叠 α 波、β 波。

4. 位相　位相（phase）亦称时相，指脑电波形与时间的关系。以基线为准，某一脑电波波顶位于基线以上者称为负相波，位于基线以下者称为正相波。在同一时间点两个不同部位的脑波位相一致，即同位相。另有 90°位相差及 180°位相差。通常两半球对应部位的电活动位相是相同的，同侧前头部和后头部可以有 90°的位相差。在脑局部病变时，异常棘波、尖波或 δ 波的位相倒置，可作为定位的参考。

【正常脑电图】

1. 成人正常脑电图　在清醒、安静和闭目放松的状态下，脑电的基本节律以 α 节律为主，α 指数约占 75%，双侧枕区 α 节律波幅最高，调幅最好，生理反应最明显；β 活动在 20% 以下，主要分布在额叶和颞叶；并可见少量θ波，偶见δ波。脑电波分布有正常的部位差别，左右对称，波幅在正常范围，诱发试验有正常反应；睡眠周期及睡眠波正常出现；且无异常阵发性电活动。

2. 儿童正常脑电图 在分析儿童EEG时应特别注意年龄特点和生理上的变化。严格地说，从早产儿、新生儿至青春期，每一年龄组都有其特点，可概括为：以慢波为主，随年龄增加慢波逐渐减少，而α波逐渐增加。14～16岁儿童的EEG接近成人。

3. 正常成人睡眠脑电图 睡眠脑电图的分期及其特征：

（1）非快速眼动睡眠（NREM）：①睡眠Ⅰ期：从α波解体到出现顶尖波；②睡眠Ⅱ期（浅睡期）：出现睡眠纺锤波、K综合波，仍有顶尖波；③睡眠Ⅲ、Ⅳ期（深睡期）：出现广泛的高波幅慢波。

（2）快速眼动睡眠（REM）：出现类似于睡眠Ⅰ期图形，去同步化快波，但无顶尖波，眼动图可见快速眼球运动。

【异常脑电图】

1. 背景活动异常

（1）正常节律改变：指正常α节律的改变，包括一侧性α节律的异常、α节律的反应性消失、调节异常等。

（2）慢波性异常：是最常见的异常脑电波，但无特异性，常伴调节、调幅不良。可见于各种原因所致的弥漫性脑病、缺氧性脑病、中枢神经系统变性病等。由局灶性脑实质功能障碍所致的局灶性慢波，见于脑卒中、脑占位性病变等。

（3）快波性异常：指广泛性或局部性快波活动增多，药物性快波减少或消失的异常。需要注意少数正常人脑电波的基本背景以低波幅快波活动为主。

（4）暴发－抑制：是大脑皮层和皮层下广泛损伤或抑制的表现，高波幅暴发性活动与低电压或电抑制交替出现。见于严重缺氧性脑损伤、麻醉状态等。

（5）低电压和电静息：是严重异常的脑电现象，提示脑功能严重抑制或已基本丧失。低电压指电压持续低于5μV，对外界刺激很少有反应，不受任何状态变化的影响，见于各种病因引起的严重脑功能损伤。电静息是指脑电活动持续低于2μV或呈等电位线，对外界刺激无反应，见于大脑严重损伤、深昏迷及脑死亡。

2. 阵发性异常（癫痫样放电） 脑电图是癫痫的重要检查方法。癫痫的EEG阳性率约为80%，若能重复检查并采用适当的诱发试验，其阳性率可增加到90%～95%。尤其对非典型癫痫发作、各种异型与隐匿型癫痫，EEG的重要性更加突出，甚至起着决定性的作用。癫痫样放电包括棘波、尖波、棘慢复合波、尖慢复合波、多棘波、多棘慢复合波等。不同的放电通常提示不同类型的癫痫发作或癫痫综合征。如双侧对称同步3Hz棘慢波节律性暴发，提示典型失神发作。持续弥漫性、不规则、高波幅慢波中夹杂大量杂乱多灶性不同步、不对称的棘波、尖波及多棘波的高度失律图形，见于婴儿癫痫性脑病如婴儿痉挛症、早期肌阵挛性脑病等。

3. 其他异常波形

（1）三相波：产生机制可能与体内生化代谢紊乱有关。主要见于各种中毒代谢性脑病，如肝昏迷、尿毒症、严重水电解质失衡等。

（2）周期性波：是指某种突出背景的脑电波或波群以相似间隔反复出现，波形重复刻板。

其持续时间和间隔时间在不同疾病或病程不同阶段具有不同的特征，是脑功能严重受损的表现，见于亚急性硬化性全脑炎、克－雅病等。

【临床应用】

1. 主要适应证及临床应用价值 脑电图是实用、无创性检查方法，有着快速、简洁、客观、经济的优点，目前临床应用范围较广，主要用于癫痫、颅内肿瘤、脑血管疾病、颅脑损伤、中枢神经系统感染、神经遗传代谢病和变性病、代谢紊乱和中毒性脑病、精神行为及认知障碍、脑发育障碍和脑瘫等疾病，也用于意识障碍、惊厥、觉醒与睡眠障碍、智能障碍、头痛、眩晕等症状的病因诊断。

EEG 检查有助于脑部疾病的诊断与鉴别诊断，有助于脑部病灶的定性定位诊断，有助于了解脑部疾病的演变过程和脑功能状态，判断疗效，估计预后及指导治疗等。

2. 注意事项

（1）检查前 2～3 天停用对中枢神经系统有影响的药物。检查前一天应洗头，以减少皮肤电阻。检查前进餐，以防止低血糖影响检查结果。脑电图室应安静，温度适宜，避免患者过热出汗或过冷寒战影响记录效果。

（2）交代检查中的注意事项：应向患者说明检查目的，解释此项检查无痛苦、无伤害，减少患者紧张、恐惧心理；并嘱其闭眼，头脑要保持清醒，但不能思考问题，全身肌肉放松；还要教会患者如何进行睁闭眼试验、过度换气试验等。

二、脑电地形图检查

脑电地形图（brain electrical activity mapping，BEAM），亦称脑生物电地形图，是将脑电信号通过频谱分析，得出瞬间的平面数据，然后将分析的结果显示在头颅模式图上，是继 CT 和磁共振显像之后又一新的成像技术。脑电地形图检查无创伤，无痛苦，能客观准确地反映大脑损伤的范围、程度，重复性好，灵敏度高，能直观地把脑损伤的程度、面积以数字的等级显示在模式图上，它有助于临床医师识图和了解病情的发展。

【原理】

脑电地形图的基本原理是将通过脑电放大后的脑生物电信号，再次输入到计算机内进行二次处理，通过模数转换和傅立叶转换，将脑电信号转换为数字信号，处理成脑电功率谱，按照不同频带进行分类，依功率的多少分级，最终使脑电信号转换成一种能够定量的二维脑电波图像，此种图像能客观地反映各部电位变化的空间分布状态，其定量标志可以用数字或颜色表示。它的优越性在于能发现 EEG 中较难判别的细微异常，提高了阳性率，且表现形式直观醒目，定位比较准确，从而能客观地对大脑机能进行评价。

【适应证】

1. 鉴别脑器质性疾病和功能性疾病，如抽搐、精神障碍、聋盲等器质性或功能性疾病。

2. 各种脑部疾病诊断、鉴别诊断及定位，常用于癫痫、脑瘤、脑外伤、脑内血肿、脑炎、脑寄生虫病、脑脓肿、脑血管病、各种脑性昏迷等。

3. 了解全身疾病所致脑部是否受累，如颅内是否有肿瘤转移、感染、中毒，肝或肾性疾病等是否造成脑功能损害。

4. 随访了解脑部疾病的变化、疗效、脑发育状况，帮助了解脑衰老及脑死亡。

NOTE

【禁忌证】

1. 头皮外伤严重，广泛或开放性颅脑外伤，无法安放电极或可能因检查造成感染者。
2. 不宜搬动的病情危重的患者，因脑电地形图检查不能移至床旁检查者。
3. 极度躁动不安，当时无法使其镇静而配合检查者。

【检查前准备】

1. 检查前一天用肥皂水洗头。
2. 检查前应停服镇静剂、安眠剂及抗癫痫药物 1～3 天。
3. 检查前应进食，不宜空腹，不能进食或呕吐者应给葡萄糖注射液静脉注射。

【复习思考题】

1. 何谓频带？临床脑电图有哪些频带？各有何临床意义？
2. 成人正常脑电图有何特点？
3. 阵发性异常（癫痫样放电）脑电图有何特点？

第五篇　病历书写与诊断方法

第二十六章　病历书写

【学习要求】

1. 掌握完整病历的格式、内容及书写方法。

2. 熟悉入院记录、病程记录、会诊记录、转科记录、死亡记录、出院记录的书写内容。

【学习方法】

1. 学习病历的书写时，首先要熟悉住院病历（完整病历）的格式和内容，把七条病史内容及体格检查内容熟记，从而有助于病历的书写。

2. 学习入院记录、病程记录的书写时，要多看实例。会诊记录、转科记录、死亡记录、出院记录的书写有相对固定的格式。

病历（medical record）是医务人员在医疗活动过程中形成的文字、符号、图表、影像、切片等医疗资料总和，包括门（急）诊病历和住院病历。病历书写是医务人员通过对问诊、体格检查、辅助检查、诊断、治疗、护理等医疗活动所获得的资料，进行归纳、分析、整理形成医疗活动记录的行为。病历既是医院管理、医疗质量和业务水平的反映，也是临床科研、教学和信息管理的基础资料，同时还是一份具有法律效力的医疗档案。病历书写是临床医师必须掌握的一项基本功。

第一节　病历书写的重要性、基本要求和规则

一、病历书写的重要性

1. 病历是医疗活动的全面记录和总结，反映了疾病的发生、演变和诊疗的全过程，是临床医师进行诊断、治疗和预防措施制定的科学依据。也是医疗质量和学术水平的反映。

2. 病历是临床实践的客观记录，为临床教学、医学科研和法律提供素材与资料。

3. 病历为健康档案和医疗保险提供信息与依据。也是医院管理的统计源，是医院信息化和数字化建设的内涵。

二、病历书写的基本要求

1. 内容真实，书写及时 以严谨的作风和科学的态度书写病历，各项记录客观、及时，真实地反映病情和诊疗经过，不能臆想和虚构。这不仅关系到病历质量，也反映出医师的品德和作风。

2. 条理清楚，系统完整 病历书写应条理清楚，系统完整，重点突出。各项、各次记录要依次注明记录时间。

3. 格式规范，表述准确 病历有特定的格式及内容要求，医师必须按规定的格式及内容书写。病历书写要运用规范的汉语和汉字，要使用通用的医学词汇和术语，力求精练、准确。通用的外文缩写和无正式中文译名的症状、体征、疾病名称等可以使用外文。

4. 字迹清晰，修改规范 病历记录字迹要清晰，不可潦草。病历书写过程中出现错字时，应当用双线画在错字上，保留原记录清楚、可辨，并注明修改时间，修改人签名。不得采用刮、粘、涂等方法掩盖或去除原来的字迹。凡修改和补充之处，应用红色墨水书写并签全名。记录结束时在右下角签全名并易于辨认。

三、病历书写的基本规则

1. 入院记录由住院医师认真书写。实习医师应系统书写住院病历。住院病历不可代替入院记录。除首次病程记录以外的日常病程记录可由实习医务人员或试用期医务人员书写，但应经过住院医师审阅、修改并签名。

2. 门诊病历及时书写，急诊病历在接诊同时或处置完成后及时书写。住院病历，入院记录应于次日上级医师查房前完成，最迟应于患者入院后 24 小时内完成。危急患者的病历应及时完成，因抢救危急患者未能及时书写病历的，应在抢救结束后 6 小时内据实补记，并注明抢救完成时间和补记时间，详细记录患者初始生命状态和抢救过程及向患者及其亲属告知的重要事项等有关资料。

3. 各项记录应注明年、月、日。急诊、抢救、手术等记录，应注明至时、分，采用 24 小时制和国际记录方式。如 2015 年 4 月 8 日下午 3 时 7 分，可写作 2015-04-08，15：07。

4. 病历应当使用蓝黑墨水、碳素墨水书写，需复写的资料可用蓝或黑色油水的圆珠笔书写。计算机打印的病历应当符合病历保存的要求。

5. 每张记录用纸均须完整填写眉栏（患者姓名、住院号、科别、床号）及页码。

6. 疾病诊断、手术、各种治疗操作的名称书写和编码应符合《国际疾病分类》（ICD-10、ICD-9-CM-3）的规范要求。患者述及的诊断和手术名称应加引号。

7. 各项记录书写结束时应在右下角签全名，字迹应清楚易认。某些医疗活动需要的“知情同意书”应有患者或是法定代理人签名。

8. 对按照有关规定须取得患者书面同意方可进行的医疗活动（如特殊检查、特殊治疗、手术、试验性临床医疗等），应当由患者本人签署同意书。患者不具备完全民事行为能力时，应当由其法定代理人签字；患者因病无法签字时，应当由其近亲属签字，没有近亲属的，由其关系人签字；为抢救患者，在法定代理人或近亲属、关系人无法及时签字的情况下，可由医疗机构负责人或者被授权的负责人签字。

第二节　病历书写的格式与内容

一、住院期间病历

住院期间应书写住院病历和入院记录、病程记录、会诊记录、转科记录、出院记录、死亡记录、手术记录等。因相同的病再次住院则书写再入院病历。

住院病历、入院记录、再次或多次入院记录应当于患者入院后 24 小时内完成；24 小时内入出院记录应当于患者出院后 24 小时内完成；24 小时内入院死亡记录应当于患者死亡后 24 小时内完成。

1. 住院病历（完整病历）的格式和内容

（1）一般项目：包括姓名、性别、年龄、婚姻、民族、职业、出生地、住址、工作单位、入院日期、记录日期、病史陈述者以及可靠程度。

（2）病史

1）主诉：指促使患者就诊的主要症状（或体征）及持续时间。书写要求简明精练，一般在 20 个字左右。

2）现病史：围绕主诉，按时间顺序详细记录从发病至就诊时疾病发生、发展、演变和诊治经过的全病程。包括：①发病时间、起病情况及可能的原因或诱因。②主要症状特点：主要症状的部位、性质、持续时间、程度以及加重或缓解的因素。③伴随症状：伴随症状出现的时间、特点及其演变过程，各伴随症状之间，特别是与主要症状之间的相互关系，与鉴别诊断有关的阴性资料。④病情进展情况：主要症状的变化以及新近出现的症状。⑤诊治经历：在何时、何处就诊，做过何种检查，诊断为何病，经过何种治疗，所用药物名称、剂量及效果。⑥一般情况：患者发病后的精神、食欲、大小便、体力、睡眠、体重等情况。⑦目前未愈的伴发疾病，可在现病史后另起一段予以记录。

3）既往史：指患者过去的健康和疾病情况。包括既往一般健康状况、疾病史、预防接种史、传染病史、手术外伤史、输血史、过敏史以及系统回顾。

4）个人史：记录患者的出生地、居留地、生长史、职业与生活条件、饮食嗜好、居住与工作环境、冶游史等。

5）婚姻史：患者婚姻状况、结婚年龄、配偶健康状况、夫妻关系、子女状况等。

6）月经及生育史：月经史记录患者月经情况，记录格式：

$$\text{初潮年龄}=\frac{\text{行经期天数}}{\text{月经周期天数}}\text{末次月经时间（或绝经年龄）}$$

此外，还需记录经血的量和色、经期症状、白带等情况。

生育史按顺序写明，即足月分娩数－早产数－流产或人流数－存活数。并记录计划生育措施。

7）家族史：直系亲属的健康状况，有否患有与患者同样的疾病。如已死亡，应记录死亡原因及年龄。家族成员有无家族性遗传性疾病、传染病等情况。

NOTE

（3）体格检查

生命体征　体温、脉搏、呼吸、血压。

一般状况　发育（正常、异常），营养（良好、中等、不良、肥胖），意识（清楚、嗜睡、昏睡、昏迷、模糊、谵妄等），面容与表情（润泽、急性病容、慢性病容、特殊面容），体位（自动、被动、强迫），步态（正常、慌张、蹒跚、醉酒、跨阈、偏瘫等），语言情况（清晰、流利、吟诗样、失语等），检查能否合作。

皮肤、黏膜　颜色（正常、潮红、苍白、发绀、黄染、色素沉着），温度，湿度，弹性，有无水肿（凹陷性、非凹陷性及部位、程度）、皮疹（丘疹、斑疹、斑丘疹、玫瑰疹、荨麻疹）、皮下出血（瘀点、紫癜、瘀斑、血肿）、皮下结节、肿块、蜘蛛痣、肝掌、溃疡和瘢痕，毛发的生长及分布。

淋巴结　全身或局部浅表淋巴结有无肿大及肿大的部位、大小、数目、压痛、硬度、移动性，局部皮肤有无红肿、波动、瘘管、瘢痕等。

头部及其器官

头颅：大小、形态、运动、压痛、肿块、头发（量、色泽、分布）。

眼：眉毛（脱落、稀疏），睫毛（倒睫），眼睑（水肿、下垂、运动），眼球（突出、凹陷、运动、震颤、斜视），结膜（充血、水肿、苍白、出血、滤泡），巩膜（黄染），角膜（云翳、白斑、软化、溃疡、血管增生、瘢痕、色素环），瞳孔（大小、形态、对称性、对光反射及调节与聚合反射）。

耳：有无畸形、分泌物、乳突压痛，听力。

鼻：有无畸形、鼻翼扇动、分泌物、出血、阻塞；鼻中隔有无偏曲或穿孔；鼻旁窦有无压痛等。

口腔：气味，口唇（颜色、畸形、疱疹、皲裂、溃疡），牙齿（龋齿、缺牙、义齿、残根，注明位置），牙龈（色泽、肿胀、溢脓、溃疡、出血、铅线），舌（形态、舌质、舌苔、运动、溃疡、震颤、偏斜），口腔黏膜（溃疡、白斑、色素沉着、腮腺管开口、麻疹斑等），扁桃体（肿大、充血、分泌物、假膜），咽（色泽、反射、分泌物、悬雍垂位置），喉（发音清晰、嘶哑等）。

腮腺：大小、硬度、压痛。

颈部　是否对称，颈部皮肤及肿块，有无强直、颈静脉怒张、肝－颈静脉反流征、颈动脉或颈静脉异常搏动，气管位置，甲状腺（大小、硬度、压痛、结节、震颤、血管杂音）。

胸部

胸廓：是否对称，有无畸形、局部隆起、凹陷、压痛，呼吸（频率、节律、深度），乳房（大小，有无红肿、压痛、肿块、乳头分泌物等），胸壁有无静脉曲张、皮下气肿等。

肺脏

视诊：呼吸运动（两侧对比），呼吸类型，呼吸频率、节律、深度，肋间隙有无增宽或变窄。

触诊：呼吸活动度，语颤（两侧对比），有无胸膜摩擦感、皮下捻发感。

叩诊：叩诊音（清音、过清音、浊音、实音、鼓音及其部位），肺上界、肺下界及肺下界移动度。

听诊：呼吸音（性质、强弱、异常呼吸音及其部位），有无干、湿啰音和胸膜摩擦音，语音传导情况（增强、减弱、消失）。

心脏

视诊：心前区是否隆起，心尖搏动或心脏搏动的位置、范围及程度。

触诊：心尖搏动的位置、强度，有无震颤（部位、期间）、心包摩擦感。

叩诊：心脏左、右浊音界，记录在左右Ⅱ、Ⅲ、Ⅳ、Ⅴ肋间隙浊音界距前正中线的距离，并注明左锁骨中线距前正中线的距离（表 26–1）。

表 26–1　心脏相对浊音界

右（cm）	肋间	左（cm）
	Ⅱ	
	Ⅲ	
	Ⅳ	
	Ⅴ	

左锁骨中线距前正中线的距离为（　　）cm。

听诊：心率，心律，心音（增强、减弱、分裂，P_2 与 A_2 的比较），额外心音（奔马律、开瓣音、喀喇音等），杂音（部位、性质、时间、强度、传导方向等），有无心包摩擦音。

血管

桡动脉：脉率，节律，有无奇脉和交替脉等，搏动强度，动脉壁弹性和紧张度。左、右桡动脉脉搏比较。

周围血管征：有无毛细血管搏动征、枪击音、水冲脉、Duroziez 双重杂音、颈动脉异常搏动等。

腹部

视诊：形状（对称、平坦、膨隆、凹陷），呼吸运动状况，有无皮疹、色素沉着、条纹、瘢痕，脐的情况，有无疝、静脉曲张（及其血流方向）、胃肠蠕动波、上腹部搏动。腹围测量（有腹水或腹部包块时）。

触诊：腹壁紧张度，有无压痛、反跳痛、液波震颤、包块（部位、大小、形态、表面边缘、硬度、压痛、搏动、移动度）。

肝脏：大小（右叶在右锁骨中线上从肋缘至肝下缘、左叶从剑突至肝左叶下缘，用厘米表示），质地，表面及边缘情况，有无压痛、搏动。

胆囊：大小，形态，墨菲征，有无压痛。

脾脏：大小，硬度，表面及边缘状况，有无压痛及摩擦感。

肾脏：大小，形状，硬度，移动度，压痛，有无肾及输尿管点压痛。

膀胱：有无膨胀，有无压痛等情况。

叩诊：肝、脾浊音界，有无肝区叩击痛、移动性浊音、高度鼓音、肾区叩击痛等。

听诊：肠鸣音（正常、增强、减弱或消失），有无振水音、血管杂音、摩擦音，并记录其部位及性质等。

肛门、直肠　视病情需要检查。有无痔、肛裂、脱肛、肛瘘。直肠指诊有无狭窄、包块、出血、压痛、前列腺肿大及压痛。

外生殖器 根据病情需要做相应的检查。

男性：有无发育畸形、包茎、鞘膜积液，睾丸、附睾、精索状况。

女性：检查时必须有女医护人员在场，必要时请妇产科医师检查。包括外生殖器（阴毛、大小阴唇、阴蒂、阴阜）和内生殖器（阴道、子宫、输卵管、卵巢）。

脊柱 活动度，有无畸形（侧凸、前凸、后凸）、压痛和叩击痛等。

四肢 有无畸形、杵状指（趾）、静脉曲张、骨折，关节有无红肿、疼痛、压痛、积液、脱臼、活动度受限、畸形、强直，有无水肿、肌肉萎缩、肢体瘫痪或肌张力增强，记录肌力。

神经系统

生理反射：浅反射（角膜反射、腹壁反射、提睾反射），深反射（肱二头肌反射、肱三头肌反射、桡骨骨膜反射、膝反射、踝反射）。

病理反射：Babinski 征、Oppenheim 征、Gordon 征、Chaddock 征、Gonda 征、Hoffmann 征。

脑膜刺激征：颈强直、Kernig 征、Brudzinski 征。

必要时做运动、感觉及神经系统其他检查。

专科情况 外科、妇科、眼科、神经科、精神科等专科特殊情况由专科医师记录书写。

（4）实验室与其他检查：记录入院前所做的与本次疾病相关的各项实验室及器械检查结果。应分类按检查日期顺序记录。如系在其他医院所做的检查，应注明该医院名称及检查日期。

（5）摘要：把病史、体格检查、实验室及其他检查等主要资料摘要综合，包括有重要鉴别意义的阴性结果，为诊断和鉴别诊断提供依据。

（6）入院诊断：列出已确定的诊断或可能诊断的病名，包括病因诊断、病理解剖诊断、病理生理诊断。第一诊断必须与主诉和现病史吻合或一致。

（7）签名：病历书写者签署全名。

2. 入院记录 内容同住院病历，但不再逐项列标题描述，而是按主诉、现病史、既往史等内容顺序分段书写，要求简明扼要，重点突出，可省略系统回顾、病历摘要。最后写初步诊断，病名按主次顺序排列（格式、内容见病历举例）。

3. 病程记录 是经治医师对患者住院期间病情和诊疗过程的连续记录。它可以反映经治医师的诊疗水平和职业道德。

（1）首次病程记录：由经治医师或值班医师在患者入院 8 小时内完成。内容包括病史、体格检查、实验室及其他检查、初步诊断、诊断依据以及鉴别诊断和诊疗计划。

（2）日常病程记录：内容包括患者的病情变化情况、重要的辅助检查结果及临床意义、上级医师查房意见、会诊意见、原诊断修改的理由、新诊断确立的依据、所采取的诊疗措施及效果、医嘱更改及理由、向患者及其亲属告知的重要事项等。病程记录要真实及时，记录时文字要清晰简练，重点突出，讨论分析有根有据。病程记录一般每天记录一次；危重病例应随病情变化及时记录，并注明时间；对病情稳定的患者至少 3 天记录一次病程记录；对病情稳定的慢性病或恢复期患者至少 5 天记录一次。手术后患者应连续记录 3 天，以后视病情要求进行记录。

（3）上级医师查房记录：主要是查房时对患者病史和体征的补充，对患者病情、诊断、鉴别诊断、当前治疗措施及疗效的分析及下一步诊疗方案等的记录。同时应记录日期、上级医师

NOTE

的姓名、专业技术职务。主治医师首次查房记录，应于患者入院 48 小时内完成。

（4）疑难病例讨论记录：是指由科主任或具有副主任医师以上专业技术任职资格的医师主持、召集有关医务人员对确诊困难或疗效不确切病例讨论的记录。内容包括日期、主持人、参加人员姓名及专业技术职务、具体讨论意见及主持人小结意见等。

（5）会诊记录：是指患者在住院期间需要其他科室或者其他医疗机构协助诊疗时，分别由申请医师和会诊医师书写的记录。会诊记录应另页书写。内容包括申请会诊记录和会诊意见记录。申请会诊记录应当简要载明患者病情及诊疗情况、申请会诊的理由和目的，申请会诊医师签名等。会诊记录内容包括会诊意见、会诊医师所在的科别或者医疗机构名称、会诊时间及会诊医师签名等。申请会诊医师应在病程记录中记录会诊意见及其执行情况。

（6）交（接）班记录：是指患者经治医师发生变更，交班和接班医师分别对患者病情及诊疗情况进行简要总结的记录。交班记录应当在交班前由交班医师书写完成；接班记录应当由接班医师于接班后 24 小时内完成。内容包括入院日期，交、接班日期，患者一般情况、入院情况、入院诊断、诊疗过程、目前情况、交班注意事项和接班后下一步诊疗计划，交班和接班医师分别签名。

（7）阶段小结：对长期住院患者，由经治医师每月所做的病情及诊疗情况的总结。内容包括入院日期、小结日期，患者姓名、性别、年龄、主诉、入院情况、入院诊断、诊疗经过、目前情况、目前诊断、诊疗计划、医师签名等。交（接）班记录、转科记录可代替阶段小结。

（8）有创诊疗操作记录：患者在住院期间需要行有创诊疗操作（如胸腔穿刺、腹腔穿刺等）时，医师需向患者或法定代理人说明操作的名称及操作中和操作后可能发生的并发症及意外情况，患者或法定代理人签字同意后开始实施操作。医师在操作完成后即刻书写，内容包括操作名称、操作时间、操作步骤、结果及患者一般情况，记录过程是否顺利、有无不良反应、术后注意事项。操作医师签名。

（9）转科记录：患者在住院期间需要转科时，经转入科室医师会诊并同意接受后，由转出和转入科室医师分别书写的记录。包括转出记录和转入记录。转出记录由转出科室医师在患者转出科室前书写完成（紧急情况除外），主要是病历摘要、诊疗经过、患者现状和转科理由。同时，转入科室医师于患者转入后 24 小时内完成转入记录，内容主要是患者转入原因、转入前病情、转入后的症状及体格检查、重要的实验室及其他检查结果、转入后的诊疗计划等。

（10）术前小结：指患者手术前，经治医师对患者病情的总结。主要是病史摘要、术前诊断、手术指征，拟施手术名称、术式、日期，拟施麻醉方式以及术前准备情况等。

（11）术前讨论记录：针对病情较重或手术难度较大的患者，手术前在科主任或具有副主任医师以上专业技术任职资格的医师主持下，对其拟实施手术方式和术中可能出现的问题及应对措施所做的讨论。内容主要是术前准备情况、手术指征、手术方案、可能出现的意外及防范措施、参加人员姓名及专业技术职务、具体讨论意见及主持人小结意见、讨论日期、记录者签名等。

（12）麻醉术前访视记录：麻醉医师在麻醉实施前对患者拟施麻醉进行风险评估的记录。患者一般情况、简要病史、与麻醉相关的辅助检查结果、拟行手术方式、拟行麻醉方式、麻醉适应证及麻醉中需注意的问题、术前麻醉医嘱、麻醉医师签字并填写日期。

（13）麻醉记录：是指麻醉医师在麻醉实施中书写的麻醉经过及处理措施的记录。内容包

NOTE

括患者一般情况、麻醉前用药、术前诊断、术中诊断、麻醉方式、麻醉期间用药、手术中患者出现的异常情况和处理经过、手术起止时间、麻醉效果及麻醉医师签名。

（14）手术记录：由手术者在手术后24小时内完成。内容主要包括手术日期及时间、术前诊断、术中诊断、手术名称、手术医师、麻醉医师等。手术过程应具体详细记录。

（15）术后首次病程记录：由术者或第一助手在患者术后即时完成的病程记录。内容包括手术时间、术中诊断、麻醉方式、手术方式、手术简要经过、术后处理措施、术后需严密观察注意的事项等。

（16）麻醉术后访视记录：麻醉医师对术后患者麻醉恢复情况进行访视的记录。主要是患者一般情况、麻醉恢复情况、清醒时间、术后医嘱、是否拔除气管插管等。

（17）抢救记录：对病情危重患者实施抢救时作的记录。由参加抢救的医师在抢救结束后6小时内据实补记。主要内容包括病情变化时间和情况、抢救时间（应当具体到分钟）、抢救措施、参加抢救的医务人员姓名及职称。

（18）死亡记录：是指经治医师对死亡患者住院期间诊疗和抢救经过的记录，应当在患者死亡后24小时内完成。内容包括入院日期、死亡时间、入院情况、入院诊断、诊疗经过（重点记录病情演变、抢救经过）、死亡原因、死亡诊断等。记录死亡时间应当具体到分钟。

（19）出院记录：为经治医师对患者住院期间诊疗情况的总结，应在患者出院后24小时内完成。包括患者一般项目、入院日期、出院日期、入院情况、入院诊断、诊疗经过、出院情况、出院诊断、出院医嘱、医师签名等。

（20）病重（病危）患者护理记录：由护士根据医嘱和病情观察对病重患者住院期间护理过程所做的记录。

二、门诊病历

门（急）诊病历，是患者在门（急）诊就诊时，由接诊医师即时书写完成的病历记录。所有门诊病历必须在接诊时完成。

1. 门诊首诊病历

（1）病历首页（门诊手册封面）：内容包括患者姓名、年龄、性别、单位、住址、门诊公（自）费情况，由挂号室或患者填写。X线号、心电图及其他特殊检查号、药物过敏情况等项目，由接诊医师填写。

（2）病历内容：简明扼要，重点突出，字迹清楚、整洁，不得涂改。主要包括：①一般项目：就诊日期（根据病情记录具体时间）、科别。②主诉：患者就诊的主要症状及持续时间。③现病史：患者本次就诊的主要病史。④既往史：记录与本病有关的各系统的疾患。⑤体格检查：主要是与主诉相关的常规查体项目。⑥诊断：已明确诊断的要写出中文诊断全称，不能明确诊断的，可在病名后加用“？”或写“××原因待查”。⑦处理意见：包括各种检查项目、治疗措施，处方应有药物名称、总剂量及用法。⑧医师签名：最后医师签署全名。

（3）各种检查：申请单、化验单应认真填写，并将检查项目及结果记录于病历中。

（4）其他：患者需做有创性检查或手术治疗者，应嘱其在知情同意书上签名，向患者或家属交代过的病情相关事项均须记录在案。

NOTE

2. 门诊复诊病历 重点记录首次就诊后的病情变化、治疗效果以及下一步处理方案，如需补充的实验室及其他检查项目等。如 3 次不能确诊的患者，应请上级医师会诊。其余内容同首诊病历。

3. 急诊留观病历 是急诊患者留院观察期间的记录，重点记录观察期间病情变化和诊疗措施，记录简明扼要，并注明患者去向。抢救危重患者时，应当书写抢救记录。门（急）诊抢救记录书写内容及要求按照住院病历抢救记录书写内容及要求执行。

第三节 病历书写举例

一、完整住院病历

住 院 病 历

姓名：李某　　性别：男

年龄：49 岁　　婚姻：已婚

出生地：河南省通许县　　职业：农民

民族：汉族　　现住址：郑州市南阳路 12 号

入院时间：2015-10-28　17：10　　病史陈述者：患者本人及其家属

记录时间：2015-10-28　20：09　　可靠程度：可靠

主诉：间断胸闷、心悸 2 年余，加重伴活动后气喘 6 天。

现病史：2 年多前（2013 年 5 月）患者无明显诱因逐渐出现心悸、胸闷，劳动时加重，休息后缓解，自认为劳累所致，未引起重视。上述症状持续 1 月未缓解，即入住当地县人民医院，行心脏彩超、心电图、胸部 CT 等相关检查（具体报告不详，未见报告单），诊断为“风湿性心脏病”，给予对症支持治疗（具体用药不详）15 天，胸闷、心悸症状明显减轻后出院。其后上述症状间断出现，发病时患者自行口服呋塞米片（40mg，每日 1 次）及螺内酯片（100mg，每日 1 次），3～5 天症状缓解即停药。6 天前因琐事与人争吵后上述症状再次出现并明显加重伴活动后气喘，为进一步治疗遂到我院就诊。急诊检查超声心动图：左心房增大；二尖瓣增厚，回声增强；瓣叶交界处相互粘连、融合，二尖瓣口面积 1.5cm^2。二尖瓣前叶 M 型曲线双峰消失，呈城垛样改变；二尖瓣前、后瓣叶呈同向运动；舒张期二尖瓣口平均压差为 10mmHg。床旁胸片：心影向左增大。心电图：房颤伴快速心室率，112 次 / 分，电轴右偏。脑钠肽：2747pg/mL。电解质：钾 5.89mmol/L，钠 137mmol/L，氯 99mmol/L。急诊予强心、利尿等处理，症状略改善，为进一步治疗，以“风湿性心脏病、二尖瓣狭窄、心房颤动、慢性心力衰竭（急性加重期）”诊断收住我科。自发病以来患者精神较差，食量减小，口干渴，睡眠差，大便尚可，尿量偏少。

既往史：患者平素体质一般，30 年前有游走性关节疼痛病史。否认冠心病、脑血管疾病史。否认高血压、糖尿病病史。否认肝炎、结核病史。无手术史、外伤史、输血史。否认食物、药物过敏史。预防接种史不详。

系统回顾

呼吸系统：无咳嗽、咳痰，无咯血、盗汗，无哮喘、呼吸困难。

NOTE

循环系统：除现病史外，否认高血压、冠心病、肺心病病史，无水肿、晕厥及胸痛史。

消化系统：无腹痛腹泻、呕血黑便、便血便秘、黄疸、皮肤瘙痒、腹胀史。

泌尿生殖系统：无尿频、尿急、尿痛、腰痛、血尿、水肿、外阴瘙痒、阴部溃烂史。

内分泌代谢系统：无怕热、多汗、畏寒、乏力、食欲异常、烦渴、多饮、消瘦、肥胖史。

血液系统：无皮肤苍白、头晕、乏力、鼻出血、牙龈出血、皮下出血、骨骼疼痛史。

神经系统：无头痛、头晕、晕厥、记忆力下降、失眠、抽搐、瘫痪、感觉异常、意识障碍史。

运动系统：30年前有双膝关节及踝关节游走性疼痛、肿胀，1年后自行缓解。其余关节无肿胀、疼痛，无肌肉萎缩、肌肉疼痛史。

个人史：生于河南省通许县，久居本地，常年耕种农作物。否认疫区生活史或疫水接触史，无毒物、粉尘、放射性物质接触史，无烟酒嗜好，否认冶游史。

婚姻史：23岁结婚，育1子1女，配偶及子女均体健。

家族史：父亲60岁时因车祸去世，母亲67岁时死于脑出血。有兄弟姐妹4人，其中1兄弟5年前曾患“偏瘫”，目前病情恢复可，其余身体均健康。家族中无相关类似疾病，无先天性疾病或家族遗传倾向疾病。

体格检查

T 37.2℃　　P 96次/分　　R 24次/分　　BP 115/80mmHg

一般情况：发育正常，营养中等，精神差，轮椅推入病房，端坐位，神清合作。

皮肤黏膜：皮肤黏膜轻度黄染，未见皮疹、出血点、蜘蛛痣、肝掌。

淋巴结：全身浅表淋巴结无肿大。

头部：头颅无畸形、压痛、包块。头发稀疏色花白。

眼：眼睑无水肿，结膜无充血，未见出血点及滤泡。巩膜轻度黄染，角膜透明，双侧瞳孔等大等圆，对光反射灵敏。

耳：听力正常，外耳道未见分泌物，乳突无压痛。

鼻：无鼻翼扇动，鼻旁窦区无压痛。鼻腔通畅，无流涕或出血。

口腔：口唇轻度发绀，牙齿排列整齐，牙龈无红肿、溢脓，双侧扁桃体无肿大，咽部无充血。

颈部：两侧对称，无颈项强直，颈静脉怒张，肝－颈静脉反流征（+），颈动脉无异常搏动。气管居中，甲状腺无肿大。

胸部：胸廓对称无畸形，呼吸规则，胸壁未见浅静脉充盈。

肺脏

视诊：双侧呼吸动度对称。

触诊：两侧呼吸运动一致，语音震颤两侧均等，无胸膜摩擦感。

叩诊：双肺清音，肺下缘位于右锁骨中线上第6肋，左右腋中线第8肋，左右肩胛线第10肋，肺下界移动度约4cm。

听诊：双肺呼吸音略粗糙，于下部可闻及细湿啰音，以右侧为多，语音传导两侧下部减弱。未闻及胸膜摩擦音。

心脏

视诊：心前区无隆起，心尖搏动比较弥散。

触诊：心尖搏动位于左侧第 5 肋间锁骨中线外 0.5cm 处，范围直径大约 3cm，心尖部有舒张期震颤，未触及心包摩擦感。

叩诊：心腰部饱满，心界呈梨形，心浊音界如下（表 26–2）所示：

表 26–2　心脏相对浊音界

右（cm）	肋间隙	左（cm）
2	Ⅱ	3
3	Ⅲ	5
4	Ⅳ	6.5
	Ⅴ	8.5

左锁骨中线距前正中线的距离为 8.0cm。

听诊：心率 116 次 / 分，节律绝对不齐，心音强弱不等，心尖部 S_1 亢进，可闻及舒张期中期隆隆样杂音，$P_2>A_2$，未闻及心包摩擦音。

周围血管征：无毛细血管搏动征、枪击音及水冲脉，动脉无异常搏动。

腹部

视诊：腹平坦，无腹壁静脉曲张，未见肠型或蠕动波。

触诊：腹软，无压痛，全腹未触及包块。肝肋下 2cm，剑突下 3cm，质稍韧，轻触痛。胆囊未及，墨菲征（–）。脾未触及，麦氏点无压痛，双肾未触及，无液波震颤。

叩诊：腹部叩诊呈鼓音，肝上界在右锁骨中线第 5 肋间，下界位于右肋下 2cm 处。移动性浊音（–），胆囊区、双肾区无叩击痛。

听诊：肠鸣音正常，无振水音及血管杂音。

外生殖器及肛门：无瘢痕及溃疡，无脱肛及痔核。

脊柱及四肢：脊柱无畸形，关节活动正常。无杵状指、趾。双下肢有轻度凹陷性水肿。

神经系统：生理反射存在，病理反射未引出。

实验室及其他检查

血常规检查：RBC 4.6×10^{12}/L，HB 134g/L；WBC 11.72×10^9/L，N 0.76，L 0.20；PLT 167×10^9/L。

脑钠肽：2747pg/mL。

电解质：钾 5.89mmol/L，钠 137 mmol/L，氯 99 mmol/L。

床旁胸片：心影向左增大。

超声心动图：左心房增大；二尖瓣增厚，回声增强；瓣叶交界处相互粘连、融合，二尖瓣口面积 1.5cm^2。二尖瓣前叶 M 型曲线双峰消失，呈城垛样改变；二尖瓣前、后瓣叶呈同向运动；舒张期二尖瓣口平均压差为 10mmHg。

心电图：房颤伴快速心室率，112 次 / 分，电轴右偏。

摘　要

患者李某，男，49 岁。间断胸闷、心悸 2 年余，加重伴活动后气喘 6 天。2 年多前患者出现心悸、胸闷，劳动时加重，休息后缓解，入住当地县人民医院，诊断为“风湿性心脏病”，给予对症支持治疗，胸闷、心悸症状明显减轻。出院后上述症状间断发作，口服呋塞米片与螺内酯片 3～5 天症状缓解即停药。6 天前与人争吵后症状明显加重伴活动后气喘，来院就诊。入院查体：T 37.2℃，P 96 次 / 分，R 24 次 / 分，BP 115/80mmHg。患者端坐位，皮肤黏膜及巩膜轻度黄染，口唇轻度发绀。颈静脉怒张，肝 – 颈静脉反流征（+）。双肺呼吸音略粗糙，于下部可闻及细湿啰音，以右侧为多，语音传导两侧下部减弱。心尖部有舒张期震颤，心界呈梨形，心率 116 次 / 分，节律绝对不齐，心音强弱不等，心尖部可闻及舒张中期隆隆样杂音，无周围血管征。腹软，肝肋下 2cm，剑突下 3cm，质稍韧，轻触痛。双下肢有轻度凹陷性水肿。血常规检查：WBC 11.72×10^9/L，N 0.76，L 0.20。脑钠肽：2747pg/mL。电解质：钾 5.89mmol/L，钠 137 mmol/L，氯 99mmol/L。床旁胸片：心影向左增大。超声心动图：左心房增大；二尖瓣增厚，回声增强；瓣叶交界处相互粘连、融合，二尖瓣口面积 1.5cm^2。二尖瓣前叶 M 型曲线双峰消失，呈城垛样改变；二尖瓣前、后瓣叶呈同向运动；舒张期二尖瓣口平均压差为 10mmHg。心电图：房颤伴快速心室率，112 次 / 分，电轴右偏。

初步诊断：1. 风湿性心脏瓣膜病
二尖瓣狭窄、左心房增大
心律失常（快速房颤）
慢性心力衰竭（急性加重期），NYHA Ⅳ级
2. 电解质紊乱
高钾血症

医师：王某（签名）

二、入院记录

入院记录

姓名：周某　　性别：男
年龄：52 岁　　婚姻：已婚
出生地：河南省郑州市　　职业：工人
民族：汉族　　现住址：郑州市管城区豫丰街 9 号
入院时间：2015-11-23　17：10　　病史陈述者：患者本人及其家属
记录时间：2015-11-23　21：40　　可靠程度：可靠

主诉：持续发热 3 天余，伴胸痛 1 天。

现病史：患者 3 天前受凉后出现发热，恶寒，测体温 38.9℃，无咳嗽、咳痰，无胸闷、胸痛，遂到当地药店自行购买“柴胡口服液”“三九感冒颗粒”等药物治疗，口服药物后，体温降低到 38℃左右，随即又升高，体温最高时达 39.6℃，发热症状控制不理想。1 天前出现右侧胸痛，伴咳嗽、胸闷、乏力、纳眠差，今日来我院门诊求治，门诊行胸部 CT 检查示：①右肺上叶大叶性肺炎；②左肺下叶纤维条索。血常规检查：白细胞 11.51×10^9/L，中性粒细胞 9.70×10^9/L，中性粒细胞比率 84.3%。为求系统治疗，门诊遂以“肺部感染”诊断收住我科。自发病以来患者精神尚可，口干渴，纳食少，睡眠差，大便干，一日一行，尿量偏少。

既往史：平素身体健康状况良好。否认冠心病、脑血管疾病史。否认高血压、糖尿病病

史。否认肝炎、结核病史。无手术史、外伤史、输血史、献血史。否认食物、药物过敏史。预防接种史不详。

个人史：出生并生长于原籍，无长期外地久居史。无疫区疫水接触史。无吸烟饮酒等不良嗜好。否认放射线及毒物接触史，否认毒品及药物成瘾史。无冶游史。

婚姻史：25 岁结婚，育 1 子，配偶及其子均体健。

家族史：父母体健。兄弟姐妹 5 人，体健。家族中无相关类似疾病，否认先天性疾病或家族遗传倾向疾病。

体格检查

T 38.2℃　　P 94 次 / 分　　R 22 次 / 分　　BP 120/85mmHg

发育正常，营养中等，神志清楚，步入病房，急性面容，表情疲惫，自动体位，对答切题，查体合作，精神尚可。皮肤弹性好，全身皮肤黏膜无黄染，无皮疹及出血点，无蜘蛛痣、肝掌。全身浅表淋巴结无肿大。头颅无畸形，眼睑无水肿，结膜无充血，巩膜无黄染，角膜透明光滑，双侧瞳孔等大、等圆，直径 3mm，对光反射灵敏。听力正常，外耳道无流脓，乳突无压痛。无鼻翼扇动，鼻旁窦区无压痛。口唇无发绀，牙齿排列整齐，牙龈无红肿、溢脓，双侧扁桃体无肿大，咽部无充血。颈部对称，颈软无抵抗感，颈静脉未见异常，气管居中，甲状腺无肿大。胸廓对称无畸形，两侧呼吸运动对称，语音震颤右肺上部略增强，无胸膜摩擦感。右肺上部叩诊呈浊音，其余双肺呈清音，肺下缘位于右锁骨中线上第 6 肋，左右腋中线上第 8 肋，左右肩胛线上第 10 肋，移动度约 6cm。听诊双肺呼吸音略粗糙，于右肺上部可闻及细湿啰音，语音传导右肺上部略增强，未闻及胸膜摩擦音。心前区无隆起，心尖搏动位于左侧第 5 肋间锁骨中线内 0.5cm 处，范围直径大约 2cm。未触及心脏震颤，无心包摩擦感。心界正常，心浊音界如下（表 26–3）所示。

表 26–3　心脏相对浊音界

右（cm）	肋间隙	左（cm）
2	Ⅱ	2.5
3	Ⅲ	4
3.5	Ⅳ	5.5
	Ⅴ	8

左锁骨中线距前正中线的距离为 8.5cm。

听诊心率 94 次 / 分，律齐，心音有力，$A_2>P_2$，未闻及心包摩擦音及额外心音，未闻及病理性杂音。无毛细血管搏动征、枪击音及水冲脉，动脉无异常搏动。腹部平坦，无腹壁静脉怒张，未见肠型或蠕动波。腹壁柔软，无压痛，全腹未触及包块。肝脏未触及。胆囊未触及，墨菲征（–）。脾肋下未触及，麦氏点无压痛，双肾未触及。叩诊腹部呈鼓音，移动性浊音（–）。肠鸣音正常，无振水音及血管杂音。外生殖器及肛门无瘢痕及溃疡，无脱肛及痔核。无杵状指，脊柱无畸形及压痛，关节活动正常。双下肢无水肿。四肢运动正常，肌力 5 级，生理反射存在，病理反射未引出。

实验室及其他检查

血常规检查：RBC 4.08×10^{12}/L，HB 136g/L；WBC 11.51×10^{9}/L，N 0.84，L 0.14；PLT 234×

NOTE

10^9/L。

胸部 CT 示：①右肺上叶大叶性肺炎；②左肺下叶纤维条索。

初步诊断：右肺上叶大叶性肺炎

医师：张某（签名）

三、病程记录

首次病程记录

2015-10-28 19：20

李某，男，49 岁，主因“间断胸闷、心悸 2 年余，加重伴活动后气喘 6 天”，于 2015 年 10 月 28 日 17 时 10 分由急诊科收入我科。

一、病例特点

1. 主要病史 2 年多前（2013 年 5 月）患者无明显诱因逐渐出现心悸、胸闷，劳动时加重，休息后缓解，入住当地县人民医院，行心脏彩超、心电图、胸部 CT 等相关检查，诊断为“风湿性心脏病”，给予对症支持治疗 15 天，胸闷、心悸症状明显减轻后出院。以后每遇上述症状出现，患者自行口服呋塞米片（40mg，每日 1 次）及螺内酯片（100mg，每日 1 次），3～5 天症状缓解即停药。6 天前因琐事与人争吵后症状明显加重伴活动后气喘，为进一步治疗遂到我院就诊。急诊检查超声心动图：左心房增大；二尖瓣增厚，回声增强；瓣叶交界处相互粘连、融合，二尖瓣口面积 1.5cm^2。二尖瓣前叶 M 型曲线双峰消失，呈城垛样改变；二尖瓣前、后瓣叶呈同向运动；舒张期二尖瓣口平均压差为 10mmHg。床旁胸片：心影向左增大。心电图：房颤伴快速心室率，112 次 / 分，电轴右偏。脑钠肽：2747pg/mL。电解质：钾 5.89mmol/L，钠 137mmol/L，氯 99mmol/L。急诊予强心、利尿等处理，症状略改善，为进一步治疗，以“风湿性心脏病、二尖瓣狭窄、心房颤动、慢性心力衰竭（急性加重期）”诊断收住我科。自发病以来患者精神较差，食量减小，口干渴，睡眠差，大便尚可，尿量偏少。患者平素体质一般，30 年前有游走性关节疼痛病史。否认冠心病、脑血管疾病史。否认高血压、糖尿病病史。否认肝炎、结核病史。无手术、外伤、输血史。否认食物、药物过敏史。无烟酒嗜好。

2. 体格检查 T 37.2℃，P 96 次 / 分，R 24 次 / 分，BP 115/80mmHg。患者端坐位，神清合作，口唇轻度发绀，皮肤黏膜及巩膜轻度黄染。颈静脉怒张，肝 - 颈静脉反流征（+）。双肺呼吸音略粗糙，于下部可闻及细湿啰音，以右侧为多，语音传导两侧下部减弱。心尖部有舒张期震颤，心界呈梨形，心率 116 次 / 分，心律绝对不齐，心音强弱不等，心尖部可闻及舒张中期隆隆样杂音，无周围血管征。腹软，肝肋下 2cm，剑突下 3cm，质稍韧，轻触痛。双下肢有轻度凹陷性水肿。生理反射存在，病理反射未引出。

3. 辅助检查 血常规检查：RBC 4.6×10^{12}/L，HB 134g/L；WBC 11.72×10^9/L，N 0.76，L 0.20；PLT 167×10^9/L。脑钠肽：2747pg/mL。电解质：钾 5.89mmol/L，钠 137mmol/L，氯 99mmol/L。床旁胸片：心影向左增大。超声心动图：左心房增大；二尖瓣增厚，回声增强；瓣叶交界处相互粘连、融合，二尖瓣口面积 1.5cm^2。二尖瓣前叶 M 型曲线双峰消失，呈城垛样改变；二尖瓣前、后瓣叶呈同向运动；舒张期二尖瓣口平均压差为 10mmHg。心电图：房颤伴快速心室率，112 次 / 分，电轴右偏。

二、拟诊讨论

（一）风湿性心脏瓣膜病

二尖瓣狭窄、左心房增大

心律失常（快速房颤）

慢性心力衰竭（急性加重期），NYHA Ⅳ级

1. 诊断依据

（1）患者心悸、胸闷2年余，劳动时加重，休息后缓解，以后症状反复发作，患者口服利尿剂后症状可缓解。6天前与人争吵后症状明显加重伴活动后气喘。

（2）查体：T 37.2℃，P96次/分，R 24次/分，BP115/80mmHg。患者端坐位，皮肤黏膜及巩膜轻度黄染，口唇轻度发绀。颈静脉怒张，肝－颈静脉反流征（+）。双肺呼吸音略粗糙，于下部可闻及细湿啰音，以右侧为多，语音传导两侧下部减弱。心尖部有舒张期震颤，心界呈梨形，心率116次/分，心律绝对不齐，心音强弱不等，心尖部可闻及舒张中期隆隆样杂音，无周围血管征。腹软，肝肋下2cm，剑突下3cm，质稍韧，轻触痛。双下肢有轻度凹陷性水肿。

（3）辅助检查：RBC 4.6×10^{12}/L，Hb 134g/L；WBC 11.72×10^{9}/L，N 0.76，L 0.20；PLT 167×10^{9}/L。脑钠肽：2747pg/mL。床旁胸片：心影向左增大。超声心动图：左心房增大；二尖瓣增厚，回声增强；瓣叶交界处相互粘连、融合，二尖瓣口面积1.5cm^2。二尖瓣前叶M型曲线双峰消失，呈城垛样改变；二尖瓣前、后瓣叶呈同向运动；舒张期二尖瓣口平均压差为10mmHg。心电图：房颤伴快速心室率，112次/分，电轴右偏。

2. 鉴别诊断

（1）急性心肌梗死：胸闷、心悸的中老年患者应排除急性心肌梗死。急性心肌梗死的患者常有胸痛，持续时间多超过30分钟，可长达数小时，性质剧烈，可伴有心律失常、心力衰竭和（或）休克，含硝酸甘油多不能缓解。心电图中面向梗死部位的导联ST段抬高，和（或）有异常Q波（非ST段抬高性心肌梗死则多表现为ST段下移或T波改变）。与患者心电图不符合。

（2）心包积液：患者出现颈静脉怒张、肝脏肿大、下肢水肿，要与心包积液区别。心包积液由于腔静脉回流受阻同样可以引起上述表现，应根据病史、心脏及周围血管体征进行鉴别，超声心动图检查可以确诊。

（3）支气管哮喘：患者胸闷、咳嗽，需与支气管哮喘鉴别。支气管哮喘多见于青少年，常接触过敏原而诱发，有反复哮喘发作史。发作时双肺满布哮鸣音，发作过后体征消失。支气管舒张试验阳性。该患者年龄、病史、发作的临床特点与其不符合。

（4）慢性阻塞性肺气肿：患者反复胸闷、心悸伴有咳嗽，注意与慢性阻塞性肺气肿鉴别。后者早期体征不明显，随着病情的发展，出现桶状胸，语颤减弱；叩诊呈过清音，心浊音界缩小；听诊呼吸音减弱，呼气延长。合并感染时肺部可有湿啰音，缺氧明显时出现紫绀。结合患者胸部检查体征，可以排除肺气肿。

（二）电解质紊乱

高钾血症

诊断依据：患者心悸、胸闷2年余，每遇上述症状出现，自行口服利尿药呋塞米片及螺

内酯片。6 天前症状明显加重。患者尿量偏少。检查电解质：钾 5.89mmol/L，钠 137 mmol/L，氯 99 mmol/L。

三、诊疗计划

1. 内科护理常规，一级护理，心电监护，持续低流量吸氧（2.0L/min），普食，留陪护，通知病危。

2. 入院后完善各项辅助检查，查心肌酶、肌钙蛋白、血栓检测、脑钠肽、肝肾功能、血脂、血糖、电解质、血气分析、尿粪常规、C 反应蛋白、风湿基础检测。急查床旁心脏、肝、胆、脾、胰彩超，以明确病情，指导下一步治疗计划。

3. 治疗选用去乙酰毛花苷（西地兰）针、地高辛片提高心肌收缩力，螺内酯片与呋塞米片利尿、降低心脏负荷，磷酸肌酸钠针保护心肌缺血状态下的心肌代谢，丹红注射液活血化瘀通脉，芪苈强心胶囊益气温阳、活血通络，以改善症状，稳定病情。

医师签名：王某

病程记录

2015-10-29　10：40

今天是患者入院第 2 天。经强心、利尿、降低心脏负荷、改善心肌代谢等治疗，胸闷、心悸症状有所改善，仍动则气喘。口干渴，眠差，大便尚可，尿量较前略增多。体格检查：神志清楚，精神较差，生命体征平稳。端坐位，皮肤黏膜及巩膜轻度黄染，口唇发绀消退。颈静脉怒张，肝－颈静脉反流征（+）。双肺下部仍可闻及细湿啰音。心率 114 次 / 分，心律绝对不齐，心音强弱不等，心尖部可闻及舒张中期隆隆样杂音。双下肢凹陷性水肿略减轻。肝功能检查回报：总胆红素 59.6μmol/L，直接胆红素 22.8μmol/L，间接胆红素 36.8μmol/L，谷丙转氨酶 202U/L，谷草转氨酶 51U/L。患者存在皮肤黏膜及巩膜黄染，考虑存在心衰所致肝淤血病情，必要时复查肝功能及病毒性肝炎标志物，以明确肝损伤情况。其他检查报告未回。请示科主任、主任医师麻某给予查房指导。

医师签名：王某

四、出院记录

出院记录

入院时间：2015 年 10 月 28 日

出院时间：2015 年 11 月 19 日

住院天数：22 天

入院诊断：

1. 风湿性心脏瓣膜病

   二尖瓣狭窄、左心房增大

   心律失常（快速房颤）

   慢性心力衰竭（急性加重期），NYHA Ⅳ级

2. 电解质紊乱

   高钾血症

入院情况：患者李某，男，49 岁。因间断胸闷、心悸 2 年余，加重伴活动后气喘 6 天入院。

入院体格检查：患者端坐位，皮肤黏膜及巩膜轻度黄染，口唇轻度发绀。颈静脉怒张，肝－颈静脉反流征（+）。双肺下部可闻及细湿啰音，以右侧为多，语音传导两侧下部减弱。心尖部有舒张期震颤，心界呈梨形，心率 116 次 / 分，节律绝对不齐，心音强弱不等，心尖部可闻及舒张中期隆隆样杂音。腹软，肝肋下 2cm，剑突下 3cm，质稍韧，轻触痛。双下肢有轻度凹陷性水肿。

血常规检查：RBC 4.6×10^{12}/L，Hb 134g/L；WBC 11.72×10^{9}/L，N 0.76，L 0.20；PLT 167×10^{9}/L。

脑钠肽：2747pg/mL。

电解质：钾 5.89mmol/L，钠 137mmol/L，氯 99mmol/L。

床旁胸片：心影向左增大。

超声心动图：左心房增大；二尖瓣增厚，回声增强；瓣叶交界处相互粘连、融合，二尖瓣口面积 1.5cm²。二尖瓣前叶 M 型曲线双峰消失，呈城垛样改变；二尖瓣前、后瓣叶呈同向运动；舒张期二尖瓣口平均压差为 10mmHg。

心电图：房颤伴快速心室率，112 次 / 分，电轴右偏。

诊疗经过：入院后给予强心、利尿、降低心脏负荷、改善心肌代谢等治疗。选用去乙酰毛花苷（西地兰）针、地高辛片提高心肌收缩力，螺内酯片与呋塞米片利尿、降低心脏负荷，磷酸肌酸钠针保护心肌缺血状态下的心肌代谢，丹红注射液活血化瘀通脉，芪苈强心胶囊益气温阳、活血通络，以改善症状，稳定病情。

出院情况：患者胸闷、心悸症状基本消失，活动后气喘症状明显缓解，无咳嗽，纳眠改善，大小便正常。查体：T 36.7℃，P 86 次 / 分，R 18 次 / 分，BP 110/80mmHg。皮肤黏膜及巩膜未见黄染，口唇无发绀。颈静脉无怒张，肝－颈静脉反流征（－）。双肺未闻及湿啰音。心尖部有舒张期震颤，心界呈梨形，心率 108 次 / 分，节律绝对不齐，心音强弱不等，心尖部可闻及轻度舒张中期隆隆样杂音。腹部无异常发现。双下肢无水肿。脑钠肽：246pg/mL。电解质：钾 3.73mmol/L，钠 137 mmol/L，氯 98 mmol/L。

出院诊断：

1. 风湿性心脏瓣膜病

二尖瓣狭窄、左心房增大

心律失常（快速房颤）

慢性心力衰竭（急性加重期），NYHA Ⅳ级

2. 电解质紊乱

高钾血症

出院医嘱：

1. 院外继续服药治疗。

2. 适当活动，避风寒，畅情志，慎起居。

3. 出院带药：地高辛片 0.25mg×30 粒 ×2 盒

螺内酯片　20mg×100 粒 ×1 盒

呋塞米片　20mg×100 粒 ×1 盒

芪苈强心胶囊　0.3g×36 粒 ×2 盒

NOTE

4. 不适随诊，定期复查电解质、心电图、心脏彩超。

医师签名：王某

2015 年 11 月 19 日

第四节 医嘱及常用检查申请单书写要求

一、医嘱书写要求

医嘱是指医师在医疗活动中下达的医学指令，分为长期医嘱和临时医嘱。长期医嘱包括患者姓名、科别、床位、住院病历号（或病案号）、页码、起始日期和时间、长期医嘱内容、停止日期和时间、医师签名、执行时间、执行护士签名。临时医嘱也包括患者姓名、科别、床位、住院病历号（或病案号）、页码、医嘱时间、临时医嘱内容、医师签名、执行时间、执行护士签名等。医嘱内容及起始、停止时间应当由医师书写。医嘱内容应当准确、清楚，每项医嘱应当只包含一个内容，并注明下达时间。医嘱不得涂改。需要取消时，应当使用红色墨水标注“取消”字样并签名。

一般情况下，医师不得下达口头医嘱。因抢救急危患者需要下达口头医嘱时，护士应当复诵一遍。抢救结束后，医师应当即刻据实补记医嘱。

二、检查申请单书写要求

检查申请单是医疗文件的重要组成部分，必须书写整洁，字迹清楚，简要明了，应书写可供辅助科室参考的患者病史、体征，相关临床资料和初步诊断。检查部位和要求一定要准确具体。急诊或需紧急检查者应在申请单右上角注明“急”字，复查者应注明前次检查的编号和结果。实习医师不能代替执业医师在辅助检查申请单签名。

第五节 电子病历与表格式住院病历

一、电子病历

电子病历系统（electronic medical record system，EMRS）是医疗机构内部提供信息处理和智能化服务功能，用以支持电子病历的计算机信息系统；而电子病历（electronic medical record，EMR）则是指医务人员在医疗活动过程中使用医疗机构的电子病历系统，形成的文字、符号、图表、影像、切片等医疗数据化信息，并能实现采集、存储、管理、传输、访问和在线帮助的医疗记录。电子病历系统既包括应用于门（急）诊、病房的临床信息系统，也包括检验、病理、影像、心电等医技科室的信息系统。使用文字处理软件编辑、存储、打印的病历文档仍属纸质病历，不属于电子病历。电子病历能做到信息集成、信息共享、信息智能化，节约时间与资源，易于保存，大大提高临床工作质量和效率，同时也便于医疗管理、远程网上会诊、患者自我健康管理。电子病历在医疗中作为主要的信息源，提供超越纸质病历的服务，满足医疗、法律和管理需求，从发展趋势看，将逐步取代纸质病历。

二、表格式住院病历

表格式住院病历是对主诉和现病史以外的内容进行表格化书写。表格式住院病历应根据表格式病历规范和病历表格印制规范要求，结合本专科病种特点，选派高年资临床专家负责研究设计，经院长批准，报省级卫生行政部门备案审批后使用。表格式住院病历的内容和格式与前述住院病历相同。采用表格式住院病历，记录简便、省时，有利资料储存和病历的规范化管理。表格式住院病历由住院医师及以上技术职称的医师书写。实习医师书写病历的目的主要是掌握病历的书写方法，熟悉病历书写规范与要求，故应书写完整病历，而不是表格式住院病历。

三、表格式住院病历参考格式

表格式住院病历

门诊号________

住院号________

姓名	性别	年龄	职业	民族	婚姻
出生地	工作单位		现住址		电话
入院日期	年 月 日	记录日期	年 月 日 时	病史叙述者	可靠程度

病 史

主诉

现病史

既往史 既往健康状况：良好 一般 较差

既往疾病和传染病史：

预防接种史：

过敏史： 无 有（过敏原： 临床表现： ）

外伤史和手术史：

长期用药史：

输血史：

系统回顾（有打√，无打○。阳性病史应在下面空行内书写发病时间、表现及简要诊疗经过）

呼吸系统：咳嗽 咳痰 咯血 哮喘 胸痛 呼吸困难

循环系统：心悸 活动后气促 下肢水肿 胸痛 高血压 晕厥

消化系统：食欲减退 吞咽困难 反酸嗳气 恶心呕吐 腹胀 腹痛 便秘 腹泻 呕血 黑便 便血 黄疸

泌尿生殖系统：水肿 腰痛 尿频 尿急 尿痛 排尿困难 血尿 尿量及尿色异常 夜尿增多 阴部瘙痒 阴部溃烂

NOTE

造血系统：皮肤苍白　乏力　头晕　眼花　牙龈出血　鼻出血　皮下出血　骨痛　淋巴结及肝、脾肿大

内分泌与代谢系统：食欲异常　怕热　多汗　畏寒　多饮　多尿　双手震颤　性格及智力改变　显著肥胖　明显消瘦　毛发增多　毛发脱落　色素沉着　性功能异常　闭经

肌肉骨骼系统：关节痛　关节红肿　关节变形　肌肉痛　肌肉萎缩　活动受限　骨折脱臼

神经系统：头痛　呕吐　眩晕　晕厥　记忆力减退　视力障碍　失眠　意识障碍　颤动　抽搐　瘫痪　运动异常　感觉异常

个人史　出生地：

地方病地区居住情况：

从事何种工作：

精神创伤史：

冶游性病史：

嗜烟：无　有（约___年，平均___支/日。戒烟〔未　已（约___年）〕

嗜酒：无　偶有　经常（约___年，平均___两/日）

其他：

婚姻史　婚姻情况：　　配偶健康状况：　　夫妻关系：

月经史　初潮　岁　每次持续　天　周期　天　经量（少　一般　多）末次月经日期　绝经年龄　岁　痛经（无　有）经期（规则　不规则）

生育史　妊娠___次　顺产___胎　剖宫产___胎　流产___胎　早产___胎　死产___胎　难产及病情（有　无）子___个　女___个

家族史（注意与患者现病相关的疾病及传染病、遗传病）

父：健在　患病（　）　已故　死因

母：健在　患病（　）　已故　死因

兄弟姐妹：　　子女及其他：

体格检查

生命体征　体温　℃　脉搏　次/分　呼吸　次/分　血压　/　mmHg　体重

一般状况　发育：正常　不良　超常

营养：良好　中等　不良　恶病质　肥胖　体重指数

面容：无病容　急性病容　慢性病容　其他

表情：自如　痛苦　忧虑　恐惧　淡漠　兴奋

体位：自主　被动　强迫（　）

步态：正常　不正常（　）

神志：清楚　嗜睡　昏睡　昏迷　模糊　谵妄

皮肤黏膜　色泽：正常　潮红　苍白　发绀　黄染　色素沉着

皮疹：无　有（类型及分布　）

皮下出血：无　有（类型及分布　）

毛发分布：正常 多毛 稀疏 脱落（部位 ）
温度与湿度：正常 冷 热 干燥 潮湿
弹性：正常 减退
水肿：无 有（部位及程度 ）
肝掌：无 有
蜘蛛痣：无 有（部位 数目 ）
其他：

淋巴结 浅表淋巴结：无肿大 肿大（部位及特征 ）

头部 头颅：
大小：正常 大 小（头围）
畸形：无 有（尖颅 方颅 变形颅）
其他异常：压痛 包块 凹陷（部位 ）
眼：
眉毛：稀疏（无 有） 脱落（无 有）
眼睑：正常 水肿 下垂 挛缩 倒睫
结膜：正常 苍白 充血 水肿 出血 滤泡
角膜：正常 异常（左 右 ）
巩膜：黄染（无 有）
眼球：正常 凸出 凹陷 震颤 运动障碍（左 右 ）
瞳孔：等大 正圆 不等 左______ mm，右______ mm
对光反射：正常 迟钝（左 右 ） 消失（左 右 ）
近视力：视力表（左 右 ） 阅读视力（左 右 ）
其他：
耳：
耳郭：正常 畸形 耳前瘘管 其他（左 右 ）
外耳道分泌物：无 有（左 右 性质 ）
乳突压痛：无 有（左 右 ）
听力粗试障碍：无 有（左 右 ）
鼻：
外形：正常 异常（ ）
其他异常：无 有（ ）
鼻旁窦压痛：无 有（部位 ）
口腔：
口唇：红润 发绀 苍白 疱疹 皲裂
口腔黏膜：正常 异常（ ）
舌：正常 异常（舌苔 伸舌震颤 向左、右偏斜）
齿龈：正常 异常（肿胀 溢脓 出血 色素沉着 铅线）
齿列：齐 缺齿 + 龋齿 + 义齿 +

NOTE

扁桃体：无肿大　肿大（左Ⅰ°Ⅱ°Ⅲ°　右Ⅰ°Ⅱ°Ⅲ°　脓性分泌物）
咽：正常　异常（　）
声音：正常　嘶哑

颈部　抵抗感：无　有
气管：居中　偏移（向左　　向右　　）
颈静脉：正常　充盈　怒张
肝－颈静脉回流征：阴性　阳性
颈动脉搏动：正常　增强　减弱（左　　右　　）
甲状腺：无肿大　肿大（特征　　）

胸部　胸廓：正常　异常（桶状胸　扁平胸　鸡胸　漏斗胸）
膨隆或凸陷（左　右）心前区膨隆（无　有）胸骨叩痛（无　有）
乳房：正常对称　异常（左　右）（男乳女化　包块　压痛　乳头分泌物）

肺　视诊：
肋间隙：正常　增宽　变窄（部位　　）
呼吸运动：正常　异常（左　右　双侧）（增强　　减弱　　）
呼吸节律：齐　不齐（　）
触诊：
呼吸运动：正常　异常（左　右　双侧）（增强　　减弱　　）
语颤：正常　异常（左　右）（增强　减弱　消失）
胸膜摩擦感：无　有（部位　　）
皮下捻发感：无　有（部位：　　）
叩诊：
叩诊音：清音　异常（浊音　实音　过清音　鼓音　部位　　）
肺下界：肩胛线：右______肋间，左______肋间
移动度：右______ cm，左______ cm
听诊：
呼吸节律：规整　不规整
呼吸音：正常　异常（性质、部位描写　　）
啰音：无　有（鼾音　哨笛音　粗　中　细湿啰音　捻发音　性质、部位描写　　）
语音传导：正常　异常（减弱　消失　增强　部位　　）
胸膜摩擦音：无　有（部位　　）

心　视诊：
心前区隆起：无　有
心尖搏动位置：正常　异常（　肋间　距左锁骨中线内外　　cm）
心尖搏动：正常　未见　减弱　增强　弥散
心前区异常搏动：无　有（部位　　）
触诊：
心尖搏动：正常　增强　抬举感　触不清

心前区异常搏动：无　有（部位　　　　）
震颤：无　有（部位　　时期　　　　）
心包摩擦感：无　有
叩诊：
相对浊音界：正常　缩小　扩大

心脏相对浊音界

右侧（cm）	肋间	左侧（cm）
	Ⅱ	
	Ⅲ	
	Ⅳ	
	Ⅴ	

左锁骨中线距前正中线　　　cm。

听诊
心率：　次 / 分
心律：齐　不齐　绝对不齐
心音：S_1（正常　增强　减弱　分裂）　S_2（正常　增强　减弱　分裂）
S_3（无　有）　S_4（无　有）　A_2　P_2
额外心音：无　有（　）
杂音：无　有（部位　性质　时间　强度　传导　与运动、体位和呼吸的关系）
心包摩擦音：无　有
周围血管　正常　异常（枪击音　杜氏双重音　水冲脉　毛细血管搏动　脉搏短绌　奇脉　交替脉）其他
腹部　视诊：
外形：正常　异常（膨隆　腹围　cm　蛙状腹　舟状腹　尖腹）
腹式呼吸：存在　消失
脐：正常　异常（　）
腹壁静脉曲张：无　有（血流方向）
胃型与蠕动波：无　有（部位　　　）
皮疹：无　有（　）
腹纹：
手术瘢痕：
疝：
其他异常：
触诊：
腹壁紧张度：柔软　松弛　腹肌紧张（部位　　　　）
压痛：无　有（部位　　　　）
反跳痛：无　有（部位　　　　）

液波震颤：阴性　阳性

振水音：阴性　阳性

腹部包块：无　有（部位　　　　　　　特征描述　　　　　　　）

肝：未触及　可触及（肋下　　cm　剑突下　　cm　特征　　　　　　　）

胆囊：未触及　可触及（大小　　cm　压痛：无　有　Murphy 征　　　　）

脾：未触及　可触及（肋下　　cm　特征　　　　　　）

肾：未触及　可触及（大小　质地　压痛　移动度）

输尿管压痛点：无　有（部位　　　　）

叩诊：

肝浊音界：存在　缩小　消失　肝上界位于右锁骨中线______肋间

移动性浊音：阴性　阳性

肾区叩痛：无　有（左　右　）

听诊：

肠鸣音：正常　亢进　减弱　消失

气过水声：无　有

血管杂音：无　有（部位　　　　）

肛门直肠　正常　　异常：

生殖器　　正常　　异常：

骨骼肌肉　脊柱弯曲度：正常　畸形（侧凸　前凸　后凸）

脊柱：正常　压痛　叩痛（部位　　　　　　　）

脊柱活动度：正常　受限（部位　　　　　）

四肢：正常　异常（畸形　关节红肿　关节强直　肌肉压痛　肌肉萎缩）

Lasegue 征：阴性　阳性（左　　右　　）

下肢静脉曲张：无　有（部位及特征　　　　）

杵状指（趾）：无　有（部位及特征　　　　）

神经系统　腹壁反射：正常　↓　○

肌张力：正常　↑　↓

肌力：　　级

肢体瘫痪：无　有（左　右　上　下）

肱二头肌反射：左（正常　↓　○　↑）右（正常　↓　○　↑）

膝腱反射：左（正常　↓　○　↑）右（正常　↓　○　↑）

跟腱反射：左（正常　↓　○　↑）右（正常　↓　○　↑）

（↑表示亢进，○表示消失，↓表示减弱）

Babinski 征（左　右）Hoffmann 征（左　右）Oppenheim 征（左　右）

Kernig 征（左　右）Brudzinski 征（　）

其他：

专科情况

实验室及其他检查结果

（重要的化验、影像、心电图及其他相关检查）

病历摘要

入院诊断：

病历记录者

病历审阅者

记录日期

【复习思考题】

1. 病历书写的基本要求是什么？
2. 病历书写的基本规则是什么？
3. 完整病历的内容包括哪些项目？
4. 日常病程记录的内容有哪些？
5. 医嘱分为几种？书写时的注意事项是什么？
6. 电子病历的优势有哪些？

第二十七章　诊断步骤与临床思维方法

【学习要求】

掌握完整诊断的内容、诊断步骤、注意事项及思维方法。

【学习方法】

1. 学习诊断步骤及临床思维方法时，先预习本章内容，再结合典型的病例，联系本书前期课程的知识，按照诊断的步骤进行练习。一定要多看实例及临床书籍，对常见疾病有一初步印象后，在将来临床实践中进一步提高。

2. 学习完整诊断的内容时，首先记住其包括的六条具体诊断内容，再联系临床实例，尤其是循环系统、呼吸系统及消化系统的典型病例，逐条进行分析，有助于更好地理解并掌握。

诊断是医师通过诊察获得各种临床资料，经过整理评价，推理判断，做出符合被检者客观实际的结论。临床思维方法是指医师在临床实践过程中收集和评价资料以及做出诊断和处理判断的逻辑推理方法。诊断疾病过程中的临床思维就是将疾病的一般规律应用到判断特定个体所患疾病的思维过程。诊断疾病是医师最重要、最基本的临床实践活动，正确的诊断是防治疾病的重要依据和前提，医师不仅要有系统广博的医学知识和娴熟的诊疗技术，还必须有严谨、科学的临床思维方法。

第一节　诊断步骤

确定诊断的过程，实质上是医师认识疾病，透过疾病的表面现象去探求疾病本质的过程。这个过程需要四个重要的步骤，即调查研究、搜集资料，分析判断、整理资料，推理判断、提出诊断，反复验证、确定诊断。这四个步骤环环相扣，相辅相成。

一、调查研究，搜集资料

包括病史采集、体格检查、实验室及器械检查等，这些都是搜集资料的重要手段。临床资料是建立诊断的依据。

1. 搜集资料的原则

（1）客观性：问诊、体格检查、实验室及辅助检查必须实事求是，客观真实。先入为主、主观臆测，只注意合乎自己主观愿望的资料，对客观事实随意取舍，问诊及体格检查方法错误，实验室及辅助检查的时机或准备不恰当，或结果判断有误，都会影响临床资料的真实性，从而导致诊断失误。

NOTE

（2）全面性：临床资料不仅要客观，而且要全面。病史应能反映疾病发生发展及演变的全过程，各项病史资料均应齐全。体格检查要全面细致，不能遗漏任何部位和任何一项有意义的线索。应有的实验室及辅助检查不能遗漏。

（3）系统性：问诊应条理清晰，重点突出。医师应当以主诉为线索，有顺序、有层次地逐一全面深入问诊，并注意症状之间的内在联系及其发展规律。体格检查从一般检查，到头、颈、胸、腹、脊柱四肢和关节、生殖器、肛门和直肠，最后神经系统，逐一全面而系统地检查，并注意各种体征的病理意义及其内在联系。实验室及辅助检查不是撒网式的，而是有针对性、符合逻辑的。

2. 搜集资料的内容

（1）病史：完整而详尽的病史资料可提供重要的诊断线索，有些疾病单靠问诊就可初步确立诊断，如疟疾、上呼吸道感染、心绞痛、支气管哮喘等。而且病史能为进一步的检查提供线索与依据。采集病史并非单纯询问，而应边问边想。厘清疾病的动态变化、演变规律、个体特征，如转移性右下腹痛提示急性阑尾炎，慢性、周期性、节律性上腹痛提示消化性溃疡。合理分析症状所反映的病理与病理生理改变，如呼气性呼吸困难提示下呼气道有阻塞性病变，劳累性呼吸困难提示心肺功能不全。病史是最基础的临床资料。疾病的发生发展与演变规律，症状的特征，症状之间的关系，相关的各种病史，对疾病的诊断有重要的意义。

（2）体格检查：体格检查不仅可以验证病史采集中已获取的临床资料，更重要的是可以发现患者疾病过程中客观存在的异常表现，即体征，这是临床医师确立正确诊断及进行鉴别诊断的客观依据之一。体格检查结合问诊可解决大多数诊断问题。如既往有风湿热病史，近来出现心悸气促的患者，体格检查发现心尖区舒张中晚期递增型隆隆样杂音，则马上可确立风湿性心脏病、二尖瓣狭窄、左心衰竭的诊断。体格检查要做到全面系统，重点突出，既要关注那些支持诊断的阳性体征，也要重视对诊断或鉴别诊断有重要意义的阴性表现。临床医生必须熟悉各系统常见疾病的相关体征，做到边查边想，反复加以核实验证。

（3）实验室及辅助检查：在获得病史和体格检查资料的基础上，考虑可利用的实验室及辅助检查。合理选择必要的实验室及辅助检查，可使临床诊断更准确可靠。各种检查的选择要有目的，切忌撒网式检查。应避免单纯依赖实验室检查或辅助检查结果来诊断疾病，解释实验室及辅助检查结果时一定要结合其他临床资料。在选择检查项目及评价检查结果时应考虑：①检查的目的。②检查的时机。③灵敏度与特异性。④影响因素及个体差异。⑤安全性。⑥成本与效益比等。

二、综合分析，提出诊断

从接诊起，临床医师就开始根据获得的临床资料进行综合分析，随着实践的深入，认识不断深化，形成诊断印象。一般来说，形成诊断的方式有 3 种：①直接诊断；②肯定或排除诊断；③鉴别诊断。

有些单纯的疾病，病情简单、直观，临床表现往往能直接提示诊断，如急性扁桃体炎、过敏性紫癜等。但一些复杂的疾病，由于疾病表现复杂多样，要完全反映疾病的本质就必须将所得的临床资料进行归纳整理、分析评价，对疾病的主要临床表现及特征、疾病的演变规律、治疗效果等有清晰明确的认识，抓住主要临床表现这一主线进行推理判断、提出诊断与

NOTE

鉴别诊断。

1. 归纳整理，分析评价　在调查研究、搜集资料的临床实践中，对疾病的认识还停留在感性认识阶段，因为这些资料往往比较零乱，缺乏系统性和关联性，有些甚至不客观、不真实。必须对这些临床资料进行归纳整理，去粗取精，去伪存真，由表及里，由局部到整体，使临床资料更具有真实性、完整性和系统性。分析评价临床资料时必须考虑：①检查结果的灵敏度与特异性。②检查结果对鉴别被检者有无某种疾病的价值有多大。③检查结果的误差大小。④检查结果的影响因素及个体差异。⑤检查结果与其他临床资料是否相符合，如何解释。

2. 推理判断，提出诊断　在对各种临床资料进行分析、评价和整理以后，结合医师掌握的医学知识和临床经验，将可能性较大的几个疾病排列出来，逐一进行鉴别，形成初步诊断。这是一个临床思维过程，我们可以通过思维推理来认识疾病。临床诊断常用的思维推理有以下几种：

（1）演绎推理：演绎诊断是医师以某一种疾病的“诊断标准”为依据，找出新病例的临床征象，看看是否符合这一疾病的诊断标准。假如患者临床表现基本符合这一疾病的诊断标准，即可初步考虑该疾病。例如，风湿热的诊断标准是：①主要表现：心肌炎、多发性关节炎、舞蹈病、环形红斑、皮下结节。②次要表现：关节痛、发热、ESR 增快或 CRP 增高、PR 间期延长。③有前驱的链球菌感染证据：咽喉拭子培养或快速链球菌抗原试验阳性，链球菌抗体效价升高。如有前驱的链球菌感染证据，并有 2 项主要表现或 1 项主要表现加 2 项次要表现者，高度提示为急性风湿热。

由于疾病的复杂性以及认识疾病的过程受医学理论知识、科学技术、时间等诸多主客观因素的影响和制约，不可能对每个疾病都提出完整、准确的诊断标准，所以演绎诊断在临床应用上存在着一定的局限性。

（2）归纳推理：是从个别和特殊的事物推导出一般性或普遍性结论的推理方法。是从个别到一般的认识过程，如各种急性腹膜炎，无论是胃肠穿孔、肝脾破裂引起，还是急性胰腺炎、胆囊炎等所致，都有压痛、反跳痛、腹肌紧张这一组临床表现，故出现压痛、反跳痛、腹肌紧张的急腹症患者可诊断有急性腹膜炎。由于临床上的归纳推理一般只能是不完全归纳推理，故其结论有不同程度的偶然性。

（3）类比推理：临床上类比推理常用于鉴别诊断。它根据两个或两个以上疾病在临床上有某些相同或相似之处，但也有不同之处，经过比较、鉴别它们之间的差别，尤其是特征性的差别，推论而确立诊断。医师在诊断疾病过程中，可以将新接诊的病例与曾经诊治过的有类似点的病例进行比较，找出它们之间的相似处，进而对新病例做出诊断。例如，医师在长期临床工作中对一些常见病、多发病已非常熟悉，并建立了相关的“临床诊断模板”，如果再遇到类似病例，往往经验再现，会很快对新病例做出诊断。类比必须是疾病本质的类比，绝不只是表面现象的类比。由于有同病异症、异病同症的现象，因此，类比诊断不适合用于一些不典型的病例。

（4）拟诊循证：临床上诊断常常是一过程，首先根据搜集的诊断线索和信息得出一较可靠的印象（拟诊），然后按拟诊的疾病再进一步去寻找更多的诊断依据来肯定或否定拟诊的疾病。如低热、乏力、腹胀、脾肿大患者，拟诊慢性粒细胞白血病，应首先检查血细胞分析及白细胞形态分析寻找白血病细胞，然后进一步行骨髓穿刺检查及染色体检查寻找诊断依据。

NOTE

3. 具体病例临床诊断思维程序　对于具体病例的诊断，以下临床思维程序有助于提高诊断水平。

（1）从解剖的观点，有何结构异常？

（2）从生理的观点，有何功能改变？

（3）从病理生理的观点，提出病理变化和发病机制的可能性。

（4）考虑几个可能的致病原因。

（5）考虑病情的轻重，勿放过严重情况。

（6）提出 1～2 个特殊的假说。

（7）检验该假说的真伪，权衡支持与不支持的症状、体征。

（8）寻找特殊的症状、体征组合，进行鉴别诊断。

（9）缩小诊断范围，考虑诊断的最大可能性。

（10）提出进一步检查及处理措施。

三、反复实践，验证诊断

由于疾病的复杂性和医师认识能力的限制，对疾病的诊断常不是一次就能完成的，诊断是否正确还需在临床实践中加以验证。这些临床实践包括：①给予对应的治疗或进行诊断性治疗，但诊断性治疗常是在病情不容等待，或无其他检查措施可选择时才采用的方法，且必须是特异性强、疗效确切、治疗终点和观察评价指标明确的疗法（如硝酸甘油缓解劳累性心绞痛）。②观察病情演变及治疗反应。③某些资料的复查、核实、验证。④选择进一步的必要检查。⑤有时需查阅文献，开展会诊讨论。如果疾病的演变、治疗反应、进一步的检查结果符合拟诊疾病的客观规律，则证明诊断是正确的，否则诊断是错误的或不全面的，必须进一步调查、评价、分析，修正诊断。

第二节　临床思维方法

临床思维方法是医师认识疾病、判断疾病和治疗疾病等临床实践过程中采用的一种逻辑推理方法，贯穿于疾病诊断的全过程。

一、临床思维要素

临床实践与科学思维构成临床思维的两大要素。没有临床实践，科学思维是无源之水、无本之木，而没有科学思维指导的临床实践则是盲目的。

1. 临床实践　这是临床医师获取第一手诊断资料的重要过程。主要是床旁接触患者，通过问诊、体格检查、实验室及器械检查观察病情，搜集临床资料，发现问题，分析问题，解决问题。

2. 科学思维　在科学思维的指导下，进行临床实践，将搜集的临床资料及患者病情进行分析、推理、判断，由感性认识上升到理性认识，建立疾病的诊断。这一过程是任何先进的仪器设备都不能代替的思维活动，对诊断有非常重要的意义。但科学思维不是孤立的，临床资料

NOTE

越翔实，医学知识越广博，临床经验越丰富，则思维更正确，更能做出正确的诊断。

二、临床思维哲学

1. 现象与本质 疾病的临床表现，属于事物的现象，疾病的病理及病理生理改变，属于事物的本质，这就是疾病的现象与本质的关系。诊断疾病时，应思外揣内，透过现象看本质，如心脏杂音是血流产生湍流的反映，而血流出现湍流是产生杂音的基础。如何透过临床表现去认识疾病的本质，这要求我们必须掌握各种症状、体征及各项检查结果与疾病病理及病理生理的联系，这是诊断疾病的最基本的哲学思想。

2. 主要表现与次要表现 有时疾病的临床表现和过程往往比较复杂，临床资料也较多，涉及多个系统。在纷繁复杂的临床表现中必须分清哪些是主要的，哪些是次要的；哪些是原发的，哪些是继发的；哪些是直接的，哪些是间接的。要厘清各种临床表现之间的关系。反映疾病本质的是主要表现，缺乏这些资料则临床诊断不能成立，次要表现虽然不能作为疾病的主要诊断依据，但可为临床诊断提供旁证。

3. 共性与个性 共性即不同疾病出现的相同表现，个性即不同疾病的同一表现又各有其临床特点。如心脏病、肝脏病、肾脏病及营养不良都可能出现同一症状水肿，水肿为这些疾病的共性。心性水肿常以下垂性水肿伴体循环静脉压增高为特征；肝性水肿以腹水伴门静脉高压为特征；肾性水肿则以先出现于皮下疏松组织如眼睑等处为特征；营养不良性水肿则以低蛋白血症为特征。这些不同疾病的水肿特点就是上述诸病的个性。抓共性进行全面考虑可以避免漏诊，抓个性有利于鉴别诊断，可以减少误诊。

4. 典型与不典型 典型与不典型是相对而言的，所谓典型表现只是由于较常见，为临床医师所熟知而已，不典型表现只是由于相对特殊少见而已。造成疾病临床表现不典型的因素有：①患者的因素：如年老体弱、婴幼儿、机体反应能力、个体差异等。②疾病的因素：如疾病的早期或晚期、多种疾病的干扰影响。③医师的认识水平。④治疗的干扰。⑤器官解剖变异。⑥地域、季节等因素。

5. 局部与整体 人体各系统、器官功能既相对独立，又密切相关，既相互配合，又相互制约。局部病变可以影响整体，整体病变也可突出地表现在某一局部，这就是局部和整体的关系。例如，扁桃体炎为一局部病变，却常常引起发热、寒战、白细胞升高、血沉加快等全身性表现。慢性粒细胞白血病是造血干细胞克隆增生性疾病，却可突出地表现为脾脏肿大。局部的症状、体征可以是全身性疾病表现的一部分，而全身性表现又常由局部病变所引起。诊断时切忌片面地、孤立地对待各种表现，一定要关注疾病过程中局部和整体的内在联系。要能从纷繁复杂的临床表现中抓住本质。

三、临床诊断思维原则

在疾病诊断过程中，根据科学与医学伦理学原理，医师必须遵循以下临床诊断思维的基本原则，以远离思维误区，提高诊断的正确率。

1. 实事求是原则 实事求是原则是临床医师诊断疾病的最基本原则。它要求从客观实际出发，尊重客观规律，不要主观臆断。有些资料可能不符合某些疾病的一般规律，但也不能随意取舍，应考虑患者的个体差异以及一些疾病的特殊性，绝不能牵强附会地将其纳入自己理解

NOTE

的框架中，以满足不切实际的所谓的诊断要求，更不能不顾客观事实或歪曲客观事实，武断坚持己见。

2. 一元论原则 当疾病有多种临床表现时，抓住主要表现，尽可能以一种疾病去解释多种临床表现，若患者的临床表现确实不能用一种疾病解释时，可再考虑有其他疾病的可能性。

3. 优先考虑常见病、多发病原则 疾病的发病率及疾病谱随不同年代、不同地区而变化，但在同一时期、同一地区相对稳定。当几种疾病的可能性都存在时，要首先考虑常见病、多发病，再考虑少见病、罕见病。同样的道理，应考虑当时当地流行和发生的传染病与地方病。这一原则符合概率分布的基本原理，有其数学、逻辑学依据。遵循此原则在临床上可以大大减少诊断失误的机会。

4. 优先考虑器质性疾病的原则 当器质性疾病与功能性疾病的鉴别存在困难时，应优先考虑器质性疾病。在没有充分根据可排除器质性疾病前，不要轻易做出功能性疾病的诊断，以免导致延诊、漏诊或误诊，失去治疗机会，给患者带来不可弥补的损失。有时器质性疾病可能存在一些功能性疾病的症状，甚至与功能性疾病并存，此时也应重点考虑器质性疾病的诊断。但应实事求是，警惕不要把功能性疾病误诊为器质性疾病。

5. 优先考虑可治愈性疾病的原则 当诊断不明确，可治愈性疾病和不可治愈性疾病的诊断均有可能性时，基于医学伦理学的原则，应首先考虑可治愈性疾病，以便及时地给予恰当治疗，最大限度地减少诊断过程的周折，减轻患者的负担和痛苦。但这并不意味可以忽略不可治或预后不良疾病的诊断。

6. 简化思维程序原则 医师在获得临床资料后，根据医学知识与临床经验，抓住疾病的主要表现及规律特点，形成一定的诊断意向，逐一对照，逐一排除，在最小范围内选择最大可能的诊断，以给患者最及时的处理。这一原则有利于迅速建立诊断，对急重危症患者的救治有重要意义。

7. 以患者为整体原则 人是一个整体，人与社会、自然是一个整体。生物－心理－社会医学模式要求医师考虑疾病的影响因素除病因、病理生理等生物学因素外，还应考虑年龄、性别、家庭、文化程度、生活环境、工作情况、心理状态、宗教信仰等因素，要避免见病不见人的现象。只有这样，患者才能得到及时恰当的治疗。

四、临床诊断误区

疾病的复杂性、多样性和医师实践与认识的局限性往往使诊断偏离疾病的本质，走入误区，造成诊断失误，表现为误诊、漏诊、病因判断错误、疾病性质判断错误以及延误诊断等。临床上诊断失误的常见原因有：

1. 观察检测误差 临床观察不细致，各种检验、检查结果的准确性不够，或遗漏了一些重要的病史或体征，一些必要的辅助检查未进行，或解释错误，都可能导致诊断失误。

2. 临床资料缺陷 临床资料不客观、不完整、不确切，无重点，缺乏系统性、动态性，难以成为诊断依据。

3. 思维判断有误 先入为主，主观臆断，妨碍了客观而全面地搜集、分析和评价临床资料。某些个案的经验或错误的印象占据了思维的主导地位，致使判断偏离了疾病的本质，走入误区。

NOTE

4. 知识经验不足 医学知识不全面，临床经验不足，难以认识疾病的本质，造成诊断错误。

5. 疾病复杂罕见 对于一些复杂的疾病、罕见的疾病、新的疾病或疾病新的临床表现型缺乏认识与经验，又不查阅文献和会诊讨论，最终导致诊断失误。

第三节 诊断内容和书写要求

一、诊断内容

诊断是制订治疗方案的依据，应反映疾病的本质与全貌，应体现疾病的病因、性质、部位、病理形态、功能状态以及患者的全面健康状况。具体诊断内容包括病因诊断、病理解剖诊断、病理生理诊断、并发症诊断和伴发疾病诊断。

1. 病因诊断 病因诊断明确致病原因，体现疾病的性质，最能反映疾病的发生、发展、转归和预后，对疾病的治疗和预防都有决定性的意义。如风湿性心瓣膜病、病毒性心肌炎、结核性腹膜炎、遗传性球形红细胞增多症、病毒性肝炎、有机磷杀虫剂中毒、过敏性鼻炎等。有些疾病的病因目前还不十分明确，临床诊断时只能用“原发”来表示，如原发性血小板减少性紫癜、原发性高血压、原发性痛风等。

2. 病理解剖诊断 体现病理形态特点，反映病变部位、范围、性质以及组织结构的改变，列在第二位。如二尖瓣关闭不全、前壁心肌梗死、胃溃疡、肺纤维化、肝硬化、肾小球肾炎等。

3. 病理生理诊断 病理生理诊断是疾病引起的机体功能变化，如心功能不全、心律失常、肝性脑病、肾衰竭等。它不仅是机体和脏器功能判断所必需的，而且也可由此做出预后判断和劳动力的鉴定。

4. 疾病的分型与分期 不少疾病有不同的分型与分期，其治疗及预后各不相同，诊断中亦应予以明确。如钩端螺旋体病有流感伤寒型、黄疸出血型、肺出血型、脑膜脑炎型等不同临床类型；传染性肝炎可分甲、乙、丙、丁、戊、己、庚等多种类型；肝硬化有肝功能代偿期与失代偿期。疾病的分型和分期可对治疗抉择及预后判断起指导作用。

5. 并发症诊断 并发症是指原发疾病的进一步发展或是在原发病的基础上产生和导致机体脏器的进一步损害。虽然与主要疾病性质不同，但在发病机制上有密切关系。如胃溃疡并发穿孔、急性心肌梗死并发乳头肌功能不全、风湿性心瓣膜病并发脑栓塞等。

6. 伴发疾病诊断 伴发疾病是指与主要诊断的疾病同时存在但在发病机制上又不相关的疾病，伴发病对机体和主要疾病可能产生影响，如糖尿病患者同时有龋齿、肺结核患者同时有腰椎病等。

临床实践中由于疾病的复杂性、医师认识的有限性以及客观条件的限制，有时疾病暂时难以做出完整的诊断。未查明病因的，应根据疾病的病理和（或）功能改变，做出病理解剖诊断和（或）病理生理诊断，如肺纤维化、心包积液、肾衰竭。对于一时查不清病因，也难以做出病理解剖和病理生理诊断的疾病，可以用主诉的原因待诊作为临时诊断，如“腹部肿块原因待诊”“血尿原因待诊”等。对于待诊病例应尽可能根据临床资料的分析和综合，提出一些诊断的可能性，按可能性大小排列，反映诊断的倾向性，如血尿原因待诊：①肾结核；②肾结石；③泌尿系统肿瘤待排除。并应选择进一步的检查与治疗，尽可能在规定时间内明确诊断。如果没有提出诊断的倾向性，仅仅一个症状的待诊等于未作诊断。

临床综合诊断传统上应写在病历记录末页的右下方。诊断之后要有医师签名，以示负责。

二、诊断书写要求

1. 病名要规范准确　疾病诊断的病名书写要规范、完整、准确，不要省略修饰词和限定词，疾病的部位要写具体，避免出现笼统的诊断。如泌尿系感染、肺炎、心肌梗死都属笼统的诊断，书写时都应尽量避免。

2. 选择好第一诊断　当患者存在一种以上的疾病时，需选择对患者健康危害最大、花费医疗精力最多、住院时间最长的疾病作为病例首页的主要诊断；将导致死亡的疾病作为第一诊断。

3. 诊断要完整　诊断应尽可能体现疾病的病因、性质、部位、病理形态、功能状态以及患者的全面健康状况。与主诉和现病症完全无关的疾病也应记录，以示其存在。

4. 注意诊断顺序　一般是主要的、急性的、原发的、本科的疾病排列在前，次要的、慢性的、继发的、他科的疾病列在后面。

三、临床诊断举例

例一：诊断：1. 风湿性心瓣膜病	（病因诊断）
二尖瓣狭窄伴关闭不全	（病理解剖诊断）
持续性心房颤动	（病理生理诊断）
心力衰竭	
心功能Ⅲ级	
2. 左心房附壁血栓	（并发症诊断）
3. 胆囊结石	（伴发疾病诊断）
例二：诊断：1. 冠状动脉粥样硬化性心脏病	（病因诊断）
急性前壁心肌梗死	（病理解剖诊断）
室性早搏	（病理生理诊断）
心功能Ⅱ级	
2. 2 型糖尿病	（伴发疾病诊断）

第四节　循证医学与临床诊断

循证医学（evidence-based medicine，EBM）是遵循现代最佳医学研究的证据（成果），将其应用于临床对患者进行科学诊治决策的一门学问。EBM 兴起于 20 世纪 90 年代，它是一种全新的医学实践模式和医学方法学，“遵循科学证据”是这一新学科的核心思想。运用循证医

NOTE

学、循证思维指导临床诊断是临床医学发展的必然趋势。

一、循证医学的基本概念

首任牛津大学循证医学中心主任 David Sackett 和牛津大学卫生科学研究院首任院长 Muir Gray 于 1996 年在《英国医学杂志》上对循证医学下的定义是："循证医学是有意识地、明确地、审慎地利用现有最好的证据制定关于个体患者的诊治方案。实施循证医学意味着医师要参酌最好的研究证据、临床经验和患者的意见。"这一概念全面诠释了循证医学的内涵，倡导临床医师在诊疗疾病时既重视个人经验又强调采用现有的、最好的研究证据，同时还要尊重患者个人意愿，三要素缺一不可。循证医学的核心思想就是将最佳临床证据、专业知识与经验和患者的具体情况这三大要素紧密结合在一起为患者决策，旨在得到更敏感和更可靠的诊断方法，更有效和更安全的治疗方案。

二、循证医学与传统医学的区别

21 世纪临床医学面临多种挑战，医疗模式的改变、疾病谱的变化、多因素疾病、各种全新诊疗手段的问世等，使得临床医师在诊治疾病中会遇到很多新问题。如面对同一疾病，不同国家、不同地域、不同医院的医师甚至同一医院的不同医师，可能会有不同的诊疗观点，使得诊疗程序很不规范，诊疗方法、手段多种多样，自然也就出现不同的诊疗效果。事实上，这正是传统经验医学诊疗疾病的弊端所在。传统医学多注重的是临床经验，诊疗疾病时多以曾经所学的医学理论为基础，依据非实验性的个人临床经验，以及遵从上级、高年资医师的意见或参考来自教科书的知识来认识疾病，诊断疾病。但由于现代信息科学、生物医学的高速发展，知识不断"更新换代"，仍沿用传统经验医学理念认识疾病自然很不全面，这使得临床医师无法选择最切实有效的诊疗方法。而循证医学则要求临床医师循证选择，强调"最佳证据"，且证据是采用科学的标准，进行了严格的分析与评价得出的结论，并被确认为是真实的、有临床重要意义的、适用于临床实践的、现代最佳科学证据（current best evidence）。随着科学发展，证据将不断被充实、论证、更新，且永居前沿。循证医学还充分体现了"以人为本、患者至上"的原则，使患者在接受临床诊疗过程中，体现自身的价值取向和愿望。这样，医患关系和谐融洽，在诊疗中易取得共识，形成统一联盟，使患者获得当前最好的诊疗效果。

三、循证医学在疾病诊疗中的作用

目前，一些疾病的防治指南陆续颁布，如《高血压防治指南》《中国慢性乙肝防治指南》《中国成人血脂异常防治指南》《中国脑血管病防治指南》《冠心病防治指南》等，使临床医师诊疗疾病时有据可依，有证可查，突出体现了循证医学在临床疾病诊疗中的重要作用。最佳典范之一是《高血压防治指南》的出台：1997 年美国颁布了高血压防治的第 6 次报告，1999 年世界卫生组织 / 国际高血压联盟（WHO/ ISH）发表了《高血压防治指南》，同年中国的高血压防治指南也正式颁布，2010 年《中国高血压防治指南》进行了修订。2014 年为适应高血压基层管理的需求再次修订指南，并更名为《中国高血压基层管理指南》。这些指南提出了高血压分类和诊断的新标准，强调了危险因素在高血压防治中的重要意义，建议根据各种危险因素、靶器官损害以及伴发的相关疾病对高血压患者作危险分层，并根据危险分层采取不同的治疗方

NOTE

法和治疗步骤；提出了目标血压的概念，并要求根据患者的状况，将血压降至目标血压水平或以下。依据《中国高血压防治指南（2010）》及《中国高血压基层管理指南（2014 年修订版）》的建议，结合 2013 年欧洲高血压指南，综合我国基层高血压患者的具体现状，制订了《2015 年高血压合理用药指南》，提出了基层高血压患者降压治疗的基本药物应用原则。这些高血压防治指南的颁布从根本上改变了高血压诊断、防治中的传统观念，开创了人类与高血压这一最常见心血管疾病做斗争的新纪元，这是循证医学在高血压领域应用的典型成果。运用循证医学诊断疾病，其重要作用是科学规范了疾病的诊断程序、诊疗方法和手段，缩小了不同地域、不同医院医师之间诊断疾病的差异，同时还能拉近医患距离，改善医患关系，从而全面提高诊疗效果。

四、循证医学诊断疾病的基本要求

临床医学已开始迅速从经验医学向循证医学转变，并已成为临床医学发展的趋势和主流。临床医师必须尽快转变临床思维方法，建立起在循证医学基础之上的现代临床思维模式。证据是循证医学的基石，遵循证据是循证医学的本质。故临床医师在诊断疾病时要学会正确运用循证医学的方法，从病史采集和体格检查开始，一步一步地认真、广泛搜集能反映患者真实病情的各种资料，仔细分析，努力发现问题，带着问题有目的地进行检索，寻找现有的最佳证据，进一步评价研究证据的真实性和适用性，结合患者的具体情况，恰当运用所获得证据，并且关注运用之后的效果评价以指导疾病的诊断。此外，要以“患者为中心”，充分了解其价值观和社会观，尊重患者的意愿和选择，构建互相依从、相互理解、互相信任的医患关系，从而使循证医学的科学决策得以实现，并可望获得最佳的诊疗效果。

运用循证医学指导临床实践，对全面提高诊疗水平意义深远。因而要求每一位临床医师应将循证医学作为终身学习的内容，真正领悟循证医学的精髓，不断丰富和更新知识，学会通过多种途径搜集科学证据，以积累和更新医学信息，完善自己的知识结构。在临床实践中强化循证理念，培养循证思维，根据证据来决策每一位患者具体的诊疗方案，以最佳的诊疗手段，争取最好的诊疗效果。

【复习思考题】

1. 诊断疾病的四个步骤是什么？
2. 医师搜集临床资料的基本原则是什么？
3. 医师分析评价临床资料时必须考虑哪些项目？
4. 具体病例临床诊断思维程序的内容有哪些？
5. 临床诊断思维原则有哪些？
6. 疾病的完整诊断内容包括哪些？
7. 简述循证医学的概念及意义。

NOTE

附 篇

附 I 临床常用诊断技术

临床常用诊断技术对疾病的诊断和（或）治疗有重要意义，是临床医生必须掌握的操作技术之一。操作之前，医生应做到：①掌握操作规程，严格遵守无菌原则和无菌操作规程。②掌握患者病情及相关的检查结果，并向患者及其家属说明本次操作的目的与意义、安全性及并发症、注意事项等，尽可能消除其紧张情绪，取得他们的理解和配合。鉴于临床诊断技术多为损伤性操作，故患者本人或其法定代理人需签署有创治疗知情同意书。③准备本次操作所需物品。④术前、术中需要使用药物时，准备所需药品；做好过敏试验；必要时准备抢救所需的药品和设备。⑤准确确定穿刺部位，并做好标记；如定位困难或遇情况特殊时，可采用 X 线、CT、超声检查定位。⑥操作一般在治疗室进行；如病情需要，也可在病房或手术室进行。在病房操作时，可用屏幕遮蔽。⑦操作多由二人共同完成；术者及助手应常规洗手，戴口罩、手套，必要时穿无菌手术衣。⑧药物过敏试验：选用 1% 普鲁卡因为局部麻醉药时，术前应做过敏试验；选用 2% 利多卡因，则不必做过敏试验。现多选用 2% 利多卡因。其他需要做过敏试验的药品，也应做好过敏试验。⑨术中、术后应密切注意患者病情变化及各种反应，如生命体征、意识、出血和疼痛等。如发现情况，尽早处理。⑩及时将留取的标本送检，按时完成操作记录。⑪术后及时清理废弃物，并放入专用袋内。

一、胸腔穿刺术

胸腔穿刺术（thoracentesis），也叫胸膜腔穿刺术，是指用于检查胸膜腔积液的性质，或抽气、抽液减轻压迫症状，或经穿刺向胸膜腔内给药的诊疗技术。

【适应证】

1. 查病因，胸腔积液性质不明，需抽取积液进行有关化验及病理检查，以明确诊断。
2. 抽吸积气、积液（脓）或积血，解除胸腔压迫症状。
3. 胸腔内给药治疗。
4. 胸腔灌洗治疗。

【禁忌证】

1. 出血倾向。
2. 穿刺部位皮肤感染。
3. 既往胸腔穿刺有过严重的胸膜反应。
4. 剧烈咳嗽，体质衰弱，病情危重难于耐受操作。

5. 不配合或拒绝穿刺。

【术前准备】

1. 药品及器材准备 局麻药、碘伏、甲紫。如需胸腔内给药，还需备好相关药物。胸腔穿刺包、无菌手套、治疗盘、注射器（5mL、20mL 及 50mL）、三通开关（图Ⅰ-1）、标本容器、棉签、胶带、椅子、痰盂。

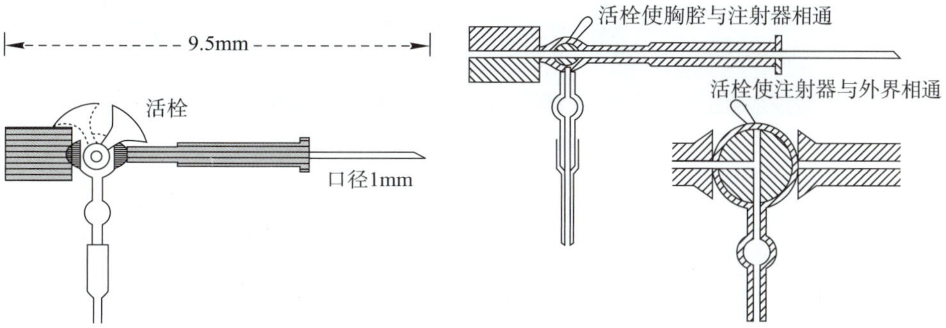

图Ⅰ-1 三通开关模式图

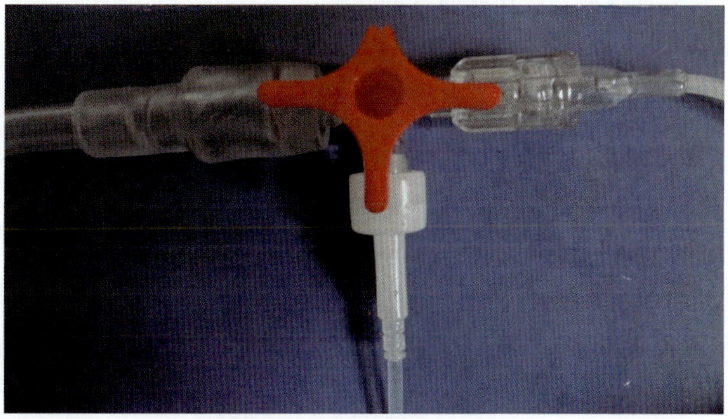

图Ⅰ-2 三通开关实物图

2. 熟知病情 掌握病史，进行体格检查和实验室检查，如血常规检查、血小板计数、出血时间、活化部分凝血活酶时间及凝血酶原时间等。仔细阅读患者胸部 X 线片和（或）CT 片。包裹性胸腔积液确定穿刺点时，需结合 CT 和（或）超声等检查。

3. 医患沟通 向患方阐述胸腔穿刺术的目的和意义、安全性和可能发生的并发症。常见并发症有胸膜反应、穿刺点出血、血胸、气胸、脓胸、空气栓塞、肺水肿、胸壁蜂窝组织炎等。简要说明操作过程，消除患方顾虑，取得其配合，同时签署知情同意书。

4. 术前训练 患者术前练习平稳呼吸及屏气，以便在抽液或抽气时配合医师操作。患者如有痰，术前尽可能咳出。术中保持呼吸平稳，不咳嗽或深呼吸，如需咳嗽先示意。

5. 术前用药 如患者精神过度紧张，可于术前半小时服用地西泮 10mg 或可待因 30mg。

6. 局部麻醉药 选用 2% 利多卡因。

7. 标记穿刺点 准确标记穿刺点。

8. 操作者准备 术者及助手洗手，戴好帽子、口罩，穿无菌手术衣。

【操作步骤】

1. 体位 穿刺体位可选下列其一：①坐位：能起床活动者，可选坐位，患者面朝椅背坐于椅上，双手及前臂平置于椅背上缘，头伏于前臂上。②半卧位：不能起床者，可选半卧位，患侧前臂置于其枕部，以扩张肋间隙（图Ⅰ-3），利于穿刺。

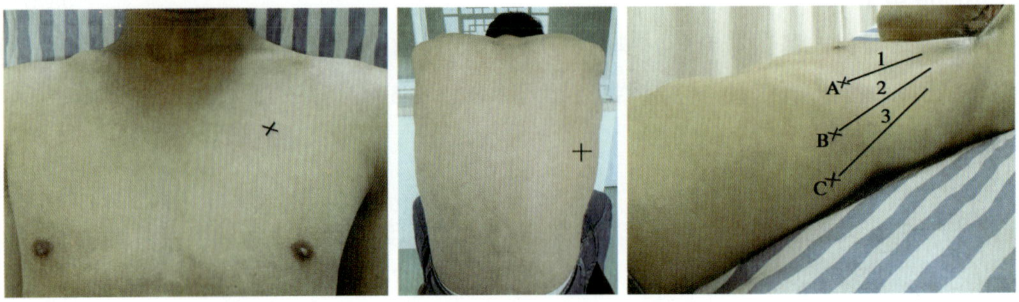

图Ⅰ-3 胸腔穿刺时患者体位及穿刺点

2. 胸腔穿刺点

（1）胸腔积液：常选择患侧胸部叩诊实音最明显的部位作为穿刺点。常用穿刺点：①肩胛线第7～9肋间隙；②腋后线第7～8肋间隙；③腋中线第6～7肋间隙；④腋前线第5～6肋间隙。

（2）胸腔积气：常选患侧锁骨中线第2肋间隙。

（3）包裹性胸腔积液或积气：需结合CT或超声检查确定穿刺点，并用甲紫在皮肤上标记，以便穿刺。

3. 消毒铺巾　常规消毒局部皮肤。术者戴无菌手套，铺消毒洞巾。

4. 局部浸润麻醉　持针于下位肋骨上缘的穿刺点（图Ⅰ-4）斜刺入皮内，注入2%利多卡因形成皮丘，然后调整进针方向，使针头与皮肤垂直，自皮肤至胸膜壁层逐渐直刺进针。先回抽无回血后，注入局麻药(以免误注入血管内)，直至胸膜壁层；一旦抽出胸水，停止进针，并注入剩余的利多卡因，以麻醉高度敏感的壁层胸膜。拔出针头前注意穿刺的深度。

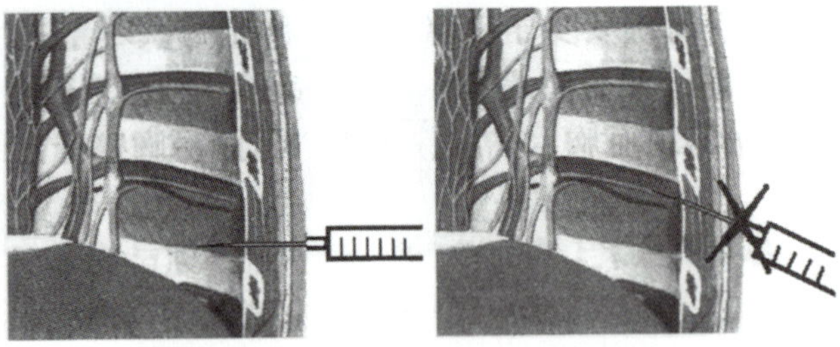

图Ⅰ-4 进针的位置、角度

5. 胸腔穿刺

（1）用带三通开关的穿刺针进行穿刺：①旋转三通开关：将穿刺针的三通开关旋转到与胸膜腔不通处。②穿刺：术者左手拇指和食指绷紧并固定穿刺部位皮肤，右手将穿刺针在麻醉处缓缓直刺，当针尖抵抗感突然消失时，表明已穿入胸膜腔。③抽液或抽气：助手用止血钳固定穿刺针，以防刺入过深，伤及肺组织。术者用50mL注射器连接三通开关，转动三通开关使其与胸膜腔相通，进行抽液或抽气。注射器抽满后，转动三通开关使其与外界相通，排尽注射器内的液体或气体。重复以上操作。予以计量，并留取标本送检。注意：在注射器回抽时嘱患者保持呼吸平稳，以减少气胸的发生机会。

（2）用针尾套有胶皮管的穿刺针进行穿刺（图Ⅰ-5）：①穿刺：先用止血钳夹闭胶皮管，再进行穿刺。穿刺针进入肌层后，用50mL注射器吸尽胶皮管内空气，松开夹闭的血管钳，将胶皮管吸扁，再用血管钳夹闭胶皮管近末端部位。②进针：继续缓缓进针，当针尖抵抗感突然消失和（或）胶皮管突然复张时，表示穿刺针已进入胸膜腔。③抽液或抽气：助手用止血钳固定好穿刺针，以防其刺入过深，伤及肺组织；术者将注射器与胶皮管相连，嘱助手松开夹闭的血管钳后，进行抽液或抽气；注射器抽满后，再嘱其夹闭胶皮管，取下注射器，排尽注射器内的液体或气体。重复以上操作。予以计量，并留取标本送检。

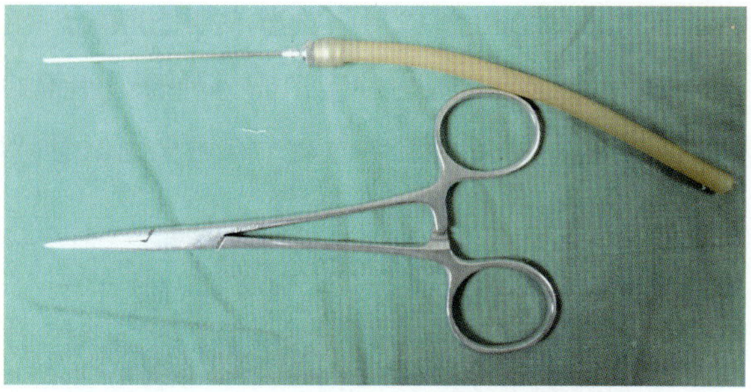
图Ⅰ-5 针尾套有胶皮管的穿刺针

（3）用套管针进行穿刺：用套管针穿刺成功后，留置塑料导管以抽吸胸水。

6. 需要药物治疗时，可于抽液完毕后，将稀释后的药物经穿刺针注入胸膜腔内。注入药物后回抽胸水，再注入，反复2～3次；若同时注入少量利多卡因及地塞米松，可减轻疼痛及发热等不良反应。恶性胸腔积液可注入抗肿瘤药物和硬化剂，以诱发化学性胸膜炎，促使脏层胸膜与壁层胸膜发生粘连，使胸膜腔闭合，防止胸腔积液复发。

7. 术毕拔针，消毒穿刺点，并稍用力压迫，盖上无菌纱布，胶带固定。

【术后处理】

1. 整理用物，妥善处理废弃物。

2. 标本及时送检，并做好穿刺记录。

3. 患者卧床休息2～4小时。如胸腔给药治疗者，需经常变换体位，使药物于胸膜腔内分布均匀。继续观察4～8小时，注意有无不良反应。

【注意事项】

1. 进针部位 进针须从肋骨上缘进针，以免刺伤肋骨下缘的血管及神经；避免在第9肋间以下穿刺，以免穿透膈肌，损伤腹腔内脏器。

2. 防治并发症 严格遵守无菌操作，注意防止出现各种并发症，如胸膜反应、穿刺点出血、血胸、气胸、胸壁蜂窝组织炎、脓胸、空气栓塞、肺水肿等。

（1）胸膜反应：胸膜反应主要表现为头晕、面色苍白、出汗、心悸、胸部压迫感或剧痛、血压下降、脉细、肢冷、昏厥等，或出现连续性咳嗽、气短、咳泡沫痰等现象。在操作中应密切观察患者的反应，发现胸膜反应，要及时处理。处理：①立即拔出穿刺针；②让患者平卧；③观察血压、脉搏变化；④必要时皮下注射0.1%肾上腺素0.3～0.5mL；⑤根据临床表现另做相应的对症处理。

（2）穿刺点出血：术毕拔针后，用消毒纱布按压数分钟，并用胶布固定，必要时加压包扎。

（3）血胸：其原因为穿刺部位或进针方向不正确，伤及肋间动、静脉而致出血。观察：注意病情变化，如有无出血性休克等；测血压、脉搏，每小时1～2次，如4小时后病情稳定，可改为每2小时或4小时1次。处理：①胸穿中，如见胸腔内出血，应立即停止操作；②止血治疗；③如出现休克，应抗休克治疗；④做好术前准备。

（4）气胸：其原因为：①针头后胶皮管未夹紧，或接口处漏气；②穿破脏层胸膜形成。处理：气胸量不同，处理亦不同。应注意观察，呼吸困难者给予吸氧。少量气胸，不必处理。胶皮管未夹紧致空气漏入，应尽量抽出。大量气胸，可行胸腔闭式引流；如无效，则考虑开胸手术。

3. 抽液量 ①一次抽液不应过多、过快；②诊断性穿刺抽液量为50～100mL；③减压抽

NOTE

液首次少于 600mL，以后每次要少于 1000mL；④脓胸患者，每次应尽量抽净。

4. 标本送检 疑为肿瘤，需行肿瘤细胞学检查，抽液量不少于 100mL，为防止细胞自溶，需即刻送检。疑为化脓性感染，需用无菌试管留取标本，并进行涂片做革兰染色镜检、细菌培养及药物敏感试验。

二、心包穿刺术

心包穿刺术（pericardiocentesis）是常用于抽液查明心包腔积液的性质，或抽液以缓解心包填塞的症状，或经穿刺向心包腔内给药的诊疗技术。

【适应证】

1. 查病因。抽取心包积液，进行化验及病理检查。

2. 消除心包填塞症状。大量积液出现心包填塞时，需紧急抽液以减轻或缓解心包填塞症状。

3. 心包腔内给药治疗。

4. 心包腔内灌洗治疗。

【禁忌证】

1. 有出血倾向，或正在接受抗凝治疗。

2. 穿刺部位皮肤感染，或有全身性感染（菌血症或败血症）。

3. 心包积液量少，慢性缩窄性心包炎。

4. 体质虚弱、病情危重难于耐受操作。

5. 不配合或拒绝穿刺。

【术前准备】

1. 药品及器材准备 各种抢救药品、局麻药（2% 利多卡因）、碘伏、甲紫。无菌手套、注射器（5mL、20mL 和 50mL）、治疗盘、标本容器、棉签、胶带、纱布。22G 套管针、心包穿刺包等。如行持续心包积液引流则需要准备尖刀、扩皮鞘、穿刺针、J 型导引钢丝、外鞘管、猪尾形心包引流管、三通开关、肝素帽等。特殊设备包括无菌导线、心电监护仪、除颤器，并进行连接。

2. 术前用药 如患者精神过度紧张，术前半小时可服地西泮 10mg 或可待因 30mg。

3. 熟知病情 掌握病情，进行体格检查和必要的实验室检查，如血常规检查、血小板计数、出血时间、活化部分凝血酶时间及凝血酶原时间等。

4. 医患沟通 向患方阐述心包穿刺术的目的、意义、安全性和可能发生的并发症。简要说明操作过程，解除其顾虑，取得其配合，并签署有创治疗知情同意书。

5. 确定穿刺点 初步估计心包积液量，量少者不宜穿刺。常选择液平段最大、距体表最近点作为穿刺部位（或点）。术前应行胸部影像学检查，以利确定心包穿刺的部位、进针方向与深度（测量穿刺点至心包的距离，即进针的深度）。在超声引导下，穿刺抽液更准确、更安全。

6. 开通静脉 确保输液通畅。

7. 操作者准备 术者及助手洗手，戴好帽子和口罩。

【操作步骤】

NOTE

1. 体位 半卧位或坐位。

2. 心包穿刺点 常用心包穿刺点（图Ⅰ-6）有以下三处：①心尖部：一般在左侧第5肋间隙或第6肋间隙心浊音界内2cm左右。②剑突与左肋弓缘夹角处。③右侧第4肋间隙心绝对浊音界内1cm处，此点适用于右侧心包积液较多者。特别指出，超声定位穿刺准确性高，穿刺时沿超声确定的部位、方向及深度进针，更易成功刺入心包腔。选好穿刺点后用甲紫标记。

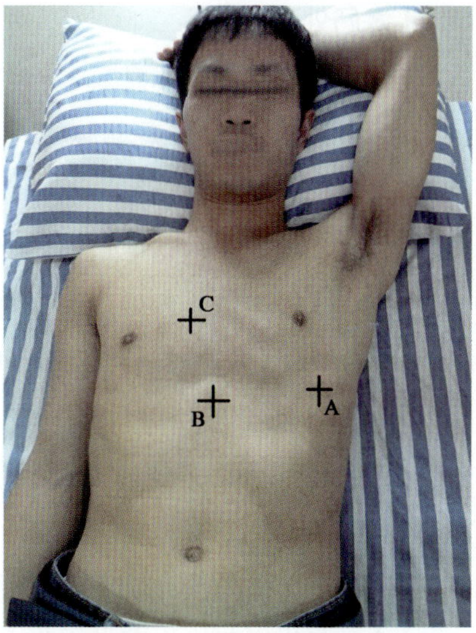

图Ⅰ-6 心包穿刺部位

3. 消毒铺巾 常规局部消毒皮肤，戴无菌手套，铺无菌洞巾。

4. 局部浸润麻醉 局麻常用2%利多卡因。持针从穿刺点斜刺入皮内，注射2%利多卡因至形成皮丘，然后沿穿刺方向逐渐深入，先回抽，无回血（以免注入血管内）则注入局麻药，至进入心包腔抽出积液为止，确定皮肤至心包腔的距离。

5. 心包穿刺 心包穿刺时，先仔细叩出心浊音界，并使用超声仪定位，初步确定穿刺点、进针方向和深度，术中再进一步确定并引导穿刺。兹介绍两种穿刺方法。

（1）穿刺针带胶皮管的心包穿刺术：①用血管钳夹闭穿刺针后的胶皮管，将穿刺针尾端通过无菌导线接上心电监护仪的胸导联电极（图Ⅰ-7）。②穿刺点：视情况选用下列穿刺点之一：A. 心尖部穿刺：于左侧第5肋间或第6肋间浊音界内2cm左右的部位进针，沿肋骨上缘向背部并稍向正中线刺入心包腔。B. 剑突下穿刺：在剑突与左肋弓夹角处进针，穿刺针与腹壁成30°～40°角，向上、向后并稍向左侧进入心包腔后下部。C. 前胸穿刺：于右侧第4肋间隙心绝对浊音界内1cm处，向内、向后指向脊柱刺入心包腔。结合超声定位穿刺，沿超声确定的部位、方向及深度进针刺入心包腔。③穿入心包腔：当针尖部抵抗感突然消失时，表明穿刺针已刺入心包腔内。如有心脏搏动触及针尖的感觉或心电图出现心肌损伤图形，表明穿刺针已触及心肌，应将穿刺针后退少许。④抽吸心包积液：助手立即用止血钳夹住针体并固定，以防针头继续刺入损伤心肌；术者将注射器连接胶皮管，松开胶皮管上的血管钳，缓慢抽吸。予以计量，并留标本送检。

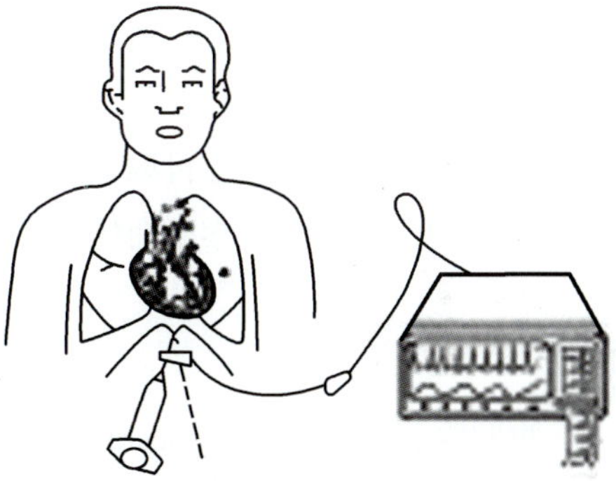
图Ⅰ-7 胸导联连接法

（2）带针芯穿刺针的心包穿刺术：①穿刺：将带针芯的穿刺针连接注射器，注射器在负压状态下自穿刺点缓慢进针，一旦有突破感，积液涌入注射器内时，应立即停止进针。②置入中心静脉导管：将J型导引钢丝从穿刺针芯插入约15cm后，退出穿刺针；沿导引钢丝用配套的扩皮鞘轻度扩张皮肤和软组织，退出扩皮鞘；再沿导引丝将中心静脉导管送入心包腔内约10cm后，退出导丝；妥善固定中心静脉导管（即引流管），末端连接无菌引流袋。③引流：将心包积液经中心静脉导管引流，并计量和留标本送检。

6. 术毕夹闭胶皮管后拔针或拔管，消毒穿刺点，盖上无菌纱布，压迫数分钟，胶带固定。

NOTE

【术后处理】

1. 术后绝对卧床休息。

2. 术后每 30 分钟观测脉搏、血压一次，共 4 次，如病情稳定则改为每小时观测一次，观察 24 小时。

3. 注意术后症状，视病情变化及时处理。

4. 整理用物，妥善处理废弃物。

5. 标本及时送检，并做好穿刺记录。

【注意事项】

1. 严格掌握适应证。由于心包穿刺术有一定的危险性，故须在心电图监护下，由有经验的医师进行穿刺或在其指导下进行穿刺。

2. 严格无菌操作，防止发生并发症，如心律失常、刺破心室及损伤肺等。

3. 在穿刺过程中，嘱患者切勿咳嗽或深呼吸。

4. 抽液时应遵循“见血即止”的原则。抽出颜色污秽、3～5 分钟不凝的血液，则为血性心包积液，可继续抽吸。如开始抽出的液体颜色不红，后来变红（血性），或一开始颜色较鲜红，抽出即凝，可能为损伤心脏血管导致出血。处理：立即停止抽吸，观察有无心包填塞症状或加重，视病情变化，做相应处理。

5. 第一次抽液量不宜超过 100～200mL，此后再抽时，可逐渐增至 300～500mL。抽液速度要慢。抽液过多过快，可使大量血液回流心脏导致肺水肿。抽液时，患者出现面色苍白、气促加剧、心慌、头晕、出汗等，应立即停止抽液，立即做相应处理。

6. 夹闭胶皮管后，才可取下注射器，以防止空气进入。

7. 术中、术后需观察生命体征等变化。

三、腹腔穿刺术

腹腔穿刺术（abdominocentesis），也叫腹膜腔穿刺术，是用穿刺针经腹壁刺入腹膜腔，采集腹膜腔内积液，检查其性质，或抽液缓解症状，或经穿刺向腹腔内给药的诊疗技术。

【适应证】

1. 查病因：①抽液做实验室检查，查明腹水性质；②诊断性穿刺，查明腹腔内有无积血、积液或积脓。

2. 大量腹水时，抽液以减轻压迫症状。

3. 腹腔内给药治疗。

【禁忌证】

1. 妊娠后期。

2. 卵巢囊肿、多房性肝包虫病、严重肠管胀气、手术或腹腔慢性炎症致广泛粘连。

3. 肝性脑病先兆、电解质严重紊乱者，不宜放腹水。

4. 不合作或拒绝穿刺者。

【术前准备】

1. 药品及器材准备 局麻药、消毒液（碘伏）、甲紫。腹腔穿刺包、无菌手套、治疗盘、注射器（20mL 及 50mL）、标本容器、棉签、胶带、腹带（需大量放腹水者）。

2. 熟知病情 熟悉病史，体格检查，包括测量脉搏、血压、腹围和腹部体征等。

3. 医患沟通 向患方阐明腹腔穿刺的目的及意义，消除其顾虑，取得其配合，并签署有创治疗知情同意书。

4. 排空小便 穿刺前须排空小便，以免穿刺时损伤膀胱。

5. 操作者准备 术者及助手洗手，戴好帽子和口罩。

【操作步骤】

1. 体位 可取坐位、半卧位、平卧位或侧卧位。如需放水，背部先垫好腹带备用。

2. 腹腔穿刺点 穿刺点应以叩诊浊音区为准。有以下穿刺点可选：①脐与髂前上棘连线中外 1/3 交点，此处不易损伤腹壁动脉及肠管（此处肠管比较游离），通常选择左侧穿刺点。②侧卧位可取脐水平线与腋前线或腋中线交界处，此处常用于诊断性穿刺。③坐位可取脐与耻骨联合的连线中点上方 1cm，偏左或偏右 1～1.5cm 处（图Ⅰ-8、Ⅰ-9），此处无重要器官，且易愈合。④仅少量积液，尤其是有包裹性分隔时，诊断性穿刺前嘱患者先侧卧于拟穿刺侧 3～5 分钟后再行穿刺，最好在 B 超定位后或在 B 超引导下穿刺。

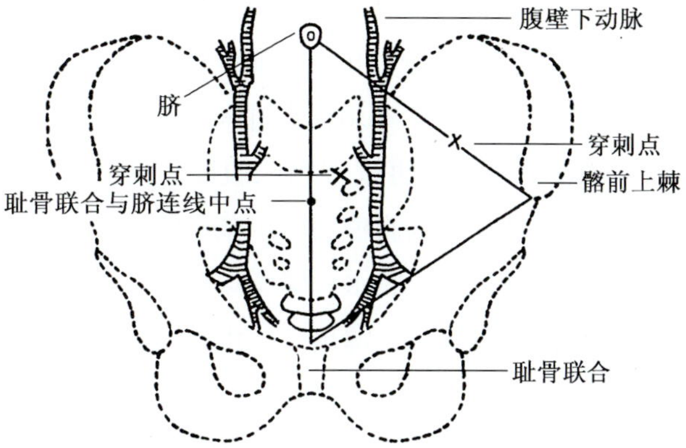

图Ⅰ-8 腹腔穿刺点及其与腹壁下动脉的关系

3. 消毒铺巾 穿刺部位常规消毒，术者戴无菌手套，铺无菌洞巾。

4. 局部浸润麻醉 局麻药多用 2% 利多卡因。麻醉时，术者持针，使针尖斜面向上，从穿刺点斜刺入皮内，注射 2% 利多卡因至形成皮丘，直径约 5mm，然后沿穿刺方向逐渐深入，先回抽，无回血后注药（以免注入血管内），直至针尖有落空感进入腹腔时为止，判断皮肤至腹腔的距离。

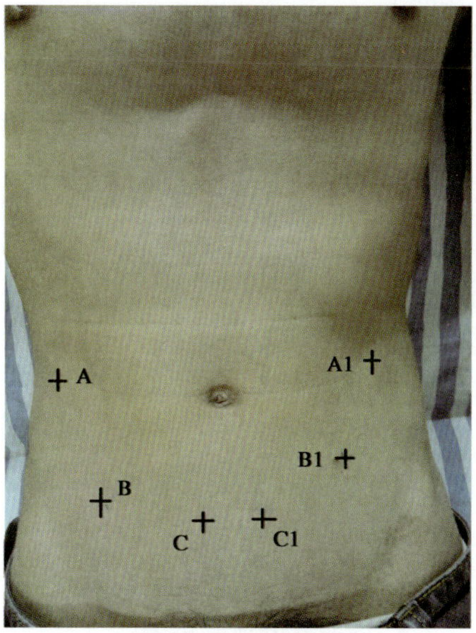

图Ⅰ-9 腹腔穿刺点

5. 诊断性腹腔穿刺 术者用左手拇指和食指绷紧并固定穿刺部位皮肤，右手持 20mL 注射器，经穿刺点自上向下斜行刺入，穿刺针进入皮下后，把空针抽成负压再进针，当针尖有落空感时，表明已进入腹腔内，抽液计量，并留标本送检。

6. 诊断性腹腔灌洗 腹腔内积液不多时，穿刺不易成功，为明确诊断，可行诊断性腹腔灌洗。采用与诊断性腹腔穿刺相同的穿刺方法，把有侧孔的塑料管置入腹腔内，塑料管尾端连接一盛有 500～1000mL 无菌生理盐水的输液瓶，倒挂输液瓶，使生理盐水缓缓流入腹腔，当液体流完或患者感觉腹胀时，把输液瓶放正，移至床下，此时，腹内灌洗液借虹吸作用流回输液瓶中。灌洗后取瓶中液体做检验。注意进出液体量和颜色。

7. 排放腹水 大量排放腹水时，可用 8 号或 9 号针头，针座连接一胶皮管，用血管钳夹闭胶皮管，从穿刺点自上向下斜行刺入，进入腹腔后，腹水自然流出，以输液夹夹持胶皮管，调节放液速度。腹水放出后应准确计量，随着腹水的流出，将腹带自上而下逐渐束紧，以防腹压骤降，内脏血管扩张，导致回心血量减少而发生虚脱，或血压下降甚至休克。

8. 术毕拔针，消毒穿刺点，覆盖无菌纱布，用胶带固定。

【术后处理】

1. 整理用物，注意废弃物的处理。

2. 标本及时送检，并做详细穿刺记录。

3. 腹水量多时，穿刺针头进入皮下后，将针头斜刺 1～2cm，再垂直刺入腹腔，使针孔及孔道不在从皮肤到腹壁层的一条直线上（图Ⅰ-10），以防拔针后腹水自穿刺点漏出。如拔针后仍有腹水自穿刺点漏出，可用蝶形胶布或火棉胶粘贴。

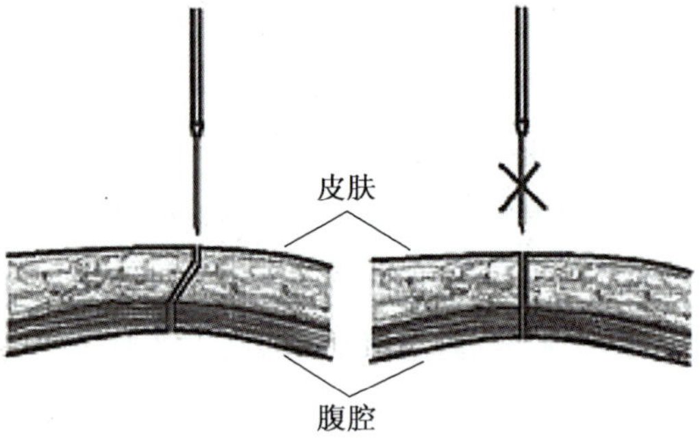

图Ⅰ-10 腹腔穿刺进针方法

4. 放腹水时，若流出不畅，可变换体位或将穿刺针稍作移动（如调整穿刺针角度、深度）。

5. 放腹水时，不宜过多过快。大量放腹水后可致虚脱、休克、电解质紊乱等情况，应及时处理，如观察生命体征等。肝硬化患者一次放腹水超过 3000mL 时，可诱发肝性脑病、电解质紊乱、血压下降或休克。

6. 术后患者应平卧，保持穿刺针孔位于体表上方，以免腹水漏出。

7. 放腹水前后均应测量脉搏、血压、腹围和腹部体征，以观察病情变化。

四、膝关节腔穿刺术

膝关节腔穿刺术（knee joint cavity paracentesis）是指用于诊断、治疗膝关节腔内病变的诊疗技术。

【适应证】

1. 抽取膝关节腔内的积液或分泌物，进行常规及细菌学检查，以明确其性质。

2. 膝关节腔造影检查。

3. 膝关节腔抽液减压治疗。

4. 膝关节腔内给药治疗膝关节疾病。

【禁忌证】

1. 穿刺局部皮肤感染。

2. 出血倾向。

【术前准备】

1. 药品及器材准备 局麻药、消毒液（碘伏）、甲紫。膝关节腔穿刺包、无菌手套、注射器、治疗盘、标本容器、棉签、胶带等。

2. 熟知病情 熟悉病史，做浮髌试验，检查血小板计数、出血时间、活化部分凝血活酶时间及凝血酶原时间等，参阅患侧膝关节 X 线、CT 片或超声检查。

3. 医患沟通 向患方阐明膝关节腔穿刺的目的及意义，简要说明操作过程，并发症及防治，消除其顾虑，取得其配合，并签署有创检查及治疗知情同意书。

4. 正确标记穿刺部位。

5. 操作者准备 术者及助手洗手，戴好帽子和口罩。

【操作步骤】

1. 体位 患者取仰卧位，双下肢伸直，患膝呈伸直位。

2. 膝关节腔穿刺途径 有以下三种膝关节腔穿刺途径（图Ⅰ-11、Ⅰ-12）可选：①于髌骨下方、髌韧带旁，向后穿刺达膝关节囊；②靠髌骨的外上角进针，刺入髌上囊；③靠髌骨的内上角进针，刺入髌上囊。

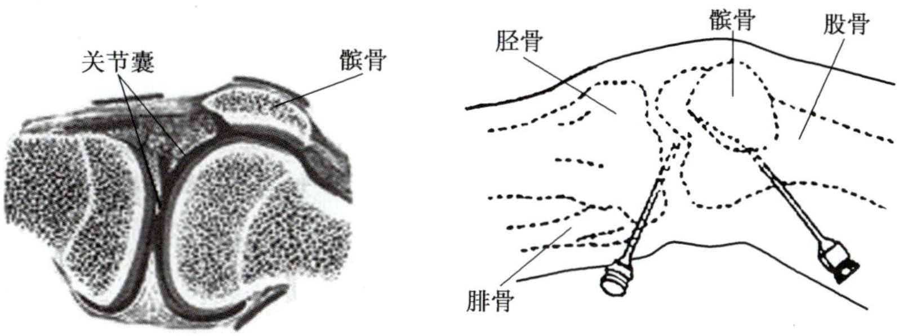

图Ⅰ-11 关节腔穿刺途径

3. 消毒铺巾 常规消毒局部皮肤，戴无菌手套，铺无菌洞巾。

4. 局部浸润麻醉 局麻药多用 2% 利多卡因。麻醉时，持针，使针尖斜面向上，从穿刺点斜刺入皮内，注射 2% 利多卡因至形成皮丘，直径约 5mm，然后沿穿刺方向逐渐深入，先回抽，无回血后注药（以免注入血管内），直至进入膝关节腔内，判断皮肤至关节腔距离及方向。

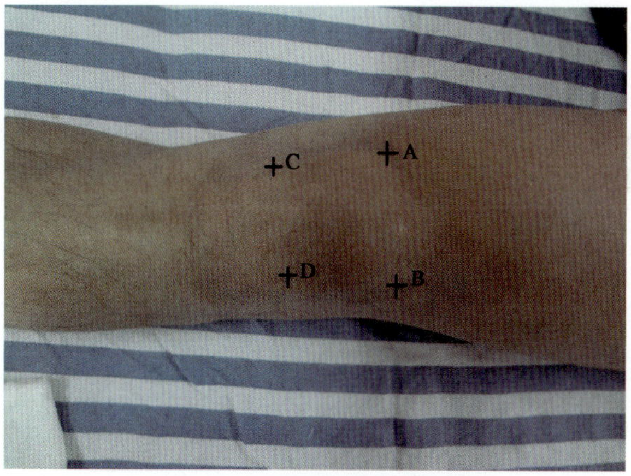

图Ⅰ-12 膝关节腔穿刺部位

5. 膝关节腔穿刺 术者用左手拇指和食指绷紧并固定穿刺部位皮肤，右手用穿刺针沿局麻途径穿刺，当刺入膝关节腔时，可感阻力突然降低，缓慢进行抽吸，速度不宜过快，以免针头阻塞。如针尖触及关节骨端，应稍向后退出，然后抽吸。如需膝关节腔内注射药物，则应另换无菌注射器。

6. 抽吸完毕，迅速拔出针头，以免针尖漏液污染膝关节周围组织。消毒穿刺点，覆盖无菌纱布，用胶带固定。

【术后处理】

1. 整理用物，注意废弃物的处理。

2. 标本及时送检，并作详细穿刺记录。

NOTE

3. 穿刺减压者，局部应适当加压包扎，并固定。

【注意事项】

1. 必须严格无菌操作，以防无菌的膝关节腔感染。

2. 穿刺应在距关节腔最近的皮肤表面穿刺，但应避免损伤周围重要的血管和神经。

3. 穿刺操作应细致、轻柔，尽量避免反复进针，以免损伤膝关节软骨。

五、腰椎穿刺术

腰椎穿刺术（lumbar puncture）是用腰穿针经腰椎间隙刺入椎管的诊疗技术。

【适应证】

1. 昏迷或抽搐患者，其病因未明。

2. 怀疑蛛网膜下腔出血而 CT 扫描阴性者。

3. 中枢神经系统感染、变性、脱髓鞘疾病，某些颅内肿瘤。

4. 脊髓病变、多发性神经病变。

5. 椎管造影。

6. 某些疾病需要椎管内给药治疗，和（或）减压引流治疗。

7. 测定颅内压力和检查脑脊液的动力学，了解椎管内是否阻塞及其程度。

【禁忌证】

1. 颅内压增高，尤其是后颅窝占位性疾病，易诱发脑疝。

2. 颅底骨折合并脑脊液漏。

3. 穿刺部位皮肤及脊柱有感染，或硬脑膜外脓肿。全身严重感染如败血症等不宜穿刺，以免发生中枢神经系统感染。

4. 腰椎畸形，或骨质破坏。

5. 出血倾向。

6. 患者垂危或处于休克期。

7. 不合作或拒绝腰穿者。

【术前准备】

1. 药品及器材准备　局麻药、消毒液（碘伏）、甲紫。腰椎穿刺包、无菌手套、注射器、治疗盘、标本容器、棉签、胶带等。需做细菌培养者，准备灭菌试管。

2. 熟知病情　熟悉病史，穿刺前检查患者的生命体征、意识、瞳孔及有无视盘水肿。

3. 医患沟通　向患方阐明腰椎穿刺的目的、意义、安全性和可能引起的并发症。简要说明操作过程，消除其顾虑，取得其配合，并签署有创治疗知情同意书。

4. 操作者准备　术者及助手洗手，戴好帽子和口罩。

【操作步骤】

1. 体位　取侧卧位。患者侧卧于硬板床，脊柱尽量靠近床边，背部与床面垂直，头颈向前胸屈曲，两手抱膝，紧贴腹部，尽量使腰椎后凸，拉开椎间隙，以利穿刺进针。

2. 腰椎穿刺点　双侧髂棘最高点连线与后正中线的交会处，相当于第 4 腰椎棘突或第 3、4 腰椎棘突间隙（图Ⅰ-13）。一般首选第 3、4 腰椎棘突间隙为穿刺点，用甲紫在皮肤上做标记。若在第 3、4 腰椎棘突间隙穿刺失败，可改在上或下一椎间隙进行穿刺。

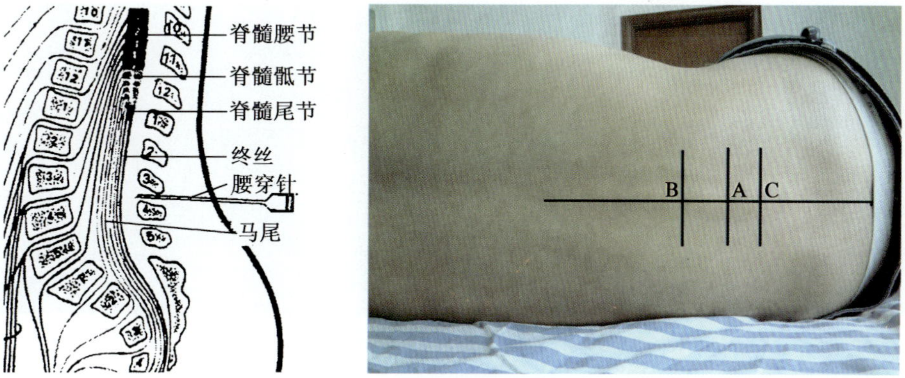

图Ⅰ-13 腰椎穿刺术

3. 消毒铺巾 常规消毒局部皮肤，戴无菌手套，铺无菌洞巾。

4. 局部浸润麻醉 局麻药多用2%利多卡因。麻醉时，持针，使针尖斜面向上，从穿刺点斜刺入皮内，注射2%利多卡因至形成皮丘，直径约5mm，然后沿穿刺方向逐渐深入，先回抽，无回血后注药，以免注入血管内。

5. 腰椎穿刺 术者用左手拇指和食指绷紧固定穿刺部位皮肤，避免穿刺点移位，右手持腰穿针垂直于脊背平面，针尖斜面向上刺入皮下，并从正面及侧面察看进针方向是否正确，这是穿刺成功的关键。针头稍斜向头部，缓慢刺入（成人4～6cm，儿童2～4cm）。穿刺针头依次经过皮肤、皮下组织、棘上韧带、棘间韧带、黄韧带和硬脊膜。当针头穿过韧带时有一定的阻力感，当阻力感突然降低时，提示针已穿过硬脊膜进入蛛网膜下腔。将针芯拔出，可见脑脊液流出，表明穿刺成功（图Ⅰ-14）。

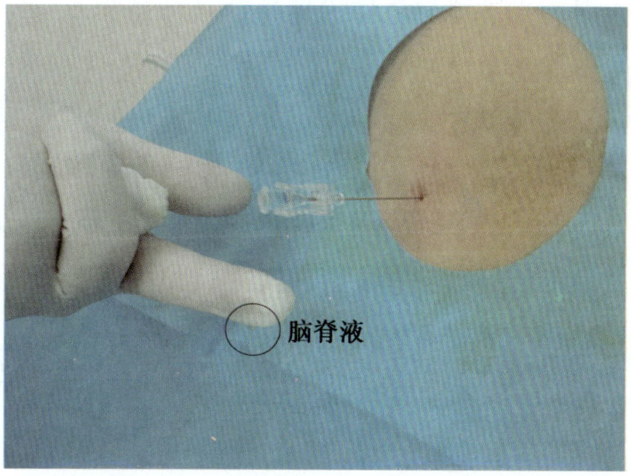

图Ⅰ-14 脑脊液流出，表明穿刺成功

6. 测颅内压 接上测压管（图Ⅰ-15）测量压力。要求患者全身放松，双下肢和颈部略伸直，平静呼吸，可见测压管内液平面缓缓上升，到一定平面后随呼吸而上下波动，读此数为脑脊液压力（即颅内压）。正常成人侧卧位颅内压为70～180mmH_2O（40～50滴/分）。

7. 压腹试验 方法：由助手用拳头压患者腹部持续20秒，脑脊液压力即迅速升高，解除压迫后，压力迅速下降至原水平，证明腰穿针完全在蛛网膜下腔内。原理：压迫腹部深层静脉，可致脊髓静脉丛血液淤滞，引起脊髓蛛网膜下腔压力增加，颅内压亦随之上升。

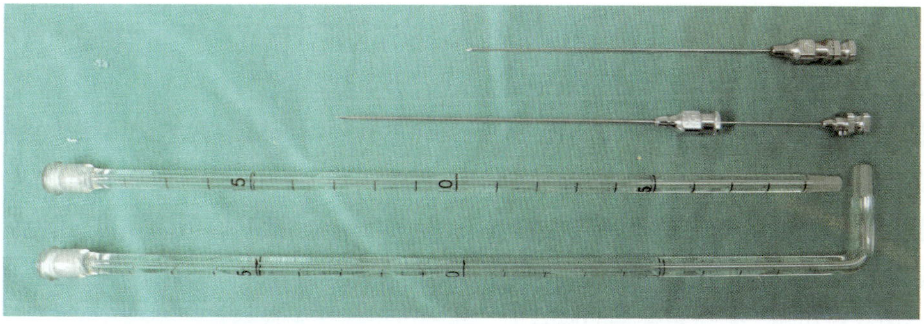

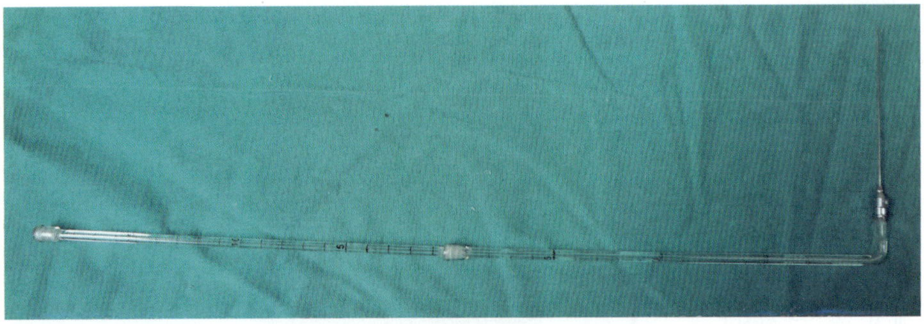

图Ⅰ-15 腰椎穿刺针及测压管

8. 压迫颈静脉试验 又称 Queckenstedt test，可了解蛛网膜下腔有无阻塞。方法：由助手先后分别压迫左右颈静脉，然后同时压迫双侧颈静脉，每次压迫 10 秒。禁忌证：①颅内出血；②颅内压明显增高。临床意义：①正常时，压迫颈静脉后，脑脊液压力迅速升高 1 倍左右，解除压迫后 10～20 秒迅速恢复原来水平，表示蛛网膜下腔通畅，称为压迫颈静脉试验阴性；②在穿刺部位以上有椎管梗阻，压迫颈静脉时,压力不上升（提示椎管完全性梗阻），或压力上升、下降缓慢（提示椎管部分性梗阻），此二种情况称为压迫颈静脉试验阳性；③压迫一侧颈静脉，脑脊液压力不上升，但压迫对侧上升正常，提示梗阻侧的横窦闭塞。原理：正常情况下，脑和脊髓的蛛网膜下腔是相通的，当压迫颈静脉时，颅内静脉压升高，脑脊液回流受阻，颅内压迅速升高。注意事项：压迫颈静脉试验之前，应先做压腹试验。

9. 收集脑脊液 测压后，用编好号、贴好标签的试管收集脑脊液 2～5mL 送检。颅内压增高时，排放脑脊液需谨慎，仅收集测压管中的脑脊液，或用针芯控制释放脑脊液的速度，慢慢放出，最好不要超过 2mL。

10. 插入针芯拔针，局部按压 1～2 分钟，消毒穿刺点，覆盖无菌纱布，用胶带固定。

【术后处理】

1. 术毕患者去枕平卧 4～6 小时。颅内压增高者，可延长卧床时间，并严密观察。

2. 穿刺测颅内压增高明显者，穿刺后立即静脉滴注脱水剂，以防发生脑疝。

3. 整理用物，处理废弃物。

4. 标本送检，并做详细穿刺记录。

【注意事项】

1. 必须严格遵守无菌操作原则。

2. 疑有颅内压增高，但又必须穿刺来协助诊断者，可先用脱水剂降低颅内压；再用细穿刺针进行穿刺，刺入硬脊膜后，针芯不完全拔出，使脑脊液缓慢滴出，以免引起脑疝。

3. 穿刺过程中，观察患者意识、瞳孔、脉搏、呼吸的改变，若病情突变，应立即停止操作，并进行抢救。发现颅内高压或出现脑疝症状，应立即停止放液；快速静脉给予脱水剂或向椎管内注入生理盐水 10～20mL；如脑疝不能复位，迅速行脑室穿刺术。

4. 释放脑脊液过多、穿刺针过粗致脑脊液自穿刺孔外漏或过早起床，可致低颅内压而头痛，应注意预防。

5. 腰椎穿刺所致损伤性出血，多由穿刺不顺利造成，血性脑脊液多在数分钟后可自凝。非腰椎穿刺所致损伤性出血，如蛛网膜下腔出血通常不能自凝。

6. 鞘内注射药物，需放出等量的脑脊液，药物以生理盐水稀释后，缓慢注入。

7. 脑脊液检查时，第一管做细菌学检查，第二管做生化检查，第三管做常规检查及细胞学检查，以免损伤致细胞检查不准确。

8. 腰椎穿刺失败的常见原因：①患者过度紧张，椎间隙未拉开；②脊柱畸形；③患者过度肥胖；④穿刺方向不对；⑤穿刺针选择不对，成人用细针、儿童用粗针都容易导致穿刺失败。

六、骨髓穿刺术和骨髓活组织检查术

（一）骨髓穿刺术

骨髓穿刺术（bone marrow puncture）是通过抽取骨髓做细胞学、细菌学或寄生虫检查的诊断技术。

【适应证】

1. 血液病的诊断、治疗及随访。

2. 部分恶性肿瘤的诊断，如多发性骨髓、淋巴瘤、骨髓转移性肿瘤等。

3. 不明原因发热的诊断，如骨髓培养、骨髓涂片找寄生虫等。

4. 评估骨髓造血机能，指导抗癌药物及免疫抑制剂的使用。

5. 骨髓腔注射药物治疗白血病。

6. 骨髓干细胞培养或骨髓移植。

【禁忌证】

1. 出血倾向，如血友病等。

2. 穿刺部位感染。

【术前准备】

1. 药品及器材准备 局麻药、消毒液（碘伏）、甲紫。如需药物治疗，则需准备相应药物。骨髓穿刺包、无菌手套、治疗盘、10mL 或 20mL 的干燥注射器、棉签、胶带、载玻片、推片、细菌培养容器等。

2. 医患沟通 熟悉病史，向患方阐明骨髓穿刺的目的、意义、安全性和可能引起的并发症。简要说明操作过程，消除其顾虑，取得其配合，并签署有创治疗知情同意书。

3. 术前检查 主要为实验室检查，如出血时间、活化部分凝血活酶时间及凝血酶原时间等。

4. 操作者准备 术者及助手洗手，戴好帽子和口罩。

【操作步骤】

1. 体位 穿刺体位有四种，即仰卧位、俯卧位、侧卧位和坐位，视需要选择其一。不同的穿刺体位适用于不同的穿刺：①仰卧位适用于髂前上棘和胸骨穿刺；②俯卧位适用于髂后上棘穿刺；③侧卧位适用于髂后上棘和棘突穿刺；④坐位适用于棘突穿刺。

2. 骨髓穿刺点 有下列四个穿刺点可选：①髂后上棘穿刺点：位于骶椎两侧，臀部上方突出部位，此处骨皮质薄，骨髓腔大，容易刺入（图Ⅰ-16）。常作为首选穿刺部位。②髂前上棘穿刺点：常取髂前上棘后上方 1～2cm 处作为穿刺点，此处骨面较平，容易固定，危险性小。③腰椎棘突：一般取第 3、4 腰椎棘突。④胸骨穿刺点：胸骨柄或胸骨体，相当于第 1、2 肋间隙的位置，此处胸骨较薄（约 1cm），应防穿通胸骨，发生意外。因胸骨骨髓含量丰富，故仅限其他部位穿刺失败后使用。

NOTE

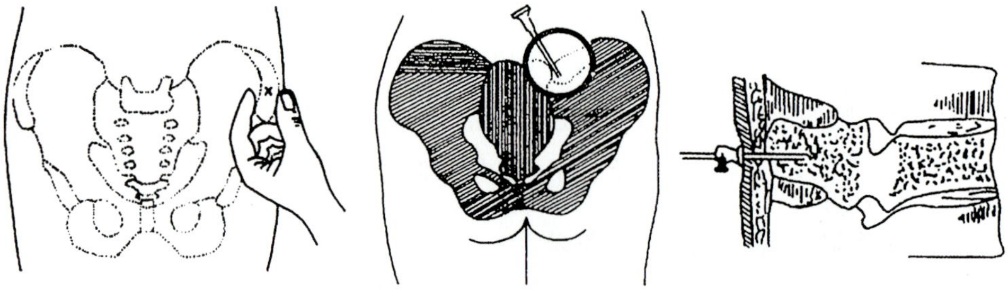

图Ⅰ-16 骨髓穿刺部位

3. 消毒铺巾 常规消毒局部皮肤，戴无菌手套，铺无菌洞巾。

4. 局部浸润麻醉 局麻药多用 2% 利多卡因。麻醉时，持针，使针尖斜面向上，从穿刺点斜刺入皮内，注射 2% 利多卡因至形成皮丘，直径约 5mm，然后沿穿刺方向逐渐深入，先回抽，无回血后注药（以免注入血管内），直至骨膜。

5. 骨髓穿刺 将骨髓穿刺针的固定器（图Ⅰ-17）固定在适当的长度上（髂骨穿刺约 1.5cm，胸骨穿刺约 1cm）。术者用左手拇指和食指绷紧并固定穿刺部位皮肤，右手持针与骨面垂直刺入，旋转进针，缓缓钻入骨质至阻力感消失，穿刺针能固定在骨内，表明针尖部已达骨髓腔。胸骨穿刺时，术者用左手拇指和食指绷紧并固定于胸骨两侧缘，防止穿刺针滑出而发生危险。术者用右手持针垂直刺入皮肤直达骨膜，调整针体与胸骨面呈 30°～40°角，将穿刺针左右旋转，缓缓钻入骨质，阻力感消失时表示针尖部已进入骨髓腔内。

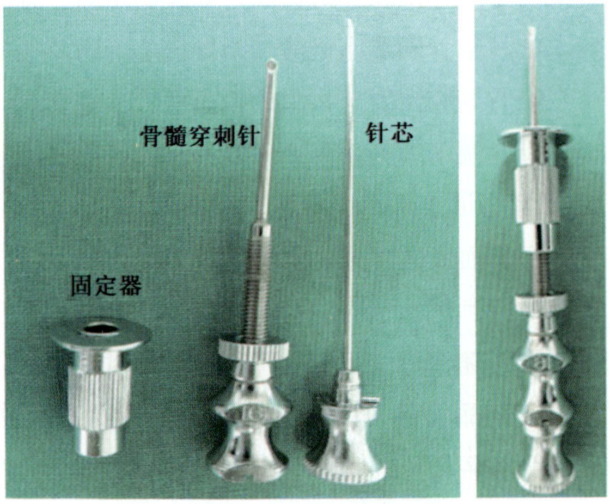

图Ⅰ-17 骨髓穿刺针（固定器、针芯）

6. 取材涂片 ①拔出针芯，可见针芯前段表面有少许血性液体，提示可能是骨髓；接上 10mL 或 20mL 的干燥注射器，缓缓用力抽吸，此时患者可感到一种轻微的锐痛，随即可见少许红色骨髓液进入注射器内。若做血细胞学检查，仅需骨髓 0.1～0.2mL 即可，将骨髓液滴于载玻片上，立即涂片数张制作标本，以免发生凝固。若做骨髓细菌培养或找狼疮细胞，则应抽取 1～2mL 送检。②如未能抽出骨髓液，可能是针腔被堵塞或“干抽”（dry tap），此时应重新插入针芯，稍加旋转，再钻入少许或退出少许，拔出针芯，如见针芯带有血迹，提示可能是骨髓，再接上注射器抽吸，即可取得骨髓。③如反复改变深度均未成功，要考虑有无骨髓纤维化的可能性，可更换穿刺部位或行骨髓活检。

7. 抽毕，插入针芯后拔针，消毒穿刺点，覆盖无菌纱布，按压 1～2 分钟，胶布固定。

【术后处理】

1. 整理用物，处理废弃物。

2. 标本及时送检，并做详细穿刺记录。

3. 穿刺术后一般静卧 2～4 小时。

4. 注意穿刺术后局部有无出血。

【注意事项】

1. 严格执行无菌操作，以免发生骨髓炎。

2. 穿刺针和注射器必须干燥，以免发生溶血；注意二者接口是否紧密，有无漏气。穿刺针管与针芯长度应一致，否则影响穿刺。

3. 注意穿刺针的进针角度：穿刺针应保持与骨质平面相垂直，旋转钻入。但胸骨穿刺时应使针体与胸骨面呈 30°～40°角，旋转钻入。

4. 注意穿刺的力度和旋转弧度：针头进入骨质后避免摆动过大，以免断针。

5. 一次穿刺失败时需重新穿刺。若穿刺针管内染有血迹，则应更换穿刺针再穿，否则可导致所取的骨髓液凝固，影响检查结果的准确性。

6. 骨髓造血组织分布不均，有时需多次从不同部位抽取骨髓液检查，方可利于诊断。

7. 多次“干抽”时应进行骨髓活检。

8. 穿刺时应注意患者脉搏、血压及患者各种反应，如发现其精神紧张、面色苍白、大汗淋漓、脉搏快等休克症状时，立即停止穿刺，及时处理。

9. 骨髓穿刺成功的标准：①抽吸骨髓时患者有短暂的痛感；②骨髓中可见黄色的骨髓小粒或油珠；③涂片检查可见骨髓特有的细胞（如巨核细胞、网状细胞和浆细胞等）。

（二）骨髓活组织检查术

骨髓活组织检查术（bone marrow biopsy）是临床常用的一项诊断技术，其对诊断骨髓增生异常综合征、原发性或继发性骨髓纤维化症、增生低下型白血病、骨髓转移癌、再生障碍性贫血、多发性骨髓瘤等疾病有重要意义。

【适应证】

适用于骨髓穿刺未能确诊的下列疾病：①骨髓增生异常综合征、原发性或继发性骨髓纤维化症、再生障碍性贫血；②增生低下型白血病、骨髓转移癌、多发性骨髓瘤等。

【禁忌证】

与骨髓穿刺术相同。

【术前准备】

1. 与骨髓穿刺术相同。

2. 准备骨髓活组织检查穿刺针。

【操作步骤】

1. 穿刺部位 常选择髂前上棘或髂后上棘。

2. 体位 采用髂前上棘穿刺时，患者取仰卧位；采用髂后上棘穿刺时，患者取俯卧位或侧卧位。

3. 消毒铺巾 与骨髓穿刺术相同。

4. 局部浸润麻醉 与骨髓穿刺术相同。

5. 穿刺 将骨髓活组织检查穿刺针的针管套在手柄上。操作者左手拇指和食指将穿刺部位皮肤绷紧并固定穿刺部位，右手持穿刺针手柄以顺时针方向进针至骨质一定的深度后，拔出针芯，在针座后端连接上接柱（接柱可为 1.5cm 或 2.0cm），再插入针芯，继续按顺时针方向进针，其深度达 1.0cm 左右，再转动针管 360°，针管前端的沟槽即可将骨髓组织离断。

6. 标本取材 按顺时针方向退出穿刺针，取出骨髓组织后，立即置于10%甲醛或95%乙醇溶液中固定，并及时送检。

7. 加压包扎 拔针后，消毒穿刺点，覆盖无菌纱布，按压1～2分钟，胶布加压包扎固定。

【术后处理】

与骨髓穿刺术相同。

【注意事项】

1. 与骨髓穿刺术相同。
2. 骨髓活组织检查时，开始进针不宜太深，否则不易取得骨髓组织。
3. 骨髓活组织检查穿刺针的内径比骨髓穿刺针的要大，抽取骨髓液的量不易控制，故一般不用抽吸来获取骨髓液，做涂片等检查。

七、肝脏穿刺术

肝脏穿刺术（liver puncture）是指采取肝组织标本或抽脓的诊疗技术，包括肝穿刺活体组织检查术（简称肝活检）（liver biopsy）和肝穿刺抽脓术（liver abscess puncture）。穿刺方法有一般的肝脏穿刺术、套管针穿刺术、分叶针切取术和快速肝脏穿刺术等。目前认为快速肝脏穿刺术用抽吸式活检针，较安全，临床应用较多，而其他三种穿刺术则较易造成肝损伤或出血。

（一）肝脏穿刺术

【适应证】

1. 疑为肝脏恶性肿瘤、恶性组织细胞病者。
2. 原因不明的发热、肝功能异常、肝肿大、黄疸和门静脉高压等。
3. 某些血液病。
4. 血色病、淀粉样变、脂肪肝等代谢性肝病。
5. 肝脓肿抽脓引流。

【禁忌证】

1. 出血倾向。
2. 大量腹水或合并急腹症。
3. 重度黄疸，中量以上腹水。
4. 疑为肝及腹腔内包囊虫病、嗜铬细胞瘤、淤血性肝脏肿大、肝脏血管性疾病（如肝海绵状血管瘤、动脉瘤）。
5. 昏迷、重度贫血或其他疾病（如右侧胸腔及膈下有急性炎症、急性胰腺炎等）。
6. 拒绝或不配合者。

【术前准备】

1. 药品及器材准备 局麻药、消毒液（碘伏）、甲紫、生理盐水。肝脏穿刺包［内有快速肝脏穿刺套针（图Ⅰ-18），针长7cm，套针内带有短的针芯活塞，空气和水可以通过，但可阻止吸进套管内的肝组织进入注

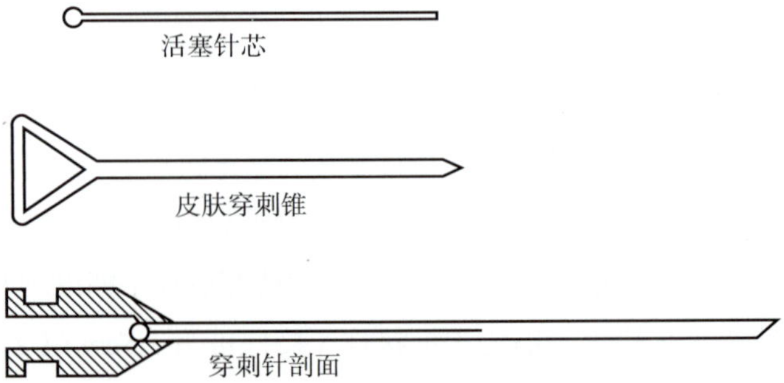

图Ⅰ-18 快速肝脏穿刺套针

射器]、抽脓针（肝脓肿穿刺抽脓用）、10mL 及 50mL 注射器、治疗盘、无菌手套、棉签、胶带、腹带、小沙袋、盛有 95%乙醇或 10%甲醛的标本瓶等。

2. 医患沟通 向患方阐明肝脏穿刺的目的、意义、安全性和可能引起的并发症。简要说明操作过程，消除其顾虑，取得其配合，并签署有创治疗知情同意书。

3. 熟知病情 熟悉病史，还无需注意有无肺气肿、胸膜肥厚等。

4. 术前训练 嘱患者练习深呼气末屏气，穿刺时不能咳嗽和深呼吸，以防针头划伤肝脏。

5. 术前检查 术前观察血压、脉搏等生命体征；检查血小板、出血时间、活化部分凝血活酶时间及凝血酶原时间和血型等，拍摄 X 线胸片，行肝脏 CT 或超声检查；术前备血。

6. 术前用药 ①术前 1 小时服地西泮 10mg 或艾司唑仑 1mg。②术前血小板计数、出血时间、活化部分凝血活酶时间及凝血酶原时间等检查异常，应肌肉注射维生素 $K_1$10mg，每日 1 次，3 天后复查，如仍不正常，则不宜穿刺。③术前需停用可引起出血风险的药物（阿司匹林，华法林等）。

7. 操作者准备 术者及助手洗手，戴好帽子和口罩。

【操作步骤】

1. 放置腹带 于患者背部铺好腹带，备用。

2. 体位 ①患者取仰卧位，稍向左倾，身体右侧靠床沿，背部右侧肋下垫一枕头，并将右手置于枕后。②抽取脓液时，取坐位或半卧位。

3. 穿刺点 ①肝活检穿刺点：右侧腋中线第 8、9 肋间；或右侧腋前线第 8、9 肋间；或肝实音处穿刺；若肝脏肿大超出肋缘下 5cm 以上者，亦可自肋缘下穿刺（图Ⅰ-19）。②疑诊肝癌穿刺点：宜选较突出的结节处穿刺。③肝脓肿抽脓穿刺点：在压痛点明显处。④ B 超定位后穿刺：肝脏穿刺在超声引导下进行穿刺更可靠、更准确。

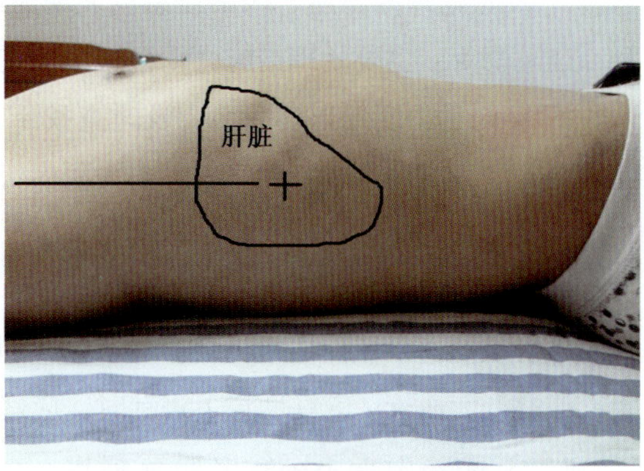

图Ⅰ-19 肝穿刺患者体位及穿刺点

4. 消毒铺巾 常规消毒局部皮肤，戴无菌手套，铺无菌洞巾。

5. 局部浸润麻醉 局麻药多用 2% 利多卡因。麻醉时，持针，使针尖斜面向上，从穿刺点斜刺入皮内，注射 2% 利多卡因至形成皮丘（直径约 5mm），然后沿穿刺方向逐渐深入，先回抽，无回血后注药（以免注入血管内），直至有突破感进入腹腔内为止。

6. 备好穿刺针 备好快速肝脏穿刺套针，以胶管将穿刺针连接于 10mL 注射器，吸入无菌生理盐水 3～5mL。

7. 肝脏穿刺 ①先用穿刺锥在皮肤上刺孔，顺此孔再用肝活检穿刺针从穿刺部位的肋骨上缘与胸壁垂直刺入 0.5～1cm，然后将注射器内的生理盐水推出 0.5～1mL，冲出针内可能残存留的皮肤及皮下组织，以防止针头堵塞。②注射器保持负压；同时患者先深吸气，然后在深呼气末屏住呼吸。③术者迅速将肝穿刺针刺入肝脏内（穿刺深度 <6cm），并立即抽出。注意：此过程 1～2 秒，不可随意搅动穿刺针，拔针后患者才可呼吸。④拔针后立即以无菌纱布按压穿刺部位 5～10 分钟，胶布固定，压上小沙袋，并以多头腹带束紧，加压包扎。

8. 收集标本　用生理盐水从肝穿刺针内冲出肝组织条于弯盘中，挑出肝组织，用95%乙醇或10%甲醛固定后送检。

9. 肝脓肿抽脓　①若行肝脓肿抽脓，先用血管钳夹闭抽脓用的胶皮管。②当针进入肝脏脓腔时，将50mL注射器连接于抽脓的胶皮管上，进行抽吸。抽脓过程中，不需要固定穿刺针头，可让针随呼吸摆动，以免损伤肝脏组织。注射器吸满后，夹闭胶皮管，拔下注射器，排出脓液。注意：尽可能抽尽脓液。如脓液黏稠，可注入无菌生理盐水稀释后再抽。③观察脓液的量、颜色及气味，并收集脓液送检。④抽毕拔针，消毒穿刺点，覆盖无菌纱布，按压数分钟，胶带固定，压上小沙袋，并以多头腹带束紧，加压包扎。

【术后处理】

1. 整理用物，处理废弃物。

2. 标本及时送检，并作详细穿刺记录。

3. 肝穿刺活检术后，应静卧24小时。同时，观测血压、脉搏，开始每15～30分钟测1次；病情稳定者，4小时后改为每小时测1次，共测6次。

4. 注意有无内出血及气胸。

5. 如患者情况良好，术后24小时移去沙袋和腹带。

【注意事项】

1. 若穿刺不成功，针退至皮下，必要时更换穿刺方向，重复穿刺，但不宜超过3次。

2. 及时处理内出血　内出血患者表现为烦躁不安，面色苍白，出冷汗，脉搏增快、细弱和血压下降等。主要处理措施为止血，抗休克，必要时手术或介入治疗。

3. 穿刺后出现局部疼痛，要及时查找原因。如为皮肤等组织创伤性疼痛，可观察或给予止痛药；如为右肩部剧痛伴气促，多为膈损伤，给予镇静止痛外，还需密切观察病情变化；如出现气胸、胸膜性休克或胆汁性腹膜炎，应及时处理。

4. 肝脏穿刺点选择应遵循的原则　①尽可能选取最短的途径；②穿刺针尽可能经过一小段正常肝组织，以减少出血机会；③避免穿刺针穿过胸膜腔、肺组织和胆囊；④病变部位较深时，应避开大血管；⑤在肋缘下进针时，应避开胆囊和消化道等。

（二）超声引导下细针肝脏穿刺术

超声引导下细针肝脏穿刺术是指经超声引导并在直视肝脏的病变和微观结构下，用细针对肝脏进行穿刺活检的诊断技术。其优点：①有助于无创检查难以确诊的肝脏疾病的诊断；②有助于调整治疗方案和判定预后；③具有操作简便，易于掌握，成功率高；④定位更准确、取材更可靠；⑤风险相对偏小，术后并发症少而轻。其缺点：仍有可能造成肝脏及胆管损伤、出血、胆瘘等风险。所以，超声引导下细针肝脏穿刺术之前，仍需仔细权衡其利与弊。

【适应证】

与肝脏穿刺术相同。尤其适用于针吸细胞学检查难于确诊的肝脏疾病；可疑早期恶性肿瘤，转移性肿瘤；疑为良性占位性病变或影像学已确定的占位性病变，需组织学确诊；肝脏肿块大，无法切除；手术未取活检；活检未成功者。

【禁忌证】

与肝脏穿刺术相同。

【术前准备】

1. 药品及器材准备 与肝脏穿刺术相同，还需准备超声诊断仪和穿刺架。超声诊断仪探头条件：探头频率 3.0MHz、3.5MHz，表浅肿块的穿刺也可用 5MHz；采用电子线阵仪的穿刺探头或扇形探头、凸阵探头。肝脏活检穿刺针：① 21G Sure-cut 针或 Sonopsy-cut 针，针外径 0.8mm，内径 0.6mm，针芯与切割针应成为一体。②自动活检枪有二种：一种是自动负压抽吸式活检枪（Vacu-cut 型），常用型号为 21G，提拉针芯时，针腔内有负压可吸取肝脏组织；另一种是自动活检枪（Tru-cut 型），常用型号为 20G，从针芯内槽获取肝脏组织。

2. 医患沟通 向患方阐明肝脏活检的目的、意义、安全性和可能引起的并发症。简要说明操作过程，消除其顾虑，取得其配合，并签署有创治疗知情同意书。

3. 熟知病情 熟悉病史，注意有无肺气肿、胸膜肥厚等。

4. 术前训练 与肝脏穿刺术相同。

5. 术前检查 与肝脏穿刺术相同。

6. 术前用药 与肝脏穿刺术相同。

7. 操作者准备 与肝脏穿刺术相同。

【操作步骤】

1. 放置腹带 与肝脏穿刺术相同。

2. 体位 与肝脏穿刺术相同。

3. 穿刺点 与肝脏穿刺术相同。另一人准备超声诊断仪等设备，并根据有关影像学检查初步确定穿刺部位，再利用超声诊断仪准确定位穿刺点，并做好标记，注意穿刺方向、深度及病灶周围结构。

4. 消毒铺巾 与肝脏穿刺术相同。

5. 局部浸润麻醉 与肝脏穿刺术相同。

6. 备好穿刺针 备好肝脏活检穿刺针，检查是否完好，与相关设备是否匹配。

7. 操作方法 基本与肝脏穿刺术相同。超声引导下肝穿刺活检术，采用超声诊断仪再次确定穿刺点、穿刺方向和深度。肝脏活检有下列两种方法：

（1）使用活检针：使用穿刺探头确定穿刺目标、穿刺进针路线（在最后确定的穿刺部位进行局部麻醉）；调整穿刺探头上所标导向角度，使之与监视屏上引导线的角度一致；同时测量进针深度，将此深度加上探头高度，于穿刺针上用深度保险器作一停针深度标记；固定好探头，将引导针自探头引导器穿刺腹壁于腹膜前停针，嘱患者深呼气末屏气，并保持不动，迅速将活检细针经引导针刺入肝脏，在肿块（病灶）的边缘停针，并提拉针栓，迅速将肝脏活检针刺入肝脏肿块内 2～3cm，停顿 1～2 秒，旋转肝脏活检针，离断肝脏病变组织芯（也可一边旋转，一边刺入肿块内），拔出活检针。

（2）使用自动活检枪：先调节预计获取组织芯的长度 2～3cm，在超声引导下将自动活检枪送至肿块（病灶）边缘处，按动扳机便自动完成穿入病灶、切割肝脏病变组织芯、弹回等系列动作，退针。如采用自动负压抽吸式活检枪（Vacu-cut 型），则需旋转 360°后，再退针。

8. 留取标本 拔针后，置于滤纸上，边后退边推出组织芯（呈长条状），应避免组织芯碎裂、卷曲，每个病灶须取标本 3～4 次，将标本（组织芯）连同滤纸片置于缓冲福马林液中固定，并及时送检。

【术后处理】

与肝脏穿刺术相同。

【注意事项】

1. 弥漫性肝脏病变宜用18G活检针穿刺（术前应准备）。组织活检主要适用于肝脏实性占位病变，而细针抽吸细胞学检查适用于以液体成分为主的病灶或严重坏死液化区。

2. 正确使用自动活检枪。自动活检枪设有保险及获取组织芯长度的可调装置，根据需要进行调节。

3. 超声引导下细针肝脏穿刺术是在采用穿刺探头、穿刺导向装置的引导下，采用细针进行肝脏穿刺，穿刺时可实时监视进针路线、方向、角度和深度，有利于避免伤及肝内重要结构及其他脏器。自动活检枪（针）是在屏幕上显示患者肝脏病变组织及其周围结构后，嘱其深呼气末屏气时，再进针穿过肝包膜，在高速运动下，获取肝脏病变组织，可避免肝脏包膜及肝脏严重损伤。穿刺活检针进入肝脏一段距离后进行活检，拔针后再利用周围肝组织自然压迫止血，不易造成肝脏包膜下及腹膜内出血，患者术后疼痛、出血等症状较轻。术后还可利用超声诊断仪即时观察肝脏及腹部情况，有利于早期发现出血等病情。

4. 穿刺时，患者宜保持身体不动，按医嘱呼气末屏气，以利完成手术，减少并发症。

5. 肝脏病灶内有不同强度回声区时，应在超声引导下，分别获取不同回声强度的肝脏病变标本（即组织芯），以防漏诊。

6. 获取的肝脏病变组织标本后，即行细胞学涂片检查，随后分别用95%乙醇及10%福马林液固定，并送检。

7. 肝脏穿刺拔针后，最初24小时内，观察脉搏、血压，每30分钟1次，如无变化，改为每小时1次，共6次。病情稳定者，嘱其术后1周之内避免重体力劳动和剧烈活动等。如遇出血征象，宜给予输血、止血等治疗，必要时邀请外科及介入科会诊，协助处理。

8. 心脏瓣膜性疾病或菌血症患者，宜预防性使用抗生素。

9. 其他注意事项可参阅肝脏穿刺术。

八、肾穿刺活体组织检查术

肾穿刺活体组织检查术（renal biopsy）简称肾活检，是指采取肾脏活体组织标本的诊断技术。肾活检对肾脏疾病的诊断、治疗、预后判断及研究均具有重要意义。

【适应证】

1. 病因不明的无症状蛋白尿（>1.0g/24h）或血尿。

2. 肾小球肾炎所致快速进展性肾衰竭；病因不明的急性肾衰竭少尿期延迟等；原发性肾病综合征。

3. 伴有蛋白尿、异常尿沉渣或肾衰竭的全身免疫性疾病；全身疾病累及肾脏者。

4. 肾移植排异反应。

【禁忌证】

1. 肾脏缩小的终末期肾衰竭。

2. 感染性急性肾小管间质疾病、肾实质感染、肾周脓肿。

3. 肾动脉瘤、肾肿瘤。

4. 多囊肾、孤立肾。

5. 重度高血压未控制、心力衰竭、高度水肿、精神疾病。

6. 出血倾向、凝血机制障碍。

7. 妊娠或拒绝、不配合者。

【术前准备】

1. 药品及器材准备 局麻药、消毒液（碘伏）、甲紫。肾穿刺包［含穿刺针，目前多用 Tru–Cut 型穿刺针（切割穿刺针）和 Menghini 型穿刺针（负压吸引穿刺针）］。注射器、细腰穿针、治疗盘、无菌手套、无菌测量尺、棉签、胶带、腹带、小沙袋、盛有 95% 乙醇或 10% 甲醛的标本瓶。

2. 医患沟通 向患方阐明肾活检的目的、意义、安全性和可能引起的并发症。简要说明操作过程，消除其顾虑，取得其配合，并签署有创治疗知情同意书。

3. 熟知病情 熟悉病史、体检及有关检查结果。

4. 术前检查 检查血小板计数、出血时间、活化部分凝血活酶时间及凝血酶原时间、肾功能和血型等，做同位素肾图，超声检查了解肾脏大小、位置及活动度。术前测血压、脉搏等。

5. 术前训练 嘱患者练习吸气末屏气动作及卧床排尿（术后需 24 小时）。

6. 术前用药 术前 3 天肌肉注射维生素 K_1，并停用抗凝药。对精神紧张者术前 15 分钟肌肉注射地西泮 10mg。

7. 操作者准备 术者及助手洗手，戴好帽子和口罩。

【操作步骤】

1. 体位 患者排尿后，取俯卧位，铺好腹带，备用。腹下垫直径 10～15cm 的棉枕，使肾紧贴腹壁，避免穿刺时滑动移位。

2. 确定穿刺部位 经皮肾穿刺定位（图Ⅰ–20）最常用的是 B 超定位。若用 B 超穿刺探头定位，直视下可见穿刺针的位置，定位更为准确。一般选右肾下极外侧缘，此处肾皮质组织多，可避开肾门和集合系统，避免穿刺损伤大血管或穿入肾盂肾盏，并发症少。右肾下极约相当于第一腰椎水平，第 12 肋缘下 0.5～2.0cm，距脊柱中线 6～8cm。

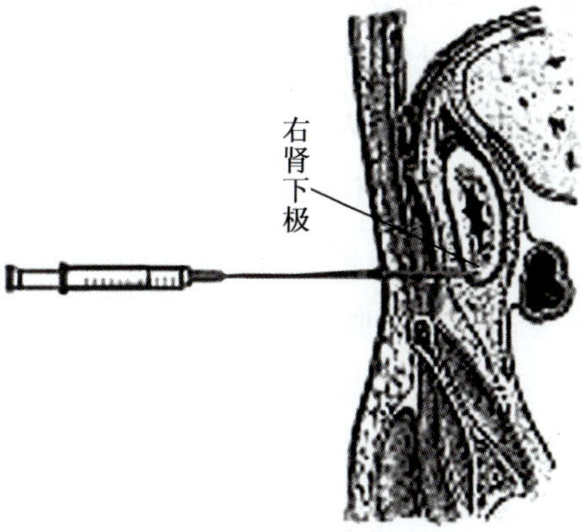

图Ⅰ–20 肾穿刺部位

3. 选择穿刺针 常用肾脏穿刺针有下列 4 种类型，即 Tru–Cut 型穿刺针、Menghini 型穿刺针、Vim–silverman 型穿刺针和 Jamshidi 型穿刺针。现认为 Tru–Cut 型穿刺针极少损伤组织，检获肾组织较多，穿刺成功率高（高达 92%），是目前较为理想的穿刺针。

4. 消毒铺巾 局部皮肤消毒，戴无菌手套，铺无菌洞巾。

5. 局部浸润麻醉 局麻药可选用 2% 利多卡因或 1% 普鲁卡因。麻醉时，持针（针尖斜面向上）从穿刺点斜刺入皮内，注射 2% 利多卡因至形成皮丘（直径约 5mm），然后沿穿刺方向逐渐深入，先回抽，无回血后注药（以免注入血管内）。再换细腰穿针逐层刺入，直至脂肪囊深层被膜外（注意：进肾囊前应让患者屏住呼吸，过肾囊壁多有穿透感，到被膜常有顶触感，此时应随呼吸同步运动），记下腰穿针的深度。拔出针芯，边退边注入 2% 利多卡因 1mL，以麻醉深层软组织。

6. 经皮肾穿刺 用手术刀切开穿刺点皮肤，参考细腰穿针所测深度，将穿刺针刺入。患者屏气后刺入肾囊达被膜外，见穿刺针随呼吸同步运动后，嘱患者吸气末屏气，术者用负压吸引穿刺针（助手抽吸注射器造成负压），立即快速刺入肾脏 3cm 左右，取肾组织后迅速拔出。嘱患者正常呼吸。助手压迫穿刺点 5 分钟以上，然后压上小沙袋，并以预先准备的多头腹带束紧，加包扎，以防出血。

7. 标本 ①由在穿刺现场的病理技师显微镜下证实标本内有肾小球后（5 个以上），方可结束手术，否则应重复取材；②取材足够后，选用不同溶液及方法予以固定；③立即送电子显微镜、光学显微镜及免疫光学显微镜检查。

【术后处理】

1. 取材标本应以超过 12mm 为好，选用不同溶液及方法予以固定，及时送检。电子显微镜：切割到 2mm 大小，2%～4% 戊二醛固定，4℃保存。免疫荧光：切割到 4mm 大小，用生理盐水，-20℃保存。光学显微镜：标本放入 10% 甲醛固定液内。

2. 做详细穿刺记录。

3. 整理用物，处理废弃物。

4. 密切观察脉搏、血压。

5. 患者术后应卧床休息 24 小时。有肉眼血尿时，延长卧床时间，直至尿液清亮 3 次以上。严重持续肉眼血尿时，可用垂体后叶素治疗。

6．每次排尿均留标本送检。

【注意事项】

1. 多用 B 超引导下直视穿刺。其穿刺探头，即 B 超探头上有进针狭缝或附加导针装置，有利于导针穿刺。

2. 现多数人认为，即使标本取材成功（有肾小球），也应重复一次取材，这样可保证病理材料充分，又不增加术后并发症。

3. 几乎每例患者术后均出现血尿，一般情况下，1～3 天内自行消失，如出现严重血尿，甚至排出较大血块，合并心率增快，血压下降，提示肾脏严重损伤，有休克表现，应及时抗休克等治疗，并做好术前准备（包括外科手术和介入治疗）。鼓励患者多饮水，避免肾出血形成的血块阻塞尿路口。

4. 术后应用抗生素，并肌肉注射维生素 K_1 2～3 天。

5. 注意肾周脓肿、动静脉瘘、损伤其他脏器、肾撕裂、感染和腰痛、腹痛等术后常见并发症。

九、淋巴结穿刺术和淋巴结活组织检查术

（一）淋巴结穿刺术

淋巴结穿刺术(lymph node puncture)是采集淋巴结取得抽出液，制作涂片，行细胞学或细菌学检查，以协助临床诊断的一项技术。

【适应证】

有淋巴结肿大，疑诊为造血系统肿瘤（如白血病、淋巴瘤）、淋巴结结核、恶性肿瘤淋巴结转移、黑热病及真菌病者。

【禁忌证】

1. 可能的或已确定的原发恶性肿瘤。

2. 肿大的淋巴结靠近大动脉或神经。

【术前准备】

1. 药品及器材准备 消毒液（碘伏）、甲紫、治疗盘、带 18～19 号针头的 10mL 注射器、无菌手套、无菌测量尺、棉签、胶带、载玻片、推片等。

2. 医患沟通 熟悉病史，向患者说明淋巴结穿刺术的目的、意义、安全性和可能引起的并发症。简要说明操作过程，解除其顾虑，取得其配合，并签署知情同意书。

3. 操作者准备 术者及助手洗手，戴好帽子和口罩。

【操作步骤】

1. 淋巴结选择 对体表有多个淋巴结肿大时，选择肿大明显、易于穿刺的体表淋巴结为穿刺对象。

2. 消毒铺巾 常规消毒穿刺部位皮肤，戴无菌手套。

3. 术者以左手拇指和食指固定淋巴结，右手持 10mL 干燥注射器，沿淋巴结长轴方向刺入淋巴结内（刺入的深度依淋巴结的大小而定），边拔针边用力抽吸，利用负压将淋巴结内的液体和细胞成分吸出。不必等有组织液进入注射器内，即固定注射器内栓，并拔出针头。拔出针头时，勿使抽吸物进入注射器内。

4. 拔下针头，将注射器充气后再套上针头，将针头内的抽出液推出，滴到载玻片上，均匀涂片，以备染色镜检。

5. 穿刺部位消毒，覆盖无菌纱布，胶带固定。

【术后处理】

1. 术后适当压迫数分钟。

2. 观察有无出血、感染等表现。

【注意事项】

1. 选择穿刺的淋巴结不宜太小，应远离大血管，且易于固定。

2. 如未获抽出液，可将针头由原穿刺点刺入，向不同方向穿刺、抽吸数次，直到获得抽出液为止（注意不要发生出血）。

3. 一般在饭前穿刺，以免抽取液中含脂质过多，影响染色。

4. 涂片前应仔细观察抽出液的外观性状。炎性为淡黄色，结核为黄绿色或污灰色黏稠液体并可见干酪样物质。

（二）淋巴结活组织检查术

人体的淋巴结为大小不等的灰红色的扁圆形或椭圆形小体，直径 2～2.5mm，分布于全身各处的淋巴通道上。大淋巴结主要分布在颈部、腋窝、腹股沟、肠系膜等处。淋巴结是淋巴管向心行程中不断经过的淋巴器官，其隆凸侧有数条输入淋巴管进入，而其凹陷侧称淋巴结门，有 1～2 条输出淋巴管及血管和神经出入。全身淋巴结有 800 多个。

NOTE

【适应证】

全身或局部淋巴结肿大，可疑为白血病、淋巴瘤、肿瘤转移、结核或结节病等，已行淋巴结穿刺检查，未能确诊，需进一步行淋巴结活组织检查术（lymph node biopsy）以明确诊断或直接行淋巴结活组织检查术检查。

【禁忌证】

1. 恶性肿瘤广泛转移。

2. 伴有心、肺等重要脏器功能严重不全，或全身状况差，不能耐受手术者。

【术前准备】

1. 药品及器材准备　局麻药、消毒液（碘伏）、甲紫、手术包、10mL 注射器、无菌手套、棉签、胶带、95% 乙醇或 10% 甲醛溶液、标本袋等。两名护士同时清点手术器械，并记录、签名。

2. 医患沟通　熟知病史，向患者说明淋巴结活组织检查术的目的、意义、安全性和可能引起的并发症。简要说明操作过程，解除其顾虑，取得其配合，并签署知情同意书。

3. 术前检查　检查血小板计数、出血时间、活化部分凝血活酶时间及凝血酶原时间等。

4. 操作者准备　术者及助手洗手，戴帽子和口罩。

【操作步骤】

1. 淋巴结选择　对体表有多个淋巴结肿大时，选择肿大明显而易于获取的体表淋巴结，尽量少选择腹股沟淋巴结。可疑为恶性肿瘤转移时，应按淋巴结引流方向，选择相应组群淋巴结。如胸腔恶性肿瘤患者，多选右锁骨上淋巴结；腹腔恶性肿瘤患者，多选左锁骨上淋巴结；盆腔及外阴恶性肿瘤患者，多选腹股沟淋巴结。并做好手术切口标记。

2. 消毒铺巾　术者洗手、消毒后，常规消毒患者活检部位皮肤，并铺巾，术者穿无菌手术衣，戴无菌手套。

3. 局部浸润麻醉　局麻药多用 2% 利多卡因。麻醉时，持针，针尖斜面向上，从穿刺点斜刺入皮内，注射 2% 利多卡因至形成皮丘（直径约 5mm），然后沿手术切口方向边注入麻醉药边向前进针，麻醉成功后拔针，有出血便压迫 1～2 分钟即可。

4. 摘取淋巴结　按设计的手术切口沿皮纹切开皮肤全层，长 1～2cm，用血管钳钝性分离皮下组织，显露肿大的淋巴结，将其游离后，用两把或一把血管钳钳夹进出的淋巴管及血管，于两把血管钳之间或一把血管钳与淋巴结之间用组织剪剪断，取出淋巴结，用细线结扎或“8”字缝扎近心端淋巴管及血管，结扎可靠，无活动性出血，清理术野，清点手术器械，正确无误（要记录）后，消毒手术切口，并全层间断缝合，对皮，敷以无菌纱布，并用胶布固定，术毕。

5. 将摘取的淋巴结立即置于 10% 甲醛或 95% 乙醇中固定，并及时送检。

【术后处理】

1. 术后注意原有病情的变化。

2. 观察有无出血、感染和淋巴漏等表现。

3. 术后根据抗生素用药指导原则用药。

4. 每日或隔日换药一次，如伤口愈合良好，一般术后 1 周左右，可拆除缝线。

【注意事项】

NOTE

1. 选择活检的淋巴结离大血管或神经组织较近，在分离淋巴结时要细致，可采用钝性与锐性分离交替进行，避免伤及大血管及神经。

2. 如因临床诊断需要，可在淋巴结固定之前，使用锋利的刀片切开淋巴结，将其剖面贴印在载玻片上，染色后进行显微镜检查。

3. 不同部位的手术，拆线时间不同。

十、导尿术

导尿术(catheterization)是指将导尿管经尿道插入膀胱，以引出尿液的诊疗技术。

【适应证】

1. 尿潴留患者，导尿减压。
2. 需准确记录尿量以利观察病情，或送检，或留尿做细菌培养。
3. 神经系统疾病、烧伤和休克等危重患者。
4. 盆腔手术前准备。
5. 膀胱冲洗。
6. 测定残余尿量。
7. 判断尿道有无狭窄。
8. 注入造影剂。

【禁忌证】

急性尿道炎。

【术前准备】

1. 药品及器材准备　局麻药(必要时)、导尿包［内有 10mL 生理盐水、无菌手套、消毒液、血管钳、无菌洞巾、导尿盘、(液状石蜡）棉球、导尿管或带气囊导尿管（图Ⅰ-21)、试管等］、一次性导尿袋（留置导尿用)。导尿前，检查导尿管及其气囊有无质量问题。

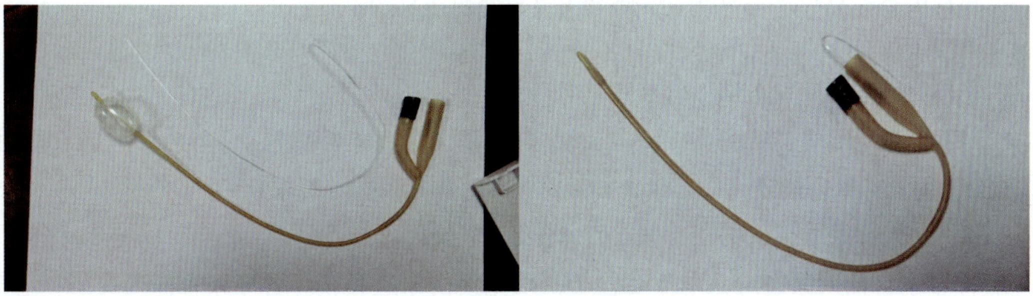

图Ⅰ-21　带气囊导尿管

2. 熟知病情　熟悉病史，进行膀胱叩诊。

3. 医患沟通　向患者说明导尿术的目的、意义、安全性。简要说明操作过程，解除其顾虑，取得其配合。

4. 操作者准备　术者洗手，戴帽子和口罩。

【操作步骤】

1. 清洁外阴　患者能自理者，嘱其用肥皂水和清水洗净外阴。不能自理者，医护人员要协助清洁外阴。男性清洗部位包括阴茎和包皮，包皮过长者应翻转，清洗包皮垢。女性清洗范围包括前庭部、大小阴唇和周围皮肤。

NOTE

2. 体位 患者取仰卧位，两腿自然外展分开。

3. 消毒铺巾 术者站在患者右侧，打开导尿包，戴无菌手套。用无菌镊夹持蘸有消毒液（碘伏）的棉球进行消毒，第一遍消毒以尿道口为中心，由外向内，从上到下。第二遍从内到外消毒。术者更换无菌手套，铺无菌洞巾，并将导尿盘放于两大腿之间。

4. 插入导尿管

（1）女性患者：术者以左手分开并固定小阴唇，右手持血管钳夹持蘸有消毒液的棉球再一次消毒尿道口；然后用血管钳夹持用无菌液状石蜡润滑的导尿管，将其轻轻插入尿道，插入深度6～8cm，见尿液流出，再插入2cm，将尿液引流于导尿盘中。

（2）男性患者：用纱布包裹阴茎，术者左手拇指、食指夹持并提起阴茎，使其与腹壁成60°角（图Ⅰ-22），右手如上述方法将导尿管插入尿道15～20cm，见尿液流出，再插入2cm，用弯盘接取尿液。

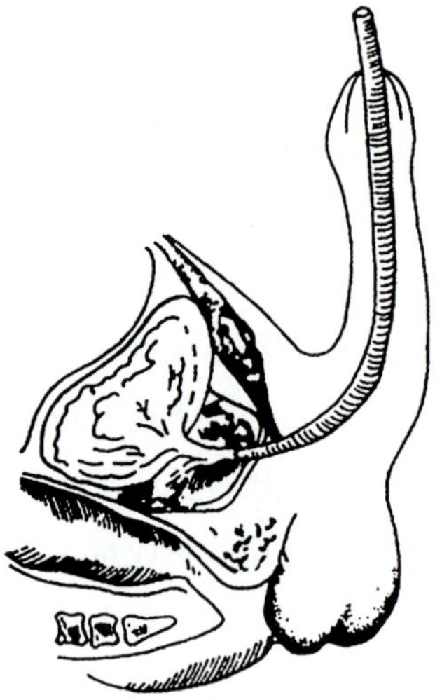
图Ⅰ-22 男性患者导尿术

注意：无需留置导尿者，取出导尿管，并擦净外阴，协助患者穿好衣裤。

5. 留置导尿管 需留置导尿管者，经侧管向导尿管球囊内注入4～5mL生理盐水或亚甲蓝，轻轻外拉导尿管，检查是否固定可靠。接上无菌尿袋，挂于床边。

6. 留取标本 需留尿液培养时，将无菌试管口在留尿前、后都需经火焰灭菌，直接将中段尿液导入试管中，以防污染。也可留取尿液做其他检查。

【术后处理】

1. 整理用物及铺床，处理废弃物。

2. 做好记录，包括导尿时间、导尿管型号、尿量及性状等。

【注意事项】

1. 严格无菌操作，避免增加尿路感染的机会。

2. 导尿管的粗细要因人而异，成人一般用14号。疑有尿道狭窄者，导尿管宜细，可用不带针头的注射器向尿道内注入2%利多卡因数毫升，有利于插入导尿管。

3. 插入双腔导尿管前，需检查导尿管球囊是否完好。

4. 将导尿管插入尿道时，动作要轻柔，以免损伤尿道黏膜。若导尿管插入有阻挡感时，可更换方向再插，见有尿液流出，再插入2cm，勿过深或过浅，尤忌反复抽动导尿管。

5. 对导尿十分困难者，亦可向尿道内注入1～2mL无菌液态石蜡，以利于导尿管的插入。导尿未成功者，可用金属导尿管扩张尿道后，再插入导尿管。

6. 若膀胱过度充盈，排尿宜缓慢，否则膀胱压力骤降，可出现晕厥或血尿。

7. 测定残余尿时，先嘱患者排尽尿液，然后导尿。残余尿量一般为5～10mL，如超过100mL，则应留置导尿。

8. 留置导尿时，应经常检查导尿管固定情况。如有必要，可用含有抗生素的生理盐水每日冲洗膀胱一次。每隔5～7日更换导尿管一次，一次性尿袋每3天更换一次。拔出导尿管与再次插入之间间隔时间应在2小时以上，让尿道充分松弛，再重新插入。

NOTE

9. 患者尿道口出现脓性分泌物，如为男性患者，可用手自阴茎根部向龟头轻轻按摩，以利尿道分泌物排出。

10. 长时间留置导尿者，拔管前 3 天应定期夹闭导尿管，每 2 小时放尿一次，以利拔管后膀胱功能恢复。

11. 目前的导尿管耐腐蚀，组织相容性强，刺激性小，一般可留置 1 个月左右，如前端带充气套的 Curity 乳胶导尿管等。

十一、前列腺检查及按摩术

前列腺检查一般包括前列腺指诊及按摩术、前列腺穿刺活检术。本节前列腺检查（examination of prostate）主要是指通过直肠对前列腺进行指诊检查。若疑为慢性前列腺炎，可行前列腺按摩（massage of prostate），取得前列腺液做细菌培养和实验室检查。兹仅介绍前列腺指诊及按摩术，既是检查又是治疗。

【适应证】

1. 前列腺检查适用于前列腺疾病，如慢性前列腺炎、前列腺增生、前列腺肿瘤等。

2. 前列腺按摩术多用于慢性前列腺炎。

【禁忌证】

1. 急性前列腺炎。

2. 怀疑前列腺结核或脓肿。

3. 肛门周围急性炎症。

【术前准备】

1. 器材准备 无菌手套、无菌液状石蜡、载玻片、无菌试管（做前列腺液细菌培养）。

2. 医患沟通 熟悉病史，向患者说明前列腺检查及按摩术的目的、意义、安全性。简要说明操作过程，消除其顾虑，取得其配合。

3. 操作者准备 术者洗手，戴好帽子和口罩。

【操作步骤】

1. 检查前排空膀胱。

2. 体位 常用体位有三种，可选其一：①膝胸位；②截石位；③左侧卧位，适用于病情严重或衰弱的患者。

3. 前列腺检查 检查者戴无菌手套，并涂以润滑剂，以右手食指先在肛门口轻轻按摩，使患者适应，以免肛门括约肌骤然紧张。然后将手指徐徐插入肛门，当指端进入距肛门口 4～5cm，于直肠前壁处便可触及前列腺。检查时应注意前列腺大小、形状、硬度，有无结节、触痛、波动感，正中沟是否变浅或消失等。

正常前列腺指检特征：前列腺栗子大小，中等硬度，有弹性，能触及中间沟，表面光滑。

病变前列腺指检特征：①急性细菌性前列腺炎表现为前列腺肿胀，压痛，局部温度升高，表面光滑，形成脓肿则有饱满或波动感。②慢性前列腺炎表现为前列腺饱满，增大，质软，有轻度压痛；病程长者，前列腺缩小，变硬，不均匀，有小硬结。③良性前列腺增生表现为前列腺表面光滑，质韧，有弹性，中间沟消失或隆起。④前列腺癌表现为前列腺结节，质硬。

4. 前列腺按摩 按摩前列腺（图Ⅰ-23）时，以右手食指末端指腹自前列腺两侧向内、向下徐徐按摩，每侧4～5次，然后将手指移至腺体的上部，沿正中沟向尿道外口方向滑行挤压，可见前列腺液从尿道口流出，并收集前列腺液立即送检。

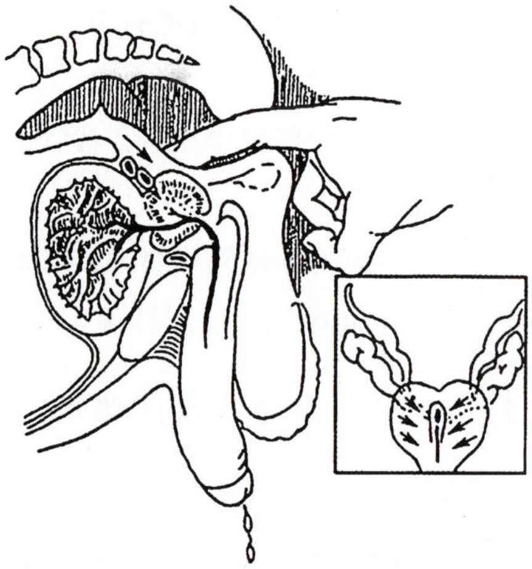

图Ⅰ-23 前列腺触诊及按摩

【术后处理】

1. 整理用物，处理废弃物。

2. 标本及时送检，并做详细记录。

【注意事项】

1. 前列腺按摩时，用力要均匀适度，太轻不能将前列腺液驱出，太重会引起疼痛。

2. 前列腺按摩时，要按一定方向进行，不应往返按摩，不合理的手法易导致检查失败。

3. 一次前列腺按摩失败或检查阴性，如有临床指征，需间隔3～5天再重复进行。

十二、中心静脉压测定

中心静脉压（central venous pressure，CVP）是指右心房及上、下腔静脉胸腔段的压力。CVP测定是对右心房及上、下腔静脉胸腔段压力进行测定的诊断技术，用于判断患者血容量、心功能与血管张力等综合情况。CVP测定在危重患者的诊断、监测和治疗方面有较广泛的临床应用价值，同时也可作为输液通道。周围静脉压力的测定则不能准确反映上述综合情况。

【适应证】

1. 低血容量休克与非低血容量休克的鉴别，尤其是与心源性休克的鉴别。

2. 鉴别少尿及无尿的病因，区别肾前性还是肾性因素。

3. 鉴别心力衰竭的病因，区别循环负荷过重还是心肌正性肌力下降。

4. 危重患者及体外循环手术时，用于监测其血容量、心功能状态及血管阻力。

【禁忌证】

1. 穿刺或切开部位有感染。

2. 凝血功能障碍。

【术前准备】

1. 药品及器材准备 局麻药、无菌生理盐水、肝素注射液、消毒液（碘伏）；静脉切开包、静脉导管、中心静脉压测定装置、治疗盘、无菌手套、5mL注射器、输液架、棉签、胶带。

2. 医患沟通 熟悉病史，向患者说明中心静脉压测定的目的、意义、安全性。简要说明操作过程，消除其顾虑，取得其配合，并签署有创治疗知情同意书。

3. 术前检查 检查血小板计数、出血时间、活化部分凝血活酶时间及凝血酶原时间等。

4. 操作者准备 术者及助手洗手，戴好帽子和口罩。

【操作步骤】

1. 体位 患者取平卧位，暴露插管部位。

2. 消毒铺巾 术者戴无菌手套，常规消毒局部皮肤，铺无菌洞巾。

3. 局部浸润麻醉　局麻药多用2%利多卡因。麻醉时，持针，针尖斜面向上，从穿刺点斜刺入皮内，注射2%利多卡因至形成皮丘（直径约5mm），然后沿穿刺方向逐渐深入，先回抽，无回血后注药（以免注入血管内），行皮下、肌肉逐层麻醉。

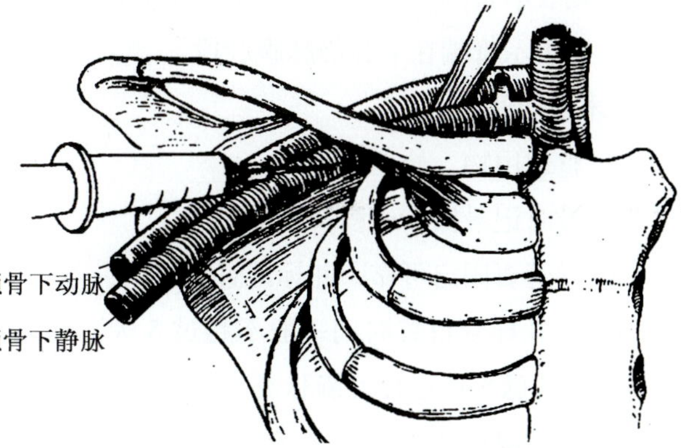

图Ⅰ-24　锁骨下静脉穿刺法示意图

4. 静脉置管途径有两种方法：①经皮穿刺法：应用较多，经锁骨下静脉（图Ⅰ-24）或头静脉穿刺插管至上腔静脉，或经股静脉穿刺插管至下腔静脉，一般认为经上腔静脉测压较下腔静脉压更为准确。②静脉切开法：经大隐静脉切开插管至下腔静脉。此法仅用于因血容量低、血压低导致血管收缩、充盈不好，导致反复穿刺失败者。

5. 行经皮穿刺或静脉切开法，将静脉导管插入上腔静脉或下腔静脉与右心房交界处。插入深度，经锁骨下静脉12～15cm，其余为35～45cm。

6. 将静脉导管与Y形管连接（图Ⅰ-25），测压计的零点调到右心房水平（仰卧位平腋中线）。把夹子1扭紧，松开夹子2和3，使输液瓶内液体充满测压管到高于预计的静脉压之上。再把夹子2扭紧，松开夹子1，使静脉导管与测压管相通，此时测压管内的液平面迅速下降，当液平面达到一定水平，且随呼吸上下波动时，测压计中的刻度即为CVP值。不测压时，扭紧夹子3，松开夹子1和2，使输液瓶与静脉导管相通，继续输液。每次测压时，倒流入测压管内的血液需冲洗干净，以保持管道畅通。

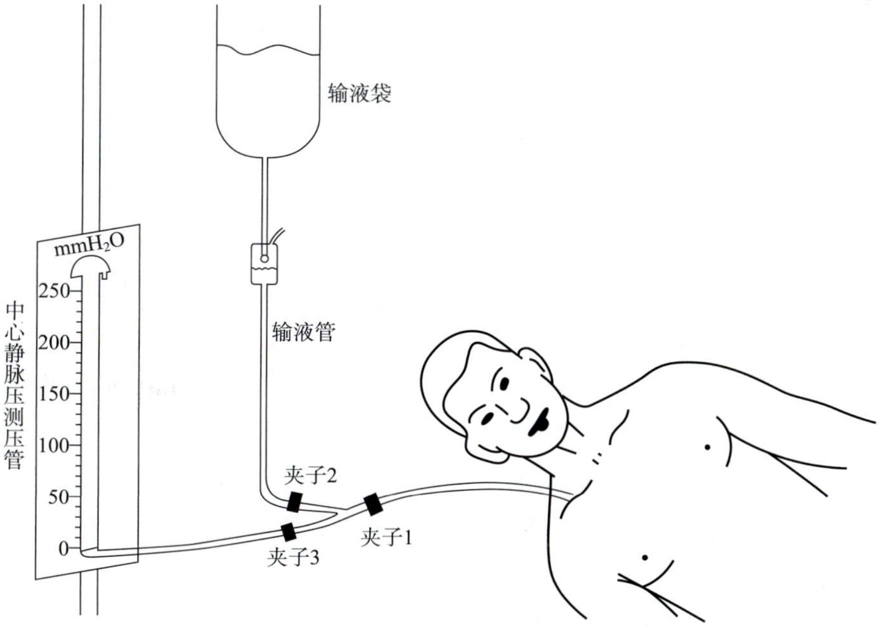

图Ⅰ-25　中心静脉压测定

测压时，出现下列情况可反映静脉导管管端所在的位置：①如果水柱液平面吸气时下降、呼气时上升，则表示管端已达右心房或上、下腔静脉胸腔段；②如果水柱液平面不随呼吸上下移动，则表示管端未达右心房或上、下腔静脉胸腔段；③如果水柱液平面吸气时上升、呼气时下降，则表示管端在下腔静脉腹腔段。

【术后处理】

1. 整理用物，处理废弃物。

2. 及时记录操作过程及情况。

3. 导管要固定可靠，并标记置管时间。

4. 静脉导管留置时间一般不超过5天，超过3天时需要用肝素冲洗，以防血栓形成，否则易发生静脉炎或血栓性静脉炎。

5. 视情况换药。

6. 术后5天拔管时，用注射器抽吸，以防静脉导管尖端有附着的血栓脱落形成栓塞。

【注意事项】

1. 严格遵守无菌操作规范，以免发生感染。

2. 测压时，发现静脉压突然升高且有显著波动，可能是静脉导管尖端进入右心室所致，宜抽出一小段后再测压。

3. 如发现导管无血液流出，使用输液瓶内液体进行冲洗或变动输液瓶位置，如仍无变化，应考虑可能有血栓堵塞，可用肝素盐水冲洗。

4. 静脉导管有可能引起感染。留置时间越短，护理越好，感染机会就越低，反之，则感染机会就越高。

【临床意义】

1. CVP的正常值为50～120mmH_2O（10mmH_2O=0.098kPa），CVP的变化应根据临床表现进行客观分析。

2. CVP的变化有下列临床意义：

（1）若休克患者CVP<50mmH_2O时，表示血容量不足，宜立即补充血容量。

（2）若经补充血容量后，CVP>100mmH_2O，患者仍处于休克状态，则应考虑有无容量血管过度收缩或心功能不全的可能，应控制输液速度及输液量，严密观察病情，分析原因，并即时做出相应处理。

（3）若CVP达150～200mmH_2O，则提示血容量负荷过重或心力衰竭、急性肺水肿的可能性，应严格控制入量或停止补液，并根据具体情况，静脉注射快速洋地黄制剂、利尿剂或静脉滴注血管扩张剂。

（4）如有明显腹胀、肠梗阻、腹内巨大肿瘤或腹部大手术时，利用股静脉插管测量的CVP可高达250mmH_2O以上，不能代表真正的CVP。

（5）少数重症感染患者，虽CVP<10mmH_2O，也有发生肺水肿的可能性，应予注意。

（6）使用血管收缩剂或高渗脱水剂时，CVP可升高；使用强心剂或血管扩张剂后，CVP可降低。

3. 中心静脉压（CVP）与血压（BP）的变化、病因与处理的关系　见表Ⅰ-1。

NOTE

表Ⅰ-1 CVP与血压的变化、病因与处理的关系

血压	CVP	病因	处理措施
正常	高	容量血管过度收缩	病因治疗+舒张血管治疗
正常	低	血容量不足	病因治疗+适当补液
低	高	心功能不全或相对血容量不足	病因治疗+给强心药物，纠正酸中毒，舒张血管
低	正常	心功能不全或血容量不足	病因治疗+补液试验
低	低	血容量严重不足	病因治疗+充分补液

十三、眼底检查法

眼底检查（ophthalmoscopic examination）是用检眼镜检查玻璃体、视网膜、脉络膜和视神经疾病的诊断技术。眼底检查不仅有助于眼部疾病和某些全身性疾病的诊断，而且有助于判断预后和评价疗效。

【适应证】

1. 眼部疾病。

2. 部分全身性疾病，如高血压、妊娠高血压综合征、糖尿病、肾脏病、中枢神经系统疾病、某些血液病、结节病、风湿病等。

【禁忌证】

急性传染性结膜炎。

【检查前准备】

1. 器材准备 主要为直接检眼镜，其优点：①直接检眼镜实用、方便，且眼底所见为正像，故多为临床使用。②检眼镜下方手柄中装有电源，上端为接有凸透镜及三棱镜的光学装置，三棱镜上有一观察孔，其下有一可转动镜盘，镜盘上有1～25屈光度的凸透镜（以黑色“+”标示）和凹透镜（以红色“–”标示），用以矫正检查者和患者的屈光不正，以清晰地显示眼底。③镜盘上凸透镜作用是使光源发射出的光线聚焦，增强光度，三棱镜是将聚焦的光线折射入患者眼内，以观察眼底的图像（图Ⅰ-26）。

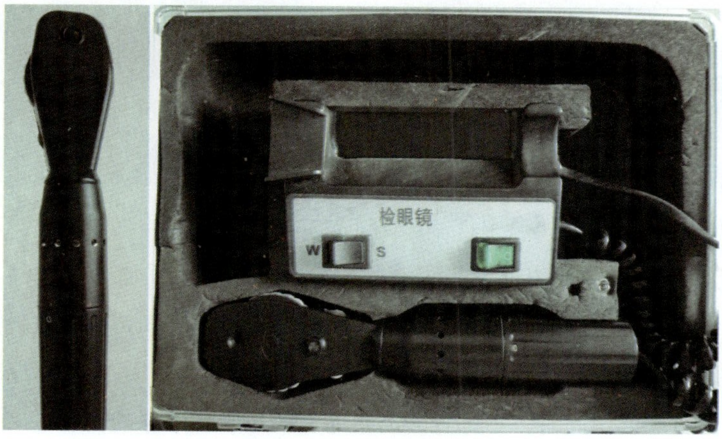

图Ⅰ-26 直接检眼镜

2. 医患沟通 熟悉病史，向患者说明眼底检查的目的、意义，简要说明操作过程，消除其顾虑，取得其配合。

NOTE

3. 准备检眼镜 调好检眼镜聚光焦点，方法是将镜盘金属座取下，露出灯泡前的镜片，将灯光射向 30cm 处的白纸或白墙，上下移动聚光镜至出现清晰的灯丝为止。检查三棱镜所折射出的光线是否与观察孔方向平行，否则光线不易射入瞳孔。

4. 操作者准备 检查者洗手，戴好帽子和口罩。

【操作步骤】

1. 检查宜在暗室中进行。

2. 体位 患者多取坐位，检查者采用站立位。患者也可取卧位，检查者采用坐位。

3. 握镜方法 握镜时，拇指、中指、无名指及小指握住镜柄，食指贴紧转盘的边缘，以便转动转盘上的镜片，有利于看清眼底（图Ⅰ–27）。

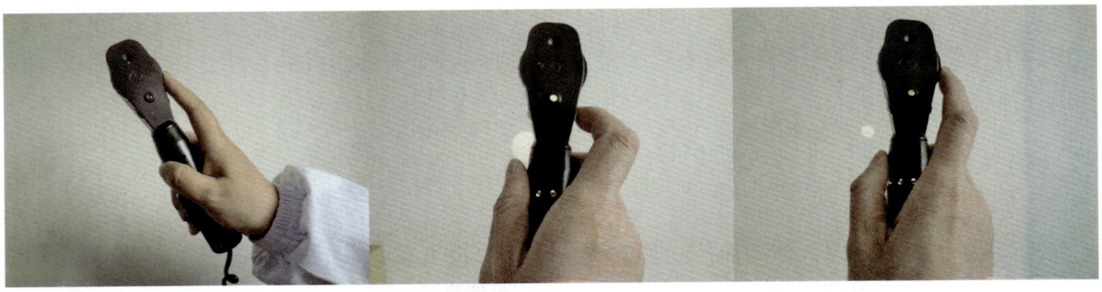

图Ⅰ–27 握镜及调试方法

4. 检查 检查患者右眼时，检查者位于患者右侧，右手持镜，右眼观察；检查患者左眼时，则位于患者左侧，左手持镜，左眼观察。以食指转动转盘，选择所需要的镜片，以便看清眼底（图Ⅰ–28）。

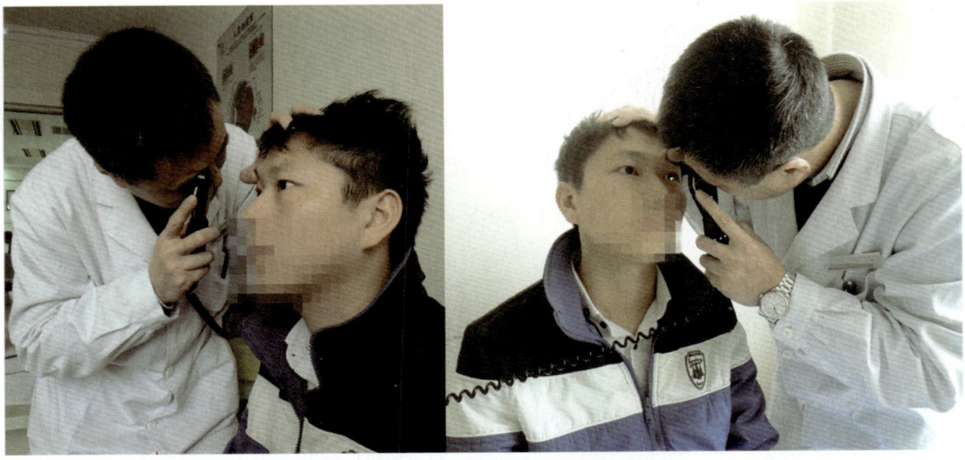

图Ⅰ–28 眼底检查法

5. 检查屈光间质 眼底检查前，先用透照法检查眼的屈光间质是否混浊。方法：用手指将检眼镜盘拨到 +8D～+10D（黑色）屈光度处，距受检眼 10～20cm，将检眼镜光线与患者视线呈 15°角射入受检眼的瞳孔。正常时呈橘红色反光。如角膜、房水、晶体或玻璃体混浊，则在橘红色反光中见有黑影。此时，令患者转动眼球，如黑影与眼球的转动方向一致，则混浊位于晶体前方；如方向相反，则位于玻璃体；位置不动，则混浊位于晶体。

6. 检查眼底 嘱患者直视正前方，将镜盘拨回到“0”，同时将检眼镜移至患者受检眼前约 2cm 处，对眼底进行仔细观察。如检查者与患者都是正视眼，便可看到眼底的正像；如看

NOTE

不清时，可拨动镜盘直至看清为止。检查时先查视盘，再按视网膜动脉、静脉及其分支，分别检查各象限，最后检查黄斑部。检查视盘时，将光线自颞侧约15°角处射入；检查黄斑时，嘱患者注视检眼镜光源；检查眼底周边部时，嘱患者向上、下、左、右各方向注视、转动眼球，或配合变动检眼镜角度。

7. 检查内容

（1）视盘：亦称视神经乳头，正常视盘的视网膜脉络膜平面略呈椭圆形，淡红色，边界清楚。生理凹陷（亦称视环）正常时为中央凹陷，色稍淡。检查其形状、大小、色泽，注意边缘是否清晰，视盘内动、静脉搏动情况。

（2）视网膜动、静脉：正常视网膜中央动脉鲜红，静脉暗红，动脉与静脉管径之比（A∶V）为2∶3。注意血管的粗细、行径、管壁反光、分支角度及动静脉交叉处有无压迫或拱桥现象。

（3）黄斑：黄斑位于视盘颞侧两个视盘直径稍偏下处，暗红色，无血管。注意黄斑的大小，中心凹反射是否存在，有无水肿、出血、渗出及色素紊乱等。

（4）视网膜：正常视网膜透明，可透见下方的色素上皮及脉络膜。注意视网膜有无水肿、渗出、出血、剥离及新生血管等（图Ⅰ-29、Ⅰ-30、Ⅰ-31）。

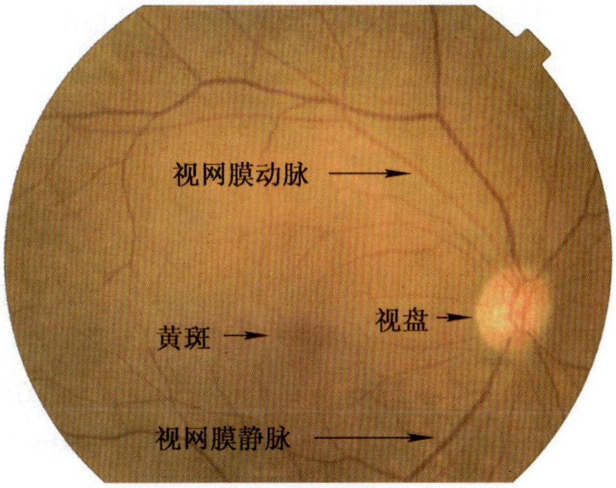

图Ⅰ-29 正常眼底（右）

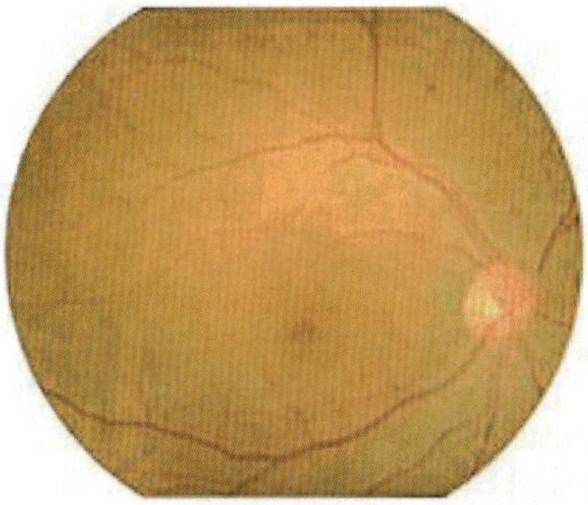
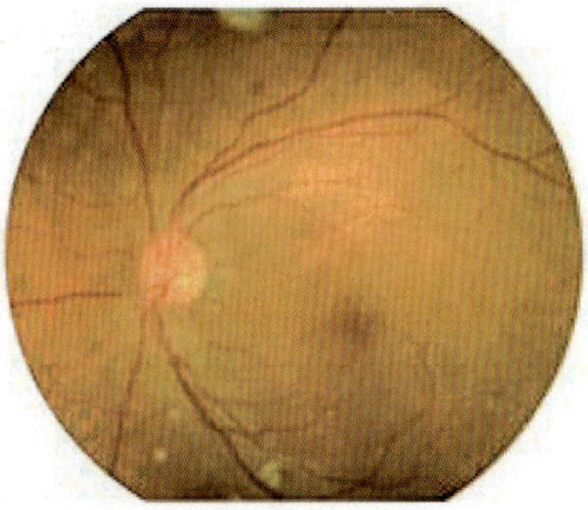
图Ⅰ-30 糖尿病视网膜病变（2期）

双眼视盘境界清，动脉稍细，A∶V约1∶2，压迹可见，视网膜可见在微血管瘤、点片状出血及黄白色硬性渗出改变

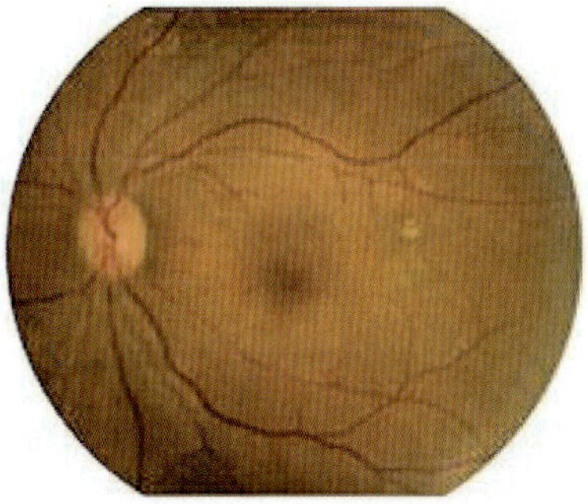
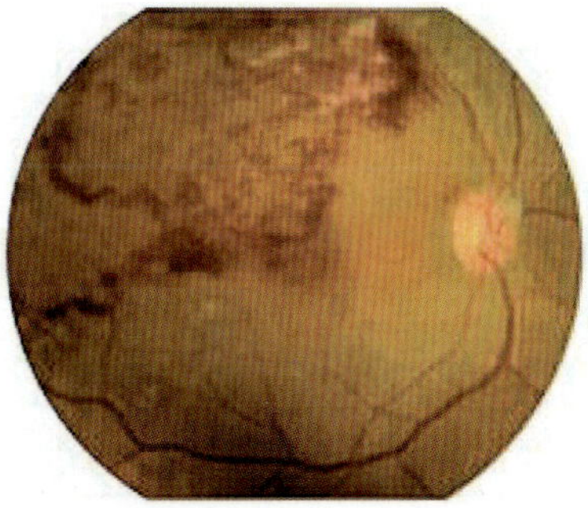
图Ⅰ-31 右眼视网膜出血、渗出

【检查后处理】

1. 整理用物，处理废弃物。

2. 记录眼底检查情况　通常以视盘、视网膜中央动静脉行径、黄斑部为标志，来说明和记录眼底病变的部位及其大小、范围，说明病变部位与这些标志的位置、距离和方向关系。距离和范围大小一般以视盘直径 PD（1PD=1.5mm）为标准计算。记录病变隆起或凹陷程度，是以看清病变区周围视网膜面与看清病变隆起最高处或凹陷最低处的屈光度（D）差来计算（3D=1mm）。最好绘图表示。

【注意事项】

1. 检查眼底时，虽经拨动任何一个镜盘，仍看不清眼底，说明眼的屈光间质有混浊，需进一步行裂隙灯检查。

2. 检查时，患者应背光而坐，且检眼镜的光线不宜太强，以免瞳孔太小不易观察。

3. 对小儿或瞳孔过小不易窥入时，可散瞳观察。散瞳前必须排除青光眼。

4. 某些中枢神经系统疾病患者，眼底检查应在不散瞳的情况下进行，以免影响观察瞳孔光反射。

5. 急性颅内压增高早期视盘水肿不明显，注意视盘内静脉搏动情况，若静脉搏动消失，则提示可能有颅内压增高。慢性颅内压增高则可见视神经乳头充血，边缘模糊不清，中央凹陷消失，视盘隆起，静脉怒张。若水肿长期存在，则会出现视盘颜色苍白，视力减退。

附Ⅱ 临床心电图常用表

表Ⅱ-1 自导联Ⅰ、Ⅲ QRS 波测定心电轴表

Ⅲ \ 心电轴 \ Ⅰ	−10	−9	−8	−7	−6	−5	−4	−3	−2	−1	0	+1	+2	+3	+4	+5	+6	+7	+8	+9	+10
−10	+240°	+242°	+244°	+246°	+248°	+251°	+254°	+257°	+261°	+265°	−90°	−84°	−78°	−72°	−66°	−60°	−53°	−47°	−41°	−35°	−30°
−9	+238°	+240°	+242°	+244°	+247°	+249°	+252°	+256°	+260°	+264°	−90°	−83°	−77°	−70°	−63°	−56°	−49°	−42°	−36°	−30°	−25°
−8	+236°	+238°	+240°	+242°	+245°	+247°	+251°	+255°	+259°	+263°	−90°	−82°	−75°	−68°	−59°	−51°	−43°	−37°	−30°	−24°	−19°
−7	+234°	+236°	+238°	240°	+243°	+245°	+249°	+253°	+257°	+262°	−90°	−81°	−73°	−64°	−55°	−45°	−37°	−30°	−23°	−17°	−13°
−6	+232°	+234°	+235°	+237°	+240°	+243°	+246°	+251°	+256°	+261°	−90°	−80°	−70°	−60°	−49°	−39°	−30°	−22°	−16°	−11°	−7°
−5	+229°	+231°	+233°	+235°	+237°	+240°	+244°	+248°	+254°	+260°	−90°	−77°	−65°	−53°	−41°	−30°	−19°	−14°	−9°	−4°	0°
−4	+226°	+228°	+230°	+231°	+234°	+236°	+240°	+244°	+251°	+258°	−90°	−74°	−58°	−43°	−30°	−19°	−11°	−5°	−1°	+3°	+6°
−3	+223°	+225°	+226°	+228°	+230°	+232°	+235°	+240°	+246°	+255°	−90°	−68°	−50°	−30°	−15°	−7°	−1°	+4°	+8°	+11°	+13°

NOTE

续表

心电轴 Ⅰ / Ⅲ	−10	−9	−8	−7	−6	−5	−4	−3	−2	−1	0	+1	+2	+3	+4	+5	+6	+7	+8	+9	+10
−2	+220°	+221°	+222°	+223°	+224°	+227°	+230°	+234°	+240°	+250°	−90°	−54°	−30°	−10°	−1°	+6°	+11°	+13°	+16°	+18°	+19°
−1	+215°	+216°	+217°	+216°	+219°	+220°	+222°	+225°	+230°	+240°	−90°	−30°	−2°	+8°	+14°	+18°	+20°	+21°	+22°	+23°	+24°
0	+210°	+210°	+210°	+210°	+210°	+210°	+210°	+210°	+210°	+210°		+30°	+30°	+30°	+30°	+30°	+30°	+30°	+30°	+30°	+30°
+1	+206°	+204°	+203°	+202°	+200°	+198°	+194°	+187°	+178°	+150°	+90°	+61°	+50°	+44°	+42°	+40°	+39°	+38°	+37°	+36°	+35°
+2	+199°	+197°	+195°	+193°	+190°	+185°	+179°	+168°	+150°	+124°	+90°	+70°	+60°	+52°	+50°	+47°	+45°	+43°	+42°	+41°	+40°
+3	+192°	+190°	+188°	+184°	+180°	+173°	+163°	+150°	+132°	+112°	+90°	+75°	+66°	+60°	+56°	+52°	+50°	+48°	+46°	+44°	+43°
+4	+186°	+184°	+179°	+175°	+169°	+161°	+150°	+137°	+120°	+106°	+90°	+78°	+70°	+65°	+60°	+56°	+54°	+52°	+50°	+48°	+47°
+5	+180°	+176°	+172°	+166°	+159°	+150°	+139°	+127°	+114°	+103°	+90°	+80°	+74°	+68°	+64°	+60°	+57°	+55°	+53°	+51°	+49°
+6	+173°	+169°	+164°	+158°	+150°	+141°	+130°	+120°	+110°	+100°	+90°	+82°	+76°	+71°	67°	+60°	+60°	+58°	+56°	+54°	+52°
+7	+167°	+162°	+157°	+150°	+143°	+134°	+125°	+116°	+107°	+99°	+90°	+83°	+77°	+73°	+69°	+66°	+63°	+60°	+58°	+56°	+54°
+8	+161°	+156°	+150°	+144°	+136°	+129°	+120°	+112°	+105°	+98°	+90°	+83°	+79°	+75°	+71°	+68°	+65°	+62°	+60°	+58°	+56°
+9	+155°	+150°	+145°	+138°	+131°	+125°	+116°	+110°	+103°	+97°	+90°	+84°	+80°	+76°	+73°	+70°	+68°	+64°	+62°	+60°	+58°
+10	+150°	+145°	+140°	+135°	+127°	+120°	+114°	+108°	+101°	+96°	+90°	+85°	+81°	+77°	+84°	+71°	+68°	+66°	+64°	+62°	+60°

NOTE

表Ⅱ-2 心电图心率推算及 QT 间期正常最高值表

R-R (s)	每分钟心率	QT 间期最高值 (s)		R-R (s)	每分钟心率	QT 间期最高值 (s)		R-R (s)	每分钟心率	QT 间期最高值 (s)	
		男	女			男	女			男	女
0.30	200	0.24	0.25	0.86	70	0.40	0.42	1.42	42	0.52	0.54
0.32	187	0.25	0.26	0.88	68	0.41	0.43	1.44	41	0.52	0.55
0.34	176	0.26	0.27	0.90	67	0.41	0.43	1.46	41	0.52	0.55
0.36	167	0.26	0.27	0.92	65	0.42	0.44	1.48	40	0.53	0.56
0.38	158	0.27	0.28	0.94	64	0.42	0.44	1.50	40	0.53	0.56
0.40	150	0.27	0.29	0.96	68	0.42	0.45	1.52	39	0.53	0.56
0.42	143	0.28	0.30	0.98	61	0.43	0.45	1.54	39	0.54	0.57
0.44	136	0.29	0.30	1.00	60	0.43	0.46	1.56	38	0.54	0.57
0.46	130	0.29	0.31	1.02	59	0.44	0.46	1.58	38	0.55	0.57
0.48	125	0.30	0.32	1.04	58	0.44	0.46	1.60	37	0.55	0.58
0.50	120	0.31	0.32	1.06	57	0.45	0.47	1.62	37	0.55	0.58
0.52	115	0.31	0.33	1.08	56	0.45	0.47	1.64	37	0.55	0.58
0.54	111	0.32	0.34	1.10	55	0.45	0.48	1.66	36	0.56	0.59
0.56	107	0.32	0.34	1.12	54	0.46	0.48	1.68	36	0.56	0.59
0.58	103	0.33	0.35	1.14	53	0.46	0.49	1.70	35	0.56	0.59
0.60	100	0.34	0.35	1.16	52	0.47	0.49	1.72	35	0.57	0.60
0.62	97	0.34	0.36	1.18	51	0.47	0.50	1.74	34	0.57	0.60
0.64	94	0.35	0.36	1.20	50	0.48	0.50	1.76	34	0.58	0.61
0.66	91	0.35	0.37	1.22	49	0.48	0.51	1.78	34	0.58	0.61
0.68	88	0.36	0.38	1.24	48	0.48	0.51	1.80	33	0.58	0.61
0.70	86	0.36	0.38	1.26	48	0.49	0.51	1.82	33	0.58	0.62
0.72	83	0.37	0.39	1.28	47	0.49	0.51	1.84	33	0.58	0.62
0.74	81	0.37	0.39	1.30	46	0.49	0.52	1.86	32	0.59	0.62
0.76	79	0.38	0.40	1.32	45	0.50	0.52	1.88	32	0.59	0.62
0.78	77	0.38	0.40	1.34	45	0.50	0.53	1.90	32	0.60	0.63
0.80	75	0.39	0.41	1.36	44	0.51	0.53	1.92	31	0.61	0.63
0.82	73	0.39	0.41	1.38	43	0.51	0.54	1.94	31	0.61	0.63
0.84	71	0.40	0.42	1.40	43	0.51	0.54	1.96	31	0.61	0.64

表Ⅱ-3 双倍二级梯运动测验（3分钟）登梯次数表〔男性（女性）〕

体重（kg）\ 年龄（岁）	15～	20～	25～	30～	35～	40～	45～	50～	55～	60～	65～	70～	75～79
23～	64（64）												
27～	62（60）												
32～	60（58）												
36～	58（56）	58（56）	58（56）	56（54）	54（52）	54（48）	52（46）	50（44）	50（42）	48（42）	46（40）	46（38）	44（36）
41～	56（52）	56（54）	56（52）	54（50）	54（48）	52（46）	50（44）	50（44）	48（42）	46（40）	44（38）	44（38）	42（36）
45～	54（50）	56（32）	56（52）	54（50）	52（48）	50（46）	50（44）	48（42）	46（40）	44（38）	44（36）	44（36）	40（34）
50～	52（46）	54（50）	54（50）	52（48）	50（46）	50（44）	48（42）	46（40）	46（38）	44（36）	42（36）	42（34）	40（32）
54～	50（44）	52（48）	54（48）	52（46）	50（44）	48（42）	46（40）	46（38）	44（38）	42（36）	40（34）	40（32）	38（30）
59～	48（40）	50（46）	52（46）	50（44）	48（42）	46（40）	46（38）	44（38）	42（36）	40（34）	40（32）	38（30）	36（30）
64～	46（38）	48（44）	50（44）	48（42）	48（40）	46（38）	44（38）	42（36）	40（34）	40（32）	38（32）	36（30）	36（28）
68～	44（34）	48（42）	50（40）	48（40）	46（38）	44（38）	42（36）	40（34）	40（32）	38（32）	36（30）	36（28）	34（26）
73～	42（32）	46（40）	48（38）	46（38）	44（38）	44（36）	42（34）	40（32）	38（32）	36（30）	36（28）	34（26）	34（24）
77～	40（28）	44（36）	46（36）	46（36）	44（34）	42（34）	40（32）	38（32）	36（30）	36（28）	34（26）	34（26）	32（24）
82～	38（26）	42（36）	46（34）	44（34）	42（34）	40（32）	38（32）	38（30）	36（28）	34（28）	32（26）	32（24）	30（22）
86～	36（24）	40（34）	44（32）	42（32）	42（32）	40（30）	38（30）	36（28）	34（26）	32（26）	30（24）	30（24）	28（22）
91～		38（32）	42（30）	42（30）	40（30）	38（28）	36（28）	34（26）	32（26）	32（24）	30（22）	28（22）	28（20）
95～		36（30）	42（28）	42（28）	38（28）	36（26）	34（26）	34（26）	36（24）	30（22）	28（22）	28（22）	26（20）
100～104		34（28）	40（26）	40（26）	38（26）	36（26）	34（24）	32（24）	30（22）	28（22）	26（20）	26（20）	24（18）

注：单倍二级梯运动测验（1.5分钟）登梯次数为上列数值的一半

附III 主要参考文献

1. 戴万亨，张永涛 . 诊断学 . 第 3 版 . 北京：中国中医药出版社，2012.

2. 孙颖立，詹华奎 . 诊断学基础 . 第 2 版 . 上海：上海科学技术出版社，2013.

3. 成战鹰 . 诊断学基础 . 第 1 版 . 北京：人民卫生出版社，2012.

4. 万学红，卢雪峰 . 诊断学 . 第 8 版 . 北京：人民卫生出版社，2013.

5. 欧阳钦 . 临床诊断学 . 第 2 版 . 北京：人民卫生出版社，2010.

6. 魏武 . 诊断学 . 第 6 版 . 北京：人民卫生出版社，2010.

7. 邝贺龄，胡品津 . 内科疾病鉴别诊断学 . 第 6 版 . 北京：人民卫生出版社，2014.

8. 王鸿利 . 实验诊断学 . 第 2 版 . 北京：人民卫生出版社，2012.

9. Swartz MH. Textbook of Physical Diagnosis：History and Examination. 6th edition. Philadelphia：W. B. Saunders Company，2010.

10. Dan L. Longo，Dennis L. Kasper，J. Larry Jameson，et al. Harrison's Principles of Internal Medicine. 18th edition. McGraw–Hill，2012.

11. Lee Goldman，Andrew I. Schafer. Goldman's Cecil Medicine. 24th edition. Philadelphia：W. B. Saunders Company，2012.

12. Goldman L，Ausiello D. Cecil Textbook of Medicine. 24th edition. Philadelphia：W. B. Saunders Company，2012.

13. 周毅 . 诊断学 . 北京：北京大学医学出版社，2012.

14. 陈杰，李甘地 . 病理学 . 第 2 版 . 北京：人民卫生出版社，2010.

15. A. John Camm，Thomas F，Luschur，Patrocl W. The ESC Textbook of Cardiovascular Medicine. Second Edition. Edited by Serruys Oxford University Press，2011.

16. 中华人民共和国卫生行业标准 . 冠状动脉粥样硬化性心脏病诊断标准 . 中华人民共和国卫生部 2010–04–29 发布，2010–11–01 实施 .

17. 王建中 . 实验诊断学 . 北京：北京大学出版社，2010.

18. 侯治富 . 实验诊断学 . 北京：高等教育出版社，2011.

19. 杨绍基，任红 . 传染病学 . 第 7 版 . 北京：人民卫生出版社，2010.

20. 何维 . 医学免疫学 . 第 2 版 . 北京：人民卫生出版社，2010.

21. 王家良 . 循证医学 . 第 2 版 . 北京：人民卫生出版社，2010.

22. 中华医学会神经病学分会脑血管病学组《中国急性缺血性脑卒中诊治指南》撰写组 . 中国急性缺血性脑卒中诊治指南（2010）. 中华神经科杂志，2010，43：146–153.

23. Stephen J.McPhee，Maxine A. Papadakis. Current Medical Diagnosis & Treatment 2011. 5th Edition. The McGraw–Hill Companies，2011.

NOTE

24. 贺定一，王浩彦，刘颖 . 简明临床肺功能测定与应用 . 北京：科学技术文献出版社，2010.

25. 陈德兴 . 消化道微创外科手术学 . 北京：人民卫生出版社，2011.

26. 王志勇 . 消化系统疾病内镜诊治 . 北京：人民军医出版社，2011.

27. 陈平，周锐，陈莹 . 呼吸疾病诊疗新技术 . 北京：人民卫生出版社，2012.

28. 卫生部医政司 . 慢性阻塞性肺疾病诊疗规范（2011 年版）. 中国医学前沿杂志（电子版），2012，4：69-75.

29. 陈家伦 . 临床内分泌学 . 第 1 版 . 上海：上海科学技术出版社，2011.

30. 廖二元 . 内分泌代谢病学 . 第 3 版 . 北京：人民卫生出版社，2012.

31. 黄宗干，陈运贞 . 临床症状鉴别诊断学 . 第 4 版 . 上海：上海科学技术出版社，2011.

32. 病历书写基本规范 . 卫生部卫医政法［2010］11 号，2010 年 1 月 22 日发布，3 月 1 日起实施 .

33. 中华医学会肝病学分会，感染病学分会 . 慢性乙型肝炎防治指南（2010 年版）. 中国医学前沿杂志，2011，3：66-82.

34. 中国高血压防治指南修订委员会 . 中国高血压防治指南（2010 年修订版）. 中华心血管疾病杂志，2011，39：579-616.

35. 中华医学会心血管病学分会，中华心血管病杂志编辑委员会 . 中国心血管病预防指南 . 中华心血管疾病杂志，2011，39：3-22.

36. 中华医学会糖尿病学会分会 . 中国 2 型糖尿病防治指南（2010 年版）. 北京：北京大学医学出版社，2011.

37. 丰有吉，沈铿 . 妇产科学 . 第 2 版 . 北京：人民卫生出版社，2010.

38. 吴江 . 神经病学 . 第 2 版 . 北京：人民卫生出版社，2010.

39. 李桂源 . 病理生理学 . 第 2 版 . 北京：人民卫生出版社，2010.

40. 中华医学会疼痛学分会头面痛学组 . 中国偏头痛诊断治疗指南 . 中国疼痛医学杂志，2011，17（2）：65-83.

41. 蔡柏蔷，李龙芸 . 协和呼吸病学 . 第 2 版 . 北京：中国协和医科大学出版社，2011.

42. 肖智勇 . 诊断学 . 第 1 版 . 北京：中国中医药出版社，2015.

NOTE